Ulrike Sänger
Fachärztin für Psychiatrie u. Psychotherapie
33824 Werther, Alte Bielefelder Str. 12
Tel.: 0 52 03 / 88 33 06, Fax: 88 33 07
19 40 74 80 0
75 93 60 05 8

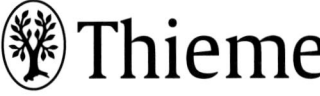

Forensische Psychiatrie

Klinik, Begutachtung und Behandlung zwischen Psychiatrie und Recht

**Norbert Nedopil
Jürgen Leo Müller**

Unter Mitarbeit von
V. Dittmann
F. J. Freisleder
M. Graf
R. Haller

4., überarbeitete Auflage

16 Abbildungen

Georg Thieme Verlag
Stuttgart · New York

Bibliografische Information
der Deutschen Nationalbibliothek
Die Deutsche Nationalbibliothek verzeichnet diese Publikation in der Deutschen Nationalbibliografie; detaillierte bibliografische Daten sind im Internet über http://dnb.d-nb.de abrufbar.

1. Auflage 1996
2. Auflage 2000
3. Auflage 2007

© 2012 Georg Thieme Verlag KG
Rüdigerstraße 14
70469 Stuttgart
Deutschland
Telefon: +49/(0)711/8931-0
Unsere Homepage: www.thieme.de

Printed in Germany

Zeichnungen: Barbara Gay, Bremen
Umschlaggestaltung: Thieme Verlagsgruppe
Redaktion: Julia Waldherr, Billigheim
Satz: Ziegler und Müller, Kirchentellinsfurt
gesetzt in APP/3B2, Version 9, Unicode
Druck: Grafisches Centrum Cuno GmbH & Co. KG, Calbe

ISBN 978-3-13-103454-0   1 2 3 4 5 6
Auch erhältlich als E-Book:
eISBN (PDF) 978-3-13-157904-1

Wichtiger Hinweis: Wie jede Wissenschaft ist die Medizin ständigen Entwicklungen unterworfen. Forschung und klinische Erfahrung erweitern unsere Erkenntnisse, insbesondere was Behandlung und medikamentöse Therapie anbelangt. Soweit in diesem Werk eine Dosierung oder eine Applikation erwähnt wird, darf der Leser zwar darauf vertrauen, dass Autoren, Herausgeber und Verlag große Sorgfalt darauf verwandt haben, dass diese Angabe **dem Wissensstand bei Fertigstellung des Werkes** entspricht.
Für Angaben über Dosierungsanweisungen und Applikationsformen kann vom Verlag jedoch keine Gewähr übernommen werden. **Jeder Benutzer ist angehalten**, durch sorgfältige Prüfung der Beipackzettel der verwendeten Präparate und gegebenenfalls nach Konsultation eines Spezialisten festzustellen, ob die dort gegebene Empfehlung für Dosierungen oder die Beachtung von Kontraindikationen gegenüber der Angabe in diesem Buch abweicht. Eine solche Prüfung ist besonders wichtig bei selten verwendeten Präparaten oder solchen, die neu auf den Markt gebracht worden sind. **Jede Dosierung oder Applikation erfolgt auf eigene Gefahr des Benutzers.** Autoren und Verlag appellieren an jeden Benutzer, ihm etwa auffallende Ungenauigkeiten dem Verlag mitzuteilen.

Geschützte Warennamen (Marken) werden **nicht** besonders kenntlich gemacht. Aus dem Fehlen eines solchen Hinweises kann also nicht geschlossen werden, dass es sich um einen freien Warennamen handelt.
Das Werk, einschließlich aller seiner Teile, ist urheberrechtlich geschützt. Jede Verwertung außerhalb der engen Grenzen des Urheberrechtsgesetzes ist ohne Zustimmung des Verlages unzulässig und strafbar. Das gilt insbesondere für Vervielfältigungen, Übersetzungen, Mikroverfilmungen und die Einspeicherung und Verarbeitung in elektronischen Systemen.

Vorwort zur 4. Auflage

Forensische Psychiatrie bewegt sich auch seit der 3. Auflage dieses Buches in einem sich ständig ändernden politischen und rechtlichen Bezugsrahmen und in einem wissenschaftlichen Umfeld, welches sich durch rapiden Wissenszuwachs auszeichnet. Dies hat eine umfassende Überarbeitung des Buches erforderlich gemacht. Einige Teile sind aber auch weitgehend gleich geblieben, obwohl auch dort vielleicht neue Aspekte hätten herausgehoben werden können. Die Änderungen setzten sich auch während der Bearbeitung dieser Auflage fort. Wichtige und eingreifende Gesetzesnovellierungen wie die Neuordnung der Sicherungsverwahrung werden gerade erst beraten und sind noch nicht einmal in ihren künftigen Konturen darstellbar. DSM V steht kurz vor der Veröffentlichung und ICD 11 wird bald folgen. Dadurch werden auch im klinischen Teil einer Nachfolgeauflage vermutlich erhebliche Neuorientierungen und Ergänzungen erforderlich. Vor diesem Hintergrund erschien es uns erforderlich, auf der einen Seite zukunftsweisende Weichenstellungen vorzunehmen und auf der anderen Seite das Ausmaß der Überarbeitungen zu begrenzen und nicht alle Neuerungen abzuwarten oder in diese Auflage mit aufzunehmen, da ansonsten die 4. Auflage nie fertig geworden wäre.

Die wesentliche Weichenstellung ist, dass Herr Professor Jürgen Leo Müller als Mitautor den Generationenwechsel vorbereitet, wodurch neben der vorwiegend psychopathologischen Ausrichtung der bisherigen Auflagen aktuellere neurobiologische Aspekte hinzugefügt werden und die Herausgeberschaft zunehmend in jüngere Hände übergeben wird. Auch im Schweizer Teil ist durch die Mitautorenschaft von Dr. Marc Graf ein Generationenwechsel vorbereitet worden.

Gleichzeitig soll das bisherige durchaus erfolgreiche Format beibehalten werden: Das Buch soll einerseits umfassend informieren und als Nachschlagewerk brauchbar sein und doch in jede Aktentasche passen. Deshalb wurden das umfangreiche Stichwortverzeichnis und die große Literaturliste beibehalten. Demgegenüber wurden die zitierten Gesetzestexte nicht mehr in die Druckversion aufgenommen, sondern sind für die Käufer des Buches als PDF-Datei auf der Homepage des Verlags unter www.thieme.de/detailseiten/9783131034540 abrufbar. Wir hoffen, dass das Buch durch die Neuerungen den gleichen Anklang finden wird wie schon die vorhergehenden Auflagen.

Die Ergänzung des Buches durch eine Sammlung von Beispielgutachten, die ebenfalls beim Thieme Verlag unter dem Titel „Beispielgutachten in der Forensischen Psychiatrie" (2001) erschienen sind, hat sich offenbar bewährt. Auch in dieser Auflage wird durch Hinweis in eckiger Klammer [] auf die entsprechenden Beispiele und die Seitenzahl in diesem Buch hingewiesen.

Für die sorgfältige Durchsicht dieser Auflage danken wir Frau Susanne Tippelt und Frau Dr. Sylvia Brettschneider, für die verlagsseitige Betreuung Frau Heide Addicks, Georg Thieme Verlag. Ohne ihre tatkräftige und überaus fleißige Mitwirkung wäre das Buch kaum in der vorgesehenen Zeit fertig gestellt worden.

München, Göttingen, im Januar 2012

Norbert Nedopil
Jürgen L. Müller

Vorwort zur 1. Auflage

Die Entstehung des Buches hat eine lange Geschichte. Die Anfänge wurden bereits vor mehr als 15 Jahren vom Thieme Verlag und meinem verehrten Lehrer, Herrn Professor Dr. Werner Mende, konzipiert. Das Drängen von beiden, Verlag und Initiator, haben dazu beigetragen, dass dieses Buch jetzt geschrieben wurde. Es hat sicher eine andere Form bekommen als ursprünglich geplant, und es setzt auch andere Akzente. Es soll auch nicht die unverwechselbare Handschrift eines Autors tragen oder der Schulenbildung in der forensischen Psychiatrie dienen. Vielmehr sollten derzeitiges Wissen und derzeitige Meinungsbildung aus mehreren Perspektiven dargestellt werden.

Das Buch ist durch vielerlei Hilfe möglich geworden. Viele Diskussionen mit medizinisch-psychologischen und juristischen Fachleuten und Anfängern bei den Interdisziplinären Niederpöckinger Seminaren für forensische Psychiatrie und Psychologie, einer Weiterbildungsveranstaltung, die seit 1990 jährlich stattfindet, haben mir die Augen für Probleme geöffnet, die mir sonst kaum aufgefallen wären. Sie haben auch Lösungsansätze gezeigt, an die ich allein nicht gedacht hätte. Hierfür bin ich den dozierenden und diskutierenden Mitstreitern, aber auch den fragenden und anregenden Teilnehmern in Niederpöcking sehr dankbar.

Das Manuskript hat viele Wandlungen und – ich hoffe – Verbesserungen erfahren. Für die aufmerksame Lektüre, die Korrektur und die Verbesserungsvorschläge bin ich meinen Mitarbeitern/innen Frau Dr. Lutz, Frau Dr. Steinwachs und Herrn Dr. Krupinski zu großem Dank verpflichtet. Es bleiben sicher einige Ungereimtheiten und Unzulänglichkeiten bestehen. Über einige bin ich mir bewusst, ohne eine adäquate Lösung gefunden zu haben, andere werde ich wohl erst nach dem Erscheinen des Buches erfahren. Für die Unausgewogenheit der Geschlechtsbezeichnungen möchte ich mich entschuldigen. Ich habe zugunsten der Lesbarkeit auf „innen" verzichtet. Täter und Opfer bleiben, wo sich geschlechtsspezifische Formulierungen nicht vermeiden ließen, männlich. Wenngleich Männer tatsächlich in diesem Feld überrepräsentiert sind, wollte ich eine geschlechtsspezifische Voreingenommenheit in meinen Formulierungen nicht ausdrücken.

Ärztliches Handeln und rechtliches, insbesondere strafrechtliches Denken, scheinen oft wie zwei Pole eines Spektrums, aus dem menschliches Handeln betrachtet werden kann und muss. Die dabei auftretenden Gegensätze sollen nicht verwischt werden. Angemessene Entscheidungen können häufig erst getroffen werden, wenn man einen Sachverhalt oder eine Person aus verschiedenen Positionen betrachtet und bedenkt. In dem Forum, in dem die Entscheidungen getroffen werden, haben die einzelnen Akteure unterschiedliche Rollen und Aufgaben. Es erscheint mir wichtig, dass diese Rollen möglichst transparent bleiben und dass die Akteure ihre Rollen nicht verlassen, dass sie nicht vereinnahmt werden und sich nicht vereinnahmen lassen. Um dies zu gewährleisten, sind sowohl fundierte Kenntnisse der eigenen Aufgaben wie ausreichendes Wissen um die Aufgaben der anderen erforderlich und es bedarf des gegenseitigen Respektes. Das Buch soll dazu dienen, Wissen und Verständnis zu vermitteln; die gegenseitige Achtung nicht nur der Personen, sondern auch der Rollen, die sie auf dem Forum spielen, kann der Autor sich und den anderen Beteiligten im forensisch-psychiatrischen Dialog nur wünschen.

München, im März 1996

Norbert Nedopil

Anschriften

Nedopil, Norbert, Prof. Dr. med.
Psychiatrische Universitätsklinik
Abt. Forensische Psychiatrie
Nussbaumstr. 7
80336 München

Müller, Jürgen Leo, Prof. Dr. med.
Universitätsmedizin Göttingen
Asklepiosklinik für Forensische Psychiatrie
und Psychotherapie
Rosdorfer Weg 70
37081 Göttingen

Dittmann, Volker, Prof. Dr. med.
Universitäre Psychiatrische Kliniken Basel
Forensisch-Psychiatrische Klinik
Wilhelm-Klein-Str. 27
4056 Basel
Schweiz

Freisleder, Franz Joseph, Dr. med.
Heckscher Klinikum
für Kinder- und Jugendpsychiatrie,
Psychosomatik und Psychotherapie
Deisenhofener Str. 28
81539 München

Graf, Marc, Dr. med.
Universitäre Psychiatrische Kliniken Basel
Forensisch-Psychiatrische Klinik
Wilhelm-Klein-Str. 27
4056 Basel
Schweiz

Haller, Reinhard, Univ.-Prof. Dr. med.
Krankenhaus Maria Ebene
Suchtbehandlungszentrum
Maria Ebene 17
6820 Frastanz
Österreich

Inhaltsverzeichnis

Allgemeine Grundlagen ... 17

1 Einführung ... 18
- 1.1 Begriffsbestimmung ... 18
- 1.2 Historische Entwicklung ... 20
- 1.3 Standortbestimmung ... 24

2 Grundlagen forensisch-psychiatrischen Vorgehens ... 27

3 Stellung des Sachverständigen vor Gericht ... 30
- 3.1 Rechtliche Vorgaben ... 30
- 3.2 Praktische Probleme ... 31
- 3.3 Rollenkonflikte ... 32
- 3.4 Öffentlichkeit und Presse ... 33

Rechtliche Rahmenbedingungen und Implikationen für den Psychiater ... 35

4 Strafrecht ... 37
- 4.1 Schuldunfähigkeit und verminderte Schuldfähigkeit ... 37
- 4.1.1 Eingangsmerkmale ... 38
- 4.1.1.1 Krankhafte seelische Störung ... 40
- 4.1.1.2 Tiefgreifende Bewusstseinsstörung ... 40
- 4.1.1.3 Schwachsinn ... 40
- 4.1.1.4 Schwere andere seelische Abartigkeit ... 41
- 4.1.2 Funktionsbeeinträchtigungen ... 41
- 4.1.2.1 Einsichtsunfähigkeit ... 41
- 4.1.2.2 Steuerungsunfähigkeit und verminderte Steuerungsfähigkeit ... 42
- 4.2 Maßregeln der Besserung und Sicherung ... 43
- 4.2.1 Prognosen im Erkenntnisverfahren ... 45
- 4.2.1.1 Unterbringung in einem psychiatrischen Krankenhaus (§ 63 StGB) ... 45
- 4.2.1.2 Unterbringung in einer Entziehungsanstalt (§ 64 StGB) ... 46
- 4.2.1.3 Einstweilige Unterbringung (§ 126a StPO) ... 47
- 4.2.1.4 Sicherungsverwahrung (§ 66 StGB) ... 48
- 4.2.1.5 Vorbehaltene Sicherungsverwahrung (§ 66a StGB) ... 52
- 4.2.1.6 Nachträgliche Sicherungsverwahrung ... 52
- 4.2.2 Prognosen im Verlauf der Unterbringung ... 53
- 4.2.2.1 Änderung der Vollstreckungsreihenfolge ... 54
- 4.2.2.2 Späterer Beginn der Maßregel ... 54
- 4.2.2.3 Änderung der Art der Maßregel ... 54
- 4.2.2.4 Einweisung in die Sozialtherapeutische Abteilung einer Justizvollzugsanstalt ... 54
- 4.2.2.5 Lockerungen ... 55
- 4.2.3 Prognosen zur Entlassung aus der Unterbringung ... 55
- 4.2.3.1 Aussetzung von Maßregeln zur Bewährung ... 56

4.2.3.2	Fortdauer der Sicherungsverwahrung nach 10 Jahren (§ 67d Abs. 3 StGB)	57	4.4	Betäubungsmittelgesetz (BtmG) und Betäubungsmittel-Verschreibungsverordnung (BtmVV)	59
4.2.3.3	Beendigung der Unterbringung in einer Entziehungsanstalt wegen Aussichtslosigkeit (§ 67d Abs. 5 StGB)	57	4.5	Verhandlungsunfähigkeit	60
4.2.3.4	Erledigung der Unterbringung in einem psychiatrischen Krankenhaus (§ 67d Abs. 6 StGB), sog. Fehleinweisungen	57	4.6	Haftunfähigkeit	61
			4.7	Disziplinarrecht	62
4.2.4	Führungsaufsicht	57	4.8	Indikationen zur Anforderung eines psychiatrischen Gutachtens im Straf- und Disziplinarverfahren	62
4.3	Therapieunterbringungsgesetz (ThUG)	58			

5 Zivilrecht ... 65

5.1	Geschäftsunfähigkeit	65	5.4.2	Begutachtung	74
5.2	Prozessunfähigkeit	68	5.4.3	Exkurs: Einwilligung in ärztliche Behandlung	75
5.3	Testierunfähigkeit	68	5.5	Eherecht	78
5.4	Betreuungsrecht	70	5.6	Bürgerliches Haftungs- und Schadensersatzrecht	78
5.4.1	Rechtliche Grundlagen	70			
5.4.1.1	Vollmacht, Patientenverfügung und Betreuung	71	5.6.1	Deliktunfähigkeit	78
5.4.1.2	Einwilligungsvorbehalt	73	5.6.2	Entschädigung	79
5.4.1.3	Geschäftsunfähigkeit und Betreuung	73	5.6.3	Bundesentschädigungsgesetz	79
5.4.1.4	Zustimmung des Betreuungsgerichts	73			

6 Sozialrecht ... 81

6.1	Häufige Begriffe im Sozialrecht	83	6.2.2	Beweisanforderungen	89
6.2	Zusammenhangsfragen	87	6.2.2.1	Besonderheiten bei psychischen Störungen	90
6.2.1	Wesentliche Bedingung	88			

7 Unterbringung ... 92

7.1	Unterbringungsformen	92	7.3	Ärztliches Zeugnis und Gutachten	95
7.1.1	Zivilrechtliche Unterbringung	92			
7.1.2	Öffentlich-rechtliche Unterbringung	93	7.4	Empirische Daten	96
7.1.3	Strafrechtliche Unterbringung	94	7.5	Auswirkungen auf die Untergebrachten	96
7.2	Untersuchung und vorläufige Unterbringung	94			

8 Straßenverkehrsrecht und Fahreignung ... 97

9 Rechtsfragen bei Kindern, Jugendlichen und Heranwachsenden 99
F. J. Freisleder

- 9.1 Gesetzliche Altersstufen im Kindes- und Jugendalter 99
- 9.2 Strafrecht 100
- 9.2.1 Die Reifebeurteilung jugendlicher und heranwachsender Rechtsbrecher 100
- 9.2.1.1 Zur strafrechtlichen Verantwortlichkeit jugendlicher Täter (§ 3 JGG) ... 100
- 9.2.1.2 Jugendstrafrecht oder allgemeines Strafrecht beim heranwachsenden Täter (§ 105 JGG) 101
- 9.2.2 Exkurs: Überlegungen zu einer Reform des § 105 JGG 104
- 9.2.3 Exkurs: Sicherungsverwahrung auch für jugendliche und heranwachsende gefährliche Straftäter? 105
- 9.2.4 Erziehungsmaßregeln im Jugendstrafrecht 105
- 9.3 Zivilrecht und öffentliches Recht 106
- 9.3.1 Deliktfähigkeit 106
- 9.3.2 Entschädigungspflicht 106
- 9.3.3 Familien- und Sorgerecht, Adoption 106
- 9.3.4 Geschlossene Unterbringung von Kindern und Jugendlichen ... 107
- 9.4 Kinder- und Jugendhilferecht und Sozialrecht 108

Psychiatrische Krankheitslehre und Implikationen für die forensische Beurteilung 111

10 Psychopathologische Grundbegriffe 114

- 10.1 Psychopathologische Symptome 114
- 10.1.1 Psychische Funktionen und ihre Störungen 115
- 10.1.1.1 Äußeres Erscheinungsbild 115
- 10.1.2 Besondere Verhaltens- und Erlebensweisen 120
- 10.2 Psychopathologische Dokumentationssysteme 121
- 10.3 Zusammenfassung zu Syndromen 122
- 10.4 Verlaufsbeschreibung 122

11 Klassifikation psychischer Störungen 124

- 11.1 Entwicklung der diagnostischen Konzepte 124
- 11.2 Moderne psychiatrische Klassifikationssysteme 126
- 11.3 Forensische Relevanz 127
- 11.4 Kriterienkataloge, Merkmalslisten, Richtlinien und Mindestanforderungen 129

12 Einzelne Störungen 131

- 12.1 Organisch bedingte Störungen . 131
- 12.1.1 Klinik 131
- 12.1.1.1 Vorübergehende hirnorganische Störungen 132
- 12.1.1.2 Chronische hirnorganische Störungen 132
- 12.1.1.3 Exkurs: Aufmerksamkeitsdefizit-Hyperaktivitäts-Störung (ADHS) ... 134
- 12.1.2 Behandlung 137
- 12.1.3 Delinquenz 137
- 12.1.4 Begutachtung 139
- 12.1.4.1 Strafrecht 139
- 12.1.4.2 Zivilrecht 140
- 12.1.4.3 Sozialrecht 141
- 12.1.4.4 Fahreignung 142

12.2	**Störungen durch psychotrope Substanzen** 143	12.5.1.4	Vorübergehende akute psychotische Störungen 181
12.2.1	Psychiatrische Terminologie 144	12.5.1.5	Schizoaffektive Störungen 181
12.2.2	Diagnostik 144	12.5.1.6	Weitere psychotische Störungen .. 182
		12.5.2	Behandlung 182
12.3	**Alkoholbedingte Störungen** 147	12.5.3	Delinquenz 184
12.3.1	Klinik 147	12.5.4	Begutachtung 188
12.3.1.1	Substanz und Stoffwechsel 147	12.5.4.1	Strafrecht 188
12.3.1.2	Wirkung 148	12.5.4.2	Zivilrecht 190
12.3.1.3	Missbrauch 150	12.5.4.3	Sozialrecht 191
12.3.1.4	Entzugserscheinungen 152	12.5.4.4	Fahreignung 192
12.3.2	Behandlung 153		
12.3.3	Delinquenz 153	**12.6**	**Affektive Störungen** 193
12.3.3.1	Kriminalität 153	12.6.1	Klinik affektiver Störungen 194
12.3.3.2	Verkehrsdelikte 154	12.6.1.1	Manische Episode 194
12.3.4	Begutachtung 155	12.6.1.2	Depressive Episode 194
12.3.4.1	Strafrecht 156	12.6.1.3	Rezidivierende affektive Störung .. 195
12.3.4.2	Zivilrecht 158	12.6.1.4	Dysthymia 195
12.3.4.3	Sozialrecht 159	12.6.2	Behandlung 195
12.3.4.4	Fahreignung 159	12.6.3	Delinquenz 196
		12.6.4	Begutachtung 197
12.4	**Störungen durch illegale und andere psychotrope Substanzen** 160	12.6.4.1	Strafrecht 198
		12.6.4.2	Zivilrecht 198
12.4.1	Epidemiologie 160	12.6.4.3	Sozialrecht 198
12.4.2	Beschreibung der einzelnen Substanzen und ihrer Wirkungen . 160	12.6.4.4	Fahreignung 199
12.4.2.1	Opioide 160	**12.7**	**Neurosen, psychosomatische Störungen und Belastungsreaktionen** 200
12.4.2.2	Cannabinoide 162		
12.4.2.3	Sedativa, Hypnotika und Anxiolytika 164	12.7.1	Klinik 201
12.4.2.4	Benzodiazepine 164	12.7.1.1	Phobische Störungen und Angststörungen 201
12.4.2.5	Kokain 165	12.7.1.2	Zwangsstörungen 202
12.4.2.6	Amphetamine und andere Psychostimulanzien 167	12.7.1.3	Belastungsreaktionen und Anpassungsstörungen 202
12.4.2.7	Halluzinogene 168	12.7.1.4	Dissoziative und Konversionsstörungen 204
12.4.2.8	Gammahydroxybuttersäure (GHB) . 169	12.7.1.5	Somatoforme Störungen 205
12.4.2.9	Inhalanzien 170	12.7.1.6	Neurasthenie 205
12.4.2.10	Polytoxikomanie 170	12.7.2	Behandlung 206
12.4.3	Behandlung 170	12.7.3	Delinquenz 207
12.4.4	Delinquenz 172	12.7.4	Begutachtung 207
12.4.5	Begutachtung 172	12.7.4.1	Strafrecht 208
12.4.5.1	Strafrecht 174	12.7.4.2	Zivilrecht 209
12.4.5.2	Zivilrecht 175	12.7.4.3	Sozialrecht 209
12.4.5.3	Sozialrecht 176	12.7.4.4	Fahreignung 213
12.4.5.4	Fahreignung 176	12.7.5	Exkurs: Simulation und Aggravation 213
12.5	**Schizophrene, schizotype und wahnhafte Störungen** 177		
12.5.1	Klinische Formen 177	**12.8**	**Persönlichkeitsstörungen** 216
12.5.1.1	Schizophrenien 177	12.8.1	Einzelne Persönlichkeitsstörungen 221
12.5.1.2	Schizotype Störung 180		
12.5.1.3	Wahnhafte Störungen 180		

12.8.2	Exkurs: Das heutige Konzept der „Psychopathy"	224	12.11	Intelligenzminderung 256
12.8.3	Behandlung und Verlauf von Persönlichkeitsstörungen	229	12.11.1	Klinische Einteilung 257
			12.11.2	Behandlung und Betreuung 258
12.8.4	Delinquenz	231	12.11.3	Delinquenz 258
12.8.5	Begutachtung	234	12.11.4	Begutachtung 259
12.8.5.1	Strafrecht	234	12.11.4.1	Strafrecht 260
12.8.5.2	Zivilrecht	237	12.11.4.2	Zivilrecht 261
12.8.5.3	Sozialrecht	238	12.11.4.3	Sozialrecht 262
12.8.5.4	Fahreignung	238	12.11.4.4	Fahreignung 262

12.9 Abnorme Gewohnheiten und Störungen der Impulskontrolle . 239

12.9.1	Klinik	240
12.9.2	Behandlung	241
12.9.3	Begutachtung	241

12.12 Störungen des Kindes- und Jugendalters 263
F. J. Freisleder

12.12.1 Klassifikation kinder- und jugendpsychiatrischer Störungen und Erkrankungen 264
12.12.1.1 Jugendspezifische Besonderheiten bei psychischen Störungen 264
12.12.1.2 Entwicklungsstörungen und Verhaltens- und emotionale Störungen mit Beginn in der Kindheit und Jugend 267
12.12.2 Besonderheiten kinder- und jugendpsychiatrischer Behandlung 270
12.12.3 Delinquenz 271
12.12.4 Begutachtung 273
12.12.4.1 Strafrecht 273
12.12.4.2 Jugendliche und Heranwachsende im Maßregelvollzug 275
12.12.4.3 Glaubwürdigkeitsbegutachtung von Kindern und Jugendlichen 275

12.10	Abweichendes Sexualverhalten .	242
12.10.1	Paraphilien oder Störungen der Sexualpräferenz	245
12.10.1.1	Exhibitionismus	246
12.10.1.2	Fetischismus	246
12.10.1.3	Pädophilie	247
12.10.1.4	Sadismus und Sadomasochismus ..	248
12.10.2	Behandlung	249
12.10.3	Delinquenz	249
12.10.4	Begutachtung	250
12.10.4.1	Strafrecht	250
12.10.5	Begutachtung bei Transsexualität	252
12.10.5.1	Klinik	252
12.10.5.2	Standards der Diagnostik und Begutachtung	254
12.10.5.3	Das Transsexuellengesetz (TSG) ...	255

Besondere Fragestellungen an die forensische Psychiatrie 277

13 Besonderheiten bei der Beurteilung und Behandlung delinquenten Verhaltens 279

13.1	**Affektdelikte**	279	13.2.2	Besonderheiten bei der Untersuchung aggressiver Sexualstraftäter	293
13.2	**Sexualdelinquenz**	286			
13.2.1	Aggressive Sexualdelikte	287	13.2.3	Behandlung und Rückfallverhütung	293
13.2.1.1	Sexuelle Nötigung und Vergewaltigung	288	13.2.3.1	Medizinische Behandlung	294
13.2.1.2	Sexueller Kindesmissbrauch	289	13.2.3.2	Psychotherapeutische Behandlungsmöglichkeiten	296
13.2.1.3	Inzest	290			
13.2.1.4	Sexuell motivierte Tötungen	291	13.2.3.3	Therapieeinrichtungen für Sexualstraftäter	297

13.2.4	Risikoeinschätzung und Risikominimierung 298		13.3.2.1	Prävention unmittelbarer Aggression 311	
13.3	**Aggressionsdelikte** 302		13.3.2.2	Pharmakologische Behandlung 313	
13.3.1	Psychopathologische Erfassung, Entstehung und Prophylaxe aggressiven Verhaltens 302		13.3.2.3	Langfristige Verhaltensmodifikation bei Aggressionstätern 314	
			13.3.3	Sonderfälle von Gewalttaten 315	
13.3.1.1	Aggression bei psychischen Störungen 302		13.3.3.1	Mord und Totschlag 315	
			13.3.3.2	Gewaltdelikte von Frauen 316	
13.3.1.2	Aggressionsformen und Tätertypen 304		13.3.3.3	Gewalt in der Familie 316	
13.3.1.3	Entstehungsbedingungen aggressiven Verhaltens 306		**13.4**	**Brandstiftung** 322	
13.3.1.4	Jugendliche Aggressionstäter ...... 308 *F. J. Freisleder*		**13.5**	**Stalking** 324	
13.3.2	**Behandlung und Prävention bei Aggressionstätern** 311		**13.6**	**Altersdelinquenz** 326	

14 Begutachtung bei speziellen Syndromen 329

14.1	**Begutachtungsprobleme bei Suizidalität und Autoaggressivität** 329		14.1.3	Interventionsformen 335	
			14.1.4	Strafrechtliche Sonderfälle: Parasuizidale Geste und erweiterter Suizid 336	
14.1.1	Suizidprävention versus Sterbehilfe 329		**14.2**	**Selbstverletzungen** 337	
14.1.2	Grundlagen für die Beurteilung der Suizidalität 332		**14.3**	**Störungsbilder, die bislang empirisch noch nicht zugeordnet werden konnten** 338	
14.1.2.1	Epidemiologische Daten 332				
14.1.2.2	Bedingungsfaktoren bei Suizidalen 332				
14.1.2.3	Suizidalität und autonome Entscheidung 334		**14.4**	**Schmerzsyndrome** 341	

15 Rückfallprognosen 346

15.1	**Geschichte der Prognoseforschung** 346		**15.4**	**Risikomanagement – Konvergenz von Prognose und Behandlung** 360	
15.2	**Konzepte zur Risikoerfassung** ... 348				
15.2.1	Methodische Voraussetzungen ... 349		**15.5**	**Grenzen von Rückfallprognosen** 363	
15.2.2	Prognoseinstrumente 352		**15.6**	**Inhalt von Prognosegutachten** .. 363	
15.2.3	Protektive Faktoren 356				
15.2.4	Unterschiedliche prognostische Fragestellungen 357		**15.7**	**Zusammenfassung des derzeitigen Wissensstandes** 366	
15.3	**Risikokommunikation** 358				

16 Behandlung psychisch gestörter Rechtsbrecher 368

16.1	**Rechtliche Rahmenbedingungen**	369	16.3	**Grundlagen der Therapie unter forensischen Bedingungen**	378
16.1.1	Maßregelvollzugsgesetze	369			
16.1.2	Rechtliche Grundlagen der Therapie	370	16.3.1	Konzepte und Tendenzen der Behandlung psychisch gestörter Rechtsbrecher	380
16.1.2.1	Behandlung, Behandlungspflicht und Duldung der Behandlung	370	16.3.2	Individuelle, hypothesengeleitete Therapiekonzepte	382
16.1.2.2	Verschwiegenheitspflicht und Offenbarungspflicht	371	16.3.3	Therapeutische Spezialisierung und Differenzierung	384
16.1.2.3	Stufenplan, Lockerungen und Belastungserprobung	372	16.4	**Behandlung in einer Entziehungsanstalt (§ 64 StGB)**	386
16.1.2.4	Verantwortlichkeit bei Fehlentscheidungen	375	16.5	**Entwicklungstendenzen**	387
16.2	**Derzeitige Situation des Maßregelvollzugs**	375	16.6	**Ambulante forensische Therapie**	389
			16.7	**Sozialtherapeutische Abteilungen**	390

17 Glaubhaftigkeit von Zeugenaussagen 391

18 Begutachtung und Behandlung von Opfern 396

19 Gefängnispsychiatrie 400

19.1	**Haftreaktionen**	401	19.5	**Schweigepflicht und Offenbarungspflicht**	404
19.2	**Suizidalität**	402	19.6	**Behandlungskonzepte**	405
19.3	**Alkohol- und Drogenmissbrauch**	403			
19.4	**Haftfähigkeit**	404			

20 Gutachtenerstellung 406

20.1	**Rechtliche Rahmenbedingungen**	406	20.2.2.3	Besonderheiten der Untersuchung im Strafverfahren	413
20.1.1	Verschwiegenheitspflicht des Arztes und Aussagepflicht des Sachverständigen	407	20.2.2.4	Intervenierende Variablen bei der Begutachtung	415
20.1.2	Rechtliche Bestimmungen zur Gutachtensdurchführung	408	20.2.2.5	Information über das Gutachtenergebnis	416
20.2	**Praktische Durchführung des Gutachtenauftrags**	409	20.2.3	Schriftliches Gutachten	416
			20.2.3.1	Einleitung und Formalien	418
20.2.1	Aktenstudium	409	20.2.3.2	Aktendarstellung	418
20.2.2	Exploration und Untersuchung	410	20.2.3.3	Angaben des Probanden	419
20.2.2.1	Aufklärung des Untersuchten	411	20.2.3.4	Befunde	419
20.2.2.2	Untersuchungsablauf	411	20.2.3.5	Beurteilung	419

20.2.4	Teilnahme an der Hauptverhandlung	421	20.2.4.3	Befragung des Sachverständigen	424
20.2.4.1	Verfahrensgang im Strafrecht	422	**20.3**	**Fehlermöglichkeiten bei der Begutachtung**	**425**
20.2.4.2	Mündliches Gutachten	423			

21 Sachverständigenvergütung 427

22 Entwicklungstendenzen und Forschungsrichtungen 429

22.1	**Weiterbildung und Qualitätssicherung**	**429**	22.2.2.4	Neurowissenschaften in der derzeitigen forensisch-psychiatrischen Praxis	441
22.2	**Forschung**	**430**	22.2.2.5	Neurobiologie und forensische Psychiatrie – kritische Zusammenfassung	442
22.2.1	Rückblick	432			
22.2.2	Neurobiologische Untersuchungen bei forensisch relevanten Störungen	433	22.2.3	Vorläufer von Delinquenz und Gewalt im Kindes- und Jugendalter	443
22.2.2.1	Neurobiologische Ansätze bei „Psychopathy"	435	22.2.4	Biopsychosoziales Modell	444
22.2.2.2	Veränderungen der Hirnstruktur bei Psychopathie	436	22.2.5	Frauen in der forensischen Psychiatrie	445
22.2.2.3	Grenzen der Nutzung aktueller Befunde in foro	440	22.2.6	Forensische Psychiatrie und Polizei	445

23 Forensische Psychiatrie in Österreich 448
R. Haller

23.1	**Einleitung**	**448**	**23.5**	**Unterbringung psychisch Kranker**	**456**
23.2	**Strafrecht**	**449**	**23.6**	**Begutachtungsschwerpunkte im Zivil- und Sozialrecht**	**457**
23.2.1	Zurechnungsfähigkeit	449			
23.2.2	Straftaten im Zustand voller Berauschung	451	23.6.1	Sachwalterschaft	457
23.2.3	Vorbeugende Maßnahmen	451	23.6.2	Geschäfts- und Testierfähigkeit	458
23.2.4	Behandlung psychisch gestörter Rechtsbrecher	453	23.6.3	Ehegesetz	458
			23.6.4	Berufsunfähigkeit – Invalidität	459
			23.6.5	Schmerzengeld	459
23.3	**Suchtmittelgesetz**	**454**	23.6.6	Pflegegeldgesetz	460
23.4	**Jugendgerichtsgesetz**	**456**	**23.7**	**Zukunftsaussichten**	**461**

24	**Forensische Psychiatrie in der Schweiz** 462			
	V. Dittmann, M. Graf			
24.1	Zur Situation der forensischen Psychiatrie in der Schweiz 462	24.3	Zivilrecht	468
		24.3.1	Handlungs- und Urteilsfähigkeit .	468
24.2	Strafrecht 462	24.3.2	Vormundschaftliche Maßnahmen	469
24.2.1	Notwendigkeit der Begutachtung 463	24.3.3	Eherecht	470
24.2.2	Schuldfähigkeit 463	24.3.4	Fürsorgerische Freiheitsentziehung (FFE)	470
24.2.3	Strafrechtliche Maßnahmen 464			
		24.4	Sozialversicherungsrecht	471

Anhang 475

Literaturverzeichnis 476

Abkürzungsverzeichnis 521

Sachverzeichnis 523

Zitierte Gesetzestexte finden Sie immer in der aktuellsten Fassung unter:
http://www.thieme.de/detailseiten/**9783131034540.html**

Allgemeine Grundlagen

1	Einführung	*18*
2	Grundlagen forensisch-psychiatrischen Vorgehens	*27*
3	Stellung des Sachverständigen vor Gericht	*30*

1 Einführung

Die forensische Psychiatrie ist nach heutigem Verständnis ein Spezialgebiet der Psychiatrie, welches sich mit den fachspezifischen Begutachtungsfragen und mit der Behandlung psychisch kranker Rechtsbrecher befasst.

Forensisch vom lateinischen „Forum" (= der Platz, das Theater, das Gericht) bezieht sich im weitesten Sinn auf die Anwendung einer Wissenschaft zur Beantwortung von gerichtlichen Fragen. „Forensisch" ersetzt somit den deutschen Begriff „Gerichts-" oder „Rechts-" in den jeweils zusammengesetzten Wörtern, wie Gerichtsmedizin, Rechtsmedizin und gerichtliche Psychiatrie. Das noch bis 1976 in Neuauflagen erschienene Standardwerk der Forensischen Psychiatrie von Langelüddeke und Bresser hieß *Gerichtliche Psychiatrie*.

Seine historischen Wurzeln hat das Fach in der Rechtswissenschaft und der Rechtsmedizin. Der forensische Psychiater bewegt sich an den Grenzen zu einer Reihe anderer Fächer: Rechtswissenschaften, Kriminologie, Soziologie, Psychologie, Rechtsmedizin und die verschiedenen Strömungen der Psychiatrie haben Anteil an seinem Denkgebäude. Aus der Vielzahl der Wissenschaften sind es jedoch jeweils nur Einzelbereiche, die er für die Erfüllung seiner Aufgaben beherrschen muss. Der forensische Psychiater gerät somit in Gefahr, von vielen Fachgebieten ein wenig zu wissen, keines aber durch fundierte und umfassende Kenntnis zu beherrschen.

Dieses Dilemma spiegelt sich auch in dem vorliegenden Lehrbuch wider, nicht zuletzt, weil dessen Umfang relativ begrenzt sein soll: Keines der von der forensischen Psychiatrie tangierten Gebiete kann ausführlich dargestellt werden. Selbst die Strömungen der Psychiatrie, die für die Forensik relevant sind, können nicht alle im Detail erläutert werden. Dieser Begrenzung muss man sich stets bewusst bleiben. Als Leitfaden soll das Buch dem Anfänger und dem fachfremden Leser einen Überblick vermitteln und ihm ermöglichen, sich im forensischen Fachgebiet zu orientieren. Es soll darüber hinaus die wesentlichen Hilfestellungen für eigene gutachterliche Tätigkeit anbieten und Hinweise auf weiterführende Literatur zur Beantwortung spezieller Fragen liefern.

Das Buch orientiert sich vorwiegend an einer deskriptiven, phänomenologisch ausgerichteten Psychopathologie und Psychiatrie, wie sie den modernen Diagnoseschemata ICD-10 und DSM-IV-TR zugrunde liegen und wie sie auch von der herrschenden Meinung in der forensischen Psychiatrie getragen werden. Hinweise auf biologische Erklärungsmodelle oder psychodynamische Konzepte bleiben deshalb immer unvollständig und zum Teil sogar bruchstückhaft. Sie dürfen aber unserer Meinung nach nicht fehlen, um den Lesern das breite Spektrum der psychiatrischen Denkmöglichkeiten aufzuzeigen und sie ggf. zu vertiefender Lektüre der jeweiligen Grundlagenliteratur anzuregen.

1.1 Begriffsbestimmung

Die forensische Psychiatrie im engeren Sinn befasst sich mit den Fragen, die von Gerichten und Behörden an Psychiater gestellt werden. In einem weiteren Sinn deckt das Fach jenen breiten Überlappungsbereich zwischen Recht und Psychiatrie ab, der sich sowohl aus den rechtlichen Problemen im Umgang mit psychisch Kranken und Gestörten für Ärzte, Gerichte und Behörden ergibt als auch aus den Auswirkungen der medizinischen und psychologischen Probleme dieser Menschen auf ihre Fähigkeit zu rechtsrelevantem Handeln. Die *Definition des Faches*, die von einer europäischen Arbeitsgruppe gefunden wurde, lautet: Forensische Psychiatrie ist ein Spezialgebiet der Medizin, welches auf einem detaillierten Wissen der relevanten rechtlichen Aspekte des Strafrechts, des Zivilrechts und des Gesundheitswesens und auf der Beziehung zwischen psychischen Störungen, antisozialem Verhalten und Kriminalität gründet. Seine Aufgabe ist die Erfassung und Beurteilung, die Betreuung und Behandlung psychisch kranker Rechtsbrecher und anderer, die vergleichbarer Dienste bedürfen. Risikoeinschätzung und Risikomanagement und das Verhindern künftiger Viktimisierung sind die Kernelemente der Aufgaben (Nedopil 2009).

In allen medizinischen Fächern gibt es einen meist unterschätzten Einfluss rechtlicher Vorgaben auf medizinisches Handeln und einen relativ großen Einfluss ärztlicher Entscheidungen auf rechtsrelevante Fragen: *Ärztliche Eingriffe sind Körperverletzungen* und somit prinzipiell strafbare Handlungen und Eingriffe in das Persönlichkeitsrecht der Selbstbestimmung eines Menschen. Sie sind nur gerechtfertigt durch die Einwilligung des Betroffenen nach ordnungsgemäßer Aufklärung. Ärztliches Handeln tangiert also immer Grundrechte der Patienten. Darüber hinaus sind Bescheinigungen, Atteste und Formulargutachten rechtsverbindliche Aussagen. Die sozialrechtlichen Fragen nach Arbeitsunfähigkeit, nach Minderung der Erwerbsfähigkeit, nach Berufsunfähigkeit oder nach Unfallfolgen müssen von jedem Arzt beantwortet werden. Begutachtungen gehören somit ebenfalls zum Alltag von praktizierenden Ärzten aller Fachrichtungen. Über das hierfür erforderliche Wissen informieren spezielle Lehrbücher (Fritze u. Mehrhoff 2008; Dörfler et al. 2008; Deutsche Rentenversicherung Bund 2011).

In der Psychiatrie hat die Begutachtungskunde jedoch eine wesentlich größere Bedeutung als in den anderen medizinischen Fachgebieten. *Die Sonderstellung der Begutachtungskunde in der Psychiatrie* resultiert aus dem großen Überlappungsbereich mit der Rechtsprechung und der historischen wie tatsächlichen Nähe zur Rechtsmedizin. Die sachlichen Notwendigkeiten für den Überlappungsbereich von Recht und Psychiatrie ergeben sich zum einen aus einer am einzelnen Menschen orientierten Rechtsprechung, zum anderen aus der Forderung, Rechte des Menschen auch dort zu respektieren, wo dieser seine Rechte nicht mehr selber wahrnehmen kann oder aufgrund einer Krankheit zu seinem eigenen Schaden auf vermeintlichen Rechten besteht. Unabhängig von philosophischen Erwägungen und wissenschaftlichen Hypothesen und weitgehend unberührt von dem derzeit zum wiederholten Mal ausgebrochenen heftigen Diskurs über Determinismus und Indeterminismus (Zusammenfassend: Stompe u. Schanda 2010) gehen Gesetze und Rechtsprechung davon aus, dass der erwachsene, rechtsmündige Mensch weitgehend frei über seinen Willen verfügen und die Verantwortung für sein eigenes Handeln übernehmen kann. Die für sein Handeln erforderlichen Fähigkeiten werden weder definiert, noch werden die Voraussetzungen, die dafür erforderlich sind, beschrieben. Der gesunde Erwachsene ist schuldfähig und geschäftsfähig, einwilligungsfähig und berufsfähig und vieles andere mehr. Die Rechtswissenschaft und die forensische Psychiatrie sind sich seit jeher der philosophischen Problematik „des freien Willens" und der Relativität der Aussage, dass der Mensch gemäß einer freien Willensbestimmung handeln kann, bewusst. Der Diskurs über die Willensfreiheit hat die Geschichte der Rechtswissenschaft und der forensischen Psychiatrie mit unterschiedlichen religiösen, philosophischen, psychologischen und naturwissenschaftlichen Argumenten begleitet und offenbar mit jeder neuen Methodenentwicklung der letzten Jahrhunderte (z.B. Psychoanalyse, Behaviorismus, funktionelle Bildgebung) neue Nahrung erhalten (Nedopil 2010b).

Psychische Krankheiten können jedoch die kognitiven und voluntativen Fähigkeiten von Menschen beeinträchtigen, sodass ihnen vernünftige Willensäußerungen nicht mehr möglich sind. Normkonformes Verhalten kann durch eine psychische Erkrankung beeinträchtigt oder verhindert werden. Die Aufhebung einer eigenen vernünftigen Willensentscheidung kann sich auch auf die medizinische Behandlung auswirken. Beispielsweise kann ein Patient durch seine Krankheit selbst gehindert werden, die Notwendigkeit einer Behandlung einzusehen. Dies macht unter Umständen eine Behandlung gegen den Willen oder ohne Zustimmung des Patienten erforderlich. Auf der einen Seite wirken sich somit psychische Störungen auf viele Bereiche rechtsrelevanten Handelns aus; auf der anderen Seite beeinflussen rechtliche Vorschriften die Behandlung in der Psychiatrie weit häufiger als in anderen Bereichen der Medizin. Beides hat dazu geführt, dass schon relativ früh in der Entwicklung des Faches eine Subspezialisierung zur forensischen Psychiatrie erfolgte. Neben der *Begutachtungskunde für Gerichte und Behörden* ist die forensische Psychiatrie auch gefordert, wenn *Zwangsmaßnahmen zum Schutz der Patienten oder auch der Allgemeinheit* notwendig werden. Der forensische Psychiater sollte als Bindeglied zwischen den Disziplinen fungieren und auch den klinisch tätigen Arzt über die rechtlichen Fragen der Behandlung psychisch Kranker beraten können.

Forensische Psychiatrie beschränkt sich jedoch nicht auf den Austausch und die Vermittlung von Wissen und Lehrmeinungen zwischen Recht und Psychiatrie. Die *Behandlung psychisch kranker Rechtsbrecher*, die im Konfliktbereich zwischen rechtlichem Sicherungsauftrag und ärztlicher, am Individuum orientierter Behandlungsethik stattfindet, gehört zu ihren schwierigsten Aufgaben.

Aus diesem Bereich kommen auch die meisten Forschungsimpulse: Zusammenhänge zwischen psychischen Störungen und Delinquenzmustern, die Entwicklung und Wirksamkeitsüberprüfung kriminaltherapeutischer Interventionsstrategien, Vorhersagemöglichkeiten künftiger Delinquenz der Behandelten und die Überprüfung der Verlässlichkeit der Prognosen bleiben wichtige Forschungsaufgaben in diesem Bereich. Darüber hinaus sind von der forensischen Psychiatrie die Abgrenzung zwischen juristischen Normvorgaben, statistischen Normen und psychopathologischen Abweichungen, die Objektivierung psychiatrischer Befunderhebungen und deren forensischer Relevanz und die Bewertung der Auswirkungen sozialrechtlicher Entscheidungen auf die künftige Lebensqualität psychisch Gestörter auf empirisch-wissenschaftlicher Grundlage gefordert. Die enge Nachbarschaft zur Kriminologie und Soziologie wird durch derartige Themenkataloge deutlich. Die besondere Aufgabe in diesem mehrfachen Überlappungsbereich, die praktischen Anforderungen im Umgang mit Auftraggebern und Klientel und die Forschungsbereiche zeigen die Notwendigkeit einer Spezialisierung der forensischen Psychiatrie, aber auch das Gewicht, welches dieses Fach für die Psychiatrie und die Medizin insgesamt hat. Forensische Psychiatrie bleibt aber trotz aller Spezialkenntnisse und Spezialanforderungen Teil des Gesamtfaches Psychiatrie, zumal historisch die Begutachtung, die Behandlung und ggf. die Verwahrung psychisch Kranker und sozial störender Menschen wichtige Aufgaben des Faches waren und es bis heute sind (Hoff 2005; Kröber 2005; Nedopil 2005a).

1.2 Historische Entwicklung

Fragen, die heute üblicherweise an den forensischen Psychiater gestellt werden, wurden in Rechtsprechung und Gesetzgebung erörtert, lange bevor es das Fach Psychiatrie oder gar eine forensische Psychiatrie gab. *Aristoteles* (Nikomachische Ethik) entwarf als Erster die Idee, dass psychisch Kranke nicht bestraft werden sollten, wenn ihre Krankheit die Grundlage ihres Rechtsverstoßes war, wenn der Täter aufgrund eines Wahns oder aufgrund von Desorientiertheit handelte. Im *römischen Recht* gingen „furiosi" (die Rasenden), „mente capti" (die Verblödeten) und „dementes" (die Toren) straffrei aus. Bei ihnen war man der Meinung, dass sie durch ihr Schicksal genug gestraft seien („furiosum fati infelicitas excusat, satis furore ipso punitur"; Lenckner 1972). Auch schwerer Affekt und Trunkenheit wirkten sich nach römischem Recht strafmindernd aus.

Unter Justinian (483–565) gab es bereits Kuratoren für Personen, die wegen „imbecillitas" (Verstandesschwäche) in ihrer Verfügungsfreiheit eingeschränkt waren (von Krafft-Ebing 1885). Das römische Recht unterschied sich von der in Mitteleuropa bis in das 16. Jahrhundert praktizierten Rechtsausübung insofern, als es neben der Tat auch die subjektiven Tatumstände für die Strafzumessung berücksichtigte. Das römische Recht legte allerdings nicht fest, wer über die Geisteszustände der Angeklagten zu befinden hatte. Zwar sind Einflüsse von Ärzten, wie Aretaeus (ca. 150 n. Chr.) oder Galenus (129–201 n. Chr.), die sich auch mit Geisteskrankheiten befassten, auf die römische Gesetzgebung unverkennbar, bei der Ermittlung des Geisteszustandes im Einzelfall wurde der Arzt jedoch nicht eingeschaltet. Erst über ein Jahrtausend später empfahl Paolo Zacchia (1584–1659), Leibarzt des Papstes und Berater der Rota Romana, des obersten Gerichtshofes der katholischen Kirche und des Kirchenstaates, bei bestimmten Verfahren Ärzte hinzuzuziehen. Er schrieb 1621 die „Quaestiones medico-legales". In Quaestio 1 steht: „Dementia, ac similes morbi, passiones cerebri sunt solis medicis notae" (dass Geisteskrankheiten Leiden des Gehirns sind, die nur dem Arzt bekannt sind). Er unterschied drei verschiedene Formen der gestörten Geistestätigkeit, die zur Beeinträchtigung des Verstandes führen könnten („qui rationem laedunt"):

1. Fatuitas (Geistesschwäche, Stumpfsinn),
2. Phrenitis (Wahn, Halluzinationen, Delirium) und
3. Insania (gänzlicher Verlust des Verstandes).

Nach den Rechtspraktiken der meisten deutschen Reichsstädte und Fürstentümer durften im Mittelalter Geisteskranke nicht mit dem Tode bestraft werden. Sie konnten auf andere Weise „unschädlich gemacht" werden (Lenckner 1972). In der Gesetzgebung des Heiligen Römischen Reiches Deutscher Nation kam es durch die Einführung der Constitutio Criminalis Carolina 1532 durch Karl V. zu einer Betonung des öffentlichen Charakters der Strafe. Offenbar wurden ab dieser Zeit in Anlehnung an römisch-italienische Rechtsprinzipien und an die Kanonistik, die im 14. Jahrhundert entwickelt worden war, auch in Mitteleuropa Geistesgestörte nicht bestraft. Entscheidenden Einfluss erhielt die Betrachtung geistesgestörter Menschen durch die Rechtsprechung von der Naturrechtsbewegung und der sich daraus entwickelnden Imputationslehre. Sie geht davon aus, dass für die Bestrafung der Erfolg der Tat nur maßgebend ist, insoweit sie dem Täter zurechenbar war. Nach dem Rechtsphilosophen Samuel Pufendorf (1632–1694) führt die Differenz zwischen den physischen Gegebenheiten und der Norm zu einer „actio moralis", zur Zurechnung von Schuld und Verdienst. Für die Zurechnung (imputatio) sind sowohl ein „praelucens intellectus" (vorleuchtende Einsicht) wie ein „decernens voluntas" (unterscheidender Wille) Vorbedingung. Ein Willensdefekt führt zur Zurechnungsunfähigkeit. Nach dieser Auffassung ist die Willensfreiheit die Grundlage für die Verantwortung des Menschen.

Wenn auch noch mit vielen Unklarheiten behaftet, war hier zum ersten Mal ein übergreifendes Konzept erarbeitet worden, welches die verschiedenen Formen der Geistesstörungen unter einem forensisch relevanten Gesichtspunkt zusammenfasste. In der Folge wurde von mehreren Autoren eine Reihe von Geistesstörungen aufgezählt, die zum Ausschluss der Willensfreiheit führen sollen. Joh. Samuel Freiherr von Böhmer (1704–1772) erwähnte:
- Furiosi (Rasende),
- Dementes (Schwachsinnige),
- Maniaci (Geistesverwirrte) und
- die an schwerer, mit Wahn verbundener Form der Melancholia Leidenden.

Als vermindert schuldfähig wurden Angeklagte wegen „Dummheit", gerechten Zornes und angeborener Taubstummheit, außerdem wegen objektivierbarer Affekt-, Rausch- und Schlafzustände angesehen.

Von Böhmer riet den Richtern, wegen der Schwierigkeit bei der Unterscheidung dieser Zustände die Ärzte zu befragen. Nachhaltig vertreten wurde diese Auffassung in einem 1740 von Joh. Zacharias Platner verfassten Werk mit dem Titel: „Programma, quo ostenditur medicos de insanis et furiosis audiendos esse" (Konzept, in dem gezeigt wird, dass Ärzte über Geisteskranke und Rasende zu hören sind; von Krafft-Ebing 1885). Dass Ärzte zu hören seien, wurde damit begründet, dass die Tollheit eine Krankheit des Körpers ist, die das Gehirn derart beeinträchtigt, dass es die Dinge weder recht bedenken kann, noch in der Lage ist, seinem Willen zu befehlen (Janzarik 1972).

Im Laufe des 18. Jahrhunderts bestanden aber weiterhin Zweifel, wer die verminderte Willensfreiheit eines Menschen zu beurteilen hat. Kant (1724–1804) vertrat in seiner Anthropologie (1798) die Auffassung, dass es sich dabei um ein psychologisches und nicht um ein medizinisches Problem handele („eine gerichtliche Arzneikunde betreibt, wenn es auf die Frage ankommt, ob der Gemütszustand des Täters Verrückung oder mit gesundem Verstande genommene Entschließung sei, Einmischung in fremdes Geschäft"; § 41). In der Praxis hatte sich dennoch die sog. „gerichtliche Arzneywissenschaft" mit jenen zweifelhaften Seelenzuständen zu befassen, die zu Straffreiheit oder Strafminderung führten.

Zwischenzeitlich hatte sich auch das Wissen um die psychischen Erkrankungen ausgeweitet. Mit Philippe Pinel (1745–1826) begann eine neue Anschauung der geistig-seelischen Störungen. Er versuchte, die einzelnen Krankheitsbilder detailliert zu schildern (Jaspers 1973). Die Psychiater jener Zeit stellten häufig neben den sorgfältigen Beschreibungen der Krankheitsbilder auch die Auswirkungen der Krankheiten auf den rechtlichen Umgang mit den Patienten dar. Aus dieser Krankheitsbeschreibung entwickelte ein Schüler Pinels, Jean Etienne Dominique Esquirol (1772–1840), die Monomanienlehre, die zunächst großen Einfluss auf die forensische Psychiatrie ausübte. Auch heute erinnern Begriffe wie Kleptomanie oder Pyromanie an den französischen Psychiater. Die Monomanienlehre wurde in den folgenden Jahren heftig angegriffen. Wilhelm Griesinger (1817–1869) schrieb darüber z. B.: „Die Tat selbst zum wesentlichen Kriterium eines anomalen Zustandes zu machen, hat zu der Lehre von den Monomanien geführt, die für die Wissenschaft gleich gefährlich war und nur dazu diente, das ärztliche Urteil mit Recht bei den Richtern in Verruf zu bringen" (Janzarik 1972). Diese Kritik soll jedoch die Bedeutung Esquirols für die Entwicklung der forensischen Psychiatrie und auch für die Gesetzgebung nicht schmälern. In seinem 1838 erschienenen Lehrbuch nimmt der rechtliche Aspekt des Umgangs mit den Kranken einen wichtigen Platz ein.

Neben der Beschreibung immer neuer Krankheitsbilder kam aus Frankreich in Form der Degenerationslehre eine andere, sehr einflussreiche Lehrmeinung, welche die Entwicklung der forensischen Psychiatrie des späten 19. und des beginnenden 20. Jahrhunderts maßgeblich beeinflusste: Benedict Augustin Morel (1809–1873) führte 1857 einen Teil der Geisteskrankheiten auf eine von Generation zu Generation zunehmende Abweichung von dem ursprünglichen Menschentyp (type primitif von Rousseau) zurück. Die milieubedingten Schäden würden durch Degeneration und Vererbung fortschreiten bis zur vorzeitigen Verblödung, die er „demence précoce" nannte. Diese mehr romantische Anschauung wurde durch die Übernahme der Lehren Darwins nach damaliger Anschauung naturwissenschaftlich untermauert. Valentin Magnan (1835–1916) führte die Degeneration auf Fehlentwicklungen der menschlichen Evolution zurück: Das Ausmaß der Störung des seelischen Gleichgewichts entspreche demnach dem Grad der Degeneration.

Die Auswirkungen der *Entartungslehre* zeigten sich besonders in der forensischen Psychiatrie und in der *Kriminalanthropologie:* Bezüglich ihrer Genese wurden Geisteskrankheiten und Kriminalität gleichgesetzt. Erbliche Belastung, ausschweifende Lebensführung und Alkoholismus wurden von den Vertretern dieser Lehre als die häufigsten Voraussetzungen von Kriminalität und Geisteskrankheit angesehen. Der exponierteste Vertreter dieser Auffassung, Cesare Lombroso (1836–1910), verfasste 1876 sein viel zitiertes und bereits damals sehr umstrittenes Werk „delinquente nato", auf Deutsch „Der Verbrecher in anthropologischer, ärztlicher und juristischer Beziehung" (Lombroso 1894). Seiner Auffassung nach sind Verbrecher Menschen, die auf eine niedrigere Evolutionsstufe zurückgesunken sind. Dieser Rückschritt lasse sich nicht nur an der Verhaltensweise, sondern auch an anatomischen Merkmalen feststellen. Mit der Wiederentdeckung der Mendel'schen Arbeiten über den tatsächlichen Mechanismus der Vererbung zu Beginn des 20. Jahrhunderts waren auch die Theorien der Degenerationslehre in der Psychiatrie bald wissenschaftlich überholt. Sie wurden dennoch später zu einem der Mosaiksteine eines radikalen, menschenverachtenden Umgangs mit psychisch Kranken, der erst in den letzten Jahren in begrenztem Umfang aufgearbeitet wurde (Leonhardt u. Foerster 1996). In der ersten Hälfte des 19. Jahrhunderts weckten neben der Zunahme der psychiatrischen Erkenntnisse auch Reformbewegungen der Rechtsprechung das Bedürfnis, psychiatrisches Wissen für die richterliche Wahrheitsfindung nutzbar zu machen. Während zuvor der Verbrecher eine Person war, der ein Delikt zugeschrieben wurde, begann man jetzt, nach den Charakterzügen und Motiven des Verbrechers zu fragen. Während zuvor die Frage des Gerichts lautete: „Was muss wie bestraft werden?", hieß die Frage jetzt: „Wer kann bestraft werden?" (Foucault 1976). Das Interesse an der Person des Täters und an seinen Motiven, geweckt durch immer wieder zitierte dramatische Verbrechen, verlangte nach psychologischen und psychiatrischen Erklärungen. Zu Beginn des 19. Jahrhunderts gab es eine sehr große Zahl von Lehrbüchern, kasuistischen Beiträgen und theoretischen Auseinandersetzungen. Bei letzteren spielte die Frage, ob es aus naturwissenschaftlich-psychiatrischer Sicht überhaupt eine Willensfreiheit gäbe, ob somit die Voraussetzungen für die Strafbarkeit eines Handelns überhaupt angenommen werden könnten, eine große Rolle. Dieser *Determinismus-Indeterminismus-Streit* ist bis heute noch nicht endgültig geklärt und wird wohl auch einer letzten wissenschaftlichen Klärung nicht zugänglich sein (siehe Kap. 1.1). Die frühen Psychiater, insbesondere Johann Christian August Heinroth (1773–1843), ein sogenannter Psychiker, hatten in ihren Grundideen eher indeterministische Standpunkte vertreten. Sie hielten den Menschen nicht nur für seine Verbrechen, sondern zum Teil auch für seine psychische Erkrankung für verantwortlich. Heinroth schrieb 1825 (S. 261): „Der Mensch hat es sich jederzeit selbst zuzuschreiben, wenn er melancholisch, verrückt, wahnsinnig usw. wird:

denn er hat das köstlichste Gut seines Lebens, die Freiheit, im Widerspruche gegen das Gesetz derselben, dessen er sich gar wohl bewusst ist, nicht bewahrt."

Demgegenüber sahen die *Somatiker* unter den Psychiatern, wie Friedreich (Friedreich 1842), ihre Aufgabe darin, die Erkenntnisse der psychologischen Medizin in die Gesetzgebung und Rechtsprechung einzubringen: „So wollen wir denn hoffen, dass die neue Zeit eine alte, sich oft nur in geistlosen Formen bewegende Juristerei zu Grabe getragen und dafür das Dogma geschaffen hat, dass Gesetzgebung und Rechtspflege ohne Anthropologie und Psychologie nur zu elender Barbarei führen. Möchten Inquirenten und erkennbare Richter sich immer bemühen, den ganzen Menschen, welcher als Angeklagter vor ihnen steht, möglichst kennen zu lernen: es ist eine schöne und reichlich lohnende Aufgabe nachzuweisen, dass der Verbrecher nur ein Unglücklicher sei". Die Auseinandersetzung zwischen Psychikern, wie Heinroth und Ideler, und Somatikern, wie Friedreich, wirkte sich auch auf die forensisch-psychiatrischen Lehrmeinungen aus. Die Ersteren neigten mehr zu indeterministischen, die Letzteren eher zu deterministischen Anschauungen.

Gegen Ende des 19. Jahrhunderts war die forensische Psychiatrie ebenso wie die klinische Psychiatrie davon überzeugt, dass durch naturwissenschaftlich-medizinische Erkenntnisse in naher Zukunft die psychischen Erkrankungen erklärt und konkrete Maßnahmen zu ihrer Verhinderung unternommen werden könnten. Zudem glaubte man, dass durch die wissenschaftlichen Erkenntnisse die Verbrechensbekämpfung wesentlich erleichtert werde: Die Identifizierung von Verbrechertypen, ihre spezifische Behandlung oder Verwahrung würden Strafen unnütz und Behandlung möglich machen. Krafft-Ebing schrieb 1885: „Als in nicht ferner Zeit an zu hoffende Fortschritte unserer Wissenschaft sind die Klärung gewisser Zustände, die sich äußerlich wie bloße moralische Verkommenheit anfühlen, in Wirklichkeit aber krankhafte sind, die Verwertung neuerer Forschungen über die Erblichkeit psychischer Gebrechen, über den Einfluss gewisser verborgener Nervenkrankheiten (Epilepsie; Hysterie) auf das Zustandekommen unfreier Geisteszustände zu verzeichnen." Kraepelin (1880) erwartete, dass durch die Einrichtung von Erziehungsanstalten, die lebenslängliche Verwahrung von Unverbesserlichen und die Fürsorge für Entlassene Rückfälligkeit weitgehend vermieden werden könnte. Die positivistischen Anschauungen jener Zeit führten zu einer Vielzahl von Untersuchungen an Verbrechern. Neuroanatomische Studien an Verbrechergehirnen, Studien über Familien von Kriminellen und über die Wirkung des Alkohols auf die Entwicklung von Verbrechern (Zusammenfassung bei Lombroso 1894) führten zu wissenschaftlich nicht haltbaren Schlüssen, die auch von einer Reihe anderer namhafter Psychiater vertreten wurden (Bleuler 1896). Ihre überzogene Propagierung durch Binding u. Hoche (1920) diente später der Rechtfertigung für politisch motivierte Eingriffe in die Freiheit, Unversehrtheit und schließlich in das Leben psychisch Kranker (Dörner 1989). Solche Denkansätze wurden aber bereits um die vorletzte Jahrhundertwende kritisiert (Aschaffenburg 1906). Der Missbrauch dieser Denkansätze im Nationalsozialismus begründete ihre massive Ablehnung nach dem Zweiten Weltkrieg durch die Psychiatrie in Deutschland und führte zu einer *Abwendung von der Suche nach biologischen Grundlagen der Delinquenz*. Die biologische Psychiatrie widmete sich den endogenen Psychosen. Das Interesse der Psychiatrie an den Rechtsbrechern ließ nach. Die Intentionen gingen eher dahin, nachzuweisen, dass psychische Krankheit und Rechtsbruch unabhängig voneinander auftreten. Somit zeigt die Geschichte, dass einerseits psychiatrische Anschauungen in grober Weise für politische Zwecke missbraucht werden können und dass andererseits die Angst vor dem Missbrauch sinnvolle Forschung hemmen oder gar verhindern kann.

Forschungen, die zunehmend auch die forensische Psychiatrie und die Begutachtung beeinflussen (Fromberger et al. 2009a; Schiltz et al. 2007b; Siever 2008b; Caspi et al. 2002; Mill et al. 2006; Odgers et al. 2008), haben jedoch gezeigt, dass es biologische Faktoren für Delinquenz geben könnte und die gleichen neuronalen Fehlfunktionen für Gewalttätigkeit verantwortlich sein könnten, die auch für einige psychische Krankheiten postuliert werden (siehe Kap. 22.2.2).

Andererseits haben die *soziologischen Forschungen* und die daraus resultierenden kriminologischen Theorien auch dargelegt, dass Delinquenz nicht ausschließlich dem Individuum zuzuordnen ist, sondern dass sowohl das gesellschaftliche System und seine Reaktions- und Sanktionsformen als auch das Milieu der unmittelbaren Umgebung des Einzelnen und nicht zuletzt die jeweilige Situation, in der sich ein Individuum zum Zeitpunkt seines Handelns befindet, wesentliche Anteile am Zustandekommen seines Fehlverhaltens haben.

Die *gesetzlichen Entwicklungen* haben, wenn überhaupt, nur sehr verzögert auf die Erkenntnisse aus Forschung und Theorienbildung reagiert. Mit dem ersten Strafgesetzbuch des Deutschen Reiches 1871 wurde im § 51 ein Strafausschluss wegen psychischer Krankheiten festgelegt. Eine verminderte Zurechnungsfähigkeit gab es jedoch nicht. Die gesetzlichen Eingangsmerkmale, um wegen einer Krankheit Straffreiheit zu erlangen, lauteten: Bewusstlosigkeit und krankhafte Störung der Geistestätigkeit. Sie mussten einen Ausschluss der freien Willensbestimmung zur Folge haben. Von den Psychiatern, an ihrer Spitze Gustav Aschaffenburg, wurde das Fehlen von juristischen Zwischenstufen für die psychopathologischen Graduierungen zwischen Gesundheit und schwerer Krankheit, welche Straffreiheit nach sich zog, kritisiert. Zuletzt wurde mit der *Strafrechtsreform 1933* eine verminderte Zurechnungsfähigkeit im § 51 Abs. 2 StGB eingeführt. Die Eingangsmerkmale lauteten in dem neuen Gesetz: Bewusstseinsstörung, Geistesschwäche und krankhafte Störung der Geistestätigkeit. Die Exkulpierungsvoraussetzungen blieben weiterhin nahezu ausschließlich auf krankhafte Störungen begrenzt. Im Laufe der Jahre hat die Rechtsprechung die Störungen und Beeinträchtigungen, die eine verminderte Zurechnungsfähigkeit nach sich ziehen können, ausgeweitet. Sie mussten aber „krankheitswertig" sein, um forensisch relevant zu werden. Der Begriff der *Krankheitswertigkeit* muss in diesem Zusammenhang jedoch sehr kritisch gesehen werden, da er im forensischen Sprachgebrauch lediglich auf das Ausmaß der psychosozialen Beeinträchtigung durch die Krankheit abhebt. Nicht gemeint ist hingegen eine Reihe von anderen medizinischen Definitionsmerkmalen des Krankheitsbegriffes, wie Schicksalhaftigkeit, regelhafter Verlauf u. a. (zum Krankheitsbegriff siehe Kap. 1.1). In der *Strafrechtsreform von 1975* wurde der juristische Merkmalskatalog entsprechend den Kompromissen, die zwischen den verschiedenen psychiatrischen und psychologischen Schulen und den Juristen möglich waren, erweitert. Sie lauten nun krankhafte seelische Störung, tiefgreifende Bewusstseinsstörung, Schwachsinn und schwere andere seelische Abartigkeit. Sie umfassen damit auch eindeutig Beeinträchtigungen, die *nicht* dem damaligen Konzept von Krankheit entsprachen, sondern lediglich Normabweichungen oder Ausnahmezustände darstellten. Die Definition der Schuldfähigkeit oder der Schuldunfähigkeit ist dadurch nicht einfacher geworden.

Im *Zivilrecht* ist das Beharrungsvermögen noch ausgeprägter als im Strafrecht. Bis zum 01.01.1992 bestand das 1896 geschaffene *Vormundschafts- und Pflegschaftsrecht* mit seiner antiquierten und heute als diskriminierend empfundenen Terminologie. Im Vordergrund der gesetzlichen Regelungen stand die Sorge um das Vermögen und das Wohlergehen der Familie. Bestrebungen, die Sorge um den Kranken selbst in den Mittelpunkt der gesetzlichen Bestimmungen zu stellen, sind mehrere Jahrzehnte lang zurückzuverfolgen (Lenckner u. Schumann 1972). Die Anfänge der Rechtsreform, die 1992 in Kraft trat, sind auf die *Psychiatrie-Enquête 1975* zurückzuführen. Seither trat in relativ rascher Folge eine Reihe von Neuregelungen in Kraft, die zunehmend die Autonomie der Betroffenen gestärkt haben, zuletzt mit dem 3. Betreuungsrechtsänderungsgesetz vom 01.09.2009 die gesetzliche Einführung der Patientenverfügung (siehe Kap. 5.4.1.1). Die gesetzlichen Bestimmungen über Geschäftsfähigkeit und Testierfähigkeit haben sich allerdings seit 1896 nicht geändert.

1.3 Standortbestimmung

Der Bundesgerichtshof hat in Anlehnung an Beschreibungen des Reichsgerichts den Gutachter als „*Gehilfen des Richters*" (BGHSt 3, 28) bezeichnet. Sein Gutachten ist ein Beweismittel wie jedes andere. Er liefert jedoch aufgrund seines Fachwissens Erkenntnisse, die dem Entscheidungsträger nicht ohne Weiteres zugänglich sind; er zieht Schlüsse, die ein Laie nicht von vornherein nachvollziehen kann. Die Fähigkeit und Berechtigung zum medizinischen und psychologischen Erkenntnisgewinn und zur fachbezogenen Schlussfolgerung heben ihn von anderen Zeugen ab. Durch seine fachlichen Schlussfolgerungen schafft er neue Tatsachen, die das Gericht in den Gesamtzusammenhang einbezieht. Die Diagnostik ist in der Psychiatrie mehr als in anderen Gebieten der Medizin von Konventionen abhängig. Verschiedene Lehrmeinungen und

Schulen prägen die psychiatrische Krankheitslehre. Die Grenzen zwischen Auffälligkeiten des Verhaltens und Empfindens, die in die Randzonen des normalpsychologischen Spektrums fallen, und Krankheitssymptomen sind oft fließend. Die dadurch entstehenden Unsicherheiten, die häufig auch zu Meinungsverschiedenheiten zwischen Gutachtern führen, machen es notwendig, dass der Sachverständige dem Auftraggeber die Grundlagen seiner gutachterlichen Äußerungen und die Logik seiner Schlussfolgerungen verständlich macht. Nur so kann dieser die Wertigkeit der gutachterlichen Schlussfolgerungen beurteilen und Aussagen verschiedener Gutachten gegeneinander abwägen. Der Psychiater muss somit im Gutachten viel mehr Informationen über sein fachliches Vorgehen vermitteln als andere Ärzte.

Gutachter müssen
1. die Prinzipien juristischen Denkens, soweit sie für die Psychiatrie relevant sind, verstehen,
2. die Gesetze und Vorschriften kennen, die den Umgang mit den Patienten regeln und auch die Rechtsstellung psychisch Kranker beeinflussen, und
3. die Fähigkeit erwerben, den Gerichten ihr Fachwissen in einer Weise zu vermitteln, dass es von den Juristen angewandt werden kann.

Um diesen Aufgaben gerecht zu werden, erscheint es auch aus praktischen Erwägungen sinnvoll, der forensischen Psychiatrie innerhalb der Psychiatrie eine besondere Position zuzuschreiben. Im Hinblick auf die Besonderheiten therapeutischen Handelns in der Psychiatrie ist die Rolle des Gutachters von jener des Therapeuten zu trennen.

Behandlung und Begutachtung finden in jeweils unterschiedlichen Bezugsrahmen statt, Therapeut und Gutachter haben ganz unterschiedliche Rollen und Funktionen, selbst wenn sie sich häufig der gleichen Techniken bedienen:

Die Zielsetzung des Gutachters ist das Verständnis, welches er vom Betroffenen erwirbt und welches er dem Gericht vermitteln kann, das Ziel des Therapeuten ist das Verständnis, welches der Patient von seinem Leiden oder seinen Konflikten hat, und dessen Modifikation (Beier 1996).

Psychiatrische Behandlung setzt ein besonders intensives und meist auch langfristiges *Arzt-Patient-Verhältnis* voraus. Gutachten, die für viele Menschen enorme und nicht immer nur die erwünschten Konsequenzen haben, können das für die Behandlung erforderliche Vertrauensverhältnis zerstören. Ein behandelnder Arzt hat große Schwierigkeiten, neutral und sachlich zu rechtlichen Fragen Stellung zu nehmen, wenn er dadurch die therapeutische Allianz gefährdet weiß.

Der Fokus der Aufmerksamkeit ist bei der Begutachtung ein grundsätzlich anderer als bei der Behandlung: Während der Therapeut Diagnosen stellt, um daraus eine Hierarchie von Behandlungsmaßnahmen für das subjektive Leiden des Patienten abzuleiten, und Aspekte vernachlässigt, die für die Behandlung unbedeutend sind, ist der Gutachter bestrebt, Diagnosen und die daraus resultierenden rechtlichen Konsequenzen möglichst umfassend abzusichern. Er stellt dabei auch die Angaben des Untersuchten infrage und fahndet nach Unstimmigkeiten. Allerdings ist es keinesfalls Aufgabe des Gutachters, „Detektiv zu spielen" (Slovenko 1997). Psychiater bleiben, auch wenn sie Gutachter werden, der *medizinischen Ethik* verpflichtet (Arboleda-Florez 2005; Nedopil 2004a).

Eine Begutachtung unterläuft die ärztliche Schweigepflicht. Befunde, die ein behandelnder Arzt erhoben hat, dürfen nicht ohne das Wissen des Patienten an den Auftraggeber weitergegeben werden. Die Grenzziehung zwischen solchen Informationen, die einem Therapeuten im Vertrauen auf seine Schweigepflicht mitgeteilt werden, und solchen, die über ein Gutachten an eine Behörde oder gar öffentlich in den Gerichtssaal gelangen, sollte dem Patienten und nicht dem Therapeuten überlassen werden.

Für eine eigene Rolle des Fachs und besondere Fortbildung in forensischer Psychiatrie spricht auch, dass der gutachtende Psychiater häufig, in Strafverfahren immer, vor das Gericht gerufen wird, um seine Beurteilung mündlich zu erläutern. Gerichte erwarten, dass dem Fachmann die wesentlichen Abläufe des Gerichtsverfahrens bekannt sind und dass er sich im Gericht zu bewegen weiß.

Der forensische Psychiater beschränkt sich jedoch nicht auf die Begutachtungskunde. Er ist nicht nur Vermittler medizinischen Erfahrungswissens für Gerichte oder Behörden, sondern sollte dem klinisch tätigen Psychiater auch die *rechtlichen und ethischen Normen, an denen sich Behandlung und*

Therapieforschung orientieren, näher bringen. Hier bestehen besonders dann Unsicherheiten, wenn die Einwilligungsfähigkeit aufgehoben oder beschränkt ist. Dort, wo rechtliche Vorgaben ärztliches Handeln besonders eng begrenzen, z. B. im psychiatrischen Maßregelvollzug, ist der forensische Psychiater nicht nur Wissensvermittler, Berater oder Bindeglied zwischen den Wissenschaften, sondern *direkt verantwortlich für die Therapie*. Diese Verantwortlichkeit unterscheidet sich zumindest quantitativ von der sonst üblichen klinischen Praxis. Jeder Arzt trägt sowohl gegenüber dem von ihm betreuten Patienten wie gegenüber der Allgemeinheit Verantwortung. Die Gewichte sind allerdings unterschiedlich verteilt. Während sich die Verantwortung der Kliniker für die Allgemeinheit auf akut bedrohliche Fälle beschränkt, z. B. bei Ansteckungsgefahr durch eine Seuche oder unmittelbar geäußerte Bedrohung eines Dritten, hat der forensische Psychiater direkte Verantwortung gegenüber der Öffentlichkeit. Dementsprechend unterscheidet sich sein Vertragsverhältnis auch vom klinischen Arzt. In der Klinik und in der ärztlichen Praxis geht der Patient ein unmittelbares Vertragsverhältnis ein. In der forensischen Psychiatrie besteht ein entsprechendes Vertragsverhältnis zum Auftraggeber, also zur Justiz oder Behörde; dies gilt selbst dann, wenn gleichzeitig eine Therapie durchgeführt werden soll. Der Untersuchte ist nicht nur Subjekt, welches autonom in eine Behandlung einwilligt, sondern auch Objekt, über welches Befunde für Dritte erhoben und an Dritte weitergegeben werden. Die Interessenlagen von Auftraggeber und Untersuchten sind häufig ganz verschieden. Diese Situation ist dem Untersuchten auch zu erklären. Die Grundsätze der Aufklärung bei der Begutachtung finden sich in Kapitel 20.2.2.1, jene über die Verschwiegenheits- und die Offenbarungspflicht im Maßregelvollzug in Kapitel 16.1.2.2.

Forensische Psychiatrie hat in den letzten Jahren enorm an Bedeutung gewonnen. Auf der einen Seite sind die Anfragen an Begutachtungen und der Umfang an Behandlungsaufträgen, aber auch der Druck der Öffentlichkeit gewachsen; auf der anderen Seite haben die Forschung in der forensischen Psychiatrie und das Wissen in vielen Bereichen, die für Begutachtung und Behandlung entscheidend sind, erheblich zugenommen. Die Zahl derer, die in der forensischen Psychiatrie tätig sind, ist massiv angestiegen. Dies alles, aber auch die immer noch vorhandenen Mängel in vielen Bereichen haben dazu geführt, dass auch *Qualitätsanforderungen* in der forensischen Psychiatrie wieder in den Blickpunkt gerückt sind und dass Wege gesucht wurden, um Qualitätsstandards zu entwickeln und durchzusetzen (Boetticher et al. 2002, 2005, 2006, 2009; Greuel 2000; Großpietzsch et al. 1997; Hansis 2002; Nedopil et al. 2005; Saß 2000):

- Verbesserung und Systematisierung der Dokumentation
- Übernahme von Methoden des Qualitätsmanagements aus der Medizin
- Herausgabe von Leitlinien und Leitfäden
- Zertifizierung und Schwerpunktsarztbildung
- Erarbeitung von Mindestanforderungen (für die gerichtliche Überprüfung von Gutachten)

Die Maßnahmen zur Qualitätssicherung werden in verschiedenen Kapiteln dieses Buches ausführlicher dargestellt.

2 Grundlagen forensisch-psychiatrischen Vorgehens

Die Voraussetzungen, die einen Menschen befähigen, sich an Normen zu orientieren und entsprechend zu handeln, werden in keinem Gesetz definiert. In den jeweiligen Gesetzen sind immer nur die Umstände genannt, die ihn von den rechtlichen Folgen seines Handelns ausnehmen, wie z.B. die Schuldunfähigkeit oder die Geschäftsunfähigkeit. Feststellungen dieser Ausnahmen fallen in die Zuständigkeit der Gerichte oder Behörden. Der Arzt, der sich hierzu direkt äußert, überschreitet die Grenzen seiner Kompetenz. Seine Aufgabe ist es lediglich, dem Gericht die medizinischen und psychologischen Voraussetzungen zu benennen und sie zu erläutern, damit das Gericht möglichst gut gerüstet ist, selbstständig die Entscheidung zu fällen, ob in einem konkreten Fall die vom Gesetz vorgesehene Ausnahme vorliegt oder nicht. Der Arzt muss allerdings wissen, welche Voraussetzungen das Gericht benötigt, um derartige Entscheidungen zu treffen. Hierzu muss er den juristischen Krankheitsbegriff verstehen und ihn so anwenden können, wie er für die jeweilige Fragestellung relevant ist.

Der juristische Krankheitsbegriff unterscheidet sich grundsätzlich vom medizinischen Krankheitsbegriff, obwohl der Gesetzgeber wiederholt versucht hat, sich der medizinischen Terminologie anzunähern.

Der *medizinische Krankheitsbegriff* hebt nach herkömmlichem Verständnis auf natürliche Krankheitseinheiten ab, die definiert sind durch Ursache, Symptomatik, Verlauf und Therapierbarkeit.

Um den Minimalanforderungen des medizinischen Krankheitsmodells zu genügen, sollte eine Krankheit durch eine möglichst eindeutige Beschreibung der Symptome, deren Entstehung und Entwicklung, durch die differenzialdiagnostische Abgrenzbarkeit von anderen Störungen und durch den zu erwartenden Verlauf der Symptomatik definiert sein.

Dieser Krankheitsbegriff wurde in der Psychiatrie verlassen. Die derzeitigen operationalisierten Klassifikationssysteme beschränken sich auf eine möglichst genaue, einheitliche Beschreibung von Symptomkonstellationen. Dadurch ist jedoch nur ein Element des medizinischen Krankheitsmodells erfüllt. Die diagnostischen Zuordnungen sind auf eine möglichst vergleichbare Beschreibung der Störungsbilder zum Zweck der Verständigung unter Fachleuten reduziert. Die Beschränkung macht die begrenzte forensische Relevanz der Diagnosen in DSM-IV oder ICD-10 verständlich.

Der *juristische Krankheitsbegriff* setzt von vornherein einen anderen Schwerpunkt. Bei ihm geht es unabhängig von der Ursache und der Therapierbarkeit vorwiegend um die Ausprägung einer Störung. Krankheit ist somit im juristischen Sinne vor allem vom Überschreiten einer bestimmten, unter Umständen sogar normativ gesetzten Schwelle abhängig. Insofern kommt es vor allen Dingen auf das Ausmaß der Funktionseinschränkungen an. Dieses Ausmaß muss dem Juristen verdeutlicht werden, damit er die Subsumption einer Störung unter einen juristischen Krankheitsbegriff oder besser ein juristisches Merkmal nachvollziehen kann. Man hat allerdings versucht und versucht es bei neuen Gesetzen auch weiterhin, die juristische Nomenklatur dem medizinischen Krankheitsbegriff anzugleichen, um den erfahrungswissenschaftlichen Erkenntnissen und den in der Medizin vorherrschenden Strömungen Rechnung zu tragen. Ob solche Versuche sinnvoll sind, muss dahingestellt bleiben, gelungen sind sie bislang nicht. Die medizinische Diagnostik ist einem fortwährenden Wandel unterzogen und wird laufend den wissenschaftlichen Fortschritten und den Konventionen der medizinischen Profession angepasst. Etwa alle 10 Jahre wird ein neues Diagnosenschema der WHO (ICD) und noch öfter eine Revision des Amerikanischen Diagnostischen Manuals (DSM) herausgegeben. Im Augenblick wird intensiv an neuen Auflagen für DSM und ICD gearbeitet, die z.T. ganz neue

Konzepte der Diagnostik beinhalten und deren Umsetzung und Bedeutung für die forensische Psychiatrie noch völlig ungeklärt ist (Arlacón 2007; Möller 2008). Für juristische Begriffe bedarf es eines längerfristigen Bestandes. Die Krankheitsbegriffe des Bürgerlichen Gesetzbuches haben schon über 100 Jahre Bestand und jene des Strafgesetzbuches immerhin schon 25 Jahre. Aus Gründen der Rechtssicherheit erscheint es wichtig, den juristischen Krankheitsbegriff möglichst präzise zu fassen und ihn nicht den Modeströmungen der medizinischen Terminologie anzupassen (Nedopil 2000a). Derartige Modeströmungen können beispielhaft an den Begriffen aufgezeigt werden, welche die aktuellen Klassifikationssysteme für Intelligenzminderungen erfunden haben. Die achte Ausgabe von ICD, die gültig war, als das Strafgesetzbuch 1975 die §§ 20 und 21 StGB einführte, definierte einen Hamburg-Wechsler-Intelligenzquotienten (IQ) von 75 bis 79 als „leichten Schwachsinn" (ICD-8 Nr. 311). In ICD-9 wurde ein Mensch mit diesem IQ als grenzdebil bezeichnet (ICD-9 Nr. 317.0 „Niedrige Intelligenz"), und ICD-10 ebenso wie DSM-IV-TR diagnostizieren für diesen Bereich keine Störung. Um die Betroffenen nicht zu stigmatisieren, ordnen die heutigen Diagnosesysteme der „leichten Intelligenzminderung" einen IQ von 50 bis 69 zu, ein Bereich, den ICD-9 als leichte intellektuelle Behinderung oder Debilität bezeichnete und der in ICD-8 als deutlicher (IQ-Bereich 60 bis 74) oder schwerer Schwachsinn (IQ-Bereich 40 bis 59) aufgeführt wurde. Es wäre jedoch falsch, davon auszugehen, dass „leicht Intelligenzgeminderte" im Jahr 2000 eher steuerungsfähig wären als „deutlich Schwachsinnige" im Jahr 1975.

Der juristische und der medizinische Krankheitsbegriff haben zwar einen gewissen Überlappungsbereich, dürfen aber keinesfalls gleichgesetzt werden, da sie häufig selbst dann etwas grundsätzlich anderes bezeichnen, wenn eine vergleichbare oder gar identische Terminologie gebraucht wird. Es kommt somit wesentlich darauf an, die in den verschiedenen Gesetzen verwendeten Bezeichnungen oder Eingangsmerkmale für den juristischen Krankheitsbegriff zu kennen und zu wissen, welche klinischen Diagnosen unter ihnen subsumiert werden. Bei den meisten Begutachtungen genügt es nicht, eine klinische Diagnose zu stellen und diese einem juristischen Eingangsmerkmal zuzuordnen; es kommt vielmehr auf die durch eine Störung bedingte Funktionseinschränkung an. Daraus ergibt sich ein zwei- oder mehrstufiges Beantwortungsschema.

Zuerst muss geklärt werden, ob das Ausmaß der durch die klinische Diagnose beschriebenen Störung ausreicht, um den je nach anzuwendendem Gesetz geforderten juristischen Krankheitsbegriff zu erfüllen. Beispielsweise heißen die Krankheitsbegriffe im Strafrecht nach § 20 StGB „krankhafte seelische Störung", „tiefgreifende Bewusstseinsstörung", „Schwachsinn" oder „schwere andere seelische Abartigkeit". Im Betreuungsrecht heißen sie „psychische Krankheit" oder „körperliche, geistige oder seelische Behinderung" (§ 1896 BGB).

Erst wenn die Antwort auf diese Frage positiv ausfällt, kann die zweite Frage beantwortet werden. Diese lautet: „Welche durch Gesetz oder Rechtsprechung bestimmte Funktionsbeeinträchtigung wird oder wurde durch die Störung bedingt?" Auch diese Funktionsbeeinträchtigung wird je nach Gesetzestext unterschiedlich benannt. Sie heißt im § 20 StGB „Unfähigkeit, das Unrecht des Handelns einzusehen oder nach dieser Einsicht zu handeln", im § 104 BGB, der die Geschäftsunfähigkeit regelt, heißt sie „Ausschluss der freien Willensbestimmung".

Bei sehr vielen gutachterlichen Problemfällen kommt es nicht oder nicht nur auf die augenblicklich zu beobachtende Symptomatik an. Ausschlaggebend ist vielmehr die Psychopathologie zur Tatzeit bzw. zum Zeitpunkt des Geschäftsabschlusses oder die Prognose der festgestellten Störung oder Verhaltensweise. Somit müssen häufig *Befunde aus zurückliegenden Zeiträumen* in Erfahrung gebracht und beurteilt werden, oder es ist ein künftig erwarteter psychischer Befund für die Beurteilung ausschlaggebend. Derartige Einschätzungen können jedoch nur hypothetischen Charakter haben. *Hypothesen*, die der Arzt bei der Beantwortung rechtlich relevanter Fragen bildet, beruhen auf der klinischen Erfahrung und empirischen Erkenntnissen. Aufgrund des hypothetischen Charakters der Antwort muss erwogen werden, mit welcher Wahrscheinlichkeit die Hypothese zutrifft. Bei der Beantwortung einer Rechtsfrage muss somit in aller Regel in mehreren Schritten vorgegangen werden [GS St-1 S. 1 ff.]. Im Georg Thieme Verlag ist 2001 von N. Nedopil ein Buch mit „Beispielgutachten aus der Forensischen Psychiatrie" erschienen.

Auf die jeweiligen Beispiele wird in den einzelnen Kapiteln des vorliegenden Buches durch Verweis, z. B. [GS St-1 S. xxff] , hingewiesen.:
1. Stellen einer klinischen Diagnose
2. Subsumption unter einen juristischen Krankheitsbegriff
3. Entwicklung einer Hypothese über die störungsbedingte Funktionsbeeinträchtigung aufgrund des klinischen Erfahrungswissens
4. Quantifizierung der rechtsrelevanten Funktionsbeeinträchtigung
5. Benennung der Wahrscheinlichkeit, mit welcher die klinische Hypothese zutrifft

Die *Wahrscheinlichkeitsgrade*, welche die Annahme einer Hypothese rechtfertigen, sind wiederum je nach Gesetz sehr unterschiedlich; z. B. gilt im Strafrecht der Grundsatz „im Zweifel für den Angeklagten", bei der Annahme der Geschäftsunfähigkeit muss diese jedoch zur vollen Überzeugung des Gerichts belegt werden. Die Anwendung juristischer Beweisregeln ist immer Aufgabe des Gerichts und hat nur selten einen direkten Einfluss auf das Gutachten.

Der Begriff Wahrscheinlichkeit kann zudem leicht missverstanden werden. Im wissenschaftlichen Sprachverständnis bezieht er sich auf die Beobachtung vieler Ereignisse; bei der Begutachtungsentscheidung handelt es sich jedoch immer um eine Einzelfallanalyse.

Die Unsicherheit wissenschaftlicher Erkenntnisse, die verschiedenen psychiatrischen Schulen und die Unzulänglichkeit der sprachlichen Verständigung bei Gutachtenerstattungen vor Gericht lassen nicht nur bei Laien häufig Zweifel an den sachverständigen Fähigkeiten der Psychiater aufkommen. Psychiatrische Gutachten scheinen einer allzu großen Beliebigkeit unterworfen zu sein (Detter 1998). Es ist deshalb für gutachterlich tätige Psychiater erforderlich, die Aufgaben zu erkennen und Regeln der Sachverständigentätigkeit zu beherzigen.

Gutachterliche Aufgabe ist es, psychiatrische Sachverhalte an medizinische Laien zu vermitteln, sodass diese sie in ihrem Fachgebiet anwenden können. Der Sachverständige ist somit zugleich Dolmetscher, der beide Sprachen und die Regeln des Denkens in dem anderen Fachgebiet kennen muss.

Daraus folgt für die Praxis, dass er dem Adressaten seines Gutachtens nicht nur seine Schlussfolgerungen vorstellt, sondern auch erklärt, wie er zu diesen Schlussfolgerungen gekommen ist. Er muss ggf. klassisches psychiatrisches Erfahrungswissen vermitteln und darlegen, inwiefern der Einzelfall von diesem Erfahrungswissen abweicht. Er hat dabei die Aufnahmekapazität des Adressaten zu berücksichtigen und darf sie nicht überfordern. Dies gilt nicht nur, wenn er dem medizinischen Laien psychiatrisches Verständnis zu vermitteln sucht, sondern auch, wenn er dem klinisch tätigen Kollegen rechtliche Normen, die den Umgang mit Patienten regeln, näher bringen will.

3 Stellung des Sachverständigen vor Gericht

3.1 Rechtliche Vorgaben

Die rechtliche Stellung des Sachverständigen im Gerichtsverfahren ist historisch auf eine *Gehilfenrolle* festgelegt, auf welche die Rechtsprechung seit der Entwicklung der Straf- (1873) und Zivilprozessordnung (1874) immer wieder hinweist. In der Literatur wurde diese Bezeichnung wiederholt kritisiert und darauf abgehoben, dass der Sachverständige eben nicht wie ein Gehilfe eine untergeordnete Tätigkeit ausübt (Jessnitzer 1988). Vielmehr bleibt er in seinem Kompetenzbereich, also in der Analyse und Beurteilung medizinischer oder psychologischer Zusammenhänge, *selbstständig und unabhängig*. Von den verschiedenen anderen Bezeichnungen scheinen jene von Schreiber (1985), der den Sachverständigen „als *selbstständigen Helfer bei der Wahrheitsfindung*" beschrieb, oder von Venzlaff (1999), der ihn einen „*Berater des Gerichts*" nannte und darauf hinwies, dass man einen Rat annehmen kann, aber nicht anzunehmen braucht, noch am ehesten zutreffend.

Der Richter ist nach deutschem Recht Herr des Verfahrens, der nur dem Gesetz und seinem Gewissen unterworfen ist. Er hat sein Urteil auch über komplizierte Sachverhalte, für die er von seiner Ausbildung her nicht sachkundig ist, zu treffen, nachdem er sich selber eine eigenständige, begründete Meinung gebildet hat. Der Sachverständige hat die Aufgabe, dem Richter die Sachverhalte, für deren Verständnis er der Erklärungen eines Fachmannes bedarf, so darzulegen, dass er sie nachvollziehen und bewerten kann. Inwieweit Richter dieser anspruchsvollen Aufgabe nachkommen oder gerecht werden, kann hier nicht bewertet werden. Der Bundesgerichtshof kritisierte allerdings in einer Vielzahl von Fällen, dass sich das Gericht nicht mit den Ausführungen des Sachverständigen auseinandergesetzt und dessen Meinung unkommentiert übernommen habe (Jessnitzer 1988; BGH *JR* 2005 [5], 207–219).

Vom Sachverständigen ist jedoch besonders zu berücksichtigen, dass dem Gericht die medizinischen, psychiatrischen und psychologischen Sachverhalte in *allgemein verständlicher Sprache* erläutert werden müssen.

Der Richter hat den Sachverständigen bei seiner Tätigkeit zu leiten (§ 78 StPO); *der Sachverständige hat sich leiten zu lassen*. Die Leitung kann praktisch sehr unterschiedlich aussehen. Der Autor hat Richter erlebt, die ihm die Gliederung seines mündlichen Vortrags nahe legten, und andere, die auf die Frage, von welchen Anknüpfungstatsachen auszugehen sei, antworteten, dies müsse der Gutachter selbst entscheiden. Meist entwickelt sich jedoch ein gegenseitiges Verständnis, wenn Sachverständige wiederholt beim selben Gericht tätig werden. Sachverständige sollten sich nicht scheuen, etwaige *Missverständnisse durch Gespräche mit den Richtern* zu *klären* und wenn möglich auszuräumen.

Der Gutachter hat *nur solche Fragen zu beantworten*, zu deren Beantwortung er aufgrund seiner fachlichen Kompetenz besonders befähigt ist. Fragen, die auch er nur nach dem allgemeinen Menschenverstand und Einfühlungsvermögen beantworten könnte, sollte er an das Gericht zurückgeben. *Keinesfalls darf er in einem Gutachten seine Meinung zu juristischen Problemen kundtun.*

Zu Fragen der Schuld, der Absicht, des Betrugs, der Rechtmäßigkeit eines Geschäfts usw. kann und darf er nicht Stellung nehmen. Selbst die Begriffe wie Schuldfähigkeit, Geschäftsfähigkeit, Verhandlungs- oder Prozessfähigkeit sind juristische Termini, deren Feststellung *nicht* zu den eigentlichen Aufgaben des psychiatrischen Sachverständigen gehört. Er hat hingegen die psychopathologischen Funktionseinschränkungen zu benennen, aufgrund derer das Gericht die juristischen Schlussfolgerungen ziehen kann. Es gibt jedoch einen Überlappungsbereich, der je nach Gepflogenheit des Gerichts und nach dem Selbstverständnis des Gutachters breiter oder enger sein kann. So werden z. B. in einem Gericht Fragen nach Einsichts- und Steuerungsfähigkeit sehr intensiv gestellt. Unter Umständen wird auch gefragt, ob der Täter aufgrund seiner Verfassung die Arg- und Wehrlosigkeit seines Opfers hat erkennen können. Einem anderen Gericht erscheint eine sachverständige Stellungnahme zu einer solchen Frage unerwünscht, da es sich um richterliche Entscheidungen handelt.

Ob ein Gutachter zu einer Fragestellung hinzugezogen wird, liegt weitgehend im Ermessen des Gerichts. Das Gericht verletzt jedoch seine Aufklärungspflicht, wenn es bei Fragen, die aus eigener Sachkenntnis nicht zu beantworten sind, auf einen Gutachter verzichtet (Schreiber 1999). Für einige Fragen ist die Anhörung eines Gutachters auch *gesetzlich vorgeschrieben*. Alle Entscheidungen eines Richters zur Unterbringung in einer psychiatrischen Klinik, einer Entziehungsanstalt oder in der Sicherungsverwahrung bedürfen einer vorherigen Beratung durch einen Sachverständigen (§ 246a StPO, § 81 StPO, § 321 FamFG). Der Sachverständige hat dafür den Betroffenen selbst zu untersuchen. Eine Stellungnahme nach Aktenlage reicht nicht aus (OLG Köln, 09.01.1998, R&P 1999, S. 38).

Ein beauftragter Sachverständiger ist zur persönlichen Erstellung und Erstattung des Gutachtens verpflichtet. Dabei kann er jedoch *Hilfskräfte* in Anspruch nehmen, solange er sich von den Untersuchungsergebnissen selbst überzeugt und das Gutachten selbst verantwortet (siehe Kap. 20.2.2). Die *Auswahl des Sachverständigen* obliegt dem Gericht (§ 73 StPO). Oft wird aber ein Gutachter schon im Ermittlungsverfahren von der Staatsanwaltschaft beauftragt und anschließend vom Gericht gehört. Da die Aufklärungspflicht der Staatsanwaltschaft die Beschaffung sowohl von be- wie entlastendem Material vorschreibt, ist es durchaus gerechtfertigt, dass sie, wenn nötig, bereits im Ermittlungsverfahren einen Sachverständigen beauftragt, der neutral sein Gutachten erstatten soll. Ein solches Vorgehen beschleunigt das Gerichtsverfahren, birgt aber die Gefahr, dass sich manche Gutachter der Staatsanwaltschaft, die sie finanziell entschädigt, verpflichtet fühlen (Jessnitzer 1988; Münch 1998). Forensische Schulung und Erfahrung sowie finanzielle Unabhängigkeit von einem oder wenigen Auftraggebern lassen am ehesten der Verlockung, das Gutachten im Sinne des Auftraggebers zu erstatten, widerstehen (Detter 1999a). Einen *weiteren Gutachter* kann das Gericht beauftragen, wenn es von den Ausführungen des Erstgutachters nicht überzeugt ist; die Verteidigung kann eine weitere Begutachtung nur durchsetzen, wenn der zweite Gutachter im Vergleich zum Erstgutachter über überlegene Forschungsmittel verfügt und es dadurch nahe liegt, dass ihm die Sachaufklärung besser gelingt (§ 244 IV 2 StPO).

Jeder Psychiater ist praktisch zur Erstattung eines Gutachtens auf seinem Fachgebiet verpflichtet. Er kann diese Verpflichtung jedoch ablehnen, wenn er sich befangen fühlt (§ 76 StPO); er kann aber auch abgelehnt werden, wenn er in den Verdacht der Befangenheit gerät (§ 74 StPO).

Ein vernünftiger Grund, einen Gutachtenauftrag zurückzugeben, kann sein, dass man das Gutachten nicht in einem vertretbaren zeitlichen Rahmen erarbeiten kann. Dies ist dem Gericht mitzuteilen; das Gericht muss dann entscheiden, ob es die zeitliche Verzögerung in Kauf nehmen oder einen anderen Sachverständigen beauftragen will. Wird ein angenommener Gutachtenauftrag nicht in einem angemessenen zeitlichen Rahmen erledigt, so kann das Gericht Ordnungsgelder und die Übernahme der entstandenen Kosten durch den Sachverständigen anordnen (§ 77 StPO; § 409 ZPO).

3.2 Praktische Probleme

Da der psychiatrische Sachverständige bei seiner Untersuchung oft neue Informationen erhält und diese dem Gericht mitteilen muss, kann er auch *als Zeuge vernommen* werden. In diese Zeugenrolle wird er nicht selten ungewollt gedrängt, wenn Angeklagte sich unter Umständen auf Anraten ihrer Anwälte weigern, bei den Ermittlungsbehörden Aussagen zu machen, beim Gutachter aber bereit sind zu reden. Diese schwierige Situation führt zu einer *Rollenkonfusion*: Der Gutachter ist kein Ermittlungsbeamter; er beherrscht weder die Technik, Ermittlungen durchzuführen, noch verträgt es sich mit seinem professionellen Selbstverständnis, mit „kriminalistischem Jagdeifer" tatspezifische Unstimmigkeiten aufzudecken und Widersprüchen auf den Grund zu gehen. Darüber hinaus wird er seiner eigentlichen Aufgabe, nämlich psychopathologische Befunde zu erheben, psychiatrische Diagnosen zu stellen und innerpsychische Zusammenhänge aufzudecken, kaum gerecht werden können, wenn er vorwiegend Ermittlungstätigkeiten übernimmt. Wenn er sich als „Ermittlungshelfer missbrauchen" ließe, könnte auch Misstrauen bezüglich seiner Unparteilichkeit entstehen und der Gutachter abgelehnt werden (Detter 1998). In der Gerichtsverhandlung kann es angebracht sein, die Zeugenaussagen, d.h. die Aussagen über zusätzliche Informationen (Zusatztatsachen), die bei der Untersuchung gewonnen wurden, von der eigentlichen Gutachtensdarstellung zu trennen, um sich selbst und auch das Gericht vor der genannten Rollenkonfusion zu schützen.

Psychiater werden nicht nur als Gutachter vor Gericht gerufen, sondern auch als Zeugen, die über Beobachtungen, die sie im Rahmen ihrer klinischen Tätigkeit gemacht haben, berichten sollen. Dies kommt z.B. nicht selten bei Fragen nach der Geschäftsfähigkeit eines Patienten vor. Sie werden in solchen Fällen als „sachverständige Zeugen" vom Gericht geladen. Das bedeutet, dass sie wie jeder Zeuge Beobachtungen berichten, aber darüber hinaus aufgrund ihrer Fachkenntnis sachverständige Schlüsse ziehen und dem Gericht mitteilen. Ob sie als Sachverständige oder als Zeugen entschädigt werden, hängt nicht davon ab, ob sie ihr Erfahrungswissen eingebracht und sachverständige Schlussfolgerungen gezogen haben, sondern ob sie ihre Beobachtungen im Auftrag des Gerichts oder im Rahmen ihrer üblichen Tätigkeit gemacht haben.

Psychiater treten oft zusammen mit anderen Sachverständigen bei Gericht auf. Rechtsmediziner berichten z.B. über Ergebnisse toxikologischer Untersuchungen und Psychologen über ihre bei den Testungen und der psychologischen Exploration erhobenen Befunde und deren jeweilige Bedeutung für die Gutachtensfrage. Meist wird der Psychiater als Letzter befragt und kann die Ergebnisse der anderen Sachverständigen berücksichtigen. Er muss sich mit ihnen auseinandersetzen, hat aber gleichzeitig die Grenzen seiner Kompetenz zu berücksichtigen. Bei den meisten Gerichten gibt es langjährige Gepflogenheiten der Arbeitsteilung und Zusammenarbeit. Es empfiehlt sich, diese Gepflogenheiten zu erkunden, bevor man in begründeten Fällen von ihnen abweicht.

3.3 Rollenkonflikte

Der Psychiater kann bei seiner Gutachtentätigkeit in einen *mehrfachen Rollenkonflikt* geraten (Nedopil 1998d; Nedopil 2004a; Strasburger et al. 1997). Sein Verhältnis zum untersuchten Probanden ist ambivalent. Einerseits benötigt er ein Vertrauensverhältnis, um eine sinnvolle Exploration und Untersuchung durchzuführen. Er kann auf Hilfsbedürftigkeit treffen, aber auch Abstoßendes erkennen, Mitgefühl oder Antipathie entwickeln. Andererseits benötigt er ausreichend kritische Distanz und unter Umständen auch ein gewisses Misstrauen, um nicht blind nur den subjektiven Darstellungen des Untersuchten zu folgen. In seiner beruflichen Ausbildung und durch Erfahrung sollte er gelernt haben, seine Gefühle zu reflektieren und sie nicht ohne Bedacht in seine Beurteilung einfließen zu lassen. Vorsicht ist bei den Formulierungen nötig, da psychiatrische Begriffe und Deutungen gelegentlich zu moralischen Wertungen verleiten und Möglichkeiten der Etikettierung bieten. Beschreibungen wie „hysterisch" oder heute „histrionisch" oder „Psychopathie", mit denen unter Umständen eine behandlungsbedürftige Störung charakterisiert wird, können zur abwertenden Bloßstellung der Betroffenen missbraucht werden. Wegen ihrer wertenden Konnotation im allgemeinen Sprachgebrauch wurden einige dieser Begriffe in den heutigen Klassifikationssystemen ersetzt.

Der Psychiater sollte als Sachverständiger im Gericht dafür Sorge tragen, dass sein Fach nicht für *fachfremde Bedürfnisse* instrumentalisiert wird und dass er nicht als „Agent" fachfremder Interessen eingesetzt werden kann. Diese Gefahr besteht vermehrt dann, wenn er für Aufgaben herangezogen wird, die außerhalb seines Kompetenzbereichs liegen, oder wenn er dessen Grenzen eigenmächtig überschreitet (Müller 2005; Nedopil 1999a, 2002a).

Widersprüchlichkeiten kann der Psychiater nur insoweit klären, als sie medizinische Zusammenhänge betreffen.

Die Würdigung von Widersprüchen der bei der Exploration gemachten Angaben zu den Ermittlungsergebnissen der Polizei oder von Widersprüchen zwischen den Angaben von Prozessparteien gehört nicht zu seinen Aufgaben. Solche Widersprüche sollten aber unter Umständen zu alternativen Beurteilungen führen, wenn sie unterschiedliche psychiatrische Schlussfolgerungen nahelegen.

Ein Rollenkonflikt kann sich auch im Verhältnis zum Gericht ergeben, insbesondere wenn von beiden Seiten Vorurteile bestehen und die *Grenzen der Kompetenz* nicht gesehen werden. Es ist ebenso problematisch, wenn der Psychiater glaubt, den Ausgang des Verfahrens für oder gegen den Angeklagten oder eine Prozesspartei mitbestimmen zu müssen, wenn er als Sachverständiger lediglich benötigt wird, um Urteile revisionssicher zu machen, oder wenn ihm das Gefühl vermittelt wird, einem vorher „abgesprochenen Urteil" möglichst nicht im Wege stehen zu dürfen. Der Gutachter sollte Vorurteilen und Vorbehalten durch Sachlichkeit und Kompetenz und nicht durch Polemik begegnen.

Die beschriebenen Rollenkonflikte können sich akzentuieren, wenn ein *weiterer Gutachter* hinzugezogen wird. Gerichtsverfahren sind von Natur aus adversariell und induzieren eine Polarisierung. Gutachter sollten sich nicht in diese Polarisierung hineinziehen lassen. Sie gehören keiner Seite an, sie sollten der Sache dienen und nicht dazu, unterschiedliche Ziele der Verfahrensbeteiligten zu fördern. Zwar sollte man sich nicht scheuen, unterschiedliche fachliche Standpunkte vor Gericht sachlich zu begründen. Polemische Auseinandersetzungen zwischen Sachverständigen nützen aber weder der Sache selbst noch dem Ruf der Psychiatrie bei den Gerichten oder in der Öffentlichkeit.

3.4 Öffentlichkeit und Presse

Die Gutachtertätigkeit des Psychiaters in bedeutenden Gerichtsverfahren wird von Presse und Öffentlichkeit mit großem Interesse verfolgt. Solche Verfahren sind auch das Schaufenster, durch das viele Menschen einen Blick auf die Psychiatrie werfen und sich eine entsprechende Meinung von dem Fach bilden. Allerdings sind es in der Regel negative Ereignisse, welche die Aufmerksamkeit der Presse an der (forensischen) Psychiatrie finden. Hoffmann-Richter u. Dittmann (1998) fanden bei einer Analyse Schweizer Zeitungen, dass weniger als 2% der Artikel ohne negativen Anlass über die forensische Psychiatrie informierten. Über die Hälfte der Berichte, die Angermeyer u. Schulze (2001) in der „Bild"-Zeitung zum Thema Psychiatrie fanden, hatten Gerichtsverfahren zum Inhalt, und meist wurde geklagt, dass die Psychiater den Täter der „gerechten Strafe" oder der Buße entzogen. Psychisch kranke Straftäter werden dabei noch sensationsheischender vermarktet als vergleichbare gesunde Täter (McKenna et al. 2007). Daran haben auch die Psychiater, die jene Täter anschaulich beschreiben und damit auch Vieles aus ihrem Privatleben aufdecken, nicht unwesentlichen Anteil. In der Wirkung auf die Öffentlichkeit liegen ebenso Chancen wie große Risiken: Der Fall Jürgen Bartsch und die Aufmerksamkeit, die ihm zuteil wurde (Moor 1991), haben möglicherweise mehr für die Entwicklung der forensischen Psychiatrie bewirkt als manche wissenschaftlich untermauerte Forderung von Fachverbänden. In vergleichbarer Weise hat die Presse in den letzten Jahren nach der Festnahme des Kriminellen Marc Dutroux auf die kurze Zeit später bekannt gewordenen Morde an Natalie Astner und Kim Kerkhoff und seither in ähnlicher Form auf jede weitere Kindstötung reagiert. Gesetzesnovellierungen und Änderungen der Rechtsprechung waren die unmittelbaren Folgen. Den Forderungen der Fachleute wurde kaum Gehör geschenkt, obwohl auch sie von der Presse gesuchte Gesprächspartner waren (Nedopil 1999a; Rüther 1998).

Die journalistische Berichterstattung birgt eine Gefahr, der sich der Sachverständige bewusst sein muss: Die Medien sind darauf angewiesen, ein Problem knapp, griffig und publikumswirksam darzustellen. Psychiatrische Befunde und Zusammenhänge sind komplex und bedürfen in der Begutachtung einer ausgewogenen Darlegung. Insofern sind sie für publizistische Präsentationen kaum geeignet. Nichtsdestoweniger ist die Presse an den Motiven eines Täters oder an den psychodynamischen Zusammenhängen einer Tat meist sehr interessiert. Forensische Psychiater werden von der Presse dabei oft in eine Rolle gedrängt, die früher von Schamanen und Priestern eingenommen wurde, nämlich „das Unerklärliche zu erklären". Meist ohne dass ihnen diese Rolle bewusst ist, haben sie damit Anteil an der Gestaltung des moralischen Wertegefüges (Adshead 1998).

Gutachter werden oft schon während eines Verfahrens oder auch vor Rechtskraft eines Urteils von Reportern befragt. Psychiater werden auch manchmal gebeten, die Gutachten ihrer Kollegen zu kommentieren. Publizierte Äußerungen während eines Verfahrens können den *Verdacht der Befangenheit* begründen; nach dem Verfahren, aber vor Rechtskraft des Urteils besteht immerhin das Risiko, dass in einem Revisionsverfahren Befangenheit als Ablehnungsgrund geltend gemacht wird. Wenngleich im Umgang mit den Medien eine gewisse Vorsicht und Zurückhaltung geboten sind, sollte man doch auch den Anspruch der Öffentlichkeit auf Informationen bedenken. Wenn man Auskunft erteilt, empfiehlt es sich, darauf zu achten, dass die Information sachlich wiedergegeben wird und genügend Zeit oder Raum für eine ausgewogene Darstellung zur Verfügung steht.

Rechtliche Rahmenbedingungen und Implikationen für den Psychiater

4	Strafrecht	37
5	Zivilrecht	65
6	Sozialrecht	81
7	Unterbringung	92
8	Straßenverkehrsrecht und Fahreignung	97
9	Rechtsfragen bei Kindern, Jugendlichen und Heranwachsenden	99

Die rechtlichen Rahmenbedingungen, aus denen sich die Fragestellungen an den forensischen Psychiater ergeben und die den Umgang mit psychisch kranken oder behinderten Menschen regeln, sind sehr viel umfangreicher, als es den meisten praktisch tätigen Ärzten und Gutachtern bewusst ist. Der Umfang der im Anhang dieses Buches zitierten Gesetzestexte weist auf die Vielfalt von Vorschriften und Regelungen hin. Dabei handelt es sich jedoch nur um eine Auswahl, die keineswegs erschöpfend ist. Entscheidende Bereiche der Sozialgesetze, die Unterbringungsgesetze und Gesetze über Hilfen und Schutzmaßnahmen bei psychisch Kranken (PsychKG), die Maßregelvollzugsgesetze, Teile des Betreuungsrechts und der Ausführungsbestimmungen im FamFG, aber auch Gesetze, welche die Haftung bei ärztlichen Behandlungsfehlern betreffen, fehlen. Eine vollständige Wiedergabe aller Rechtsbereiche und Vorschriften, mit denen sich der Psychiater als Behandler oder Gutachter unter Umständen auseinandersetzen muss, würde den Rahmen dieses Buches sprengen. Sie war auch in wesentlich umfangreicheren Werken und Handbüchern nicht realisierbar. Zudem muss man befürchten, dass ein Teil der Vorschriften durch die in den letzten 10 Jahren sich nahezu überschlagenden Gesetzesnovellierungen und durch die ständige Rechtsprechung bei Drucklegung eines Buches bereits überholt sein könnte. Im Folgenden werden die strafrechtlichen, zivilrechtlichen und sozialrechtlichen Grundbegriffe und ihre Auswirkung auf die Begutachtung und, soweit möglich, auf Behandlungsfragen erläutert. Die Texte der zitierten Paragraphen werden im Anhang wörtlich wiedergegeben. Die Begutachtung der einzelnen psychischen Störungen für Fragen, die sich in den verschiedenen Rechtsbereichen ergeben, wird bei der Darstellung der Störungen (siehe Kap. 12) abgehandelt.

4 Strafrecht

Im Strafrecht wird der psychiatrische Sachverständige im Wesentlichen zu Folgendem befragt:
1. Voraussetzungen für aufgehobene oder verminderte Schuldfähigkeit (§§ 20, 21 StGB);
2. Reifebeurteilung von Jugendlichen und Heranwachsenden (§§ 3 u. 105 JGG);
3. Rückfallprognose bei psychisch kranken Rechtsbrechern, die in eine Maßregel der Besserung und Sicherung eingewiesen oder aus ihr entlassen werden sollen (§§ 63, 64, 67 d StGB);
4. Rückfallprognose bei Strafgefangenen, wenn die – vorzeitige – Entlassung aus längeren, insbesondere lebenslangen Haftstrafen (§§ 57, 57a StGB in Verbindung mit § 454 Abs. 2 StPO) erwogen wird;
5. Rückfallprognosen bei Anordnung (§ 66 StGB), Fortdauer (§ 67 d StGB), vorbehaltener Anordnung (§ 66a StGB) und nachträglicher Anordnung (§ 66 b StGB) der Sicherungsverwahrung sowie der Entlassung aus ihr (§ 67 d StGB). Mit einem Urteil vom 04.05.2011 hat das Bundesverfassungsgericht die meisten dieser Regelungen für verfassungswidrig erklärt und dem Gesetzgeber vorgegeben, bis 31.05.2013 die Sicherungsverwahrung auf ein neues Konzept zu gründen, welches sowohl der Verfassung als auch den Europäischen Menschenrechten genügt. Bis dahin gelten die bisherigen Regelungen mit gewissen Einschränkungen;
6. Glaubhaftigkeit von Zeugenaussagen;
7. Voraussetzung der Unterbringungen nach dem Therapie-Unterbringungsgesetz (ThUG). Dieses Gesetz wurde zum 01.01.2011 eingeführt um jene Verurteilten, die nach dem Urteil des Europäischen Gerichtshof für Menschenrechte aus der Sicherungsverwahrung zu entlassen wären, bei weiterer Rückfallgefahr zivilrechtlich unterbringen zu können.

4.1 Schuldunfähigkeit und verminderte Schuldfähigkeit

Die juristische Literatur lehrt uns, dass unter Schuld subjektive Zurechnung normabweichenden Verhaltens verstanden wird, und zwar dann, wenn von anderen in vergleichbarer innerer und äußerer Situation normgerechtes Handeln erwartet werden kann (Schreiber u. Rosenau 2009). Wenngleich der BGH in einer frühen Grundsatzentscheidung einen eher indeterministischen Standpunkt eingenommen und eine freie Willensentscheidung als möglich angesehen hat, ist Schuld doch eher normativ definiert und wird im Strafrecht weitgehend von ihrem jeweiligen gesellschaftlichen Zweck bestimmt (Schreiber u. Rosenau 2009). Der sog. „pragmatische Schuldbegriff" bleibt unterhalb der bislang unlösbaren Alternative von Determinismus und Indeterminismus (siehe Kap. 1.1). Er besagt, dass individuelles Verhalten auch dem Einzelnen zuzurechnen ist (BGH St 2, 194) und dass ein Täter aufgrund eigener Entscheidung auch anders hätte handeln können (Witter 1972a, 1990).

Daraus resultiert das schwierige Problem, inwieweit die Frage, ob ein Mensch aufgrund eigener Entscheidung auch hätte anders handeln können, *überhaupt beurteilt werden kann*. Auch in dieser Frage gibt es unterschiedliche Standpunkte.

Die agnostische Position, die von Kurt Schneider (1948) und seinen Schülern Witter (1972a), Haddenbrock (1972), Langelüddeke u. Bresser (1976) vertreten wurde, geht von der Annahme aus, dass die Frage nach der Willensfreiheit unbeantwortbar sei. Wenngleich Streng (1995a, b) unter Berufung auf Haddenbrock diese Position als vorwiegend herrschende Meinung darstellte, vertraten die Verfechter einer *gnostischen Position*, z.B. Mende u. Schüler-Springorum (1989) und Venzlaff (1999), die Auffassung, dass wissenschaftlich begründete Aussagen über Einsichts- und Steuerungsfähigkeit durchaus möglich sind. Es geht bei der gnostischen Position letztlich nicht um die Beurteilung des empirisch nicht zu klärenden Begriffs der Willensfreiheit, sondern um die Beurteilung von unterschiedlichen Graden sozialer Kompetenz (Rasch 1986, 1999) in einer spezifischen Situation.

Diese heute überwiegend eingenommene, wenngleich nicht direkt ausgesprochene Position hat zur Folge, dass das Ausmaß psychischer Störungen und deren diagnostische Zuordnung an Gewicht verlieren und es vielmehr auf den inneren Zusammenhang zwischen einer Störung, die nicht notwendigerweise sehr ausgeprägt sein muss, und dem verfahrensgegenständlichen Delikt ankommt (Boetticher et al. 2005). Daraus ist abzuleiten, dass Schuldfähigkeit – ebenso wie Schuld – nur auf eine begangene, d. h. vergangene, konkrete Tat bezogen sein kann. Die Annahme einer generellen Schuldunfähigkeit eines Menschen ist nicht möglich. Die Position, dass bestimmte Krankheiten, z.B. die Schizophrenie, grundsätzlich zur Schuldunfähigkeit führen müssen, wurde damit aufgegeben.

Die Feststellung der Schuldunfähigkeit oder der verminderten Schuldfähigkeit bezieht sich somit immer nur auf einen konkreten Menschen in einer konkreten Tatsituation, nicht aber in jedweder Situation seines Lebens.

Die Zahl der Aburteilungen bei Schuldunfähigkeit ist konstant relativ gering. 1995 enthielten nur 0,14 % aller Urteile die Annahme des § 20 StGB, 2000 waren es 0,1 % und 2008 erneut 0,14 % (Bundesverurteiltenstatistik). Der Anteil der Schuldunfähigen ist in westlichen Staaten nicht so unterschiedlich, wie man aufgrund der unterschiedlichen Gesetze und Jurisdiktionen in den verschiedenen Ländern glauben möchte. Er beträgt z. B. in vielen Staaten der USA um 0,25 % für ernsthaftere Verbrechen (*felony*; Lymburner u. Roesch 1999).

Eine ebenfalls nicht durch den Psychiater zu lösende Problematik, die Gutachtern häufig nicht bekannt ist, verbindet sich mit der *verminderten Schuldfähigkeit*. Wenngleich die Eingangsmerkmale für die Anwendung des § 21 StGB die gleichen sind wie für die Anwendung des § 20 StGB, bedeutet ein Urteil mit der Annahme des § 21 StGB, dass der Betreffende zum Zeitpunkt der Tat schuldfähig war und bestraft wird. Die Problematik liegt darin, dass dieser Paragraph einerseits von den Juristen als Mittel der Strafmilderung gesehen wird (Horstkotte in Bresser et al. 1991), anderenseits schwerwiegende Konsequenzen nach sich ziehen kann, da die Anwendung des § 21 StGB auch als Grundlage für eine Einweisung in den Maßregelvollzug dienen kann.

Diese unterschiedlichen Konsequenzen haben auch zu unterschiedlicher Gewichtung durch die Rechtsprechung geführt. Während der Anwendung des § 21 StGB als Strafmilderungsmittel früher relativ großzügig zugestimmt wurde, war dessen Anwendung als Voraussetzung für eine Einweisung in den Maßregelvollzug nach § 63 StGB mit relativ hohen Anforderungen verbunden. Heute hat sich dieser Trend zumindest bei gravierenderen Straftaten umgekehrt. Die Unterbringung im Psychiatrischen Krankenhaus wird häufig auch unter Hinweis auf die Sicherungsmöglichkeit von staatsanwaltschaftlicher Seite angestrebt. Die Annahme einer verminderten Schuldfähigkeit führt nicht zwingend zu einer Strafmilderung. Vielmehr räumen die „Kann-Vorschrift" des § 21 StGB und die Grundsätze der Strafzumessung in § 46 StGB dem Gericht einen relativ großen Ermessensspielraum ein. Dabei kann das psychiatrische Gutachten unabhängig von seinen Schlussfolgerungen über die Schuldfähigkeit ein erhebliches Gewicht bekommen. Die Aufgaben des Gutachters im Strafverfahren und die Konsequenzen seiner Beratung sind in ▶ Abb. 4.1 dargestellt.

4.1.1 Eingangsmerkmale

Die Eingangsmerkmale des § 20 StGB sind weder eindeutig medizinisch-psychiatrische noch eindeutig juristische Begriffe. Wenngleich die Bemühungen der vor 1975 eingesetzten Strafrechtsreformkommission erkennbar werden, mit dem Gesetzestext dem Entwicklungsstand der psychiatrischen und psychologischen Wissenschaft gerecht zu werden, sind auch die Bemühungen um Grenzsetzungen an ihnen abzulesen, da damals von verschiedenen Seiten eine allzu große Ausweitung der De- und Exkulpierungspraxis befürchtet wurde (Rasch u. Volbert 1985).

Somit finden sich sowohl Krankheitsbegriffe, die auf damalige medizinische Krankheitsmodelle zurückzuführen sind, wie die „krankhafte seelische Störung" und „Schwachsinn", als auch rein juristi-

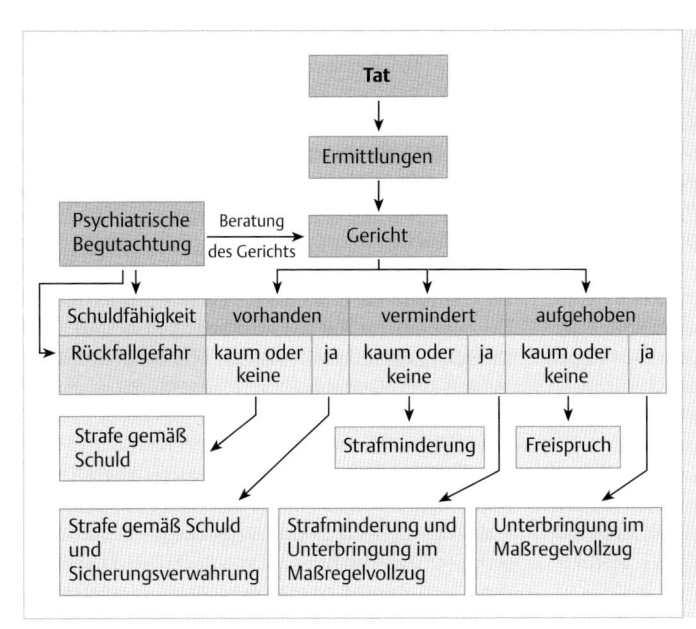

Abb. 4.1 Sachverständige Beratung des Gerichts und die Folgen für den Angeklagten.

sche Begriffe, nämlich „tief greifende Bewusstseinsstörung" oder „schwere andere seelische Abartigkeit".

Die Nomenklatur ist eigentlich nur noch historisch verständlich und bedürfte sowohl von der Terminologie her wie auch von den dahinter stehenden Konzepten einer Revision.

Die sog. „krankhafte seelische Störung" soll für jene Krankheiten vorbehalten bleiben, bei denen eine organische Krankheit vermutet wird. Wenn, wie die neuere biologische Forschung nahe legt, bestimmte – unter anderem dissoziale – Persönlichkeitsstörungen sich durch biologische Besonderheiten auszeichnen, müsste auch bei ihnen die Zuordnung zu diesem ersten Merkmal erfolgen. Damit wäre jedoch das ursprüngliche Konzept der Einteilung, welches sich an einem historisch medizinisch orientierten Modell von Krankheiten ausrichtete, aufzugeben.

Derzeit hat der Gutachter die Aufgabe, die klinisch-psychiatrische oder psychologische Diagnose einem der vier *Eingangsmerkmale* zuzuordnen. Eine Diagnose nach ICD-10 oder DSM-IV allein reicht sowohl nach forensisch-psychiatrischer Auffassung wie nach der Rechtsprechung des BGH (R&P 1997, S. 182; Boetticher et al. 2005) nicht, um ein Eingangsmerkmal des § 20 StGB anzunehmen, vielmehr bedarf es der quantitativen Abschätzung der Störung und deren Auswirkung auf die Tat. Andererseits müssen bei Feststellung eines Eingangsmerkmals die Annahme zumindest einer erheblich verminderten Steuerungsfähigkeit diskutiert und die Annahme ebenso wie die Ablehnung der Voraussetzungen für die Anwendung der §§ 20 und 21 StGB sorgfältig begründet werden.

Schwierigkeiten ergeben sich gelegentlich, wenn bei Tätern mit *komorbiden Störungen* mehrere Eingangsmerkmale vorliegen und erst deren Zusammenwirken ein forensisch relevantes Ausmaß erreicht. Der BGH scheint dazu zu neigen, eines, nämlich das für die Beeinträchtigung der Einsichts- oder Steuerungsfähigkeit wesentliche Eingangskriterium in den Vordergrund zu stellen, allerdings schließt die Rechtsprechung die Anwendung mehrerer Merkmale nicht prinzipiell aus (Streng 2004). Aus sachverständiger Sicht sind die Erwähnung und Begründung von Komorbiditäten, die mit der Delinquenz in Zusammenhang stehen, von großer Bedeutung, weil therapeutische und prognostische Einschätzungen ganz erheblich davon abhängen, ob eine oder mehrere psychische Störungen als Risikofaktoren zu berücksichtigen sind (Coid 2003; Eher et al. 2001; Goldstein et al. 2003; Soyka 2000; Steele et al. 2003; Wright et al. 2002).

4.1.1.1 Krankhafte seelische Störung

Unter dem Begriff krankhafte seelische Störung werden alle Krankheiten und Störungen zusammengefasst, bei denen nach früherer klassischer psychiatrischer Anschauung eine *organische Ursache bekannt* ist oder aber eine solche Ursache *vermutet* wird.

Folgende Störungen werden somit unter dem Begriff der krankhaften seelischen Störung subsumiert:
1. körperlich begründbare Psychosen
2. exogene Psychosen
3. degenerative Hirnerkrankungen
4. Durchgangssyndrome, die entweder toxisch oder traumatisch bedingt sind, somit auch der Alkoholrausch und die Drogen- oder Medikamentenintoxikationen
5. epileptische Erkrankungen, auch der epileptische Dämmerzustand
6. endogene Psychosen, d. h. die affektiven Psychosen und die Psychosen aus dem schizophrenen Formenkreis
7. körperliche Abhängigkeiten
8. genetisch bedingte Erkrankungen, z.B. das Down-Syndrom oder das Klinefelter-Syndrom

Der breit gefächerte Diagnosenkatalog, der diesem Merkmal zugeordnet ist, umfasst ganz unterschiedliche Schweregrade psychischer Beeinträchtigungen und erfordert eine quantitative Abgrenzung, um vor Gericht brauchbar zu werden. Diese Abgrenzung ist mit dem Begriff „krankhaft" erfolgt. Damit wird zum einen die Analogie zur Schicksalhaftigkeit einer Krankheit, die sich der willentlichen Steuerung entzieht, nahegelegt, zum anderen die Erschütterung des Persönlichkeitsgefüges, welche ein Ausmaß erreicht, das die normale Einsichts- und Steuerungsfähigkeit aufhebt (Krümpelmann 1976).

Schreiber (1999; Schreiber u. Rosenau 2009) wies auf die geringe Brauchbarkeit derartiger Beschreibungen hin und bemerkte, dass auch der Begriff der „krankhaften seelischen Störung" nur im Zusammenhang mit der zweiten Stufe der Schuldfähigkeitsbeurteilung praktikabel wird, andererseits aber auch, dass selbst dieser Krankheitsbegriff nicht frei ist von normativen Zuschreibungen [GS St-1, S. 1 ff.; St-4, S. 34 ff.].

4.1.1.2 Tiefgreifende Bewusstseinsstörung

Dieses Merkmal beschränkt sich auf Bewusstseinsveränderungen, die beim Gesunden auftreten können. Sie müssen aber zu *erheblichen Einengungen* der psychischen Funktionsfähigkeit eines Menschen führen.

Wenngleich beispielsweise auch Schlaftrunkenheit, Somnambulismus, Panikreaktionen und hypnotische Zustände unter dieses Merkmal zu subsumieren sind, liegt die praktische Bedeutung in den psychischen Beeinträchtigungen, die beim Gesunden in extremen Belastungs- und Bedrängungssituationen auftreten. Die quantitative Abgrenzung erfährt dieses Merkmal durch den Zusatz „tiefgreifend", worunter der Sonderausschuss für die Strafrechtsreform verstand, dass die Bewusstseinsstörung so intensiv sein muss, „dass das seelische Gefüge des Betroffenen zerstört oder im Falle des § 21 StGB erschüttert ist" (Sonderausschuss, Drucksache V/4095, S. 11). Tiefgreifende Bewusstseinsstörungen sind in der Regel Folgen von massiven affektiven Belastungen, wie Angst und Zorn, oder auch von Gefühlsabstumpfung (siehe Kap. 13.1) [GS St-6, S. 59 ff.].

4.1.1.3 Schwachsinn

Unter dem Eingangsmerkmal Schwachsinn sind alle Störungen der Intelligenz zusammengefasst, die *nicht auf nachweisbaren organischen Grundlagen beruhen*.

Nicht darunter fallen insbesondere die demenziellen Prozesse im Alter und die genetisch bedingten Formen der Minderbegabung, sofern sie eindeutig zugeordnet werden können (siehe krankhafte seelische Störung). Wenngleich eine Zuordnung zu diesem Merkmal erst ab einer relativ weitgehenden Minderbegabung erfolgen sollte, wobei ein IQ-Wert im *Hamburg-Wechsler-Intelligenztest* bzw. im *Wechsler-Intelligenztest für Erwachsene* (WIE) von 70 zwei Standardabweichungen unter dem Mittelwert als allgemein akzeptierte Grenze gilt (Günter 2009; Schepker 2010), hängt die Verwendung dieses Merkmals nicht allein vom Intelligenzquotienten ab, sondern auch von der Täterpersönlichkeit, ihrer Sozialisation und der spezifischen Tatsituation (siehe auch Lammel 2010).

Intelligenzeinbußen führen unter Umständen auch zu leichterer Verführbarkeit, zu verminderter Erregungskontrolle und zu unüberlegten Handlungen in komplexen Situationen. Bei Anwendung dieses Merkmals sind somit auch andere Faktoren und Komorbiditäten und nicht nur die intellektuelle Beeinträchtigung zu berücksichtigen.

4.1.1.4 Schwere andere seelische Abartigkeit

Wenngleich immer wieder darauf hingewiesen wird, dass der Begriff unglücklich gewählt wurde und deshalb von einer Reihe von Gutachtern kurz nur als „das vierte Merkmal" oder als SASA bezeichnet wird, so kann nicht übersehen werden, dass die Feststellung dieses Merkmals am häufigsten zur Dekulpierung verwendet wird.

Es handelt sich um einen *Sammelbegriff*, unter dem alle Störungen, die nicht mit den ersten drei Merkmalen erfasst werden können, subsumiert werden. Dazu gehören insbesondere die Persönlichkeitsstörungen, die neurotischen Entwicklungen, die sexuellen Verhaltensabweichungen, aber auch die chronischen Missbrauchsformen, die nicht oder noch nicht zur körperlichen Abhängigkeit geführt haben. Den schweren anderen seelischen Abartigkeiten werden auch die „paranoiden Entwicklungen" zugerechnet, selbst dann, wenn durch den Wahn bereits ein Realitätsverlust eingetreten ist. Die Störungen der Impulskontrolle, z. B. das pathologische Spielen, werden ebenfalls hier eingeordnet.

Auch in diesem Merkmal ist mit dem Begriff „schwere" ein quantitatives Element enthalten. Im Allgemeinen wird darauf hingewiesen, dass die Funktionsbeeinträchtigung durch die Störung so ausgeprägt wie bei den psychotischen Erkrankungen (psychopathologisches Referenzsystem; Saß 1985a, 2008a) sein muss oder dass die Einbußen an sozialer Kompetenz denen bei psychotischen Erkrankungen gleichen müssen (strukturell-sozialer Krankheitsbegriff; Rasch 1986, 1999). Es darf jedoch nicht übersehen werden, dass nicht nur das Ausmaß der Störung von Bedeutung ist, sondern auch die Spezifität der Störung für die inkriminierte Tat (z. B. bei sozial gut integrierten, aber sexualdevianten Personen) [GS St-7, S. 73 ff.].

4.1.2 Funktionsbeeinträchtigungen

Die meisten Autoren (Rasch 1986, 1999; Witter 1990; Schreiber u. Rosenau 2009) sind sich darüber einig, dass die zweite Stufe der Schuldfähigkeitsbeurteilung einen normativen Schritt beinhaltet. Diesen Standpunkt betont die Rechtsprechung des BGH in den letzten Jahren verstärkt (Theune 2004). Dieser Standpunkt hat seine Berechtigung

- zum einen, weil die Grenze, bis zu welchem Ausmaß Einsicht in das Unrecht einer Handlung erwartet und in welchem Umfang Selbststeuerung von einem Menschen verlangt werden kann, eine rein normative Entscheidung ist;
- zum anderen, weil es mit empirischen Methoden nicht möglich ist, eindeutige Aussagen zum Ausmaß psychischer Beeinträchtigungen über einen bereits lange vergangenen Zeitpunkt zu machen.

In Anerkennung dieser Grenzen ist es jedoch den Humanwissenschaftlern durchaus möglich, Hilfestellungen für diese normativen Entscheidungen, die letztendlich vom Gericht zu treffen sind, anzubieten.

Darüber hinaus sollte sich der Gutachter über das vom Gericht geforderte Vorgehen bei der Überprüfung der Schuldfähigkeit im Klaren sein.

4.1.2.1 Einsichtsunfähigkeit

Es ist zunächst zu fragen, ob Einsichtsfähigkeit vorlag.

Einsichtsunfähigkeit besteht, wenn die *kognitiven Funktionen nicht ausreichen, eine Einsicht in das Unrecht eines Handelns zu ermöglichen.*

Dies ist beispielsweise bei schwerwiegenden intellektuellen Einbußen, aber auch bei psychotischen Realitätsverkennungen der Fall. Wird Einsichtsunfähigkeit vom Gericht festgestellt, erübrigt sich eine weitere Prüfung, da sich eine Person, die das Unrecht eines Handelns nicht einsehen kann, nicht entsprechend einer Rechtseinsicht steuern kann. Wird hingegen die Einsichtsfähigkeit bejaht, wird das Gericht in einem zweiten Schritt prüfen, ob sich der Täter entsprechend seiner Einsicht hat steuern können.

Die Annahme einer *erheblichen* Verminderung der Einsichtsfähigkeit kommt nur unter ganz bestimmten Voraussetzungen in Betracht.

Eine verminderte Einsichtsfähigkeit besagt in aller Regel, dass die Einsicht in das Unrecht des Tuns vorhanden war.

Lag aber diese Einsicht vor, so kann daraus auch nicht auf eine Minderung der Schuldfähigkeit geschlossen werden. Die Voraussetzungen des § 21 StGB liegen in den Fällen der verminderten Einsichtsfähigkeit nur vor, wenn die Einsicht gefehlt hat, dies aber dem Täter vorzuwerfen ist (BGHR, StGB § 21 Einsichtsfähigkeiten Nr. 2, Beschluss vom 12.01.1988, NStZ 1990, S. 333, Detter 1999a; ausführlicher: Schüler-Springorum 1998b).

4.1.2.2 Steuerungsunfähigkeit und verminderte Steuerungsfähigkeit

Zu einer Aufhebung oder einer Verminderung der Steuerungsfähigkeit führen in der Regel *Einbußen voluntativen Fähigkeiten, die zu einem Handlungsentwurf beitragen*.

Die Kriterien und Definitionsvorschläge, die dazu dienen sollen, eine Verminderung oder Aufhebung der Steuerungsfähigkeit zu belegen, sind vielfältig und zum Teil im konkreten Fall schwierig anzuwenden. Schorsch (1983) sprach von einer Beeinträchtigung der inneren Freiheitsgrade und Handlungsspielräume. Rasch (1986, 1999) meinte, dass es darauf ankomme, „systemimmanent festzustellen, ob die Handlungsmöglichkeiten einer Persönlichkeit durch eine krankheitsartige Störung, die den psychischen Merkmalen einer Schuldfähigkeitsbestimmung zuzuordnen ist, verändert bzw. gestört waren". Wegener (1983) wies darauf hin, dass es einen bewussten *Zusammenhang zwischen antizipierender Planung und Handlung* gebe. Von der Zielvorstellung über die Planung, die Vorbereitung der Handlung und die Handlung selber gebe es eine nachvollziehbare Kette. Bei Unterbrechungen oder Lücken in dieser Kette sei auch eine Verminderung oder Aufhebung der Steuerungsfähigkeit anzunehmen.

Diese Auffassungen stehen etwas im Widerspruch zu der gängigen Rechtspraxis und auch zu der von vielen Psychiatern vertretenen Auffassung, dass bereits die Motivation für die Handlung durch die zugrunde liegende Störung beeinträchtigt oder aufgehoben sein kann. Bereits bei der Bestimmung der Zielvorstellung kann sich somit die psychische Störung auswirken. Die gestörte *Motivationsbildung* ist z. B. relativ häufig bei Verstößen gegen das Betäubungsmittelgesetz, aber auch bei manchen Sexualdelikten nachweisbar. Die Komplexität der Materie lässt erkennen, dass es eine allgemein verbindliche, knappe und praktisch anwendbare Definition der Steuerungsfähigkeit kaum geben kann. Es wird somit verständlich, dass die Grenzen, innerhalb derer eine erheblich verminderte oder aufgehobene Steuerungsfähigkeit angenommen wird, durch die Rechtsprechung ständig neu festgelegt werden [GS St-7 S. 73 ff.].

Weitaus häufiger als eine Aufhebung (§ 20 StGB) wird eine Verminderung der Schuldfähigkeit (§ 21 StGB) angenommen (laut Bundesverurteiltenstatistik § 20 StGB: 1995: 591 Fälle = 0,14 %, 2000: 746 Fälle = 0,1 %, 2008: 1044 = 0,14 %; § 21 StGB: 1995: 14 151 Fälle = 2,2 %, 2000: 18 728 Fälle = 2,9 %, 2008: 21 126 = 2,3 %). Ihre Feststellung erfordert eine quantitative Abgrenzung (erhebliche Verminderung der Steuerungsfähigkeit), sodass zur Feststellung einer verminderten Schuldfähigkeit zwei Quantifizierungsschritte erforderlich sind:

Zunächst muss das Ausmaß der psychischen Störung, z. B. die „Schwere" der seelischen Abartigkeit beschrieben werden, um daraus für eine konkrete Tat die „Erheblichkeit" der Verminderung der Steuerungsfähigkeit abzuleiten.

Die automatische Schlussfolgerung von einem Eingangsmerkmal auf eine verminderte Steuerungsfähigkeit ist weder psychiatrisch sinnvoll, noch wird sie derzeit vom BGH vertreten (BGH 06.02.1997, NStZ 1997, S. 278 f.; Boetticher et al. 2005). Es muss somit in jedem Einzelfall begründet werden, wie sich die Störung konkret auf die psychischen Funktionen des Täters ausgewirkt und zu einer Beeinträchtigung oder Aufhebung der Steuerungsfähigkeit geführt hat [GS St-2 S. 27 ff.].

4.2 Maßregeln der Besserung und Sicherung

Der Maßregelvollzug wurde mit der Strafrechtsreform 1933 eingeführt, wobei zunächst der Sicherungsgedanke ganz im Vordergrund stand.

Maßregeln sind nicht von der Schuld eines Individuums abhängig, sie sind auch nicht als Strafen für ein Vergehen oder für eine Schuld vorgesehen, sondern sie *sollen in erster Linie der Sicherung der Allgemeinheit dienen.*

Nichtsdestoweniger stehen sie im Zusammenhang mit einem oder mehreren Vergehen. Diese Vergehen können jedoch nur als Indikatoren für eine mögliche weitere Gefährlichkeit des Individuums gewertet werden, etwa in dem Sinn, dass zurückliegende Delinquenz einer der zuverlässigsten Indikatoren für künftige Delinquenz ist, nicht aber, dass die Dauer der Maßregel von dem Schweregrad des Delikts abhängig gemacht wird. Maßregeln stehen insofern in einem Bezug zur Strafe, als die Zeit der Unterbringung im Maßregelvollzug auf eine zu verbüßende Haftstrafe *angerechnet* wird. Schüler-Springorum (1983a) sprach deshalb bei dieser zweiten Spur des strafrechtlichen Sanktionsrechts von strafersetzenden Maßregeln, während Jakobs (1983) sie als strafergänzende Maßregeln bezeichnete. Ein Drittel der Strafe wird jedoch nicht angerechnet, sondern muss verbüßt oder zur Bewährung ausgesetzt werden (§ 67 Abs. 4 StGB). Bei gleichzeitiger Anordnung von Haftstrafe und Unterbringung muss in aller Regel die *Maßregel vor der Haftstrafe* angetreten werden (§ 67c StGB). Die Gründe, die eine *Umkehrung der Vollstreckungsreihenfolge* ermöglichen, wurden durch die Rechtsprechung eingeschränkt. Soll die Reihenfolge geändert werden, muss vom Gutachter und vom Gericht klar dargelegt werden, dass durch die Umkehrung die Resozialisierungschancen wesentlich verbessert werden. Auch die Tatsache, dass die Entlassung in die Freiheit unmittelbar aus der Maßregel erfolgen sollte, weil andernfalls der Therapieerfolg gefährdet wäre, rechtfertigt eine Umkehrung der Vollstreckungsreihenfolge (BGH 1999, NStZ 1999, S. 613 f.). Wird eine Strafe oder ein Teil davon vor einer Maßregel vollstreckt, so hat die Strafvollstreckungskammer vor einer Verlegung in die psychiatrische Klinik die Rückfallprognose erneut zu überprüfen. Gegebenenfalls kann eine Maßregel ebenso wie eine Reststrafe zur Bewährung ausgesetzt werden. Gleichzeitig können Auflagen, z.B. die Verpflichtung zu einer ambulanten Therapie, die Entbindung von der Schweigepflicht gegenüber der Führungsaufsicht und Ähnliches, mit der Aussetzung der Maßregel zur Bewährung verbunden werden.

Die Maßregeln der *Unterbringung in einem psychiatrischen Krankenhaus* (§ 63 StGB) und der *Unterbringung in einer Entziehungsanstalt* (§ 64 StGB) sind nur ein Teil der im Strafgesetzbuch vorgesehenen Maßregeln. Daneben gibt es noch die *Sicherungsverwahrung* (§ 66 ff StGB), die *Führungsaufsicht* (§ 68 StGB), die *Entziehung der Fahrerlaubnis* (§ 69 StGB) und das *Berufsverbot* (§ 70 StGB). Mit Ausnahme der Unterbringung im psychiatrischen Krankenhaus nach § 63 StGB ist die Dauer der Maßregeln zunächst begrenzt. Die Unterbringung in der Entziehungsanstalt muss nach 2 Jahren, die Sicherungsverwahrung bei der Erstanordnung nach 10 Jahren, die Führungsaufsicht nach 5 Jahren beendet sein. Diese Fristen wurden allerdings durch die Gesetzesnovellierung vom 26.01.1998 in besonderen Fällen aufgehoben, sodass auch Sicherungsverwahrung und Führungsaufsicht im Prinzip unbefristet sein können.

Während die gesetzlichen Vorschriften bis 1998 viele Jahre hindurch unverändert blieben, wurde beginnend mit dem Gesetz zur Bekämpfung von Sexualdelikten und anderen gefährlichen Straftaten vom 26.01.1998 eine Reihe von einschneidenden Neuerungen eingeführt. Es kamen bis heute immer wieder neue Änderungen hinzu, bei denen von den Sachverständigen prognostische Beurteilungen verlangt werden. Bis 1997 waren Rückfallprognosen durch Sachverständige lediglich erforderlich bei der

- Einweisung in den Maßregelvollzug (§§ 63, 64, 66 StGB in Verbindung mit § 246a StPO),
- Entlassung aus dem Maßregelvollzug (§§ 67d II StGB in Verbindung mit § 463 StPO) und
- Entlassung aus lebenslanger Haft (§ 57a StGB in Verbindung mit § 454 StPO).

Mit der Gesetzesänderung 1998 kamen auch Prognoseanforderungen bei der Aussetzung von Reststrafen zur Bewährung hinzu, wenn Straftäter wegen eines Sexualdeliktes oder anderer „gefährlicher" Straftaten zu Freiheitsstrafen von über zwei Jahren verurteilt wurden (§ 57 StGB in Verbindung mit § 454 StPO). Darüber hinaus fordern auch die weiteren Gesetzgebungen zur (vermeintlichen) Sicherung, z. B. das Gesetz zur *vorbehaltenen Sicherungsverwahrung* vom 21.08.2002 und das Gesetz zur *nachträglichen Sicherungsverwahrung* vom 23.07.2004, Prognosen durch Sachverständige. Zwar wurde letzteres mit einer Novellierung zum 01.01.2011 auf Maßregelvollzugspatienten beschränkt, die wegen der Erledigung ihrer Unterbringung nach § 63 StGB aus dem psychiatrischen Krankenhaus entlassen werden. Die Änderung gilt jedoch nicht für Strafgefangene, die vor 2011 verurteilt wurden. Für sie gilt in einer *Übergangsregelung* noch die bisherige Gesetzeslage. Die nachträgliche Sicherungsverwahrung wird somit noch auf geraume Zeit Gerichte und Sachverständige beschäftigen. Am 01.01.2011 trat auch das *Therapie-Unterbringungsgesetz (ThUG)* in Kraft, nach dem jene Sicherungsverwahrten, die vor 1998 verurteilt wurden und bei denen die Unterbringungsdauer in der Sicherungsverwahrung von bis dahin 10 Jahren auf eine unbegrenzte Unterbringungsdauer verlängert wurde, in eine Spezialeinrichtung eingewiesen werden können, wenn sie psychisch gestört und deswegen weiterhin als gefährlich erachtet werden. Inwieweit und in welchem Umfang diese Gesetze durchgesetzt werden (können) ist derzeit noch nicht abzusehen. Jedenfalls wird durch sie die Zahl der Anforderungen von Prognosegutachten weiter steigen.

Ob durch die kontinuierlichen Gesetzesänderungen und die dramatisch angestiegene Zahl der Prognosebegutachtungen die Sicherheit der Allgemeinheit und der Schutz potenzieller Opfer wirklich verbessert werden können, kann allerdings bezweifelt werden. Seit Beginn der Gesetzesnovellierungen haben sich Spezialisten verschiedener Fachrichtungen gegen eine Reihe der Gesetzesvorhaben gewandt, weil
- sie nicht nur gegen Sexualstraftäter und besonders gefährliche Rechtsbrecher gerichtet sind, sondern alle forensisch-psychiatrischen Patienten undifferenziert treffen und ihnen die härtesten Bürden auferlegen (Nedopil 1998b; Schöch 1998c; Schüler-Springorum 1998a),
- die Anforderungen an die Prognostiker mit humanwissenschaftlichen, empirischen Methoden nicht zu leisten sind (Luthe et al. 1998; Nedopil 1998b; Schöch 1998d),
- sie eine realistische Einschätzung therapeutischer Möglichkeiten und Fähigkeiten vermissen lassen (Kreutzberg 1999) und
- die therapeutischen Einrichtungen überfordert und die legalistischen Instrumente ungeeignet sind, um damit wirklich kriminalpräventive Wirkungen zu erreichen (Bammann et al. 2002; Boetticher 1998).

Aus verschiedenen Gründen wurde nicht nur in Deutschland vor einer *Medikalisierung des Strafrechts* und einer Ausweitung von Krankheitsbegriff und Therapieerwartungen gewarnt (Appelbaum 1997; Nedopil 2000b; Pochard et al. 1998; Müller et al. 2011; Leygraf: Stellungnahme bei der Anhörung des Rechtsausschusses November 2010). In vielen Ländern hat die Angst vor gefährlichen Straftätern zugenommen; deren Psychiatrisierung hat nicht nur die Haftanstalten, sondern auch die forensisch-psychiatrischen Kliniken überfüllt (siehe Kap. 16.3).

Eine *Psychiatrisierung von Kriminellen* kann aber auch der Justiz nicht recht sein: Wer erwartet, durch medizinische Behandlung einen bestimmten Zustand zu heilen, impliziert, dass der zu Behandelnde für seinen Zustand nicht die Verantwortung übernehmen muss, weil ein Kranker für sein Leiden auch nicht verantwortlich gemacht wird. Es bleibt zu hoffen, dass eine Neuregelung der Maßregeln mit einem durchgreifenden Konzept, wie sie nach dem Urteil des Bundesverfassungsgerichts vom 04.05.2011 notwendig wird, eine transparente Lösung für die Betroffenen und ihre Anwälte, aber auch für die Praktiker im Gericht und Straf- bzw. Maßregelvollzug gefunden wird.

Vorläufig werden sich trotz aller Kritik Haftanstalten, Maßregelvollzugseinrichtungen und Gutachter auf den Umgang mit den ständigen Gesetzesänderungen einstellen und praktikable Lösungen für die neu auftauchenden Probleme finden müssen. Forensische Psychiater sollten sich jedoch von den überhöhten Anforderungen an prognostische Sicherheiten, die in den Gesetzen enthalten sind, nicht beirren lassen, sondern weiterhin ihr empirisches Wissen so darstellen, dass es für das Gericht durchschaubar wird und Schlussfolgerungen nachvollzogen werden können. Die Verantwortung für Einweisungs- und Entlassungsentscheidungen bleibt beim Gericht (Nedopil 2005b; Schöch 1998b) [GS St-8 S. 87 ff.].

Eine gewisse Systematik in der Vielfältigkeit der Prognosebegutachtungen lässt sich erreichen, wenn man die Prognosen im *Erkenntnisverfahren*, d. h. bis zum Urteil in der Hauptverhandlung, von jenen, die *während der Unterbringung* erforderlich sind, trennt und von beiden wiederum jene abgrenzt, die zur Entlassung und ggf. nach einer Entlassung gefordert werden.

4.2.1 Prognosen im Erkenntnisverfahren

Im Rahmen der Hauptverhandlung, welche zur Verurteilung eines Angeklagten führen kann, sind sachverständige Äußerungen zur Rückfallprognose erforderlich, wenn eine Anordnung zu einer freiheitsentziehenden Maßregel erwogen wird. Die prognostischen Formulierungen sind in den §§ 63, 64, 66 und 66a StGB enthalten. In den meisten Fällen werden Sachverständige in der Hauptverhandlung somit nicht nur nach den Voraussetzungen von aufgehobener oder verminderter Schuldfähigkeit, sondern auch nach der Rückfallprognose und der Behandlungsprognose gefragt. Die Antworten auf diese Fragen haben weitreichende Konsequenzen und bestimmen sowohl den Unterbringungsort wie auch die Dauer des Freiheitsentzugs. Dies ist schematisch in ▶ Abb. 4.1 dargestellt.

Die verschiedenen Paragraphen enthalten unterschiedliche Fragen an den Sachverständigen, die hier in Anlehnung an Wolf u. Nedopil (2005) nach der Darstellung der einzelnen Maßregeln aufgeführt werden. Mit den Fragen wird versucht, die Systematik der Denklogik darzustellen, mit der an die jeweiligen prognostischen Fragestellungen herangegangen werden kann. Nur wenn die Fragen mit „Ja" beantwortet werden, stellt sich die darauf folgende Frage. Wird eine Frage mit „Nein" beantwortet, kann der Sachverständige den diesbezüglichen Denkprozess beenden. Dabei müssen sich Sachverständige und Gerichte bewusst bleiben, dass „Ja" und „Nein" Wahrscheinlichkeitsaussagen enthalten und es eine wertende Entscheidung ist, ab welchem Wahrscheinlichkeitsgrad die Frage bejaht wird.

4.2.1.1 Unterbringung in einem psychiatrischen Krankenhaus (§ 63 StGB)

Wenn die Schuldfähigkeit aufgrund einer Erkrankung oder Störung aufgehoben oder erheblich vermindert war, hat das Gericht zu prüfen, ob von dem Beschuldigten aufgrund seiner Störung weitere erhebliche Delikte zu erwarten sind.

Das Gericht muss eine Unterbringung in einem psychiatrischen Krankenhaus anordnen, wenn
1. die Voraussetzungen für die Anwendung der §§ 20 oder 21 StGB positiv vorliegen,
2. die Störung, die zur Annahme der §§ 20/21 StGB führt, nicht nur vorübergehend bestand (Detter 1999b) und
3. es davon ausgeht, dass die bisherigen und die für die Zukunft befürchteten Straftaten
    a. in einem engen Zusammenhang mit der Störung stehen (Symptomcharakter des Delikts; NStZ 1991, S. 528 f.); nicht erforderlich ist jedoch, dass Anlasstat und zu erwartende Taten vergleichbar sein müssen (BGH, R & P 1999, S. 91 ff.), und
    b. erheblich sind (worunter u.a. Straftaten gegen Leib und Leben, Straftaten, welche das Opfer psychisch stark schädigen, aber auch schwerwiegende Vermögensdelikte zu verstehen sind) [GS St-7, S. 73 ff.].

Das *Ziel der psychiatrischen Maßregeln* wird mit den Begriffen *Besserung* und *Sicherung* umrissen.

Die Sicherung der Allgemeinheit, die früher im Vordergrund stand, muss sowohl durch bauliche Maßnahmen der Unterbringungseinrichtung (z.B. geschlossene und gesicherte Abteilungen) als auch durch therapeutische Bemühungen erfolgen. Sicherung sollte somit vor allem auch bedeuten, dass die zum Risiko gewordene psychiatrische Störung so behandelt werden kann, dass eine künftige Gefährdung der Allgemeinheit vermieden wird. Aber auch dann, wenn therapeutische Bemühungen erfolglos bleiben, behält der Maßregelvollzug die Aufgabe der Sicherung. Von Patienten werden auf diese Weise Opfer unter anderem deshalb gefordert, weil sie möglicherweise auch dann hospitalisiert bleiben, wenn ihnen kaum therapeutische Chancen eingeräumt werden. Opfer werden auch dem Personal abverlangt, dem auch dann Sicherungsaufgaben zugemutet werden, wenn diese nicht mehr an therapeutisches Handeln gebunden sind. Wegen dieses Nachteils für die Betroffenen unterliegt der Maßregelvollzug dem Verhältnismäßigkeitsgrundsatz, auf den das Bundesverfassungsgericht 1985 zum wiederholten Mal hingewiesen hat (NStZ 1986, S. 185).

Der Verhältnismäßigkeitsgrundsatz bedeutet, dass die Risikoabwägung umso sorgfältiger erfolgen muss, je länger die Unterbringung dauert. Er schließt ein, dass nur der geringstmögliche Eingriff in die Rechte des Patienten erfolgen sollte, um dadurch die Sicherung der Allgemeinheit zu gewährleisten.

Im Einzelfall muss dann geprüft werden, ob z. B. die Auflage einer ambulanten Behandlung, ein Berufsverbot, der Entzug des Führerscheins oder auch die Einrichtung einer zivilrechtlichen Betreuung (BGH, R & P 1997, S. 183) ausreicht, um ein Gefährdungsrisiko durch den Patienten zu vermeiden. Wenn das Gericht von verminderter Schuldfähigkeit eines Täters ausgeht, kann dieser neben einer Unterbringung im psychiatrischen Maßregelvollzug auch zu einer Freiheitsstrafe verurteilt werden. Bei der Einweisung in eine Entziehungsanstalt tritt bei voll und vermindert Schuldfähigen die Unterbringung ebenfalls neben die Strafe. Die Anordnung einer Unterbringung im psychiatrischen Maßregelvollzug erfordert – ebenso wie jede andere Unterbringung in einer Maßregel – immer die Anhörung eines Sachverständigen im Strafverfahren, der zum Zusammenhang der zu erwartenden Delinquenz mit der psychiatrischen Störung, zur Wahrscheinlichkeit eines Rückfalls in Delinquenz und ggf. zur Behandelbarkeit der Störung Stellung nehmen muss (§ 246a StPO).

Die *Gutachtensfragen bei der Unterbringung in einem psychiatrischen Krankenhaus* (§ 63 StGB) lauten:
1. Liegen bei dem Angeklagten die Voraussetzungen der Schuldunfähigkeit (§ 20 StGB) oder der verminderten Schuldfähigkeit (§ 21 StGB) positiv vor? (Nur) Wenn diese Frage mit „ja" beantwortet wird, folgt die nächste Frage:
2. Sind von dem Angeklagten infolge der zur Annahme der Schuldunfähigkeit oder verminderten Schuldfähigkeit führenden Störung weitere Straftaten zu erwarten? (Nur) Wenn diese Frage mit „ja" beantwortet wird, folgt die nächste Frage:
3. Welcher Art werden diese Straftaten sein? Der Gutacher hat nicht zu beurteilen, ob die Straftaten erheblich sind, dies ist eine wertende Aufgabe für das Gericht. Um eine Einordnung auf empirischer Basis zu ermöglichen, könnte der Deliktkatalog, ähnlich wie er der Polizeilichen Kriminalstatistik zugrunde liegt, die Art der Straftaten beschreiben (▶ Tab. 4.1).

Tab. 4.1 Deliktgruppen in Anlehnung an die polizeiliche Kriminalstatistik.

Mord und Totschlag
Verbrechen gegen die sexuelle Selbstbestimmung
Vergewaltigung und sexuelle Nötigung
andere sexuelle „Hands-on"-Delikte
sexuelle „Hands-off"-Delikte
Körperverletzungen
Raub, räuberische Erpressung, Einbruchdiebstahl
Entführung und Menschenhandel
Betäubungsmittel-Delikte
Diebstahl

Werden die Fragen 1 und 2 mit „ja" beantwortet und erachtet das Gericht die erwarteten Straftaten für erheblich, liegen die Voraussetzungen für die Anwendung des § 63 StGB vor.

4.2.1.2 Unterbringung in einer Entziehungsanstalt (§ 64 StGB)

Die Anordnung einer Entwöhnungsbehandlung (§ 64 StGB) ist nicht von der aufgehobenen oder verminderten Schuldfähigkeit (§§ 20 und 21 StGB) des Täters abhängig und ist auf zwei Jahre begrenzt. Sie erfolgt, wenn die Tat auf einen Hang zum Konsum berauschender Substanzen zurückgeht und erwartet werden kann, dass eine Entwöhnungsbehandlung den „Hang" bessert und damit auch die Rückfallgefahr in die Delinquenz vermindert. Die Unterbringung in der Maßregel wird auf die Freiheitsstrafe angerechnet, d.h. ihre Dauer muss bis auf ein letztes Drittel nicht in einer JVA verbüßt werden.

Die Formulierung des Gesetzes wurde im Juli 2007 dahingehend geändert, dass daraus eine Sollvorschrift wurde und dass eine Unterbringung nach § 64 StGB nur angeordnet werden kann, wenn hinreichend konkrete *Aussichten auf Erfolg* der Behandlung bestehen. Auch der Vollzug muss nach dem Urteil des BVerfG vom 16.03.1994 an die Voraussetzung geknüpft sein, dass eine hinreichend konkrete Aussicht besteht, den Süchtigen zu heilen oder doch über eine gewisse Zeitspanne vor dem Rückfall in die akute Sucht zu bewahren. Deswegen darf die Unterbringung nicht weiter vollzogen werden, wenn entgegen einer anfänglich positiven Prognose keine hinreichende Aussicht mehr auf einen Behandlungserfolg besteht. Tatsächlich ist es – mit großen regionalen Unterschieden – seit Einführung des Gesetzes zu einer massiven Zunahme an Einweisungen und Unterbringungen in die Maßregel nach § 64 StGB gekommen, aber auch dazu, dass im bundesweiten Durchschnitt jede zweite Entzugsbehandlung abgebrochen wird.

Straftaten von Suchtmittelabhängigen werden häufig nicht im Zustand der aufgehobenen, sondern eher im Zustand erheblich verminderter oder auch voller Schuldfähigkeit begangen. Dementsprechend wird häufig neben der Anordnung der Unterbringung in einer Entziehungsanstalt parallel eine Freiheitsstrafe verhängt. In der Gesetzesnovellierung ist ein *Vorwegvollzug einer Teilstrafe* vorgesehen; diese sollte so bemessen sein, dass sie die Hälfte der erkannten Freiheitsstrafe vermindert um die voraussichtliche Dauer der Therapie ausmacht (Pfister 2009). Der Vorwegvollzug der Strafe und die Entlassung unmittelbar aus der Entziehungsanstalt sollen die Resozialisierung fördern, da die Bemühungen der Klinik einen sozialen Empfangsraum, eine stabile Wohn-, Arbeits-, und Lebenssituation zu erarbeiten und zu erproben, unterstützt werden.

Unter einem Hang im § 64 StGB versteht die Rechtsprechung eine eingewurzelte, auf psychische Disposition zurückgehende oder durch Übung erworbene intensive Neigung, immer wieder Rauschmittel *im Übermaß* zu konsumieren, wobei diese Neigung noch nicht den Grad einer physischen Abhängigkeit erreicht haben muss.

„Im Übermaß" bedeutet, dass der Täter berauschende Mittel in einem solchen Umfang zu sich nimmt, dass seine Gesundheit, Arbeits- und Leistungsfähigkeit erheblich beeinträchtigt werden (BGHSt 3, 339).

Weitere Persönlichkeitsauffälligkeiten, die zur Begehung von Straftaten beitragen, stehen der Annahme eines Zusammenhangs zwischen Hang und der Gefahr der Begehung „erheblich rechtswidriger Taten" nicht entgegen (NStZ 2004, S. 681) [GS St-1, S. 1 ff.].

Die *Gutachtensfragen bei der Unterbringung in einer Entziehungsanstalt* (§ 64 StGB und Entscheidung des BVerfG vom 16.02.1994; BVerfGE 91, 1 ff.) lauten:
1. Besteht bei dem Angeklagten eine Substanzabhängigkeit oder ein chronischer Substanzmissbrauch (Hang i. S. von § 64 StGB)? (Nur) Wenn diese Frage mit „ja" beantwortet wird, folgt die nächste Frage:
2. Besteht die Gefahr, dass er aufgrund seiner Substanzabhängigkeit weitere Straftaten begehen wird? (Nur) Wenn diese Frage mit „ja" beantwortet wird, folgt die nächste Frage:
3. Wenn ja, welcher Art? (siehe hierzu Kap. 4.2.1.1 und ▶ Tab. 4.1)
4. Besteht eine hinreichend konkrete Aussicht, den Angeklagten durch eine Entwöhnungsbehandlung für eine bestimmte Zeit vom Rückfall in den Substanzkonsum und in die befürchtete Delinquenz zu bewahren?

Werden die Fragen 1, 2 und 4 mit „ja" beantwortet und erachtet das Gericht die erwarteten Straftaten für erheblich, liegen die Voraussetzungen für die Anwendung des § 64 StGB vor.

4.2.1.3 Einstweilige Unterbringung (§ 126a StPO)

Wird während des Ermittlungsverfahrens festgestellt, dass die Voraussetzungen für die Unterbringung in einem psychiatrischen Krankenhaus oder in einer Entziehungsanstalt nach den §§ 63 oder 64 StGB vorliegen, so kann der Haftrichter aufgrund eines psychiatrischen Gutachtens eine einstweilige Unterbringung nach § 126a StPO anordnen. Sie dauert bis zur Rechtskraft des Urteils oder bis die Voraussetzungen für die Unterbringung entfallen.

Die Unterbringung nach § 126a StPO soll eine möglichst frühzeitige Behandlung des psychisch kranken Rechtsbrechers sichern.

Ein Sachverständiger, der bei der *Schuldfähigkeitsbegutachtung* die entsprechenden Voraussetzungen feststellt, sollte dies dem Auftraggeber mitteilen, damit die entsprechenden Schritte eingeleitet werden können.

Eine Unterbringung nach § 126a StPO ersetzt die Untersuchungshaft und unterliegt in vielen Aspekten den gleichen rechtlichen Vorschriften. Die Doppelaufgabe – Therapie und hohe Sicherungsanforderungen – erschwert den Umgang mit den Untergebrachten. Therapeutische Bemühungen können nur insoweit erfolgen, als dadurch die Sicherung (eine der Grundlagen für die Untersuchungshaft) nicht tangiert wird. Lockerungen sind demnach bei dieser Klientel besonders sorgfältig abzuwägen und mit dem Auftraggeber abzusprechen. Auch dürfen in dieser Zeit die polizeilichen Ermittlungstätigkeiten nicht beeinträchtigt werden, was u. U. zu sehr restriktiven Besuchs- und Kontaktregelungen führen kann. Gleichzeitig ist bis zur Hauptverhandlung eine Unschuldsvermutung zu berücksichtigen, eine Behandlung gegen den Willen des Untergebrachten wäre demnach nur in Notfällen bei einem einwilligungsunfähigen Untergebrachten zulässig. Der Behandlungsauftrag für die Einrichtung besteht somit lediglich darin, dem Untergebrachten die Möglichkeit einer Therapie anzubieten (Volckart 1997).

Eine besondere Schwierigkeit besteht auch in Bezug auf die Verschwiegenheitspflicht des therapeutischen Personals. Es ist nicht schlüssig geklärt, welche Bereiche von der ärztlichen Schweigepflicht ausgenommen sind und dem Gericht offenbart werden dürfen oder gar offenbart werden müssen. Der Bundesgerichtshof hat 2001 eine *Schweigepflicht* bei nach § 126a StPO untergebrachten Patienten verneint (§ 1 StR 485/01). Der Behandler hat keine Möglichkeit, die gewonnenen Erkenntnisse, Beobachtungen und Befunde zu verschweigen. Dies nimmt dem psychisch Kranken wesentliche Rechte. Unklar ist noch, inwiefern sich dies auch auf zur Behandlung beigezogene frühere Akten beziehen kann. Es empfiehlt sich auf jeden Fall, die Untergebrachten darüber aufzuklären, dass im Rahmen der Behandlung und Diagnostik, selbst im Rahmen von persönlichen Kontakten und in Bezug auf persönliche Daten und auch bei der Entbindung von der ärztlichen Schweigepflicht für die Einholung früherer Krankenunterlagen die Verschwiegenheit nicht garantiert werden kann.

Der Nachteil der einstweiligen Unterbringung liegt auch darin, dass Beschleunigungsgebot nicht so streng gehandhabt wird wie bei der Untersuchungshaft. Die Unterbringung nach § 126a StPO dauert deshalb durchschnittlich länger als die Untersuchungshaft in vergleichbaren Fällen.

Die **Gutachtensfrage bei der einstweiligen Unterbringung** (§ 126a StPO) lautet:
- Liegen die Voraussetzungen für die Anwendung der §§ 63 oder 64 StGB in Verbindung mit den §§ 20 oder 21 StGB nach vorläufigem Befund und Kenntnisstand vor?

4.2.1.4 Sicherungsverwahrung (§ 66 StGB)

Die Sicherungsverwahrung ist eine weitere präventive Maßnahme, die nicht von der Schuld des Täters abhängt und zusätzlich zu einer schuldbedingten Strafe, d. h. auch zusätzlich zu einer anderen Maßregel angeordnet werden kann. Sie wurde erst 1933 mit der Strafrechtsreform eingeführt und im Dritten Reich missbraucht, ihr Ursprung reicht jedoch wesentlich länger zurück. Der Marburger Strafrechtslehrer Franz von Liszt war der Auffassung, dass man Straftäter in Gelegenheitstäter und Gewohnheitstäter aufteilen könne. Die Gewohnheitstäter seien wiederum in verbesserliche Täter, die der Resozialisierung zugeführt werden sollten, und unverbesserliche Delinquenten einzuteilen. Vor Letzteren müsse die Gesellschaft geschützt werden. Zum Zweck dieses Schutzes wurde die Sicherungsverwahrung vorgeschlagen.

Die Sicherungsverwahrung ist jene Maßregel, die früher am meisten der Kritik ausgesetzt war, die aber heute am häufigsten und intensivsten verändert und ausgeweitet wurde. In der Strafrechtsreform 1975 und bereits in den gesetzgeberischen Vorlagen seit 1969 wurden die Voraussetzungen für eine Unterbringung durch Sicherungsverwahrung eingeengt. Seit 1998 wurden die Möglichkeiten die zur Anordnung der Sicherungsverwahrung führen können wieder ausgeweitet: 2002 wurde die vorbehaltene Sicherungsverwahrung (§ 66a StGB) und 2004 die nachträgliche Sicherungsverwahrung (§ 66b StGB) eingeführt. 2008 wurde diese auch für Jugendliche und Heranwachsende möglich gemacht. Gerichte müssen nach der Rechtsprechung zudem auch in jenen Fällen die Anordnung oder Nichtanordnung der Sicherungsverwahrung begründen, wenn diese zwar nicht beantragt wurde, die gesetzlichen Voraussetzungen aber dafür vorliegen (BGH, NStZ 1999, S. 473 f.). Seit 01.01.2011 ist die *nachträgliche Sicherungsverwahrung* nur nach der Erledigung einer Unterbringung im psychiatrischen Krankenhaus (§ 63 StGB) vorgesehen. Für Heranwachsende kann die vorbehaltene Sicherungsverwahrung angeordnet werden, wenn die Voraussetzungen des § 66 ansonsten vorliegen (§ 106 JGG). Der Katalog von Straftaten, die zur Anordnung von Sicherungsverwahrung führen kann, wurde auf Gewalt-, Sexualdelikte und Straftaten gegen das Betäubungsmittelgesetz sowie einige Staatsschutzdelikte beschränkt.

Zu Beginn der 1970er Jahre hoffte man, die Sicherungsverwahrung durch die Unterbringung in einer sozialtherapeutischen Anstalt ersetzen zu können, um dort durch therapeutische Maßnahmen die Gefährlichkeit zu reduzieren. Diese Hoffnungen mussten aber im Jahre 1984 mit der Abschaffung des § 65 StGB, der die Unterbringung in einer sozialtherapeutischen Anstalt regelte, aufgegeben werden. Erneut wurden mit der Gesetzesnovellierung vom 26.01.1998 *sozialtherapeutische Abteilungen für Sexualstraftäter* in Haftanstalten eingerichtet, jetzt aber nicht als Maßregelinstitution, sondern als Therapieeinrichtungen der Haftanstalten. Die Anstrengungen der Bundesländer bei dem Aufbau der sozialtherapeutischen Abteilungen in den Haftanstalten waren beachtlich. Es wurden mittlerweile über 1600 Plätze in 45 Abteilungen geschaffen. Die Therapie bleibt aber weitgehend auf Sexualstraftäter beschränkt. Andere Tätergruppen, z.B. Aggressionstäter, bleiben häufig von einer Therapie ausgenommen. Die Bemühungen um andere Tätergruppen wurden erst in den letzten Jahren wieder intensiviert.

Die Zahl der Untergebrachten in der Sicherungsverwahrung hat von 1969 bis 1980 von etwas über 1000 auf ca. 200 abgenommen. Zwischen 1980 und 1995 hat sich diese Zahl nur unwesentlich verändert. Am 31.03.1995 befanden sich 183 Straftäter in Sicherungsverwahrung (Kinzig 1998). Seit einigen Jahren ist jedoch eine Zunahme der in Sicherungsverwahrung befindlichen Verurteilten festzustellen. Ihre Zahl nahm bis 2005 auf 365 und bis 2010 auf 524 zu, wobei die seit den Gesetzesverschärfungen neu zur Sicherungsverwahrung Verurteilten noch nicht in der Statistik erscheinen, weil sie sich noch in Strafhaft befinden. Auch bei ihnen ist eine erhebliche Zunahme erkennbar: In der Zeit zwischen 1990 und 1995 wurden gemäß Bundesverurteiltenstatistik nie über 40 Personen im Jahr zur Sicherungsverwahrung verurteilt, der überwiegende Teil von ihnen waren Sexualstraftäter, gefolgt von Raubtätern (Kinzig 1996). Die Zahl lag 2004 bei 65 und 2008 bei 111 Verurteilungen im Jahr (Heinz 2010).

Der Katalog der Voraussetzungen für die Unterbringung in der Sicherungsverwahrung wurde ständig geändert. Seit der Novellierung 2011 müssen Täter zur Sicherungsverwahrung verurteilt werden, wenn sie

- wegen bestimmter im Gesetz genannter Straftaten zu einer Freiheitsstrafe von mindestens zwei Jahren verurteilt werden und zuvor schon zweimal wegen einer Straftat aus diesem Katalog zu einer Freiheitsstrafe von einem Jahr verurteilt waren und deswegen schon mindestens zwei Jahre in einer Haftanstalt oder im Maßregelvollzug verbüßt haben und
- wenn die Gesamtwürdigung des Täters und seiner Taten ergibt, dass er infolge eines Hanges zu erheblichen Straftaten neigt, namentlich zu solchen, durch welche die Opfer seelisch oder körperlich geschädigt werden oder die Tat unter das Betäubungsmittelgesetz fällt und im Höchstmaß mit Freiheitsstrafe von mindestens zehn Jahren bedroht ist, und er deshalb zum Zeitpunkt der Verurteilung für die Allgemeinheit gefährlich ist.

Ein Täter kann auch ohne Vorstrafen zur Sicherungsverwahrung verurteilt werden, wenn er wegen drei Taten aus dem Katalog zu Freiheitsstrafen von jeweils mindestens einem Jahr pro Tat und insgesamt zu mindestens 3 Jahren verurteilt wird und obige Gesamtwürdigung besteht (Abs. 2). Bei einer Reihe anderer Delikte, die in Abs. 3 aufgeführt sind, kann ein Angeklagter zur Sicherungsverwahrung verurteilt werden, wenn er wegen vergleichbarer Taten zuvor schon eine Freiheitsstrafe von mindestens 3 Jahren verbüßt hat. Dadurch soll der bislang nicht entdeckte Serientäter erfasst werden (Pfister 2007). Kinzig (2010) hat herausgestellt, dass die Kriterien für die Anordnung der Sicherungsverwahrung im Lauf der gesetzgeberischen Initiativen immer weiter reduziert und damit die Anordnungsmöglichkeiten zunehmend ausgeweitet wurden.

Bei schuldunfähigen Tätern wird die Sicherungsverwahrung kaum, bei vermindert Schuldfähigen gelegentlich angewandt.

Wird neben der Sicherungsverwahrung auch eine Unterbringung in einem psychiatrischen Krankenhaus (§ 63 StGB) angeordnet, so ist bei der Verurteilung die Reihenfolge der Vollstreckung festzulegen (BGH, R&P 1995, S. 151 f.). Der BGH hat jedoch festgehalten, dass bei Vorliegen der Voraussetzungen für beide Maßregeln der Unterbringung in einem psychiatrischen Krankenhaus der Vorzug zu geben ist, wenn der Hang in einer psychischen Störung liegt, die wiederum Voraussetzung für die Annahme der verminderten Schuldfähigkeit ist.

Die Dauer der Sicherungsverwahrung ist seit 1998 nicht mehr befristet. In den ersten 10 Jahren ist zu prüfen, ob vom Verurteilten keine Gefahr erheblicher Straftaten mehr ausgeht, dann kehrt sich das Regel-Ausnahme-Verhältnis um und es ist zu prüfen, ob vom Verurteilten (positiv) erhebliche Straftaten drohen (siehe Kap. 4.2.3.2). Nur wenn dies der Fall ist, wird die Maßregel nicht für erledigt erklärt (§ 67d Abs. 3 StGB). Diese Regelung gilt auch für Strafgefangene oder Sicherungsverwahrte, die vor der Gesetzesnovellierung verurteilt wurden. Wird die Sicherungsverwahrung eines Angeklagten von der Staatsanwaltschaft beantragt, so ist nach § 246a StPO ein Sachverständiger „über den Zustand des Angeklagten und die Behandlungsaussichten" zu vernehmen. Der Sachverständige hat sich insbesondere zur Frage des Hanges und zur Frage der Kriminalprognose zu äußern.

Unter einem „*Hang*" wird je nach dem Kontext, in welchem der Terminus gebraucht wird, etwas Verschiedenes verstanden: Im Zusammenhang mit Suchtmittelmissbrauch und -abhängigkeit (§ 64 StGB) wird darunter eine eingewurzelte, aufgrund psychischer Disposition bestehende oder lebensgeschichtlich erworbene, den Täter treibende oder beherrschende Neigung verstanden (Schreiber 2000). Auch unter dem Blickwinkel des § 66 StGB wird der Begriff im Sinne einer charakterlichen Veranlagung oder einer durch Übung oder Gewohnheit entstandenen Neigung verwendet. Aufgrund dieser Definition geht Rasch (1999) davon aus, dass es sich beim „Hang" um eine psychische Auffälligkeit handelt, die von einer „schweren anderen seelischen Abartigkeit" im Sinne des § 20 StGB abgegrenzt werden muss (ähnlich auch Leygraf 2007). Häufig sind es Täter mit Persönlichkeitsstörungen, die allerdings nicht so ausgeprägt sind, dass bei ihnen die Voraussetzungen der §§ 21 und 63 StGB anzunehmen wären. Es muss allerdings berücksichtigt werden, dass bei 50–60 % aller Strafgefangenen eine Persönlichkeitsstörung diagnostiziert werden kann.

Zu den sog. Hangtätern werden in den Strafrechtskommentaren die Berufsverbrecher, die durch Willensschwäche, Spielleidenschaft, Altersrückbildung und chronische Trunkenheit immer wieder straffällig werden, gerechnet. Zu den Hangtätern gehören auch jene, bei denen die Hartnäckigkeit einer kriminellen Lebensführung erkennbar ist, nicht jedoch Täter, die im Rahmen eines Konflikts oder aus Not oder im Affekt handeln, auch nicht jene, die Gelegenheits- oder Augenblickstaten verüben. Die Rechtssprechung ist jedoch sehr uneinheitlich und will auch Konflikt-, Affekt- und andere Augenblickstäter (BGH, NJW 1994, S. 280 f.) nicht grundsätzlich von den Hangtätern ausschließen (Kinzig 1998). Nicht geklärt erscheint die Frage, ob unbedingt aktives delinquentes Handeln, wie z. B. beim sexuell motivierten Täter, beim Hochstapler oder bei der libidinös besetzten Aggressivität, erforderlich ist, um einen Menschen als Hangtäter zu bezeichnen oder ob beispielsweise die leichte Verführbarkeit eines willensschwachen Menschen, der wiederholt straffällig wird, ausreicht, um die Voraussetzungen des § 66 StGB zu erfüllen. Die Strafrechtskommentare sprechen davon, dass die Rückfallgeschwindigkeit berücksichtigt werden soll, ebenso die Frage, ob Rückfälle trotz günstiger Arbeits- und Verdienstmöglichkeiten begangen wurden. Zurecht hat Leygraf (2007) darauf hingewiesen, dass mit der Möglichkeit in § 66 Abs. 2 StGB Sicherungsverwahrung auch für Ersttäter zu verhängen, die Beurteilungsparameter sich von der kriminellen Vorgeschichte auf die Persönlichkeitsmerkmale verschieben.

Aus forensisch-psychiatrischer Sicht reicht eine vor allem an der bisherigen Delinquenz orientierte ungünstige Rückfallprognose allein noch nicht aus, um einen Hangtäter zu charakterisieren. Zwar ist die Zahl der Vorstrafen tatsächlich der am häufigsten zitierte Prädiktor künftiger Delinquenz. Nichtsdestoweniger spielt eine Reihe von anderen Faktoren bei der Kriminalprognose ebenfalls eine Rolle (siehe Kap. 15). Schließlich wird man jedoch aus humanwissenschaftlicher Sicht gewisse Kriterien fordern müssen, die über eine empirisch begründete Rückfallprognose hinausgehen, um das Vorliegen eines Hanges anzunehmen. Die Analogie der Begriffe in § 64 StGB und § 66 StGB und die Ähnlichkeit mit gebräuchlichen Definitionen, wie sie sowohl bei den stoffgebundenen Süchten, bei den nicht stoffgebundenen Süchten und auch bei der sexuellen Perversion als Kriterien der Fehlentwicklung verwendet werden, lässt eine dynamisch progrediente Entwicklung der Delinquenz als wesentlichen Faktor des „Hanges zu erheblichen rechtswidrigen Taten" erkennen [GS St-9 S. 100 ff.].

Habermeyer u. Saß (2004) haben versucht, die Kriterien zusammenzustellen, die es dem Gutachter und dem Gericht ermöglichen sollen, die Voraussetzungen für die Sicherungsverwahrung einigermaßen zuverlässig einzuschätzen. Sie haben den Hangtäter als Person mit ungünstiger Kriminalprognose und einer stabilen und persönlichkeitsgebundenen Bereitschaft zur Begehung von Straftaten beschrieben, der durch die in ▸ Tab. 4.2 gekennzeichneten Merkmale charakterisiert sein soll.

Demgegenüber weist Kröber (2004) darauf hin, dass der Begriff des Hanges im § 66 StGB keiner psychopathologischen Begriffsbildung entspricht und in der psychiatrischen Nomenklatur auch keine Entsprechung findet, sondern durch kriminologische Variablen, wie Alter bei Delinquenzbeginn, Zahl der Vorstrafen, Rückfallgeschwindigkeit und Art der Vortaten, ungleich aussagekräftiger beurteilt werden könne als durch psychologische Parameter. Auch in der juristischen Literatur wird er nicht so definiert, dass er mit psychiatrischem Erfahrungswissen ausgefüllt werden kann. Letztlich hat die Rechtsprechung die Sachverständigen auch entlastet, indem sie deutlich gemacht hat, dass der Hang im § 66 StGB ein Rechtsbegriff ist, der von den Gerichten aufgrund normativer Vorgaben zu begründen ist: „*Der Hang zu Straftaten ist kein naturwissenschaftliches Kriterium, sondern ein normatives Merkmal*" (Fischer 2008). Gutachter brauchen also den Hang nicht zu definieren oder zu begründen. Puhlmann u. Habermeyer (2010) haben in einer Gutachtenanalyse die mangelnde Auseinandersetzung mit der Persönlichkeit des Täters sowohl von Gerichten wie von Gutachtern festgestellt. Beide heben sehr selektiv auf die delinquente Vorgeschichte des Betroffenen ab. Geht man, wie manche juristische Autoren, davon aus, dass es sich lediglich um eine Umschreibung der ungünstigen Rückfallprognose handelt (Schüler-Springorum 1998a), so bleibt doch das Problem der Prognose, welche für unbekannte Situationen und unbegrenzte Zeiträume nicht aufgrund empirischen Wissens abgegeben werden kann und somit einer normativen Festlegung bedarf. Nach Ansicht der Autoren ist es dem Erfahrungswissenschaftler nur möglich, die Kriterien aufzuzählen, aufgrund derer der Begutachtete in eine Gruppe eingeordnet werden kann, deren Rückfallrate bekannt ist (Nedopil 2005b; ähnlich auch Kröber 2004).

Tab. 4.2 Kriterien, die nach Habermeyer u. Saß (2004) für einen Hangtäter im Sinne von § 66 StGB sprechen sollen.

- zustimmende ich-syntone Haltung zur Delinquenz
- Schuldzuweisung an Opfer, Außenstehende, Umwelteinflüsse
- fehlende psychosoziale Auslösefaktoren bzw. begünstigende Konflikte
- Phasen der Delinquenz überwiegen gegenüber unauffälligen Lebensphasen
- progrediente Rückfallneigung, Missachtung von Auflagen
- aktive Gestaltung der Tatumstände bzw. der Tat
- Spezialisierung auf einen bestimmten Delinquenztyp
- Integration in eine kriminelle Subkultur
- „Psychopathy" nach Hare
- Reizhunger, sozial unverbundene, augenblicksgebundene Lebensführung
- antisoziale Denkstile, die eine situative Verführbarkeit bedingen oder kriminelle Verhaltensstile legitim erscheinen lassen

Für den Sachverständigen sind *drei unterschiedliche Formen der Sicherungsverwahrung* zu beachten:
1. Die Sicherungsverwahrung, die im Hauptverfahren angeordnet wird (§ 66 StGB).
2. Die Sicherungsverwahrung, die im Hauptverfahren vorbehalten wird und vor Ablauf der Gesamtstrafe in einer neuen Hauptverhandlung angeordnet werden muss, also zwei Verhandlungen vor einer Strafkammer erfordert (vorbehaltene Sicherungsverwahrung § 66a StGB).
3. Die Sicherungsverwahrung, die nachträglich im Anschluss an eine Haftstrafe in einem neuen öffentlichen Hauptverfahren vor der Strafkammer angeordnet wird (§ 66b a. F. StGB).

Die *Gutachtensfragen* bei der Unterbringung in der Sicherungsverwahrung (§ 66 StGB) lauten:
1. Wird der Angeklagte weitere Taten begehen? (Nur) Wenn diese Frage mit „ja" beantwortet wird, folgt die nächste Frage:
2. Wenn ja, welcher Art? (siehe hierzu Kap. 4.2.1.1 und ▸ Tab. 4.1)

3. Beruht die Rückfallwahrscheinlichkeit auf der individuellen Disposition des Angeklagten? (Nur) Wenn diese Frage mit „ja" beantwortet wird, folgt die nächste Frage:
4. Ist die Vorhersage der Rückfälle ausreichend sicher?

Werden die Fragen 1, 3 und 4 mit „ja" beantwortet und erachtet das Gericht die erwarteten Straftaten für erheblich, liegen die empirischen Voraussetzungen für die Anwendung des § 66 StGB vor. Wird Frage 4 mit „nein" beantwortet, kann die vorbehaltene Sicherungsverwahrung (§ 66a StGB) angeordnet werden.

4.2.1.5 Vorbehaltene Sicherungsverwahrung (§ 66a StGB)

Die vorbehaltene Sicherungsverwahrung kann ausgesprochen werden, wenn die rechtlichen Voraussetzungen für die Anwendung der Sicherungsverwahrung vorliegen, die prognostische Beurteilung jedoch nur mit großen Unsicherheiten möglich ist und erwartet wird, dass der Verlauf in der Haftanstalt Rückschlüsse auf eine weiter bestehende Gefährlichkeit oder deren Abklingen zulassen wird.

Im Gegensatz zu der Sicherungsverwahrung nach § 66 StGB, bei der nach Ablauf der Haftstrafe über die Fortdauer der Gefährlichkeit und die Einweisung in die Sicherungsverwahrung von der *Strafvollstreckungskammer* entschieden wird, wird die endgültige Anordnung der vorbehaltenen Sicherungsverwahrung von dem *Tatsachengericht* entschieden, welches ursprünglich den Vorbehalt ausgesprochen hat.

Bei der ersten Verhandlung, die zur Verurteilung führt, lauten die Gutachtensfragen, wenn der *Vorbehalt der Sicherungsverwahrung* (§ 66a Abs. 1 StGB) erwogen wird:
1. Wird der Angeklagte weitere Taten begehen? (Nur) Wenn diese Frage mit „ja" beantwortet wird, folgt die nächste Frage:
2. Wenn ja, welcher Art? (siehe hierzu Kap. 4.2.1.1 und ▶ Tab. 4.1)
3. Beruht die Rückfallwahrscheinlichkeit auf der individuellen Disposition des Angeklagten? (Nur) Wenn diese Frage mit „ja" beantwortet wird, folgt die nächste Frage:
4. Ist die Vorhersage der Rückfälle unzureichend sicher?

Werden die Fragen 1, 3 und 4 mit „ja" beantwortet und erachtet das Gericht die erwarteten Straftaten für erheblich, liegen die Voraussetzungen für die Anwendung des § 66a StGB vor.

Bei der *endgültigen Anordnung der vorbehaltenen Sicherungsverwahrung* im nachträglichen Urteil (§ 66a Abs. 2 StGB) lauten die Gutachtensfragen:
1. Ergibt die Gesamtwürdigung des Verurteilten, seiner Taten und seiner Entwicklung während des Strafvollzugs, dass von ihm Straftaten zu erwarten sind?
2. Wenn ja, welcher Art? (siehe hierzu Kap. 4.2.1.1 und ▶ Tab. 4.1)

4.2.1.6 Nachträgliche Sicherungsverwahrung

Am 23.07.2004 wurde die nachträgliche Sicherungsverwahrung (§ 66b StGB) eingeführt, die dann angeordnet werden kann, wenn am Ende einer Haftzeit eine weitere Gefährlichkeit eines Strafgefangenen, der wegen der sog. Katalogtaten, die in dem Gesetz eigens aufgeführt werden, verurteilt wurde, angenommen wird. Die nachträgliche Sicherungsverwahrung ist an sog. „Nova", also neue Anknüpfungstatsachen, die dem sorgfältig urteilenden Gericht nicht haben bekannt sein können, gebunden. Obwohl das Gesetz zum 01.01.2011 bis auf Abs. 3 abgeschafft wurde, gelten seine Vorschriften weiter für jene Strafgefangenen, die bis 2011 verurteilt wurden (Artikel 316e, Einführungsgesetz zum Strafgesetzbuch – EGStGB). Die Vorschriften müssen dem Sachverständigen also weiterhin bekannt sein. Auch nach dem Urteil des Bundesverfassungsgerichts vom 04.05.2011 sind die bisherigen Regelungen bis zum 31.05.2013 gültig.

Nach § 66b Abs. 1 StGB, der für Strafgefangene mit einer Verurteilung von weniger als fünf Jahren gilt, muss das Gericht die Frage des Hanges prüfen, nach § 66b Abs. 2 StGB, der für Verurteilte, die zu Strafdauern von mehr als fünf Jahren verurteilt wurden, gilt, erübrigt sich diese Prüfung. Nach der Rechtsprechung des BGH darf der Paragraph nicht zur Korrektur eines ursprünglich unzulänglichen Urteils angewandt werden, auch darf es sich nicht um neue Bewertungen bereits bekannter Tatsachen handeln. Allerdings können neu aufgetretene oder neu erkannte Krankheiten als „Nova" die

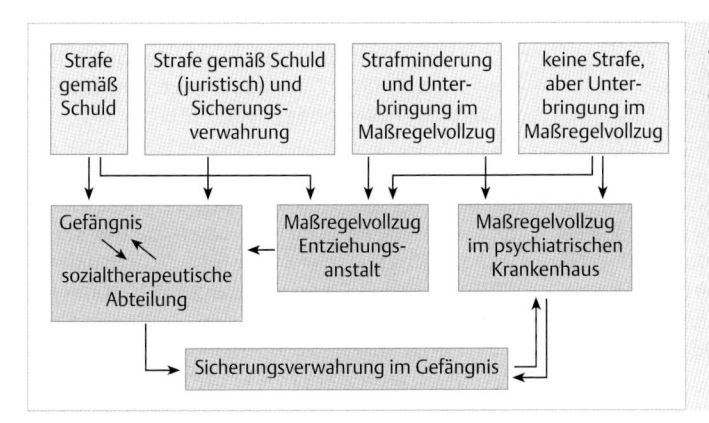

Abb. 4.2 Weichenstellung während der Unterbringung in Abhängigkeit von prognostischen Beurteilungen.

nachträgliche Sicherungsverwahrung rechtfertigen (BGH NJW 2006, 385 f.). Das Gericht ist nach § 275a StPO verpflichtet, zwei Gutachter zur Frage der Rückfallprognose zu hören.

Die Fragen, denen sich die Gutachter in einem solchen Verfahren stellen müssen, lauten:
1. Wird der Angeklagte weitere Taten begehen? (Nur) Wenn diese Frage mit „ja" beantwortet wird, folgt die nächste Frage:
2. Wenn ja, welcher Art? (siehe hierzu Kap. 4.2.1.1 und ▶ Tab. 4.1)
3. Beruht die Rückfallwahrscheinlichkeit auf der individuellen Disposition des Angeklagten? (Nur) Wenn diese Frage mit „ja" beantwortet wird, folgt die nächste Frage:
4. Beruht die Erkenntnis auf Tatsachen, die zum Zeitpunkt der ursprünglichen Verurteilung noch nicht bekannt waren?

Werden die Fragen 1, 3 und 4 mit „ja" beantwortet und erachtet das Gericht die erwarteten Straftaten für erheblich, liegen die Voraussetzungen für die Anwendung des § 66b StGB vor.

4.2.2 Prognosen im Verlauf der Unterbringung

Der Verlauf von Strafvollzug und Unterbringung hängt in vielen Fällen von Prognosen ab. Bereits die Anordnung einer Maßregel setzt eine Prognose zu Kriminalitätsentwicklung des Probanden voraus. Jeder zu einer Lockerung führende Behandlungsfortschritt impliziert eine prognostische Einschätzung zum Umgang des Probanden mit den ihm zugestandenen Freiräumen. Die Erledigung der Maßregel in einer Entziehungsanstalt wegen Aussichtslosigkeit der Behandlung, die Erledigung der Unterbringung im psychiatrischen Krankenhaus nach § 63 StGB bei gleichzeitiger Umwandlung in eine Maßregel der Sicherungsverwahrung nach § 66b StGB und die Frage, ob die Therapie eines Sexualstraftäters in einer sozialtherapeutischen Abteilung einer Haftanstalt keinen Erfolg verspricht (§ 9 StVollzG), erfordern prognostische Beurteilungen und häufig auch sachverständige Prognosegutachten. Prognosegutachten werden darüber hinaus auch ohne expliziten gesetzlichen Auftrag, z. B. auf dem Verordnungsweg, verlangt, wenn *Lockerungen* bei langjährig Untergebrachten erwogen werden. Auch von den sozialtherapeutischen Abteilungen der Haftanstalten werden sachverständige prognostische Einschätzungen erfragt, wenn über die *Therapierbarkeit* oder die *Aussichtslosigkeit einer Therapie* von Sexualstraftätern entschieden werden muss. ▶ Abb. 4.2 zeigt die vielfältigen Weichenstellungen in den Vollzugseinrichtungen, die jeweils von Prognosen abhängen. Der durch die Pfeile charakterisierte Verschiebebahnhof ist tatsächlich noch komplizierter und erfordert noch mehr prognostischen Sachverstand als er sich in einem solchen Schema darstellen lässt.

Prognosen werden während des Vollzugs in den folgenden Situationen von Sachverständigen angefordert:

4.2.2.1 Änderung der Vollstreckungsreihenfolge

§ 67 Abs. 3 StGB ermöglicht den Wechsel von einer Maßregel in die Haftanstalt und zurück, wenn im Urteil die Maßregel angeordnet wurde. Anlass für einen solchen Wechsel kann sein, dass derzeit eine Therapie des Betroffenen nicht möglich ist oder dass durch eine Änderung der Vollstreckungsreihenfolge das Therapieziel „Verringerung der Rückfallwahrscheinlichkeit" eher erreicht wird. Der Wechsel zwischen Strafe und Maßregel kann mehrfach hin und her erfolgen.

Die Gutachtensfrage bei der *Änderung der Vollstreckungsreihenfolge* lautet:
- Lassen es Umstände in der Person des Verurteilten angezeigt erscheinen, eine derzeit bestehende Reihenfolge von Maßregel und Strafe zu ändern, um das Vollzugsziel besser zu erreichen?

4.2.2.2 Späterer Beginn der Maßregel

§ 67c StGB regelt, dass eine Freiheitsstrafe vor einer zugleich angeordneten Maßregel vollstreckt wird; das trifft immer zu, wenn Sicherungsverwahrung angeordnet wurde. Es kann auch der Fall sein, wenn bei Anordnungen nach §§ 63 und 64 StGB von der gesetzlich vorgegebenen Reihenfolge „Maßregel vor Strafe" abgewichen wurde. In beiden Fällen muss die Strafvollstreckungskammer prüfen, ob die Maßregel noch erforderlich ist.

Die Gutachtensfragen beim *späteren Beginn der Maßregel* lauten:
4. Erfordert der Zweck der Maßregel noch die Unterbringung?
5. Rechtfertigen besondere Umstände die Erwartung, dass der Zweck der Maßregel auch durch deren Aussetzung erreicht werden kann?

4.2.2.3 Änderung der Art der Maßregel

§ 67a StGB erlaubt in beschränktem Umfang den nachträglichen, auch mehrfachen Wechsel von einer Unterbringungsform in eine andere; nicht möglich ist allerdings die Überstellung aus dem psychiatrischen Krankenhaus oder der Entziehungsanstalt in die Sicherungsverwahrung (Ausnahme: Erledigung der Maßregel und Anordnung nachträglicher Sicherungsverwahrung). Dabei ändern sich die Rahmenbedingungen der im Urteil angeordneten Maßregel nicht: War § 64 StGB angeordnet, so bleibt es bei der Höchstfrist von zwei Jahren, auch wenn der Täter in ein psychiatrisches Krankenhaus überwiesen wird; umgekehrt bleibt es bei der unbefristeten Dauer, wenn §§ 63 oder 66 StGB angeordnet waren und der Täter in die Entziehungsanstalt überwiesen wird. Auch die übrigen rechtlichen Vorgaben richten sich nach der ursprünglich angeordneten Maßregel, so gilt für Sicherungsverwahrte weiterhin das Strafvollzugsgesetz, selbst wenn sie sich in einem psychiatrischen Krankenhaus befinden.

Die Gutachtensfrage bei der *Änderung der Art der Maßregel* lautet:
- Werden die Resozialisierung des Täters und die Risikominimierung dadurch besser gefördert, dass er in den Vollzug einer anderen Maßregelart überwiesen wird?

4.2.2.4 Einweisung in die Sozialtherapeutische Abteilung einer Justizvollzugsanstalt

Nach § 9 StVollzG kann ein Gefangener in die Sozialtherapeutische Anstalt, einer besonderen Abteilung des allgemeinen Strafvollzuges, überstellt werden; Gutachten werden sowohl zur Einweisung als auch zur Rücküberweisung in den Regelvollzug wegen Scheiterns der Behandlung angefordert.

In diesem Zusammenhang werden folgende Gutachtensfragen gestellt:
- Bei der *Verlegung in die Sozialtherapeutische Anstalt:*
  - Ist die Behandlung in der Sozialtherapeutischen Abteilung angezeigt und erfolgversprechend zur Reduzierung des Rückfallrisikos?
- Bei der *Rückverlegung:*
  - Kann der Zweck der Behandlung in der Sozialtherapeutischen Anstalt nicht erreicht werden?
  - Liegt die Nichterreichbarkeit in Gründen, die in der Person des Gefangenen liegen?

4.2.2.5 Lockerungen

Lockerungen werden mit dem Fortschritt einer Behandlung auf Grundlage der §§ 63 und 64 StGB erforderlich, um die Therapiefortschritte zu festigen, weitere Behandlungsziele zu entwickeln und deren Umsetzung zu erproben. Diese Lockerungen setzen immer eine prognostische Einschätzung zum Verlauf der Störung, der Behandlung und der damit möglicherweise verbundenen Gefährdung voraus. Gelegentlich beauftragen das Gericht oder auch die Klinik oder die Strafvollzugsanstalt einen externen Sachverständigen, wenn über problematische Lockerungen zu entscheiden ist.

Nach § 11 StVollzG dürfen Lockerungen des Vollzugs, d. h. Ausführungen (begleitet), Ausgänge (unbegleitet), Urlaub und offener Vollzug, nur gewährt werden, wenn weder Flucht- noch Missbrauchsgefahr (= Gefahr neuer Straftaten) bestehen. Dasselbe gilt für die Verlegung in den offenen Vollzug nach § 13 StVollzG.

Die entsprechenden Gutachtensfragen lauten:
1. Ist zu befürchten, dass der Gefangene Lockerungen zur Flucht oder zu Straftaten missbrauchen wird?
2. Welche Art der Lockerung (Ausführung, Ausgang, Urlaub, offener Vollzug) ist ohne diese Gefahr möglich?

4.2.3 Prognosen zur Entlassung aus der Unterbringung

Für die Entlassung aus dem Maßregelvollzug ist nahezu ausschließlich die *Beurteilung des zu erwartenden Delinquenzrisikos* entscheidend. Die Entlassung aus der Unterbringung nach § 63 hängt also von der Rückfallprognose ab (siehe Kap. 15).

§ 67d Abs. 2 StGB besagt, dass ein Patient dann entlassen wird, wenn zu erwarten ist, dass er sich in Freiheit ohne erhebliche Rechtsverletzungen bewegen wird. Das Gesetz berücksichtigt trotz der mit der Gesetzesnovellierung vom 26.01.1998 vorgenommenen Umformulierung gewisse Unsicherheiten, die mit der Prognose verbunden sind (Hammerschlag u. Schwarz 1998) und verlangt nicht, dass auch das letzte Restrisiko ausgeschlossen werden muss. Dennoch sind durch die Änderung des Gesetzes eine erhebliche Beschwernis für die Untergebrachten und große Belastungen auf Maßregelvollzugseinrichtungen und Gutachter hinzugekommen. Die Zahl der Entlassungen ist gesunken, die Zahl der Begutachtungen zur Entlassungsprognose deutlich gestiegen (Nedopil 2002b; Volckart 1998), die Zahl der Untergebrachten hat kontinuierlich zugenommen (siehe Kap. 16.2).

Mit der Entlassung aus der Unterbringung im psychiatrischen Krankenhaus nach § 63 StGB tritt *Führungsaufsicht* und ggf. Weiterbehandlung in *einer forensischen Institutsambulanz* ein. Sexualstraftäter werden in den jeweiligen Dateien (z. B. KURS, HEADS, ZÜRS) der Länder erfasst und interdisziplinär weiter betreut.

Die Aussetzung der Maßregel kann bei erneutem Risiko widerrufen werden. Bei wiederauftretender Gefährlichkeit sind Sicherungshaftbefehl, befristete Wiederinvollzugsetzung der Maßregel sowie Bewährungswiderruf möglich (§§ 67 g, 67 h StGB). Die Zielsetzung sowie die Hürden vor einer solchen Maßnahme sind unterschiedlich. Das entsprechende Risiko muss konkret substantiiert werden.

Demgegenüber wird die Unterbringung in einer *Entziehungsanstalt* nach § 64 StGB entweder deswegen beendet, weil die Rückfallprognose des Betreffenden als günstig eingeschätzt wird oder weil die Dauer der Maßregel 2 Jahre beträgt und der Patient nach dem Ablauf dieser Frist zu entlassen ist oder weil sich im Nachhinein herausgestellt hat, dass eine Behandlung aussichtslos ist. Der Untergebrachte ist dann gegebenenfalls in eine Haftanstalt zu verlegen, um dort die Reststrafe, bzw. die Parallelstrafe zu verbüßen. Nach der Rechtsprechung des Bundesverfassungsgerichts ist auch bei abgebrochener Therapie die in der Entziehungsanstalt verbrachte Zeit als verbüßte Strafe anzurechnen. Führungsaufsicht kann nicht angeordnet werden, wenn der Betreffende nach Ablauf der Höchstfrist von 2 Jahren aus einer Entziehungsanstalt entlassen wird. Bei Aussetzung der Unterbringung zur Bewährung ist in jedem Fall das Gutachten eines Sachverständigen einzuholen (OLG Celle, 13.10.1998, R&P 1999, S. 142).

Die *Entscheidung über Entlassungen aus der Unterbringung* trifft ebenso wie über jene aus der Strafhaft die Strafvollstreckungskammer, in deren Bezirk das Krankenhaus liegt, bei Jugendlichen und

Heranwachsenden jedoch das Jugendschöffengericht oder die Jugendkammer dieses Landgerichts.

Während die Grundsätze für die Aufnahme in und Entlassung aus dem Maßregelvollzug bundeseinheitlich geregelt sind, werden die *Unterbringungsbedingungen* durch die Maßregelvollzugsgesetze auf Länderebene geregelt. Dadurch gibt es von Bundesland zu Bundesland ganz unterschiedliche Behandlungs-, Lockerungs- und Urlaubsbedingungen. Lockerungen und Beurlaubungen werden z.B. in Bayern wesentlich zurückhaltender gewährt als in Hessen oder Nordrhein-Westfalen [GS St-8 S. 87 ff.].

Die prognostischen Beurteilungen, von denen am Ende einer Unterbringung die Entlassung in die Freiheit abhängt, sind jene, die in der Öffentlichkeit am häufigsten beachtet werden, aber auch jene, die in der forensischen Psychiatrie am meisten erforscht sind (siehe Kap. 15). Auch hier sind die prognostischen Aufgaben des Sachverständigen in einer Reihe von Gesetzen festgeschrieben, die z.T. einen ähnlichen, oft aber nicht genau den gleichen Wortlaut enthalten. So hängt die Entlassung aus einer zeitlich begrenzten Freiheitsstrafe davon ab, ob dies „unter Berücksichtigung des Sicherheitsinteresses der Allgemeinheit verantwortet werden kann" (§ 57 StGB), demgegenüber wird bei der Entlassung aus einer Maßregel gefordert, dass „zu erwarten ist, dass der Untergebrachte außerhalb des Maßregelvollzugs keine rechtswidrigen Taten mehr begehen wird" (§ 67d II StGB).

Für alle Aussetzungen gilt, dass die Beurteilung der Prognose nicht erfolgen kann, ohne die Umstände der Bewährungszeit/Führungsaufsicht zu berücksichtigen.

Bei der *Aussetzung einer Reststrafe* nach Verbüßung von zwei Dritteln (in Ausnahmefällen nach der Hälfte) der Strafe (§ 57 StGB) ebenso wie nach der *Aussetzung der lebenslangen Freiheitsstrafe* (§ 57a StGB) werden folgende **Gutachtensfragen** gestellt:
1. Welche Gefährlichkeit ist durch die Tat zutage getreten?
2. Besteht diese Gefahr nicht mehr fort?

Zu berücksichtigen sind dabei:
- die Persönlichkeit des Verurteilten,
- sein Vorleben,
- die Umstände seiner Tat(en),
- die Art der bei einem Rückfall bedrohten Rechtsgüter,
- das Verhalten des Verurteilten im Vollzug,
- seine Lebensverhältnisse und
- die Wirkungen, die von der Aussetzung (!) für ihn zu erwarten sind.

4.2.3.1 Aussetzung von Maßregeln zur Bewährung

Bei den Maßregeln (§§ 63, 64 und 66 StGB) müssen die Strafvollstreckungskammern die weitere Notwendigkeit einer Unterbringung in regelmäßigen Abständen überprüfen. Dabei gelten folgende Fristen:
- § 64 StGB: sechs Monate
- § 63 StGB: ein Jahr
- § 66 StGB: zwei Jahre

Hierfür sind gutachterliche Stellungnahmen erforderlich, die in der Regel von der unterbringenden Einrichtung verfasst werden. Vor einer in Aussicht genommenen Entlassung wird meist eine externe Begutachtung angefordert. Für diese Stellungnahmen und Gutachten gilt über die Verweisung des § 463 Abs. 1 StPO die vorgenannte Vorschrift des § 454 Abs. 2 StPO.

Hieraus ergeben sich wieder unterschiedliche Gutachtensfragen.

Bei der *Aussetzung der Maßregel* der §§ 63, 64 und 66 StGB – letztere bis zehn Jahre (§ 67d Abs. 2 StGB) – zur Bewährung lauten sie:
1. Ist zu erwarten, dass der Untergebrachte außerhalb des Maßregelvollzugs keine rechtswidrigen Taten mehr begehen wird?
2. Welche Gefährlichkeit ist in der Tat zutage getreten?
3. Besteht diese Gefahr nicht mehr fort?

Aus der Grundsatzentscheidung des Bundesverfassungsgerichts (BVerfG) vom 08.10.1985 sind weitere Fragen abzuleiten:
1. Welche Art rechtswidriger Taten droht von dem Untergebrachten?
2. Wie ausgeprägt ist das Maß der Gefährdung (Häufigkeit, Rückfallfrequenz)?
3. Welches Gewicht kommt den bedrohten Rechtsgütern zu?
4. Welchen Wahrscheinlichkeitsgrad hat die Bedrohung?

4.2.3.2 Fortdauer der Sicherungsverwahrung nach 10 Jahren (§ 67d Abs. 3 StGB)

Das Bundesverfassungsgericht hat in seiner Entscheidung vom 05.02.2004 ausgeführt, dass es sich bei der Vollstreckung über zehn Jahre hinaus um einen Ausnahmefall handelt, bei dem besonders strenge Maßstäbe anzulegen sind. Dies findet seinen Ausdruck auch im Gesetz (§ 67d Abs. 3 StGB, § 463 Abs. 3 Satz 4 StPO).

Die Besonderheit ergibt sich hier in einer Umkehr des Regel-Ausnahme-Verhältnisses. Während bis zum 10. Jahr der Unterbringung die *Fortdauer die Regel und die Aussetzung die Ausnahme* ist, für die besondere Bedingungen erfüllt sein müssen (§ 67d Abs. 2 StGB und § 463 Abs. 2 StPO), gilt nach dem 10. Jahr der Unterbringung, dass die *Aussetzung der Maßnahme die Regel und die Fortdauer die Ausnahme* ist.

Die entsprechenden Gutachtensfragen lauten:
1. Besteht die Gefahr (so § 67d Abs. 3 StGB) bzw. ist zu erwarten (so § 463 Abs. 3 Satz 4 StPO), dass der Untergebrachte infolge seines Hanges Straftaten begehen wird?
2. Wenn ja, welcher Art?

4.2.3.3 Beendigung der Unterbringung in einer Entziehungsanstalt wegen Aussichtslosigkeit (§ 67d Abs. 5 StGB)

Die Unterbringung eines Maßregelvollzugspatienten in einer Entziehungsanstalt kann vorzeitig beendet werden, wenn eine Behandlung aus Gründen, die in der Person des Untergebrachten liegen, aussichtslos erscheint.

Die Gutachtensfragen an den Sachverständigen lauten in diesem Zusammenhang:
1. Kann der Zweck der Maßregel (Heilung von der Sucht; Bewahrung vor Rückfall) nicht erreicht werden?
2. Wenn ja, liegt dies an Gründen in der Person des Untergebrachten?

4.2.3.4 Erledigung der Unterbringung in einem psychiatrischen Krankenhaus (§ 67d Abs. 6 StGB), sog. Fehleinweisungen

Seit der Gesetzesnovellierung 2004 kann die Unterbringung in einem psychiatrischen Krankenhaus nach § 63 StGB von der Strafvollstreckungskammer für erledigt erklärt werden, wenn die Voraussetzungen für die Unterbringung nicht mehr vorliegen. Dabei kommt es nicht darauf an, ob eine Unterbringung von Anfang an fehlerhaft *war*, sondern darauf, ob sie es zum Zeitpunkt der nachträglichen Entscheidung, die zur Erledigung der Unterbringung führt, *ist*.

Die Gutachtensfrage lautet:
- Liegt heute (noch) ein Zustand vor, der die Unterbringung nach § 63 StGB psychiatrisch indiziert?

Im Falle einer Erledigungserklärung ergab sich nach Auffassung der meisten Fachleute eine „Sicherheitslücke", obwohl es keine empirischen Daten dazu gibt, wie viele der Erledigungsfälle bislang rückfällig geworden sind (Schneider 2004). Um diese abstrakte oder durch Einzelfälle erkennbare Sicherheitslücke zu schließen, eröffnet das Gesetz in § 66b StGB die Möglichkeit des Verfahrens zur nachträglichen Anordnung der Sicherungsverwahrung. Es handelt sich aber um zwei zwar aufeinander aufbauende, im Übrigen jedoch völlig getrennte Verfahrensabschnitte: Die Erledigung wird von den Strafvollstreckungskammern ausgesprochen, während für die nachträgliche Sicherungsverwahrung das Gericht erster Instanz (ursprüngliches Tatgericht) im Verfahren nach § 275a StPO zuständig ist.

4.2.4 Führungsaufsicht

Wird eine Unterbringung in einem psychiatrischen Krankenhaus oder in einer Entziehungsanstalt zur Bewährung ausgesetzt, so tritt nach den §§ 67b, 67c und 67d StGB Führungsaufsicht ein. Auch bei Verurteilungen wegen bestimmter Delikte, z. B. sexueller Handlungen mit Minderjährigen, Menschenhandels, sexuellen Missbrauchs, sexueller Nötigung und Vergewaltigung, Zuhälterei, sexuellen Missbrauchs von Jugendlichen (§ 181b StGB), Brandstiftung, Herbeiführens einer Explosion, Angriffen auf

Luft- und Seeverkehr (§ 321 StGB), kann zusätzlich zur Strafe Führungsaufsicht angeordnet werden.

Die Führungsaufsicht soll dazu dienen, den Betroffenen zu unterstützen und ihm bei der Resozialisierung zu helfen, gleichzeitig aber auch dazu, die Allgemeinheit zu sichern.

Der Betroffene wird einem *Bewährungshelfer* unterstellt (§ 68a StGB) und kann *Weisungen* erhalten (§ 68b StGB). Die Mindestdauer der Führungsaufsicht beträgt 2, die Höchstdauer 5 Jahre (§ 68c StGB), wobei eine vorzeitige Beendigung durch das Gericht möglich ist (§ 68d StGB). Eine unbefristete Führungsaufsicht kann ausgesprochen werden, wenn der Betroffene in Weisungen zur Therapie nicht einwilligt oder ihnen nicht nachkommt (§ 68c Abs. 2 StGB). Im April 2007 wurde die Führungsaufsicht gesetzlich neu geregelt. § 68a befasst sich mit der Forensischen Ambulanz, ihren Aufgaben und Kommunikationsnotwendigkeiten; in § 68b StGB wurde ein relativ umfassender Katalog von strafbewehrten Weisungen aufgenommen, Verstöße können nach § 145a StGB mit Strafen bis zu 3 Jahren Freiheitsentzug geahndet werden; § 67 h StGB ermöglicht als Krisenintervention den befristeten Widerruf von Maßregeln, die zur Bewährung ausgesetzt wurden. Gesetzlich bestimmt wurden im Einzelnen:

- Ausweitung des strafbewehrten Weisungskatalogs
- Erhöhung des Strafrahmens für Weisungsverstöße auf 3 Jahre
- Befugnis des Gerichts, Vorführungsbefehle zu erlassen
- Möglichkeit zur vorübergehenden stationären Krisenintervention bei entlassenen Maßregelvollzugspatienten
- Verlängerung der Führungsaufsicht bei schweren Sexualstraftaten und bei entlassenen Maßregelvollzugspatienten
- Einbeziehung der psychosozialen Nachsorge, insbesondere durch forensische Ambulanzen
- Erweiterung der Widerrufsmöglichkeiten bei Aussetzung der Maßregeln
- Neuregelung der Voraussetzungen für den Eintritt in die Führungsaufsicht

Aufgabe des psychiatrischen Gutachters kann es sein, das Gericht zu beraten, welche *Weisungen* es dem aus dem Maßregelvollzug zu Entlassenden für die Führungsaufsicht sinnvollerweise auferlegt. In diesem Zusammenhang kann er das Gericht auf die Form einer notwendigen Weiterbehandlung hinweisen (z. B. neuroleptische Depotbehandlung, triebdämpfende medikamentöse Behandlung, psychotherapeutische Maßnahmen) oder er kann Vorschläge zur Häufigkeit von Arztbesuchen machen. Darüber hinaus kann er anregen, dass sich ein zu Entlassender in einer beschützenden Umgebung aufhalten soll, z. B. in einem Wohnheim oder einer Tagesstätte.

Die Zusammenarbeit zwischen Psychiater und Bewährungshelfern der Führungsaufsicht gewinnt insbesondere dann Bedeutung, wenn geplant ist, Maßregelvollzugspatienten in eine ambulante Therapie zu überführen und den Übergang von einer durch ein Urteil bestimmten Unterbringung in eine für den Patienten noch ungewohnte, aber verführerische Freiheit und Eigenverantwortung ohne allzu große Brüche zu ermöglichen. Führungsaufsicht ist in diesem Zusammenhang ein Teil des sozialen Netzes, in welches der Maßregelvollzugspatient entlassen wird.

Als problematisch ist hervorzuheben, dass die Schweigepflicht unter den an der Betreuung beteiligten Personen deutlich eingeschränkt wurde (Offenbarungspflicht § 68a Abs. 8).

4.3 Therapieunterbringungsgesetz (ThUG)

Das Gesetz zur „Therapierung und Unterbringung psychisch gestörter Gewalttäter" wurde am 12.12.2010 nach knapp dreimonatiger Beratung vom Bundestag verabschiedet und trat am 01.01.2011 in Kraft. Am 17.12.2009 hatte der *Europäische Gerichtshof für Menschenrechte (EGMR)* entschieden, dass die nachträgliche Verlängerung der Sicherungsverwahrung gegen Artikel 7 (Rückwirkungsverbot) und Artikel 5 §1 (Kausalzusammenhang zwischen Strafurteil und Freiheitsentzug) verstößt. Um dennoch jene, die von diesem Urteil betroffen sind, weiter präventiv unterbringen zu können und die Öffentlichkeit vor ihnen zu schützen, wurde das Gesetz geschaffen, welches eine zivilrechtliche Unterbringung der Betroffenen in noch zu schaffenden Einrichtungen ermöglicht, wenn sie an einer psychischen Störung leiden und eine Gesamtwürdigung ihrer Persönlichkeit, ihres

Vorlebens und ihrer Lebensverhältnisse ergibt, dass sie infolge ihrer psychischen Störung mit hoher Wahrscheinlichkeit das Leben, die körperliche Unversehrtheit, die persönliche Freiheit oder die sexuelle Selbstbestimmung einer anderen Person erheblich beeinträchtigen werden (§ 1). Die Unterbringung muss in einer therapeutischen Einrichtung erfolgen, sie wird von Zivilkammern der Landgerichte angeordnet und ist zunächst auf 18 Monate beschränkt, kann aber erneut angeordnet werden. Die Betroffenen müssen von zwei ärztlichen Sachverständigen unabhängig zu den Unterbringungsvoraussetzungen und den Therapiemöglichkeiten begutachtet werden (§ 9). Kein Gutachter sollte mehr als zwei Mal mit einem Untergebrachten befasst sein (§ 12).

Dieses Gesetz wurde sowohl von den Fachleuten in der Anhörung des Rechtsausschusses als auch von vielen Fachgesellschaften sehr kritisch gesehen. Die Psychiatrische Fachgesellschaft DGPPN hat folgende Kritikpunkte veröffentlicht: Das Gesetz, sein Name und insbesondere der Artikel 5, Gesetz zur Therapierung und Unterbringung psychisch gestörter Gewalttäter (Therapieunterbringungsgesetz – ThUG), ist aus Sicht der DGPPN aus folgenden Gründen höchst kritisch zu sehen:
1. Der vorliegende Gesetzentwurf verfehlt rein inhaltlich die Kritik des EGMR-Urteils.
2. Der Gesetzentwurf führt zu einem Missbrauch der Psychiatrie. Kriminalität und Krankheit sowie dauerhafte Gefährlichkeit und psychische Krankheit werden gleichgesetzt.
3. Es ist nicht nachvollziehbar, davon auszugehen, dass psychotherapeutische Maßnahmen die betroffenen Wiederholungstäter nach mehr als 10 Jahren Justizvollzug innerhalb von 18 oder 36 Monaten ungefährlich machen.
4. Hochfrequente Begutachtungen in 18-monatigen Abständen schüren die Hoffnung auf eine Entlassung nach „Heilung" von der Gefährlichkeit.

Problematisch und bislang ungeklärt bleibt zudem die Durchführung. Welche Handhabe haben z. B. die Einrichtungen, die diese Personengruppe aufnehmen muss, welche Möglichkeiten der Therapiemotivation und welche Regelungen bei Therapieverweigerung oder Sabotage von Therapie oder von Gepflogenheiten des Zusammenlebens. Allerdings bleibt es fraglich, ob und in welchem Umfang das Gesetz überhaupt durchgesetzt wird und ob es den Vorgaben der Menschenrechtskonvention entspricht.

4.4 Betäubungsmittelgesetz (BtmG) und Betäubungsmittel-Verschreibungsverordnung (BtmVV)

Der Umgang mit den meisten Rauschmitteln wird im Betäubungsmittelgesetz (BtmG), zuletzt geändert 2010, und in der Betäubungsmittel-Verschreibungsverordnung (BtmVV), zuletzt geändert 2009, geregelt.

Das BtmG führt *drei verschiedene Gruppen von Betäubungsmitteln* auf (Anlage I: nicht verkehrsfähige Betäubungsmittel [Btm]; Anlage II: verkehrsfähige, aber nicht verschreibungsfähige Btm; Anlage III: verkehrsfähige und verschreibungsfähige Btm).

Daneben wird in diesem Gesetz auch der Strafrahmen für Zuwiderhandlungen festgelegt. Er reicht bei besonders schweren Delikten bis zu 15 Jahren Haft.

Für den begutachtenden Psychiater sind die §§ 31, 35 und 36 von Bedeutung:
- § 31 BtmG billigt dem Täter eine Strafmilderung zu, wenn seine Aussage zur Ermittlung weiterer Delikte beigetragen hat.
- § 35 BtmG ermöglicht ein Zurückstellen der Strafe, wenn eine Therapie angetreten wurde, und die Strafaussetzung zur Bewährung bei erfolgreicher Behandlung.
- § 36 BtmG erlaubt die Anrechnung von Strafe bei stationärer Behandlung.

Bei der Vielzahl von Stoffen, von denen eine Abhängigkeit entwickelt werden kann, erscheint es sinnvoll, gewisse Einteilungen vorzunehmen, wenngleich jeder Einteilungsversuch unbefriedigend bleiben muss. Die Vorläufigkeit einer jeden Einteilung wird auch daran erkennbar, dass es heute kaum noch Abhängige gibt, die lediglich ein Suchtmittel konsumieren.

Aus rechtlicher Sicht könnten Rauschmittel in
- legale Genussmittel (z. B. Alkohol oder Nikotin),
- ärztlich verschreibbare, abhängigkeitserzeugende Medikamente (z. B. Barbiturate oder Benzodiazepine),

- dem Betäubungsmittelgesetz unterstellte Medikamente (z. B. Morphin und andere Opiate, Kokain) und
- illegale Drogen (z. B. Cannabisprodukte, Heroin oder LSD)

unterteilt werden.

Die BtmVV regelt in § 5 ausführlich die Verschreibung von Substitutionsmitteln. Sie enthält auch eine Liste von Stoffen, die nicht verschrieben werden dürfen, und regelt die Verschreibungsformalitäten von Betäubungsmitteln.

4.5 Verhandlungsunfähigkeit

Verhandlungsunfähigkeit ist nicht durch ein Gesetz definiert. *Verhandlungsunfähigkeit* im Strafverfahren und *Prozessunfähigkeit* im Zivilverfahren sind nicht identisch. Dennoch können die Anforderungen, die an die Verhandlungsfähigkeit gestellt werden, weitgehend aus den Vorschriften über die Prozessfähigkeit (§ 52 ZPO) abgeleitet werden (siehe Kap. 5.2).

Die von der Rechtsprechung entwickelte Definition der Verhandlungsfähigkeit als jener „Fähigkeit, inner- oder außerhalb der Verhandlung seine Interessen vernünftig wahrzunehmen, die Verteidigung in verständiger und verständlicher Weise zu führen, Prozesserklärungen abzugeben und entgegenzunehmen" (BGH St-2, 275), stellt relativ hohe Anforderungen an die intellektuelle Leistungsfähigkeit eines Angeklagten. Auch der in letzter Zeit wiederholt verwendete Begriff der „Verteidigungsfähigkeit" (Schöch 2010) zeigt, dass es um mehr geht als an einer Verhandlung rezeptiv teilzunehmen, sondern aktiv an ihr mitzuwirken und z. B. Zeugen befragen zu können. Allerdings macht der BGH auch darauf aufmerksam, dass Voraussetzungen für Verhandlungsunfähigkeit einer strengen Prüfung bedürfen und eine seltene Ausnahme darstellen (BVerfG NStZ 2002, S. 101 f.). Bei eingeschränkter Verhandlungsfähigkeit ist durch Anpassung der Verhandlungsführung den gesundheitlichen Risiken oder mentalen Besonderheiten des Angeklagten Rechnung zu tragen durch Verhandlungspausen, begrenzte Verhandlungszeiten und ggf. auch durch ärztliche Begleitung während der Verhandlung (BVerfG, NStZ 2002, S. 100).

Es kommt bei der Verhandlungsfähigkeit nicht nur auf den Intellekt an; auch psychopathologische Beeinträchtigungen, wie Realitätsverkennungen bei Psychosen, können zur Verhandlungsunfähigkeit führen. Verhandlungsunfähigkeit besteht zudem wenn befürchtet werden muss, dass durch die Verhandlung eine ernste *Gefahr für das Leben* oder *schwerwiegende Gesundheitsschäden* entstehen. Die Beurteilung von Gesundheitsstörungen, die solche Gefahren bergen (z. B. therapieresistenter Bluthochdruck, Infarktrisiko) gehört nicht zum Aufgabengebiet des Psychiaters. Bei vorübergehender Verhandlungsunfähigkeit kann das Strafverfahren einstweilig (§ 205 StPO), bei dauerhafter Verhandlungsunfähigkeit endgültig eingestellt werden. Bei psychisch Kranken, bei denen Schuldunfähigkeit angenommen wird, kann bei Verhandlungsunfähigkeit ein Sicherungsverfahren ohne Anwesenheit des Beschuldigten durchgeführt werden (§§ 413 ff. StPO).

Psychiatrische Begutachtungen zur Verhandlungsfähigkeit kommen in der Praxis relativ selten vor. In den meisten Fällen muss – wenn die Frage der Verhandlungsfähigkeit wegen psychischer Auffälligkeiten gestellt wird – gleichzeitig zur *Schuldfähigkeit* Stellung genommen werden.

Die psychischen Voraussetzungen für die Verhandlungsfähigkeit und strafrechtliche Schuldfähigkeit sind nicht gleich. Die Funktionseinschränkungen, die eine erheblich verminderte Steuerungsfähigkeit rechtfertigen können, sind geringer als jene, die Verhandlungsunfähigkeit begründen können. Liegt eine dauerhafte Störung vor, z. B. ein schweres organisches Psychosyndrom oder eine erhebliche Minderbegabung, mit der die Verhandlungsunfähigkeit begründet wird, bedingt die gleiche Störung auch eine Beeinträchtigung von Einsichts- oder Steuerungsfähigkeit zum Zeitpunkt der Tat. Personen, die wegen psychischer Störungen verhandlungsunfähig sind, werden somit in den meisten Fällen auch für vermindert schuldfähig erachtet. Verminderte Schuldfähigkeit ist jedoch kein Indikator für Verhandlungsunfähigkeit. Witter (1972b) wies zu Recht darauf hin, dass die gleiche Diagnose, z. B. eine Minderbegabung, kaum ausreichen dürfte, um auf der einen Seite volle Schuldfähigkeit, auf der anderen Seite Verhandlungsunfähigkeit zu begründen.

Ist eine Störung so ausgeprägt, dass Schuldunfähigkeit angenommen werden muss, wird nach deutschem Recht kein Strafprozess, sondern ein Sicherungsverfahren durchgeführt. Darin kann auch ohne den Beschuldigten verhandelt werden, wenn dieser verhandlungsunfähig ist (§ 415 StPO).

Voll schuldfähige Angeklagte können aufgrund psychischer Beeinträchtigungen nur dann verhandlungsunfähig sein, wenn zwischen Tat und Verhandlung eine neu aufgetretene, ernsthafte psychische Störung diagnostiziert wird. Psychosen oder neu hinzugetretene organische Erkrankungen, insbesondere hirnorganische Erkrankungen oder demenzielle Prozesse, können bei voller Schuldfähigkeit zum Zeitpunkt des Delikts zur Verhandlungsunfähigkeit zum Zeitpunkt der Hauptverhandlung führen. Dies gilt vor allem dann, wenn zwischen Tat und Verhandlung lange Zeiträume verstrichen sind [GS St-2, S. 27 ff.].

Auch bezüglich der Verhandlungsfähigkeit kann kein allgemeines Schema angewandt werden. Es ist vielmehr individuell auf das einzelne Verfahren und die in diesem konkreten Verfahren benötigten Anforderungen an Aufmerksamkeit, Konzentration, intellektuelle Verarbeitung und psychische Belastbarkeit einzugehen. Bei Verfahren wegen eines Gewaltverbrechens kann man eher davon ausgehen, dass auch ein minderbegabter oder anderweitig gestörter Angeklagter Aufmerksamkeit, Konzentration und gedankliche Mitarbeit zeigt, als im Rahmen komplizierter Wirtschaftsverfahren. Auch in diesen Fällen ist ein zweistufiges Vorgehen zu empfehlen, in welchem zunächst die Störung diagnostiziert wird und die daraus resultierenden Funktionseinbußen, die eine Verhandlungsunfähigkeit begründen, dargelegt werden (Konrad 2004a). In den meisten Fällen kann durch behutsame Verhandlungsführung einer begrenzten Auffassungsgabe und Belastbarkeit mancher Angeklagter Rechnung getragen werden. Dabei muss der bisherige Erfahrungshintergrund des Angeklagten in Bezug gesetzt werden zur Komplexität des Verfahrens. Treten trotzdem vorübergehende Dekompensationen auf, muss das Verfahren unterbrochen werden, bis die Verhandlungsfähigkeit des Angeklagten wiederhergestellt ist.

4.6 Haftunfähigkeit

Die Frage nach der Haftunfähigkeit stellt sich bei Strafgefangenen (§ 455 StPO), Untersuchungshäftlingen (§§ 112 ff. StPO) und bei Personen, die sich in Polizeigewahrsam befinden (Polizei- und Ordnungsgesetze der Bundesländer). Die Betroffenen haben Anspruch auf sachgemäße ärztliche Versorgung und ggf. auf Untersuchung und Behandlung in einem Krankenhaus. Bei Häftlingen kann dies je nach Erfordernis ein Anstaltskrankenhaus oder – unter polizeilicher Bewachung – ein Allgemeinkrankenhaus sein.

Wenn eine nahe liegende, konkrete Gefahr besteht, dass ein *Untersuchungshäftling* durch die Haft einen schwerwiegenden Gesundheitsschaden erleidet oder in Lebensgefahr gerät, darf die Haft nicht vollstreckt werden [GS St-2, S. 27 ff.].

Strafgefangene, die wegen Vollzugsuntauglichkeit aufgrund von Gesundheitsstörungen nicht in einer Haftanstalt untergebracht werden können, müssen entweder in ein Anstaltskrankenhaus oder eine besser geeignete Haftanstalt oder, falls das nicht ausreicht, in ein Allgemeinkrankenhaus verlegt werden (zB. § 67 Bay StVollzG). Die Strafe wird dadurch nicht unterbrochen.

Der Strafvollzug wird vor einem Haftantritt aufgeschoben (§ 455 Abs. 1 – 3 StPO) oder kann nach Haftantritt unterbrochen werden (§ 455 Abs. 4 StPO),
- wenn der Häftling psychisch krank wird,
- wegen einer Krankheit in Lebensgefahr gerät oder
- wegen einer anderen körperlichen Krankheit in einen Zustand gerät oder sich in einem Zustand befindet, der in einer Vollzugsanstalt nicht erkannt oder nicht behandelt werden kann.

Allerdings sind Krankheiten, die innerhalb wie außerhalb der Anstalt die gleichen Risiken der Gesundheitsbeeinträchtigung oder Lebensgefahr nach sich ziehen, nicht als Ursachen für Haftaufschub oder Haftunterbrechung anzusehen. Die Zeit der Unterbrechung wird nicht als verbüßte Zeit berechnet (siehe auch Kap. 19). Psychische Störungen sind vor der Inhaftierung selten zur Frage der Haftfähigkeit zu begutachten, weil bei ihnen meist gleichzeitig die Frage nach der Schuldfähigkeit gestellt wird und so ausgeprägte Störungen, die Haftunfähigkeit nach sich ziehen, meist eine vorläufige

Unterbringung nach § 126a StPO zur Folge haben. Eine Ausnahme davon bilden depressive und suizidale Krisen im Anschluss an eine Verhaftung. Bei ihnen muss geprüft werden, ob die Anstalt oder deren Krankenhaus in der Lage ist, diese Krisen therapeutisch und stützend aufzuarbeiten oder ob vorübergehend eine stationäre psychiatrische Behandlung außerhalb der Anstalt in einer gesicherten Umgebung erforderlich wird. *Suizidalität* ist bei Untersuchungshäftlingen ein relativ häufiges Phänomen, auf das die Haftanstalten vorbereitet sind und zumindest durch Überwachung prophylaktisch reagieren. Schulte (1992) hielt keine der 45 von Amtsärzten vorgelegten Bescheinigungen zur Haftunfähigkeit für ausreichend stichhaltig, um Haftverschonung zu begründen.

Zur Überprüfung der Haftfähigkeit vor Haftantritt sind Ärzte des Gesundheitsamtes verpflichtet, gelegentlich werden auch von der Staatsanwaltschaft Ärzte als Sachverständige bestellt; im Strafvollzug sind die Anstaltsärzte für die Beurteilung zuständig.

Zur Untersuchung von Menschen, die sich in Polizeigewahrsam befinden, können alle Ärzte verpflichtet werden, da es sich hierbei meist um Notfälle handelt. Am weitaus häufigsten führen ausgeprägte Trunkenheit und Drogenintoxikationen zu der Überprüfung, ob der Betroffene weiterhin in Polizeigewahrsam verbleiben kann (Kiesecker 1999; Konrad 2004a).

4.7 Disziplinarrecht

Am 01.01.2002 hat das Bundesdisziplinargesetz (BDG) die Bundesdisziplinarordnung (BDO) abgelöst. Auch in einzelnen Bundesländern wurden Disziplinargesetze eingeführt. Das BDG ist an das Verwaltungsrecht angelehnt und nicht mehr der Strafprozessordnung angeglichen. Allerdings gelten für Zeugen und Sachverständige die Maßgaben der StPO. Das BDG regelt die Ahndung von Verstößen von Beamten gegen die beamtenrechtlichen Vorschriften. Die Entscheidungen über Ahndungen werden von einem Disziplinargericht getroffen, dessen Vorsitzender ein Richter ist. Die Ermittlungen werden von einem Untersuchungsführer geleitet.

Im Rahmen von Disziplinarverfahren können ebenso wie in Strafverfahren Schuldfähigkeitsgutachten eingeholt werden. Hierfür gelten die Vorschriften der §§ 20 und 21 StGB. Bei einigen Fragen, wie Trunkenheit im Dienst, unerlaubte Abwesenheit vom Dienst, Vernachlässigung von Dienstpflichten und Ähnlichem, verknüpfen sich mit der Schuldfähigkeitsbegutachtung auch häufig sozialrechtliche, therapeutische und rehabilitative Fragen. Sofern Störungen festgestellt werden, gilt es auch, diese Störungen zu behandeln, um die Dienstfähigkeit wiederherzustellen. Der Beamte muss hierzu seinen Beitrag leisten, und der Dienstherr muss im Rahmen der Fürsorgepflicht und der Beihilfevorschriften eine Therapie ermöglichen. Weit häufiger als im Strafrecht werden deshalb im Disziplinarrecht Fragen der Therapierbarkeit und der Prognose, der weiteren Dienstfähigkeit und der Voraussetzungen der Versetzung in den Ruhestand mit der Schuldfähigkeitsbegutachtung verknüpft.

Das Bundesdisziplinargesetz bzw., soweit noch vorhanden, die Disziplinarordnungen der Länder ermöglichen es dem Untersuchungsführer, durch Sachverständigenbeweise entsprechende Informationen einzuholen. Der Beamte kann gegebenenfalls verpflichtet werden, sich psychiatrisch untersuchen zu lassen.

4.8 Indikationen zur Anforderung eines psychiatrischen Gutachtens im Straf- und Disziplinarverfahren

Marneros et al. (1999) fanden, dass die Anforderung von Gutachten in erster Linie von der *Schwere des Delikts* und weniger von der Psychopathologie zum Tatzeitpunkt oder den Auffälligkeiten der Persönlichkeit des Beschuldigten abhingen. Eine Reihe von strafrechtlichen Vorschriften erfordert gutachterliche Stellungnahmen durch einen Psychiater. Darüber hinaus ist es jedoch für Richter, Staatsanwälte und Strafverteidiger nicht immer leicht zu entscheiden, ob eine Begutachtung sinnvoll oder zweckmäßig ist. In ▶ Tab. 4.3 sind die wesentlichen

Tab. 4.3 Indikationen zur Anforderung eines psychiatrischen Gutachtens im Strafverfahren.

1. gesetzlich vorgeschriebene Hinzuziehung eines Sachverständigen
- Beobachtung im psychiatrischen Krankenhaus (§ 81 StPO)
- einstweilige Unterbringung (§ 126a StPO)
- Anordnung einer Maßregel (§§ 246a, 275 a StPO)
- Entlassung aus einer Maßregel (§ 463 StPO)
- Entlassung aus längeren und lebenslangen Haftstrafen (§ 454 StPO)

2. weitere juristische Vorgaben
- wenn die eigene Sachkunde zur Beurteilung der anstehenden Fragen nicht ausreicht
- bei den meisten Tötungsdelikten
- bei den meisten Sexualdelikten

3. medizinische Indikationen
Auffälligkeiten in der Vorgeschichte
- psychiatrische Vorerkrankungen und Vorbehandlungen
- neurologische Vorerkrankungen (z. B. Anfallserkrankungen, Schädel-Hirn-Traumata)
- Abhängigkeitserkrankungen
- erheblich gestörte Sozialentwicklung (z. B. Retardierung, Heimaufenthalte)
- sexuelle Deviationen

aktuelle Auffälligkeiten
- psychomotorische Auffälligkeiten
- Auffälligkeiten der Stimmung (z. B. übermäßige Niedergeschlagenheit oder Suizidalität, inadäquate Gehobenheit, rasche, nicht nachvollziehbare Stimmungswechsel)
- Störungen des Denkens (z. B. unzusammenhängende, nicht nachvollziehbare Gedankengänge)
- offensichtliche Störungen der Wahrnehmung

Besonderheiten des Tatverhaltens
- ausgeprägte Intoxikation
- erhebliche Verstimmungen (insbesondere Suizidalität, Erregungszustände)
- objektivierbares inadäquates Verhalten (z. B. Verwirrtheit, Abwesenheit)
- anscheinend motivloses Verhalten

4. kriminologische Besonderheiten
- ungewöhnliches Tatalter (auffällig junger Täter, Alterskriminalität)
- Seriendelinquenz (z. B. Aggressionsdelikte, Sexualdelikte, Ladendiebstähle)
- Tatgestaltung

Indikationen aufgeführt, die eine psychiatrische Begutachtung nahe legen sollten.

Wenn bei Sexualstraftätern nach deren Rückfallgefahr gefragt wird, erscheint es oft auch sinnvoll, Sachverständige zu Rat zu ziehen, wenn die in ▶ Tab. 4.4 aufgeführten Besonderheiten vorliegen. Die als wichtige Indikatoren aufgelisteten Merkmale weisen auf die Notwendigkeit einer fachlichen Einschätzung der Rückfallwahrscheinlichkeit hin. Gleiches gilt, wenn mehrere zweitrangige Indikatoren zusammentreffen.

Tab. 4.4 Zusätzliche Indikationen zur Anforderung eines psychiatrischen Gutachtens bei Sexualstraftätern.

wichtige Indikatoren
- vordiagnostizierte psychische Störung
- sexuelle Vordelinquenz, insbesondere verschiedene Arten sexueller Vordelinquenz oder Steigerung des Ausagierens sexueller Deviation
- vordiagnostizierte oder offenkundige sexuelle Deviation (cave: nicht jeder Inzesttäter ist sexuell deviant)
- früheres Bewährungsversagen
- Missbrauch (auch) männlicher Opfer

zweitrangige Indikatoren
- physische Verletzung des oder der Opfer(s)
- Waffengebrauch oder Todesdrohung gegen das oder die Opfer
- fremde Opfer
- großer Altersunterschied zwischen Täter und Opfer

5 Zivilrecht

Fragestellungen, die sich im Zivilrecht an den psychiatrischen Sachverständigen richten, betreffen seit der Einführung des Betreuungsrechts überwiegend den *Schutz psychisch Kranker, Gestörter oder Behinderter*. Dieser Schutz ist erforderlich, weil sich psychische Störungen auf die für Rechtsgeschäfte erforderliche freie Willensbildung auswirken können. Die freie Willensbestimmung stellt die Grundlage für rechtsverbindliche Erklärungen dar. Allerdings kennt die Rechtsprechung *Unterschiede bezüglich der Rechtserheblichkeit einer Willenserklärung*. So wird Kindern bereits mit der Geburt und eventuell sogar davor ein sog. „natürlicher Wille" unterstellt. Verstandesreife und Urteilsvermögen spielen dafür keine Rolle. So können Kinder, obwohl sie noch nicht geschäftsfähig sind, z. B. eine Erbschaft annehmen. Sie können bestimmte Eingriffe in ihre körperliche Unversehrtheit rechtswirksam ablehnen oder befürworten. Reifere, aber noch nicht geschäftsfähige Kinder können in Abhängigkeit von ihrer Verstandesreife und ihrem Urteilsvermögen in ärztliche Behandlungen einwilligen. 16-Jährige können bereits ein Testament errichten, und mit Vollendung des 18. Lebensjahres beginnt in Deutschland die volle Geschäftsfähigkeit.

Wenngleich die philosophische Frage der Willensfreiheit nicht gelöst ist, so hat die daraus abgeleitete autonome Selbstbestimmung einen sehr hohen Stellenwert in unserem Rechtssystem (Larenz 1989). Die damit verbundenen Verpflichtungen sollen dazu in einem angemessenen Verhältnis stehen. Bei psychischen Störungen kann die freie Willensbildung beeinträchtigt sein. Verpflichtungen, die unter dem Einfluss einer Störung eingegangen wurden, können sich später nachteilig für den Betroffenen auswirken. Gerade für die zunehmende Zahl sehr alter und damit vermehrt hilfsbedürftiger Menschen sind neben der sozialen Absicherung auch rechtliche Fürsorge und „Betreuung" wichtig, damit sie nicht ungeschützt den Interessen anderer ausgeliefert sind oder zum Spielball der Institutionen werden. Die Rechtssicherheit erfordert eine gewisse Verlässlichkeit zwischen Vertragspartnern, sodass die Grenzen, innerhalb derer eingegangene Verpflichtungen widerrufen werden können, relativ eng sind. Wegen psychischer Störungen kann nur dann ein Vertragsabschluss für ungültig erklärt werden, wenn bewiesen wird, dass eine freie Willensbildung infolge der Störung nicht möglich war.

Besondere Bedeutung hat darüber hinaus die Frage nach der Geschäftsfähigkeit. Obwohl für manche Rechtsgeschäfte prinzipiell ähnliche Voraussetzungen erforderlich sind wie für die Geschäftsfähigkeit im Allgemeinen, haben sie eine so große Bedeutung, dass ihnen eigene gesetzliche Bestimmungen gewidmet sind. Dies gilt z. B. für die Prozessfähigkeit (§ 52 ZPO), die Ehefähigkeit (§ 2 EheGE) und die Testierfähigkeit (§ 2229 BGB). Das Gesetz kennt bei diesen „Fähigkeiten" ebenso wie bei der strafrechtlichen Schuldfähigkeit nur die negative Definition, die Unfähigkeit, und unterstellt dem erwachsenen Menschen zunächst grundsätzlich den Besitz der entsprechenden Fähigkeiten.

5.1 Geschäftsunfähigkeit

Voraussetzung für Rechtsgeschäfte zwischen Menschen ist die Geschäftsfähigkeit. Sie wird allen Erwachsenen ab Vollendung des 18. Lebensjahres in vollem Umfang zugestanden. Minderjährige bis zur Vollendung des 7. Lebensjahres sind *geschäftsunfähig*. Sie können keine Rechtsgeschäfte eingehen. Minderjährige über 7 Jahre sind in ihrer Geschäftsfähigkeit beschränkt. Sie können rechtliche Verpflichtungen mit Zustimmung des gesetzlichen Vertreters eingehen.

Psychische Krankheiten können die Geschäftsfähigkeit aufheben, wenn durch die Krankheit eine freie Willensbildung nicht mehr möglich ist (§ 104 Abs. 2 BGB), d. h. der Patient aufgrund einer Krankheit die Bedeutung der von ihm abgegebenen Willenserklärung nicht erkennen kann oder nicht nach dieser Erkenntnis zu handeln vermag (Gebauer Archiv für civilistische Praxis, Band 153, S. 357, zit. nach Diederichsen u. Dröge 1999a) oder, wie in der juristischen Literatur häufig formuliert, „wenn er sich nicht mehr von vernünftigen Motiven leiten lassen kann" oder „seine Entscheidung nicht mehr von vernünftigen Erwägungen abhängig machen kann" (BGH, NJW 1970, 1981). Die Geschäftsfähigkeit kann für alle Geschäfte oder nur für bestimmte Geschäfte aufgehoben sein. Letzteres wird als *partielle Geschäftsunfähigkeit* bezeichnet (BayObLG NJW 1992, 2100); sie kann z. B. bestehen, wenn der Patient im Eifersuchtswahn eine Scheidung begehrt. Geschäftsfähigkeit ist jedoch nicht abhängig vom Schwierigkeitsgrad eines Rechtsgeschäfts, da nach Ansicht der Rechtsprechung eine solche „relative Geschäftsunfähigkeit" die Rechtssicherheit gefährden würde (BayObLG NJW 1989, 1679). Allerdings ist dieses Prinzip durch das Betreuungsrecht infrage gestellt, da der Betreute trotz eines Einwilligungsvorbehalts einfache Geschäfte rechtskräftig durchführen kann (Kern 2009).

Zweifel an der Geschäftsfähigkeit reichen nicht aus, um jemanden als geschäftsunfähig zu betrachten. Vielmehr muss Geschäftsunfähigkeit, eine vorübergehende Störung der Geistestätigkeit oder eine Bewusstlosigkeit von dem, der sie behauptet, zur Überzeugung des Gerichts bewiesen werden. Auch im Zivilrecht ist dabei immer ein zweistufiges Vorgehen erforderlich. Es muss zuerst eine psychische Störung sicher diagnostiziert und dem im Gesetz enthaltenen Krankheitsbegriff zugeordnet werden. Unter dem in § 104 BGB aufgeführten Begriff der „krankhaften Störung der Geistestätigkeit", die ihrer Natur nach nicht nur vorübergehend sein darf, sind alle dauerhaften psychischen Störungen zu verstehen. Vorübergehende psychische Störungen, z. B. Rauschzustände oder delirante Syndrome, aber auch epileptische Dämmerzustände und andere organisch bedingte psychische Störungen sind der vorübergehenden Geistesstörung gemäß § 105 BGB zuzuordnen. Unstimmigkeit besteht, ob eine manische oder depressive Episode als vorübergehende Störung (Habermeyer u. Saß 2002a) oder die zugrunde liegende affektive Störung als dauerhafte Erkrankung (Nedopil 2000a) angesehen wird. Habermeyer (2009) unterscheidet auch bei Schizophrenen jene, die aufgrund eines Residualzustands dauerhaft ihren Willen nicht vernünftig äußern können und deshalb die Voraussetzungen für Geschäftsunfähigkeit gemäß § 104 BGB erfüllen, und jenen, bei denen aufgrund einer akuten psychotischen Symptomatik vorübergehend die Willensbildung gemäß § 105 BGB aufgehoben ist. In der Praxis ist diese Unterscheidung meist sekundär. Der Psychiater hat zunächst die psychische Störung beweisend festzustellen und im Anschluss daran die Frage zu diskutieren, ob die Willensbildung maßgeblich von der Störung beeinflusst war. Die Voraussetzungen für die Aufhebung der Willensbildung können aus psychiatrischer Sicht nur angenommen werden, wenn aufgrund einer sicher diagnostizierten Erkrankung das Ausmaß der Symptomatik nachweisbar so ausgeprägt ist, dass die Rechtsgeschäfte wegen der Erkrankung und nicht aufgrund des persönlichen Willens zustande gekommen sind. Allerdings führt weder die Diagnose allein noch die Unsinnigkeit eines Geschäftes allein zur Feststellung einer Geschäftsunfähigkeit oder der Aufhebung der Willensbildung. Besonders herausgestellt wurde dies am Beispiel der Alkoholabhängigkeit. Erst wenn diese Folge einer „Geisteskrankheit" ist oder selber zu einem Persönlichkeitsabbau geführt hat, der das Ausmaß einer Geisteskrankheit erreicht (BayObLG NJW 1990, 774), kann sie als eine Voraussetzung für Geschäftsunfähigkeit angenommen werden.

Habermeyer u. Saß (2002b) und Cording (2005) haben die psychopathologischen Auffälligkeiten und deren Bedeutung für die Einschätzung der krankhaft bedingten Willensbeeinträchtigungen aufgezählt:

- qualitative und quantitative Bewusstseinsstörungen
- Orientierungsstörungen zur Person und zur Situation
- Aufmerksamkeits- und Gedächtnisstörungen, wenn sie verhindern, dass sich der für die Entscheidungsfindung erforderliche Sachverhalt vergegenwärtigen lässt
- Intelligenzeinbußen mit einem IQ unterhalb von 60
- formale Denkstörungen, wie Gedankenabreißen, Ideenflucht, Denkzerfahrenheit oder ausgeprägte Denkhemmung
- Halluzinationen oder wahnhafte Realitätsverkennungen, Personenverkennungen
- Fremdbeeinflussungserleben, u. a. gravierende Ich-Störungen
- Affektstörungen mit pathologischer Affektdominanz
- schwere Persönlichkeitsveränderungen, z. B. bei chronischem Substanzmissbrauch, nach hirnorganischen Schädigungen oder bei Residualzuständen von Psychosen

- abnorme Fremdbeeinflussbarkeit (Unfähigkeit, frei von Einflüssen etwaiger interessierter Dritter zu handeln)

Die Rechtsprechung ist sich offenbar noch nicht einig, wie sie nach der Abschaffung der Vormundschaft für Erwachsene die Geschäftsunfähigkeit bei jenen regeln soll, die früher als Entmündigte gesetzlich geschäftsunfähig waren. Geschäftsunfähigkeit ist auf eine Person bezogen und nicht auf ein bestimmtes Rechtsgeschäft. Sie besteht, solange der psychische Zustand, der Geschäftsunfähigkeit bedingt, andauert. Die Rechtsprechung hat die Einrichtung eines *Einwilligungsvorbehalts* (siehe Kap. 5.4.1.2) von einer Aufhebung der freien Willensbestimmung abhängig gemacht (BayObLG Z 14, 1993, 63). Auch bei Vorliegen eines Einwilligungsvorbehaltes muss aber die Geschäftsunfähigkeit immer in Bezug auf ein konkretes Rechtsgeschäft nachgewiesen werden (Staudinger u. Baumann 2003). Bei dieser Unsicherheit erscheint es sinnvoll, wenn der Gutachter psychopathologische Auffälligkeiten und seine prognostische Einschätzung so darstellt, dass im Nachhinein eine klare sachverständige Stellungnahme zur Geschäftsfähigkeit ermöglicht wird.

Die *Nichtigkeit von Willenserklärungen*, welche im Zustand von Bewusstseinstrübungen oder von vorübergehenden Störungen der Geistestätigkeit abgegeben wurden, ist in § 105 Abs. 2 BGB geregelt. Nichtig sind danach z. B. Rechtsgeschäfte, die ein massiv Betrunkener oder ein Deliranter eingeht, auch wenn seine Willensbildung nur vorübergehend aufgehoben war.

Da die Frage der Geschäftsunfähigkeit oder der Nichtigkeit einer Willenserklärung häufig im Nachhinein geklärt werden muss, soll dargestellt werden, auf welcher medizinischen Grundlage der Beweis gelingen kann. Sieht man von den seltenen Fällen ab, in denen ein fachkundiger Beobachter bei Abschluss des Rechtsgeschäfts anwesend war und die von ihm erhobenen Befunde dem Gericht mitteilen kann, bleibt die Annahme psychischer Beeinträchtigung zum relevanten Zeitpunkt wissenschaftlich gesehen eine Hypothese. Diese Hypothese erhält umso mehr Berechtigung, je klarer das Krankheitsbild erfassbar ist, je gesetzmäßiger der Krankheitsverlauf ist, je häufiger bei einem solchen Krankheitsbild psychopathologische Änderungen auftreten, welche zur Geschäftsunfähigkeit führen, und je näher am relevanten Zeitpunkt fachliche Beobachtungen das Vorliegen der entsprechenden psychopathologischen Symptomatik bestätigen können. Für ein Gutachten zur nachträglichen Beurteilung der Geschäfts- oder Testierfähigkeit ist es erforderlich, Biografie und Krankheitsverlauf unter Zugrundelegung aller erhältlichen Informationen möglichst präzise zu rekonstruieren und den psychopathologischen Zustand an dem für die Begutachtung relevanten Zeitpunkt möglichst exakt einzuordnen und zu beschreiben. Dabei erscheint es auch sinnvoll, eine Hierarchie der Zeugenaussagen vorzunehmen, denen bei der nachträglichen Beurteilung von Geschäfts- oder Testierunfähigkeit besonderes Gewicht beigemessen wird. Am aussagekräftigsten dürften die Bekundungen von psychiatrischen Fachärzten sein, die die Betroffenen in zeitlicher Nähe zu der infrage kommenden Beurkundung gesehen haben, dann folgen die Bekundungen anderer Ärzte, die sich ein einigermaßen verlässliches Bild vom psychischen Zustand der Betroffenen machen konnten und schließlich diejenigen von anderem medizinischem oder pflegerischem Personal. Aussagen von Zeugen, die kein eigenes Interesse am Ausgang des Verfahrens haben, sind gewichtiger als solche, die selber Vertragsparteien sind oder sich den Vertragsparteien verbunden fühlen. Aussagen, die Symptome beschreiben oder diese an Beispielen erläutern, sind besser zu verwerten als solche, die lediglich Schlussfolgerungen enthalten. Derartige Beschreibungen finden sich oft eher in Originalkrankengeschichten als in Arztbriefen oder späteren Berichten.

Diese Überlegungen seien an einem Beispiel erläutert:

Ein 51-jähriger Apotheker kauft innerhalb eines Tages einen Rolls Royce und einen Porsche. Später behauptet er, wegen einer Manie geschäftsunfähig gewesen zu sein. Familienanamnestisch litten der Vater und der Onkel an rezidivierenden affektiven Störungen. Der Apotheker war zwei Jahre zuvor wegen einer Depression stationär behandelt worden. Zwei Tage nach dem Kauf wurde er wegen einer Manie gegen seinen Willen in einem Landeskrankenhaus untergebracht. Aus der Krankengeschichte war zu entnehmen, dass 14 Tage vor dem Kauf das Schlafbedürfnis vermindert, die sexuelle Appetenz gesteigert, der Alkoholkonsum erhöht und die Stimmung euphorisch war.

Dem Fachmann und auch dem Gericht leuchtete ein, dass es sich um eine manische Episode gehandelt hatte. Diese ist sowohl durch die Familienanamnese als auch durch den Verlauf der fachkundig beobachteten Symptomatik belegt. Die klinische Erfahrung gab Anlass zu der Hypothese, dass die mit der Erkrankung verbundenen Größenideen und das übersteigerte Selbstwertgefühl die Willensentscheidung weit mehr bestimmten als jene Motivationen, die der Primärpersönlichkeit des Apothekers entsprachen. Durch die sorgfältig dargelegten Berichte über die Entwicklung der manischen Symptomatik, die vom Landeskrankenhaus ohne Bezug auf die spätere Gutachtensfrage abgefasst wurden, ließ sich diese Hypothese mit ausreichender Sicherheit belegen, um zur Überzeugung des Gerichts eine Aufhebung der freien Willensbestimmung zu beweisen. Wäre im vorliegenden Fall der Apotheker nicht ärztlich behandelt worden oder hätte die psychopathologische Beschreibung des aufnehmenden Arztes die unmittelbare Vorgeschichte nicht erfasst, so wäre die Hypothese zwar klinisch plausibel, aber nicht belegbar gewesen [GS Z-11 S. 114 ff.].

5.2 Prozessunfähigkeit

Prozessfähig ist, wer sich durch Verträge verpflichten kann (§ 52 ZPO). Prozessfähigkeit ist eng mit Geschäftsfähigkeit verknüpft. Prozessunfähig sind nicht voll geschäftsfähige Personen und Personen, die einer Betreuung mit dem Aufgabenkreis der Prozessführung unterliegen. Ist ein Kranker nicht in der Lage, Prozesshandlungen wirksam vorzunehmen, sinnvolle Fragen zu stellen oder sinnvolle Antworten auf Fragen zu geben, Beweisanträge einzureichen, einen Anwalt zu beauftragen und ihm Prozessvollmacht zu erteilen, so muss ihn ein Betreuer bei der Prozessführung vertreten.

Prozessunfähigkeit kann auch *partiell* sein und sich nur auf Prozessführungen beziehen, die von einer Krankheit betroffen sind (z. B. Scheidungsverfahren bei Eifersuchtswahn). Gelegentlich wird bei sog. Querulanten nach der Prozessfähigkeit gefragt. Prozessunfähigkeit besteht bei ihnen nur, wenn durch eine wahnhafte Entwicklung der Bezug zur Realität verloren gegangen ist und sie durch den Wahn in ihrem Denken und Handeln eingeengt und deshalb nicht mehr in der Lage sind, neue Argumente zu berücksichtigen (Nedopil 1985).

5.3 Testierunfähigkeit

Die Testierfähigkeit ist eine *Unterform der Geschäftsfähigkeit* und setzt ebenso wie diese die freie, autonome Willensbestimmung des Erblassers voraus. Allerdings kann bei beschränkter Geschäftsfähigkeit von 16-Jährigen ein Testament errichtet werden, wenn diese von einem Notar beraten werden. Ein Einwilligungsvorbehalt eines Betreuten bedingt nicht automatisch Testierunfähigkeit. Geschäftsfähige sind in jedem Fall testierfähig, umgekehrt zieht Geschäftsunfähigkeit nicht zwangsläufig Testierunfähigkeit nach sich.

Testierfähigkeit erfordert, dass der Erblasser
1. weiß, dass er ein Testament errichtet,
2. den Inhalt der letztwilligen Verfügung kennt,
3. bei der Erstellung nicht dem Einfluss Dritter erliegt,
4. seinen letzten Willen formulieren kann,
5. die Tragweite seiner Bestimmungen in wirtschaftlicher und persönlicher Hinsicht erfassen kann,
6. die sittliche Berechtigung seiner Verfügung beurteilen kann.

Das Bayerische Oberste Landesgericht hat in einer Entscheidung vom 27.07.2001 Testierunfähigkeit im Gegensatz zu früher (Peters 2004) relativ eng folgendermaßen definiert:

„Testierunfähig ist derjenige, dessen Erwägungen und Willensentschlüsse nicht mehr auf einer dem allgemeinen Verkehrsverständnis entsprechenden Würdigung der Außendinge und Lebensverhältnisse beruhen, sondern durch krankhafte Vorstellungen und Gedanken derart beeinflusst werden, dass sie tatsächlich nicht mehr frei sind, vielmehr von diesen krankhaften Einwirkungen beherrscht werden. Diese Unfreiheit der Erwägungen und der Willensbildung braucht nicht darin zu Tage treten, dass der Erblasser sich keine Vorstellung von der Errichtung eines Testaments und von dessen Inhalt oder von der Tragweite seiner letztwilligen Anordnungen, insbesondere von ihrer Auswirkung auf die persönlichen und wirtschaftlichen Verhältnisse der Betroffenen zu machen vermag; sie kann sich vielmehr darauf beschränken, die Motive für die Errichtung einer letztwilligen Verfügung entscheidend zu beeinflussen. Testierunfähig ist daher auch derjenige, der nicht in der Lage ist, sich über die für und gegen die sittliche Berechtigung einer letztwilligen Verfügung sprechenden Gründe ein klares Urteil zu bilden und nach diesem Urteil frei von Einflüssen etwaiger interessierter Dritter zu handeln."

Diese Definition gibt zwar eine gewisse Richtung vor, ist jedoch für die Rechtsprechung in anderen Bundesländern nicht unbedingt bindend.

Die gleichen Störungen, die nach § 105 BGB zur Nichtigkeit einer Willenserklärung führen, bedingen auch Testierunfähigkeit. Cording (2004) hat die Beurteilungskriterien für Testierunfähigkeit zusammengestellt. Sie entsprechen weitgehend den Auffälligkeiten, die in Kapitel 5.1 zur Beurteilung einer Willensentscheidung aufgezählt wurden.

Testierunfähigkeit kann weder partiell (nur einen Bereich betreffend) noch relativ (von der Schwierigkeit des Testaments abhängig) sein. Sie bezieht sich immer auf den Zeitpunkt der Testamentserstellung. War ein Kranker zum Zeitpunkt der Testamentserstellung testierunfähig und hat er es unterlassen, nach seiner Genesung ein weiteres Testament zu errichten, so gilt jene Erbfolge, die vor Errichtung des Testaments bestand. An den Beweis der Testierunfähigkeit werden genauso strenge Maßstäbe gelegt wie an den Beweis der Geschäftsunfähigkeit (siehe Kap. 5.1). Er ist jedoch häufig schwieriger, weil Testierunfähigkeit noch öfter erst nach dem Tod des Erblassers behauptet wird. Die Frage nach Testierunfähigkeit wird häufig bei Testamentserrichtungen im hohen Alter gestellt. Bei diesen Patienten fehlen meist gute psychopathologische Befunderhebungen, sodass es schwer fällt, Testierunfähigkeit ausreichend sicher zu belegen. Häufig werden die Belege von den Parteien, die den Rechtsstreit führen, einseitig dargestellt. Die Äußerungen der Parteien zum psychischen Zustand des Erblassers sind deshalb immer mit großer Vorsicht zu betrachten. Auch Notare sind in komplizierten Fällen nicht in der Lage, psychopathologische Befunde zu erheben und ihre Bedeutung für die Testierfähigkeit zu erfassen. Hier helfen auch von ihnen durchgeführte Screeningverfahren, wie sie verschiedentlich vorgeschlagen wurden (Stoppe u. Lichtenwimmer 2005), wenig (Cording 2009). Bei Zweifeln sollten sie vor der Abfassung eines Testaments eine psychiatrische Untersuchung anregen. Durch sie wird zwar nicht grundsätzlich die Testierfähigkeit belegt, eine fundierte Befunderhebung erleichtert jedoch die immer erst posthum zu treffende Entscheidung, ob bei Abfassung der letztwilligen Entscheidung Testierfähigkeit vorlag. Wie bei der retrospektiven Beurteilung der Geschäftsfähigkeit gilt: Je klarer definiert das Krankheitsbild, je gesetzmäßiger sein Verlauf und je prägnanter die psychopathologischen Beschreibungen sind, desto leichter fällt der Beweis der Testierunfähigkeit [GS Z-12, S. 119 ff.].

Häufiger werden posthum „*luzide Intervalle*" bei Abfassung eines Testaments behauptet, wenn der Erblasser ansonsten wegen einer Demenz testier- oder geschäftsunfähig war. Sie sind bei demenziellen Syndromen, die so ausgeprägt sind, dass sie dauerhafte Geschäftsunfähigkeit bedingen, nicht bekannt. Auch die Anwendung des Begriffs der „luziden Intervalle" auf alle Besserungen bei Krankheitsbildern mit wechselhaftem Verlauf (Diederichsen 2004) erscheint nicht gerechtfertigt. Hier erscheinen die Begriffe Remission und Teilremission dem medizinischen Sachverhalt gerechter zu werden. Sie machen die Rechtskonstruktion eines „luziden Intervalls" überflüssig (s. auch Foerster 1999b). Wechselhafte Verläufe, die zu vorübergehender Geschäfts- und Testierunfähigkeit führen können, treten allerdings bei internistischen Erkrankungen auf, insbesondere bei (Wetterling et al. 1996):

- exsikkotischen Zuständen (mangelnde Flüssigkeitszufuhr)
- starken Schwankungen des Blutzuckerspiegels bei Diabetikern
- Herzrhythmusstörungen
- Medikamentenüber- oder -unterdosierungen

Testierunfähigkeit muss ebenso wie Geschäftsunfähigkeit von dem *bewiesen* werden, der sie behauptet. Bei Geschäftsunfähigen muss demgegenüber die Testierfähigkeit von jenem, der diese behauptet, bewiesen werden. Um dies zu erleichtern, hat sich in der Rechtsprechung die Auffassung durchgesetzt, dass für derartige Gerichtsverfahren die Offenbarung der zur Klärung dieser Fragen relevanten medizinischen Informationen dem mutmaßlichen Willen des Verstorbenen entspricht, was zur *Aufhebung der ärztlichen Schweigepflicht* führt (Staudinger u. Baumann 2003). Dies widerspricht jedoch dem Grundsatz, dass die Verschwiegenheitspflicht über den Tod hinaus gültig ist (Kern 2006). Nach Meinung des Autors sollte der aussagende Arzt den mutmaßlichen Willen jedoch anhand des Wissens über seinen Patienten sorgsam prüfen, sich auf die relevanten Aussagen beschränken und nicht unbeschränkt Auskunft erteilen. Der Arzt muss aber in der Lage sein zu begründen, durch welche seinen ehemaligen Patienten betreffenden Gesichtspunkte er sich an seine Schweigepflicht gebunden fühlt (Bartsch 2001).

Im Gegensatz zum Testament ist bei Erbverträgen nicht die Testierfähigkeit, sondern die Geschäftsfähigkeit ausschlaggebend.

5.4 Betreuungsrecht

Am 01.01.1992 löste das Betreuungsrecht das seit 1896 bestehende Vormundschafts- und Pflegschaftsrecht ab. Die Reform stellte die Personensorge und nicht – wie davor – die wirtschaftliche Absicherung der Angehörigen oder den Schutz von nahestehenden Personen oder der Allgemeinheit in den Vordergrund. Die Rechtsstellung der Betroffenen sollte verbessert werden. Wie schwierig diese Materie ist und wie wenig die Folgen der Gesetzesnovellierung abzuschätzen waren, zeigt sich u. a. daran, dass bereits am 01.01.1999 ein *Betreuungsrechtsänderungsgesetz* in Kraft getreten ist, da sich das Verfahrensrecht als „sperrig und überbürokratisch erwies, ehrenamtliche Betreuer nicht in ausreichendem Maß gewonnen werden konnten und Vergütungsstreitigkeiten zwischen Gerichten und Berufsbetreuern die eigentliche Betreuungstätigkeit überwucherten" (Dodegge 1998). Mit der Gesetzesänderung wurde die Betreuung auf die rechtlichen Angelegenheiten beschränkt; menschliche und soziale Fürsorge gehören dezidiert nicht mehr zu den Aufgaben des rechtlichen Betreuers, wohl aber die Organisation von sozialer Unterstützung und Pflege. Im Februar 2005 wurde ein *zweites Betreuungsrechtsänderungsgesetz* verabschiedet, welches vorwiegend der Kostendämpfung dienen sollte. Am 01.09.2009 trat das *dritte Betreuungsrechtsänderungsgesetz* in Kraft. In ihm wurde die Patientenverfügung geregelt und die Ausführungsbestimmungen im „Gesetz über das Verfahren in *Familiensachen und in den Angelegenheiten der freiwilligen Gerichtsbarkeit*" (FamFG) in den §§ 271–341 zusammengefasst. Betreuungsangelegenheiten werden seither einheitlich vom Betreuungsgericht behandelt.

5.4.1 Rechtliche Grundlagen

Das Betreuungsrecht regelt den Umgang mit jenen Personen, die zwar volljährig, aber „aufgrund einer psychischen Krankheit oder einer körperlichen, geistigen oder seelischen Behinderung (ihre) Angelegenheiten nicht ganz oder teilweise zu besorgen" vermögen (§ 1896 BGB). Die rechtlichen Bestimmungen für diese Personen sind weitgehend im Bürgerlichen Gesetzbuch (BGB), die Verfahrensvorschriften im Gesetz über das Verfahren in Familiensachen und in den Angelegenheiten der freiwilligen Gerichtsbarkeit (FamFG) zusammengefasst; die Ländergesetze, welche die Unterbringung selbst- oder fremdgefährlicher psychisch Kranker nach Landesrecht regeln (PsychKG oder Unterbringungsgesetze s. unten) sind den Vorschriften des FamFG angepasst; die Zuständigkeit für die rechtliche Behandlung derartiger Fälle liegt bei den Betreuungsgerichten.

Nach § 1896 BGB müssen drei Voraussetzungen erfüllt sein, um die gerichtliche Anordnung einer Betreuung zu rechtfertigen:
1. Der Betreffende muss volljährig sein.
2. Er muss an einer Störung leiden, die
    a. eine psychische Krankheit (darunter versteht man affektive und schizophrene Psychosen, körperlich begründbare Psychosen, Abhängigkeitserkrankungen, Neurosen und Persönlichkeitsstörungen, sofern ihre akuten psychosozialen Auswirkungen vergleichbar mit denen schwerer psychischer Erkrankungen sind) oder
    b. eine körperliche Behinderung oder
    c. eine geistige Behinderung (darunter versteht man angeborene oder frühzeitig erworbene Intelligenzdefizite) oder
    d. eine seelische Behinderung (darunter versteht man die langfristigen psychischen Beeinträchtigungen, die als Folgen psychischer Krankheit auftreten, wie z. B. ein schizophrenes Residuum oder eine organisch bedingte Wesensänderung) sein kann.
3. Er darf aufgrund der unter 2. genannten Störung nicht in der Lage sein, einzelne, mehrere oder alle persönlichen Angelegenheiten zu besorgen (Erforderlichkeitsgrundsatz).

Gegen den Willen eines einwilligungsfähigen Erwachsenen darf eine Betreuung nicht eingerichtet werden (§ 1896 Abs. 1a BGB)

Das Gesetz legt zudem eine *Hierarchie von Befugnissen und Entscheidungswegen* fest, die ein abgestuftes und den jeweiligen Bedürfnissen angepasstes Reagieren ermöglichen sollen. Im Prinzip wurde versucht, dem Ausmaß der jeweiligen Behinderung des Betroffenen Rechnung zu tragen und die Rechte des Betroffenen bei jeder Entscheidung weitmöglichst zu berücksichtigen. Die Hierarchie, die sich auf das Ausmaß der Behinderung bezieht, sieht als geringsten Eingriff die Einrichtung einer Vollmacht vor (§ 1896 BGB). Einen weitergehenden Schritt stellt die Einrichtung einer Betreuung auf Antrag des Betroffenen dar. Liegt lediglich eine körperliche Behinderung vor, so ist ausschließlich diese Art der Betreuung möglich, es sei denn, der Betreffende kann seinen Willen nicht kundtun (§ 1896 Abs. 1 BGB). Bei psychisch Kranken und bei geistig oder seelisch Behinderten kann auch von Amts wegen, d. h. vom Betreuungsgericht, eine Betreuung eingerichtet werden, selbst dann, wenn der zu Betreuende dieser Maßnahme nicht zustimmt.

5.4.1.1 Vollmacht, Patientenverfügung und Betreuung

Entsprechend der Absicht des Gesetzgebers sollten die rechtlichen Einschränkungen möglichst gering gehalten werden. So wird einer *Vollmacht*, die der Patient für bestimmte Bereiche aus eigenem Interesse gibt, der Vorrang vor einer Betreuung eingeräumt (§ 1896 Abs. 2 BGB). Über die Formulierung umfassender Vollmachten bestehen unterschiedliche Auffassungen. Demgegenüber sind Vorsorgevollmachten für medizinische Angelegenheiten weniger problematisch (Marschner 2000; Uhlenbruck 1996; Zinkler 2000). Keine Meinungsverschiedenheiten gibt es mehr über die Wirksamkeit einer Vorsorgevollmacht, nachdem der BGH am 17.03.2003 festgestellt hat (52/03), dass eine frühere Willensbekundung auch dann gilt, wenn der Patient später einwilligungsunfähig geworden ist und seine Willensbekundung nicht widerrufen hat (Fritze u. Saß 2003). Die Vollmacht sollte ausgestellt werden, solange noch keine Beeinträchtigungen die Geschäftsfähigkeit und die Einwilligungsfähigkeit infrage stellen. Ärztlich-fürsorgerische Aufgabe im Umgang mit psychisch kranken Menschen ist es, sie auf den Nutzen einer solchen Vollmacht hinzuweisen, solange sie noch nach eigenem Gutdünken einen Bevollmächtigten wählen können.

Mit dem dritten Gesetz zur Änderung des Betreuungsrechts wurde die *Patientenverfügung* als rechtlich bindende Willensentscheidung des Betroffenen auch für den Fall festgelegt, in welchem dieser seinen Willen nicht mehr selbst äußern kann (§§ 1901a bis 1901c BGB). Seit der Gesetzesreform ist dem Willen von Patienten, die in einwilligungsfähigem Zustand festgelegt haben, welche Behandlung sie wünschen und welche nicht, dann zu folgen, wenn die Festlegung der Lebens- und Behandlungssituation entspricht, in welcher im konkreten Fall zu entscheiden ist. Für die Durchsetzung der Verfügung sind ggf. Betreuer oder Bevollmächtigte zuständig, diese haben auch – ebenso wie behandelnde Ärzte – den mutmaßlichen Willen des Patienten zu erkunden, wenn keine Patientenverfügung vorliegt oder sich die Lebens- und Behandlungssituation geändert hat oder von der Patientenverfügung nicht erfasst ist. Nicht betroffen von den Änderungen des Betreuungsrechts sind Maßnahmen zur Untersuchung des Patienten um eine Betreuungsbedürftigkeit oder die Notwendigkeit eines Einwilligungsvorbehaltes oder einer Unterbringung nach § 1906 BGB festzustellen, sowie die Unterbringungen zur Gefahrenabwehr gemäß § 1906 Abs. 1 Nr. 1, oder gemäß der PsychKGs oder Unterbringungsgesetze der Länder. Allerdings kann eine Patientenverfügung auch bei gerichtlich untergebrachten Patienten die Behandlung verhindern. Eine verbindliche gerichtliche Entscheidung, wie in Grenzfällen vorgegangen werden soll, steht noch aus. Derzeit erscheint es angebracht, möglichst rasch einen Betreuer bestellen zu lassen und ggf. Entscheidungen des Betreuungsgerichts herbeizuführen.

Die neu geschaffenen gesetzlichen Regelungen lassen das Dilemma, dass eine *Unterbringung* eines Patienten gegen dessen Willen angeordnet wird, eine Behandlung dieses Patienten aber aufgrund einer Patientenverfügung untersagt ist, wohl häufiger werden. Andererseits zeigen empirische Untersuchungen aus anderen Ländern, in denen große Hoffnungen in die Patientenverfügung bei psychisch Kranken gesetzt wurden, dass diese wegen der mangelnden Selbstständigkeit der Patienten früher kaum angenommen wurden (Swanson et al. 2001), dass sich dies aber geändert hat, nachdem diese Patienten aufgeklärt und ihnen bei der Abfassung geholfen wurde. Der überwiegende Teil der Betroffenen entschied sich für eine Fortsetzung der Behandlung im Falle einer Verschlechterung ihrer Krankheit, die zur Entscheidungsunfähigkeit führen würde (Swartz et al. 2006). Das deutsche Gesetz sieht trotz gegenteiliger Beratung durch die meisten Fachverbände (Meier et al. 2005) eine ärztliche Beratung vor Abfassung einer Patientenverfügung nicht vor. Die besonderen Problemfälle der Psychiatrie wurden im Gesetzgebungsverfahren kaum berücksichtigt (Grözinger et al. 2011; Koller 2010; Nedopil 2011). Von vielen Fachleuten wird die Vorsorgevollmacht der Patientenverfügung vorgezogen, weil mit ihr flexibler sowohl dem jeweiligen Behandlungsbedarf wie dem Willen des Betroffenen Rechnung getragen werden kann (Jox et al. 2008).

Bereits mit dem 2. Betreuungsrechtsänderungsgesetz wurden Schutzvorschriften erlassen, um den Missbrauch von Vollmachten zu verhindern. Demzufolge können Bevollmächtigte nur dann wirksam in riskante ärztliche Eingriffe oder in eine Unterbringung einwilligen, wenn die Vollmacht diese Maßnahmen ausdrücklich umfasst. Bevollmächtigte sind ebenso wie Betreuer den betreuungsrichterlichen Genehmigungspflichten nach § 1904 und § 1906 BGB unterworfen. Ebenso wie bei einer Betreuung sind bei einer Vollmacht ein ärztliches Gutachten und eine betreuungsrichterliche Genehmigung einzuholen, wenn gefährliche ärztliche Eingriffe oder eine Unterbringung erforderlich werden (§§ 298 und 321 FamFG).

Formulierungsbeispiel einer Vorsorgevollmacht für Gesundheitsangelegenheiten

Eine Vollmacht kann ebenso wie eine Patientenverfügung auch Einschränkungen enthalten und dadurch die Wünsche des Betroffenen deutlich werden lassen; z. B. den Wunsch nach oder die Ablehnung von lebensverlängernden Maßnahmen oder den Wunsch, dass die Schmerzbekämpfung vorrangig vor einer Lebensverlängerung sein müsse, oder auch den Wunsch, mit bestimmten Psychopharmaka behandelt zu werden und andere abzulehnen. Sie kann auch enthalten, dass sich der Betroffene unter (zu benennenden) Bedingungen für die Forschung zur Verfügung stellt.

Ärzte dürfen sich nicht ohne Folgen über derartige Festlegungen hinwegsetzen, da es bei der Behandlung von entscheidungsunfähigen Patienten nahezu ausschließlich auf deren mutmaßlichen Willen

---

Vorsorgevollmacht

Sollte ich aufgrund einer psychischen Krankheit oder einer körperlichen, geistigen oder seelischen Behinderung meine Angelegenheiten ganz oder teilweise nicht besorgen können oder sollte ich deswegen nicht mehr in der Lage sein, mein Selbstbestimmungsrecht in Gesundheitsangelegenheiten wirksam auszuüben, bevollmächtige ich gem. § 1896 Abs. 2 Satz 2 BGB Herrn/Frau ..., geb. am..., wohnhaft in..., mich in allen Angelegenheiten der gesundheitlichen Fürsorge und der Selbstbestimmung zu vertreten.

Meinem/meiner Bevollmächtigten gegenüber entbinde ich alle behandelnden Ärzte von der Schweigepflicht, soweit dies für die Aufklärung des/der Bevollmächtigten erforderlich ist. Mein Bevollmächtigter/meine Bevollmächtigte hat von den Ärzten umfassende Auskunft über meinen Gesundheitszustand zu erhalten, er/sie darf die Einwilligung in Heilbehandlungen erteilen oder versagen, er/sie darf meinen Aufenthaltsort bestimmen und an meiner Stelle in eine freiheitsentziehende Unterbringung oder in eine unterbringungsähnliche Maßnahme einwilligen. Er/Sie kann darüber entscheiden, ob nach meinem Tod zu Transplantationszwecken Organe entnommen werden dürfen. Die Vollmacht und der zugrunde liegende Auftrag bleiben auch wirksam, wenn ich geschäftsunfähig werden sollte.

Als Ersatzbevollmächtigte/n bestimme ich ...

Ort, Datum

Unterschrift

---

und nicht auf deren wohlverstandenes Interesse ankommt.

Eine Betreuung kann auf Antrag des Betroffenen oder von Amts wegen erfolgen. Dabei darf der Betreuer nur für die Aufgabenkreise bestellt werden, in denen eine Betreuung erforderlich ist. Eine Betreuung von Amts wegen setzt voraus, dass der Betroffene aufgrund seiner Krankheit oder Behinderung seinen Willen nicht frei bestimmen kann (BayObLGZ 1995, S. 146 ff.). Dem Betreuten wird das über ihn im Betreuungsverfahren gefertigte

Gutachten in aller Regel bekannt gemacht, in vielen Fällen muss es ihm sogar vollständig zugesandt werden (OLG Düsseldorf, R&P 1997, S. 40 ff.). Lediglich wenn ein ernsthafter gesundheitlicher Schaden bei der Kenntnisnahme des Gutachteninhalts zu befürchten ist, kann auf eine Unterrichtung des Betreuten verzichtet werden.

5.4.1.2 Einwilligungsvorbehalt

Weder eine Betreuung noch eine Vollmacht hindern den Betroffenen, eigenständig seine Angelegenheiten zu regeln. Erst wenn vom Gericht zusätzlich ein Einwilligungsvorbehalt ausgesprochen wird (§ 1903 BGB), ist der Betreute für Handlungen, die unter den Einwilligungsvorbehalt fallen, *auf die Zustimmung des Betreuers angewiesen*. Ein Einwilligungsvorbehalt ist für jene Menschen vorgesehen, die aufgrund einer psychischen Störung unter Betreuung stehen und bestimmte rechtliche Angelegenheiten wegen ihrer Störung nicht oder nur mit einem erheblichen Risiko eines Schadens regeln können. Er darf nur eingerichtet werden, wenn durch die zu erwartenden rechtlichen Handlungen eine erhebliche Gefahr für die betreute Person selbst oder für ihr Vermögen zu befürchten ist. Es war die Absicht des Gesetzgebers, die Bereiche, in denen ein Einwilligungsvorbehalt ausgesprochen wird, so eng wie möglich zu halten. Allerdings wird sowohl von gerichtlicher Seite als auch von Sachverständigen vorgeschlagen, die unter Betreuung oder unter Einwilligungsvorbehalt fallenden Aufgabenbereiche globaler zu benennen und Ausnahmen aufzuzählen, die von der Zustimmung des Betreuers ausgenommen werden sollen (Röchling 1993). Globale Bereiche sind z. B. die Gesundheitsfürsorge, die Fürsorge in rechtlichen Auseinandersetzungen, die Aufenthaltsbestimmung oder die Vermögenssorge. Eine differenzierte Regelung könnte z. B. so aussehen, dass ein Einwilligungsvorbehalt für die Vermögenssorge ausgesprochen wird, dass jedoch Geldausgaben bis 100 € von diesem Einwilligungsvorbehalt ausgenommen werden.

Ein Einwilligungsvorbehalt kann ebenso wie eine Betreuung nicht gegen den Willen eines geschäftsfähigen Menschen ausgesprochen werden. Die Frage, ob ein Einwilligungsvorbehalt für den Aufgabenkreis „ärztliche Behandlungen" mit der Rechtsprechung vereinbar ist, erscheint unklar, da es sich dabei nicht um ein Rechtsgeschäft, sondern um Vereinbarungen handelt, bei denen es nicht auf die Geschäftsfähigkeit ankommt und eingreifendere Maßnahmen, wie riskante ärztliche Eingriffe oder eine Unterbringung, ohnehin einer vormundschaftsrichterlichen (heute: betreuungsrichterlichen) Genehmigung bedürfen (OLG Düsseldorf FamRZ 1995, S. 118 f.).

5.4.1.3 Geschäftsunfähigkeit und Betreuung

Bei ausgeprägter Behinderung stellt sich die Frage nach der Geschäftsfähigkeit des Patienten. Ist ein Patient geschäftsunfähig im Sinne des § 104 BGB, ersetzt die Erklärung des Betreuers jene des Patienten. Ein Einwilligungsvorbehalt ist nicht erforderlich, weil der Betreuer nicht in Entscheidungen des Patienten einwilligen kann, sondern für ihn entscheiden muss. Die Geschäftsunfähigkeit ist jedoch unabhängig von der Betreuungsnotwendigkeit zu klären (siehe Kap. 5.1).

5.4.1.4 Zustimmung des Betreuungsgerichts

In Ergänzung zur Hierarchie, die sich auf das Ausmaß der Störung bezieht, orientiert sich eine weitere, im Betreuungsrecht zur Geltung kommende Hierarchie an den notwendigen Rechtseingriffen. Ist eine Betreuung für einen Patienten eingerichtet oder besteht eine Vollmacht, so kann der Betreuer/Bevollmächtigte im Interesse des Patienten und für ihn Willenserklärungen abgeben. Von dieser allgemeinen Regelung gibt es jedoch Ausnahmen, wenn die Rechte des Patienten erheblich beeinträchtigt werden. Entscheidungen über den Fernmeldeverkehr oder über die Entgegennahme, das Öffnen und Anhalten der Post dürfen vom Betreuer nur dann getroffen werden, wenn dies *vom Gericht ausdrücklich angeordnet* wurde (§ 1896 BGB). Die Kündigung eines Mietverhältnisses, eine Wohnungsauflösung oder das Eingehen eines Vertrages, der zu wiederkehrenden Leistungen verpflichtet, bedarf in jedem Einzelfall der Genehmigung des Betreuungsgerichts (§ 1907 BGB). Weiter ist eine betreuungsrichterliche Zustimmung auch erforderlich, wenn freiheitsentziehende Maßnahmen durchgeführt werden (§ 1906 BGB). Darunter ist nicht nur die Unterbringung in einer geschlossenen Abteilung, sondern auch eine längere oder regelmäßig wiederkehrende Freiheitsbeschränkung durch mechanische Vorrichtungen oder Medikamente, die lediglich zur Dämpfung eingesetzt werden, zu verstehen. Die gesetzlichen Vorschriften, die es dem Richter ermöglichen, einer freiheitsentziehenden Maßnahme zuzustimmen, sind relativ begrenzt. Freiheitsentzug (geschlossene Unterbringung) und Freiheitsbeschränkung (z. B. Bauchgurt oder Sedierung) dürfen nach dem Betreuungsrecht gegen den Willen des Betroffenen nur erfolgen, wenn die Gefahr besteht, dass sich der Patient selbst tötet oder sich erheblichen gesundheitlichen Schaden zufügt oder wenn eine Untersuchung erfolgen muss, die ohne Beschränkungen des Betreuten nicht durchgeführt werden kann, der Betreute aber nicht in der Lage ist, die Notwendigkeit dieser Untersuchung zu erkennen. Die unfreiwillige geschlossene Unterbringung ist auf jene Personen begrenzt, die aufgrund ihrer Erkrankung zur freien Willensbildung unfähig sind. Überwiegend bejaht wird in der Rechtsprechung, dass freiheitsbeschränkende Maßnahmen einer zusätzlichen richterlichen Genehmigung bedürfen, auch wenn sie bei Patienten erfolgen, die gegen ihren Willen geschlossen untergebracht sind. Im Eilfall kann die Unterbringung – ebenso wie eine notfallmäßige ärztliche Behandlung – auch vor der Bestellung eines Betreuers erfolgen (§ 1846 BGB). In diesen Fällen übernimmt das Gericht die Aufgaben des Betreuers, bis dieser zumindest vorläufig bestellt ist.

▶ **Sterilisation.** Eine Sterilisation bei Einwilligungsunfähigkeit ist nur dann möglich, wenn sowohl ein eigens dafür bestellter Betreuer wie auch der Betreuungsrichter dieser Operation zustimmen und der Betroffene sie nicht ablehnt (§ 1905 BGB). Außerdem muss sie der Abwendung einer Schwangerschaft und einer Notlage dienen. Sie muss vom Gericht beschlossen werden, zwischen Beschluss und Durchführung müssen 14 Tage vergehen. Bei Minderjährigen ist die Einwilligung in eine Sterilisation nicht ausreichend, um einen solchen Eingriff zu ermöglichen. In jedem Fall ist eine Begutachtung erforderlich, wobei der behandelnde Arzt nicht als Gutachter tätig werden darf. Nach der Justizstatistik wurden in den Jahren 1992 – 1994 342 Anträge auf Sterilisation von Betreuten gestellt, 239 davon wurden genehmigt. Die meisten Anträge werden wegen geistiger Behinderung der Betroffenen gestellt. Ablehnungen der Sterilisation erfolgten am häufigsten, weil die Betreuten nicht für dauerhaft einwilligungsunfähig erachtet wurden (Gaidzik u. Hiersche 1999).

5.4.2 Begutachtung

Das Betreuungsrecht hat eine Reihe von Begutachtungsproblemen aufgeworfen, da bei den verschiedenen Maßnahmen jeweils getrennte Gutachten erforderlich sind, die vom Sachverständigen unterschiedliche Qualifikationen fordern. Die §§ 280, 281 und 298 FamFG regeln die Aufgaben des Sachverständigen. Eine Begutachtung ist erforderlich bei der Einrichtung einer Betreuung. Der Gutachter sollte neben der Frage nach der Notwendigkeit einer Betreuung auch die Frage nach der Anordnung eines Einwilligungsvorbehalts beantworten. Er sollte über eine fachliche Qualifikation als Arzt für Psychiatrie oder zumindest als Arzt mit Erfahrungen in der Psychiatrie verfügen (§ 280 FamFG). Das Gesetz verlangt Stellungnahmen zu folgenden Punkten:
1. das Krankheitsbild einschließlich der Krankheitsentwicklung,
2. die durchgeführten Untersuchungen und die diesen zugrunde gelegten Forschungserkenntnisse,
3. den körperlichen und psychiatrischen Zustand des Betroffenen,
4. den Umfang des Aufgabenkreises und
5. die voraussichtliche Dauer der Maßnahme.

Von dem Gutachter, der den Patienten wegen der Anordnung einer Unterbringungsmaßnahme untersucht, wird eine besondere fachliche Qualifikation nicht verlangt (§ 298 FamFG). Eine weitere gutachterliche Äußerung ist erforderlich, wenn eine Untersuchung, Heilbehandlung oder ein ärztlicher Eingriff bei einem einwilligungsunfähigen, betreuten Patienten vorgenommen werden soll (siehe Kap. 5.4.3). Dieses Gutachten darf nicht von jenem Arzt erstellt werden, welcher die Untersuchung oder Behandlung durchführt.

Nach §§ 281 und 282 FamFG kann von Begutachtungen abgesehen werden, wenn der Betroffene einer Betreuung zustimmt und auf die Begutachtung verzichtet oder wenn durch ein Gutachten des medizinischen Dienstes der Krankenversicherung die Voraussetzungen für die Notwendigkeit einer Betreuung schon feststellbar sind.

Nach heutigem Stand hat das Gutachten zumindest folgende Punkte verständlich und nachvollziehbar darzulegen:

1. Art, Umfang und Zeitpunkt der eigenen Untersuchungen sowie Angaben der Quellen, auf welches sich das Gutachten stützt;
2. Darstellung des Sachverhalts;
3. klinische Diagnose und Subsumption unter einen Begriff des § 1896 Abs. 1 BGB;
4. Auswirkungen der Krankheit auf die Fähigkeit, bestimmte Angelegenheiten zu regeln;
5. Angaben über den zu regelnden Aufgabenkreis – Ausnahmen vom Regelungsbedarf;
6. ggf. Notwendigkeit eines Einwilligungsvorbehalts für bestimmte Aufgabenkreise – voraussichtliche Dauer des Einwilligungsvorbehalts;
7. ggf. Notwendigkeit einer geschlossenen Unterbringung zum Zwecke einer Untersuchung des Gesundheitszustandes (§ 1906 Abs. 1 Nr. 2 BGB) oder um eine Gefahr vom Betroffenen abzuwenden (§ 1906 Abs. 1 Nr. 1 BGB);
8. ggf. Vorliegen der Voraussetzungen für Geschäftsunfähigkeit;
9. Grundsätzlich sollte in jedem Betreuungsgutachten auch Stellung genommen werden, ob durch die Anhörung des Betroffenen vor Gericht und durch die Mitteilung des Gutachteninhalts und des Betreuungsbeschlusses gesundheitliche Schäden für den Probanden zu befürchten sind. Das Gericht ist nämlich verpflichtet, dem zu Betreuenden den Gerichtsbeschluss und die Gründe, die zu dem Gerichtsbeschluss führten, mitzuteilen, falls durch diese Mitteilung kein Schaden für ihn zu erwarten ist (§ 308 FamFG).

Die Gutachten sollten einerseits verständlich die einzelnen Schritte der fachlichen Schlussfolgerungen erläutern, andererseits sich auf die Beantwortung der jeweiligen Gutachtensfragen beschränken. Gutachten, die je nach Schwierigkeitsgrad zwischen 5 und 20 Seiten umfassen, sind heute die Regel. Die Durchsicht einer Reihe von Gutachten hat allerdings gezeigt, dass häufig eine *nachvollziehbare Begründung*, warum bei einer bestimmten Störung eine Betreuung überhaupt erforderlich ist und warum bestimmte Bereiche von dieser Notwendigkeit betroffen sind, fehlt. Der Zwischenschritt, der von der klinischen Diagnose und ihrer Subsumtion unter einen juristischen Begriff des § 1896 BGB zu ihrer konkreten Auswirkung im rechtlichen Bereich führt, sollte aufgrund allgemeiner klinischer Erfahrungssätze und ihrer Anwendung auf den spezifischen Einzelfall dem Richter und dem Betroffenen verständlich machen, warum ein Rechtseingriff eine Hilfe darstellt und der Abwendung eines Schadens dienen kann. Erst durch die Darstellung dieser Zwischenschritte wird die gutachterliche Schlussfolgerung nachvollziehbar und eine sachgerechte individuelle Beschlussfassung des Gerichts möglich [GS B-16, S. 154 ff.].

5.4.3 Exkurs: Einwilligung in ärztliche Behandlung

Ärztliche Eingriffe, auch psychotherapeutische Eingriffe, sind Rechtsverletzungen und somit prinzipiell strafbare Handlungen. Sie sind Körperverletzungen oder auch Eingriffe in das Persönlichkeitsrecht der Selbstbestimmung eines Menschen, bei der Behandlung in einer geschlossenen Abteilung auch Freiheitsberaubung. Sie sind nur gerechtfertigt durch die Einwilligung des Betroffenen, nachdem dieser aufgeklärt wurde. Diese Grundsätze gelten auch für psychisch Kranke und haben in der internationalen arztethischen Diskussion und auch in den zuständigen politischen Gremien zunehmend an Gewicht gewonnen, wie an verschiedenen Entschließungen der Vereinten Nationen (Gendreau 1997) oder der Organe der Europäischen Konvention für Menschenrechte (Dougin 1998) abzulesen ist. Der Patient muss über folgende Punkte aufgeklärt werden, um eine rechtswirksame Einwilligung abgeben zu können:
1. Vorgehen bei Diagnostik und Therapie
2. Folgen einer Behandlung samt den Folgen von Behandlungsalternativen
3. Risiken einer Behandlung
4. Folgen einer Nichtbehandlung

Eine ganz oder teilweise fehlerhafte Aufklärung macht die Einwilligung unwirksam und den Eingriff rechtswidrig (BGH 1989, Versmed. 49, 1997, S. 1 f.).

Ein Patient kann darüber hinaus einer Behandlung nur rechtswirksam zustimmen, wenn er einwilligungsfähig ist. Auch die Frage der Einwilligungsfähigkeit hat seit geraumer Zeit international an Bedeutung gewonnen (Amelung 1995; American Psychiatric Association 1997; Appelbaum u. Grisso 1996; Bauer u. Vollmann 2002; Kitamura et al. 1998; Kröber 1998; Verrel 2003; Vollmann et al. 2004). Einwilligungsfähigkeit unterscheidet sich von Geschäftsfähigkeit dadurch, dass Letztere *nicht relativiert* werden kann, erstere aber relativ zu betrachten ist. Sie wird in verschiedenen Gesetzen (z. B. Arzneimittelgesetz, Unterbringungsgesetze bzw. PsychKGs, Kastrationsgesetz, Transsexuellengesetz) unterschiedlich aufgefasst und in der Rechtsprechung uneinheitlich ausgelegt. Dabei ist jedoch eine gewisse *einheitliche Tendenz* erkennbar:

1. Je komplexer der Eingriff ist, in den eingewilligt werden soll, desto höher sind die juristischen Anforderungen, die an die Einwilligungsfähigkeit gestellt werden. Dies ist sehr leicht daran erkennbar, dass Minderjährige für gewisse Handlungen durchaus einwilligungsfähig sind, z. B. können 14-jährige Jungen und 16-jährige Mädchen in heterosexuelle Handlungen einwilligen, 18-Jährige können in Arzneimittelversuche einwilligen und auch in eine Sterilisation. In eine Kastration zur Dämpfung des Geschlechtstriebes können aber erst 25-Jährige einwilligen. In ärztliche Behandlungen, die keine gravierenden Eingriffe bedeuten und keine gravierenden Folgen nach sich ziehen, können auch schon 14-Jährige einwilligen.
2. Auch bei Erwachsenen gilt: Je schwerwiegender ein Eingriff, je nachhaltiger die Folgen, desto höher sind die Anforderungen, die an die Einwilligungsfähigkeit des Patienten gestellt werden müssen. Hier findet sich ein deutlicher Unterschied zur Geschäftsfähigkeit.
3. Die Einwilligung ist widerrufbar. Während Rechtsgeschäfte in aller Regel allenfalls innerhalb bestimmter Fristen rückgängig gemacht werden können, kann eine Einwilligung jederzeit zurückgezogen werden. Einwilligungsfähigkeit setzt somit auch Widerspruchsfähigkeit voraus.
4. Es gibt ein „Vetorecht", das bestimmte Eingriffe auch bei Einwilligungsunfähigen verbietet, wenn diese sich dagegen aussprechen. Dieses Vetorecht ist im Kastrationsgesetz festgeschrieben und gilt für die Sterilisationen, für die Durchführung medizinischer Experimente, für Organspenden und für Schwangerschaftsabbrüche. Entscheidend ist hier nicht die Einwilligungsfähigkeit, sondern der natürliche Wille eines Menschen, der eigentlich jedem Menschen ab seiner Geburt zugebilligt wird, da es hier auf Urteilsvermögen und Verstandesreife nicht ankommt (Amelung 1992a, b). Auch Eltern oder ein Betreuer können sich in den genannten Fällen nicht über den natürlichen Willen der ihnen anvertrauten Kinder oder Betreuten hinwegsetzen.

In Anlehnung an Amelung (1992a, b) können für die Voraussetzungen der Einwilligungsfähigkeit folgende Überlegungen angestellt werden:
1. Einwilligung bedeutet die Zustimmung zu einem persönlichen Opfer: Der Einwilligende opfert aus juristischer Sicht ein Rechtsgut und stimmt einer möglichen Beschädigung seines Körpers zu. Dieses Opfer wird erbracht, um einem Nachteil zu entgehen oder einen Vorteil zu erhalten. Der Einwilligende muss also ein subjektives Wertesystem besitzen, anhand dessen er solche Entscheidungen vornimmt. Er muss somit die Fähigkeit zur autonomen Wertung besitzen.
2. Einwilligung bedeutet auch eine prognostische Entscheidung. Der Einwilligende muss die Frage beantworten, welcher Eingriff in der Zukunft Vorteile bringen oder Nachteile verhindern wird. Er muss somit entweder über Informationen verfügen, die derartige prognostische Entscheidungen ermöglichen, oder er muss der Aufklärung über Tatsachen, die für seine Entscheidung erforderlich sind, folgen können. Darüber hinaus muss er eine Vorstellung über Kausalzusammenhänge entwickeln können.
3. Letztendlich muss der Einwilligende nicht nur Alternativen erkennen können und einen subjektiven Wertmaßstab für die darin enthaltene Konfliktlösungsstrategie besitzen, sondern auch jene Alternative wählen können, von der er sich den meisten Nutzen verspricht.

Vergleichbare Voraussetzungen lassen sich auch der internationalen Literatur entnehmen: Die Fähigkeit zum Verstehen, zum Bewerten, zur rationalen Entscheidung (was wiederum die Fähigkeit zum folgerichtigen Denken, zum vergleichenden Beurteilen und zum Abwägen von Wahrscheinlichkeiten umfasst) und zur Kommunikation und Begründung einer Wahl gelten als die Grundlagen für Einwilligungsfähigkeit (Saks u. Jeste 2006). Die genannten Voraussetzungen sind nicht nur die Grundbedingungen für eine vernünftige, autonome Entscheidung eines Patienten in eine Behandlung, sie sind auch von großer Bedeutung für jeden Arzt, der im Notfall handeln muss, ohne den Patienten fragen zu können. Er beruft sich dann auf die mutmaßliche Einwilligung des Patienten und muss dabei die subjektiven Wertmaßstäbe des Betroffenen – soweit sie ihm bekannt sind – berücksichtigen, nicht etwa nur seine eigenen.

Bei psychischen Störungen kann nun jede dieser drei Voraussetzungen gestört sein:
1. Die Fähigkeit zur autonomen Wertung kann gestört sein:
   a. bei einem Wahnkranken, wenn die Einwilligung mit den Wahninhalten kollidiert;
   b. bei Depressiven, wenn beispielsweise eine nihilistische Gedankeneinengung oder ein Todeswunsch die Wertung verzerrt;
   c. bei Jugendlichen, die sich aus Liebeskummer suizidieren wollen;
   d. bei Kranken mit einer Manie, wenn etwa Euphorie und Selbstüberschätzung zu einer Veränderung des persönlichen Wertgefüges führen;
   e. bei Süchtigen, wenn der Suchtmittelerwerb und die Suchtmittelzufuhr Vorrang vor allen anderen Werten erhalten.
2. Die Fähigkeit zum Erkennen von Tatsachen und Kausalverläufen kann beeinträchtigt sein:
   a. bei Debilität und Demenz, wenn die intellektuellen Fähigkeiten nicht ausreichen, sinnvolle Schlüsse aus objektiven Vorgaben zu ziehen;
   b. bei Wahnkranken, wenn es zu einer Beeinträchtigung der Schlussfolgerungen durch überwertige Ideen oder Wahninhalte kommt;
   c. bei Depressiven, wenn nihilistische Ideen das Schlussfolgern beeinträchtigen.
3. Die Fähigkeit zur Konfliktlösung aufgrund einer persönlichen Wertung kann gestört sein:
   a. bei psychotischer Ambivalenz;
   b. bei einem Stupor;
   c. bei Erregungszuständen;
   d. bei Demenz oder beim Wahn.

In der Praxis bewährt hat sich die von einer interdisziplinär zusammengesetzten Arbeitsgruppe der Arbeitsgemeinschaft für Neuropsychopharmakologie und Pharmakopsychiatrie (AGNP) entwickelte Konzeption der Beurteilung der Einwilligungsfähigkeit (Nedopil et al. 1999). Sie orientiert sich an den in Gesetz und Rechtsprechung gängigen Prinzipien (z. B. Geschäftsfähigkeit, Testierfähigkeit, Schuldfähigkeit) und übernimmt sie bei der Definition der Einwilligungsfähigkeit, nämlich:
1. Dem erwachsenen Menschen ist zunächst Einwilligungsfähigkeit zu unterstellen.
2. Einwilligungsunfähigkeit ist zu definieren und Einwilligungsfähigkeit anzunehmen, falls Einwilligungsunfähigkeit nicht besteht.
3. Die Zweistufigkeit, die dem Gesetz nach beinahe bei jeder vergleichbaren Beurteilung erforderlich wird, ist auch in die Definition der Einwilligungsunfähigkeit aufzunehmen. Damit wird verhindert, dass jede nach außen unsinnig erscheinende Willensäußerung als Indikator für Einwilligungsunfähigkeit angesehen wird.

Sie lautet:
„Einwilligungsunfähig ist derjenige, der wegen Minderjährigkeit, psychischer Krankheit oder geistiger Behinderung (1. Stufe) unfähig ist,
- den für die Entscheidung relevanten Sachverhalt zu verstehen (Verständnis),
- ihn im Hinblick auf seine gegenwärtige Situation und die sich daraus ergebenden Folgen und Risiken zu verarbeiten (Verarbeitung),
- zu erfassen, welchen Wert die betroffenen Interessen für ihn haben und zwischen welchen Möglichkeiten er wählen kann (wichtig ist die Bezugnahme auf die – nicht durch Krankheit verzerrte – Werthaltung des Betroffenen) (Bewertung),
- den eigenen Willen auf der Grundlage von Verständnis, Verarbeitung und Bewertung der Situation zu bestimmen (Bestimmbarkeit des Willens) (2. Stufe)".

In der Praxis kann man in der Regel davon ausgehen, dass die *Zustimmung eines aufgeklärten Patienten*, bei dem psychotische oder demenzielle Symptome nicht erkennbar sind, einer rechtskräftigen Einwilligung entspricht. Hier stimmen die subjektiven Wertentscheidungen des Patienten mit den sachlich vernünftigen überein, sodass Zweifel an der Einwilligungsfähigkeit nicht aufkommen. Andererseits ist die Ablehnung einer Behandlung allein noch kein Hinweis für Einwilligungsunfähigkeit, kann aber ein erstes Indiz sein, die Einwilligungsfähigkeit zu prüfen.

Auch *Psychosen, Oligophrenien oder Demenzen* schließen die Einwilligungsfähigkeit nicht aus. Ein Patient kann unter Umständen auch rechtswirksam in eine bestimmte Behandlung einwilligen, selbst wenn das Gericht bezüglich der Gesundheitsfürsorge einen Einwilligungsvorbehalt ausgesprochen hat (Dodegge 1993; Klüsener u. Rausch 1993). Die Fähigkeit zur Einwilligung ist in jedem Einzelfall zu prüfen und zu dokumentieren. Bei einwilligungsunfähigen Patienten bedürfen ärztliche Behandlungen der Ersatzeinwilligung des Bevollmächtigten oder Betreuers. Diese haben jedoch einen in einer Patientenverfügung festgelegten Willen zu respektieren und durchzusetzen, ebenso wie eine Behandlungsvereinbarung, die zwischen Arzt und Patienten zu einem Zeitpunkt abgeschlossen wird, in welcher der Patient mit Sicherheit einwilligungsfähig ist. Derartige Festlegungen finden jedoch dort ihre Grenzen, wo sie mit Zwang durchgesetzt werden müssten (Marschner 1997). Darüber hinaus ist eine *betreuungsrichterliche Zustimmung* erforderlich, wenn bei einem einwilligungsunfähigen Patienten durch die Untersuchung, die Heilbehandlung oder den ärztlichen Eingriff die Gefahr besteht, daran zu sterben oder einen schweren oder länger dauernden Schaden zu erleiden (§ 1904 BGB). In der Psychiatrie ist eine betreuungsrichterliche Genehmigung wohl dann einzuholen, wenn Langzeitbehandlungen über die Dauer der ursprünglichen Erkrankung hinaus fortgeführt werden sollen. Dies dürfte sowohl für eine *Lithiumtherapie* wie auch für eine *Langzeitbehandlung mit Neuroleptika oder Antikonvulsiva* der Fall sein, ebenso bei einer bilateralen Elektrokrampftherapie. Demgegenüber wurde die gerichtliche Genehmigungspflicht für unilaterale Stimulationen aufgehoben.

5.5 Eherecht

Geschäftsunfähige können keine Ehe eingehen (§ 1304 BGB). Nach Vollendung des 16. und vor Vollendung des 18. Lebensjahres kann mit einer Ausnahmegenehmigung des Familiengerichts und mit Zustimmung des gesetzlichen Vertreters die Ehe eingegangen werden, wenn der Partner volljährig ist und über eine für die Eheschließung erforderliche sittliche und geistige Reife verfügt. Wurde eine Ehe im Zustand der Geschäftsunfähigkeit oder der vorübergehenden Aufhebung der freien Willensbestimmung geschlossen, so kann die Ehe aufgehoben werden (§ 1314 BGB). Eheaufhebungen wegen psychiatrischer Erkrankungen, die dem Partner nicht bekannt waren, kommen heute kaum noch vor. Häufiger werden Gutachter mit der Frage konfrontiert, ob eine Ehe wegen aufgrund einer Scheidung nicht zumutbaren Härte für einen Partner *aufrechterhalten werden muss, obwohl der andere die Scheidung begehrt* (§ 1568 BGB). Die Rechtsprechung erkennt allerdings kaum eine psychische Störung als Härtefall an. Weder Suizidalität noch depressive Reaktionen noch Alter und Gebrechlichkeit sind als Grund für eine dem scheidungswilligen Partner aufzuzwingende Beibehaltung der Ehe anerkannt worden (Zusammenfassung bei Diederichsen u. Dröge 1999b).

5.6 Bürgerliches Haftungs- und Schadensersatzrecht

Rechtliche Grundlage des Haftungsrechts ist der § 823 BGB. Danach ist derjenige zum Ersatz eines Schadens verpflichtet, der vorsätzlich oder fahrlässig einen Schaden verursacht hat. Psychiatrische Begutachtungen werden in diesem Zusammenhang erforderlich:
- bei den Verursachern, wenn sie Zurechnungsunfähigkeit bei der Schädigung geltend machen,
- bei den Opfern, wenn sie unter einer psychopathologisch relevanten Beeinträchtigung als Folge des Schadens zu leiden glauben,
- bei Ärzten, wenn der Verdacht besteht, dass durch ihre mangelnde Sorgfaltspflicht ein Gesundheitsschaden entstanden sein könnte.

5.6.1 Deliktunfähigkeit

Kinder sind bis zur Vollendung des 7. Lebensjahres für den von ihnen verursachten Schaden nicht verantwortlich (deliktunfähig), für Schäden, die nicht vorsätzlich im Straßen- und Schienenverkehr herbeigeführt wurden, gilt dies bis zur Vollendung des 10. Lebensjahres. Die Verantwortlichkeit für einen Schaden kann nach § 827 BGB wegfallen, wenn der Verursacher sich in einem Zustand der Bewusstlosigkeit oder in einem die freie Willensbestimmung ausschließenden Zustand krankhafter Störung der Geistestätigkeit befand. Die sog. *Gefährdungshaftung* bleibt jedoch bestehen (z.B. die Haftung des Kfz-Halters, selbst wenn er den Schaden nicht verursacht hat). Zurechnungsunfähigkeit kann sowohl auf massiven intellektuellen Einbußen, auf erheblichen Denkstörungen und auch auf Störungen der Willensbildung beruhen. Wahnkranke sind z.B. für Handlungen, die aus ihrem Wahn heraus entstehen, nicht zurechnungsfähig; aber auch Schlafwandler sind für etwaige Folgen der im somnambulen Zustand getätigten Handlungen zurechnungsunfähig. Eine *verminderte Zurechnungsfähigkeit* (etwa analog der verminderten

Schuldfähigkeit im Strafrecht) kennt das Zivilrecht nicht, wohl aber eine partielle Zurechnungsunfähigkeit (Kern 2009). Eine *„bedingte Zurechnungsfähigkeit"* wird bei Minderjährigen, die das 7. Lebensjahr vollendet haben, angenommen. Sie hängt im Wesentlichen von der Einsichtsfähigkeit und damit von dem intellektuellen Entwicklungsstand des Kindes in Bezug auf die von ihm zu verantwortenden Handlungen ab. Einfache Folgen können meist schon von jungen Kindern bedacht werden, während komplexe Sachverhalte und deren Folgen noch nicht überschaut werden können. Zurechnungsunfähigkeit muss von der Partei *bewiesen* werden, von der sie behauptet wird. Fragen nach der zivilrechtlichen Zurechnungsfähigkeit sind in der forensischen Praxis relativ selten. Wesentlich häufiger sind Schädigungsfolgen zu begutachten.

5.6.2 Entschädigung

Ein ursächlicher Zusammenhang zwischen dem Ereignis und dem Schaden ist Voraussetzung für eine Entschädigung durch den Verursacher. Dieser Zusammenhang wird im Zivilrecht nach der *Adäquanztheorie* dann angenommen, wenn der Umstand „nach dem gewöhnlichen Verlauf der Dinge generell geeignet ist, einen Erfolg dieser Art herbeizuführen" (BGH NJW 1976, S. 1144). Diese Definition des Zusammenhangs schließt seltene Ereignisse nicht aus. Besteht beim Opfer bereits eine Disposition zu krankhaften Reaktionen oder ist der Heilungsverlauf durch Komplikationen belastet, so sind diese ebenfalls als Schädigungsfolge zu berücksichtigen. Die *psychischen Folgeschäden* gelten unter dem Grundsatz der Adäquanztheorie auch als entschädigungspflichtig, sofern sie nicht als zweckgerichtetes, finales Verhalten angesehen werden müssen. Selbst die Auslösung einer Konversionsneurose durch einen Unfall bei einer entsprechend disponierten Person kann als Unfallfolge betrachtet werden (BGH NJW 1996, S. 2425 ff.; NJW 1998, S. 810 ff.). Lediglich bei eng begrenzten Bagatelltraumata und bei bewusstseinsnaher Begehrenshaltung – wenn also die psychische Reaktion des Verletzten wegen ihres groben Missverhältnisses schlechterdings nicht mehr verständlich ist – kann ein Zusammenhang ausgeschlossen werden (BGH NJW 2004, S. 1945). Allerdings ist der Geschädigte verpflichtet, sich anzustrengen, um eine Fehlhaltung zu vermeiden, und sich gegebenenfalls in entsprechende Behandlungen zu begeben. Andernfalls kann ihn ein Mitverschulden am Schaden treffen (BGH VersR 1970, S. 272).

Aus psychiatrischer Sicht kann der adäquate Zusammenhang am transparentesten dargestellt werden, wenn folgende Punkte berücksichtigt werden (Murer et al. 1993):
- Schweregrad des Unfallereignisses und seiner Folgen (objektiv)
- Schweregrad des Unfallerlebnisses und seiner Folgen (subjektiv)
- prämorbide Persönlichkeitsstruktur
- möglicherweise vorhandene sekundäre Motive

Schadensersatzansprüche können sich auch ergeben, wenn ein Betroffener als *Zeuge des Unglücks* naher Angehöriger psychische Schäden davonträgt. Auch in diesem Zusammenhang wird verlangt, dass das Erlebnis als adäquate Ursache für die Beeinträchtigung anzusehen ist. Dies ist nur bei sehr belastenden Beobachtungen des Unglücks naher Angehöriger der Fall. Die Schädigung muss zudem über das hinausgehen, was Angehörige erfahrungsgemäß an Schock- und Trauerreaktionen beim Unfall einer nahe stehenden Person erleben (BGH VersR 1989, S. 854).

Die Frage von Simulation und Aggravation, von bewusstseinsnaher Begehrenshaltung und finaler Ausrichtung des Vorbringens der Beschwerden ist auch bei der zivilrechtlichen Begutachtung von Unfallfolgen abzuklären. Hier gelten die gleichen Grundsätze wie bei Gutachten im Sozialrecht. Hier wie dort ist der Begriff der Unfall- oder Rentenneurose entbehrlich (siehe Kap. 12.7.5).

5.6.3 Bundesentschädigungsgesetz

Die Begutachtung für Ansprüche nach dem Bundesentschädigungsgesetz (BEG) erfolgt bei den *Opfern nationalsozialistischer Verfolgung*. Vergleichbare Grundsätze gelten auch im Bundesversorgungsgesetz (BVG), im Opferentschädigungsgesetz (OEG), im Soldatenversorgungsgesetz (SVG) und im Zivildienstgesetz (ZDG). Danach sind zunächst die Gesundheitsschäden nachzuweisen. Um einen festgestellten Gesundheitsschaden als verfolgungsbedingt anzuerkennen, muss mehr dafür als dagegen sprechen, dass der Schaden auf die Verfolgung zurückzuführen ist. Dabei ist zu prüfen, ob ein Leiden durch die Verfolgung entstanden oder wesentlich mit verursacht ist oder ob es sich um eine abgrenzbare Verschlimmerung handelt. Bei Verschlimmerungsanträgen ist für die Beurteilung nicht die früher einmal gestellte Diagnose entscheidend, sondern die Symptomatik, die der ursprünglichen und jetzigen Diagnose zugrunde liegt. Nach ICD-10 handelt es sich in vielen Fällen um andauernde Persönlichkeitsänderungen nach Extrembelastungen (F 62.0); chronisch-depressive und ängstlich-misstrauische Züge sowie sozialer Rückzug stehen dabei im Vordergrund der Symptomatik. Daneben wird auch über ein Fortbestehen oder Wiederauftreten von Alpträumen, die in Zusammenhang mit der Verfolgung stehen, berichtet [GS Z-13, S. 129 ff.]. Gutachten nach dem BEG fallen heute nur noch sehr selten an und werden wegen der Reiseunfähigkeit der Betroffenen häufig nach Aktenlage erstattet. Allerdings sind die Grundlagen, die in diesem Zusammenhang erarbeitet wurden, auch für andere Entschädigungsfragen anwendbar.

Kriterien, welche die Beurteilung von psychischen Verfolgungsschäden erleichtern, sind:
- objektive Schwere und Dauer der Verfolgung
- Lebensalter zum Zeitpunkt der Verfolgung
- Begleitumstände der Verfolgung (z.B. Verlust von Eltern und Geschwistern), subjektives Erleben der Verfolgung, Indikatoren für erhöhte verfolgungsbedingte Vulnerabilität (Brückensymptome)
- Ausprägung der subjektiven Symptomatik
- Inanspruchnahme allgemeinärztlicher, psychiatrischer und psychotherapeutischer Hilfe
- Einbußen an beruflicher und sozialer Kompetenz
- Wechselwirkungen zwischen Verfolgungsleiden, Alterungsprozess, späteren Erkrankungen und weiteren bedeutenden Lebensereignissen (life events)

Neben der verfolgungsbedingten Minderung der Erwerbsfähigkeit (vMdE) ist die Gesamtminderung der Erwerbsfähigkeit einzuschätzen, die sich durch zusätzliche Berücksichtigung der nicht verfolgungsbedingten Störungen ergibt. Sie kann nicht durch eine einfache Summierung der Einzel-MdEs errechnet werden. Vielmehr bedarf es wie im sozialen Entschädigungsrecht einer Gesamtschau der Persönlichkeit und ihrer Beeinträchtigungen.

6 Sozialrecht

Das Sozialrecht dient dazu, jenen, die unfreiwillig in wirtschaftliche Not oder in soziale Benachteiligung geraten sind, durch Leistungen der Gemeinschaft, Staat oder Gemeinschaft der Versicherten, so lange Hilfe zu gewähren, wie sie sich selbst nicht helfen können. Damit ist die im Grundgesetz geforderte Maxime nach Menschenwürde (Art. 1 GG) und nach dem sozialen Rechtsstaat (Art. 20 GG) zu erfüllen (Erlenkämper 1981, 2003). Mit Inkrafttreten des Neunten Buches des Sozialgesetzbuches – Rehabilitation und Teilhabe behinderter Menschen (SGB IX) – wurde die gleichberechtigte Teilhabe des behinderten oder von Behinderung bedrohten Menschen in den Mittelpunkt gestellt (Verband deutscher Rentenversicherungsträger 2009). Prinzipiell hat das Ziel der Rehabilitation dabei immer Vorrang vor dem Ziel der Entschädigung oder Berentung. Die verschiedenen Gesetze zur Regelung der sozialen Absicherung wurden mittlerweile zunehmend im Sozialgesetzbuch (SGB) zusammengefasst, welches derzeit in 12 Büchern (SGB I–XII) vorliegt. Sie werden fortlaufend ergänzt und geändert, wobei die meisten Änderungen der Kostendämpfung dienen sollen.

Um die sozialrechtlichen Aufgaben zu erfüllen, wurden folgende *Versorgungseinrichtungen* geschaffen:
- **Gesetzliche Krankenversicherung (GKV):** Allgemeine Ortskrankenkassen (AOK), Ersatzkassen, Betriebs- und Innungskrankenkassen. Sie haben die Kosten für Behandlung, Krankengeld und Mutterschaftshilfe zu tragen.
- **Gesetzliche Rentenversicherung (GRV):** Deutsche Rentenversicherung Bund (vormals Bundesversicherungsanstalt für Angestellte – BfA), regionale Deutsche Rentenversicherungen (vormals Landesversicherungsanstalten – LVA), Bundesbahnversicherungsanstalt, Bundesknappschaft und Seekasse. Unter bestimmten Umständen kann ersatzweise die Mitgliedschaft in einem Versorgungswerk des öffentlichen Rechts (z. B. Ärzteversorgung) erfolgen. Die genannten Einrichtungen sind für die Zahlung von Altersruhegeld, Rehabilitationsmaßnahmen und Renten bei Berufs- und Erwerbsunfähigkeit zuständig.
- **Gesetzliche Unfallversicherung (GUV)**, z. B. Berufsgenossenschaften oder Gemeindeunfallversicherung. Ihre Aufgabe ist die Rehabilitation, die Gewährung von Verletztenrenten und die Hinterbliebenenversorgung bei berufsbedingten Unfallfolgen.
- **Gesetzliche Pflegeversicherung (GPV)**
- **Versorgungsämter**, welche im Rahmen des Sozialen Entschädigungsrechts die Kriegsopferversorgung nach dem Bundesversorgungsgesetz (BVG), die Soldatenversorgung (SVG), die Versorgung von Gesundheitsschäden aufgrund des Zivildienstes (ZDG), die Versorgung von Impfschäden nach dem Infektionsschutzgesetz (IfSG) und die Entschädigung von Opfern von Gewalttaten nach dem Opferentschädigungsgesetz (OEG) zur Aufgabe haben. Auch Maßnahmen im Rahmen des Schwerbehindertenrechts beziehungsweise die Festsetzung von Behinderungen und sich daraus ableitende Vergünstigungen gehören zu ihrem Wirkungskreis (z. B. Schwerbehindertenausweis). Ein Teil dieser Tätigkeit kann unter Umständen auch von den Arbeitsämtern übernommen werden.
- **Sozialämter der Kreise und Gemeinden**, von denen Sozialhilfe bewilligt wird.
- **Landesämter für Entschädigung**, welchen die Entschädigung von Verfolgten des Dritten Reichs obliegt.

Die Leistungsträger, ihre Aufgaben und die von ihnen abgedeckten Versicherungsfälle sind in ▶ Tab. 6.1 zusammengefasst.

Hinzu kommt noch eine Vielzahl von privaten Versicherungsträgern, die unterschiedlichste Gesundheitsschäden und ihre Folgen abdecken. Während es früher auch für diese Versicherungen Musterbedingungen gab, sind diese seit 1993 weggefallen, und Versicherungsgesellschaften haben in verschiedenen Bereichen die Möglichkeit, die Vertragsverhältnisse ihren Vorstellungen entsprechend zu gestalten. Der Gutachter sollte sich

Tab. 6.1 Sozialrechtliche Leistungsträger und ihre Aufgaben.

Leistungsträger	Rechtliche Grundlage	Aufgaben	Versicherungsfälle
GKV	SGB V	Verhütung, Früherkennung, Behandlung von Krankheiten, Krankengeld bei AU u. a.	Krankheit
GRV	SGB VI	Rehabilitation, um Beeinträchtigungen im und vorzeitiges Ausscheiden aus dem Berufsleben zu verhindern, Rentenzahlung	Alter, teilweise oder volle Erwerbsminderung, Tod (Hinterbliebenenrente)
GUV	SGB VII	Heilbehandlung, Rehabilitation, Berufsförderung, Rente, Pflegegeld, Verletztengeld, Hinterbliebenenversorgung	Arbeitsunfälle im geschützten Bereich, Berufskrankheiten
GPV	SGB XI	Versorgung bei Pflegebedürftigkeit und Hilflosigkeit	Pflegebedürftigkeit und Hilflosigkeit
Versorgungsamt	SGB IX (bis 2001 SchbG)	Festsetzungen von Behinderungen und Vergünstigungen	Behinderung, Schwerbehinderung
Sozialamt und überörtliche Träger	SGB XII (bis 2005 BSHG)	Lebensunterhalt, Hilfe in besonderen Lebenslagen	Mittellosigkeit und Hilfsbedürftigkeit
Versorgungsämter u. a. regionale Verbände z.B LWV	BVG, OEG, SVG	Heil- und Krankenbehandlung, Kriegsopferversorgung, Beschädigtenrente, Pflegezulage	Schäden als Folgen von schädigenden Einwirkungen im geschützten Bereich, evtl. Kannversorgung

jeweils nach den individuellen Vertragsbedingungen erkundigen (Tändler u. Schröder 2003).

Wenngleich mit der Novellierung von Teilen des Sozialrechts 2001 versucht wurde, einzelne Definitionen zu vereinheitlichen, haben die verwendeten Begriffe gelegentlich unterschiedliche Bedeutungen. Die einzelnen Ämter und Versorgungsträger sind voneinander unabhängig und haben unterschiedliche Grundlagen für die Gewährung von Leistungen. Auch die Bemessungsgrenzen für eine Minderung der Erwerbstätigkeit oder für eine Rentengewährung sind nicht einheitlich. Darüber hinaus bedienen die Vorschriften und Gesetze sich zum Teil verschiedener Terminologien. Menschen, die Ansprüche bei verschiedenen Leistungsträgern geltend machen, müssen deshalb häufig für jeden Leistungsträger getrennt Gutachten über ihren Gesundheitszustand und dessen Prognose vorlegen. Diese Gutachten müssen wiederum die unterschiedlichen Bedingungen der Leistungsgewährung berücksichtigen. Es erscheint somit ratsam, sich vor der Abfassung eines sozialrechtlichen Gutachtens Klarheit zu verschaffen, für welchen Rechtsbereich oder für welchen Versicherungsträger das Gutachten erstattet werden soll und welche Definitionen bzw. Grenzziehungen hierfür gelten. *Mit der Neuregelung des SGB wurde allerdings auch festgelegt, dass Gutachten für einen Rehabilitationsträger von einem anderen verwendet werden können (§ 96 SGB X). Das Gesetz fordert den Sachverständigen auf, seinen Befund so abzufassen, dass er auch zur Prüfung anderer Sozialleistungen verwendet werden kann.*

Sozialrechtliche Begutachtungen machen nur einen geringen Teil der Sachverständigentätigkeit in der Forensischen Psychiatrie aus (Nedopil 1996). Viele Gutachten werden von klinisch tätigen Psychiatern erstattet. Die Bedeutung dieser Gutachten kann daran abgelesen werden, dass nahezu in der Hälfte aller Sozialgerichtsverfahren ein medizinischer Sachverständiger benötigt wird (Keller 2002) und sowohl bei der Rehabilitation wie bei der vorzeitigen *Berentung* psychische und psychovegetative Störungen eine große Rolle spielen. Sie stehen seit 2002 vor den Erkrankungen des Bewegungsapparates und den Herz-Kreislauf-Erkrankungen an erster Stelle der Ursachen für Frühberentung und machen mehr als ein Drittel der Frühberentungen aus. Bei den *Rehabilitationsmaßnahmen* finden sie sich an zweiter Stelle nach den Erkrankungen des Bewegungsapparates (Deutsche Rentenversicherung Bund 2009). Auch in den Arbeitsamtsärztlichen Diensten gehörten sie mit 16,8 % aller Fälle zu den häufigsten dort gestellten Diagnosen (Bahemann u. Böwering 2001). Bei der *Arbeitsunfähigkeit* nehmen psychische Störungen den 4. Platz in der Häufigkeit und den ersten Platz in der Dauer der Krankschreibungen ein. Das Auffällige dabei ist, dass bei einer insgesamt konstanten Zahl der Fehltage wegen Arbeitsunfähigkeit jene wegen psychischer Störungen von 1997–2004 um 67 % anstieg (Linden u. Weidner 2005). Dies mag z. T. daran liegen, dass in der heutigen Arbeitswelt körperliche Belastungen kaum noch eine Rolle spielen und *psychische Anforderungen* demgegenüber ständig gewachsen sind.

In den meisten Fällen beinhalten sozialrechtliche Gutachten prognostische Feststellungen. Den Unsicherheiten der Prognose psychischer Störungen und der Unwägbarkeit der verschiedenen Einflussfaktoren auf ihren Verlauf muss auch bei diesen Gutachten Rechnung getragen werden. Die Berücksichtigung des Grundsatzes „Therapie und Rehabilitation vor Rente" und eine zeitliche Begrenzung der prognostischen Aussagen mit der Möglichkeit einer Nachuntersuchung können die Unsicherheiten verringern. Es darf allerdings nicht übersehen werden, dass zu häufige gutachterliche Untersuchungen zur Fixierung von psychischen Fehlhaltungen führen können.

6.1 Häufige Begriffe im Sozialrecht

▶ **Krankheit.** Der juristische Begriff „Krankheit" hat auch im Sozialrecht eine andere Bedeutung als in der Medizin und wird je nach Gesetz unterschiedlich gewertet. Gemeinsam ist den unterschiedlichen Verwendungen jedoch, dass es sich um einen regelwidrigen geistigen oder körperlichen Zustand handelt, der Rechtsfolgen nach sich zieht, z. B. Behandlungsbedürftigkeit, Arbeitslosigkeit, Minderung der Erwerbsfähigkeit.

▶ **Unfall.** Ein Unfall im Sinn der GUV ist ein zeitlich begrenztes, von außen plötzlich auf den Menschen schädigend einwirkendes, unfreiwilliges Ereignis, das zu einem Gesundheitsschaden oder zum Tod führt, nicht aber zwingend ein medizinisches Trauma.

▶ **Berufskrankheit.** Berufskrankheiten sind durch ihre Auflistung in § 9 SGB VII definierte Störungen, nicht aber Krankheiten, die evtl. auf den Beruf oder das Berufsklima zurückzuführen sind.

Behinderung umfasst alle regelwidrigen Zustände (Krankheiten, anlagebedingte Schwächen u. a.), welche die Teilhabe am Leben der Gesellschaft voraussichtlich länger als sechs Monate herabsetzen. Der Begriff „Behinderung" setzt eine Regelwidrigkeit gegenüber dem für das Lebensalter typischen Zustand voraus. Alterserscheinungen können nicht als Behinderung beurteilt werden, wohl aber pathologische Veränderungen im Alter, wie eine vaskuläre Demenz oder eine Demenz vom Alzheimer-Typ. Schwerbehinderung setzt einen Grad der Behinderung von mindestens 50 voraus.

Pflegebedürftigkeit besteht, wenn der Betroffene aufgrund einer Krankheit oder Behinderung für die gewöhnlichen und regelmäßig wiederkehrenden Verrichtungen des täglichen Lebens für mindestens sechs Monate erheblicher Hilfe bedarf.
- *Pflegestufe I* gilt für *Erheblich Pflegebedürftige*, die bei Körperpflege, Ernährung oder Mobilität für mind. zwei Verrichtungen einmal täglich Hilfe und zusätzlich mehrfach pro Woche Hilfe im Haushalt benötigen.
- *Pflegestufe II* ist für *Schwer Pflegebedürftige* vorgesehen, die bei Körperpflege, Ernährung oder Mobilität mind. dreimal täglich Hilfe zu verschiedenen Tageszeiten und zusätzlich mehrfach pro Woche Hilfe im Haushalt benötigen.
- *Pflegestufe III* gilt für *Schwerst Pflegebedürftige*, die bei Körperpflege, Ernährung oder Mobilität täglich durchgehend Hilfe und zusätzlich mehrfach pro Woche Hilfe im Haushalt benötigen.

Hilflosigkeit ist anzunehmen, wenn der Betroffene für mehrere regelmäßig wiederkehrende Verrichtungen zur Sicherung seiner persönlichen Existenz im täglichen Ablauf dauernd auf fremde Hilfe ange-

Tab. 6.2 Übersicht der Pflegestufen.

Pflegestufe	Definition	Täglicher zeitlicher Pflegeaufwand mindestens	Davon für Grundpflege mindestens	Pflegesachleistungen bis höchstens	Pflegegeld bis
I	erheblich pflegebedürftig	90 min	45 min	384 €	205 €
II	schwer pflegebedürftig	3 Std.	2 Std.	921 €	410 €
III	schwerst pflegebedürftig	5 Std.	4 Std.	1432 €	665 €

wiesen ist oder er ständig der Überwachung oder Anleitung zu diesen Verrichtungen bedarf.

Gebrechen sind Residualzustände, deren Entwicklung im Wesentlichen abgeschlossen ist und mit deren Fortdauer auf nicht absehbare Zeit gerechnet werden muss.

Arbeitsunfähigkeit (bei Beamten: Dienstunfähigkeit) ist ein rechtlicher Begriff, der wie alle vergleichbaren Rechtsbegriffe einer gerichtlichen Würdigung unterzogen werden kann. Dies kann u. a. bei Zweifeln des Arbeitgebers an der ausgestellten Bescheinigung der Fall sein (Borris 1996). Stoll (1997) schätzt, dass immerhin mehr als 10% der Arbeitsunfähigkeitsbescheinigungen „Gefälligkeitsbescheinigungen" sind.

Arbeitsunfähig ist, wer infolge einer Erkrankung nicht oder nur unter Gefahr, seinen Zustand zu verschlimmern, in der Lage ist, seiner bis unmittelbar vor der Erkrankung ausgeübten Tätigkeit nachzugehen. Zwischen Krankheit und Arbeitsunfähigkeit muss ein kausaler Zusammenhang bestehen.

Äußerungen zu Arbeitsunfähigkeit und Dienstunfähigkeit sind gutachterliche Aussagen, für deren Richtigkeit der Arzt haften muss. Eine Bescheinigung erfordert eine Untersuchung und darf nicht lediglich auf den Angaben des Kranken beruhen. Arbeitsunfähigkeit ist nicht abstrakt zu bescheinigen, sondern hat die Situation des Betroffenen und seine beruflichen Anforderungen zu berücksichtigen. Arbeitsunfähigkeit kann auch während einer stufenweisen Wiederaufnahme der beruflichen Tätigkeit oder bei einem Rentner, der einer Teilzeitbeschäftigung nachgeht, bestehen. Arbeitsunfähigkeit berechtigt zu bestimmten Leistungen, wie Lohnfortzahlung oder Krankengeld.

Die Minderung der Erwerbsfähigkeit (MdE) drückt die krankheitsbedingten Einbußen an Fähigkeiten, sich im Allgemeinen Arbeitsleben unter Ausnutzung seiner körperlichen und geistigen Kräfte einen Erwerb zu verschaffen, in Prozent aus. Sie wird heute nur noch in Zehnerschritten angegeben. Die MdE ist ein in der gesetzlichen Unfallversicherung verwendeter Begriff. Im sozialen Entschädigungsrecht wurde er seit dem 01.01.2008 durch den Begriff „Grad der Schädigung" (GdS) ersetzt. Im Schwerbehindertengesetz wird die Einschränkung als „Grad der Behinderung" (GdB) bezeichnet. Die Beeinträchtigungen werden nach ähnlichen Grundsätzen ermittelt. MdE und GdS sind kausal, das heißt, sie beziehen sich auf Schädigungsfolgen, der GdB ist final, das heißt, er umfasst Gesundheitsbeeinträchtigungen unabhängig von ihrer jeweiligen Ursache. Die MdE wird in Prozent (oder Vonhundertsätzen), der GdB in Zehnergraden angegeben.

Obwohl im sozialen Entschädigungsrecht (z. B. OEG) und in der gesetzlichen Unfallversicherung der Begriff MdE verwendet wird, bestehen doch jeweils geringgradige Unterschiede bei seiner Anwendung. In der gesetzlichen Unfallversicherung wird das Ausmaß der MdE durch die Einbußen an funktioneller Intaktheit und durch die dadurch bedingte Beeinträchtigung im allgemeinen Erwerbsleben bestimmt. Sie ist ein abstrakter Begriff und *bezieht sich nicht auf eine spezielle berufliche Tätigkeit*. Im Unfallversicherungsrecht ist bei der Bemessung auch zu berücksichtigen, ob der Betroffene durch Unfall oder Erkrankung spezifische berufliche Kenntnisse oder Erfahrungen nicht mehr zu nutzen vermag. Bei der Bewertung körperlicher Beeinträchtigungen sind die psychischen Begleiterscheinungen mit in Rechnung zu ziehen. Die in verschiedenen MdE-Tabellen angegebenen Werte für körperliche Störungen und Verletzungsfolgen beinhalten bereits die üblicherweise zugestandenen seelischen Belastungen, die mit der körperlichen Störung einhergehen. Lediglich wenn darüber hinausgehende Reaktionsbildungen auftreten, ist eine zusätzliche MdE auf psychiatrischem Fachgebiet anzunehmen. Die Berechnung der MdE orientiert sich an der Erwerbsfähigkeit vor Eintritt eines schädigenden Ereignisses. Sie ist gegebenenfalls selbst dann mit 100% anzusetzen, wenn durch einen Vorschaden bereits eine MdE bestand. In der gesetzlichen Unfallversicherung können sich also die schädigungsbedingten Einzelwerte der MdE auf über 100% addieren. Bei den privaten Unfallversicherungen muss im Einzelfall hingegen eine schon vor der Schädigung vorliegende Invalidität in Rechnung gestellt werden. Häufig muss eine Gesamt-MdE aus verschiedenen Einzelbeeinträchtigungen, die von unterschiedlichen medizinischen Gebietsärzten zu beurteilen sind (z. B. Orthopädie, Innere Medizin und Psychiatrie), gebildet werden. Dabei ist weder eine einfache Addition noch ein formelhafter mathematischer Algorithmus anwendbar. Vielmehr müssen in individueller Betrachtung der Betroffene und sein Gesundheitsschaden gesamtheitlich gewürdigt werden. Von seltenen Ausnahmen abgesehen wird die Gesamt-MdE niedriger ausfallen als die Summe der Einzel-MdEs.

Der Grad der Behinderung (GdB) wird im Schwerbehindertengesetz verwendet, um darauf abzuheben, dass es sich nicht allein um eine Minderung der Erwerbsfähigkeit handelt, sondern um ein allgemeines Maß für die Auswirkungen eines Mangels an funktioneller Intaktheit, an körperlichem, geistigem und seelischem Vermögen. Der Begriff ist somit auch bei Nichterwerbstätigen, Kindern und alten Menschen sinnvoll anwendbar. Allerdings findet auch der Begriff der MdE bei diesem Personenkreis Anwendung (zum Unterschied zwischen den Begriffen siehe unten Minderung der Erwerbsfähigkeit). Der GdB/MdE wurde bis zum 31.12.2008 nach den Anhaltspunkten für die Ärztliche Gutachtertätigkeit im sozialen Entschädigungsrecht und nach dem Schwerbehindertenrecht (AHP) festgestellt. Seit 01.01.2009 heißen die Richtlinien jetzt „*Versorgungsmedizinische Grundsätze*", dabei wurden die Festlegungen der GdB aus den AHP übernommen und der Begriff MdE durch den Begriff GdS ersetzt sowie weitere für die Begutachtung nicht bedeutsame Punkte geändert. Sie wurden allerding bisher bereits dreimal (März 2010, Juli 2010, Dezember 2010) abgeändert. Die versorgungsmedizinischen Grundsätze können als Richtschnur für die quantitative Abgrenzung herangezogen werden. Im psychiatrischen Bereich bleibt weiterhin ein relativ großer individueller Ermessensspielraum. Trotz der verständlichen Absicht, durch solche Richtlinien möglichst vergleichbare Beurteilungen zu ermöglichen, betonen die Autoren der Grundsätze (früher Anhaltspunkte) zu Recht, dass auch bei der sozialrechtlichen Beurteilung immer auf die individuelle Betroffenheit abgehoben werden muss. Ausschlaggebend für die Bewertung ist nicht die Ursache der Erkrankung, sondern das Ausmaß und die voraussichtliche Dauer der Symptomatik: So kann eine schwere chronische Schizophrenie ebenso wie eine schwere Zwangsstörung zu Erwerbsunfähigkeit und einem GdB von 100% führen, während eine manisch-depressive Erkrankung mit selten auftretenden und gut behandelbaren Phasen kaum eine Minderung der Erwerbsfähigkeit zur Folge haben muss. Die einzelnen GdSs/GdBs sind bei den verschiedenen Störungsbildern (Kap. 12) jeweils im Unterkapitel Sozialrecht (siehe Kap. 12.1.4.3) aufgeführt.

Neben dem GdB können *Nachteilsausgleiche* für bestimmte Beeinträchtigungen gewährt werden. Sie werden meist mit Buchstaben gekennzeichnet, z. B. G (Bewegungsfähigkeit im Straßenverkehr), B (Notwendigkeit ständiger Begleitung), H (Hilflosigkeit), Bl (Blindheit) u. a. Diese Buchstaben berechtigen zu bestimmten Vergünstigungen oder Steuererleichterungen.

Der Grad der Schädigung (GdS) hat im sozialen Entschädigungsrecht die Minderung der Erwerbsfähigkeit (MdE) ersetzt.

Minderung der Erwerbsfähigkeit ist der seit 2001 gültige Begriff in der Gesetzlichen Rentenversicherung (GRV). Demnach werden Versicherte, deren Restleistungsvermögen durch Krankheit oder Behinderung auf weniger als drei Stunden Erwerbstätigkeit pro Tag beschränkt ist, als voll erwerbsgemindert, jene, bei denen das Restleistungsvermögen eine Erwerbstätigkeit von drei bis sechs

Stunden erlaubt, als teilweise erwerbsgemindert bezeichnet. Ausschlaggebend sind alle denkbaren Tätigkeiten auf dem allgemeinen Arbeitsmarkt, ohne Rücksicht auf Ausbildung und vorherige Berufstätigkeit. Voll Erwerbsgeminderte haben Anspruch auf die volle Rentenzahlung, die ihnen aufgrund ihrer Anwartschaft zusteht, teilweise Erwerbsgeminderte auf 50 % dieses Betrages. Menschen, die vor dem 02.01.1961 geboren sind, können wegen Berufsunfähigkeit (alter Begriff in der GRV) teilweise erwerbsgemindert sein, wenn sie in ihrem alten Beruf weniger als sechs Stunden arbeiten können, selbst wenn ihnen auf dem allgemeinen Arbeitsmarkt eine längere Arbeitsdauer zuzumuten wäre.

Berufsunfähigkeit ist heute ein Begriff, der vorwiegend auf die privaten Berufsunfähigkeitsversicherungen oder Berufsunfähigkeitszusatzversicherungen beschränkt ist. Sie spielt auch bei öffentlich-rechtlichen Versicherungsträgern (z. B. Ärzteversorgung) eine Rolle. Die Bedingungen der Leistungsgewährung können jedoch in Details je nach Versicherungsträger voneinander abweichen, weshalb bei der Begutachtung die jeweiligen Vertragsbedingungen zu berücksichtigen sind. Nach § 2 der für private Versicherungsträger geltenden Allgemeinen Versicherungsbedingungen (AVB) ist vollständig berufsunfähig, wer „infolge Krankheit, Körperverletzung oder Kräfteverfalls, die ärztlich nachzuweisen sind, voraussichtlich dauernd außerstande ist, seinen Beruf oder eine andere Tätigkeit auszuüben, die aufgrund seiner Ausbildung und Erfahrung ausgeübt werden kann und seiner bisherigen Lebensstellung entspricht. Teilweise Berufsunfähigkeit liegt vor, wenn die vorstehenden Voraussetzungen nur in einem bestimmten Grade voraussichtlich dauernd erfüllt sind". Dabei müssen aber gegebenenfalls individuelle Versicherungsbedingungen und Ausschlussklauseln berücksichtigt werden. In den meisten Fällen führt eine Beeinträchtigung der Leistungsfähigkeit in dem versicherten Beruf von über 50 % zu einer vollen Leistungspflicht des Versicherers. Streitigkeiten in diesem Bereich werden nicht vor den Sozial-, sondern vor den Zivilgerichten ausgetragen.

▶ **Dauerhafte Dienstunfähigkeit.** Sie ersetzt bei Beamten und Soldaten den Begriff der Erwerbsminderung und ist in den entsprechenden Gesetzen des Bundes und der Länder vergleichbar geregelt. Nach § 42 Bundesbeamtengesetz (BBG) ist ein Beamter auf Lebenszeit in den Ruhestand zu versetzen, wenn er „wegen Schwäche seiner körperlichen und geistigen Kräfte zur Erfüllung seiner Dienstpflichten dauernd unfähig ist". Die Dienstpflichten lassen sich an der Dienststellung, an der Ausbildung und an den tatsächlichen dienstlichen Anforderungen abschätzen.

▶ **Positives und negatives Leistungsbild.** Bei Berufsunfähigkeits-(zusatz-)versicherungen aber auch bei der Beurteilung einer verminderten Erwerbsfähigkeit wird oft nach dem verbleibenden Leistungsvermögen des Versicherten gefragt. Unter positivem Leistungsbild versteht man körperliches Leistungsvermögen, Beweglichkeit und psychische Belastbarkeit, es enthält Anforderungen an die Körperhaltung, Beweglichkeit und Ausdauer. Quantitativ sind die Dauer der zumutbaren Arbeitsbelastung, des Weges zum Arbeitsplatz und die Fähigkeit zu Akkord- und Schichtarbeit für die Beurteilung des positiven Leistungsbilds entscheidend. Unter negativem Leistungsbild werden die Einschränkungen verstanden, die im konkreten Fall eine Arbeitstätigkeit beeinträchtigen, z. B. eine mangelnde Konzentrationsfähigkeit oder Einschränkungen der Beweglichkeit. Positives und negatives Leistungsbild müssen gegeneinander abgewogen werden. Dazu sollen fogende Fragen beantwortet werden (Schuhknecht 2002):
- Welche Krankheiten/Behinderungen liegen in welchem Ausmaß vor und zu welchen Funktionsbeeinträchtigungen führen sie?
- Auf welche der im Erwerbsleben relevanten Fähigkeiten wirken sie sich aus?
- In welchem zeitlichen Umfang resultiert daraus eine Leistungsminderung im bisherigen Beruf bzw. für eine Tätigkeit unter den üblichen Bedingungen des allgemeinen Arbeitsmarktes?
- Seit wann liegen die medizinischen Voraussetzungen für eine Leistungsminderung vor und wie lange wird diese voraussichtlich anhalten?
- Besteht die Aussicht auf Besserung/Wiederherstellung durch Leistungen zur medizinischen Rehabilitation oder zur Teilhabe am Arbeitsleben?

In der internationalen Literatur haben sich die Begriffe „*Impairment*", „*Disability*" und „*Handicap*" durchgesetzt. Unter „Impairment" wird jeder Verlust oder jede Normabweichung der psychologischen, physiologischen oder anatomischen Struktur oder Funktion verstanden. Mit „Disability" ist jede Einbuße oder jeder Mangel an Fähigkeiten gemeint, Aktivitäten in Art und Umfang, wie sie für Menschen als normal angesehen werden, zu leisten. Einbuße oder Mangel müssen auf einem „Impairment" beruhen. „Handicap" bezeichnet eine Benachteiligung eines Menschen, die auf „Impairment" oder „Disability" zurückzuführen ist. Ein „Handicap" beschränkt oder verhindert die Erfüllung der Rolle, die als normal für einen Menschen vergleichbaren Alters, Geschlechts sowie sozialen und kulturellen Hintergrunds angesehen wird (Wood 1980). Die Internationale Klassifikation der Funktionsfähigkeit, Behinderung und Gesundheit der WHO (ICF = International Classification of Functioning, Disability and Health; World Health Organization 2001 – WHO) versucht aufgrund eines multifaktoriellen, auf dem *bio-psycho-sozialen Ansatz* beruhenden Modells die Funktionsbeeinträchtigungen transparent zu machen (Schuntermann 2003). Dabei werden die Körperfunktionen (einschließlich der mentalen Funktionen), die Körperstrukturen, deren Schädigungen, die Aktivitäten und deren Beeinträchtigungen, die *Teilhabe* in den individuellen Lebensbereichen und deren Beeinträchtigung, Kontextfaktoren (Beziehung der Persönlichkeit zur Umwelt), Umweltfaktoren und personenbezogene Faktoren (individueller Hintergrund des Lebens) berücksichtigt. Diese Klassifikationsüberlegungen sind die Grundlage der heutigen Rehabilitationsbemühungen (Cibis u. Schuntermann 2003). Entscheidend ist, dass „Disability" und „Disease", also Beeinträchtigung und psychische Störung unterschiedliche Aspekte beleuchten und unterschiedliche Bezüge haben. „*Disability*" bezieht sich immer auf die Person, kann mehrere sowohl psychische wie körperliche Störungen, die miteinander interagieren, einbeziehen und kann sich je nach persönlicher Konstellation und individuellen Fähigkeiten unterschiedlich zeigen. Die beiden Aspekte psychische Störung, die in ICD oder DSM klassifiziert ist, und Beeinträchtigung, die in der ICF klassifiziert ist, sollten getrennt erfasst und bewertet werden (Sartorius 2009). Untersuchungen haben gezeigt, dass nicht die Diagnose der Störung, sondern das Ausmaß der Symptomatik, der Berufsstatus, eine Partnerschaft und regionale Gegebenheiten den Grad der Beeinträchtigung beeinflussen (Rymaszewska et al. 2007).

Ein besonderes Problem bei der sozialrechtlichen Begutachtung ist die *Mitwirkungspflicht* des Betroffenen bei seiner Genesung und Rehabilitation und die „zumutbare Willensanspannung" zur Überwindung seiner Beeinträchtigung. Wenig sinnvoll erscheint die Mitwirkungspflicht auf psychotherapeutische Behandlungen auszudehnen, auch medikamentöse Behandlungen, die mit ausgeprägten Nebenwirkungen verbunden sind, können nicht zur Versagung von Leistungen wegen mangelnder Mitwirkung führen (Stadtland et al. 2007b), demgegenüber aber Krankengymnastik und nicht eingreifende Rehabilitationsmaßnahmen. Foerster u. Dressing (2010) empfehlen die Überprüfung folgender Aspekte, um dem Entscheidungsträger ein Urteil über die Willensanspannung zu ermöglichen:

- subjektive Einschätzung der Störung durch den Betroffenen
- Alter
- Akzente der Persönlichkeit
- Komorbiditäten
- Verlauf der Störung (entsprechend dem medizinischen Wissen)
- Krankheitsgewinn
- Verlust der sozialen Integration durch die Störung
- unbefriedigende Behandlungsergebnisse
- iatrogene Schädigung oder Verstärkung

Im Streitfall sind für die meisten sozialrechtlichen Fragen die Sozialgerichte zuständig. Bei Beamten sind es jedoch die Verwaltungsgerichte und bei privaten Versicherungsträgern die Zivilgerichte.

6.2 Zusammenhangsfragen

Bei nahezu allen sozialrechtlichen Fragen geht es zunächst um eine derzeitige und künftige Leistungsbeeinträchtigung, gegebenenfalls auch um Einbußen der Lebensqualität, also um eine prognostische Beurteilung. Bei der gesetzlichen Unfallversicherung, im sozialen Entschädigungsrecht und bei privaten Unfall- und Haftpflichtversicherungen wird aber auch nach der Entstehung der Störung, die zu der Leistungsbeeinträchtigung geführt hat, also nach der *Kausalität*, gefragt.

Zur Haftung, zur Entschädigung oder zum finanziellen Ausgleich kann es nur kommen, wenn eine Schädigung in dem zu schützenden Bereich bei der zu schützenden Tätigkeit eingetreten ist und der zu beurteilende Gesundheitsschaden auf diese Schädigung zurückzuführen ist.

Eine Schädigung darf gedanklich nicht entbehrlich sein, um als Ursache für den Schaden gewertet werden zu können (Conditio sine qua non). Hierbei sind nicht alle schädigenden Ereignisse gleichwertig – äquivalent – (dies entspräche der sog. Äquivalenztheorie).

Nach der *zivilrechtlichen Betrachtungsweise* für Kausalzusammenhänge müssen die Schädigungen nach allgemeinen Erfahrungssätzen geeignet – adäquat – gewesen sein, einen derartigen Schaden herbeizuführen (*Adäquanztheorie*). Mit „allgemeinen Erfahrungssätzen" ist gemeint, dass eine bestimmte Schädigung bei vielen Menschen die gleichen Folgen haben würde. Nach der Rechtsprechung ist jedoch der individuellen Disposition der Betroffenen Rechnung zu tragen. Besteht eine Vulnerabilität für eine Störung und wird diese Störung durch die Schädigung ausgelöst, so ist die Schädigung ursächlich für den später eingetretenen Gesundheitsschaden. Dies gilt z. B. für eine Person mit einer Blutererkrankung, die bei einem Unfall eine Verletzung erleidet, aber auch für einen psychisch prädisponierten Menschen, der nach einem Unfall eine Konversionsneurose entwickelt (BGH-Urteil vom 16.03.1993; VersR. 1993, S. 589 f.). Es muss allerdings ausgeschlossen werden, dass der Wunsch nach Versorgung oder Entschädigung Motiv für die Symptomentwicklung ist.

6.2.1 Wesentliche Bedingung

Im Sozialrecht (Gesetzliche Unfallversicherung und Soziales Entschädigungsrecht) wurde die Kausalitätslehre von der „wesentlichen Bedingung" entwickelt. Danach gilt als Ursache nur diejenige Bedingung, die an der Entstehung des Schadens „wesentlich" mitgewirkt hat. In der Rechtsprechung wurde allerdings nicht exakt definiert, wie der Begriff „wesentlich" einzugrenzen ist. Es wird vielmehr verlangt, dass diese Entscheidung im Einzelfall „lebensnah" getroffen wird (Erlenkämper 1981, S. 207). Nach der derzeitigen Rechtsprechung ist eine Bedingung dann wesentlich, wenn sie zumindest gleichwertig und kein anderer Faktor bedeutsamer für die Entstehung des Schadens war (Rauschelbach 1996). Oft ist gerade bei psychischen Folgeschäden nicht nur eine Ursache für die Störung verantwortlich, sondern die meisten Störungen sind multifaktoriell bedingt. Das Sozialrecht spricht dann von *„konkurrierender Kausalität"*.

Dies kann z. B. der Fall sein, wenn ein Alkoholabhängiger auf dem Weg zur Arbeit in trunkenem Zustand einen Unfall mit Schädel-Hirn-Trauma erleidet. Das zu beurteilende hirnorganische Psychosyndrom ist dann möglicherweise nicht allein Folge des Schädel-Hirn-Traumas. Bei der Begutachtung ist zu entscheiden, ob andere denkbare Ursachen, z. B. eine bereits vorher bestehende alkoholtoxisch bedingte hirnorganische Schädigung, ebenfalls wesentliche Bedingung für den entstandenen Schaden sind. Die Kausalität der Schädigung (Unfall) ist jedoch so lange rechtserheblich, so lange nicht die schädigungsunabhängigen Faktoren in einem Maße überwiegen, dass sie real auch allein zu dem Schaden hätten führen können. Hätte in obigem Beispiel auch das Ausmaß des chronischen Alkoholmissbrauchs ausgereicht, um das hirnorganische Psychosyndrom zu begründen, oder hätte sich der Unfall allein durch die Trunkenheit auf jedem anderen Weg auch ereignen können, wäre für die entschädigungswürdige Bedingung kaum noch Raum. Ihr käme dann nur die Bedeutung einer *„Gelegenheitsursache"* zu, das heißt, der Schaden ist zwar bei der Gelegenheit des Arbeitsweges, nicht aber wegen des Arbeitsweges eingetreten. „Eine Gelegenheitsursache kann nur dann angenommen werden, wenn ein Gesundheitsschaden mit Wahrscheinlichkeit auch ohne das angeschuldigte Ereignis durch ein alltäglich vorkommendes Ereignis zu annähernd derselben Zeit in annähernd gleichem Ausmaß eingetreten wäre" (Grundsätze 2010 C1). Daraus ist abzuleiten, dass eine andere Schadensgrundlage bewiesen werden muss, welche allein als wesentliche Ursache für den Schaden zu betrachten ist (Erlenkämper 2000), um das angeschuldigte Ereignis als Gelegenheitsursache betrachten zu können.

Bei der *Beurteilung von Unfallschäden* sind folgende *Faktoren* und ihr jeweiliges Gewicht für die bestehende Symptomatik zu erfassen: Vulnerabilität, Primärpersönlichkeit, schädigendes Ereignis (Trauma, Life Event, chronische Belastung), posttraumatischer Umgang, Krankheitsgewinn (primär, sekundär).

In der Kausalitätskette werden die *haftungsbegründende Kausalität* und die *haftungsausfüllende Kausalität* unterschieden. Unter haftungsbegründender Kausalität werden das schädigende Ereignis, der geschützte Gefahrenbereich, z. B. der Arbeitsplatz oder der Arbeitsweg, aber auch ein ungerechtfertigter Freiheitsentzug u. a. verstanden. Die haftungsbegründende Kausalität muss von den Behörden oder Gerichten ermittelt werden. Die haftungsausfüllende Kausalität umfasst die Körperschäden, die psychische Belastung oder Überforderung durch das schädigende Ereignis, die Gesundheitsschädigung, z. B. die Gehirnverletzung oder die psychische Reaktionsbildung, und den Gesundheitsschaden, d. h. die Verletzungsfolgen, z. B. ein hirnorganisches Psychosyndrom, eine posttraumatische Belastungsstörung oder eine dauerhafte Persönlichkeitsänderung nach Extrembelastung. Die haftungsausfüllende Kausalität muss durch den begutachtenden Arzt festgestellt werden [GS Z-14, S. 134 ff.].

Kausalität kann im Sinne der Entstehung und im Sinne der *Verschlimmerung* bestehen. Verschlimmerung bedeutet im rechtlichen Sinn, dass schon eine Störung bestand und klinisch manifest war und sich durch die Schädigung lediglich verschlimmerte. Die Anlage einer Störung reicht hierfür nicht aus. Die Verschlimmerung kann vorübergehend, dauernd bzw. abgrenzbar (sie lässt sich unabhängig von einer vorbestehenden Gesundheitsstörung beurteilen) oder richtunggebend sein. Letzteres ist beispielsweise der Fall, wenn ein stationärer Leidenszustand durch die Schädigung einen progredienten Verlauf annimmt. Löst die Schädigung hingegen bei vorbestehender Disposition den Schaden aus, so handelt es sich um eine Kausalität im Sinne der Entstehung. Bei anlagebedingten Leiden trifft dies nicht zu, wenn das Leiden auch ohne die Schädigung aufgetreten wäre, diese also nur eine Gelegenheitsursache war. Die Annahme einer Verschlimmerung ist unter diesen Voraussetzungen nur gerechtfertigt, wenn durch die Schädigung eine Beschleunigung des Verlaufs der anlagebedingten Krankheit oder eine erheblich stärkere Ausprägung der Symptomatik erfolgte.

6.2.2 Beweisanforderungen

Der Sachverständige muss wissen, dass seine Aussagen *bewiesen* sein müssen, um für die rechtliche Entscheidungsfindung relevant zu sein. Zwischen den juristischen Ansprüchen an einen Beweis mit „Fehlen jeden vernünftigen Zweifels" (*Vollbeweis*) und den Möglichkeiten der Mediziner, sich im Einzelfall einer Sache sicher zu sein, klafft eine große Lücke (Hennies 1993). Die sozialrechtlichen Fragen an die Mediziner sind oft nur als Hypothesen zu beantworten, für die mehr oder weniger Argumente sprechen. Die Rechtsprechung ist sich der Grenzen medizinischer Aussagen bewusst, zumindest wenn man den Ausführungen des Bundessozialgerichts folgt. Dieses verlangt nicht, dass alle auch entfernten Zweifel ausgeräumt werden. Gutachter wiederum sollten nicht Sicherheit vorgeben, wenn sie selber zweifeln oder ihnen andere Hypothesen genauso sinnvoll erscheinen. Im Sozialrecht gehen Zweifel allerdings zulasten der Betroffenen.

Im *Sozialrecht* wird im Wesentlichen zu folgenden Punkten Beweis erhoben:
1. Diagnose einer Störung und ihre Auswirkung auf die Leistungsfähigkeit des Betroffenen (haftungsausfüllend)?
2. Prognose der Störung und dadurch bedingte künftige Leistungsbeeinträchtigung (haftungsausfüllend)?
3. Schädigender Vorgang und seine potenzielle Auswirkung auf den Betroffenen (haftungsbegründend)?
4. Kausalität zwischen schädigendem Vorgang, Gesundheitsschaden und Leistungsbeeinträchtigung?

Die Punkte 1–3 verlangen den „Vollbeweis" in obigem Sinn. Gelegentlich wird auch davon gesprochen, dass eine Störung und ihre Auswirkungen mit an Sicherheit grenzender Wahrscheinlichkeit vorliegen müssen, um zu einer Entschädigung führen zu können. Der Kausalitätsbeweis (Punkt 4) ist gerade bei psychischen Störungen nicht einfach, zumal bei ihnen kaum je monokausale Betrachtungsweisen gerechtfertigt sind. Für die Annahme einer Kausalität reicht als Beweiserleichterung die Wahrscheinlichkeit (Erlenkämper 1981, 1999), um einen Zusammenhang anzunehmen. Unter diesem Begriff ist zu verstehen, dass mehr dafür als dagegen spricht, dass eine Störung durch eine Schädigung bedingt wurde.

„*Wahrscheinlich*" ist dabei diejenige Möglichkeit, der nach sachgerechter Abwägung aller wesentlichen Umstände gegenüber jeder anderen Möglichkeit ein deutliches Übergewicht zukommt (BSGE 6, 70, 72). Dabei kommt es auf die herrschende Lehrmeinung und nicht auf Arbeitshypothesen einzelner Wissenschaftler oder auf persönliche Erfahrungen eines Gutachters an. Wichtig ist, dass einerseits andere Ursachen erwogen werden, diese jedoch nicht als wesentliche Bedingung in Betracht kommen, und dass andererseits sogenannte *Brückensymptome* von der Schädigung bis zur Begutachtung medizinisch belegt werden können (Grundsätze 2010 C2). Sollte der Gutachter zu der Auffassung kommen, dass andere Ursachen für den Schaden verantwortlich sind, so unterliegen auch diese Ursachen den Anforderungen des Vollbeweises (Rauschelbach 1996), z. B. muss eine vorbestehende Krankheit, die ein Gutachter (anstatt des Unfalls) als wesentliche Ursache für jetzige Symptomatik ansieht, erwiesen sein. Der bei sozialrechtlichen Begutachtungen häufig verwendete Begriff „Wahrscheinlichkeit", oft mit den Zusätzen „einfacher", „hoher", „überwiegender" oder „an Sicherheit grenzender" oder gar mit Prozentangaben versehen, ist im Gesetz nicht so vorgesehen (Hennies 1993). Die zugrunde liegende Begriffsvorstellung ist missverständlich, da es sich bei einer Begutachtung immer um eine Einzelfallanalyse handelt, „Wahrscheinlichkeit" sich aber nach wissenschaftlichem Sprachverständnis auf die Beobachtung vieler Ereignisse bezieht.

Bei der *Kausalitätsbeurteilung* sind grundsätzlich folgende Punkte zu erörtern:
1. Vorliegen eines schädigenden Ereignisses (Arbeitsunfall, Berufskrankheit oder entschädigungswürdiges Ereignis, z. B. Verbrechen) – muss vom Auftraggeber festgestellt werden
2. Vorliegen einer psychiatrische Diagnose nach ICD-10 oder DSM-IV-TR
3. Geeignetheit des schädigenden Ereignisses, die entsprechende Störung zu bewirken – maßgeblich ist die „herrschende Meinung", von der nur in begründeten Einzelfällen abgewichen werden sollte
4. Wahrscheinlichkeit eines kausalen Zusammenhangs zwischen Schädigung und Diagnose

Nach dem sozialen Entschädigungsrecht kann eine Gesundheitsstörung auch dann als Schädigungsfolge anerkannt werden, wenn die üblicherweise zur Anerkennung einer Gesundheitsstörung als Folge einer Schädigung erforderliche Wahrscheinlichkeit nur deshalb nicht gegeben ist, weil über die Ursache des festgestellten Leidens in der medizinischen Wissenschaft Ungewissheit besteht („Kannversorgung" Grundsätze 2010 C4). Diese Regelung kann bei schizophrenen Störungen in Betracht kommen, wenn diese z. B. nach den Belastungen des Wehrdienstes auftreten. Gerade hier wird aus medizinischer Sicht jedoch die Kannversorgung als problematisch angesehen (Stevens u. Foerster 1999).

6.2.2.1 Besonderheiten bei psychischen Störungen

Bei der Rentenversicherung und auch bei der Gesetzlichen Unfallversicherung wird eine *abstrakte Beurteilung* gefordert. Die besondere Betroffenheit, die durch Ausbildung und vorhergehenden Arbeitsplatz erworbenen spezifischen Fähigkeiten oder die Anforderungen, denen ein Mensch bisher gewachsen sein musste, werden praktisch nicht berücksichtigt. Dem jeweiligen subjektiven Leiden und den qualitativen Einschränkungen kommt nur in engen Grenzen Bedeutung zu. Lediglich bei der geforderten Beschreibung des positiven und negativen Leistungsbildes kann der besonderen Betroffenheit von psychisch Kranken Rechnung getragen werden. Ebenso wie ein Patient mit einer Schulterarthrose nicht mehr über Kopf arbeiten kann, kann ein Patient mit einer beginnenden Demenz nicht mehr komplexe Zusammenhänge erfassen und ein depressiver Mensch keine Verkaufsgespräche führen. Diese qualitativen Einschränkungen haben jedoch für die Rentengewährung kaum noch Bedeutung. Die besondere Betroffenheit fällt demgegenüber bei der privaten Berufsunfähigkeitsversicherung weit mehr ins Gewicht. Psychische Störungen führen in Abhängigkeit vom Ausmaß ihrer Symptomatik insbesondere bei Berufen mit höherer Verantwortung und mit beruflich erforderlichen zwischenmenschlichen Kontakten zu erheblichen Beeinträchtigungen der Leistungsfähigkeit. Diese Zusammenhänge werden in diesem Buch für die einzelnen Krankheitsbilder anhand des in ▶ Tab. 6.3 dargestellten Schemas annäherungsweise aufgezeigt.

Zusammenhangsfragen

Tab. 6.3 Zusammenhang von Leistungseinschränkungen in Abhängigkeit vom Ausmaß der Symptomatik und von den beruflichen Anforderungen: Grundschema. Die freien Felder werden bei der Darstellung der einzelnen Störungsbilder erläutert (siehe z. B. Kap. 12.1.4.3).

Berufliche Anforderungen Ausmaß der Symptomatik	Eigenverantwortliche Tätigkeit mit hohen Anforderungen oder anspruchsvoller und häufiger zwischenmenschlicher Kontakt erforderlich	Tätigkeiten mit begrenzter Eigenverantwortlichkeit oder wenig zwischenmenschlicher Kontakt	Tätigkeiten mit begrenzten Entscheidungsbefugnissen und ohne Eigenverantwortlichkeit oder kaum zwischenmenschlicher Kontakt
geringgradig			
geringgradig + Komorbidität oder mäßiggradig			
mäßiggradig + Komorbidität oder schwergradig			

7 Unterbringung

Jede Unterbringung gegen den Willen eines Patienten ist *Freiheitsberaubung* und somit ein Verstoß gegen eines der wichtigsten Grundrechte des Menschen. Die im Grundgesetz garantierte Freiheit eines Menschen kann gegen dessen Willen nur durch einen Richter und aufgrund eines Gesetzes entzogen werden (Art. 2 und Art. 104 Abs. 2 GG). Auch die Europäische Menschenrechtskommission setzt in Art. 5 EMRK völkerrechtliche Schutznormen für das Grundrecht auf persönliche Freiheit. Die dort verwendeten Begriffe der „lawful detention … of persons of unsound mind" verlangen das Vorliegen einer Krankheit, um Unterbringungen zum Schutz der Betroffenen zu ermöglichen. Sie können nach Auffassung der Kommission nicht verwendet werden, „um Menschen, die von Normen, vorherrschenden Ideen und Gepflogenheiten abweichen" oder als „asozial" oder „randständig" bezeichnet werden, gegen ihren Willen zu hospitalisieren oder zu behandeln (Dougin 1998). Die völkerrechtlichen Schutznormen der UN und der EMRK haben sich auch auf die Gesetzgebung verschiedener europäischer Länder und auch auf Deutschland ausgewirkt (Legemaate 1998; Niveau u. Materi 2007).

Die Unterbringung in einer geschlossenen Anstalt ist *Freiheitsentziehung*, die Unterbringung in einer offenen Einrichtung *Freiheitsbeschränkung*. Unterbringungen dienen der Abwendung von Schaden vom Kranken selbst, der Sicherheit der Allgemeinheit, aber auch um Untersuchungen zu ermöglichen, bei denen die Notwendigkeit rechtlicher Maßnahmen gegen den Willen eines Kranken, der sich selber oder anderen schaden könnte, ergründet werden soll. Unterbringungen gegen den Willen der Betroffenen unterliegen dem Verhältnismäßigkeitsgrundsatz. Der dadurch abgewandte Schaden muss zum Eingriff in das Freiheitsrecht des Betroffenen in einem angemessenen Verhältnis stehen.

7.1 Unterbringungsformen

Als gesetzliche Grundlagen für eine Unterbringung sind im Strafrecht die §§ 63 und 64 StGB und die §§ 81 und 126 a StPO vorgesehen *(Maßregeln der Besserung und Sicherung)*, im Zivilrecht der § 1906 BGB *(Betreuungsrecht)* und im öffentlichen Recht die *landesrechtlichen* Unterbringungsgesetze. Während die Unterbringung nach strafrechtlichen Bestimmungen ausschließlich zum Schutz der Allgemeinheit erfolgt und nach dem Zivilrecht (§ 1906 BGB) ausschließlich zum Schutz und Wohl des Betroffenen, sind nach den Unterbringungsgesetzen und den Gesetzen über Hilfen und Schutzmaßnahmen bei psychisch Kranken (PsychKG) freiheitsentziehende Maßnahmen sowohl zum Schutz und Wohl des Patienten als auch zum Schutz der Allgemeinheit möglich. Unterbringungen dienen der Gefahrenabwehr (entweder für Außenstehende oder für den Patienten, der zu diesem Zeitpunkt nicht einwilligungsfähig sein darf), sie sind keine Therapie. Patientenverfügungen können entsprechende Willensbekundungen nicht wirksam enthalten (Grözinger et al. 2011).

7.1.1 Zivilrechtliche Unterbringung

Die Flexibilität der Behandlung und die Freiräume des Patienten sind im Rahmen der zivilrechtlichen Unterbringung bei einer Betreuung noch am größten. Allerdings ist der zeitliche Aufwand für die Errichtung einer Betreuung höher. Die Unterbringung eines Patienten in einem psychiatrischen Krankenhaus gegen dessen Willen ist mit Hilfe des Betreuers und des Betreuungsgerichts nur möglich, wenn die Unterbringung dem Wohle des Patienten dient, der Patient aber aufgrund seiner Krankheit die Notwendigkeit einer Unterbringung nicht einsehen oder nicht nach dieser Einsicht handeln kann. Das Bundesverfassungsgericht billigt dem erwachsenen Menschen und auch dem psychisch Kranken in gewissen Grenzen eine „Freiheit zur Krankheit" zu. „Der Staat hat von Verfassungs wegen nicht das Recht, seine erwachsenen und zu freier Willensbestimmung fähigen Bürger zu erziehen, zu ‚bessern' oder zu hindern, sich selbst gesundheitlich zu schädigen." (BayObLG, R & P 1999, S. 37 f.). Die Verweigerung einer ärztlichen, vor allem psychiatrischen und medikamentösen Behandlung rechtfertigt für sich allein eine Unterbringung nicht. Die Unterbringung eines einsichtigen, aber behandlungsunwilligen Patienten ist rechtswidrig. Die Grenzen der staatlichen Zurückhaltung sind dann überschritten, wenn die Krankheit selber die Einsicht in das Kranksein verhindert.

Die Voraussetzungen für eine Unterbringung sind erfüllt bei
- Vorliegen einer psychiatrischen Erkrankung, welche zur Einsichtsunfähigkeit in die Notwendigkeit einer Behandlung führt, und
- einer erheblichen Gefährdung der Gesundheit des Betroffenen, z. B.
  ○ Selbstgefährdung durch Suizidalität,
  ○ Selbstgefährdung durch Verwirrtheit und dadurch bedingte Risiken (z. B. Überfahrenwerden, Verlaufen und Erfrieren),
  ○ Selbstgefährdung durch Unterlassen (z. B. Weigerung, Nahrung aufzunehmen),
  ○ Erforderlichkeit medizinischer Behandlung, sofern dadurch ein Gesundheitsschaden nachweislich abgewendet wird und die Erforderlichkeit vom Patienten wegen seiner psychischen Störung nicht eingesehen werden kann.

Die Unterbringung muss vom Betreuer veranlasst und vom Betreuungsgericht genehmigt werden. Dabei muss die Unterbringung oder Aufenthaltsbestimmung zum Aufgabenkreis des Betreuers gehören. Der Aufgabenkreis „Gesundheitsfürsorge" reicht hierfür nicht aus (OLG Hamm, FamRZ 2001, S. 861). Sollte noch kein Betreuer bestellt sein, kann auch das Gericht die Funktionen des Betreuers übernehmen, bis dieser bestellt wird (§ 1846 BGB). Die Unterbringung Minderjähriger bedarf einer Begutachtung durch einen Kinder- und Jugendpsychiater und einer betreuungsrichterlichen Genehmigung (§ 167 FamFG). Genehmigungspflichtig sind auch unterbringungsähnliche Maßnahmen, z. B. Bettgitter, Fixierung oder auch ausschließlich zur Immobilisierung eingesetzte Psychopharmaka, sofern diese Maßnahmen für eine längere Dauer geplant werden.

7.1.2 Öffentlich-rechtliche Unterbringung

Muss eine Unterbringung erfolgen, weil der Patient andere oder die öffentliche Sicherheit und Ordnung gefährdet, müssen die landesrechtlichen Unterbringungsgesetze oder PsychKGs angewendet werden. Bundesrechtlich geregelte Unterbringungsmaßnahmen gibt es nur auf dem Gebiet der Seuchenbekämpfung (§ 30 Abs. 2 Infektionsschutzgesetz – IfSG). Die Flexibilität der Behandlung und die Freiräume des Patienten sind bei der landesrechtlichen Unterbringung stärker eingeschränkt als im Rahmen einer Betreuung. In das Freiheitsrecht darf leichter im Interesse anderer Rechte als im Interesse des Wohls des Betroffenen eingegriffen werden (Wigge 1996); d. h. zur Abwehr von Fremdgefährlichkeit ist die Unterbringung eher möglich als zur Abwehr von Selbstgefährdung. Allerdings sind auch hier die wesentlichen Grundsätze der forensischen Vorgehensweise zu berücksichtigen:
1. *Zweistufigkeit der Entscheidung*, d. h. dass zunächst eine in den Unterbringungsgesetzen definierte Erkrankung (1. Stufe) und dann deren Gefährlichkeit (2. Stufe) genau festgestellt werden müssen.
2. *Verhältnismäßigkeit des Eingriffs*, d. h. dass der Eingriff in die persönliche Freiheit nicht außer Verhältnis zur Schutzwürdigkeit der vom psychisch Kranken gefährdeten Rechtsgüter stehen darf (BayObLG R&P 1999, S. 39 f.).

Die Unterbringung kann sofort und vorübergehend, aber auch längerfristig (Höchstdauer 2 Jahre) erfolgen.

Die *sofortige Unterbringung* kann umgehend durch die entsprechenden Behörden, die je nach Bundesland unterschiedlich sind, angeordnet werden: Es handelt sich dabei in Baden-Württemberg und Berlin um die aufnehmende anerkannte Einrichtung, in Nordrhein-Westfalen um das Ordnungsamt. In Bayern, Berlin, Bremen, Hessen, Rheinland-Pfalz, Saarland ist es die Polizei, in Hamburg und Schleswig-Holstein die Gesundheitsbehörde. Die anordnenden Stellen, ebenso wie die aufnehmenden Einrichtungen, sind verpflichtet, die Unterbringung umgehend dem zuständigen Gericht (dem Gericht, in dessen Bezirk die Unterbringungsnotwendigkeit auftrat) anzuzeigen und die richterliche Unterbringung zu beantragen. Die richterliche Anordnung der Unterbringung muss bis zum Abend des der Unterbringung folgenden Tages vorliegen (Ausnahme in Baden-Württemberg, hier ist eine Meldung spätestens nach 3 Tagen erforderlich). Der Richter hat sich persönlich von der Notwendigkeit einer Unterbringung zu überzeugen und kann dies nur unterlassen, wenn dadurch eine Verschlechterung des psychischen Zustandes des Patienten befürchtet wird. Das Gericht ordnet zunächst eine einstweilige Unterbringung von begrenzter Dauer an. Die Unterbringung kann vom Gericht aufgrund eines psychiatrischen Gutachtens anschließend verlängert werden.

In den meisten Bundesländern (Ausnahme Bremen und Nordrhein-Westfalen) hat ein nach Landesrecht untergebrachter Patient eine Behandlung, die der Wiederherstellung seiner Gesundheit dient, zu dulden. Eine solche gesetzliche Regelung hat das Bundesverfassungsgericht mit seiner Entscheidung vom 15.04.2011 (2 BvR 882/09) für verfassungswidrig erachtet. Es hat festgestellt, dass jede Behandlung gegen den natürlichen Willen eines Menschen eine Zwangsbehandlung sei. Behandlungen gegen den Willen des Betroffenen sind demnach nur möglich, wenn dieser nicht einsichts- und steuerungsfähig ist und die Behandlung angemessen, geeignet und verhältnismäßig ist, sowie an enge, hinreichend klar bestimmte gesetzliche Vorgaben gebunden ist. Das zuvörderst anzustrebende Ziel sei die *Wiederherstellung seiner Einwilligungsfähigkeit*. Die Behandlung gegen den Willen eines einwilligungsfähigen Patienten ist schlechthin verfassungswidrig. Die Landesgesetze müssen möglichst rasch diesen Vorgaben des Bundesverfassungsgerichts angepasst werden. Den Bedenken der psychiatrischen Fachvertreter (siehe auch Kap. 16.1.2.1) wurde bei der Urteilsfindung geringeres verfassungsrechtliches Gewicht zugeschrieben als dem Recht des Menschen auf Krankheit.

7.1.3 Strafrechtliche Unterbringung

Die Voraussetzungen und Regelungen der strafrechtlichen Unterbringung sind in Kapitel 4.2 besprochen.

7.2 Untersuchung und vorläufige Unterbringung

Die Unterbringung zum Zweck der Untersuchung ist im Strafrecht in § 81 StPO, im Zivilrecht in § 284 FamFG geregelt. Derartige Unterbringungen dürfen die *Höchstdauer von 6 Wochen* nicht überschreiten. Ihre Anordnung muss zu dem zu erwartenden Ergebnis verhältnismäßig sein. Vor der Unterbringung zur Untersuchung ist ein Sachverständiger, der den Betroffenen persönlich untersucht hat, bei zivilrechtlichen Unterbringungen auch der Betroffene selbst vom Gericht zu hören.

Um auch bei langwierigen Rechtsverfahren eine möglichst rasche Hilfe oder Sicherung zu ermöglichen, sind in den jeweiligen Gesetzen einstweilige oder vorläufige Maßnahmen vorgesehen. Die sofortige *vorläufige* Unterbringung nach den Psych KGs oder Unterbringungsgesetzen sind auf drei Monate begrenzt. Die einstweiligen Anordnungen nach dem Betreuungsrecht sind auf 6 Wochen begrenzt, können aber nach erneuter ärztlicherr Untersuchung verlängert werden, dürfen aber drei Monate nicht überschreiten, (§ 333 FamFG). Im Strafrecht ist die vorläufige Unterbringung in § 126a StPO geregelt (siehe Kap. 4.2.1.3). Die Anordnung einer vorläufigen Unterbringung ist an die Bedingungen geknüpft, dass
1. die Voraussetzungen für eine Unterbringung (§ 63 StGB, § 1906 I Nr. 2 BGB, UnterbrGs oder PsychKGs) vorliegen und
2. dringende Gründe für die Annahme vorliegen, dass mit dem Aufschub der Unterbringung Gefahr verbunden wäre (BVerfG, NJW 1998, S. 1774 f.).

7.3 Ärztliches Zeugnis und Gutachten

Die verfahrensrechtlichen Voraussetzungen für eine Unterbringung sind in den §§ 312 ff. FamFG festgelegt. Für die Einleitung einer Unterbringung ist eine ärztliche Untersuchung und ein ärztliches Zeugnis erforderlich, welches in der Regel nicht älter als einen Tag sein darf. Die Untersuchung kann ggf. gerichtlich angeordnet werden (§ 322 FamFG). Im ärztlichen Zeugnis sind Name, Geburtsdatum und Wohnort des Untersuchten, Datum und Ort der Untersuchung aufzuführen; es ist der Sachverhalt, der zu der Untersuchung führte, kurz zu beschreiben; darüber hinaus ist ein ausführlicher psychischer Befund zu erstellen, anhand dessen sich sowohl ein Richter wie auch eventuell ein nachuntersuchender Arzt ein Bild vom Zustand des Betroffenen machen können. Der Grund für die Notwendigkeit einer Unterbringung ist anzugeben und anhand einer konkreten Beschreibung zu verdeutlichen. Die klinische Verdachtsdiagnose ist anschließend unter das Merkmal des jeweiligen Landesgesetzes zu subsumieren und das daraus abgeleitete gefährdende Verhalten in der Terminologie des Gesetzes wiederzugeben (1. und 2. Stufe gutachterlicher Beurteilungen). Die Unterbringung selber wird durch die entsprechenden Behörden angeordnet.

Für die Beschlussfassung des Gerichts zur Unterbringung ist ein ausführliches Gutachten erforderlich, in dem insbesondere zur krankheits- oder störungsbedingten Gefährlichkeitsprognose Stellung zu nehmen ist.

Ein Gutachten zur Unterbringung sollte folgende Aspekte umfassen:
- Darstellung und Erörterung der Exploration und Untersuchungsbefunde (insbesondere psychopathologischer Befund)
- klinische Diagnose und deren Auswirkung auf die freie Willensbestimmung in Bezug auf die Unterbringung
- Benennung des zutreffenden juristischen Krankheitsbegriffs und der forensisch relevanten Funktionseinschränkung
- Risikoeinschätzung (Gefährlichkeitsprognose) aufgrund der klinischen Diagnose, der daraus resultierenden Funktionseinschränkung und der individuellen Situation des Patienten
- Ausführungen zur voraussichtlichen Dauer der Unterbringung
- Auseinandersetzung mit Alternativen der Unterbringung
- Stellungnahme, in welchem Umfang Gutachten und Gerichtsentscheidung dem Patienten bekannt gemacht werden können

Beispiel eines ärztlichen Zeugnisses

Ärztliches Zeugnis zur Vorlage bei (Polizei, Ordnungsamt etc.)

Herr A., geb. am ..., wohnhaft in ..., wurde heute von mir untersucht.

Sachverhalt: Herr A. wurde von seinem Arbeitskollegen und der Polizei in die hiesige Klinik gebracht, weil er sich vom Gerüst eines Hauses auf die Straße stürzen wollte. Er konnte nur mit Mühe davon abgehalten werden. Gegen das Aufsuchen eines Arztes oder der Klinik habe er sich gewehrt.

Befund: Herr A. ist bei der Untersuchung sehr unruhig, niedergeschlagen und hoffnungslos. Er behauptet, seine Familie ins Unglück gestürzt zu haben, dass er an ihrem Unglück Schuld habe und diese nur durch den Tod sühnen könne. Er ist akut suizidal. Die depressive Verstimmung und die Selbstbeschuldigungen dauern seit ca. 3 Wochen an. Aus der Vorgeschichte sind 2 Suizidversuche bekannt. Herr A. lehnt eine stationäre Behandlung ab.

Diagnose: Depressive Episode im Rahmen einer affektiven Störung.

Herr A. ist psychisch krank. Er gefährdet akut sein Leben. Die Voraussetzungen für eine sofortige vorläufige Unterbringung nach §... PsychKG (oder Art. ... Unterbr.G) liegen vor.

Datum Unterschrift

7.4 Empirische Daten

Die Zahl der Unterbringungen nach § 1906 BGB sind von 1992–2008 von 31 044 auf 52 810 angestiegen (Marschner 2010), auch die Unterbringungen nach den Ländergesetzen haben in den letzten Jahren zugenommen. Allerdings sind die von verschiedenen Einrichtungen und Regionen berichteten Daten höchst unterschiedlich. Kürzere Verweildauern, häufigere Aufnahmen desselben Patienten und eine Zunahme der psychischen Morbidität haben insgesamt zu einer Zunahme der Aufnahmen in psychiatrischen Kliniken geführt. Der Anteil der Zwangseinweisungen an der Zahl der Aufnahmen und die Zahl der Patienten, die zwangseingewiesen werden, sind somit weniger gestiegen als es die absolute Zahl der Zwangseinweisungen vermuten lässt (Darsow-Schütte u. Müller 2001; Spengler et al. 2005). Ihr Anteil ist jedoch im europäischen Vergleich im oberen Bereich (Dressing u. Salize 2004). Neuere Daten zeigen, dass die Zahl der unterbringungsähnlichen Maßnahmen kontinuierlich seit Einführung des Betreuungsrechts angestiegen ist. Dieser Anstieg besagt nicht unbedingt etwas über das tatsächliche Vorkommen von freiheitseinschränkenden Eingriffen, er könnte auch durch einen Anstieg der Genehmigungsansuchen bei Gericht bedingt sein. Er muss zudem in Relation gesetzt werden zu der Zunahme von alten und pflegebedürftigen Patienten.

7.5 Auswirkungen auf die Untergebrachten

Eine Vielzahl von Untersuchungen der letzten Jahre befasst sich mit der *Auswirkung von Zwangsunterbringungen und Zwangsbehandlungen* auf die betroffenen Patienten und ihre Angehörigen (Cascardi u. Poythress 1997; Hiday et al. 1997; Hoge et al. 1998; Hoge et al. 1997; Nicholson et al. 1996; Hoyer et al. 2002; Smolka et al. 1997). Ein eindeutiger und direkter Zusammenhang zwischen dem subjektiv empfundenen Zwang und dem formalen Patientenstatus (freiwillig vs. richterlich untergebracht) fand sich nur in einzelnen Studien. Der subjektiv empfundene Zwang hing darüber hinaus von einer Reihe von anderen Faktoren ab, vor allem von der Einstellung und der Umgangsform des Personals und der Art (setting) der Einrichtung. Behandlungsergebnisse waren schlechter bei Patienten, die subjektiv Zwang empfanden, hingen jedoch weniger von der formalen Einweisungsform ab. Dies gilt offensichtlich auch für Patienten, die zwangsweise im Maßregelvollzug untergebracht werden: Das Gefühl, fair, mit Verständnis und Respekt behandelt zu werden und die eigene Anschauung äußern zu können, scheinen wesentliche Aspekte der Zufriedenheit von Patienten bei Zwangsunterbringungen zu sein (McKenna et al. 2003), demgegenüber scheint ein Machtkampf zwischen Behandler und Patient, der im Zwang endet, schädlich (Surgenor 2003). Gleichzeitig muss berücksichtigt werden, dass der Krankheitsverlauf selber sowohl den Aufnahmemodus als auch das Therapieergebnis beeinflusst. Symptomatik und Verlauf der Störung können sich auf die Compliance, auf das subjektive Erleben von Zwang, auf die Behandlungsmotivation, auf das Risikoverhalten und damit auf den Aufnahmemodus sowie auf das Behandlungsergebnis auswirken. Eine Gesamtschau der Vor- und Nachteile von Zwangsunterbringungen unter Berücksichtigung der subjektiven Zufriedenheit der Patienten, der Dauer von Behandlungen, der Verschiebungen von Patienten in strafrechtliche Unterbringungen, weil öffentlich-rechtliche Unterbringungen vermieden werden oder nicht möglich sind (Fisher et al. 2004; Schanda u. Knecht 1997), der Risiken für die Öffentlichkeit (Hodgins u. Müller-Isberner 2004) und der Gesamtkosten ist noch immer nicht möglich (siehe auch Priebe et al. 2005; Steinert 2002; Steinert et al. 2001).

8 Straßenverkehrsrecht und Fahreignung

Die Vorschriften, welche die Zulassung und Eignung zum Führen eines Kraftfahrzeugs regeln, sind im *Straßenverkehrsgesetz* (StVG) und in der *Fahrerlaubnis-Verordnung* (FeV) enthalten. Die Fahreignung eines Menschen kann wegen *medizinischer Probleme* bezweifelt werden, wenn Alkohol- oder Rauschmittelabhängigkeit, ausgeprägter Substanzmissbrauch oder geistige oder körperliche Mängel vorliegen, aber auch wenn wegen wiederholter Ausschreitungen (Rohheitsdelikte) *charakterliche Fehleinstellungen* befürchtet werden. Bei Zweifeln an der Fahreignung wegen gesundheitlicher oder psychologischer Beeinträchtigungen hat der Betroffene ein Gutachten beizubringen, welches je nach Gegebenheit von einem Gebietsarzt, von einem Amtsarzt oder einer zugelassenen Begutachtungstelle für Fahreignung zu erstellen ist.

Bei Psychosen ist in jedem Fall das Gutachten eines Psychiaters erforderlich, wenn die Fahreignung infrage gestellt wird.

Die Gutachten werden im Auftrag des Betroffenen zur Vorlage bei der Verwaltungsbehörde (Kreisverwaltung) erstellt. Die Kosten hat der Auftraggeber zu übernehmen. Im Gutachten ist nicht die allgemeine Fahreignung zu überprüfen, vielmehr sind die von der Verwaltungsbehörde mitgeteilten Zweifel an der Fahreignung abzuklären (Anlage 15 zur FeV). Ist ein Kranker aus Sicht der Verwaltungsbehörde offenkundig für das Führen eines Kfz ungeeignet, kann der Führerschein auch ohne Gutachten entzogen werden. Ein solches Vorgehen wird in einigen Bundesländern bei Unterbringungen in einer geschlossenen Abteilung gegen den Willen der Patienten praktiziert. Will der Betroffene den Führerschein wiedererlangen, hat er seine Fahreignung durch ein Gutachten nachzuweisen.

Grundlage der medizinischen Beurteilung der Fahreignung sind allgemein die *Eignungsrichtlinien des Bundesministeriums für Verkehr*, die im Jahr 2000 das bis dahin in 5 Auflagen erschienene *Gutachten „Krankheit und Kraftverkehr"* ersetzt haben. Sie wurden den EU-Führerscheinrichtlinien angepasst. Herausgeber ist das Bundesamt für Straßenverkehr (BAST). 2010 ist eine Neuauflage mit geringen Änderungen (Epilepsie) erschienen. Für die Begutachtung bei psychischen Störungen haben sich keine Neuerungen ergeben. Die *„Begutachtungsleitlinien zur Kraftfahrereignung"* haben weiterhin eine zentrale Bedeutung bei der medizinischen Beurteilung der Fahreignung; Abweichungen von den darin enthaltenen Empfehlungen müssen deshalb im Einzelfall sorgfältig begründet werden. Die Begutachtungsleitlinien sind in diesem Buch bei den einzelnen Krankheitsbildern aufgeführt (siehe im Kap. 12 Einzelne Störungen). Die Untersuchungsmethoden, insbesondere die computergestützten Testverfahren (z. B. Act- and React-Testsystem ART-90), und die damit erzielbaren Erkenntnisse sind bei Laux (2001) zusammengefasst.

Die in psychiatrisch-psychologischen Gutachten enthaltenen Beurteilungen der Fahreignung sind für die Verwaltungsbehörde nicht bindend. Sie kann unter Umständen auf der Einholung eines weiteren Gutachtens bestehen. Die Entscheidung über die Fahreignung wird von der Behörde getroffen. Insofern ist auch bei dieser Begutachtung der Sachverständige nur der Berater, der die medizinischen oder psychologischen Voraussetzungen der Fahreignung beurteilt. Er hat dem Entscheidungsträger aufzuzeigen,

- welche psychische Störung bei dem Untersuchten vorliegt,
- wie sich diese Störung auf das Verhalten im Straßenverkehr auswirkt und welche Gefahren daraus resultieren können und
- welche Möglichkeiten es gibt, diese Risiken zu beseitigen oder auf ein erträgliches Maß zu verringern.

Eine *konkrete Gefährdung* ist dann anzunehmen, wenn infolge der Leistungsbeeinträchtigungen zu erwarten ist, dass der Untersuchte die Anforderungen beim Führen eines Kraftfahrzeugs und auch die Beherrschung von Belastungssituationen nicht bewältigen kann, oder wenn von einem Kraftfahrer in einem absehbaren Zeitraum die Gefahr des plötzlichen Versagens der körperlichen und geistigen Leistungsfähigkeit (z. B. durch akut einsetzende Bewusstseinsstörungen oder Realitätsverkennungen) zu erwarten ist (BAST 2010). Zur Beseitigung von Risiken können auch Auflagen angeregt werden. Gutachter, die zur Fahreignung Stellung nehmen, sollten die „*verkehrsmedizinische Qualifikation*", die in Kursen bei den Landesärztekammern erworben werden kann, besitzen.

Die *Fahreignung im Berufsverkehr,* insbesondere bei der Personenbeförderung, unterliegt besonderen Vorschriften (Klasse D, D + E nach EU-Richtlinien). Bei der Führerscheinklasse C (Lkw) kann ein vom Anwärter gewählter, bei der Personenbeförderung muss ein vom Gesetz bestimmter Arzt (z. B. Amtsarzt oder Betriebsarzt) die Fahreignung bestätigen.

9 Rechtsfragen bei Kindern, Jugendlichen und Heranwachsenden

F. J. Freisleder

9.1 Gesetzliche Altersstufen im Kindes- und Jugendalter

Im Hinblick auf die Rechtsstellung von Kindern und Jugendlichen muss sich der psychiatrische Sachverständige bei der Bearbeitung diverser forensischer Fragestellungen aus den Gebieten des Zivilrechts, des öffentlichen Rechts und des Strafrechts oft an verschiedenen gesetzlichen Altersstufen orientieren. ▶ Tab. 9.1 gibt darüber einen Überblick.

Rechts- und damit *klagefähig* ist ein Kind mit seiner Geburt (§ 1 BGB). Unter dem *Recht der elterlichen Sorge* (§ 1626 BGB) steht der junge Mensch bis zum Eintritt der Volljährigkeit an seinem 18. Ge-

Tab. 9.1 Übersicht über die Rechtsstellung in Abhängigkeit vom Lebensalter (nach Schüler-Springorum 1988).

Alter	Bedeutung	Paragraphen
Vollendung der Geburt	Rechtsfähigkeit, Grundrechtsfähigkeit, (zivilprozessuale) Parteifähigkeit	1 BGB Art. 1 ff GG 50 ZPO
6 Jahre	Schulpflicht	Landesschulgesetze
7 Jahre	beschränkte Geschäftsfähigkeit	106 BGB
	beschränkte (zivilrechtliche) Deliktfähigkeit	828 ff BGB
12 Jahre	beschränkte Religionsmündigkeit	5 (vgl. 2 III) RelKErzG
14 Jahre	volle Religionsmündigkeit	5 RelKErzG (71 III JWG)
	bedingte Strafmündigkeit	1, 3 JGG
	Ende des strafrechtlichen Kinderschutzes	176 StGB
	besondere Mitbestimmungs- und Anhörungsrechte	1746, 1765, 1671, 1778 BGB; 159 FamFG
	Beschwerderecht im FamFG-Verfahren	60 FamFG
15 Jahre	Ende der allgemeinen Schulpflicht, Berufsschulpflicht	Landesschulgesetze
16 Jahre	bedingte Ehemündigkeit	1 EheG
	Testierfähigkeit, Eidesmündigkeit	2229 BGB
	(zivilprozessuale) Parteivernehmung	60 StPO, 393, 455 ZPO
	teilweise Ende des strafrechtlichen Jugendschutzes	170 d, 174, 180, 182 (vgl. 235, 236 StGB)
18 Jahre	Volljährigkeit, Heranwachsendenalter	2 BGB pp, 1, 105 JGG
21 Jahre	Ende der Anwendbarkeit des JugendStrR	1, 105 JGG
24 Jahre	Ende des Jugendstrafvollzugs	92 JGG

burtstag. Vor diesem Zeitpunkt verfügt ein Minderjähriger jedoch über eine Reihe von *Teilmündigkeiten*, die ein sukzessives Hineinwachsen in den Rechtsstatus des Erwachsenen festlegen:

Ab dem 6. Lebensjahr besteht für ein Kind Schulpflicht. Bis zum 7. Lebensjahr ist es geschäftsunfähig (§ 104 BGB) und auch nicht deliktfähig (§ 828 BGB) mit entsprechenden Haftungskonsequenzen bei Schadenszufügung gegenüber Dritten. Danach besteht *Geschäfts- und Deliktfähigkeit* zunächst nur mit Einschränkungen. *Strafmündigkeit* ist unter den Kautelen des Jugendgerichtsgesetzes im Prinzip ab dem 14. Lebensjahr und volle strafrechtliche Verantwortlichkeit vom 18. Lebensjahr an gegeben. Jedoch gelten diese gesetzlichen Bestimmungen nur bei Erfüllung bestimmter Reifekriterien (§ 3 JGG, § 105 JGG). Das am 01.01.1991 in Kraft getretene neue Kinder- und Jugendhilfegesetz, das den Schutz und Erziehungsanspruch junger Menschen verbessern soll, ermöglicht in Ausnahmefällen eine Maßnahmeninitiierung sogar bis zum 27. Lebensjahr (§ 11 KJHG). Auch in diesem Gesetz ist die Mitwirkung des jugendpsychiatrischen Sachverständigen z. B. bei der Anwendung eines Hilfeplanes vorgesehen.

9.2 Strafrecht

Bei der psychiatrischen Begutachtung jugendlicher und heranwachsender Straftäter wird der Sachverständige mit einer Besonderheit konfrontiert: Neben einer Stellungnahme zur Kernfrage, der Beurteilung der Schuldfähigkeit, postuliert das Gericht vom Sachverständigen eine Einschätzung des individuellen Reifegrades zur Tatzeit.

9.2.1 Die Reifebeurteilung jugendlicher und heranwachsender Rechtsbrecher

Mit § 1 steckt das deutsche Jugendgerichtsgesetz (JGG) seinen Zuständigkeitsrahmen ab und besagt, dass Kinder unter 14 Jahren strafunmündig und für rechtswidrige Taten nicht verantwortlich sind. Es definiert einen Jugendlichen als 14-, aber noch nicht 18-Jährigen und einen Heranwachsenden als 18-, aber noch nicht 21-Jährigen. Im Hinblick auf die Herabsetzung des Volljährigkeitsalters auf 18 Jahre im Jahr 1975 liegt in dieser Rechtsvorschrift mit dem *Status des sog. „Heranwachsenden"* eine besondere Brisanz.

Gegen Ende des 19. Jahrhunderts wurden in allen zivilisierten Staaten besondere Formen der Rechtspflege für jugendliche Straftäter etabliert. Auch in Deutschland hat sich der rechtliche Rahmen für die Beurteilung der Strafmündigkeit und Schuldfähigkeit jugendlicher und heranwachsender Delinquenten im Verlauf der letzten 140 Jahre mehrfach geändert. Im deutschen Strafgesetzbuch von 1871 galten schon die 12-Jährigen als relativ strafmündig. Damals war lediglich zu prüfen, ob die intellektuelle Ausstattung für die Einsichtigkeit in die Strafbarkeit des Handelns zu erkennen war. Im ersten Jugendgerichtsgesetz von 1923 wurde das Strafmündigkeitsalter auf 14 Jahre erhöht und zusätzlich die von Affekten und Emotionen abhängige Steuerungsfähigkeit als Voraussetzung gefordert. Der Leitgedanke des dritten Jugendgerichtsgesetzes von 1953 war die Absicht, den straffällig gewordenen Jugendlichen durch Hilfe, Führung und gegebenenfalls Behandlung zu fördern und ihm das Hineinwachsen in soziale Bindungen und Verpflichtungen zu erleichtern. Grundzüge dieser Reform, wie das Erziehungsmoment, die langsame Distanzierung vom ausschließlichen Vergeltungsgedanken, die Notwendigkeit einer psychiatrisch-psychologischen Erforschung der Täterpersönlichkeit und die Aufdeckung von Motivationszusammenhängen, verliehen so dem neuen Jugendgerichtsgesetz auch einen Modellcharakter für eine fortschrittlichere Strafrechtsprechung in der Bundesrepublik.

9.2.1.1 Zur strafrechtlichen Verantwortlichkeit jugendlicher Täter (§ 3 JGG)

Der Gesetzgeber fordert nach § 3 JGG in jedem Strafverfahren, dass bei 14- bis 17-jährigen Jugendlichen die strafrechtliche Verantwortlichkeit *ausdrücklich festgestellt* werden muss, wobei konkret nach dem „sittlichen und geistigen Entwicklungsstand zur Tatzeit" gefragt wird. Zur Erziehung eines Jugendlichen, der mangels Reife strafrechtlich nicht verantwortlich ist, kann der Strafrichter dieselben Maßnahmen anordnen wie der Vormundschaftsrichter. Erfahrungsgemäß bereitet im jugendgerichtlichen Alltag der § 3 JGG weniger Schwierigkeiten. In der Regel fühlt sich ein Jugendrichter durchaus selbst in der Lage, bei Angeklagten dieser Alterskategorie den Reifegrad abzuschätzen. Trotzdem ist es aber wichtig, Zweifelsfälle vor einer Verfahrenseröffnung zu erkennen und erforderlichenfalls den Jugendpsychiater hinzuzuziehen.

Eine vor allem den Entwicklungsstand berücksichtigende Begutachtung ist dann angezeigt, wenn ein 14- bis 17-jähriger Jugendlicher schon vom äußeren Aspekt her einen retardierten Eindruck macht, wenn stark gestörte Familienverhältnisse bekannt sind, die Altersgrenze von 14 Jahren bei Begehung der Tat erst kurz überschritten war oder sowohl Tatbestand als auch psychologische Tatsituation undurchsichtig wirken. Suspekt erscheinen ebenso Umstände, bei denen eine Straftat, beispielsweise ein Diebstahl, nach Art und Ausmaß aus dem bisherigen Verhalten völlig herausfällt oder wenn möglicherweise Druck ausübende ältere Familienangehörige am Delikt beteiligt waren. Abhängigkeitsverhältnisse können auch einen einsichtsfähigen Jugendlichen in seiner Handlungs- und Steuerungsfähigkeit einschränken.

Die Frage einer eventuell noch *reifungsbedingt fehlenden Steuerungsfähigkeit* wird bei Jugendlichen aufgeworfen, denen triebhafte Handlungen, vor allem Sexualdelikte, zur Last gelegt werden. Unumgänglich ist bei Jugendlichen eine besonders gerade den Reifegrad hinterfragende psychiatrische Begutachtung bei den seltenen, oft aber spektakulären Fällen von schwerer Kriminalität, wie z. B. Tötungsdelikten. Bei den meisten in diesem Alter vorkommenden Straftaten, vorwiegend Diebstählen, bestehen jedoch klare Schuldvorstellungen und damit in der Regel auch die Reife zur Einsichts- und Steuerungsfähigkeit.

Von Ausnahmen abgesehen gilt dieses Prinzip auch bei *schwach- oder unterbegabten Jugend*lichen, da in unserer Gesellschaft selbst bei wesentlich jüngeren Kindern schon eine konkrete Vorstellung von fremdem Eigentum angenommen werden kann.

Komplizierter wird die Einschätzung möglicherweise dann, wenn beurteilt werden soll, ob im Zusammenhang mit einer Straftat eine ausgeprägtere, aber noch aufholbare *Reifungsverzögerung* vorliegt oder ob es sich um einen nur mehr bedingt *kompensierbaren Entwicklungsrückstand* im Rahmen einer psychiatrischen Erkrankung, beispielsweise eines ausgeprägteren Schwachsinns, handelt. Hier können die §§ 3 JGG und 20, 21 StGB in Konkurrenz treten. Diese Unterscheidung ist insofern bedeutsam, weil bei Feststellung von Schuldunfähigkeit bzw. verminderter Schuldfähigkeit gemäß den §§ 20, 21 andere Rechtsfolgen, z. B. eine Unterbringung nach § 63 StGB, diskutiert werden müssen (Hummel 1995; Rüth 1994).

Ob sich durch Nachreifung noch ausgleichbare Entwicklungsrückstände von solchen, die – wenn überhaupt – nur sehr bedingt aufholbar sind, überzeugend voneinander abgrenzen lassen, wird von verschiedenen Autoren, beispielsweise Lempp (1983), sehr unterschiedlich gesehen. Geleitet von dem utilitaristischen, das heißt auf seine Wirkung ausgerichteten Grundgedanken des Jugendgerichtsgesetzes, sollten erfahrungsgemäß bei einer derartigen gutachterlichen Fragestellung vor allem zwei Gesichtspunkte berücksichtigt werden (Freisleder 1989):
1. Welche psychologischen und pädagogischen Konsequenzen ergeben sich für den einzelnen Jugendlichen im Falle einer aufgrund fehlender Reife angenommenen Nichtverantwortlichkeit?
2. Welche Rechtsfolgen lassen in Zweifelsfällen die bessere pädagogisch-therapeutische Beeinflussung eines delinquenten Jugendlichen erwarten?

Hierbei ist einerseits zu bedenken, dass auch bei fehlender Strafreife familienrichterliche Anordnungen, z. B. Entzug des elterlichen Sorgerechts, getroffen werden können. Andererseits ist zu berücksichtigen, dass gerade einem gefährdeten Jugendlichen die vom JGG implizierten Maßnahmen bei ihrer Durchführung einen besser kontrollierbaren Handlungsspielraum bieten.

9.2.1.2 Jugendstrafrecht oder allgemeines Strafrecht beim heranwachsenden Täter (§ 105 JGG)

Eine besonders wichtige Ergänzung des dritten Jugendgerichtsgesetzes im Jahr 1953 mit entsprechenden Konsequenzen für die Anforderungen an die psychiatrische Begutachtung war die Einführung des § 105 (s. Glossar). Dieser zweite „Reifeparagraph" besagt, dass unter besonderen Voraussetzungen auch *Heranwachsende*, also 18-, aber noch nicht 21-Jährige, in die Rechtsprechung des

Jugendstrafrechts einbezogen werden können. Diese besondere Regelung war am Anfang als Ausnahme gedacht. Man wollte die vielen jungen Menschen, die – bedingt durch Krieg und Nachkriegswirren – in großer Zahl bildungs- und orientierungslos im Nachkriegsdeutschland lebten, nicht generell den strengen Normen des Erwachsenenrechts unterwerfen. Heranwachsende sollten dann nach jugendstrafrechtlichen Normen behandelt werden, wenn sie in ihrer reifemäßigen Entwicklung noch Jugendlichen – also den 14- bis 17-Jährigen – gleichstanden oder ihre Straftat typischen Jugendverfehlungen entsprach. Heranwachsenden, die Jugendlichen gleichgestellt werden, stehen die Abmilderungen und Hilfsmöglichkeiten des JGG offen. Ihre Höchststrafe ist auf 10 Jahre Haft begrenzt. Als Folge der juristischen Bestimmung des § 105 JGG wurden im Jahr 1950 etwa 30 % der heranwachsenden Angeklagten nach Jugendstrafrecht verurteilt. Im Lauf der nächsten Jahrzehnte hat sich diese ursprünglich als Ausnahme gedachte Rechtspraxis immer mehr zum Regelfall gewandelt: 1991 wurden in der gesamten Bundesrepublik 64 % der 18- bis 20-jährigen Angeklagten nach dem Jugendgerichtsgesetz abgeurteilt. In Großstädten, wie München, Frankfurt, Hamburg oder Berlin, waren es – von den Verkehrsdelikten abgesehen – zwischen 90 und 100 % der Verurteilten.

Der § 105 JGG ist wiederholt heftig diskutiert und infrage gestellt worden. Der Strafrechtler Schaffstein (1979) bezeichnete den § 105 als eine der „problematischsten und schwierigsten Vorschriften der deutschen Strafrechtsordnung". Lempp (1983) hielt die Verantwortung für den Gutachter bei der Stellungnahme zu den Voraussetzungen des § 105 für besonders groß und schwierig, da sich die geforderte Reifeentscheidung nicht auf naturwissenschaftlich reproduzierbare Feststellungen und einen nach objektivem Maßstab erhobenen medizinisch-psychiatrischen Befund stützen könne. Sie begründe sich vielmehr auf eine subjektive Ermessensentscheidung mit relativ großem Spielraum. Bresser vertrat grundsätzlich den Standpunkt, dass der Nachweis der Unreife bei einem jungen Straftäter aufgrund einer individuell-diagnostischen Aussage oder einer entwicklungsdynamischen Feststellung nicht möglich sei, weil es *den* Jugendlichen, mit dem ein Heranwachsender verglichen werden soll, weder als Idealnoch als Realtyp gebe. Solange der § 105 in seiner heutigen Form aber weiter besteht, wird der psychiatrische Gutachter nicht umhinkommen, sich mit der Frage auseinanderzusetzen, ob – um einen Begriff aus der Entwicklungspsychologie zu benutzen – z.B. von einem straffälligen 19-Jährigen sog. „Entwicklungsaufgaben" schon bewältigt sind oder noch nicht. Gemeint sind hier beispielsweise das „Erlernen und Ausfüllen der Geschlechterrolle", die „Erlangung der Unabhängigkeit vom Elternhaus" oder „die Entwicklung von Selbstvertrauen und Aufbau eines eigenen Wertesystems". In diesem Zusammenhang muss der Sachverständige gegenüber dem Gericht vor allem auch dazu Stellung nehmen, inwieweit gegebenenfalls erkennbare seelische Entwicklungsauffälligkeiten wahrscheinlich überdauernde Kennzeichen einer besonderen, evtl. pathologischen Persönlichkeitsstruktur im Sinne einer stabilen Persönlichkeitsstörung sind.

Psychiatrische Studien über die Umbruchsphase etwa zwischen dem 18. und 24. Lebensjahr (Kapfhammer 1992) weisen darauf hin, dass dieser Lebensabschnitt, in dem die biologische Entwicklung abgeschlossen wird, durch eine *besondere Vulnerabilität für psychische Erkrankungen, psychosoziale Belastungsfaktoren und alterstypische Adaptationsleistungen* ausgezeichnet ist. Einschneidende Entwicklungsfortschritte sind um die Vollendung des 18. Lebensjahres nicht zu erwarten, vielmehr sind die Folgejahre durch fließende Übergänge zum Erwachsenenstatus geprägt. Vor diesem Hintergrund ist der Gutachter zwar in der Lage, dem Gericht ein individuelles Bild über die aktuelle psychosoziale Situation seines Probanden zu entwerfen. Zum Reifegrad wird er sich jedoch nur annähernd äußern können und dabei auf sein professionelles Gespür verlassen müssen.

Diese Erfahrung machten psychiatrische Gutachter auch im Umgang mit den im Jahr 1955 formulierten sog. *Marburger Richtlinien*. Sie sollten dem Sachverständigen eine Hilfestellung bei der Einstufung der Persönlichkeitsreife 18- bis 20-jähriger Delinquenten bieten. Danach sollen sich reifungsverzögerte Heranwachsende durch besondere „jugendtümliche Züge" auszeichnen:
- ungenügende Ausformung der Persönlichkeit
- Hilflosigkeit, die sich allerdings hinter Trotz und Arroganz versteckt
- naiv-vertrauensseliges Verhalten
- Leben im Augenblick
- starke Anlehnungsbedürftigkeit
- spielerische Einstellung zur Arbeit

- Neigung zum Tagtraum
- Hang zu abenteuerlichem Handeln
- Sich-hinein-Leben in selbst erhöhende Rollen
- mangelhafter Anschluss an Altersgenossen

Folgende Züge legen es – entsprechend den Marburger Richtlinien – nahe, einen Heranwachsenden noch einem Jugendlichen gleichzustellen:
- Fehlen einer gewissen Lebensplanung
- Nichtvorhandensein der Fähigkeit zu selbstständigem Urteil und Entscheiden und zum zeitlich überschauenden Denken
- Fehlen der Fähigkeit, Gefühlsurteile rational zu unterbauen
- nicht gegebene ernsthafte Einstellung zur Arbeit
- Fehlen einer gewissen Eigenständigkeit gegenüber anderen Menschen

Dieser Kriterienkatalog ist für die heutige Praxis sicherlich unbefriedigend, da Merkmale aufgelistet werden, die einerseits nur sehr subjektiv und moralisierend beurteilbar sind, dabei auch zum Teil veraltet klingen und andererseits nicht in jedem Fall als unbedingt jugendtypisch anzusehen sind. Die Marburger Richtlinien waren aber ein verständlicher Versuch, etwas im Grunde nicht Messbares, nämlich einen objektiven Reifestand, einigermaßen bestimmen zu können.

In dem Bemühen, die Marburger Richtlinien auf einen zeitgemäßeren Stand zu bringen und gleichzeitig einen Operationalisierungsversuch zu unternehmen, entwickelte 1991 eine Mannheimer kinder- und jugendpsychiatrische Arbeitsgruppe (Esser, Fritz, Schmidt) eine zehn Punkte umfassende *Reifekriterienliste*, die an einer Fallstichprobe von 340 18-Jährigen aus einer prospektiven epidemiologischen Längsschnittstudie evaluiert wurde. Für jedes der verwendeten 10 Merkmale wurden 4 Reifestufen definiert, nämlich „kindlich", „jugendlich", „heranwachsend" und „erwachsen", aus deren Summierung sich ein Gesamtwert ermitteln lässt. Die Reifekriterien wiesen in dieser Untersuchung eine hohe Interrater-Reliabilität auf und zeigten drei bemerkenswerte Resultate:
1. Die Reifeentwicklung wird vor allem durch psychische Störungen und Belastungen des Kindes- und Jugendalters beeinträchtigt und ist mit der allgemeinen Intelligenz nur schwach assoziiert.
2. Psychiatrisch auffällige Heranwachsende zeigen eine insgesamt verzögerte Reifeentwicklung.
3. Im Gegensatz zu den Übrigen wiesen Probanden mit Störungen des Sozialverhaltens ein anderes Spektrum der Reifemängel auf. So boten sie neben deutlichen Rückständen vor allem in der Lebensplanung auch Akzelerationszeichen in den Partnerbeziehungen.

Die Resultate dieser Studie zeigen immerhin, dass die Reifebeurteilung Heranwachsender sehr wohl zu den Aufgaben des psychiatrischen Sachverständigen im Strafverfahren gehört (Nedopil 1992a). Obwohl möglicherweise mit dem vorgelegten Untersuchungsinstrumentarium Voraussetzungen für entsprechende Forschungsansätze geschaffen wurden, können damit bisher – auch nach Ansicht der Autoren – Reife und Unreife heranwachsender Straftäter voneinander nicht sicher unterschieden werden.

Während des vergangenen Jahrzehnts wurden im Rahmen der interdisziplinären Bonner Delphi-Studie (Busch u. Scholz 2003) zur Konkretisierung *der sittlichen und geistigen Reife* eines heranwachsenden Täters folgende Entwicklungskriterien hervorgehoben (zit. nach Schepker 2011):
- Autonomie (Alltag, Finanzen, Entscheidungen)
- Bildung und Beruf (Motivation, Einstellung, Entwicklung bisher)
- Emotionalität (Stabilität, Handlungsleitung durch Emotionen)
- Orientierung an Gruppen und Normen (Distanzierungsfähigkeit von Gruppen und Akzeptanz gesellschaftlicher Normen)
- soziale Beziehungen und Partnerschaft (Beziehungsfähigkeit)
- Impulsivität und Konfliktmanagement (Erkennen und Lösungsfertigkeiten)

Unter Berücksichtigung der Umweltbedingungen (soziale und familiäre Verhältnisse, Normorientierung der Bezugspersonen) empfahl Busch (2008) zur Entscheidungsfindung einen Algorithmus, der sich im individuellen Fall nach der Längsschnittentwicklung, dem gegenwärtigen psychischen Querschnittsbefund, der subjektiven Tatwahrnehmung und künftigen Nachreifungsmöglichkeiten ausrichtet.

Die Gutachtenspraxis im Hinblick auf § 105 JGG hat in den letzten Jahren gezeigt, dass sich Jugendkammern an der gängigen BGH-Rechtsprechung orientieren (BGH, 1 StR 211/01, Urteil vom 09.08.2001). Diese hinterfragt, ob bei einem noch prägbaren Heranwachsenden Entwicklungskräfte weiterhin in größerem Umfang wirksam sind oder ob die Annahme unbehebbarer Entwicklungsrückstände bereits gerechtfertigt ist. Im Zweifelsfall wird in der

Regel Jugendstrafrecht priorisiert. Bei mit hoher Wahrscheinlichkeit auch durch erzieherische Mittel des Jugendstrafvollzugs nicht mehr korrigierbaren Entwicklungsdefiziten – z.B. bei einer schon über Jahre verfestigten dissozialen Persönlichkeitsstruktur – ist Erwachsenenstrafrecht angemessen.

9.2.2 Exkurs: Überlegungen zu einer Reform des § 105 JGG

Zweifellos findet sich in der straffälligen Heranwachsenden-Klientel des jugendpsychiatrischen Gutachters eine Vielzahl von Probanden mit psychischen Entwicklungsdefiziten. Eine objektive oder auch operationalisierte und verlässliche Reifebeurteilung wird jedoch auch in Zukunft schwierig, wenn nicht unmöglich bleiben. Dieser Beurteilung wurde in der Praxis auch durch die zunehmend generalisierte Annahme fehlender Erwachsenenreife bis zu Vollendung des 21. Lebensjahres in den vergangenen Jahren ausgewichen. In der politischen Diskussion wurde hingegen angesichts spektakulärer Delikte von Heranwachsenden vereinzelt gefordert, das Erwachsenenstrafrecht grundsätzlich auf alle Heranwachsenden auszudehnen.

Es wäre jedoch fatal, den § 105 abzuschaffen und ab dem 18. Lebensjahr – entsprechend dem Erwachsenenstrafrecht – Straftaten nur mit den einzigen Sanktionsalternativen, nämlich Geld- oder Freiheitsstrafe, zu ahnden. Unser flexibles und in seinen Reaktionsmöglichkeiten breit gefächertes Jugendstrafrecht sollte nicht einem öffentlichen Stimmungswandel oder politischen Kalkül geopfert werden. Beide Grundsatzentscheidungen würden zwar möglicherweise zu mehr Rechtsgleichheit führen, hätten aber auch beträchtliche Nachteile zur Folge. Bei Anwendung des Erwachsenenstrafrechts ab dem 18. Geburtstag gingen viele sinnvolle Sanktionsmöglichkeiten verloren. Für den Fall einer prinzipiellen Anwendung des Jugendstrafrechts bis zum 20. Lebensjahr wären dem Richter wie dem psychiatrischen Gutachter jedoch die Hände auch dann gebunden, wenn es sich um Täter von ausgeprägter, um nicht zu sagen ausgereifter Cleverness handelt, wie man sie etwa bei Bandenchefs oder aus purer Gewinnsucht agierenden jungen Drogendealern findet. Gerade dieser Personenkreis sollte aber nicht zum Nutznießer werden. In diesem Kontext startete der Deutsche Bundesrat 2004 eine von mehreren unionsregierten Ländern eingebrachte Gesetzesinitiative zur Veränderung des Jugendstrafrechts, in der es u.a. um eine Reform des § 105 JGG geht. Entsprechend diesem Entwurf sollte künftig neben einer Beschleunigung des Jugendstrafverfahrens und einer Stärkung der Opferperspektive durch eine modifizierte Formulierung des § 105 Folgendes klargestellt werden:

1. Der Regelfall ist die rechtliche Gleichstellung der Heranwachsenden mit den Erwachsenen.
2. Nur ausnahmsweise kommt bei erheblichen Entwicklungsverzögerungen die Anwendung von Jugendstrafrecht in Betracht, wenn nämlich zum Zeitpunkt der Aburteilung die Rechtsfolgen des Jugendstrafrechts noch geeignet sind und auch Erfolg versprechen.

Dieser seinerzeit gescheiterte Gesetzentwurf zeigte wieder einmal, dass die Kontroverse um den § 105 JGG und eine mögliche Verschärfung des Jugendstrafrechts bis heute nicht beendet ist. Die derzeitige CDU/CSU/FDP-Bundesregierung hat sich in ihrem Koalitionsvertrag 2009 im Wesentlichen auf eine Veränderung des Jugendstrafrechts in folgenden Punkten festgelegt: Neben der Einführung des sog. Warnschuss-Arrests, der in besonders problematischen Fällen eine auf Bewährung verhängte Jugendstrafe mit einem Arrest verbindet, soll bei nach Jugendstrafrecht verurteilten Heranwachsenden die Höchststrafe auf 15 Jahre erhöht werden. Die neue 15-jährige Höchststrafe soll entsprechend dem Gesetzentwurf – sozusagen im fließenden Übergang zum Erwachsenenstrafrecht – in Fällen besonders grausamer Kapitaldelikte verhängt werden.

Der praktisch tätige forensische Psychiater würde bei der Begutachtung der Altersgruppe mit der stärksten Kriminalitätsbelastung – den 16- bis 24-Jährigen – auch über das 20. Lebensjahr hinaus einen weniger starren Umgang mit letztlich willkürlich vorgegebenen Altersgrenzen begrüßen. Seine wichtige Aufgabe ist es in diesem Zusammenhang, das Gericht dabei zu unterstützen, diejenigen jungen Täter herauszufiltern, deren Straftaten nach aller Wahrscheinlichkeit nur episodische Bedeutung hatten und nicht Vorboten einer lang dauernden kriminellen Karriere sind. Er sollte bei seinen Probanden für ein verübtes Delikt bedeutsame psychiatrische Störungen erkennen und den Richter auf vorhandene seelische Entwicklungsrückstände aufmerksam machen, damit für die betroffen

Straftäter diese Aspekte bei der Urteilsfindung berücksichtigt werden können.

9.2.3 Exkurs: Sicherungsverwahrung auch für jugendliche und heranwachsende gefährliche Straftäter?

Bis 2004 war für junge Straftäter unter 21 in Deutschland grundsätzlich keine Sicherungsverwahrung vorgesehen – unabhängig davon, ob sie nach Jugend- oder Erwachsenenstrafrecht verurteilt wurden. Im Zuge der Reform des § 66 StGB (Unterbringung in der Sicherungsverwahrung) wurde rechtlich in § 106 Abs. 3 Satz 2 JGG zwischenzeitlich in Anlehnung an § 66a StGB eine *Vorbehaltsicherungsverwahrung* für diejenigen 18- bis 20-jährigen Täter eingeführt, die nach Erwachsenenstrafrecht verurteilt wurden. Hier entscheidet das Gericht spätestens sechs Monate vor dem Zeitpunkt der Möglichkeit einer Aussetzung des Strafrestes zur Bewährung, ob die Gesamtwürdigung des Verurteilten, seiner Taten und seine Entwicklung während des Vollzugs ergibt, dass von ihm weiterhin erhebliche Straftaten mit schweren Schädigungen potenzieller Opfer zu erwarten sind. Bis 2008 war eine nachträgliche Anordnung von *Sicherungsverwahrung* (§ 66b) bei nach Erwachsenenstrafrecht verurteilten Heranwachsenden nicht möglich. Sie konnte bis zum damaligen Zeitpunkt erst ab dem 21. Lebensjahr im Erwachsenenstrafrecht vom Gericht angeordnet werden, wenn nach einer Verurteilung wegen eines Verbrechens gegen das Leben, die körperliche Unversehrtheit, die persönliche Freiheit oder die sexuelle Selbstbestimmung vor Ende des Strafvollzugs beim Verurteilten neue Tatsachen, also auch im Hinblick auf seine Entwicklung in Haft, erkennbar wurden, die auf eine erhebliche Gefährlichkeit für die Allgemeinheit hinwiesen.

In diesem Zusammenhang wurde damals eine „Sicherheitslücke" offenkundig, als ein Gewaltverbrechen an einem 9-jährigen Jungen, begangen in München im Februar 2005 von einem 28-Jährigen, bundesweit Schlagzeilen machte. Dieser Täter hatte bereits im Alter von 18 Jahren im Zustand der Schuldfähigkeit einen Sexualmord an einem 11-Jährigen verübt und war nach Jugendstrafrecht verurteilt worden. Bis 2008 wäre in seinem ersten Fall eine nachträgliche Anordnung von Sicherungsverwahrung auch heute nicht möglich, selbst wenn während der Haftverbüßung die Gesamtwürdigung seiner Person ergeben hätte, dass mit hoher Wahrscheinlichkeit wegen seiner Gefährlichkeit mit Wiederholungstaten zu rechnen ist. Vor diesem Hintergrund war es verständlich, dass nicht nur politische Stimmen laut wurden, die einen zu geringen Schutz der Bevölkerung vor besonders gefährlichen jungen Gewalttätern, speziell Wiederholungstätern, kritisierten. In der Zwischenzeit wurden in Deutschland die gesetzlichen Grundlagen geschaffen, dass unter sehr engen Voraussetzungen (u. a. muss wegen der Anlasstat eine Jugendstrafe von mindestens sieben Jahren verhängt worden sein) für 14- bis 17-jährige Jugendliche (§ 7 Abs. 2 JGG) und für 18- bis 20-jährige Heranwachsende (§ 106 Abs. 5 JGG) eine nachträgliche Sicherungsverwahrung möglich ist. Allerdings hat das Bundesverfassungsgericht 2011 festgestellt, dass die Sicherungsverwahrung gesetzlich vollständig neu geregelt werden muss. In diesem Zusammenhang ist wahrscheinlich damit zu rechnen, dass die nachträgliche Sicherungsverwahrung nicht nur im Erwachsenen-, sondern auch im Jugendstrafrecht wieder abgeschafft und auch dort eine vorbehaltene Sicherungsverwahrung implementiert werden könnte.

9.2.4 Erziehungsmaßregeln im Jugendstrafrecht

Im Rahmen einer 1991 in Kraft getretenen Novellierung des Jugendgerichtsgesetzes wurden verschiedene Reformvorhaben im Bereich der Jugendkriminalität gesetzlich verankert. Unter dem Motto „Diversion" – also der Vermeidung des förmlichen Jugendstrafverfahrens und seiner Ersetzung durch informelle Erledigungsarten – werden seither bei straffälligen Jugendlichen in besonders gelagerten Fällen *alternative Maßnahmen* anstelle einer Verurteilung und Jugendstrafe angewendet. Dazu gehören z. B. der sog. Täter-Opfer-Ausgleich, die Einschränkung der Untersuchungshaft bei Jugendlichen unter 16 Jahren oder der Abbau rechtlicher Hemmnisse bei einer Heimeinweisung anstelle von Untersuchungshaft.

Bereits im herkömmlichen Jugendstrafrecht ist eine Reihe von *Erziehungsmaßregeln* vorgesehen, bei deren Veranlassung durch das Gericht der Sachverständige durch eine entsprechende psychiatrisch-psychologische Persönlichkeitsbeurteilung und Prognosestellung planerisch mitwirken kann. Bei der Verhängung einer Jugendstrafe, die einen Freiheitsentzug von wenigstens 6 Monaten bis zu unbestimmter Dauer mit der Möglichkeit einer Strafaussetzung zur Bewährung bedeutet, müssen dem jugendlichen Straftäter sog. „schädliche Neigungen" (§ 17 Abs. 2 JGG) attestiert werden. Diese Zuschreibung fällt aber allein in die Kompetenz des Gerichts, das sich dabei an Häufigkeit und Gefährlichkeit der vorausgegangenen Delikte orientiert. Die beiden weiteren Ahndungsformen werden als *Erziehungsmaßregeln* (Weisungen, Erziehungsbeistandschaft, Erziehungshilfe) oder Zuchtmittel (Verwarnung, Auflagen, Jugendarrest) bezeichnet. Die Rechtsgrundlage für diese Reaktionen ist § 10 Abs. 2 JGG, die entsprechende Auflagen für eine „heilerzieherische Behandlung durch einen Sachverständigen oder eine Entziehungskur" festlegt. Derartige Maßnahmen sollen nach dem Gesetz ab dem vollendeten 16. Lebensjahr nur mit dem Einverständnis des Jugendlichen durchgeführt werden. Eine sogenannte *heilerzieherische Behandlung* ist nicht auf heilpädagogische Maßnahmen im wörtlichen Sinn begrenzt. Sie umfasst vielmehr das breite Spektrum pädagogischer (z. B. soziale Trainingskurse, Erlebnispädagogik, wie „therapeutisches Segelschiff", Heimplatzierung), psychotherapeutischer (Einzel- oder Gruppentherapie) und spezieller kinder- und jugendpsychiatrischer Interventionsmöglichkeiten im ambulanten oder stationären Setting. Neben dem jugendpsychiatrischen Gutachter als Gehilfen des Gerichts spielt hier ebenso die *Jugendgerichtshilfe* eine bedeutende Beraterrolle.

9.3 Zivilrecht und öffentliches Recht

9.3.1 Deliktfähigkeit

Kinder gelten mit *Vollendung des 7. Lebensjahres* als deliktfähig (§ 828 BGB). Sie bzw. ihre gesetzlichen Vertreter sind für einen verursachten körperlichen oder materiellen Schaden verantwortlich und müssen deshalb haftungsrechtliche Konsequenzen tragen. Anlass für eine kinderpsychiatrische Begutachtung sind vor diesem Hintergrund in der Regel beim Spielen entstandene Körperverletzungen oder Brandlegungen mit gelegentlich sehr hohen Schadenssummen. Vor allem bei solchen Kindern, die die entsprechende Altersgrenze gerade erst überschritten haben, geht es um die Klärung der Frage, ob zur Zeit der Tat bereits „die zur Erkenntnis der Verantwortlichkeit erforderliche Einsicht" vorgelegen hat. Der Gutachter muss bei dieser schwierigen Fragestellung mit entwicklungspsychologischer Methodik dazu Stellung nehmen, ob beim Kind die Einsicht in seine Verantwortlichkeit in der konkreten Tatsituation tatsächlich vorhanden war (Remschmidt 1992).

9.3.2 Entschädigungspflicht

Für angeborene persistierende Behinderungen gelten die Richtlinien des Bundessozialhilfegesetzes (BSHG). Gutachterliche Implikationen können sich auch bei der Beurteilung von Unfallfolgen ergeben. Im Vergleich zu Erwachsenen müssen wegen der aus der Entwicklungssituation resultierenden besonderen körperlichen und seelischen Kompensations- und Restitutionsmöglichkeiten im Hinblick auf die Einschätzung einer Minderung der Erwerbsfähigkeit (MdE) häufigere Nachbegutachtungen erfolgen. Bei einer definitiven Festlegung orientiert sich der Sachverständige an den für Erwachsene gültigen Maßstäben. Eine veränderte Rechtsprechung gibt es im Zusammenhang mit Schmerzensgeldforderungen aufgrund immaterieller Schäden (§ 847 BGB), z. B. bei Hirntraumen mit weitgehendem Ausfall der Wahrnehmungs- und Erlebnisfähigkeit. Während hier früher Schmerzensgeld lediglich als symbolhafte Wiedergutmachung gezahlt werden musste, wird vom Sachverständigen neuerdings bei der Begutachtung eines schwer traumatisierten Opfers eine quantitative Einschätzung des „*Verlustes an personaler Qualität*" verlangt (Martinius 1995).

9.3.3 Familien- und Sorgerecht, Adoption

Deprivation, Überforderung oder Vernachlässigung als Formen eines defizitären Erziehungsstils bis hin zu körperlichem und sexuellem Missbrauch können zu einer Gefährdung des Kindeswohls führen, die den Kinder- und Jugendpsychiater nicht nur als Therapeuten, sondern auch als Sachverständigen erforderlich macht. Eine Stellungnahme gegenüber dem Familiengericht ist notwendig, wenn Eltern oder gesetzlich verpflichteten Erziehungspersonen das Aufenthaltsbestimmungs- oder das Sorgerecht eingeschränkt oder aberkannt werden soll (§ 1666 BGB).

Gefragt ist der Kinder- und Jugendpsychiater hier vor allem in solchen familiären Konstellationen, in die psychisch auffällige Kinder und, möglicherweise gleichzeitig, psychiatrisch erkrankte Eltern involviert sind (Rüth u. Freisleder 1995).

In *Trennungssituationen oder nach der Scheidung* unterstützt der Kinder- und Jugendpsychiater in strittigen Fällen gutachterlich das Familiengericht dabei, wem im Interesse des Kindes die elterliche Sorge übertragen werden sollte (§§ 1671, 1672, 1680 und 1681 BGB). Bei der Entscheidungsfindung ist entsprechend der neueren Rechtsentwicklung dem Willen des Kindes umso mehr Bedeutung beizumessen, je älter es ist. Nicht nur ausnahmsweise kollidiert in Einzelfällen die Einschätzung des psychiatrischen Sachverständigen mit der im Prinzip begrüßenswerten familienrichterlichen Tendenz, möglichst auch nachehelich beiden Eltern ein gemeinsames Sorgerecht zuzusprechen. Bei der Regelung der *Umgangsbefugnis* (§ 1634 BGB) sollte sich der Gutachter in erster Linie nach dem Willen und der psychischen Situation des Kindes und nicht nach den – möglicherweise berechtigten, aber dem Kind aktuell schadenden – Wünschen des nicht sorgeberechtigten Elternteils richten.

Grundlegend geändert hat sich die Rechtslage seit der Neuregelung des Familienrechts im Jahre 1998: Regelhaft soll jetzt die *gemeinsame* nacheheliche elterliche Sorge gelten. Ob sich diese Gesetzesänderung in Zukunft tatsächlich als eine Reform im Sinn einer Verbesserung des Kindeswohles erweisen wird, ist heute noch nicht absehbar. Eine Stellungnahme des Kinder- und Jugendpsychiaters wird seither jedenfalls gehäuft in solchen Fällen eingeholt, in denen zunächst, vielleicht zu schnell, ein gemeinsames Sorgerecht erteilt, dieses dann jedoch de facto nur von *einem* engagierten Elternteil ausgeübt und schließlich von diesem nachträglich allein beantragt wird. Ferner gilt seit 1998 im Hinblick auf die Umgangsregelung, dass der nichteheliche Vater dem ehelichen Vater gleichgestellt ist.

Der Umgang des leiblichen Vaters mit dem Kind kann deshalb auch bei dieser Ausgangsbedingung nur bei einem zu erwartenden Schaden für das Kind ausgeschlossen werden.

Nur sehr selten muss sich der Kinder- und Jugendpsychiater im Zusammenhang mit einer *Adoption*, deren rechtliche Bestimmungen in den §§ 1741 – 1772 BGB geregelt sind, gutachterlich äußern. Bei der Stellungnahme zur Adoptionseignung eines Kindes ist im Hinblick auf den psychischen Entwicklungsstand die individuelle Vorgeschichte des Kindes mit möglichen Vernachlässigungs- und Hospitalismusfolgen zu berücksichtigen. Potenzielle Adoptiveltern sind unter dem Blickwinkel ihrer Rollenmotivation und einer realistischen Einschätzung ihrer Erwartungen und Möglichkeiten zu beurteilen.

9.3.4 Geschlossene Unterbringung von Kindern und Jugendlichen

Für eine geschlossene Unterbringung Minderjähriger kommen in Deutschland entsprechende Heimeinrichtungen oder kinder- und jugendpsychiatrische Akutstationen infrage, die nur in geringer Anzahl vorhanden sind. Die zeitweilig von weiten Kreisen der Jugendhilfe vertretene Meinung, auf geschlossene pädagogische Einrichtungen ganz verzichten zu können, hat sich als Trugschluss erwiesen, da es einen kleinen Jugendlichen-Personenkreis mit zum Teil schwer ausgeprägter dissozialer Problematik gibt, der zumindest vorübergehend einer Betreuung und Führung in einem geschlossen geführten Erziehungs- und Betreuungssetting bedarf.

Geschlossen geführte jugendpsychiatrische Stationen versorgen kurzzeitig, im Sinne einer Krisenintervention, oder mittelfristig Patienten mit akuten psychotischen Störungen, ausgeprägten depressiv-suizidalen Syndromen und lebensbedrohlichen anorektischen Zustandsbildern. Zu den Patienten derartiger Abteilungen gehören manchmal auch Jugendliche mit Störungen der Impulskontrolle und junge, eventuell alkohol- und drogenbelastete Dissoziale mit aggressiven Reaktionsmustern, die einer jugendpsychiatrischen Diagnostik und auch Therapie zugeführt werden sollten.

Notfallmäßige oder geplante Aufnahmen auf eine geschlossene Klinikstation sind immer Anlass für eine jugendpsychiatrische Begutachtung. Oft wird diese vom Familiengericht auch vor Platzierungen in einem geschlossenen Erziehungsheim wegen eventueller psychischer Störungen gewünscht. Das Einverständnis der Sorgeberechtigten ist im Regelfall Voraussetzung einer solchen Unterbringung. Bei einer unbegründeten elterlichen Weigerung muss eine familienrichterliche Einschränkung des Aufenthaltsbestimmungs- bzw. des Sorgerechts erwogen werden. In einer jugendpsychiatrischen Notfallsituation, vor allem bei Selbst- oder Allgemeingefährlichkeit, kann der einweisende oder aufnehmende Psychiater im Prinzip auch bei Minderjährigen gemäß den Bestimmungen der landesüblichen Unterbringungsgesetze oder PsychKGs verfahren. Bei Kindern und Jugendlichen ist aber in jedem Fall der Einweisungsgrundlage entsprechend § 1631b BGB der Vorzug zu geben, da sie erstens bundeseinheitliche Gültigkeit besitzt und zweitens nicht – wie z.B. der Einweisungsmodus nach dem Bayerischen Unterbringungsgesetz – eine Registrierung des Patienten bei der Kreisverwaltungsbehörde mit daraus möglicherweise resultierenden Konsequenzen nach sich zieht (Freisleder et al. 1999). Die geschlossene Unterbringung von Jugendlichen war bis vor einigen Jahren in Deutschland auch unter Fachleuten ein Thema, das – wenn überhaupt – meistens sehr kontrovers diskutiert wurde. Mancherorts betrachtete man diese Maßnahme aus unterschiedlichen Gründen sehr distanziert oder lehnte sie aus ideologischen Motiven sogar kategorisch ab. Erfreulicherweise hat sich der Diskurs über Chancen und Risiken von in einem geschlossenen Rahmen durchgeführten pädagogischen und therapeutischen Maßnahmen mittlerweile versachlicht. Er befindet sich aktuell in einem Stadium der Standortbestimmung, der kritischen Reflexion und der konstruktiven Zukunftsplanung (Rüth, Pankofer u. Freisleder 2006).

9.4 Kinder- und Jugendhilferecht und Sozialrecht

Nach jahrzehntelanger Diskussion ist 1991 das *Gesetz zur Neuordnung des Kinder- und Jugendhilferechts* in Kraft getreten. Es hat das Jugendwohlfahrtsgesetz aus dem Jahr 1922 außer Kraft gesetzt und die „Kinder- und Jugendhilfe" in das Sozialgesetzbuch eingeordnet. Die Verabschiedung dieses Gesetzes stand in einem engen zeitlichen Zusammenhang mit der Herstellung der deutschen Einheit. Ziel war eine noch engere Verknüpfung von Jugendhilfe- und Sozialrecht (Wiesner 1992). Das neue Kinder- und Jugendhilfegesetz (KJHG) hält einen breit gefächerten Maßnahmenkatalog vor, für dessen Durchführung die Jugendhilfebehörden (Jugendämter) zuständig sind. Der Katalog umfasst Angebote der Jugendsozialarbeit, des erzieherischen Kinder- und Jugendschutzes, der Förderung der Erziehung in der Familie oder in Einrichtungen (z.B. Hilfe zur Erziehung, § 27 KJHG; Erziehungsberatung, § 28; sozialpädagogische Familienhilfe, § 31; Heimerziehung, § 34; intensive sozialpädagogische Einzelbetreuung, § 35).

Wenn bei einem Jugendlichen Hilfen zur Erziehung erforderlich erscheinen, die auch Maßnahmen der Eingliederungshilfe beinhalten, und die Aufstellung bzw. Durchführung eines sog. Hilfsplans zur Debatte steht, kann auch die personale oder gutachterliche Mitwirkung des Kinder- und Jugendpsychiaters erforderlich sein (Warnke et al. 1997). Seine gutachterliche Meinung kann ebenso bei der Initiierung einer sog. Inobhutnahme (§ 42 KJHG) gefragt sein, bei der ein Kind wegen einer wie auch immer gearteten Gefährdung vorläufig „bei einer geeigneten Person oder in einer Einrichtung" – z.B. ausnahmsweise auch auf einer kinder- und jugendpsychiatrischen Station – untergebracht werden soll.

Eingliederungshilfe für seelisch Behinderte oder von einer seelischen Behinderung Bedrohte ist entsprechend § 35a KJHG durch das Jugendamt zu gewähren. Hierzu zählen Kinder und Jugendliche mit ausgeprägten Teilleistungsstörungen (z.B. Legasthenie), außerdem Minderjährige mit frühkindlichem Autismus oder schweren chronifizierten neurotischen oder psychotischen Störungen. Während für die akuten Krankheitszustände die gesetzlichen Krankenkassen leistungspflichtig sind, ist bei entsprechend chronifizierten Dauerzuständen das Jugendamt Kostenträger. Die Eingliederungshilfe für geistig Behinderte oder mehrfach Behinderte ist entsprechend § 39 Bundessozialhilfegesetz (BSHG) zu gewähren. Im Grenzbereich zwischen der Leistungspflicht von Krankenkassen, Jugendämtern und Bundessozialhilfegesetz kommt es erfahrungsgemäß häufig zu willkürlichen Entscheidungen. In strittigen Fällen liegt es in der gutachterlichen Kompetenz der bundesweit bestellten Landesärzte, Finanzierungszuständigkeiten festzustellen.

Psychiatrische Krankheitslehre und Implikationen für die forensische Beurteilung

10 Psychopathologische
    Grundbegriffe   *114*

11 Klassifikation
    psychischer Störungen   *124*

12 Einzelne Störungen   *131*

Die Medizin, sofern sie sich mit dem Erkennen und Behandeln von kranken Menschen befasst, hat sich bisher wenig um eine allgemeine Definition des Krankheitsbegriffs gekümmert. Praktisches ärztliches Handeln wird in der Regel von den Bedürfnissen der Patienten bestimmt, die als Leidende oder Hilfesuchende den Arzt konsultieren. Doch nicht jeder, der sich zum Arzt begibt, ist krank, und nicht jeder, der dies unterlässt, ist gesund. Die Abgrenzung von Kranken und Gesunden ist nur im Einzelfall möglich, allgemein verbindliche Kriterien sind kaum festzulegen, da es für Gesundheit ebenso wenig wie für Krankheit eine verbindliche und brauchbare Definition gibt. Die von der WHO vorgeschlagene Definition von Gesundheit als „Zustand vollkommenen körperlichen, seelischen und sozialen Wohlbefindens" ist für medizinische Zwecke nur bedingt hilfreich (Marx 1987).

Demgegenüber gibt es eine Reihe mehr oder weniger gut definierter Krankheiten. Sie sind in der Medizin im Idealfall dadurch gekennzeichnet, dass Ursache, Symptomatik, Verlauf und Therapie eine Einheit, eine sog. Krankheitsentität, bilden. Mit der Diagnose einer spezifischen Krankheit sind somit sowohl ein ätiopathogenetisches Erklärungsmodell wie auch prognostische Schlussfolgerungen verbunden.

Von diesen Ansprüchen an einen Krankheitsbegriff ist die Psychiatrie noch weit entfernt, wenngleich mit der Entstehung der Psychiatrie als eigenständigem medizinischem Fach im 18. und 19. Jahrhundert der Versuch einherging, psychische Störungen als Krankheitsentitäten zu begreifen. Dies führte im Laufe der Zeit zur Beschreibung von immer neuen Krankheitsbildern.

Trotz der nunmehr über zweihundertjährigen Entwicklung und Forschung in der Psychiatrie ist es nur bei wenigen Störungen (z. B. bei der progressiven Paralyse) gelungen, jene Zusammenhänge zwischen Ätiologie, Symptomatik und Verlauf eindeutig aufzuzeigen, die in der Medizin für die Definition einer Krankheitseinheit gefordert werden.

Die derzeitig angewandte psychiatrische Nosologie (Klassifizierung) beruht nicht auf der Erklärung von Störungen, sondern auf ihrer möglichst genauen Beschreibung. Ziel dieser deskriptiven Methode ist eine einheitliche und verlässliche Erfassung unterschiedlicher Symptomenkomplexe und ihrer Verlaufsformen (Wittchen et al. 1989). Die so erfassten psychopathologischen Syndrome sind hinsichtlich ihrer Ursache unspezifisch. Mehrere Faktoren spielen entweder kausal oder auslösend zusammen, um zur Manifestation der Symptomatik zu führen. Im Wesentlichen werden genetische Anlage, organische Schäden, entwicklungsbedingte Beeinträchtigungen und situative Belastungen als hauptsächliche Elemente einer multifaktoriellen Syndromgenese betrachtet (Hippius 1979). Je nach Schulrichtung und Lehrmeinung werden die Bedingungsfaktoren unterschiedlich gewichtet. Um den sozialen Einflüssen und Auswirkungen von Störungen besser gerecht zu werden, wurde das bio-psycho-soziale Modell von Krankheiten entwickelt, welches sich nicht allein auf die Psychiatrie beschränkt (Engel 1980). Es handelt sich dabei um ein hierarchisch strukturiertes mehrdimensionales Krankheitskonzept, in welchem Erleben und Verhalten in einem sozialen Kontext als Erweiterung und Integration der biomedizinischen Vorstellungen von Krankheit betrachtet werden. Es ist auch Grundlage der International Classification of Functioning, Disability and Health (ICF) (World Health Organization 2001 – WHO; siehe Kap. 6). Eindeutige Bedingungsgefüge zwischen den einzelnen Aspekten sind nur in wenigen Einzelfällen festlegbar. In der Gewichtung der Faktoren nachvollziehbar ist das sog. Vulnerabilitätskonzept psychiatrischer Erkrankungen. Es wurde 1973 (Zubin u. Spring 1977) erstmals formuliert und geht davon aus, dass psychische Störungen durch ein Zusammenwirken von Disposition, chronischen Belastungen und akutem Stress bedingt werden (Schmidt-Degenhard 1988).

Die genetische Disposition macht
- *bestimmte Reaktionsweisen wahrscheinlicher als andere Verhaltensweisen und*
- *bedingt unterschiedlich große Widerstandsfähigkeit gegen äußere Belastungen.*

Beides zusammen macht die Vulnerabilität oder Verletzlichkeit aus.

Chronische Belastungen:

Darunter sind beruflicher Stress, körperliche Erkrankungen, Partnerschaftskrisen und vergleichbare äußere Faktoren zusammengefasst, welche die Widerstandsfähigkeit schwächen und eine Dekompensation wahrscheinlicher machen.

Akuter Stress:

Akute Überforderungen, Enttäuschungen oder Schicksalsschläge führen zu akuten Belastungen, die eine Dekompensation bedingen können.

Wenngleich ein solches Krankheitsmodell keine universelle Gültigkeit beanspruchen kann, so verdeutlicht es doch, dass psychische Krankheiten in den seltensten Fällen monokausal bedingt sind und dass den einzelnen der drei Faktoren unterschiedliche Gewichte beigemessen werden können. Für die Begutachtung bedeutet dies, dass aufgrund des unsicheren Wissensstandes in der Psychiatrie schon bei der klinisch-diagnostischen Einschätzung ein relativ großer interpretativer Spielraum besteht. Dies gilt insbesondere dann, wenn nicht eine akute Symptomatik, sondern vergangene Auffälligkeiten, prognostische Fragen oder kausale Verknüpfungen zu beurteilen sind. Mehr noch als bei klinischen Entscheidungen ist es daher bei der Begutachtung erforderlich, dass Schulung und Erfahrung des Gutachters erkennbar werden, dass die Basis für die diagnostischen Überlegungen dargelegt und die diagnostischen Schlüsse transparent gemacht werden. Nur dadurch können die Ergebnisse von Gutachten von Laien, aber auch vom nachbegutachtenden Kollegen überprüft, verglichen und nachvollzogen werden [GS So-22, S. 204 ff.].

10 Psychopathologische Grundbegriffe

Die Psychopathologie ist die Grundlage psychiatrischer Beurteilung und psychiatrischen Handelns. Sie beinhaltet nicht nur die genaue Beschreibung und Benennung psychischer Auffälligkeiten, sondern auch deren Inbezugsetzen zum Kontext der lebensgeschichtlichen Entwicklung und der sozialen Gegebenheiten sowie der gesunden Persönlichkeitsanteile (Scharfetter 1976, 2002).

Lange Zeit hat die *Methodendiskussion* über den Zugang zum Erleben eines anderen Individuums eine große Rolle in der Psychopathologieforschung gespielt. Für die forensische Psychiatrie war mehr noch als für die Klinik die methodische Trennung der Begriffe des Verstehens und Erklärens von großer Bedeutung. Nach Jaspers (1973) wird das Vergegenwärtigen einzelner Empfindungen, die mit dem eigenen seelischen Erleben nachempfunden werden können, als „statisches Verstehen", die nachvollziehbare Entwicklung, das Auseinanderhervorgehen von Empfindungen als „genetisches Verstehen" bezeichnet. Dem Verstehen sind jedoch Grenzen gesetzt. Vieles kann nur von außen gesehen werden. Für das Erkennen objektiver Kausalzusammenhänge zwischen einem tatsächlichen oder gedachten hirnorganischen Substrat und einem psychopathologischen Phänomen wird der Begriff „Erklären" verwendet. Bei Schneider (1958) gewinnt diese Trennung besondere Bedeutung, da durch „Verstehen" Sinnzusammenhänge oder „Sinngesetzlichkeiten" von Unterbrechungen der Sinnkontinuität abgegrenzt werden können. Diese Abgrenzung unterscheidet die quantitativ abweichenden, abnormen, aber nicht krankhaften seelischen Phänomene von den psychischen Krankheiten. Witter (1972a) stellt fest: „Der Krankheitsbegriff in der Psychiatrie ist von zwei Seiten her zu bestimmen: Psychologisch durch die Feststellung der Nicht-Verstehbarkeit der seelischen Erscheinungen, medizinisch durch die Rückführbarkeit der abnormen seelischen Erscheinungen auf körperliche Krankheit" (S. 481). Diese Trennung führt zu der ebenfalls plakativen „Grundregel", dass „krankhafte Abnormität die Verantwortungsfähigkeit aufhebt; nicht-krankhafte Abnormität kann die Verantwortungsfähigkeit nicht aufheben, sondern allenfalls einschränken" (S. 968).

Die hier dargestellte, lange Zeit in der forensischen Psychiatrie führende Auffassung steht im Widerspruch zu der oben erläuterten Unspezifität psychopathologischer Syndrome. Sie mag aus didaktischen Zwecken hilfreich sein, spiegelt aber Wissen über Entstehungsweisen und Verlauf psychiatrischer Erkrankungen vor, welches heute nicht vorhanden ist.

Sowohl für die klinische Psychiatrie wie für die forensische Begutachtung hat die klare Trennung in „echte Krankheiten" und „Spielarten seelischen Wesens" an Bedeutung verloren. Entscheidend sind vielmehr Art, Ausmaß und Verlauf eines psychopathologischen Syndroms. Der quantitative Aspekt hat gegenüber der qualitativen Abgrenzung an Gewicht gewonnen, wenngleich auch heute noch beide wichtig sind.

Eine *wichtige Aufgabe der Psychopathologie* ist somit die Benennung und Aufzählung einzelner psychischer Auffälligkeiten und deren Ordnung zu immer wieder beobachtbaren Symptomenkomplexen. Darüber hinaus ist nach spezifischen Verlaufskriterien zu suchen, aufgrund derer charakteristische Syndromverläufe erkannt werden können. Die psychopathologische Beschreibung enthält somit neben der Querschnittssymptomatik auch den Wandel der Symptome in der Längsschnittbetrachtung.

10.1 Psychopathologische Symptome

Um die psychopathologischen Symptome im Einzelnen beschreiben zu können, werden üblicherweise die Gesamtheit des Verhaltens und Erlebens, das komplexe Zusammenspiel der psychischen Funktionen eines Menschen *zergliedert und getrennt be-*

trachtet. Man muss sich aber immer bewusst sein, dass diese Zergliederung eine *künstliche Trennung* darstellt. Zudem liegen die einzelnen Bereiche, die bei der psychopathologischen Beschreibung erfasst werden, auf *verschiedenen Ebenen*. Die Befunde werden auf einem unterschiedlichen Abstraktionsniveau erhoben, manche Auffälligkeiten kann man objektiv erfassen (in der englischen Terminologie „sign", z. B. Tränenfluss), manche muss man erfragen oder erschließen (englisch „symptom", z. B. Trauer). Über Genese und Bedeutung vieler Einzelphänomene bestehen Meinungsverschiedenheiten zwischen den einzelnen psychopathologischen Schulen. Um die Wahrnehmung zu schulen und voreilige Schlussfolgerungen zu vermeiden, empfiehlt sich ein systematisches Vorgehen, bei dem zuerst lediglich *beobachtet* und die Beobachtung beschrieben wird ohne sie zu interpretieren (z. B. „ihm treten Tränen in die Augen"), als zweiter Schritt wird befragt, ohne dass dabei unterstellt wird oder Vorannahmen die Befragung beeinflussen (z. B. „Warum weinen Sie?"). Aus Beobachtung und Befragung ergeben sich erste *Schlussfolgerungen*, die möglichst frei sein sollten von eigenen Vorstellungen, jedoch auf den eigenen Erfahrungshintergrund zurückgreifen (z. B. „er ist gerührt"). Diese Schlussfolgerungen stellen eine Annahme oder *Hypothese* dar, die durch weiteres Hinterfragen verifiziert oder falsifiziert werden muss (z. B. „Was rührt Sie denn zu Tränen?"). Durch *konkretes Hinterfragen*, spezifische Testfragen oder Testmethoden, durch Übereinstimmung mit dem Erfahrungswissen oder durch Redundanz oder Aufzeigen von Diskrepanzen kann sich dann eine *angemessene Interpretation* ergeben (z. B. „er weint aus Selbstmitleid").

Im Gutachten sollte auch der psychische Befund möglichst allgemein verständlich abgefasst werden, da er dem Nichtfachmann die Schlussfolgerungen des Sachverständigen nachvollziehbar machen soll. Wenn trotz dieser Einschränkungen eine kurze Darstellung wichtiger psychopathologischer Grundbegriffe erfolgt, so deswegen, weil die Psychiatrie ohne ihre Anwendung nicht auskommt und sie deshalb auch in jedem Gutachten enthalten sind. Die Kenntnis der Begriffe schult den Blick für die Auffälligkeiten der Patienten und erleichtert dem Laien das Verständnis von Gutachten, auch wenn prinzipiell eine Erläuterung der vom Psychiater verwendeten Fachwörter erwartet werden darf. Die oben genannten Einschränkungen sollten allerdings auch von Laien bedacht werden.

In der folgenden Aufzählung der Einzelbereiche werden die wesentlichen Symptome genannt. Eine ausführliche Darstellung der psychopathologischen Auffälligkeiten würde den Rahmen dieses Lehrbuches sprengen.

10.1.1 Psychische Funktionen und ihre Störungen

10.1.1.1 Äußeres Erscheinungsbild

▶ **Bewusstsein.** Die Definition des Bewusstseins ist insofern schwierig, weil Bewusstsein faktisch nicht beobachtbar ist. Es ist ohne den bewusstseienden Menschen nicht denkbar und umfasst zugleich die Inhalte des Bewusstseins. Es enthält das Wissen um die eigene historisch gewordene Identität und die Bezogenheit auf die jeweilige Umgebung. Voraussetzung für ein intaktes Bewusstsein sind Wachheit *(Vigilanz)* und Bewusstseinsklarheit *(Luzidität)*.

Die *Störungen des Bewusstseins* werden in der Medizin – komplexe philosophische Probleme außer Acht lassend – in quantitative, stufenweise (skalare) Herabsetzungen des Bewusstseins (Benommenheit, Somnolenz, Sopor, Koma) und qualitative Bewusstseinsstörungen eingeteilt. Die qualitativen Bewusstseinsstörungen umfassen Verwirrtheitszustände und Dämmerzustände. Verwirrtheitszustände gehen mit Denkzerfahrenheit, Desorientiertheit, Ratlosigkeit und situationsinadäquater Stimmung einher. Dämmerzustände sind mit einer Einengung des Bewusstseinsfeldes, Ausrichtung auf ein bestimmtes inneres Erleben und mit Rückzug von der Umwelt verbunden. Sie können als geordnete Dämmerzustände von der Umwelt kaum bemerkt werden oder eher als verwirrt imponieren. Eine Besonderheit ist das sog. Oneiroid, ein traumähnlicher Zustand, der durch szenenhafte Halluzinationen mit starker affektiver Beteiligung charakterisiert ist.

Eine weitere Besonderheit ist die *Überwachheit*, die mit einer Bewusstseinssteigerung verbunden ist. Sie ist meist durch Drogen, wie LSD oder Amphetamine, induziert, kommt aber auch bei psychogen ausgelösten Ekstasen vor.

▶ **Orientierung.** Orientierung bedeutet, dass sich der Mensch in seine räumliche, zeitliche und situative Umgebung einordnen kann und über seine Person Bescheid weiß.

Störungen werden als Desorientiertheit bezeichnet. Sie können zu jedem der vier Aspekte Ort, Zeit, Person und Situation auftreten.

▶ **Antrieb.** Unter Antrieb versteht man die Grundaktivität eines Menschen, das für Initiative und Bewegung erforderliche Energiepotenzial. Es handelt sich dabei um ein hypothetisches Konstrukt, das sich u. a. im Bewegungsdrang, im Redefluss, in der Durchsetzungsbereitschaft und dem allgemeinen Aktivitätsniveau eines Menschen zeigt.

Störungen des Antriebs sind vorwiegend quantitativer Art. Eine Antriebsverminderung zeigt sich als subjektive Antriebshemmung oder objektiver Antriebsmangel. Antriebsarmut kann auch Ausdruck einer Persönlichkeitskonstitution sein. Eine Antriebssteigerung kann ebenfalls konstitutionell auftreten. Sie ist auch charakteristisch für manische Verstimmungen. Antriebssteigerungen sind häufig mit vermehrtem Rededrang (Logorrhö) verbunden.

▶ **Ich-Bewusstsein und Ich-Störungen.** Beim Ich-Bewusstsein handelt es sich um das Wissen des Individuums, um das Gefühl, als Individuum lebendig zu sein (Ich-Vitalität), eigenständig zu handeln (Ich-Aktivität), sich von der Umgebung abzugrenzen (Ich-Demarkation), trotz mannigfaltiger Veränderungen im Laufe der Zeit dasselbe Individuum geblieben zu sein (Ich-Kontinuität) und eine Vorstellung von der eigenen Identität zu besitzen (Selbstkonzept).

Dieser Einteilung (Scharfetter 1976) steht eine Reihe anderer Auffassungen über das „Ich" entgegen, die zum Teil mit diesen Begriffen in Beziehung zu setzen sind, sie zum Teil ergänzen, zum Teil auch andere Akzente setzen. Die psychoanalytische Ausrichtung entwickelte eine eigene, differenzierte Ich-Psychologie, die mittlerweile durch die Selbstpsychologie ergänzt wird (Blanck u. Blanck 1974; Kohut 1973).

Störungen der Ich-Vitalität sind vorwiegend quantitativer Art. Sie bestehen in einem Nachlassen von Spannkraft und Wohlbehagen und in einer Veränderung der leibnahen Empfindungen, wie Hunger, Appetit, Durst, Müdigkeit, Schlaf und Erholung, Verdauung und Miktion, sowie der libidinösen Regungen (Vitalstörungen).

Störungen der Ich-Wahrnehmung treten als Depersonalisation und Derealisation auf. Unter Depersonalisation versteht man, dass der eigene Körper als verändert, fremd und unwirklich erlebt wird. Als Derealisation bezeichnet man den Eindruck des vermeintlich Fremden, Unwirklichen der wahrgenommenen Umgebung. Unter *Identitätskonfusion* versteht man das subjektive Gefühl von Unsicherheit, Verwirrung oder Konflikt bezüglich der persönlichen Identität (häufiger bei Dissoziativen Störungen).

Zu den *Störungen der Ich-Demarkation* gehören Gedankeneingebung, Gedankenausbreitung und Gedankenentzug. Die Kranken meinen, ihre Gedanken würden von außen beeinflusst und gesteuert; andere Personen könnten ihre Gedanken erkennen oder diese würden ihnen weggenommen. Andere Fremdbeeinflussungserlebnisse bestehen in der Empfindung, dass die Gefühle, der Wille oder unter Umständen auch körperliche Funktionen, z. B. die sexuelle Potenz, von außen gesteuert und verändert werden.

▶ **Gefühl und Stimmung (Affekte, Emotionen).** Gefühle haben eine komplexe Grundlage, die sowohl Körperwahrnehmungen (z. B. Schmerzen), Umweltwahrnehmungen (z. B. Erlebnis eines erfreulichen Ereignisses), innere Gestimmtheit und Assoziationen umfassen. Bei der Befunderhebung sind die beobachteten Affekte zu beschreiben. Ob sie aber eine psychopathologische Wertung erfahren, kann erst im Kontext mit anderen Beobachtungen geprüft werden. Es gibt jedoch einige Störungen der Affektivität, die es zu erkennen gilt.

Zu den *Störungen der Affektivität* gehören die Inadäquatheit des Affektes, bei der die Gefühlsäußerungen nicht zum Inhalt des Erlebens passen (Parathymie); die Ambivalenz, die in einem Nebeneinander widersprüchlicher Affekte besteht; die Affektstarre, die durch eine geringe affektive Modulationsfähigkeit gekennzeichnet ist. Eine weitere Störung ist die Affektlabilität, die dadurch charakterisiert ist, dass sich bei diesen Patienten verschiedene affektive Äußerungen leicht induzieren lassen, wobei diese Affektäußerungen wechselhaft und nur von kurzer Dauer sind. Eine weitere Steigerung dieser Symptomatik mit einem raschen Anspringen von allen Affekten wird als Affektinkontinenz bezeichnet. Affektarmut ist durch eine verringerte emotionale Schwingungsfähigkeit gekennzeichnet. Solche Menschen wirken gefühlsmäßig gleichgültig, sie sind häufig nicht in der Lage, Reue, Scham, Schuld, Freude, Lust oder Stolz zu empfinden.

Psychopathologisch besonders bedeutungsvolle Affektsyndrome sind depressive und manische Verstimmungen sowie Angstsyndrome oder Dysphorie (mürrische Gereiztheit).

In der forensischen Psychiatrie sind jedoch nicht nur die qualitativen Abweichungen der Affekte zu bewerten, sondern auch die *quantitativen Ausprägungen* normalpsychologischer Gefühlsregungen. Dies gilt insbesondere für heftige aversive Affekte, wie Gereiztheit, Ärger und Wut, aber auch für Angst, Panik, Schreck und Verzweiflung. Ausgeprägte Affekte sind nie isoliert zu betrachten, vielmehr bestimmen sie gleichzeitig Denken und Handeln des Individuums. Bleuler (1983) spricht von der Schaltkraft der Affekte. Affekte wirken sich auf Psychomotorik, auf Wahrnehmungsbereitschaft und auf psychovegetative Funktionen aus. Schwitzen, Herzklopfen, Erröten und Erblassen, Muskelanspannungen, Harn- und Stuhldrang sind Beispiele der vegetativen Begleitphänomene heftiger Affekte.

Bei extremen Affektzuspitzungen können auch Verhaltens- und Handlungsschablonen („psychomotorische Schablonen"; Kretschmer 1971) ablaufen, die dem Individuum wenig bewusst werden und kaum willentlich gesteuert werden können. Der Totstellreflex bei Tieren, aber auch menschliche Panikreaktionen, wie blindes Fliehen in der Masse, entsprechen solchen „Verhaltensschablonen".

Bei der *Begutachtung von Aggressionsdelikten* wird wiederholt die Frage gestellt, ob die emotionalen Belastungen ein derartiges Ausmaß erreicht haben, dass sich die Affekte explosionsartig im Sinne eines Affektdelikts entladen haben, oder, anders ausgedrückt, ob die Belastungen zu dem Durchbruch einer unreflektierten „Verhaltensschablone" geführt haben könnten (siehe Kap. 13.1).

▶ **Motorik und Psychomotorik.** Die Bewegungsabläufe, wie Mimik und Gestik, die dem Ausdrucksverhalten dienen, werden unter dem Begriff Psychomotorik zusammengefasst. Sie sind Ausdruck der Stimmung, des Antriebs, der Strebungen usw.

Störungen der Motorik können in Verminderungen im Sinne einer Bewegungsarmut (Hypokinese), Bewegungslosigkeit (Akinese und Stupor) oder in Steigerungen (Hyperkinese) bis hin zum Bewegungssturm (Raptus) bestehen. Sie können auch als spezifische Auffälligkeiten, wie Grimassieren, stereotype mimische oder gestische Bewegungen (Tics), Haltungsverharren (Katalepsie) oder Bewegungsimitationen (Echopraxie), auftreten.

▶ **Wahrnehmung.** Die Wahrnehmung umfasst die Aufnahme von Sinneseindrücken und deren Verarbeitung. Voraussetzungen dafür sind intakte Sinne und die Bewusstseinsfähigkeit für Sinneseindrücke. Dabei wird der sinnliche Eindruck in einen strukturierten Zusammenhang (Gestalt) gesetzt und bekommt dadurch seinen Bedeutungsgehalt.

Störungen der Wahrnehmung können einerseits quantitativ sein, andererseits den Realitätsgehalt des Wahrgenommenen betreffen.

Eine *quantitativ veränderte* Wahrnehmung ist zum einen hinsichtlich der Intensität des Wahrgenommenen (geminderte Intensität, z. B. bei depressiven Syndromen, gesteigerte Intensität, z. B. bei Halluzinogenmissbrauch), zum anderen bezüglich des Umfangs des Wahrgenommenen möglich.

Qualitative Wahrnehmungsstörungen sind mannigfaltig und können sowohl nach der Art ihres Realitätsbezugs als auch nach den betroffenen Sinnessystemen eingeteilt werden.

Die Verschmelzung von Sinneswahrnehmungen wird als Synästhesie bezeichnet, wenn beispielsweise das Hören von Musik zu optischen Sinneseindrücken führt.

Unter Trugwahrnehmungen sind Illusionen, Halluzinationen und Pseudohalluzinationen zu verstehen. Bei Illusionen werden aus realen Wahrnehmungen durch Affekte und Einstellungen Trugbilder, beispielsweise nimmt der Ängstliche in der Nacht einen Busch als menschliche Gestalt wahr.

10 Psychopathologische Grundbegriffe

Halluzinationen haben keine reale Grundlage, sondern entstehen ohne äußeren Sinnesreiz, werden vom Patienten aber als wirklich angesehen. Pseudohalluzinationen entstehen auch ohne äußeren Sinneseindruck, haben aber nicht den Charakter des Tatsächlichen, sondern können wie bei Tagträumen jederzeit als Trugbilder erkannt werden.

Je nach Sinnesqualität werden *Halluzinationen* entweder als optisch (Sehen), akustisch (Hören), olfaktorisch (Riechen), gustatorisch (Schmecken), haptisch (Berührung) oder zönästhetisch (den Leib betreffend) beschrieben. Beim Ausfall von Sinnesorganen oder bei zentralnervösen Schäden kommt es in den meisten Fällen auch zum Ausfall der betreffenden Wahrnehmung oder zum Nichterkennen trotz Sinnesreizung, zur sog. Agnosie. Wahrnehmungsausfälle und Agnosie sind auch psychogen möglich und werden gelegentlich auch von Rentenbewerbern simuliert.

▶ **Auffassung.** Unter Auffassung wird die Fähigkeit zur Aufnahme von Wahrnehmungserlebnissen und deren Einbau in den eigenen Erfahrungsschatz verstanden.

Bei *hirnorganischen Störungen*, aber auch bei vielen anderen psychischen Erkrankungen, ist die Auffassung *erschwert oder verlangsamt*.

▶ **Aufmerksamkeit und Konzentration.** Aufmerksamkeit ist die bewusste Hinwendung auf Wahrzunehmendes, Konzentration die aktive Auseinandersetzung damit und das bewusste Verharren dabei.

Störungen bestehen in einer Abnahme von Zeitdauer, Intensität und Flexibilität des Konzentrationsvermögens.

▶ **Merkfähigkeit und Gedächtnis.** Das Erinnern gliedert sich in Aufnahme, Speicherung und Abruf von Eindrücken oder Denkinhalten. Merkfähigkeit ist die Fähigkeit, sich frische Eindrücke über einen Zeitraum von ca. 10 Minuten zu merken; Gedächtnis umfasst die Fähigkeit zur Speicherung und Wiedergabe von länger als 10 Minuten zurückliegenden Eindrücken. Herkömmlich unterscheidet man zwischen *Kurz-* und *Langzeitgedächtnis*. Vorgeschaltet ist das *Ultrakurzzeitgedächtnis*, es beschränkt sich auf Speicherungen im Millisekundenbereich, das Kurzzeitgedächtnis speichert seine Inhalte ungefähr 5 bis maximal 30 Sekunden lang (Bower 1977), zeitliche Grenzen des Langzeitgedächtnisses sind nicht bekannt. Gedächtnisinhalte werden durch Wiederholungen gesichert, unterliegen aber hinsichtlich ihrer Speicherung und aktiven Reproduzierbarkeit auch starken affektiven Einflüssen. Man unterscheidet darüber hinaus zwischen *episodischem* (für bestimmte Ereignisse), *semantischem* (für Wissen) und *implizitem* (für automatisch ablaufende Funktionen) Gedächtnis.

Globale Gedächtnisstörungen (Amnesien, Hypomnesien) treten vorwiegend bei hirnorganischen Erkrankungen auf. Störungen des Kurzzeitgedächtnisses und Merkfähigkeitsstörungen sind weitaus häufiger als jene des Langzeitgedächtnisses. Spezielle Formen der Amnesie werden bei Schädel-Hirn-Traumata beobachtet: Als retrograde Amnesie bezeichnet man Erinnerungslücken, die sich auf Zeiträume vor dem Trauma, als anterograde Amnesie solche, die sich auf die Zeit nach dem Trauma erstrecken.

Eine besondere Form von Gedächtnisstörungen sind *Erinnerungsfälschungen* (Paramnesien). Bei Wahnkranken treten sie z. B. in Form von Wahnerinnerungen auf, d. h. es kommt zu einer Umänderung der Erinnerung im Sinne eines Wahnes.

Zu den *Erinnerungsstörungen* gehören auch „*Déjà-vu*"- und „*Jamais-vu*"-Erlebnisse. Das fälschliche Wiedererkennen als vermeintliche Vertrautheit wird „déjà vu", und das Gegenteil, eine vermeintliche Fremdheit, wird als „jamais vu" bezeichnet.

▶ **Denken und Sprechen.** Das Denken ist ein sehr komplexer Vorgang, der viele Einzelfunktionen, wie Auffassen, Vergegenwärtigen, Verknüpfen, Ordnen und Äußern von Sachverhalten, umfasst. Das Denken äußert sich in erster Linie im Sprechen (und Schreiben). Störungen des Denkens kann es in Bezug auf die Form der Gedankenäußerung (formale Denkstörungen) und in Bezug auf die Gedankeninhalte (inhaltliche Denkstörungen) geben.

Zu den *formalen Denkstörungen* gehören neben einer Beschleunigung und Verlangsamung der Denkvorgänge vor allem Einbrüche in den logischen Gedankenablauf. Bei gehemmtem Denken empfindet der Patient selber das Stocken und die Erschwerung seines Denkens, beim Gedankenabreißen den Abbruch seiner Gedanken; bei Denksperrungen kommt es zum Stocken des Denkens, ohne dass der Patient dies bewusst registrieren muss. Perseverierendes Denken ist dadurch gekennzeichnet, dass es immer wieder um dasselbe Thema oder dieselben Worte kreist. Es kann dabei zum sinnlosen Wiederholen von Worten, zu sog. Verbigerationen, kommen. Eingeengtes Denken ist hingegen durch die Begrenzung auf wenige Themen, von denen die Patienten nur schwer abzulenken sind, charakterisiert.

Das Denken wird als weitschweifig und umständlich bezeichnet, wenn es den Patienten nicht gelingt, Wesentliches von Nebensächlichem zu unterscheiden, und der Gedankengang sich dabei vom ursprünglichen Thema entfernt. Ideenflüchtiges Denken bedeutet, dass die Patienten ihren Assoziationen folgend das ursprüngliche Thema aus den Augen verlieren. Denkzerfahrenheit (Inkohärenz) besteht, wenn die Gedanken und Sätze zusammenhanglos hintereinander hervorgebracht werden; manchmal sind es auch nur Satzteile oder einzelne Worte, die eine inhaltliche oder grammatikalische Bindung untereinander vermissen lassen. Werden Wortteile zu neuen Worten verbunden oder neue Wörter geschaffen, nennt man dies Neologismen.

▶ **Wahn.** Als *inhaltliche Denkstörung* gelten alle Wahnphänomene; sie werden auch als paranoides Denken bezeichnet. Wenngleich eine Verständigung darüber, wann ein Wahn vorliegt, unter Fachleuten unschwer möglich ist, ist eine exakte Definition des Wahnes schwierig (Hofer 1984). Vereinfachend kann man den Wahn als eine Privatrealität bezeichnen, die keiner äußeren Bestätigung bedarf und mit erfahrungsunabhängiger Gewissheit vertreten wird. Das Krankhafte am Wahn ist nicht sein Inhalt – der häufig aus dem Leben und Erleben des Kranken verständlich werden kann –, sondern die Abgehobenheit von der Wirklichkeitserfahrung der Mitmenschen. Die Entstehungsbedingungen für einen Wahn können unterschiedlich sein. Die wahnhafte Überzeugung des Schwerhörigen, dass über ihn getuschelt wird, hat den Ausfall eines Sinnesorgans zur Grundlage, der Größenwahn des Manikers eine affektive Verstimmung, der Querulantenwahn basiert häufig auf einer lebensgeschichtlichen Entwicklung. Das Symptom „Wahn" ist somit, wie die meisten psychopathologischen Symptome, unspezifisch. Bei psychotischen Erkrankungen verläuft die Entwicklung eines Wahnes meist in verschiedenen Stadien (Conrad 1971).

Ein Wahn muss nicht unbedingt das Erleben und Verhalten eines Patienten beherrschen, vielmehr gibt es eine Reihe von Kranken, bei denen Wahn und allgemein verbindliche Realität nebeneinander bestehen, sodass sie im Sinne einer „doppelten Buchführung" (Bleuler 1911) in beiden Realitäten existieren.

Zum Wahn gehören verschiedene *Symptome*, die unterschiedlich ausgeprägt sein können und der einzelnen Wahnstörung ein spezifisches Bild geben können. Die Wahnstimmung ist ein für den Kranken bedeutungsvolles, von Vorahnungen geprägtes Angemutetsein durch eine verändert erlebte Umgebung oder durch ein verändert erlebtes Ich. Die Wahnidee ist ein nur vom wähnenden Subjekt abhängiger Gedanke oder Einfall, während bei der Wahnwahrnehmung Bezug auf ein reales Objekt genommen wird, dessen richtige Wahrnehmung wahnhaft interpretiert wird. Der Wahn kann unterschiedlich stark systematisiert sein, d. h. durch Beziehungssetzungen, Verknüpfungen und Bestätigungen zu einem Wahngebäude ausgestaltet sein. Ebenso kann die affektive Beteiligung am Wahngeschehen unterschiedlich sein und zu einer mehr oder weniger ausgeprägten Wahndynamik führen. Unterteilungen des Wahns gibt es auch in Bezug auf die Wahninhalte: Neben dem „Verfolgungswahn", dem „Beeinträchtigungswahn", dem „Beziehungswahn", dem „Eifersuchtswahn" gibt es „Größenwahn", „Verarmungswahn", „Schuldwahn", „hypochondrischen Wahn" und andere mehr. Die Wahninhalte können zum Teil durch die dem Wahn zugrunde liegenden Störungen (z. B. Eifersuchtswahn bei Alkoholikern, Schuldwahn bei Depressiven), zum Teil durch lebensgeschichtliche Erfahrungen (z. B. Verfolgungswahn bei Häftlingen) mitbedingt sein.

▶ **Intelligenz.** Eine detaillierte Aussage über die intellektuellen Fähigkeiten ist Psychiatern aufgrund ihrer Untersuchungsmethoden nicht möglich. Definition und Messung der Intelligenz sind Aufgaben der Psychologen. Dennoch haben sich Psychiater einen ungefähren Eindruck von Allgemeinwissen, rechnerischen Fähigkeiten, Abstraktionsvermögen und Ausdrucksfähigkeit zu verschaffen. Weitere Bereiche, die ebenfalls zur Intelligenz beitragen, wie Auffassung, Gedächtnis oder Denken wurden oben detaillierter dargestellt. Die Einschätzung der Intelligenz gelingt über die Analyse der biografischen Entwicklung, des Erfolgs und Verhaltens in

Schule und Ausbildung, des weiteren Lebenswegs sowie des Eindrucks während der klinischen Exploration recht präzise. Dabei können auch umschriebene besondere Fähigkeiten und praktische Fertigkeiten auffallen und erfasst werden, die den Betreffenden recht geschickt auftreten lassen können.

Störungen der Intelligenz können angeboren oder in den ersten Lebensjahren erworben werden. Man bezeichnet diese Intelligenzstörungen als *Oligophrenie*. Kommt es im späteren Verlauf des Lebens zu Intelligenzdefekten, verwendet man den Begriff *Demenz*.

10.1.2 Besondere Verhaltens- und Erlebensweisen

▶ **Krankheitserleben und Krankheitsverarbeitung.** Die individuelle Einstellung und Auseinandersetzung mit der eigenen Krankheit haben einen großen Einfluss auf die Bereitschaft zu einer Therapie. Unterschieden werden das *Krankheitsgefühl*, das ist das subjektive Empfinden, krank zu sein, und die *Krankheitseinsicht*, nämlich die Bereitschaft, eine Krankheit anzuerkennen und dementsprechend damit umzugehen. Unter dem individuellen *Krankheitskonzept* wird die Einstellung des jeweils Betroffenen zu seiner Störung, ihrer Genese und ihren Bewältigungsmöglichkeiten verstanden.

Besondere Verhaltensweisen, die ein Individuum zur Überwindung oder Bewältigung von psychischen Belastungen und Veränderungen entwickelt, werden als *Coping* bezeichnet.

▶ **Zwänge.** Der psychopathologische Begriff des Zwangs ist begrenzt auf *imperatives Denken oder Handeln*, welches vom Patienten ausgeht, auch als etwas Eigenes und dennoch als fremd und unerwünscht erlebt wird, aber nicht unterdrückt werden kann. Zwangsdenken und Zwangshandeln werden subjektiv als unsinnig erkannt, die Patienten können es jedoch nicht unterlassen, da anderenfalls unerträgliche Angstzustände auftreten.

▶ **Phobien.** Phobien sind sich immer wieder aufdrängende Befürchtungen und Ängste, verbunden mit ausgeprägter vegetativer Begleitsymptomatik, die an einen bestimmten Gegenstand, an einen Ort oder an eine Situation gebunden sind und meist Vermeidungspraktiken zur Folge haben. Auch bei Phobien wird die *Unangemessenheit* der Angst von den Patienten erkannt; dennoch können sie sich nicht dagegen wehren. Am bekanntesten ist die Furcht vor geschlossenen Räumen (Klaustrophobie), vor offenen Plätzen (Agoraphobie), vor Höhen (Akrophobie), vor Tieren (Zoophobie) und vor dem Erröten (Erythrophobie).

▶ **Suizidalität.** Da der Suizid bei psychiatrischen Patienten eine der häufigsten Todesursachen ist, aber auch bei Häftlingen relativ häufig vorkommt (Becker 1977), erscheint es sinnvoll, Todeswünsche, Selbsttötungsgedanken, konkrete Suizidpläne und vergangene Suizidversuche genau abzuklären. Dies sollte auch bei Begutachtungspatienten nie übersehen werden (siehe Kap. 14.1)

▶ **Persönlichkeitsauffälligkeiten.** Mehr als bei klinischen Patienten, die meist eine akute psychopathologische Symptomatik zeigen, kommt es bei Probanden in der forensischen Psychiatrie darauf an, überdauernde Persönlichkeitsmerkmale zu beschreiben. Einmal können diese Hinweise für Verhaltensbereitschaften liefern, die sich z.B. zum Tatzeitpunkt oder zum Zeitpunkt, für den die Geschäftsfähigkeit bestritten wird, manifestiert haben, zum anderen gehören Persönlichkeitsstörungen zu den vom forensischen Psychiater am häufigsten gestellten Diagnosen (Mann et al. 1981; Nedopil 1987).

Auffälligkeiten der Persönlichkeit können in unterschiedlicher Form und in unterschiedlichem Ausmaß auftreten. Sie reichen von geringgradigen Unausgewogenheiten einer ansonsten unauffälligen Persönlichkeit über Akzentuierungen der Persönlichkeit (Leonhard 1976) bis zu manifesten Persönlichkeitsstörungen, die entweder durch das Ausmaß der Auffälligkeiten und/oder des subjektiven Leidensdrucks abgegrenzt werden (Saß 1987a).

Die *Dimensionen*, in denen eine Persönlichkeit beschrieben wird, sind sicher nicht umfassend allein von Psychiatern darzustellen. Diese Aufgabe gehört auch in das Gebiet der Psychologie. Einige Aspekte sollten jedoch stets berücksichtigt werden, so die Strategien der Konfliktbewältigung (z.B. Verdrängung oder Projektion usw.), die Art des Reagierens auf Frustrationen (z.B. Impulsivität oder Gelassenheit usw.), das Durchsetzungsvermögen (z.B.

schüchtern, zögernd, planlos oder rücksichtslos usw.), die Beeinflussbarkeit und Abhängigkeit von anderen. Daneben sind auch das Bedürfnis nach Ordnung oder das Ausmaß der individuellen Kränkbarkeit und vieles andere mehr zu registrieren. Die Notwendigkeit, die Primärpersönlichkeit oder die prämorbide Persönlichkeit auch bei psychotisch erkrankten Patienten zu erfassen, wurde durch die Entwicklung multiaxialer Diagnosesysteme (siehe Kap. 11.2) unterstrichen.

▶ **Sozialverhalten.** Psychopathologie kann häufig nur in einem durch das soziale Umfeld bestimmten Bezugsrahmen beobachtet und beschrieben werden. Erkenntnisse über das Verhalten in unterschiedlichen Bezugsrahmen sind für die forensische Psychiatrie besonders wichtig, weil sich die zu beurteilenden psychopathologischen Auffälligkeiten selten in den Untersuchungsräumen des Gutachters oder im Gericht zeigen werden. Dennoch sind auch in der Untersuchungssituation Eigenarten des Sozialverhaltens zu erkennen. Kontaktbereitschaft, Art und Ausmaß, wie die Untersuchungssituation vom Untersuchten strukturiert wird, Bindungsfähigkeit und Aggressionsbereitschaft sind Eigenheiten, die sich während einer ausführlichen psychiatrischen Untersuchung zum Teil beobachten, zum Teil explorieren lassen.

Störungen des Kontaktverhaltens schwanken zwischen autistischer Zurückgezogenheit auf der einen und distanzloser Vertraulichkeit auf der anderen Seite. Die Aggressionsbereitschaft kann nicht nur erhöht oder vermindert, sondern auch pathologisch im Sinne von raptusartigen Aggressionsdurchbrüchen, Selbstverletzungstendenzen, Selbstverstümmelung (Automutilation) oder Selbsttötung (Suizidalität) verändert sein.

10.2 Psychopathologische Dokumentationssysteme

Bei den meisten Symptomen kommt es nicht nur auf die einfache Feststellung, ob sie vorhanden sind oder nicht, sondern auf eine *quantitative Abschätzung der Ausprägung der Symptome* an. Dadurch ist die Erfassung der psychopathologischen Einzelsymptome mit einer relativ gewichtigen *Interpretationsleistung des Untersuchers* verbunden.

Es reicht dabei nicht aus, nur von außen beobachtbare Veränderungen oder berichtete Erlebnisse zu registrieren. Häufig ist weder das beobachtete Ereignis noch die darauf folgende Reaktion für die psychopathologische Beurteilung besonders relevant. Sie erlauben lediglich einen Rückschluss auf bedeutsame psychopathologische Phänomene: z.B. können Tränen verschiedene Stimmungen zugrunde liegen. Der Rückschluss auf die entsprechende psychische Befindlichkeit, wie „deprimiert", „klagsam" oder „affektlabil", ist eine Interpretationsleistung des Psychiaters.

Durch die Notwendigkeit der Interpretation sind Unterschiede zu erwarten, wenn zwei verschiedene Untersucher denselben Patienten beurteilen. Die Unterschiede werden noch größer, wenn verschiedene Patienten von mehreren Untersuchern psychopathologisch erfasst werden. Um diese Unterschiede zu verringern, wurde in der klinischen Psychiatrie eine Reihe von psychopathologischen Erhebungsinstrumenten entwickelt, die durch Operationalisierungen die Erfassung der psychopathologischen Merkmale vereinheitlichen. Die *gebräuchlichsten Psychopathologieskalen* aufgrund von Spezialistenbeobachtung sind die Psychiatric-Evaluation-Form (PEF; Spitzer et al. 1967), die Inpatient-Multidimensional-Psychiatric-Scale (IMPS; Hiller et al. 1986), die Brief-Psychiatric-Rating-Scale (BPRS; Overall et al. 1962) und die AMDP-Skala (Arbeitsgemeinschaft für Methodik und Dokumentation in der Psychiatrie, AMDP 1995; Übersicht bei Stieglitz u. Baumann 1993). Darüber hinaus ist heute eine Reihe von strukturierten Interviews eingeführt, deren Ergebnisse operational kodiert werden und somit einen hohen Grad an Übereinstimmung ergeben. Verbreitet sind u.a. die Present-State-Examination (PSE; Wing et al. 1974) und das Strukturierte Klinische Interview für DSM-IV (Fydrich et al. 1997; Wittchen et al. 1997). Diese Dokumentationssysteme ermöglichen durch faktorenanalytische oder clusteranalytische Verfahren die Extraktion von Symptomkomplexen. Diese Symptom- oder Syndromkomplexe sind bis zu einem gewissen Grad quantifizierbar, ihr Ausprägungsgrad wird als Ausdruck für die Schwere einer Erkrankung aufgefasst.

Durch operationalisierte psychopathologische Dokumentationssysteme wird die Interpretationsleistung der Untersucher zwar nicht ersetzt; sie kann jedoch in begrenztem Maß vereinheitlicht werden.

Einschränkend muss angemerkt werden, dass mit fortschreitender Operationalisierung jene Erkenntnisse, die durch intuitives, emotional einfühlendes, hermeneutisch interpretierendes Vorgehen gewinnbar sind, zurückgedrängt werden (Payk u. Langenbach 1986). Für die forensische Psychiatrie wurde erst in den letzten Jahren ein operationalisiertes Dokumentationssystem, das Forensisch-Psychiatrische Dokumentationssystem (FPDS; Nedopil u. Graßl 1988), entwickelt. Auf der Grundlage dieses Dokumentationssystems wurde mittlerweile eine umfassende, modular aufgebaute Dokumentation für die forensische Psychiatrie erarbeitet, die neben einer Basisdokumentation Module für strafrechtliche Begutachtung, für die Begutachtung von Sexualstraftätern, von Abhängigkeitskranken, für den Verlauf des Maßregelvollzugs und für die Prognosebeurteilung enthält.

10.3 Zusammenfassung zu Syndromen

Beim diagnostischen Vorgehen werden zunächst die einzelnen psychopathologischen Symptome benannt und beschrieben; anschließend werden sie zu Symptomenkomplexen – sog. Syndromen – zusammengefasst. Dabei findet sich eine Reihe von immer wieder beobachtbaren Syndromen. Sie sind durch gewisse *Leitsymptome* charakterisiert, nach denen sie auch häufig bezeichnet werden. In Anlehnung an Hippius (1979), der aufgrund klinischer Erfahrung eine Reihe von psychopathologischen Syndromen zusammengestellt hat, lassen sich die wichtigsten folgendermaßen benennen:

1. Bewusstseinsstörung
2. Rausch
3. Dämmerzustand
4. Verwirrtheitszustand (amentielles Syndrom)
5. Delir (delirantes Syndrom)
6. Syndrom der gestörten Intelligenz
7. Gedächtnisstörung (amnestisches Syndrom)
8. Wesensänderungen
9. depressives Syndrom
10. dysphorisches Syndrom
11. Angstsyndrom
12. phobisches Syndrom
13. Zwangssyndrom
14. gehemmt-apathisches Syndrom
15. neurasthenisches Syndrom
16. autistisches Syndrom
17. manisches Syndrom
18. Erregungszustand
19. Depersonalisationssyndrom
20. hypochondrisches Syndrom
21. Syndrom der Wahnstimmung
22. paranoides Syndrom
23. halluzinatorisches Syndrom
24. dissoziales Syndrom
25. Syndrom des süchtigen Verhaltens
26. Syndrom des abweichenden Sexualverhaltens
27. suizidales Syndrom
28. Syndrom der gestörten körperlichen Befindlichkeit
29. katatones Syndrom

10.4 Verlaufsbeschreibung

Im diagnostischen Prozess folgt der Zusammenfassung der psychopathologischen Symptomatik zu übergeordneten Syndromen eine Verlaufsbeschreibung. Sie gibt über die zeitliche Entwicklung der Symptomatik Auskunft. Begriffe wie akut oder chronisch sagen nichts über Art und Ausmaß des jeweiligen Syndroms aus, sondern nur darüber, ob es sich innerhalb kurzer Zeit (akut) entwickelt hat oder ob es schon lange besteht (chronisch).

Krankheitsverläufe, bei denen die Symptomatik nach der Erkrankung zunächst folgenlos abheilt, nach gewisser Zeit aber erneut auftritt, werden als *phasenhaft* bezeichnet. Charakteristisch für die Phase ist die Rückkehr des psychischen Zustands zum Ausgangsniveau. Verbleibt hingegen nach dem Abklingen der Symptomatik noch ein gewisser Rest an Beeinträchtigungen (z. B. Antriebsmangel, Erschöpfbarkeit, Kontaktstörungen, mangelnde Motivierbarkeit), spricht man vom *schubförmigen Verlauf*. Die nach einem oder mehreren Schüben zurückbleibenden charakteristischen Auffälligkeiten werden als *Residualsyndrom* bezeichnet. Bestimmte Verlaufsformen sind zwar für psychische Krankheiten charakteristisch; echte Gesetzmäßigkeiten stellen sie jedoch nicht dar.

Aufgrund von psychopathologischer Querschnittssymptomatik, Verlaufscharakteristika und nach Ausschluss anderer Ursachen gelangt man zur Diagnose. Sie gewinnt in der forensischen Psychiatrie besonderes Gewicht, da es im Gegensatz zur klinischen Diagnose nicht so sehr auf die akut beobachtbare Symptomatik, sondern meist auf zurückliegende psychopathologische Auffälligkeiten ankommt. Die Diagnose sollte nach von Zerssen (1973) nicht nur ein Kürzel einer komplexen Symptomatik sein, sondern vielmehr einen Erkenntnisgewinn beinhalten, indem sie besagt, „dass auf den vorliegenden Fall mit einer gewissen Wahrscheinlichkeit auch solche Merkmale der diagnostizierten Erkrankung zutreffen, die bei der Untersuchung nicht festgestellt wurden und womöglich noch gar nicht feststellbar waren". Aufgrund der Diagnose wäre also auf Phänomene zu schließen, die nicht bei der Untersuchung, aber zum Zeitpunkt der Tat „mit einer gewissen Wahrscheinlichkeit" vorhanden gewesen sind. Diesem Anspruch können psychiatrische Diagnosen aber nur zum Teil gerecht werden.

11 Klassifikation psychischer Störungen

11.1 Entwicklung der diagnostischen Konzepte

Zu unterschiedlichen Einschätzungen psychischer Störungen führt nicht nur das bis heute noch sehr unzulängliche Wissen über die Ätiologie, das heißt um Ursache und Entwicklung der Krankheiten, sondern auch der seit den Anfängen des Faches im 18. Jahrhundert bestehende Schulenstreit. Damals sahen die sog. „Psychiker" (z. B. J.C.A. Heinroth, 1773–1843) die psychischen Erkrankungen als Folge von Fehlverhalten, individueller Schuld und Sünde an, während die sog. „Somatiker" (z. B. J.B. Friedreich, 1796–1862) sie als Erkrankungen des Körpers betrachteten. Die Darlegungen waren vorwiegend kasuistisch, Einteilungsprinzipien und Differenzierungen bestanden kaum. Im Laufe der weiteren Entwicklung des Faches wurden immer neue Symptombilder und Krankheitsverläufe beschrieben, bis schließlich gegen Ende des 19. Jahrhunderts E. Kraepelin in seinem Lehrbuch zwischen der 6. Aufl. 1899 und der 8. Aufl. (Kraepelin 1909–1915) eine an der medizinischen Krankheitslehre orientierte Systematik psychischer Krankheitsbilder geschaffen hat.

Während bei Kraepelin neben dem Querschnittsbefund vor allem Verlaufscharakteristika als Grundlage der Einteilung dienten, versuchte nahezu zur gleichen Zeit S. Freud diejenigen Ursachen psychischer Störungen zu ergründen, die auf die individuelle Lebensentwicklung zurückzuführen sind. Die von ihm ausgehende *psychoanalytische Schule* führte damals psychische Erkrankungen im Wesentlichen auf Traumatisierungen und Fehlentwicklungen in bestimmten Phasen der Kindheit zurück und entwickelte die Lehre vom Unbewussten als entscheidenden Faktor für psychische Störungen.

Neben der Art der Schädigung war vor allem das Alter, in welchem das Kind betroffen war, für die Zuordnung der Störung von Bedeutung. Die *psychosexuelle Entwicklung* des Menschen lässt sich in verschiedene Phasen einteilen. Freud benannte sie nach dem Ziel der hauptsächlichen Bedürfnisbefriedigung als orale (1. Lebensjahr), anale (2.–3. Lebensjahr) und ödipal-phallische (4.–5. Lebensjahr) Phase. Danach folgen Latenzphase (6.–11. Lebensjahr) und genitale Phase (11. Lebensjahr bis Erwachsenenalter). Die Symptomatik psychischer Störungen hängt nach psychoanalytischer Schule im Wesentlichen davon ab, in welcher Phase die Traumatisierungen auftraten.

Spätere Strömungen, die auf Adolf Meyer und besonders auf den amerikanischen Psychiater Karl Menninger zurückgingen, lehnten eine differenzielle Einteilung psychischer Störungen überhaupt ab und sahen lediglich das Ausmaß der individuellen Störung und die dadurch bedingte psychosoziale Beeinträchtigung als Kriterien einer Taxonomie an.

Spektakuläre Kasuistiken belegen die Bedeutung umschriebener hirnlokaler Schädigungen für konkrete Leistungen, die auch für das Sozialverhalten relevant sind. So erlitt Phineas P. Gage 1848 beim Bau der Eisenbahntrasse durch die Vereinigten Staaten eine Pfählungsverletzung des medialen präfrontalen Kortex, und war in der Folge in seinem Verhalten verändert, obwohl die kognitiven und motorisch-sensiblen Funktionen unbeeinträchtigt waren (siehe Kap. 22.2.2).

Psychiatrische Klassifikationsbemühungen werden immer wieder durch neue Erkenntnisse und daraus abgeleitete Lehrmeinungen infrage gestellt und neu formuliert. Derzeit stellen vor allem neuropsychologische Messverfahren, Genetik, Molekularbiologie und bildgebende Verfahren die Krankheitsmodelle infrage. Daraus abgeleitete Überlegungen scheinen auch den Begriff der Psychiatrie obsolet zu machen. Manche wollen ihn durch den Terminus Neurowissenschaften ersetzen. Dieser Begriff und seine neurobiologischen Grundlagen haben auch bedeutsamen Einfluss auf neue Klassifikationsbemühungen (Charney et al. 2002; Gaebel 2005; Gottesman u. Gould 2003; Müller-Spahn 2004; Zobel u. Maier 2004).

Die verschiedenen theoretischen Konzepte machen es für den Laien, dem der forensische Psychiater sein Wissen vermitteln muss, schwierig, die Aussagen von Sachverständigen unterschiedlicher Schulen gegeneinander abzuwägen und die jeweils verwandte Theorie zu verstehen (Hoff 2005). Gleichzeitig muss aber auch gesagt werden, dass die forensische Psychiatrie wohl als eines der wenigen psychiatrischen Fächer in Lehre und Forschung der psychopathologischen Psychiatrie treu geblieben ist. Weder die psychoanalytischen Deutungsansätze noch die biologischen Erklärungsmodelle haben den Kern der forensischen Psychiatrie verändert. Entscheidend für die Schuldfähigkeitsbeurteilung ebenso wie für die Annahme der Geschäftsunfähigkeit oder jede andere Rechtsfrage ist die für diese Frage relevante Funktionsbeeinträchtigung durch eine psychiatrisch definierte Störung und nicht die Überlegung zu einer früheren psychischen Traumatisierung oder zur Veränderung des Stoffwechsels in einem bestimmten Hirnareal. Wenngleich somit die vom medizinischen Krankheitskonzept abweichenden Betrachtungen und Einteilungen einen nicht unerheblichen Einfluss auf die Denkweise von Psychiatern, auf Theoriebildungen und Behandlungsformen hatten, blieb die von Kraepelin erarbeitete Systematik sowohl in der klinischen wie insbesondere in der forensischen Psychiatrie führend.

Wenn die forensische Psychiatrie ihre Aufgabe ernst nimmt, psychiatrische Sachverhalte medizinischen Laien möglichst verständlich darzulegen, so gilt zunächst, sich an allgemein gebräuchliche und verständliche Begriffe zu halten. Dies bedeutet auch, dass zunächst die herrschende Lehrmeinung dargelegt und anschließend gegebenenfalls erläutert wird, wie der Sachverhalt bei Anwendung einer anderen Betrachtungsweise interpretiert werden könnte.

Die über lange Jahre dominierende *auf Kraepelin zurückgehende triadische Einteilung* psychischer Krankheiten wurde von K. Schneider und seinen Schülern am prononciertesten dargestellt. Sie beeinflusste auch maßgeblich die gesetzlichen Vorgaben für die strafrechtliche Schuldfähigkeitsbeurteilung. Nach dieser Schule werden die psychischen Störungen in *drei große Untergruppen* eingeteilt:
1. Folgen organischer Erkrankungen, die einerseits primäre Hirnerkrankungen sind, andererseits auch hirnbeteiligende körperliche Erkrankungen umfassen; Beispiele sind Infektionen des Gehirns, Intoxikationen, Tumoren oder degenerative Erkrankungen, Traumata, Durchblutungsstörungen, Schilddrüsenfunktionsstörungen und andere hormonelle Erkrankungen sowie eine Vielzahl innerer Krankheiten.
2. Endogene Psychosen, zu denen die Gruppe der Schizophrenien oder manisch-depressive Psychosen gerechnet werden;
3. „Abnorme Spielarten seelischen Wesens" (Schneider 1948), wie Intelligenzminderungen, Persönlichkeitsstörungen, abnorme Erlebnisreaktionen oder Störungen des Sexualverhaltens.

Nach Ansicht dieser Schulen konnten Störungen der ersten und zweiten Gruppe zu psychischen Veränderungen führen, welche die Zurechnungsfähigkeit aufheben, während bei Störungen aus der dritten Gruppe die Zurechnungsfähigkeit bestenfalls erheblich beeinträchtigt sein konnte (Langelüddeke 1950; Witter 1972a). Wenngleich bei der Strafrechtsreform 1975 im Merkmalskatalog des § 20 StGB immer noch eine Einteilung aufrechterhalten wurde, die entfernt an das triadische System erinnert, kommt der einzelnen Kategorie danach nicht mehr die entscheidende Bedeutung zu, weil unabhängig von der Zuordnung die Auswirkungen der Störung auf Einsichts- und Steuerungsfähigkeit geprüft werden müssen.

Diese Offenheit der Beurteilung ist mehr als gerechtfertigt, zumal K. Schneider (1948) selbst über sein eng an die organische Medizin angelehntes Krankheitskonzept sagte, dass es ein „Glaubensbekenntnis" sei (1980, S. 10). Wenngleich sich diese Systematik für didaktische Zwecke als durchaus hilfreich erwies, blieb ihre wissenschaftliche Fundierung bislang aus. Die organischen Grundlagen der endogenen Psychosen konnten ebenso wenig belegt werden wie das Fehlen eines organischen Substrats bei Persönlichkeitsstörungen oder Störungen des Sexualverhaltens.

Die psychiatrische Diagnostik war zwischenzeitlich in eine Krise geraten (Saß 1987a). Es hat sich gezeigt, dass die von den Fachleuten abgegebenen Diagnosen weder zuverlässig sind noch eine sichere Abgrenzung einer bestimmten Erkrankung von einer anderen erlauben. Die Diagnoseforschung hat die Unzulänglichkeit der psychiatrischen Nosologie aufgezeigt. In zwei umfassenden Studien wurden diagnostische Übereinstimmungen von nur 54 % bzw. 62 % gefunden, wenn zwei erfahrene

Psychiater denselben Patienten untersuchten (Beck et al. 1962; Kreitman et al. 1961). Die Übereinstimmung war nicht höher, wenn beide Psychiater dasselbe Klassifikationssystem benutzten.

11.2 Moderne psychiatrische Klassifikationssysteme

Zwei Wege wurden beschritten, um den Schwierigkeiten – mangelnde Abgrenzbarkeit der Krankheitsbilder und fehlende Übereinstimmung in der Diagnostik – zu begegnen.

1947 hatte Essen-Möller erstmals ein *multiaxiales Klassifikationssystem* vorgeschlagen. Das zunächst von ihm angeregte Zwei-Achsen-Modell, welches das psychopathologische Querschnittssyndrom und die Ätiologie als voneinander unabhängig zu beurteilende Parameter auffasst, wurde später durch eine dritte Achse, das „gross-syndrome", welche das Ausmaß der Störung beschreibt, erweitert. Werden in einem mehrachsigen Modell beispielsweise Ätiologie und Symptomatik getrennt beschrieben, lässt sich leichter erfassen, ob und in welchem Umfang Zusammenhänge zwischen den Achsen bestehen. Die multiaxiale Betrachtungsweise erscheint dann besonders sinnvoll, wenn es über den Zusammenhang der Bereiche zwar Hypothesen und Überzeugungen, aber keine gesicherten und nachprüfbaren Erkenntnisse gibt. Dies ist bei den meisten psychiatrischen Störungen auch heute noch der Fall.

In der Kinder- und Jugendpsychiatrie fand das multiaxiale diagnostische Verfahren früher allgemeine Resonanz als in der Erwachsenenpsychiatrie (Remschmidt et al. 1977).

Auf breiter Front wurde die multiaxiale Diagnostik in die Psychiatrie eingeführt, als die American Psychiatric Association 1980 das *Klassifikationssystem DSM-III* (Diagnostisches und Statistisches Manual, 3. Ausgabe) veröffentlichte. Die multiaxiale Betrachtung wurde bis in der heute gültigen Fassung des Klassifikationssystems DSM-IV-TR (American Psychiatric Association 2003) beibehalten. Danach sind die einzelnen Patienten auf *fünf Achsen* (Achse I: Klinische Syndrome; Achse II: Entwicklungs- und Persönlichkeitsstörungen; Achse III: Körperliche Störungen und Zustände; Achse IV: Schweregrad psychosozialer Belastungsfaktoren; Achse V: Globale Beurteilung des psychosozialen Funktionsniveaus) zu beschreiben.

Der zweite Weg aus dem diagnostischen Dilemma besteht in einer *Zuordnung anhand operationaler Kriterien*. Er geht zurück auf Empfehlungen des englischen Psychiaters Erwin Stengel, der 1959 im Auftrag der WHO die Praxis der Diagnostik in verschiedenen Ländern untersuchte. Nach seinen Vorschlägen sollten die Kriterien für die Zuordnung zu einer Diagnose in einem Glossar operationalisiert und definiert werden (Stengel 1959).

1972 wurden von Feighner et al. operationale Definitionen der 14 wichtigsten psychiatrischen Krankheitsbilder veröffentlicht. Es wurde genau festgelegt, welche Kriterien erfüllt sein müssen, um von einer bestimmten Krankheit zu sprechen. Bei einem solchen operationalisierten Diagnoseschema dürfen Diagnosen nur vergeben werden, wenn die Patienten eine Reihe von eng definierten Kriterien erfüllen (Einschlusskriterien) und andere Kriterien mit Sicherheit nicht zutreffen (Ausschlusskriterien). Ein- und Ausschlusskriterien sollen möglichst objektiv erfassbar und von außen beobachtbar sein. Dieses Vorgehen führte zu einer wesentlichen Verbesserung der diagnostischen Vergleichbarkeit – sofern der Patient in eine der diagnostischen Kategorien passt –, aber auch dazu, dass eine Reihe von Patienten nicht diagnostiziert werden konnte, obwohl sie eindeutig krank waren.

Im Weiteren wurde versucht, immer neue diagnostische Kategorien operational zu definieren. Auch diese Entwicklung wurde bei der *Schaffung von DSM-III* berücksichtigt. Alle dort beschriebenen Störungen waren durch Ein- und Ausschlusskriterien definiert. Dass es sich auch hierbei nicht um gänzlich zufriedenstellende Lösungen handelte, zeigte die rasche Revision des neu entwickelten Klassifikationssystems. Nachdem das Klassifikationssystem DSM-III der American Psychiatric Association 1984 in deutscher Übersetzung erschienen war, wurde bereits 1987 die erste amerikanische Revision dieser Klassifikation DSM-III-R und 1989 ihre deutsche Übersetzung (Wittchen et al. 1989) veröffentlicht. Bis dahin vertraute Begriffe wie Neurose oder Psychose kommen hier nicht mehr vor, da sie mit ätiopathogenetischen Vorstellungen verbunden sind und über den rein deskriptiven Ansatz hinausgehen. In diesem Klassifikationssystem wird zudem von der alten Regel abgewichen, dass eine Störung durch eine einzige Diagnose zu charakterisieren ist. Diese hierarchische Diagnoseregel wird durch ein *Konzept der Komorbidität* ersetzt, das mehrere Diagnosen gleichwertig nebeneinander bestehen lässt. 1994 erschien DSM-IV. 1997 wurde eine überarbeitete Fassung dieses Klassifikationssystems veröffentlicht. 2000 erschien eine weitere Version, DSM-IV-TR in den USA, die 2003 in der deutschen Übersetzung auf den Markt kam. Gegenwärtig wird die grundlegend überarbeitete Version *DSM-V* konzipiert, die 2013 veröffentlicht werden soll. Während bei vielen Kapiteln bereits weitgehende Übereinstimmung erzielt wurde, waren bei anderen Veränderungen zum Zeitpunkt der Überarbeitung dieser Auflage noch im Fluss. Die sich abzeichnenden wesentlichen Neuerungen von DSM-V werden in den entsprechenden Kapiteln dargestellt.

1991 wurde der unter ähnlichen Konzepten wie DSM-III-R entwickelte internationale Diagnoseschlüssel ICD-10 der WHO in deutscher Sprache veröffentlicht (Dilling et al. 1991), der praktisch unverändert auch heute noch gilt, gegenwärtig aber auch überarbeitet wird und in einigen Jahren als *ICD-11* erscheinen soll (Kupfer et al. 2008).

11.3 Forensische Relevanz

Durch die geschilderte Entwicklung hat die einzelne Diagnose an Prägnanz und Bedeutung verloren. Die Feststellung einer in ICD-10 oder DSM-IV beschriebenen Störung bedeutet nicht zwangsläufig, dass diese Diagnose auch forensische Relevanz hat. Darauf weisen auch die Autoren dieses Klassifikationssystems ebenso wie Entscheidungen des BGH (2 StR 53/97 in R&P 1997, S. 182) hin. An den Auseinandersetzungen um die Spielsucht (Kellermann u. Meyer 1989; Saß u. Wiegand 1990), um die Beurteilung von sexuellen Störungen (Schorsch 1986) oder um das forensisch relevante Ausmaß von Persönlichkeitsstörungen (Gunn u. Felthous 2000; Huchzermeier et al. 2003; Rasch 1982; Saß 1998; Ullrich u. Marneros 2004) wird die beschränkte forensische Bedeutung einer nach DSM gestellten Diagnose deutlich.

Die Frage bleibt somit weiterhin offen, auf welchem Krankheitskonzept forensisch-psychiatrische Schlussfolgerungen basieren sollen, wenn die herkömmlichen Konzepte wissenschaftlich nicht belegbar sind, die neuen Klassifikationssysteme aber für gutachterliche Fragestellungen in vielen Bereichen unbefriedigend bleiben. Rasch (1986) hat als Lösung für diese Frage den *strukturell-sozialen Krankheitsbegriff* entwickelt. Dieser besagt, dass eine *forensisch relevante Störung* die Struktur einer „Krankheit" haben und die allgemeine soziale Kompetenz der Persönlichkeit beeinträchtigen muss. Bei der Beeinträchtigung der sozialen Kompetenz kommt es auf eine unabhängig vom zu beurteilenden Delikt feststellbare Einengung der Lebensführung an, z.B. auf Arbeitsunfähigkeit, Abbruch und Verlust von Kontakten, verzerrte Realitätsbeurteilung, Stereotypie des Verhaltens, Häufung von sozialen Konflikten usw. Eine Zuordnung zu den juristischen Merkmalen ist bei diesem Konzept schwierig, wenngleich es sicher weit genug ist, um alle zu begutachtenden Störungen zu erfassen.

Der von Rasch in den Mittelpunkt gerückte Verlust von sozialer Kompetenz wird annäherungsweise auch erfasst, wenn die Achsen IV und V von DSM-IV bei der diagnostischen Beschreibung ernsthaft mitberücksichtigt werden. Auf Achse IV werden die psychosozialen Belastungsfaktoren (Schwierigkeiten im familiären Nahbereich, in der sozialen Anpassung, bezüglich Bildung, Arbeit, Wohnung, Finanzen, Gesundheitsfürsorge, Gesetz und Polizei) angegeben. Auf Achse V wird das psychosoziale Funktionsniveau global auf einer Skala von 0–100 eingeschätzt. „100" bedeutet keine oder nur minimale Einschränkungen; „50" ernsthafte Symptome, wie z.B. Suizidgedanken oder Zwangsrituale, eine ernste Beeinträchtigung der sozialen oder beruflichen Leistungsfähigkeit, z.B. Unfähigkeit, Freundschaften einzugehen oder aufrechtzuerhalten. „10" bedeutet schwerste Störungen, wie z.B. ständige Selbst- und Fremdschädigung oder die Unfähigkeit, minimale persönliche Hygiene einzuhalten.

Untersuchungen an Schuldfähigkeitsgutachten haben gezeigt, dass auch bei der Anwendung klassischer nosologischer Konzepte die klinische Diagnose nur einer von mehreren Faktoren ist, welche die Schuldfähigkeitsbeurteilung beeinflussen. Versucht man, die verschiedenen Faktoren zu operationalisieren, so ergibt sich ebenfalls ein *multiaxiales Modell*, welches am ehesten geeignet erscheint, die gutachterlichen Schlussfolgerungen nachvollziehbar zu erfassen (Nedopil 1988). Die Achsen entsprechen jedoch nicht denjenigen von DSM-IV. Dies liegt unter anderem daran, dass es bei der Schuldfähigkeitsbegutachtung nicht auf die Diagnose zum Zeitpunkt der Untersuchung, sondern auf jene Störungen, die zum Zeitpunkt der Tat vorlagen, ankommt. Eine 1987 gegründete und seither jährlich tagende „Arbeitsgemeinschaft für forensische Psychiatrie" versucht, durch die Entwicklung und Anwendung standardisierter, quantifizierender Methoden eine größere Homogenität der Anamnese und Befunderhebung, der Diagnostik und der Zuordnungsregeln zu erreichen und dadurch eine Qualitätsanhebung psychiatrischer Gutachten zu bewirken (Graßl u. Mende 1987, 1989; Nedopil u. Graßl 1988). Auch in dieser Arbeitsgemeinschaft wird einer multiaxialen Betrachtung psychischer Störungen und ihrer rechtlichen Relevanz der Vorzug gegeben. Mit ihrer Hilfe gelingt die Zusammenschau der komplexen gegenseitigen Abhängigkeiten zwischen individueller Disposition, Schädigungen und Verarbeitungsmechanismen sowie der rechtlichen Folgen am besten. Durch genaue Dokumentation und multiaxiale Betrachtung aller relevanten Faktoren sollen die Objektivität und Reliabilität der Datenerhebung verbessert und ein empirisch-wissenschaftlicher Vergleich von Begutachtungen und untersuchten Probanden ermöglicht werden (siehe Kap. 22.2.1). Keinesfalls soll dadurch jedoch eine individuelle, hermeneutisch interpretierende Begutachtung ersetzt werden.

Trotz gewisser Divergenzen orientiert sich die forensische Psychiatrie an der Krankheitslehre der klinischen Psychiatrie und hat deren Entwicklung in ihre Lehrmeinungen zu integrieren.

Fasst man die Entwicklungen der letzten Jahre zusammen, so *ergeben sich für die forensische Psychiatrie folgende Schlussfolgerungen:*

1. Ein hierarchisches Konzept, welches analog dem Modell der Organmedizin psychopathologische Symptome unter bestimmten Diagnosen subsumieren will und dadurch klar abgrenzbare Krankheitseinheiten zu schaffen sucht, hat sich für die Psychiatrie als unfruchtbar erwiesen.
2. Die Annahmen zur Genese psychischer Störungen haben meist nur hypothetischen Charakter. Demzufolge verzichten die neuen Klassifikationssysteme weitgehend auf theoretische Erklärungsmodelle (Maier u. Philipp 1988). Ihr Hauptziel ist es, eine möglichst hohe Übereinstimmung zwischen verschiedenen Untersuchern zu erreichen. Dies wird vor allem durch konventionelle Festlegungen erreicht.
3. Unter Berücksichtigung dieser Entwicklung leitet sich für die forensische Psychiatrie und für die interdisziplinäre Diskussion ab, dass auch die Subsumption unter die juristischen Kategorien durch Konvention erfolgt und nicht wegen nachgewiesener qualitativer Unterschiede der einzelnen Merkmale, die in den Gesetzen aufgeführt sind (Rasch 1983).
4. Die forensische Relevanz leitet sich somit nicht von einer bestimmten Diagnose, sondern vom Ausmaß einer Störung ab. Dieses Ausmaß ist am ehesten an Einschränkungen und Behinderungen – an psychosozialen Beeinträchtigungen – zu erkennen, die sich auch im übrigen Lebensbereich ergeben.
5. Die syndromal gefasste Diagnose, der Verlauf der Symptomatik, die vermutete Ursache, die Besonderheiten der Primärpersönlichkeit, die für die relevanten Zeitpunkte (z. B. Tatzeit oder Abgabezeitpunkt einer Willenserklärung, Untersuchungszeitpunkt) festgestellten psychosozialen Beeinträchtigungen sind somit getrennt als Achsen eines multifaktoriellen diagnostischen Vorgehens zu beschreiben. Erst aus der Zusammenschau dieser Achsen lässt sich im jeweiligen Einzelfall die forensische Relevanz einer Störung ableiten.
6. Allgemein verbindliche Regeln und Grenzziehungen, sog. „harte Kriterien", für die in den verschiedenen Gesetzestexten geforderte quantitative Ausprägung einer Störung lassen sich nicht angeben. Sie sind sowohl für die verschiedenen klinischen Fragestellungen (z. B. Therapie oder Prognose) als auch für die jeweilige forensische Anwendung (z. B. Voraussetzungen der Schuldunfähigkeit oder der Geschäftsunfähigkeit) unterschiedlich.
7. Eine multiaxiale Betrachtung mag für die Umsetzung klinischer Sachverhalte in die juristische Denkweise und Terminologie nicht optimal sein. Sie erhöht aber die Transparenz gutachterlicher Schlussfolgerungen und wird der Komplexität menschlichen Verhaltens eher gerecht als das Abfragen eines eindimensionalen Kriterienkatalogs.

Die Darstellung der einzelnen Krankheitsbilder in diesem Buch *orientiert sich an dem aktuellen Diagnosemanual der WHO, ICD-10*, welches in der Grundstruktur dem diagnostischen und statistischen Manual der amerikanischen Klassifikation ähnlich ist. DSM und ICD haben in Einzelfällen jedoch unterschiedliche nosologische Konzepte, u. a. bei der schizoaffektiven Störung, bei Panikstörungen und Phobien, bei Störungen der Impulskontrolle. Im Detail enthalten sie auch unterschiedliche Definitionen, sodass die Zuordnung nach ICD und DSM nicht identisch sein muss. Die Kodierungen wurden in diesem Buch trotzdem nebeneinander aufgeführt, ohne dass auf die unterschiedlichen diagnostischen Konzepte und die im Einzelfall voneinander abweichenden Definitionen Rücksicht genommen wurde. Um exakte Zuordnungen treffen zu können, sind die jeweiligen diagnostischen Manuale zu benutzen. Bei DSM-IV ist es für die Diagnosenstellung unabdingbar, dass die im Diagnoseschlüssel verlangten Ein- und Ausschlusskriterien erfüllt sind.

11.4 Kriterienkatologe, Merkmalslisten, Richtlinien und Mindestanforderungen

In den letzten Jahren wurde eine Vielzahl von Untersuchungsinstrumenten und Kriterienkatalogen geschaffen, deren Entstehung und Anwendungsmöglichkeiten höchst unterschiedlich sind. Sie reichen von der Psychopathie-Checkliste von Hare (2003), die jetzt in der 2. Auflage erschienen ist (siehe Kap. 15), über verschiedene Prognoseinstrumente (siehe Kap. 15) bis zur Liste der Affektkriterien von Saß (1983) (siehe Kap. 13.1) oder der Liste der Realkennzeichen zur Beurteilung der Glaubhaftigkeit einer Zeugenaussage (siehe Kap. 17). Neuerdings wurden auch für die zivilrechtliche Beurteilung der Geschäftsfähigkeit oder für die Beurteilung der Sicherungsverwahrung Kriterienlisten zusammengestellt (Habermeyer u. Saß 2002b, 2004). Für Laien und auch für manche Fachleute sind derartige Listen schwer zu beurteilen. Sie verführen aufgrund ihrer Einfachheit und Übersichtlichkeit oft zu unkritischer Anwendung und zu einem scheinbaren Verständnis von Sachverhalten und vermitteln den Anwendern oder Rezipienten auch dort Sicherheit, wo bei vernünftigem Nachdenken gar keine Sicherheit bestehen kann oder wo der heutige wissenschaftliche Kenntnisstand Sicherheit nicht vermitteln kann. Sie entsprechen aber der seit DSM-III in Mode gekommenen operationalen Denkweise, welche die kasuistische Betrachtung und die auf breitem Erfahrungswissen beruhende hermeneutische Betrachtungsweise in oft reduktionistischer Weise abgelöst hat.

Der Vorteil von Kriterienlisten liegt darin,
- dass es verbindliche Sprachregelungen gibt, die von verschiedenen Fachleuten relativ einheitlich verstanden werden,
- dass im forensischen Bereich von den Auftraggebern und Entscheidungsorganen überprüft werden kann, ob die entsprechenden Punkte von den Gutachtern erwogen wurden,
- dass auch der Ungeübte zumindest die Minimalgrundlagen anwenden muss und somit vermutlich verlässlichere Ergebnisse erzielt, als wenn er auf derartige Kataloge verzichtet; sie können damit der Qualitätssicherung dienen (Habermeyer 2005),
- dass derartige Listen – auch für Erfahrene – Erinnerungsstützen sind, um wichtige Gesichtspunkte nicht zu übersehen.

Gleichwohl dürfen die Gefahren, die bei der Anwendung von Kriterienkatalogen und Merkmalslisten entstehen können, nicht übersehen werden:

1. Den jeweiligen Instrumenten liegen ganz unterschiedliche Konzepte zugrunde. Manche entspringen einer – auch politisch motivierten – Konsensbildung unter Fachleuten (z. B. ICD-10), manche sind empirisch validiert (z. B. der VRAG, siehe Kap. 15), manche sind nicht wirklich validierbar (z. B. die Liste der Affektkriterien, siehe Kap. 13.1). Manche sind aus der empirischen Literatur zusammengestellt (z. B. der HCR-20, siehe Kap. 15), manche entspringen vernünftigen Überlegungen und können Ausgangspunkt sein für weitere Forschungen (z. B. die Liste von Kriterien zur Beurteilung der Sicherungsverwahrung). Manche stellen Messinstrumente dar und erfordern eine Schulung (z. B. die PCL-R, siehe Kap. 15), manche sind als Gedächtnisstützen (z. B. die ILRV, siehe Kap. 15) bzw. als „aide memoire" (z. B. HCR-20, siehe Kap. 15) konzipiert, damit wichtige Einzelaspekte nicht übersehen werden.
2. Die meisten Kriterienkataloge gelten nur für einen sehr begrenzten Anwendungsbereich. Das Problem in der Praxis liegt darin, dass sie von

den meisten Anwendern nicht auf den Bereich und auf das Konzept beschränkt werden, für die sie entwickelt wurden, und dass die meisten Instrumente zur Quantifizierung benutzt werden, obwohl eine solche Quantifizierung nicht gerechtfertigt ist, geschweige denn, dass je der Versuch gemacht wurde, eine quantitative Anwendung zu validieren. Durch eine solche Anwendung wird jedoch dem Laien vorgegaukelt, etwas, was tatsächlich nicht messbar ist, werde durch die Zahl der festgestellten Kriterien zu einer skalierbaren Größe.

3. Letztendlich sollte die Gefahr bedacht werden, dass wichtige oder entscheidungserhebliche Gesichtspunkte, die in der gerade angewandten Liste nicht enthalten sind, übersehen werden und gegebenenfalls erhebliche Konsequenzen nach sich ziehen können.

Merkmalslisten und Kriterienkataloge bleiben dann *sinnvolle Hilfsmittel*, wenn sie sachgerecht angewendet werden, sich Anwender und Entscheidungsträger deren Grenzen bewusst bleiben und die Offenheit besteht, weitere Gesichtspunkte, welche die Verfasser derartiger Listen nicht bedacht haben oder die den jeweils zu beurteilenden Einzelfall von den üblichen Fällen abheben, ebenfalls zu berücksichtigen.

Von Kriterienkatalogen und Merkmalslisten zu unterscheiden sind *Richtlinien* und *Leitlinien*, die von verschiedenen Institutionen herausgegeben werden und die den Ermessensspielraum für den Untersucher und Beurteiler erheblich einengen. Die Bundesärztekammer definiert: „Richtlinien sind meist von Institutionen veröffentlichte Regeln des Handelns und Unterlassens, die dem einzelnen Arzt einen geringen Ermessensspielraum einräumen. Ihre Nichtbeachtung kann Sanktionen nach sich ziehen. Eine ähnliche Verbindlichkeit wie Richtlinien haben Standards, die als normative Vorgabe bezüglich der Erfüllung von Qualitätsanforderungen verstanden werden und durch ihre in der Regel exakte Beschreibung einen mehr technisch-imperativen Charakter haben" (**http://www.bundesaerztekammer.de**: Zur Frage der Verbindlichkeit von Richtlinien, Leitlinien, Empfehlungen und Stellungnahmen, Zugriff am 05.02.2012). Gerade bei der Begutachtung, in welcher eine gewisse Gleichbehandlung durch den Sachverständigen von Untersuchtem und Auftraggeber erwartet werden kann, machen solche Richtlinien durchaus Sinn. In der sozialrechtlichen Begutachtung wird der Sinn der Richtlinien heftig diskutiert (Cibis 2002; Hansis 2002; Heipertz 2002; Mutschler 2002; Zenz 2002). Bei der strafrechtlichen und zivilrechtlichen Begutachtung wird durch die Obergerichte in Einzelfällen auf Qualitätsmängel hingewiesen und dadurch werden auch Standards gesetzt (z.B. bei der Glaubhaftigkeitsbegutachtung von Aussagen, siehe Kap. 17). Die Deutsche Gesellschaft für Psychotherapeutische Medizin hat *Leitlinien für die ärztliche Begutachtung in der Psychosomatik* veröffentlicht (Henningsen et al. 2001). Eine Vielzahl der Leitlinien ist auf der Homepage der Arbeitsgemeinschaft wissenschaftlich-medizinischer Fachgesellschaften (AWMF) oder unter **http://leitlinien.net** abrufbar. Auch die von einer Arbeitsgruppe beim Bundesgerichtshof erarbeiteten *„Mindestanforderungen"* (für die Schuldfähigkeitsbegutachtung und die Prognosebegutachtung) haben das Ziel der Qualitätsverbesserung und der Gleichbehandlung durch die Sachverständigen. Gleichzeitig ist aber auf das Prinzip hinzuweisen, dass Wissenschaftler in der Wahl ihrer Methode frei sind und dass übermäßige Bindung an Richtlinien zur Stagnation führen kann (Fritze u. Miebach 2002).

12 Einzelne Störungen

12.1 Organisch bedingte Störungen

Die traditionelle psychiatrische Krankheitslehre kennt eine Vielzahl organisch bedingter Psychosyndrome, die sich sowohl durch die jeweilige psychopathologische Symptomatik als auch durch die ihr zugeordneten Funktionsausfälle des Gehirns unterscheiden. ICD-10 hält sich bei diesen Störungen eher an ein ätiologisches Konzept, DSM-IV bleibt in der beschreibenden Systematik dem Konzept der „ätiologiefreien" Klassifikation treu, in der Kodierungsvorschrift lassen die Ziffern dennoch das ätiologische Konzept früherer Zuordnungsprinzipien erkennen (siehe ▶ Tab. 12.1).

In der Konzeption von DSM-V werden unter dem Begriff der *„Neurocognitive Disorder"* die Kapitel Delir, Demenz, amnestische Störung und andere kognitive Störungen zusammengefasst. „Neurocognitive Disorders" werden wiederum in Delir, leichte (minor) und schwere (major) „Neurocognitive Disorder" untergliedert. Für die Einordnung als Major Neurocognitive Disorder ist ein relevantes, z. B. in einer formalisierten Testung zwei oder mehr Standardabweichungen überschreitendes Nachlassen der kognitiven Fähigkeiten gefordert. Die Leistungseinbuße muss hinreichend schwer sein, die persönliche Unabhängigkeit zu beeinträchtigen und eine gewisse Unterstützung bei der Bewältigung alltäglicher Aktivitäten erforderlich machen. Die Neurocognitive Disorders werden weiter unterteilt nach den mit ihnen assoziierten ätiopathogenetischen Veränderungen.

12.1.1 Klinik

Die psychopathologischen Erscheinungsbilder der organischen psychischen Störungen sind *unspezifisch*, d. h. die Zuordnung der Symptomatik zu einer spezifischen Ätiologie setzt eine Zusammenschau des prämorbiden Zustands, der einwirkenden Noxe, der zeitlichen Charakteristik sowie der konkreten Befunde voraus. Dementsprechend finden sich Einteilungen nach der betroffenen Hirnregion, z. B. frontale Demenz, kortikale oder subkortikale Demenz, nach der Ätiologie, z. B. Demenz vom Alzheimer-Typ, vaskuläre Demenz, alkoholtoxische

Tab. 12.1 Klassifikation organischer Störungen.

Art der Störung	ICD-10	DSM-IV-TR
Demenz bei Alzheimer-Krankheit (DSM-IV-TR: Demenz vom Alzheimer-Typ)	F00.xx	294.1 x
vaskuläre Demenz	F01.xx	290.4 x
Demenz bei andernorts klassifizierten Erkrankungen	F02.xx	294.1 x
		290.1 x
Demenz NNB (nicht näher bezeichnet)	F03.xx	294.8
organisches amnestisches Syndrom (nicht durch Alkohol und psychotrope Substanzen)	F04.xx	294.0
Delir (nicht durch Alkohol und psychotrope Substanzen)	F05.xx	293.0
andere psychische Störungen als Folge organischer Erkrankungen	F06.xx	294.9
Persönlichkeits- und Verhaltensstörung als Folge organischer Erkrankungen	F07.xx	310.1
symptomatische psychische Störung NNB	F08.xx	293.9

Demenz, oder auch nach dem Grad der Ausprägung. Aus klinischer Sicht unterscheidet man sinnvollerweise zwischen akuten, vorübergehenden und chronischen hirnorganischen Störungen. Dabei sind die Demenzen unter die chronischen und in der Regel irreversiblen organischen Störungen zu subsumieren.

12.1.1.1 Vorübergehende hirnorganische Störungen

Die Symptomatik akuter organisch bedingter Psychosyndrome hängt neben der Ursache auch vom Verlauf der Erkrankung ab. Akut einsetzende Noxen oder physische Traumata führen in der Regel zu Bewusstseinsstörungen, die von Somnolenz bis zum Koma reichen können, und zu Störungen der Orientierung, der Auffassung und des Denkens, welches völlig verworren sein kann. Die akuten organischen Psychosyndrome ohne Bewusstseinsstörung werden nach Wieck (1956) als *Durchgangssyndrome* bezeichnet. In der forensischen Literatur kommen sie immer wieder als *geordnete Dämmerzustände* vor (Glatzel 1985). Für die akuten organischen Psychosyndrome bestehen nahezu immer amnestische Lücken, auch wenn sie nicht mit von außen beobachtbaren Bewusstseinsstörungen verbunden waren.

Unter bestimmten Umständen kommt es zu *deliranten Syndromen*, die durch Desorientiertheit, Gedächtnisstörungen, Wahrnehmungsstörungen – häufig im Sinne von illusionären Verkennungen und Halluzinationen (optisch und taktil) – Aufmerksamkeitsstörungen, Suggestibilität, psychomotorische Unruhe und durch vegetative Symptome, wie Tachykardien und Veränderungen des Schlaf-Wach-Rhythmus, gekennzeichnet sind.

Der Begriff des *Delirs* wird nach ICD-10 und DSM-IV weiter gefasst als in früheren Lehrbüchern. Ihm sind auch Syndrome vom sogenannten exogenen Reaktionstyp nach Bonhoeffer (1908), d. h. alle akuten, körperlich begründbaren Psychosen, die als Folge einer fassbaren Körperkrankheit auftreten und deren Leitsymptom eine Bewusstseinstrübung ist, zuzuordnen. Ein Delir ist nicht auf eine spezifische Ursache, wie z.B. Alkoholisierung oder Alkoholentzug, zurückzuführen, sondern kann bei einer Reihe von Intoxikationen, bei Hirndrucksteigerungen, aber auch bei Psychosyndromen endokriner Genese auftreten.

12.1.1.2 Chronische hirnorganische Störungen

Bei langsamen und chronischen Schädigungen des Gehirns kommt es eher zu demenziellen Bildern. Sie treten auch als Residualschäden nach akuten hirnorganischen Störungen auf. Bei fortschreitenden Hirnerkrankungen geht der Demenz in der Regel ein diskretes hirnorganisches Psychosyndrom voraus. Dieses beginnt mit einer Veränderung der affektiven Belastbarkeit, einem Nachlassen der kognitiven und intellektuellen Fähigkeiten, mit Merkfähigkeitsstörungen, einer Minderung des Abstraktionsvermögens, der geistigen Flexibilität und der Kritikfähigkeit. Vor allem die Bewältigung neuer oder ungewohnter Aufgaben ist dadurch erschwert. Gleichzeitig können die Affekte schlechter kontrolliert, Tränen und Zornesausbrüche können schwerer zurückgehalten werden. Gelegentlich bestehen verstärkte Reizbarkeit und Erschöpfbarkeit.

Nach traumatischen oder toxischen Hirnschäden werden auch *pseudoneurasthenische Syndrome* beobachtet, die durch Antriebsverlust, Klagsamkeit, Reizbarkeit, Müdigkeit und Abgeschlagenheit sowie Beeinträchtigungen von Konzentration und Ausdauer gekennzeichnet sind.

Häufig wird eine *Akzentuierung schon vorher bestehender Persönlichkeitszüge* festgestellt, die gelegentlich das Gepräge einer Karikatur annehmen und sich durch floskelhafte Höflichkeit beim einen oder durch distanzlose Vertraulichkeit beim anderen darstellen. Antriebsminderung, Verlangsamung, affektive Nivellierung, verbunden mit Affektlabilität, mangelnder Flexibilität und Akzentuierung der Primärpersönlichkeit, werden als organische Persönlichkeitsveränderung oder Wesensänderung bezeichnet oder nach ICD-10 als Organische Persönlichkeitsstörung (F 07.0) bzw. nach DSM-IV-TR als „Persönlichkeitsstörung aufgrund eines Medizinischen Krankheitsfaktors" (310.1).

Als *Demenz* werden die Störungen dann bezeichnet, wenn die intellektuellen Ausfälle ein erhebliches Ausmaß angenommen haben und die Patienten bereits Schwierigkeiten beim Erklären einfacher Sachverhalte und beim Planen längerfristiger Aktivitäten haben oder wenn Sprachstörungen (Aphasien) oder Werkzeugstörungen (Apraxien) hinzukommen.

Chronische hirnorganische Störungen können von sehr milden, kaum erkennbaren bis zu den schwersten Formen fortschreiten, die eine ständige, intensive Pflege erfordern. Üblicherweise wird der Verlauf von Demenzen klinisch in drei Stadien beschrieben, dem häufig das Vorstadium der leichten kognitiven Störung vorausgeht. Im *ersten Stadium* sind neben affektiven Symptomen, wie Affektlabilität, vor allem Störungen des Kurzzeitgedächtnisses und gewisse räumliche Orientierungsschwierigkeiten belastend. Im *mittleren Stadium* treten die affektiven Einbußen in den Hintergrund, die Gedächtnisstörungen nehmen zu und betreffen auch das Langzeitgedächtnis, sodass der Bezug zur eigenen Biografie verloren geht. Denkstörungen mit fehlerhaftem Satzbau, Weitschweifigkeit und Einschränkung des Sprachverständnisses treten hinzu. Daneben ist oft eine Einschränkung der Kritik- und Urteilsfähigkeit zu beobachten. Im *Spätstadium* prägen Desorientiertheit, Vernachlässigung von Hygiene und Selbstversorgung, Sprachverarmung bis hin zum Mutismus und Einschränkungen der Mobilität das Bild. Dieser mehr chronologischen Einteilung stehen zwei Einteilungen ausschließlich nach dem *Schweregrad der Beeinträchtigungen* gegenüber: die Global Deterioration Scale (GDS; Reisberg et al. 1982), die sieben Stadien erfasst (siehe ▶ Tab. 12.2), und die Clinical Dementia Rating Scale (Hughes et al. 1982), die ebenfalls drei Stadien unterscheidet. Demenzielle Störungen sollten darüber hinaus durch standardisierte Testverfahren quantitativ abgegrenzt werden. Hierzu wurden eine Vielzahl verschiedener *Testverfahren* entwickelt, z.B. die Alzheimer Disease Assessment Scale (ADAS) mit insgesamt 21 Items, die Defizite kognitiver Leistungen (11 Items) sowie Symptome bzw. Verhaltensauffälligkeiten im nicht-kognitiven Bereich (10 Items) erfasst (Rosen et al. 1984). Die CERAD (Consortium to Establish a Registry for Alzheimer's Disease) neuropsychologische Batterie enthält fünf Untertests und schließt den MMSE ein (Morris et al. 1989).

Beim DemTect handelt es sich um ein Screening-Verfahren aus den folgenden fünf demenzsensitiven Subtests: verbales Lernen, kognitive Flexibilität, Wortflüssigkeit, Arbeitsgedächtnis und mittelfristige Gedankenleistung (Kessler et al. 2000).

Zur Verlaufsbeurteilung und Schweregradbeurteilung haben sich insbesondere auf die Alltagsbewältigung fokussierende Instrumente bewährt: ADL-

Tab. 12.2 Stadien des kognitiven Verfalls nach Reisberg et al. (1982) und ihre klinischen Entsprechungen.

Stadien kognitiven Verfalls	Funktionelle Charakteristika	Klinische Phase
1: kein kognitiver Verfall	funktioneller Verfall weder subjektiv noch objektiv manifest	
2: sehr milder kognitiver Verfall	• Schwierigkeiten, Dinge wiederzufinden • subjektive Arbeitsschwierigkeiten	
3: milder kognitiver Verfall	• Leistungsabnahme im Beruf • Schwierigkeiten, sich örtlich zu orientieren	
4: mäßiger kognitiver Verfall	• abnehmende Fähigkeit zur Ausführung komplexer Aufgaben • Schwierigkeiten im Umgang mit Geld	beginnende Demenz
5: mäßig schwerer kognitiver Verfall	• Schwierigkeiten beim korrekten Ankleiden • Hilfe beim Baden nötig	leichte Demenz
6: schwerer kognitiver Verfall	• Hilfestellung beim Ankleiden und Baden nötig • Unfähigkeit zu selbständigem Toilettengang • Urininkontinenz • fäkale Inkontinenz	mittelschwere Demenz
7: schwerster kognitiver Verfall	• Sprachfähigkeit auf 1–5 Wörter beschränkt • keine sprachliche Verständigung mehr möglich • Verlust motorischer Fähigkeiten	schwere Demenz

Skalen (Activities of Daily Living) und IADL-Skalen (Instrumental Activities of Daily Living). Diese Skalen beschreiben übliche Verrichtungen des täglichen Lebens. Mit Hilfe der Skalen kann beurteilt werden, wie sehr der Betroffene beeinträchtigt ist. Diese Skalen sind sehr wertvoll, um Alltagsrelevanz und Auswirkung der Störung auf die persönliche Unabhängigkeit und Fähigkeit zur Selbstversorgung zu bewerten (Lawton u. Brody 1969).

In der Klinik bewährt und international durchgesetzt hat sich die Mini-Mental-State-Examination (MMSE; Folstein et al. 1975), welche aufgrund ihrer relativ einfachen und klinischen Struktur auch von Ärzten angewandt werden kann. Es werden die zeitliche und räumliche Orientierung (10 Punkte), Merk- und Erinnerungsfähigkeit (6 Punkte), Aufmerksamkeit und Flexibilität (5 Punkte), Sprache, Anweisungen befolgen (jeweils 3 Punkte) sowie Lesen, Schreiben, Nachzeichnen (je 1 Punkt) erfasst. Es sind in der MMSE maximal 30 Punkte zu erreichen. Bei 19–24 Punkten spricht man von einer leichten, bei 10–18 Punkten von einer mittelgradigen und bei unter 10 Punkten von einer schweren Demenz.

65 % der demenziellen Syndrome sind der primär degenerativen Demenz vom Alzheimer-Typ zuzuordnen, etwa 10 % der vaskulären Demenz; dem Rest liegt eine Vielzahl von Ursachen zugrunde, wie z. B. der Morbus Parkinson, die Chorea Huntington, der Morbus Pick, Hirntumoren, Schädel-Hirn-Traumata oder eine Vielzahl innerer Erkrankungen. Der Großteil der Erkrankungen geht mit einem chronisch progredienten Verlauf einher, nur ca. 10 % sind reversibel (Kaplan u. Sadock 2004). Allerdings lassen sich häufig Verlauf und Progredienz der Demenz durch verschiedene medikamentöse Behandlungen und durch Training günstig beeinflussen (Hampel et al. 2003). Eine besondere forensische Bedeutung hat die *frontotemporale Demenz*, da sie häufig mit unkontrolliertem Verhalten und Normüberschreitungen verbunden ist und Delinquenz, z. B. Ladendiebstähle, oft als erstes Symptom der Erkrankung auftritt (Diehl et al. 2006). Die Erkrankung beginnt meist im fünften und sechsten Lebensjahrzehnt und hat einen langsamen chronisch-progredienten Verlauf, der sich oft über 10 Jahre hinzieht.

Zur Diagnose einer organischen Störung bedarf es einer Reihe von Zusatzuntersuchungen, um mögliche Ursachen der Symptomatik zu verifizieren oder aber auszuschließen. *Bildgebende Untersuchungen* können beispielsweise einen Tumor lokalisieren sowie Blutungen und Durchblutungsstörungen abbilden. Mit Hilfe des *Elektroenzephalogramms* können Funktionsveränderungen des Gehirns und Anfallsgeschehen erfasst werden. Blut- und Liquoruntersuchungen sind zum Nachweis einer entzündlichen Genese erforderlich.

Gerade hirnorganische Störungen werden gelegentlich simuliert, um beim Gutachter Vorteile zu erzielen. Differenzialdiagnostisch abzugrenzen ist ein psychogen ausgelöstes *pseudodemenzielles Syndrom*. Bei dieser Störung werden die Ausfälle demonstrativ vorgebracht, während Patienten mit hirnorganischen Psychosyndromen versuchen, ihre Mängel zu verbergen; auch fällt das Nebeneinander von richtigen und falschen Antworten auf. So werden einfachste Rechenaufgaben nicht, kompliziertere aber richtig gelöst; es kommt zu unsinnigen Antworten oder zu Antworten, die knapp neben der richtigen liegen (z. B. 12 – 5 = 8; 27 + 8 = 36). Der Pseudodemenz *(Ganser-Syndrom)* muss nicht immer eine bewusstseinsnahe Simulation zugrunde liegen; häufig wird die Symptomatik von Konflikten und Wünschen genährt, die dem Patienten nicht oder nur vage bewusst sind. Auch bei den objektiv feststellbaren hirnorganischen Psychosyndromen kommt es oft zu Aggravationstendenzen, die eine genaue Einschätzung des Ausmaßes der Störungen allein aus den Angaben der Patienten und den klinisch erhobenen Befunden schwierig machen. Hierzu bedarf es einer Reihe von Zusatzuntersuchungen: Sowohl neurologische Ausfälle wie positive Befunde im Elektroenzephalogramm, in der Computer- oder Kernspintomografie können die hirnorganische Ursache der Symptomatik belegen. Die Testpsychologie hat einige Verfahren entwickelt, um die Validität der subjektiv geklagten Beschwerden bei organisch bedingten Leistungsdefiziten zu prüfen.

12.1.1.3 Exkurs: Aufmerksamkeitsdefizit-Hyperaktivitäts-Störung (ADHS)

Das Störungsbild, welches heute als ADHS unter Fachleuten und Laien bekannt ist, wurde schon seit vielen Jahren unter anderen Namen diagnostiziert und war in seiner Bedeutung öfter umstritten.

Nachdem es in DSM-III als Aufmerksamkeits-Hyperaktivitäts-Störung und in DSM-IV unter Aufmerksamkeitsdefizit-Hyperaktivitäts-Störung (ADHS) operationalisiert und differenziert wurde, hat es sowohl wissenschaftliche wie publizistische Aufmerksamkeit auf sich gezogen. Es war früher ausschließlich bei Kindern beschrieben worden und wurde unter Begriffen wie Hyperkinetisches Syndrom, frühkindliches psychoorganisches Syndrom (POS) oder Minimale Cerebrale Dysfunktion diagnostiziert (MBD bzw. MCD), was auf seine Zugehörigkeit zu den organischen Störungen hinweist. Der Arzt Heinrich Hoffmann hat 1846 der Störung mit dem „Zappelphilipp" und dem „Hans guck in die Luft" literarische Denkmäler gesetzt. ICD-10 ordnet das Krankheitsbild bei den hyperkinetischen Störungen (F 90) ein und unterscheidet die einfache Aufmerksamkeits- und Aktivitätsstörung von der hyperkinetischen Störung des Sozialverhaltens, worin schon die Vorstufe zur Entwicklung von Dissozialität beschrieben wird. DSM-IV-TR unterscheidet den *vorwiegend unaufmerksamen Typ* (314.00), den *vorwiegend hyperaktiv-impulsiven Typ* (314.01) und den *Mischtyp*. In der Konzeption der DSM V wird das ADHS bei den Neurodevelopmental Disorders erfasst.

Die Störung wird meist im Kindergarten oder in den ersten Schuljahren entdeckt, wenn die Kinder in einem neuen sozialen Umfeld wegen ihrer Symptomatik auffallen. Die Diagnose sollte auch nicht zu früh gestellt werden, da das Verhalten sehr junger Kinder noch sehr variabel ist. Laut DSM-IV-TR leiden 3–7% aller Kinder an der Störung. Dass dieser Prozentsatz in DSM-III-R 1989 mit bis zu 3% angegeben wurde, zeigt die erhöhte Aufmerksamkeit, welche die Störung heute erhält. In Deutschland wird der Anteil der betroffenen Kinder derzeit mit etwa 3,1% geschätzt, während es in der Schweiz, wo dem Syndrom schon seit längerer Zeit mehr Beachtung geschenkt wird, 10% sein sollen und in Israel bis zu 20% (Ostermann-Myrau 2001). International wird die Prävalenz im Erwachsenenalter mit 3,7% angegeben (Rösler et al. 2009). Es ist die Störung, wegen der Kinder am häufigsten dem Psychiater vorgestellt werden. Zwischen einem Drittel und der Hälfte aller ambulanten Konsultationen beim Kinderpsychiater erfolgen wegen ADHS (Popper 1988). Je nach Untersuchung soll die Störung bei 10% bis 67% der betroffenen Kinder bis ins junge Erwachsenenalter bestehen bleiben (Wender 1998). Toone u. van der Linden (1997) schätzten, dass in Großbritannien zwischen 0,5% und 1% der jungen Erwachsenen Symptome der Störung aufweisen. Die Störung tritt bei Jungen etwa drei- bis neunmal so häufig auf wie bei Mädchen.

Bei Erwachsenen ist ADHS äußert schwierig zu diagnostizieren, weil die Symptome der Störung gleichermaßen anderen Diagnosen zugeordnet werden können. Insbesondere die Abgrenzung von der dissozialen Persönlichkeitsstörung gelingt nur unzureichend. Rösler et al. (2009) fanden bei 50% der juvenilen und adoleszenten ADHS-Betroffenen auch die Kriterien einer Conduct Disorder erfüllt. Eine antisoziale Persönlichkeitsstörung fanden sie bei etwa 50% derjenigen, bei denen früher ein ADHS und eine Conduct Disorder festgestellt worden waren. ADHS war häufig mit reaktiver Aggression assoziiert (Retz u. Rösler 2010). Symptome von ADHS sollen besonders häufig bei Strafgefangenen vorliegen (Eyestone u. Howell 1994; Blocher et al. 2001). Die Prävalenz von ADHS unter inhaftierten männlichen Gefangenen wird von Retz und Rösler (2010) mit 20–30%, in einer Studie gar mit 45% angegeben (Rösler et al. 2004). Dagegen bezifferten sie die Pävalenz von ADHS bei inhaftierten Frauen mit etwa 10%. Allerdings soll die Prävalenz von ADHS bei Straftätern mit zunehmendem Alter deutlich abnehmen, sodass die Störung unter den forensischen Probanden sich inbesondere in der zweiten und dritten Dekade als relevant erweist. Entgegen dieser Ergebnisse konnten Collins u. White (2002) in einer Literaturübersicht noch keine verlässlichen Daten über die Häufigkeit von ADHS in der Bevölkerung und insbesondere in der Häftlingsbevölkerung zusammenstellen.

Wender (1998) fasst die Symptome von ADHS bei Erwachsenen folgendermaßen zusammen:
- motorische Überaktivität (Unfähigkeit zu entspannen; Dysphorie, wenn Inaktivität verlangt wird; Unruhe und Unfähigkeit zu sitzender Beschäftigung),
- Aufmerksamkeitsdefizite (Unfähigkeit, die Aufmerksamkeit zu fokussieren; Ablenkbarkeit; Einschränkungen des Kurzzeitgedächtnisses und dadurch bedingte Unzuverlässigkeit; z. B. beim Einhalten von Verabredungen),
- Affektlabilität (spontane oder reaktive Affektschwankungen, die meist Stunden dauern; Reizbarkeit; Erregungszustände, die schnell wieder abklingen),

- emotionale Übererregbarkeit (Unfähigkeit, Belastungen emotional ausgeglichen hinzunehmen; übermäßige und unangemessene Reaktionen; emotionale Krisen bei alltäglichen Belastungen),
- Desorganisation (Nichtbeenden von Aufgaben; sprunghafter Wechsel zwischen Aufgaben; keine Organisation bei Problemlösungs-Aufgaben und beim Zeitmanagement),
- Impulsivität (Ungeduld; fehlendes Durchhaltevermögen; plötzliches Beginnen oder Beenden von Beziehungen; kein Bedenken der Konsequenzen eigenen Handelns; Entscheiden, ohne über ausreichende Informationen zu verfügen; Unfähigkeit, Handlungen aufzuschieben).

Um die Diagnose ADHS im Erwachsenenalter zu stellen, muss die Störung bereits im Kindesalter bestanden haben und die Symptomatik durchgehend vorhanden sein. Die Problematik bei Begutachtungen besteht darin, dass rückblickende Anamneseerhebungen nicht ausreichen, da bereits bei Kindern die Diagnose nur dann gestellt werden sollte, wenn mehrere Informationsquellen (Untersuchung des Kindes, psychologische Testung, Fremdanamnese, Informationen aus Kindergarten oder Schule) die Symptome bestätigen. Als Methode der retrospektiven Erfassung wurden die Wender-Utah-Rating-Scale (WURS), die eine Selbstauskunft der Betroffenen verlangt (Retz-Junginger et al. 2002; 2003) und weitere Selbst- und Fremdbeurteilungsbögen (Rösler et al. 2004) entwickelt, mit denen auch in deutschen Untersuchungen an Häftlingspopulationen gute Reliabilitäten erzielt werden konnten. Die Validität der Instrumente scheint aber schon wegen der bereits beschriebenen differenzialdiagnostischen Schwierigkeiten, noch mehr aber wegen der Unzuverlässigkeit der Angaben von Häftlingen zweifelhaft (Collins u. White 2002; Dalteg et al. 1999). ADHS im Erwachsenenalter bleibt aus folgenden Gründen von besonderem forensisch-psychiatrischen Interesse:

- Bei dieser Störung gibt es mehr als bei vielen anderen psychiatrischen Erkrankungen Hinweise auf organische Ursachen (Krause et al. 2000).
- Es besteht eine ausgeprägte genetische Komponente, die mit einer Konkordanzrate von 60–90 % bei monozygoten Zwillingen beziffert wird (Thapar et al. 1999; Retz u. Rösler 2009).
- In molekulargenetischen Untersuchungen erwiesen sich verschiedene Kandidatengene als störungsrelevant, die vor allem das dopaminerge sowie das serotonerge Neurotransmittersystem betreffen.
- Bildgebende Untersuchungen weisen auf eine Veränderung der Hirnstruktur und Hirnfunktion des frontostriatozerebellären Systems hin.
- Die Störung zeichnet sich durch eine hohe Komorbidität mit anderen psychischen und Verhaltensstörungen aus, insbesondere mit affektiven Störungen, Substanzmissbrauch und Persönlichkeitsstörungen des Clusters B (Laufkötter et al. 2005).
- Die Störung ist häufig mit dissozialen und kriminellen Verhaltensweisen verbunden und bedarf deshalb einer genaueren forensisch-psychiatrischen Abklärung (Collins u. White 2002; Rösler 2001; Young et al. 2009).
- ADHS ist zumindest bei manchen Patienten gut psychopharmakologisch zu behandeln, sodass eine unzureichende Abklärung auch die Chance einer effektiven Therapie nehmen würde.

Wenngleich die biologischen Veränderungen und die pharmakologische Behandelbarkeit die Subsumption unter das Eingangsmerkmal einer krankhaften seelischen Störung nahelegen könnten, so bedingen die ausgeprägte Variabilität der Beeinträchtigung, die häufig eine zufriedenstellende Alltagsbewältigung ermöglicht, und die psychopathologischen Ähnlichkeiten mit den Persönlichkeitsstörungen üblicherweise die Subsumption unter das IV. Eingangsmerkmal. Für die strafrechtliche Begutachtung empfiehlt Rösler (2004), die gleichen Maßstäbe anzuwenden wie bei Persönlichkeitsstörungen (siehe Kap. 12.8.5.1). Dabei müssen die *Komorbiditäten* berücksichtigt werden, die häufiger größere Auswirkungen auf die soziale Kompetenz und auf die Steuerungskapazität der Betroffenen haben als die ADHS selbst. Bei zivilrechtlichen und sozialrechtlichen Begutachtungen können die Vorgaben, die bei Persönlichkeitsstörungen entwickelt wurden (siehe Kap. 12.8.5.2), ebenfalls auf ADHS übertragen werden. Es muss allerdings berücksichtigt werden, dass ADHS eine in der Kindheit beginnende Störung ist und eine so ausgeprägte Symptomatik, die nach Berufsaufnahme eine teilweise Minderung der Erwerbsfähigkeit bedingen würde, schon die Aufnahme einer gewinnbringenden Erwerbstätigkeit verhindert hätte, sodass ein Rentenanspruch kaum je besteht (Ebert u. Hesslinger 2000).

12.1.2 Behandlung

Obwohl der Begriff „Organische Störungen" eine Vielzahl von Krankheitsbildern unterschiedlicher Ätiologie und Ausprägung umfasst, sind die Therapiestrategien für die betroffenen Patienten ähnlich und bestehen aus einer Kombination medikamentöser und verhaltenstherapeutischer Behandlungsschritte sowie in der Schaffung eines den verbleibenden Fähigkeiten angemessenen sozialen Umfelds. Die Therapeuten müssen die begrenzten kognitiven und mnestischen Fähigkeiten und die verminderte affektive Belastbarkeit dieser Patienten berücksichtigen und gleichzeitig in der Lage sein, auf den verbleibenden Fähigkeiten aufzubauen. Eine resignative Haltung ist, selbst wenn therapeutische Fortschritte langsam sind, nicht gerechtfertigt, sofern die Erwartungen den Realitäten angepasst werden. Heute werden vor allem sog. Antidementiva eingesetzt, welche die Anreicherung von Übertragerstoffen zwischen bestimmten Nervenzellen beeinflussen oder protektiv für bestimmte Nervenzellen wirken.

Bei forensischen Patienten mit Demenzen und hirnorganischen Störungen sind besonders affektiver Kontrollverlust und Aggression bei der Behandlung zu beachten. Die medikamentöse Behandlung von aggressivem und gespanntem Verhalten bei Patienten mit hirnorganischen Störungen unterscheidet sich von der Behandlung bei psychotischen Patienten. Folgende Besonderheiten müssen bei organisch geschädigten Patienten berücksichtigt werden:
- vermehrte Empfindlichkeit für Nebenwirkungen von Psychopharmaka, wie Sedierung und kognitive Beeinträchtigung,
- verminderte Toleranz gegenüber neurotoxisch wirkenden Substanzen,
- Multimorbidität und damit verbundene Medikamenteneinnahme, welche die Anwendung bestimmter Substanzen begrenzt und zur Berücksichtigung von Arzneimittelinteraktionen verpflichtet.

Aus diesen Gründen gehören Medikamente wie Betablocker und Lithium, deren antiaggressive Wirksamkeit bei anderen Patienten nachgewiesen wurde (Glenn et al. 1989; Greendyke et al. 1989; Sheard 1978), bei hirngeschädigten Patienten nicht zur ersten Wahl (Pabis u. Stanislav 1996). Auch Neuroleptika wirken nicht spezifisch antiaggressiv, sind aber indiziert, wenn ein Wahn oder Halluzinationen das Störungsbild komplizieren. Sie sind auch in Notfällen, wenn aggressives Verhalten nur durch Sedierung unterbrochen werden kann, einsetzbar. Diese begrenzte Indikation gilt auch für Benzodiazepine. Carbamazepin und serotonerg wirkende Substanzen, wie Sertralin oder Fluoxetin, bei älteren Patienten mit Stimmungsschwankungen auch trizyklische Antidepressiva, sind nach klinischen Studien die wirksamsten Präparate bei längerfristigem Einsatz (Fava 1997; Pabis u. Stanislav 1996). Sie ermöglichen eher einen verhaltenstherapeutischen Zugang und die Ausnutzung der verbleibenden Funktionsfähigkeit als sedierende Medikamente oder Pharmaka, welche die bereits bestehenden kognitiven Einbußen verstärken (Nedopil 2000c). Kognitive Einbußen können bei bestimmten Menschen zur Verunsicherung beitragen und damit auch eine aggressive Abwehrbereitschaft erhöhen.

Die Bemühungen um Verhaltensmodifikationen müssen die begrenzten Möglichkeiten der Patienten berücksichtigen. Die Therapieziele müssen in kleinen Schritten definiert und für die Patienten in überschaubaren Zeiträumen erreichbar sein, sodass diese die Fortschritte auch als lohnenswert erkennen können.

Im Maßregelvollzug müssen zunehmend auch ältere und hirnorganisch beeinträchtigte Patienten langfristig behandelt werden. Die begrenzte Beeinflussbarkeit organisch bedingter Verhaltensauffälligkeiten, z. B. aggressive Durchbrüche oder auch (sexuell) enthemmtes Verhalten machen diese Patienten für viele Alten- und Pflegeheime ungeeignet. Geeignete soziale Empfangsräume stehen bislang unzureichend zur Verfügung.

12.1.3 Delinquenz

Bei der Begutachtung von Patienten mit chronischen organischen Psychosyndromen sind im Strafverfahren *zwei Gruppen* zu unterscheiden: Die eine Gruppe umfasst hirnorganische Psychosyndrome, die durch Tumoren, Traumata oder Entzündungen bereits in frühen Lebensjahren entstanden sind. Diese Patienten sind häufiger als die Allgemeinbevölkerung in Gewaltdelinquenz verwickelt. Bei den aggressiven Delikten psychisch Kranker werden organische Psychosyndrome am zweithäufigsten diagnostiziert (Böker u. Häfner 1973).

Neuere epidemiologische Untersuchungen legen nahe, dass etwa 20–60% der Patienten mit traumatischen Hirnschäden im weitesten Sinn aggressiv reagieren, ca. 10% davon auch, indem sie gegen ihre Mitmenschen gewalttätig werden (Brooks et al. 1986; Grafman et al. 1996). In eigenen Untersuchungen hatten Probanden mit hirnorganischen Psychosyndromen die höchste Rückfallwahrscheinlichkeit in Bezug auf Gewaltdelikte (Stadtland u. Nedopil 2005a). Indikatoren für das Aggressionsrisiko sind nicht die neurologischen Ausfälle oder das Ausmaß der psychopathologischen Auffälligkeiten, sondern eher die *Lokalisation der Schädigung* und soziale Faktoren, z. B. Zerbrechen von Familienstrukturen, Zurückweisung, Isolation und fehlende soziale Unterstützung. Ventromediale Schädigungen des Stirnhirns (basales Stirnhirnsyndrom nach Kleist 1934) haben Reizbarkeit, Rücksichtslosigkeit gegenüber anderen oder sozial inadäquates Verhalten (z. B. Verlust von Schamgefühl) zur Folge. Gleichzeitig finden sich zunächst keine oder nur geringe kognitive Funktionseinbußen (Diehl et al. 2006). Die Patienten können oft die längerfristigen Konsequenzen eigenen Handelns nicht reflektieren, was zu gehäuften Konflikten und zwischenmenschlichen Spannungen beitragen kann. Derartige Patienten werden öfter gewalttätig, wobei selbst geringe Mengen Alkohol oder leichte Kränkungen zur weiteren Enthemmung beitragen.

Nicht übersehen werden sollte auch, dass traumatische Hirnschädigungen meist Folgen von Unfällen sind, von denen am häufigsten junge Männer betroffen sind. Junge Männer sind aber gleichzeitig jene Population, von der am häufigsten Delikte, insbesondere Gewalttaten, begangen werden. Auch der größte Teil der Alkohol- und Drogenkonsumenten gehört dieser Altersgruppe an. Die Wahrscheinlichkeit, dass diese Risikofaktoren in dieser Altersgruppe zusammentreffen, sollte somit nicht unterschätzt werden. Männer, die vor der Hirnschädigung schon kriminell waren, haben eine deutlich höhere Rückfallrate als jene, die nach der Hirnschädigung ihr erstes Delikt begingen (Grekin et al. 2001).

Das *Risiko für Gewalttaten* muss somit dann als besonders hoch eingeschätzt werden, wenn folgende Faktoren zusammenkommen:
- Schädigung des Stirnhirns oder des Schläfenlappens
- beeinträchtigte Fähigkeit zur Emotionserkennung
- verminderte Fähigkeit zur Impulskontrolle
- Delinquenz in der Vorgeschichte
- Substanzmissbrauch vor und/oder nach der Hirnverletzung
- Auflösung der familiären Einbindung
- psychopathologische Auffälligkeiten, wie Reizbarkeit, Rücksichtslosigkeit und Orientierungsstörungen

Historisch gesehen hat die Epilepsie eine besondere Bedeutung in der forensischen Psychiatrie. Die frühere Annahme, dass diese Krankheit mit einem erhöhten Aggressionsrisiko verbunden wäre, hat sich in empirischen Untersuchungen nicht bestätigt (Treiman 1986). Gewalttätigkeiten während Krampfanfällen oder Dämmerzuständen sind extrem selten, kommen aber vor (Fenwick 1989). Am relativ häufigsten wird aggressives und autoaggressives Verhalten bei postiktalen psychotischen Syndromen bei Temporallappen-Epilepsien beobachtet (Kanemoto et al. 1999). Diese sind als sog. *Intermittierend Explosible Störungen* (IED) näher eingegrenzt worden und kommen gehäuft bei Amygdalaveränderungen vor (van Elst et al. 2000).

Die andere Gruppe von hirnorganisch bedingten Störungen, nämlich die im Alterungsprozess auftretenden senilen und präsenilen demenziellen Syndrome, führen dagegen selten zur Delinquenz. Wenn überhaupt, sind meist Nachbarn oder Verwandte die Opfer von Gewalttaten. Obwohl derartige Vorkommnisse selten sind und noch seltener zur Anklage führen, sind Spannungszustände und Aggressionen von Demenzpatienten häufig und belasten ihre Versorgung und Betreuung. Grobe Schätzungen gehen davon aus, dass es bei 4% (Reisberg et al. 1987) bis 18% (Eastley u. Wilcock 1997) dieser Patienten zu aggressiven Durchbrüchen kommt.

Die Kriminalitätsbelastung der älteren Bevölkerung liegt weit unter dem Durchschnitt der Gesamtbevölkerung. Sie spielt aber aus verschiedenen Gründen eine Sonderrolle (siehe Kap. 13.6).

12.1.4 Begutachtung

Für die forensische Beurteilung ist auch bei den vorübergehenden organischen Psychosyndromen das jeweilige spezifische Ausmaß der Symptomatik ausschlaggebend. Beim Delir sind die kognitiven Funktionen des Betreffenden in hohem Maß beeinträchtigt: Dadurch geht die Beziehung zur Realität verloren. Vernünftige Entscheidungen, die von realistischen Voraussetzungen ausgehen, sind in diesem Zustand nicht möglich. Somit ist auch eine Einsichtsfähigkeit in die Unrechtmäßigkeit von Handlungen oder ein vernünftiges Handeln aufgrund nachvollziehbarer Motive nicht zu erwarten.

Während beim *deliranten Probanden* somit meist weder Schuld- noch Geschäftsfähigkeit anzunehmen sind, müssen die anderen akuten organischen Psychosyndrome differenzierter betrachtet werden. Bei ihnen ist in den meisten Fällen das Ausmaß der Bewusstseinsstörung der das Handeln limitierende Faktor. Komplexe und zielgerichtete Handlungen, insbesondere Handlungen, die bisher gewohnte Verhaltensschablonen verlassen, sind kaum möglich.

Geordnete Dämmerzustände sind selten. Die in solchen Zuständen durchgeführten Handlungen entsprechen meist langjährig gewohnten Bewegungsabläufen. Adäquates, komplexes Reagieren in ungewohnten Situationen und auf bislang nicht erlebte Anforderungen ist mit einem Dämmerzustand nicht vereinbar, möglich sind aber schablonenhafte, unter Umständen auch gewaltsame Aktionen. Bei geringgradiger Symptomatik – in somnolenten Zuständen – können Delikte vorkommen, für die dann unter Umständen eine erheblich verminderte Steuerungsfähigkeit im Sinne des § 21 StGB angenommen werden muss. Hinweise für die Beurteilung müssen aus dem Tatgeschehen gewonnen werden: Je komplexer der Handlungsablauf ist, je zweckgerichteter die Handlungsfolgen und je ungewohnter die Verhaltensmuster bei der Tat sind, desto größer ist die verbliebene Steuerungsfähigkeit.

Die forensische Beurteilung *demenzieller Syndrome* macht vor allem in Grenzfällen große Schwierigkeiten. Häufig ist bei den Patienten die äußere Fassade noch gut erhalten; auch gelingt es ihnen, in kurzfristigen Belastungssituationen noch relativ geordnet zu erscheinen. Im häuslichen Bereich und im Klinikalltag fallen die Patienten jedoch durch ihre demenzielle Symptomatik auf und können erhebliche pflegerische Probleme bereiten. Gerade bei diesen Patienten reicht eine nur kurzfristige Untersuchung nicht aus, um gutachterliche Schlussfolgerungen zu ziehen. Informationen des Hausarztes oder von Pflegepersonen, sofern sie kein parteiliches Interesse am Ausgang eines Verfahrens haben, sollten bei den gutachterlichen Überlegungen einbezogen werden. Möglicherweise wird sogar eine mehrtägige klinische Beobachtung erforderlich.

Bei den meisten forensischen Fragestellungen kommt es nicht nur auf die kognitiven und mnestischen Kapazitäten, sondern auch auf die Fähigkeit zu einer eigenständigen Willensbildung oder auf die Steuerungsfähigkeit an. Man wird also erwägen müssen, inwieweit „Altersstarrsinn" oder aber eine übermäßige Beeinflussbarkeit die Handlungen prägen und inwieweit dem Betroffenen die Motive für das eigene Handeln bewusst sind.

12.1.4.1 Strafrecht

Die Schuldfähigkeitsbeurteilung bei hirnorganischen Störungen darf sich nicht allein auf die Feststellung eines morphologischen Befundes und dessen potenzielle Auswirkung auf die psychische Funktionsfähigkeit zum Zeitpunkt der Tat beschränken. Der mit diesen Störungen einhergehende Mangel an Überschauvermögen, die verminderte kognitive und affektive Flexibilität und Belastbarkeit können schon für sich allein gesehen die Steuerungsfähigkeit bei diesen Menschen beeinträchtigen. Darüber hinaus ist bei Patienten mit organischem Hirnschaden die Empfindlichkeit für Psychopharmaka und auch für Alkohol erhöht (Benkert u. Hippius 2004) und paradoxe Reaktionen werden häufiger beobachtet als bei Gesunden. Deshalb sind bei der forensischen Beurteilung von Probanden mit hirnorganischen Psychosyndromen *zusätzliche toxische Belastungen* stärker zu gewichten. Ebenso sind affektive Auladungen für diese Probandengruppe schwerer zu kontrollieren, sodass Erregungsdurchbrüche schon bei relativ geringen Kränkungen und Spannungen auftreten können. Um eine Dekulpierung zu rechtfertigen, sollte die verminderte Belastbarkeit gegenüber Intoxikationen oder affektiver Erregung auch aus anderen Situationen als der verfahrensgegenständlichen Tat eruierbar sein [GS St-1, S. 1 ff.].

Bei der psychiatrischen Begutachtung dieser Probanden erhalten neben der zugrunde liegenden Hirnschädigung und der dadurch bedingten allgemeinen psychosozialen Beeinträchtigung auch die *situativen Faktoren* beim Delikt große Bedeutung. Da für die Entstehung eines Delikts oft mehrere Faktoren zusammenkommen müssen, kann sich auch die Legalprognose nicht ausschließlich an der Diagnose eines hirnorganischen Psychosyndroms orientieren.

Vielmehr ist die Wahrscheinlichkeit des erneuten Zusammentreffens der Risikofaktoren zu bedenken. Ein hohes Risiko besteht bei gleichzeitigem Auftreten einer chronischen organischen Störung mit einem chronischen Alkoholmissbrauch. Da die therapeutischen Möglichkeiten bezüglich des Alkoholmissbrauchs unter diesen Umständen gering sind, muss zwischen der Entwöhnungsbehandlung in einer Suchtfachklinik und einer allgemeinen psychiatrischen Unterbringung sorgfältig abgewogen werden.

12.1.4.2 Zivilrecht

Bei chronischen hirnorganischen Störungen geht es in vielen Fällen um die Einrichtung einer *Betreuung nach § 1896 BGB*. Sie sollte eigentlich als Hilfe dienen, wird aber – wie früher Pflegschaft oder Vormundschaft – oft als Makel und Beschneidung der eigenen Entscheidungsfreiheit empfunden. Sie wird oft nicht als Maßnahme für, sondern gegen den Patienten betrachtet. Zwar hat sich die Situation nach der Einführung des Betreuungsgesetzes verbessert, dennoch werden Betreuungen auch derzeit häufig erst sehr spät eingerichtet. Eine Verständigung mit dem Betroffenen über die notwendigen rechtlichen Hilfen ist dann meist nicht mehr möglich und die Betreuung wird demzufolge ohne seine Zustimmung eingerichtet.

Bei einer Betreuung, die ohne die Zustimmung des Betroffenen eingerichtet wird und einen Einwilligungsvorbehalt umfasst, sollte auch zur Geschäftsfähigkeit des Betroffenen Stellung genommen werden, um Missverständnisse zu vermeiden. Dies gilt umso mehr, wenn Vermögensangelegenheiten geregelt werden müssen und vorhandenes Vermögen zu verwalten ist. Hierdurch ließen sich viele Streitigkeiten, die im Nachhinein über wirtschaftliche Entscheidungen des Betreuten entstehen, vermeiden.

Bei Patienten mit demenziellen Syndromen wird gelegentlich auch im Nachhinein gefragt, ob *Testierfähigkeit oder Geschäftsfähigkeit* bei einem bestimmten Vertragsabschluss vorlag. Diese Frage kann auch aufgeworfen werden, wenn der Vertrag vor einem Notar geschlossen wurde. Der Notar ist in Grenzfällen nicht in der Lage zu beurteilen, ob noch Geschäftsfähigkeit vorlag. Leichte kognitive Beeinträchtigungen in den Anfangsstadien einer Alzheimer-Erkrankung oder einer vaskulären Demenz führen nicht zur Geschäfts- oder Testierunfähigkeit. Lediglich, wenn das Krankheitsbild durch einen Wahn kompliziert wird und sich dieser Wahn auf die Testamentserrichtung auswirkt, kann auch zu Beginn einer Demenz Testierunfähigkeit vorliegen. In fortgeschrittenen Stadien, insbesondere im Spätstadium, in denen die meisten Patienten bereits in mehreren Bereichen desorientiert sind, muss auch Testierunfähigkeit angenommen werden [GS Z-12, S. 119 ff.]. In diesen Stadien ist eine so weitgehende psychopathologische Besserung, die an ein Wiedererlangen der Testierfähigkeit denken lässt, kaum noch zu erwarten. Zwar gibt es Schwankungen der Vigilanz, des Bewusstseins und der Orientierung, das Verständnis für komplexere Zusammenhänge und das Überschauvermögen werden jedoch nicht wieder gewonnen.

Momente geistiger Klarheit, die bei einem ansonsten dementen Patienten anlässlich von Vertragsabschlüssen berichtet werden, sind seit der römischen Rechtsentwicklung als „lucida intervalla" in die Kommentierung und später in die forensisch-psychiatrische Literatur eingegangen (Lenckner 1972). Geschäftsunfähigkeit wird in der Regel nur bei ausgeprägten demenziellen Syndromen angenommen. Zwar werden auch bei diesen Störungen Schwankungen des psychopathologischen Bildes gesehen, ein zwischenzeitlich auftretender, vernünftig erscheinender Wunsch eines Patienten, der sonst tagelang teilnahmslos im Bett liegt, bedeutet jedoch noch nicht, dass er jetzt wieder geschäftsfähig ist. Lediglich bei den auf Durchblutungsstörungen beruhenden Multiinfarktdemenzen kann es ausnahmsweise zu Besserungen kommen, die komplexere Abwägungen erlauben.

(Zur *Beweislast* bei behaupteter Geschäftsunfähigkeit oder Testierunfähigkeit ebenso wie bei den sogenannten „lucida intervalla" siehe Kap. 5.)

Häufig müssen die Voraussetzungen für aufgehobene Geschäfts- oder Testierfähigkeit bei alten Menschen, die an Demenzen oder organischen Psychosyndromen litten, auch nach deren Tod geprüft werden. Die Problematik der retrospektiven posthumen Beurteilung und denkbare Lösungsmöglichkeiten sind in Kap. 5.3 dargestellt.

12.1.4.3 Sozialrecht

Akute hirnorganische Psychosyndrome führen meist zur *Arbeitsunfähigkeit.* Auch während der Rekonvaleszenz, in der meist eine verminderte Belastbarkeit und eine psychovegetative Labilität bestehen, ist Arbeitsunfähigkeit anzunehmen. Chronische hirnorganische Psychosyndrome, die keine Besserungstendenzen mehr aufweisen, erfordern differenzierte Erwägungen: z.B. eine Umschulung auf einen weniger belastenden Beruf, wobei die Ausschöpfung der noch verbliebenen Leistungsfähigkeit Vorrang vor einer dauerhaften Berentung haben sollte. Bei Grunderkrankungen, die eine Besserung unwahrscheinlich machen oder eine Progredienz der Symptomatik nahelegen, erscheint eine *Berentung* sinnvoll. Liegt eine ausschließlich psychische Beeinträchtigung vor, so hängt die Frage der Berentung vom Ausmaß der psychopathologischen Symptomatik ab. Bei Begutachtungen im Rahmen der gesetzlichen Unfallversicherung wird häufig die Frage einer posttraumatischen Hirnschädigung aufgeworfen. Entscheidend für die Höhe des GdS ist dabei nicht das Ausmaß des organischen Schadens, sondern der konkreten Leistungseinschränkungen, die durch die Beeinträchtigung der kognitiven und mnestischen Funktionen, durch Antriebstörungen und neurasthenisches Versagen bedingt werden. Für die Bemessung wurden aufgrund von Erfahrungssätzen allgemeine Richtlinien erarbeitet, die eine vergleichbare Beurteilung ermöglichen sollen (z.B. Günther et al. 1987). Diese Richtlinien sind jedoch nicht für jeden Einzelfall bindend, da es einer relativ willkürlichen Zuordnung entspräche, wenn einer spezifischen Noxe – monokausal – eine einheitliche Gesundheitsfolge zugeschrieben würde. Auch hier sind Primärpersönlichkeit und spezifische Kompensationsmechanismen mit zu berücksichtigen. Eine schematische Zuordnung ist nur bei den besonders gravierenden Hirnverletzungen möglich, die ohnehin selten von psychiatrischer Seite, sondern meist von Neurologen begutachtet werden. Im sozialen Entschädigungsrecht gelten vergleichbare Grundsätze. Hier wird jedoch häufiger die Frage der Verschlimmerung gestellt, wenn bei Hirnverletzten *altersbedingte Abbauprozesse des Gehirns* hinzutreten. Bei den chronischen hirnorganischen Störungen sind monokausale Betrachtungen dann ebenfalls unzulässig.

Eine hirnorganische Störung kann sich im Alter relativieren, weil auch die das Normalmaß bestimmenden Altersgenossen in ihren kognitiven und mnestischen Fähigkeiten nachlassen. Sie kann sich aber auch akzentuieren, weil die Kompensationsreserven, die der jüngere Mensch einer Schädigung und ihren Folgen entgegensetzen kann, im Alter aufgebraucht sein können. Es bedarf also auch hier einer Zusammenschau der komplexen gegenseitigen Abhängigkeiten zwischen individueller Disposition, Schädigung und Verarbeitungsmechanismen. Neben differenzierten anamnestischen Erhebungen und testpsychologischen Untersuchungen des Leistungsprofils sind zumeist auch bildgebende Verfahren, wie Computertomografie oder Kernspintomografie, erforderlich, um eine Annäherung an die im täglichen Leben relevanten Ausfälle zu ermöglichen. Die vom Gericht geforderte individuelle Abwägung der komplexen das Krankheitsgeschehen beeinflussenden Faktoren macht für den Gutachter eine besonders sorgfältige Darstellung dieser Faktoren und ihrer wechselseitigen Beeinflussung notwendig. Nur so kann auch der medizinische Laie die Schlussfolgerungen des Gutachters nachvollziehen und die Grenzen der Beurteilungsmöglichkeiten erkennen.

Bei den Gutachten, in denen eine berufsbezogene Leistungsfähigkeit beurteilt werden muss, können die in ▶ Tab. 12.3 angegebenen Zuordnungen eine gewisse Orientierung anbieten.

Die quantitative Einschätzung der Funktionsausfälle ist im *Schwerbehindertengesetz* von Bedeutung. Auch hier kommt es weniger auf die Ursache als auf das Ausmaß der Störung an. Die Einschätzungen lassen einen großen individuellen Ermessensspielraum zu. Die versorgungsmedizinischen Grundsätze geben die in ▶ Tab. 12.4 dargelegten Bemessungsgrenzen an.

Tab. 12.3 Zusammenhang von Leistungseinschränkungen in Abhängigkeit vom Ausmaß der Symptomatik und den beruflichen Anforderungen bei hirnorganischen Störungen.

Berufliche Anforderungen Ausmaß der Symptomatik	Eigenverantwortliche Tätigkeit mit hohen Anforderungen oder häufiger zwischenmenschlicher Kontakt erforderlich	Tätigkeiten mit begrenzter Eigenverantwortlichkeit oder wenig zwischenmenschlicher Kontakt	Tätigkeiten mit begrenzten Entscheidungsbefugnissen und ohne Eigenverantwortlichkeit oder kaum zwischenmenschlicher Kontakt
geringgradig	signifikante Einschränkung	meist keine signifikante Einschränkung	keine signifikante Einschränkung
geringgradig + Komorbidität oder mäßiggradig	berufliche Leistungsunfähigkeit	berufliche Leistungsunfähigkeit	signifikante Einschränkung
mäßiggradig + Komorbidität oder schwergradig	berufliche Leistungsunfähigkeit	berufliche Leistungsunfähigkeit	berufliche Leistungsunfähigkeit

Tab. 12.4 Aus den versorgungsmedizinischen Grundsätzen.

Hirnschäden mit psychischen Störungen	Schwerbehindertengesetz: GdB Soziales Entschädigungsrecht: GdS (%)
leichte Störung (im Alltag sich gering auswirkend)	30–40
mittelschwere Störung (im Alltag sich deutlich auswirkend)	50–60
schwere Störung	70–100

GdB: Grad der Behinderung, GdS: Grad der Schädigung

12.1.4.4 Fahreignung

Akute und chronische hirnorganische Störungen schließen die Fahreignung aus, wenn die Störung über eine leichte Wesensänderung hinausgeht. Ausgeprägtere Störungen der Merkfähigkeit, der Konzentrationsfähigkeit, des Affekts, des Antriebs, der Übersicht und des Kritikvermögens beeinträchtigen Reaktion, psychomotorische Leistung und Belastungsfähigkeit und heben deswegen die Fahreignung auf. Auch Verwirrtheitszustände (Delir), amnestische Syndrome, Dämmerzustände und organische Psychosen mit paranoider, manischer oder depressiver Symptomatik bedingen Fahruntauglichkeit, solange noch Restsymptome der Psychose oder ein relevantes hirnorganisches Psychosyndrom vorliegen. Bei vorübergehenden hirnorganischen Störungen empfehlen sich Nachuntersuchungen in jährlichem Abstand. In den Anfangsstadien ist die Beurteilung schwierig. Nach Schädel-Hirn-Verletzungen und Hirnoperationen ist für die Dauer von 3 Monaten von Fahruntauglichkeit auszugehen.

Anfallsartige Bewusstseinsstörungen und Krampfanfälle verhindern ein ordnungsgemäßes Reagieren im Kraftverkehr. Daher schließen Epilepsien, Narkolepsie, kardiovaskuläre Synkopen und psychogene Anfälle die Fahrtauglichkeit aus, wenn Rezidive der Anfälle befürchtet werden müssen. Ein wesentliches Risiko von Rezidiven ist nicht anzunehmen, wenn nach einem einmaligen Anfall 3–6 Monate Anfallsfreiheit besteht und der Anfall an bestimmte Bedingungen gebunden war und nicht auf eine morphologische Hirnschädigung oder eine Epilepsie zurückzuführen war oder wenn der Betroffene nach Behandlung bei einer Epilepsie zwei Jahre lang anfallsfrei geblieben ist.

Fortgeschrittene demenzielle Syndrome heben ebenfalls die Fahreignung auf. Bei der Untersuchung ist in den meisten Fällen eine psychologische Leistungsuntersuchung erforderlich, um das Ausmaß der Defizite quantitativ zu erfassen und ihre Auswirkungen auf die Fahrtauglichkeit abschätzen zu können. Oft lässt sich die Diagnose einer Demenz erst im Nachhinein bestätigen und von einem natürlichen Alterungsvorgang abgrenzen. Ohne überzeugende Befunde sollte man *älteren Menschen* die Fahreignung nicht absprechen, selbst wenn wegen des Alterungsvorgangs ein gewisser Leistungsabfall und eine geringere Reaktionsgeschwindigkeit zu erwarten sind. Diese Leistungseinbußen können von gesunden älteren Menschen jedoch lange durch Erfahrung und besondere Vorsicht kompensiert werden.

12.2 Störungen durch psychotrope Substanzen

Zu den Störungen, die durch psychotrope Substanzen verursacht werden, rechnet man die psychopathologischen Symptome bei einmaliger Einnahme – in der Regel in Form einer Berauschung – und die Folgen eines chronischen Missbrauchs – im Sinne einer Abhängigkeitsentwicklung und Persönlichkeitsveränderung – sowie spezifische, durch diese Stoffe ausgelöste psychotische Erscheinungsbilder. Eine Vielzahl von Substanzen, z. B. viele Hormonpräparate, kann bei überhöhter Dosierung oder sehr langer Verabreichung direkt oder indirekt zu psychopathologischen Auffälligkeiten führen. Besonderes Gewicht haben in der psychiatrischen Klinik und in der forensischen Begutachtung vor allem jene Stoffe, die häufig missbräuchlich verwendet werden, weil sie das Verlangen der Konsumenten nach erneuter Substanzzufuhr steigern und somit süchtiges Fehlverhalten auslösen. Unter *Sucht* (etymologisch verwandt mit „siechen", wie auch an Begriffen wie „Fallsucht" oder „Schwindsucht" erkennbar) versteht man das unwiderstehliche Verlangen nach einem bestimmten Erlebniszustand. Der Begriff ist nicht unbedingt an Substanzzufuhr gebunden. Nach Gebsattel (1948) kann jede Richtung menschlichen Interesses süchtig entarten. Neben der Trunksucht und der Drogensucht wird von vielen anderen nicht stoffgebundenen Süchten, wie beispielsweise Gewinnsucht, Spielsucht, Arbeitssucht oder Magersucht, gesprochen. Durch eine solche Ausweitung wird der Suchtbegriff aber für klinisch-therapeutische und Begutachtungszwecke unbrauchbar. Dieses Kapitel beschränkt sich daher auf die stoffgebundenen Störungen. Die dabei verwendeten Begriffe – Missbrauch, Abhängigkeit, Sucht – sind im Allgemeinen Sprachgebrauch unscharf und mehrdeutig. Für forensische Zwecke bedarf es verbindlicher Definitionen und nachvollziehbarer Einteilungsprinzipien, die Abgrenzungen ermöglichen. 1964 hat die Weltgesundheitsorganisation WHO den Begriff „addiction" (Sucht) durch den Terminus „drug dependence" (Medikamenten-/Drogenabhängigkeit) ersetzt. In der Fachliteratur wie in der Laienpresse werden beide Begriffe jedoch nahezu synonym angewendet.

Abhängigkeit wird definiert als schweres oder nicht bezwingbares Verlangen (ähnlich dem heute häufig verwendeten Begriff des „Craving") nach der Droge, um Unlustgefühle und Missbehagen zu vermeiden und die psychischen Wirkungen der Droge, namentlich Entspannung und/oder Stimulation, zu erlangen. Substanzen, die als Rauschmittel oder – im Allgemeinen Sprachgebrauch fälschlicherweise – als Drogen bezeichnet werden, gehören zu verschiedenen chemischen Verbindungen, die unterschiedliche Wirkungen auf den Menschen haben. Die heutige *neurobiologische Forschung* geht jedoch von einer gemeinsamen Endstrecke für süchtiges Verhalten aus. Danach sollen alle abhängigkeitserzeugenden Substanzen indirekt auf das mesolimbische dopaminerge System im Nucleus accumbens, einem Kerngebiet des Zwischenhirns, einwirken. Dieses System dient der Verhaltensverstärkung und wird als Belohnungssystem bezeichnet. Die suchterzeugenden Substanzen haben eine weitaus größere Wirkung auf dieses Belohnungssystem als übliche verhaltensverstärkende Reize (z. B. Lob, Erfolg, Anerkennung). Bei manchen Menschen besteht durch eine biologisch bedingte verminderte Ansprechbarkeit der entsprechenden Neurone dieses Belohnungssystems eine erhöhte Vulnerabilität für eine Suchtentwicklung. Stoffgebundene Süchte entstehen demnach aufgrund der Erfahrung eines Menschen, dass eine (meist spezifische) Substanz eine erhöhte Aktivierung eines ursprünglich defizitären Systems bewirkt (Kienast et al. 2011). Entsprechend dieser Theorie kommt es durch wiederholte Einnahme einer Substanz zu einer Sensitivierung und zu anhaltenden Veränderungen von Nervenzellen im Nucleus accumbens, die als sog. Suchtgedächtnis nahezu das Leben lang bestehen bleibt (Böning 2009; Milton u. Everitt 2010). Bei dem Betroffenen wird dann nicht nur durch die Substanzen, sondern durch eine Reihe von Reizen, die mit dem Substanzkonsum verbunden sind, das Verlangen nach Substanzzufuhr ausgelöst.

12.2.1 Psychiatrische Terminologie

Abhängigkeit kann psychisch, physisch oder beides sein. Unter *psychischer Abhängigkeit* versteht man das kontinuierliche, gierige, schwer bezwingbare Verlangen nach einem bestimmten Stoff (Craving); bei Fehlen des Suchtmittels treten innere Unruhe, Angst und auch depressive Verstimmungen auf. Bei *physischer Abhängigkeit* kommen körperliche und vegetative Symptome hinzu. Sie sind je nach Substanz verschieden und äußern sich u. a. als Zittern, Frieren, Schwitzen, Tachykardie, Blutdruckveränderungen, Körperschmerzen, Durchfall, Erbrechen, Schwindel, Schlafstörungen. Rauschmittel oder Alkohol werden dann auch deswegen genommen, um diese Entzugserscheinungen zu verhindern. Im Laufe einer Abhängigkeitsentwicklung kann eine *Toleranzbildung* eintreten. Dies bedeutet, dass zunehmend größere Mengen des Suchtmittels zugeführt werden müssen, um die gleichen Effekte zu erzeugen. Der Toleranzbildung liegt zugrunde, dass es im Laufe der Zeit zu einem rascheren Abbau der Substanz durch Enzyminduktionen kommt oder dass sich der Körper an die chronische Substanzzufuhr und an eine gewisse Konzentration des Mittels adaptiert. Die Toleranz führt zwangsläufig zur Dosissteigerung durch den Abhängigen. Als *Kreuztoleranz* bezeichnet man die Tatsache, dass es bei Abhängigkeit von einer Substanzklasse zu einer erhöhten Verträglichkeit bestimmter anderer Drogen kommt. So besteht zwischen Alkohol, Barbituraten und Benzodiazepinen eine hohe Kreuztoleranz. Ob ein Rauschmittel zur Abhängigkeit führt, hängt nicht nur vom Suchtpotenzial der Substanz ab, sondern auch von der Primärpersönlichkeit der Konsumenten und von den Umgebungsfaktoren, dem sog. „Setting" (Wanke 1987) und der Peergroup. Die Abhängigkeitsentwicklung ist somit immer ein multifaktorielles Geschehen, bei dem dispositionelle, soziale und pharmakologische Einflüsse zusammenspielen.

Bei langer und ausgeprägter Abhängigkeit kommt es in vielen Fällen zu einer Persönlichkeitsveränderung, die man als *Depravation* bezeichnet. Darunter sind eine Nivellierung des Persönlichkeitsgefüges und ein Verlust individueller, persönlicher Akzente zu verstehen. Verbunden ist damit ein Abbau sozialer Verantwortung, Unzuverlässigkeit, ein nachlassendes Interesse an Bezugspersonen, eine Vernachlässigung der Körperpflege, eine Reduzierung intellektueller Leistungsbereitschaft und ein zunehmender Verlust an Kritik- und Urteilsfähigkeit. Es kommt zu einem psychischen und physischen Vitalitätsverlust, der als *amotivationales Syndrom* bezeichnet wird. Das amotivationale Syndrom ist charakterisiert durch die Trias Euphorie, Apathie und Passivität. Diese Symptomatik tritt jedoch nicht nur bei Wesensänderungen im Rahmen einer Abhängigkeit, sondern auch bei chronischen Psychosen und bei hirnorganischen Psychosyndromen auf.

12.2.2 Diagnostik

DSM-IV und ICD-10 haben zum Teil *unterschiedliche Kriterien* für die Diagnose Abhängigkeit entwickelt (siehe ▶ Tab. 12.5).

Zur *Beschreibung des Konsumverhaltens* werden auch die Begriffe *Missbrauch* und *Gewöhnung* verwendet. Unter Missbrauch versteht man eine einmalige, mehrmalige oder ständige Einnahme ohne ärztliche Indikation und/oder in übermäßiger Dosierung. In ICD-10 wird der Begriff „Schädlicher Gebrauch", in DSM-IV der Begriff „Missbrauch" verwendet. Gewöhnung ist dadurch charakterisiert, dass das Verlangen besteht, mit der Drogeneinnahme fortzufahren, ohne dass es zur Dosissteigerung oder zu Entzugserscheinungen kommt (siehe ▶ Tab. 12.6). Dagegen bezeichnet die Konzeption von *DSM-V* diese Störungen als „Substance Use Disorders" und hebt damit hervor, dass die Veränderungen durch den Konsum bedingt sind und es eine definierbare Grenze zwischen Gebrauch und Missbrauch nicht geben kann.

Die klinische Einteilung von Abhängigkeitstypen der WHO, der auch DSM-IV folgt, entstand aus der Erkenntnis, dass die verschiedenen Substanzen zu unterschiedlichen Formen der Abhängigkeit führen. Nach pharmakologischen Gesichtspunkten und nach dem klinischen Erscheinungsbild von Abhängigkeitsentwicklung und Entzugserscheinungen wurden insgesamt neun spezifische Abhängigkeitstypen und ein uncharakteristischer Mischtyp

Tab. 12.5 Diagnostische Kriterien für Abhängigkeit.

ICD-10 F1 x.2 x	DSM-IV-TR 304.xx
starker Wunsch oder Zwang, eine Substanz zu konsumieren	Toleranzentwicklung • ausgeprägte Dosissteigerung, um einen Intoxikationszustand oder erwünschten Effekt herbeizuführen • deutlich verminderte Wirkung bei fortgesetzter Einnahme derselben Dosis
verminderte Kontrollfähigkeit bezüglich Beginn, Menge und Ende des Konsums	Entzugssymptome, die sich durch eines der folgenden Kriterien äußern: • charakteristisches Entzugssyndrom der jeweiligen Substanz • dieselbe (oder eine sehr ähnliche) Substanz wird eingenommen, um Entzugssymptome zu lindern oder zu vermeiden.
Substanzkonsum, um Entzugssymptome zu mildern	Substanz wird häufig in größeren Mengen oder länger als beabsichtigt eingenommen
körperliches Entzugssyndrom	anhaltender Wunsch oder erfolglose Versuche, den Substanzgebrauch zu verringern oder zu kontrollieren
Nachweis von Toleranzentwicklung und Dosissteigerung	viel Zeit für Aktivitäten, um die Substanz zu beschaffen, sie zu sich zu nehmen oder sich von ihren Wirkungen zu erholen
eingeengtes Verhaltensmuster bez. des Konsums unter Außerachtlassen gesellschaftlicher Regeln	wichtige soziale, berufliche oder Freizeitaktivitäten werden aufgrund des Substanzgebrauchs aufgegeben oder eingeschränkt.
fortschreitende Vernachlässigung anderer Interessen zugunsten des Konsums	fortgesetzter Substanzgebrauch trotz Kenntnis eines anhaltenden oder wiederkehrenden körperlichen oder psychischen Problems, das wahrscheinlich durch die Substanz verursacht oder verstärkt wurde
anhaltender Konsum trotz Nachweises schädlicher Folgen	

Tab. 12.6 Diagnostische Kriterien für Missbrauchsverhalten.

ICD-10 F 1 x.1 (schädlicher Gebrauch)	DSM-IV-TR 305.xx (Missbrauch)
tatsächliche Schädigung der psychischen und physischen Gesundheit durch den Konsum	wiederholter Substanzgebrauch, der zu einem Versagen bei der Erfüllung wichtiger Verpflichtungen führt
Konsumverhalten wird häufig von anderen kritisiert; es hat häufig negative soziale Folgen	wiederholter Substanzgebrauch in Situationen, in denen es aufgrund des Konsums zu einer körperlichen Gefährdung kommen kann
Ausschluss von Abhängigkeit; nicht bei akuter Intoxikation	wiederkehrende Probleme mit dem Gesetz in Zusammenhang mit dem Substanzgebrauch
	fortgesetzter Substanzgebrauch trotz ständiger oder wiederholter sozialer oder zwischenmenschlicher Probleme, die durch die Auswirkungen der psychotropen Substanz verursacht oder verstärkt werden
	Symptome haben niemals die Kriterien für Substanzabhängigkeit der jeweiligen Substanzklasse erfüllt

Tab. 12.7 Psychische und Verhaltensstörungen durch psychotrope Substanzen.

Art der Störung		Kodierung laut Klassifikationssystem
ICD-10		
Störungen durch Alkohol		F10.xx
Störungen durch Opioide		F11.xx
Störungen durch Cannabinoide		F12.xx
Störungen durch Sedativa oder Hypnotika		F13.xx
Störungen durch Kokain		F14.xx
Störungen durch andere Stimulanzien		F15.xx
Störungen durch Halluzinogene		F16.xx
Störungen durch Tabak		F17.xx
Störungen durch flüchtige Lösungsmittel		F18.xx
Störungen durch multiplen Substanzgebrauch		F19.xx
akute Intoxikation		F1x.0x
schädlicher Gebrauch		F1x.1
Abhängigkeitssyndrom		F1x.2x
Entzugssyndrom		F1x.3
Entzugssyndrom mit Delir		F1x.4
DSM-IV		
Missbrauch		305.xx
Abhängigkeit		304.xx
Intoxikation	• Alkohol	303.00
	• Amphetamin, Cannabis, Kokain, Halluzinogene, Opioide, Schnüffelstoffe, Sedativa	292.89
Entzugssyndrom	• Alkohol	291.8
	• Amphetamine, Kokain, Opioide, Sedativa	292.0
Delir	• Alkohol	291.0
	• Amphetamine, Cannabis, Kokain, Halluzinogene, Opioide, Schnüffelstoffe, Sedativa	292.81

definiert. DSM-IV folgt einem weitgehend ähnlichen Prinzip. Die numerische Kodierung orientiert sich jedoch an den psychopathologischen Syndromen und nicht an der Substanz, die missbraucht wird (siehe ▶ Tab. 12.7).

Die Konzeption des *DSM-V* gibt den Begriff des schädlichen Gebrauchs bzw. des Missbrauchs auf und spricht stattdessen von substanzgebrauchsbedingten Störungen (Substance Use Disorders). Von den dort 11 genannten Kriterien genügen 2–3 in den zurückliegenden 12 Monaten, um einen moderaten, 4 um einen ausgeprägten Schweregrad zu bezeichnen. Unterschieden werden die gebrauchsbedingten Störungen nach der Einnahme von Alkohol, Amphetaminen, Cannabis, Kokain, Halluzinogen, Inhalantien, Opioiden, Phencyclidin, Sedativa, Hypnotika oder Anxiolytika, Tabak und andere oder unbekannte Substanzen. Zusätzlich zu diesen substanzgebundenen Störungen wird jetzt auch die Gambling Disorder, also die Spielstörung nicht mehr unter den Impulskontrollstörungen, sondern in diesem Kapitel aufgenommen.

Im Folgenden sollen die einzelnen zur Abhängigkeit führenden Substanzen charakterisiert werden. Dabei werden die Wirkung von einmaliger Einnahme, längerfristigem Missbrauch und die Entzugserscheinungen dargestellt, und es wird auf besondere Risiken, Nebenwirkungen und langfristige Folgen hingewiesen. Wegen der überragenden gesellschaftlichen und forensischen Bedeutung des Alkohols und der durch Alkohol bedingten Störungen und Erkrankungen wird diesem Thema in einem eigenen Kapitel besondere Aufmerksamkeit zuteil.

12.3 Alkoholbedingte Störungen

12.3.1 Klinik

12.3.1.1 Substanz und Stoffwechsel

Äthylalkohol (Äthanol) ist nicht nur die älteste, sondern auch die in der westlichen Hemisphäre am weitesten verbreitete Rauschdroge. Erste Fundstellen über den Alkoholrausch finden sich auf Papyrusrollen aus dem 3. Jahrtausend vor Christus. Alkohol ist ein Abbauprodukt der Glucose. Durch den Gärungsvorgang wird der Traubenzucker von Hefepilzen aufgespalten und zu Alkohol oxidiert. Die Gärung wird natürlicherweise bei einer Alkoholkonzentration von 11–15 Vol.-% beendet, weil die Hefepilze durch die hohe Alkoholkonzentration absterben. Höhere Alkoholkonzentrationen werden durch Destillation erreicht. Die Alkoholkonzentration der verschiedenen Getränke kann Getränketabellen entnommen werden (Gilg 1995; Täschner 2002). Sie beträgt bei Bieren je nach Sorte zwischen 4 und 6 Vol.-%, in Starkbieren zwischen 6 und 8 Vol.-%. Wein enthält je nach Qualität und Herkunft zwischen 10 und 13 Vol.-%, Sekt und Schaumwein ca. 13 Vol.-%. Likörweine werden mit einer Alkoholkonzentration von ca. 24 Vol.-% hergestellt, Spirituosen, wie Weinbrand, Cognac, Whisky, Obstschnäpse, Korn, haben eine Alkoholkonzentration von 38–45 Vol.-%, in einzelnen Ausnahmefällen auch bis 70 oder 80 Vol.-%.

Alkohol wird aus dem oberen Verdauungstrakt resorbiert, die Aufnahmegeschwindigkeit hängt vorwiegend von der vorangegangenen bzw. gleichzeitigen Nahrungsaufnahme ab. Alkohol verteilt sich relativ gleichmäßig in wässrigem (hydrophilem) und fettem (lipophilem) Körpergewebe, d.h. die im Blut (wässrig) gemessene Konzentration steht in direkter Beziehung zu der Konzentration im Gehirn (fettreich). Auch aus der Konzentration in der Atemluft kann auf die *Blutalkoholkonzentration* (BAK) geschlossen werden. Die *Atemalkoholkonzentration (AAK)* wird in Milligramm pro Liter (mg/L) gemessen. Sie hat bei Straßenverkehrsdelikten auch ohne zusätzliche Bestimmung der Blutalkoholkonzentration Beweiskraft, muss aber freiwillig erfolgen. Der durchschnittliche Umrechnungswert, um aus der AAK die Blutalkoholkonzentration zu bestimmen, beträgt 1 : 2100. Eine AAK von 0,5 mg/L entspricht somit 105 mg/kg, d.h 1,05‰. Allerdings sind die Korrelationen zwischen BAK und AAK sowohl interindividuell als auch im Zeitverlauf einer Intoxikation unterschiedlich, sodass eine direkte Ableitung der BAK aus der AAK im Einzelfall mit Unschärfen verbunden ist. Für die forensische Beurteilung wird, wenn die aufgenommene Alkoholmenge bekannt ist, die Blutalkoholkonzentration nach der Widmark-Formel berechnet.

Formel nach Widmark:

BAK = A/p × r = aufgenommene Alkoholmenge (g)/Körpergewicht (kg) × Reduktionsfaktor

Reduktions-(Widmark-)Faktor:
Männer: 0,7; Frauen: 0,6

Die Formel besagt, dass die Blutalkoholkonzentration gleich der aufgenommenen Alkoholmenge in Gramm, dividiert durch das Körpergewicht, welches mit dem Widmark-Faktor multipliziert wird, ist. Der Widmark-Faktor hat je nach Körperstatur einen Wert von 0,6 (Frauen) oder 0,7 (Männer) und reduziert das Gewicht des gesamten Körpers auf jenen Anteil, in dem sich der Alkohol tatsächlich verteilen kann. Bei der Berechnung der genossenen Alkoholmenge aus der Trinkmenge muss berücksichtigt werden, dass Alkohol ein spezifisches Gewicht von 0,8 g/ml hat, sodass der aus Trinkmenge und Alkoholkonzentration (Volumenprozent) gewonnene Wert mit 0,8 multipliziert werden muss. Darüber hinaus muss ein Resorptionsdefizit von 10% (hochprozentige Getränke) bis 30% (Getränke mit geringer Alkoholkonzentration) von der getrunkenen Menge abgezogen werden, da ein Teil des konsumierten Alkohols aus dem Verdauungstrakt nicht in das Blut übergeht.

10% des im Körper befindlichen Ethanols wird über die Niere und die Lunge ausgeschieden, 90% wird in der Leber abgebaut. Die *Abbaurate* hängt praktisch nicht von der Alkoholkonzentration im Blut ab. Sie wird vielmehr durch die Enzymaktivität in der Leber begrenzt. Chronischer Alkoholmissbrauch kann die Abbaurate etwas beschleunigen. Bei den meisten Menschen werden jedoch pro Stunde zwischen 0,1‰ und 0,2‰ Äthanol eliminiert. Aufgrund dieser Eliminationsgeschwindigkeit kann bei späterer Messung der Blutalkoholkonzentration auf den Wert zu einem früheren Zeitpunkt (z.B. Tatzeitpunkt, Zeit eines Verkehrsunfalls) zurückgerechnet werden. Dabei wird von einer maximalen Eliminationsrate von 0,2‰ pro Stunde, von einer wahrscheinlichen Eliminationsrate von 0,15‰ pro Stunde und von einer minimalen Eliminationsrate von 0,1‰ pro Stunde ausgegangen. In Strafverfahren ist aus statistischen Gründen ein Sicherheitszuschlag von 0,2‰ zu der so errechneten BAK hinzuzurechnen. Die Rechtsprechung verlangt aber, dass in jedem Fall von den für den Betroffenen günstigen Voraussetzungen ausgegangen wird. Höhere Abbauraten und Resorptionsdefizite, wie sie besonders bei chronischen Trinkern empirisch nachgewiesen wurden, sind in der Rechtsprechung bislang nicht anerkannt (Haffner u. Blank 2002).

12.3.1.2 Wirkung

Entscheidend für die Wirkung des Alkohols ist vorwiegend die Konzentration des Alkohols im Körper. Daneben sind jedoch zusätzliche Faktoren zu berücksichtigen (siehe ▶ Tab. 12.8).

Der genaue Wirkmechanismus im Gehirn ist noch nicht bekannt. Neben allgemeinen, die zerebrale Erregbarkeit dämpfenden Eigenschaften scheint Alkohol auch spezifisch auf bestimmte neuronale Regelkreise und auf bestimmte Neurotransmitter (vor allem Dopamin, GABA, Glutamat und Serotonin; Übersicht bei Rommelsbacher 1997; Schuckit 2004; Kiefer u. Soyka 2011) – einzuwirken. Im *Wirkprofil* ist er mit den meisten Narkosemitteln vergleichbar: Auch bei Alkohol folgen je nach Dosis

Tab. 12.8 Einflussfaktoren auf die Psychopathologie des Rausches (nach Soyka 1995).

- aufgenommene Alkoholmenge
- individuelle Alkoholgewöhnung und -toleranz
- hirnorganische Beeinträchtigungen
- Persönlichkeit des Intoxikierten
- körperliche Verfassung und Konstitution
- psychische Befindlichkeit vor dem Alkoholkonsum (z.B. Konflikte, sexuelle Erregung)
- situative Faktoren (z.B. Übermüdung, Hunger, Hitze)
- zusätzliche Medikamente oder Drogen
- Geschwindigkeit der Aufnahme

Analgesie-, Exzitations-, Toleranz- und Asphyxiestadium aufeinander. In niedrigen Konzentrationen wirkt Alkohol anregend, in höheren Konzentrationen dämpfend, bei Überdosen sterben die Intoxikierten an einer Atemdepression. Die psychopathologischen Auswirkungen der Intoxikation sind in der Anflutungsphase meist ausgeprägter als in der Phase des Abbaus.

Die klassische forensisch-psychiatrische Literatur unterscheidet zwischen einem *leichten*, einem *mittelgradigen* und einem *schweren* Rausch als Folge ansteigender Alkoholkonzentrationen. Als Sonderformen gelten die *abnorme Alkoholreaktion* und der *pathologische Rausch*. Sie scheinen manchen Autoren entbehrlich (Foerster 1989, 2009; Wendt u. Kröber 2010), spielen aber in der forensischen Diskussion historisch und gelegentlich noch heute eine große Rolle (Kiefer u. Soyka 2011). Sie wurden auch in die Klassifikationssysteme ICD-10 und DSM-IV übernommen. Der Zusammenhang zwischen der BAK und den durch psychopathologische und neurologische Auffälligkeiten gekennzeichneten Rauschformen ist unscharf. Dittmann (2009b) hat auf die unterschiedlichen Zuordnungen in aktuellen rechtsmedizinischen Lehrbüchern hingewiesen. Die von verschiedenen Autoren (u.a. Spann 1979; Kröber 1996) angegebenen Blutalkoholkonzentrationen (leichter Rausch: 0,2–0,8‰; mittelgradiger Rausch: 1,0–2,0–2,5‰; schwerer Rausch: über 2–2,5‰;) können nur als grobe Orientierungspunkte gelten. Nach empirischen Untersuchungen liegen relevante Grenzwerte bei 0,5‰ und bei 1,5‰. Bei den meisten Menschen liegt unterhalb von 0,5‰ keine nennenswerte Berau-

schung und bei Werten von 1,5‰ ein mittelgradiger Rausch vor. Entscheidend für die Beurteilung des Rausches sind die psychischen Veränderungen. In Anlehnung an Feuerlein et al. (1998) können die verschiedenen Rauschformen durch folgende Auffälligkeiten beschrieben werden:
1. Leichter Rausch: Rededrang, Euphorisierung, Enthemmung, vermehrte Aktivität, subjektiv erhöhte Leistungsfähigkeit bei objektiver Abnahme der intellektuellen und psychomotorischen Leistungen, Stimmungslabilität. Neurologisch fallen leichte Koordinationsstörungen und Störungen der Augenmotilität auf.
2. Mittelgradiger Rausch: Euphorie oder Gereiztheit, Enthemmung, Benommenheit, psychomotorische Unsicherheit, Impulsivität, Triebdurchbrüche, Sprunghaftigkeit und Ziellosigkeit des Handelns, Perseverationsneigung, explosible, auch gewalttätige Reaktionsweisen. Neurologische Symptome sind Ataxie, Nystagmus, Intentionstremor und Sprachstörungen.
3. Schwerer Rausch: Bewusstseinsstörungen, Desorientiertheit, illusionäre Verkennungen, Verlust des Situationsbezuges, motivlose Angst oder Erregung. Neurologisch können Somnolenz, Stand- und Rumpfataxie und schließlich ein Koma beobachtet werden.

Eine *abnorme Alkoholreaktion* (komplizierter Rausch) ist durch Erregungszustände, inadäquaten Affekt, Überreaktionen auf Reize, Situationsverkennungen und ausgeprägte affektive Labilität, die bis zur schweren Depression mit Suizidalität reichen kann, gekennzeichnet. Das Verhalten steht in ausgeprägtem Gegensatz zu der Persönlichkeit des Berauschten. Meist folgt einer abnormen Alkoholreaktion eine mehr oder weniger stark ausgeprägte Erinnerungsstörung.

Unter einem *pathologischen Rausch* wird ein durch relativ geringe Mengen Alkohol verursachter psychotischer Zustand verstanden, bei dem es zu Verwirrtheit, Realitätsverkennungen und vor allem zu psychomotorischer Erregung kommt. Dabei können die Betroffenen sehr impulsiv, gewalttätig, aber auch suizidal reagieren. Der Zustand dauert meist einige Stunden und endet oft in einem längeren Schlaf. Die Ursachen sind unbekannt; Hirnschädigungen, Drogen oder Übermüdung werden als Risikofaktoren angesehen. Meist werden dann auch Blutalkoholkonzentrationen von über 1,5‰ gemessen. Da derartige Zustände von Untersuchern kaum beobachtet und ebenso selten durch Zeugen verifiziert werden können, empfehlen heute die meisten Autoren auf die Begriffe „komplizierter Rausch" und „pathologischer Rausch" zu verzichten und eine deskriptiv psychopathologische Diagnostik anzuwenden.

Auch ohne beobachtbare psychopathologische Auffälligkeiten kann es bei Alkoholintoxikationen zu *Gedächtnisstörungen* kommen. Diese sog. *„Blackouts"* sind anterograde Erinnerungslücken, wobei die Betroffenen für den oberflächlichen Beobachter noch normal zu funktionieren scheinen, aber keine Erinnerungen für die vergangenen 5–10 Minuten haben. Als Ursache für diese Störung wird eine Beeinträchtigung der Konsolidierung neuer Informationen in das Gedächtnis vermutet. Eine Gedächtnislücke allein kann forensisch jedoch noch nicht als Beleg für eine gestörte Handlungsfähigkeit gewertet werden.

Im Gegensatz zu dieser relativ schematischen Einteilung, die sich auch in den heutigen Klassifikationssystemen wiederfindet, ist bei empirischen Untersuchungen, die mit einer differenzierten Befunderhebung einhergingen, eine wesentlich größere Anzahl von Intoxikationssyndromen beschrieben worden. Athen (1985) unterschied aufgrund von systematischen Untersuchungen und clusteranalytischen Auswertungen an Alkoholintoxikierten 10 verschiedene *psychopathologische Syndrome:*
- Störungen von Bewusstsein und Motorik
- Störungen der Orientierung
- paranoid-halluzinatorisches Syndrom
- manisches Syndrom
- gereizt-aggressives Syndrom
- depressives Syndrom
- Suizidalität
- Angstsyndrom
- sexuelle Erregung
- amnestisches Syndrom

Die Syndrome traten einzeln oder kombiniert auf. Über diese syndromale Verhaltensbeschreibung hinaus wurden generell affektive Labilisierung und Akzentuierungen vorbestehender Persönlichkeitszüge registriert. Die empirisch nachweisbaren, unterschiedlichen psychopathologischen Auffälligkeiten machen es erforderlich, neben der BAK eine Reihe von weiteren *Variablen bei der Beurteilung eines Rausches* zu berücksichtigen (siehe ▶ Tab. 12.8).

12.3.1.3 Missbrauch

Chronischer Missbrauch von Alkohol führt zu einer schier unübersehbaren Reihe von Folgen, die zum größten Teil auch forensisch relevant werden können. Die häufigsten körperlichen Folgen sind *Leberschädigungen*, die wiederum eine Reihe weiterer Symptome und Störungen nach sich ziehen können. Oft finden sich Hautveränderungen, z. B. eine Atrophie von Haut und Schleimhäuten, Spider-Naevi oder ein Palmarerythem. Hormonelle Störungen führen u. a. zum Nachlassen von Libido und Potenz und auch zu Veränderungen des geschlechtsspezifischen Behaarungstyps. Alkoholbedingte Vitaminresorptionsstörung und Mangelernährung tragen zu verschiedenen Krankheitsbildern bei.

An zweiter Stelle folgen *neurologische Ausfälle*, die auf einer direkten neurotoxischen Wirkung des Alkohols oder seiner Abbauprodukte auf die Nervenzellen oder auf alkoholbedingten Vitaminmangelzuständen beruhen. Die Schäden treten häufig in Form einer Polyneuropathie auf, die sich zunächst in peripheren Sensibilitätsstörungen, in fortgeschrittenen Stadien aber auch in Lähmungen zeigen kann. Auch das Gehirn wird durch chronischen Alkoholmissbrauch geschädigt.

Alkoholbedingte *Hirnschädigungen* stellen sich morphologisch als Hirnatrophie mit besonderer Betroffenheit des Kleinhirnwurmes und psychopathologisch als hirnorganisches Psychosyndrom dar. Sowohl die Atrophie als auch das hirnorganische Psychosyndrom haben bei anhaltender Abstinenz meist eine relativ gute Rückbildungstendenz. Eine sehr seltene, aber dramatische Hirnschädigung ist die *Wernicke-Enzephalopathie*. Sie ist durch Ataxie, Augenmuskellähmung (meist VI. Hirnnerv), Nystagmus und Verwirrtheit gekennzeichnet. Sie wird auf einen Thiaminmangel zurückgeführt und kann in den Anfangsstadien durch hohe Thiamingaben behandelt werden. Unbehandelt geht sie in ein chronisches *Korsakow-Syndrom* über (s. u.). Darüber hinaus kann chronischer Alkoholmissbrauch auch zur Schädigung anderer Organe und Organsysteme führen; häufig sind Magen und Bauchspeicheldrüse, gelegentlich auch das Herz (alkoholische Kardiomyopathie) betroffen.

Die *psychischen Folgen* chronischen Alkoholmissbrauchs bestehen vorwiegend in einer Persönlichkeitsänderung, die – wie bei allen Suchtmitteln – am ehesten als *Depravation* (siehe Kap. 12.2.1) beschrieben werden kann. Auch die intellektuellen Einbußen, die als Folge der generellen Hirnschädigung aufzufassen sind, sind relativ unspezifisch und werden auch als Folge anderer unspezifischer Hirnschäden gesehen. Als relativ spezifische psychische Folgen chronischen Alkoholmissbrauchs müssen die Alkoholhalluzinose, der alkoholbedingte Eifersuchtswahn und das Korsakow-Syndrom angesehen werden.

Die *Alkoholhalluzinose* ist eine seltene organische Psychose, bei der lebhafte, meist akustische, seltener optische Halluzinationen und gelegentlich Wahnideen auftreten, die ansonsten aber weder Affekt- noch Denkstörungen aufweist. Orientierung, Bewusstsein und Gedächtnis bleiben unbeeinträchtigt. Der Verlauf ist relativ eng mit dem Alkoholkonsum verbunden. Die Symptome verschwinden bei Abstinenz meist innerhalb von Wochen. Ausnahmsweise sind jedoch auch langjährige Verläufe zu beobachten.

Ungerechtfertigte Eifersucht ist bei Alkoholikern ein relativ häufig beobachtbares Phänomen. Sie kann von übertriebenem Misstrauen, welches durch Gegenüberzeugungen korrigierbar bleibt, bis zu chronischen, auch den Missbrauch lange überdauernden Wahnvorstellungen reichen. Die Eifersuchtsideen erreichen dabei oft groteske Züge. Feuerlein (1989) teilte die Eifersuchtssymptomatik der Alkoholiker in 3 Formen ein:
- Eifersucht ohne Wahnbildung
- Eifersuchtswahn im Rahmen von Delir und Entzugssyndrom
- chronischer Eifersuchtswahn

Das *Korsakow-Syndrom* ist durch Desorientiertheit, Merkfähigkeitsstörungen und Neigung zu Konfabulationen charakterisiert.

Alkoholabhängigkeit ist die häufigste aller Abhängigkeitsformen. Der Begriff Alkoholismus wurde 1852 von Huss geprägt. Er umfasst chronischen Missbrauch und Abhängigkeit, ist aber unscharf definiert. Genaue Zahlen über das Ausmaß der Alkoholabhängigkeit in der Bevölkerung sind nur schwer zu erhalten, und die Grenzziehung zwischen chronischem Missbrauch und Abhängigkeit ist bei legalen Drogen wie Alkohol noch schwerer zu ziehen als bei illegalen Drogen. In einer epidemiologischen Untersuchung zur Erfassung psychiatrischer Behandlungsbedürftigkeit haben Dilling et al. (1984) bei 3,8 % der Bevölkerung eine behandlungsbedürftige Alkoholabhängigkeit, bei weiteren 4 % ein Risiko zur Alkoholabhängigkeit festgestellt. In einer Nachuntersuchung in derselben Region bezifferte Fichter (1990) den Prozentsatz der Behandlungsbedürftigen mit 7,5 % und jenen der Risikogruppe mit 7,9 %. Wittchen et al. (1992) gaben aufgrund einer Erhebung in München den Anteil der Bevölkerung mit 13,4 % an, bei dem zumindest ein erhebliches Risiko zur Alkoholabhängigkeit besteht. Neuere Daten (Kraus et al. 2008) schätzen den Anteil der deutschen Bevölkerung, der an Alkoholabhängigkeit leidet, auf 2,4 % und jenen, die einen chronischen Alkoholmissbrauch betreiben, auf 3,8 %. Bei den 18- bis 20-Jährigen und den 21- bis 24-Jährigen ist die Diagnose Alkoholabhängigkeit mit 5,5–6,1 % doppelt so häufig zu stellen wie bei den Älteren. 2008 wurden 25 700 Kinder und Jugendliche wegen Alkoholintoxikationen behandelt, das waren dreimal so viele wie im Jahr 2000 (Kiefer u. Soyka 2011). Die Zahl der Todesfälle in Folge von alkoholbedingten Schädigungen wird relativ konstant auf ca. 48 000 pro Jahr geschätzt. Übereinstimmend zeigen die Ergebnisse, dass der Anteil der Männer 3- bis 4-mal so hoch ist wie der Anteil der Frauen. Versucht man, das Risiko für bestimmte Bevölkerungsgruppen weiter zu differenzieren, so zeigt sich, dass die Unterschicht und die obere Mittelschicht mit dem höchsten Alkoholismusrisiko behaftet waren (Übersicht bei Fichter 1997). Die meisten Risikoprobanden befanden sich in Gemeinden unter 2000 Einwohnern oder in Großstädten über 100 000 Einwohnern. Vom Gesamtkollektiv aller Klinikpatienten entwickelt ein relativ hoher Anteil nach der Aufnahme Entzugserscheinungen. Dieser Anteil wird auf 7–19 % beziffert, wobei die höchste Rate in der Unfallchirurgie registriert wurde. Die Zahl behandlungsbedürftiger Alkoholkranker wird in Deutschland je nach Definition auf 2,5–10 Millionen (Soyka 1999) geschätzt.

Nach Anderson et al. (1993) beginnt das Risiko, in eine Alkoholabhängigkeit zu geraten, bei einer *täglichen Trinkmenge von 20–30 g* reinen Alkohols. Die Risikoschwelle wird mit Sicherheit überschritten, wenn Männer 280 g pro Woche und Frauen 140 g pro Woche reinen Alkohol zu sich nehmen. Als weitere Diagnosekriterien werden die somatischen und sozialen Folgeschäden des Alkoholismus verwendet.

Die *Folgeschäden* gehören zu den wesentlichen Kriterien, die Feuerlein (1989) für die Diagnose der Alkoholabhängigkeit verwendet:
1. abnormes bzw. pathologisches Trinkverhalten
2. somatische alkoholbezogene Schäden
3. psychosoziale alkoholbezogene Folgeschäden
4. Toleranzsteigerung und objektivierbare Entzugssymptomatik
5. subjektive Entzugssymptome, darunter wird verstanden:
    a. Kontrollverlust, d. h. die Unfähigkeit, Ausmaß und Dauer des Alkoholkonsums nach dem ersten Schluck willentlich zu bestimmen
    b. gesteigertes Verlangen
    c. Zentrierung des Denkens und Strebens auf Trinken und Alkoholbeschaffung

Die Entwicklung vom gesellschaftlichen Trinken zur Alkoholabhängigkeit verläuft in vielen Fällen nach einem relativ konstanten Muster. Zunächst wird bei Konflikten zur eigenen Entlastung getrunken; nach dieser Phase des Problemtrinkens mit zunehmendem Konsum und Toleranzentwicklung folgt ein Kontrollverlust, bei dem Dauer und Menge des Trinkens nicht mehr gesteuert werden können. Häufig werden in dieser Zeit eine Toleranzabnahme, aber auch bestimmte Entzugserscheinungen, wie Schlafstörungen, morgendliches Zittern und Übelkeit, registriert. Die Entzugserscheinungen führen zum Bedürfnis konstanter Alkoholzufuhr und zum *Zwangstrinken* des chronischen Alkoholikers. Diese auf Jellinek (1960) zurückgehende Beschreibung einer phasenhaften Entwicklung legt einen etwas uniformen Verlauf nahe, der sich heute insbesondere bei Jugendlichen nur noch in Ansätzen finden lässt. Auch die von Jellinek entworfene Typologie, die zwischen Alpha- (Konflikttrinker), Beta- (Gelegenheitstrinker), Gamma- (süchtiger Trinker), Delta- (Gewohnheitstrinker) und Epsilon-Alkoholikern (episodischer Trinker) unterscheidet, wird kaum noch angewandt.

Die heutige Theorie zur Entstehung einer Alkoholabhängigkeit sieht eine *biologische Disposition* in Kombination mit einem *erlernten Fehlverhalten* als wesentliche Bedingungsfaktoren an (siehe Kap. 12.2.1). Alkoholismus kommt familiär gehäuft vor. Zwillingsuntersuchungen und Adoptionsstudien haben eine genetisch bedingte Vulnerabilität belegt (Agarwal u. Goedde 1990). Alkoholabhängigkeit tritt gehäuft als komorbide Störung bei verschiedenen psychiatrischen Krankheiten auf, besonders häufig in Verbindung mit Abhängigkeit von anderen Substanzen, dissozialen, histrionischen und dependenten Persönlichkeitsstörungen. Depressionen und Angststörungen finden sich bei Alkoholkranken jeweils drei- bis fünfmal so häufig wie in der Allgemeinbevölkerung (Zusammenstellung bei Kiefer u. Soyka 2011).

Eine auf genetischen Untersuchungen fußende Einteilung teilte Alkoholiker in Typ 1 und Typ 2 (Cloninger et al. 1981, 1988; Knorring et al. 1990), eine mehr auf klinischen Befunden basierende etwas flexiblere Unterscheidung in Typ A und Typ B ein (Irwin et al. 1990; Schuckit 1987). Zwischen beiden Typologien gibt es breite Überlappungen. Für die forensische Forschung und Beurteilung erscheint aus Sicht des Verfassers die rigidere Unterscheidung von Cloninger klarer:

- Bei *Typ 1* bestehen keine familiären Belastungen mit Alkoholabhängigkeit. Die Betroffenen werden relativ spät abhängig und verwickeln sich selten in dissoziale Aktivitäten. Sie fallen durch Erwartungsängste auf und sind von positiven Verstärkern abhängig.
- *Typ 2* ist gekennzeichnet durch eine genetische Belastung, durch früheren Beginn der Abhängigkeit – oft schon nach der Pubertät, spätestens bis zum 25. Lebensjahr –, durch Missbrauch anderer Drogen, durch dissoziale Verhaltensweisen und gehäufte Delinquenz. Sie zeichnen sich durch Abenteuerlust und Impulsivität aus. Bei vielen dieser Menschen kann auch die Diagnose einer dissozialen Persönlichkeitsstörung gestellt werden.

Auch wenn die Unterscheidung in Typ 1 und Typ 2 durch Untersuchungen in Europa (Laakso et al. 2002) und auch im deutschsprachigen Raum bestätigt wurde (Modestin u. Würmle 1997), scheint sie sich nicht durchgehend durchgesetzt zu haben. Zwar sind die Grenzen fließender, als es die ursprünglichen Untersuchungen nahelegten (Schuckit 2004), dennoch findet man in der forensisch-psychiatrischen Praxis häufig einen der beiden Prägnanztypen, insbesondere Typ 2.

Alkoholismus ist mit einer Reihe von psychiatrisch und forensisch bedeutsamen Risiken behaftet, z. B. mit erhöhter *Suizidalität* (Haenel 1989) und gesteigerter *Aggressionsbereitschaft* (Pernanen 1991). In den meisten Fällen führt die chronische Alkoholzufuhr zu einer Akzentuierung der prämorbid oder gleichzeitig bestehenden psychischen Störung. Die Komorbidität behindert meist die therapeutischen Bemühungen.

12.3.1.4 Entzugserscheinungen

Entzugserscheinungen, die nach Absetzen, aber auch nach Reduktion des Alkoholkonsums auftreten, bestehen vorwiegend in vegetativen und psychischen Symptomen. Dramatisch und unter Umständen lebensgefährlich können Entzugskrämpfe und ein Alkoholentzugsdelir werden. Bei den vegetativen Symptomen stehen Übelkeit, Erbrechen, Zittern, Schwitzen, Tachykardie, Blutdruckerhöhung, Schlaf- und Appetitlosigkeit, bei den psychischen Symptomen Angst und Reizbarkeit, Schwächegefühl und Unwohlsein, gelegentlich auch Depressionen, illusionäre Verkennungen oder kurz dauernde Halluzinationen im Vordergrund.

Alkoholentzugskrämpfe entsprechen in ihrer Symptomatik epileptischen Grand-Mal-Anfällen. Sie treten auch bei Personen auf, die weder vorher noch nachher an zerebralen Anfallsleiden erkranken und belegen deshalb nicht das Vorliegen einer Disposition zur Epilepsie.

Acht bis 20 % aller zur Entzugsbehandlung hospitalisierten Alkoholiker entwickeln ein Entzugsdelir (Soyka 2003b). Das *Entzugsdelir* (Delirium tremens ICD-10 Nr. F 10.40; DSM-IV Nr. 291.00) tritt innerhalb einer Woche nach dem Absetzen von Alkohol auf, körperliche Krankheiten, z. B. eine Grippe, können das Auftreten beschleunigen. Neben einer Verstärkung der vegetativen Symptome des Alkoholentzugssyndroms treten Fieber, Bewusstseinstrübungen, zeitliche und örtliche Desorientiertheit, Nesteln, optische, taktile und (seltener) akustische Halluzinationen auf, die bei vielen Deliranten durch Suggestion induzierbar sind. Affektiv sind die Patienten meist erregt und ängstlich, manche sind auch euphorisch oder lethargisch, häufig erlebt man bei ihnen dramatische Wechsel des Affektes, und ihr Verhalten ist nicht vorhersehbar. Das Delir ist ein psychiatrischer Notfall. Delirante Patienten bedürfen stationärer Intensivbetreuung. Unbehandelt führt das Delirium tremens in 20–30 % der Fälle zum Tod.

12.3.2 Behandlung

Die Therapie Alkoholabhängiger findet nach sehr unterschiedlichen Konzepten statt. Die früher propagierte Langzeittherapie ist für die meisten Patienten in den Hintergrund getreten. Heutigen Therapieformen liegt ein hierarchisches Behandlungskonzept zugrunde, bei dem die einzelnen Ziele und Schritte abgestuft aufeinander folgen: Sicherung des Überlebens, Behandlung von Folge- und Begleitkrankheiten, Förderung von Krankheitseinsicht und Motivation zur Veränderung, Aufbau alkoholfreier Phasen, Verbesserung der psychosozialen Situation, dauerhafte Abstinenz, angemessene Lebensqualität (Kiefer u. Soyka 2011). Bei der langfristigen Prophylaxe kommen unterstützend pharmakologische Behandlungen *mit Anticraving-Substanzen* (z. B. Acamprosat), Aversiva (z. B. Disulfiram) und Opiatantagonisten (z. B. Naltrexon) zur Anwendung. Sie können eine psychotherapeutische Begleitung nur unterstützen, nicht aber ersetzen, und nur bei guter Störungseinsicht und Behandlungsbereitschaft angewandt werden.

In den letzten Jahren wurde in der Entziehungsbehandlung das Konzept der „Freiwilligkeit" als Bedingung für die Therapie verlassen. Zwangsweise angeordnete Therapien haben nahezu die gleichen Erfolgschancen wie freiwillig angetretene Behandlungen. Die statistischen Auswertungen der Verläufe zeigen 2–3 Jahre nach der Therapie kaum Unterschiede, unabhängig davon, ob die Entwöhnung freiwillig oder unter Zwang begonnen wurde. Die Behandlung alkoholabhängiger Rechtsbrecher findet in Deutschland gemäß § 64 StGB in einer Entziehungsanstalt statt und wird zum Teil auf die Strafe angerechnet (siehe Kap. 4.2.1.2). Im Gegensatz zu den Entwöhnungsbehandlungen freier Träger ist bei dieser Maßregel die Dauer der stationären Unterbringung länger und ermöglicht eine intensivere Behandlung. Es muss aber berücksichtigt werden, dass Abhängige im Maßregelvollzug noch häufiger unter Komorbiditäten und unter größeren sozialen Defiziten leiden als jene in anderen Entwöhnungseinrichtungen. Verlaufs- und Erfolgsuntersuchungen der Maßregelvollzugstherapie bei Alkoholabhängigen sind in der Literatur kaum zu finden (Seifert 2009), die Erfolgsquoten dürften jenen von Einrichtungen in freier Trägerschaft ähnlich sein.

Pfaff (1998) zeigte in einer prospektiven Untersuchung, dass nach ca. 2 Jahren 15 von 41 entlassenen Maßregelvollzugspatienten abstinent lebten und 8 wieder einen erheblichen Alkoholmissbrauch betrieben. Bei 18 Patienten wurde ein gelegentlicher Alkoholkonsum festgestellt. 15 Patienten waren wieder straffällig geworden, alle unter Alkoholeinfluss. Für freiwillige Therapiesettings werden Abstinenzraten von 35–46 % (Küfner et al. 1988; Süß 1995) angegeben. Sie unterscheiden sich somit kaum von jenen des Maßregelvollzugs. In beiden Therapieformen ist eine relativ lange ambulante Nachbetreuung von ausschlaggebender Bedeutung. Dabei spielen *Selbsthilfegruppen*, wie die Anonymen Alkoholiker (AA) oder das Blaue Kreuz, eine nicht zu unterschätzende Rolle.

12.3.3 Delinquenz

12.3.3.1 Kriminalität

Unbestritten ist in der wissenschaftlichen Literatur, dass bei kriminellen Handlungen sehr häufig eine Alkoholisierung vorliegt. Unklarheit besteht lediglich über den exakten Anteil alkoholisierter Straftäter und über die Frage, inwieweit Alkohol allein und inwieweit er in Kombination mit anderen Faktoren für die Begehung eines Delikts verantwortlich ist, oder ob Alkoholisierung und Delinquenz Merkmale einer gemeinsamen Störung sind. Alkoholisierung spielt insbesondere bei *Aggressionsdelikten* eine große Rolle. Wichtige Faktoren bei der Entstehung von Aggressivität nach Alkoholexposition sind neben der Persönlichkeitsstruktur das soziale Umfeld, das Verhalten anderer (z. B. mögliche Provokationen) sowie die konkrete Höhe der BAK. Sie liegt bei den meisten Aggressionsdelikten, bei denen Alkohol eine Rolle spielt, zwischen 1,0 und 2,0‰ (Hore 1990).

Der Anteil alkoholisierter Täter ist insbesondere bei Gewaltdelinquenz hoch und zeigt sowohl über die Jahre hinweg als auch beim Vergleich verschiedener Länder nur wenig Variation. Bei unterschiedlichen Deliktarten finden sich allerdings auch gewisse Unterschiede: Nach der polizeilichen Kriminalstatistik 2009 stellten sich die Prozentanteile alkoholisierter Täter bei den aufgeklärten Straftaten wie folgt dar: Straftaten gegen das Leben 42,3 %; (2005 waren es: 34,5 %), Rohheitsdelikte und Straftaten gegen die persönliche Freiheit 36,2 % (2005:

24,1%), Straftaten gegen die sexuelle Selbstbestimmung 28,8%; (2005: 13,3%), bei Diebstahl, Betrug und Fälschung lagen sie unter 10%. Wenngleich unterschiedliche Aufklärungsquoten für die verschiedenen Deliktarten die Zahlen verfälschen mögen, unterstreicht der Anteil der alkoholisierten Aggressionstäter den Einfluss von Alkohol auf die Bereitschaft zur Gewalttätigkeit. Dieser Einfluss wird auch bei der Betrachtung der Gewaltdelinquenz in anderen Ländern deutlich. Aus Finnland wurden in verschiedenen Studien 55–72% der Aggressionstäter als alkoholisiert beschrieben, in Schweden 70–75%, in den USA 24–55% (Zusammenfassung bei Pernanen 1991).

Dass eine Alkoholisierung nicht besonders hoch sein muss, um aggressionsfördernd zu wirken, und dass auch ansonsten nicht gewalttätige Menschen unter Alkoholeinfluss aggressiver reagieren, zeigen systematische Versuche an Studenten. Bei ihnen wurde schon nach einem Konsum von 0,8 g Alkohol pro kg Körpergewicht eine deutliche Zunahme gereizt-aggressiver Antworten, in einigen Fällen sogar die Bereitschaft zu Handgreiflichkeiten registriert (Gustafson 1991). Auch Pillmann et al. (2000) fanden bei Alkoholintoxikierten und -abhängigen deutlich mehr Gewaltdelikte als bei der Vergleichsgruppe (OR > 3), wobei sich die Intoxikation mehr auf das Ausmaß, die Abhängigkeit mehr auf die Frequenz auswirkte. Allerdings ist in den meisten Fällen ein direkter Zusammenhang zwischen Alkoholisierung und Delinquenz nicht anzunehmen (Schalast u. Leygraf 2002). Neben der akuten Wirkung des Alkohols oder den veränderten Reaktionsweisen des Menschen bei chronischem Missbrauch spielt die Persönlichkeit für den Durchbruch von Gewalttätigkeit eine wesentliche Rolle. Bei Gewalttaten von Jugendlichen spielt Alkohol häufiger eine Rolle als bei Erwachsenen.

Der Zusammenhang zwischen Aggressionsbereitschaft und Substanzmissbrauch bleibt jedoch nicht auf Intoxikation und Missbrauch beschränkt. Zwischen dem Substanzmissbrauch der Eltern, der Gewalttätigkeit in der Familie, der Verwahrlosung und dem aktiven Missbrauch von Kindern besteht ein überzufälliger Zusammenhang (Levy u. Brekke 1990; Flanzer 1990; Farrington et al. 2009). Kinder aus solchen Familien beginnen häufig selber sehr früh mit Substanzmissbrauch. Bei frühem Substanzmissbrauch neigen Kinder und Jugendliche, insbesondere wenn sie durch spezifische Peer-groups beeinflusst werden, zu Gewalttätigkeit und ausgeprägtem dissozialem Verhalten (Schuckit 2004; Valois et al. 1993). Alkoholmissbrauch bei den Eltern oder Geschwistern erwies sich als signifikanter Risikofaktor für rezidivierende Kriminalität bei den Untersuchten (Pillmann et al. 2000; Stadtland u. Nedopil 2003; Farrington 2005). Insofern kann man von einem Kreislauf von Substanzmissbrauch, Verwahrlosung und Gewalt sprechen, der innerhalb von Generationen zu einem kriminellen Lebensstil führt. Dabei ist der Substanzmissbrauch keinesfalls der einzige kausale Faktor, er ist jedoch ohne Zweifel eines der mitbedingenden Elemente dieses Kreislaufs und verhindert, dass der Betroffene aus diesem Kreislauf ausbrechen kann. Kerner et al. (1997) konnten in der Tübinger Studie zur Entwicklung von kriminellem Verhalten zeigen, dass zwischen Alkoholmissbrauch und Delinquenz ein enger Zusammenhang besteht, bei dem Konsumverhalten und krimineller Lebensstil sich gegenseitig beeinflussen und verstärken.

12.3.3.2 Verkehrsdelikte

In den alten Bundesländern wurden nach amtlichen Statistiken früher ungefähr 150 000 Trunkenheitsfahrten entdeckt (Schöch 1991). Die Zahl der tatsächlichen Trunkenheitsfahrten dürfte jedoch weit höher liegen. Schätzungen belaufen sich auf 120 Millionen (Müller u. Weiler 1987). 1977 war der Höhepunkt der alkoholbedingten Verkehrsunfälle. Damals wurden 3500 Verkehrstote durch Alkohol registriert. Der Anteil alkoholisierter Autofahrer, die in einen Verkehrsunfall verwickelt werden, ist rückläufig, aber immer noch beträchtlich. 1996 waren in den alten Bundesländern bei 8,5% der 294 454 Unfälle mit Personenschaden die Unfallverursacher alkoholisiert (1975: 14,3%; 1985: 10,9%). In den neuen Bundesländern waren es 8,7% im Jahr 1975, 10,4% im Jahr 1985; von 1989 bis 1993 stieg der Anteil von 9,7% auf 16,5% an, er fiel aber bis 1996 wieder auf 12,2% ab. Auch die Zahl der fahrlässigen Tötungen im Straßenverkehr unter Alkoholeinfluss fiel in den alten Bundesländern von 916 im Jahr 1970 auf 266 im Jahr 1995 (Schöch 1998a). Im Jahr 2007 wies die Statistik für Gesamtdeutschland noch 20 785 alkoholbedingte Verkehrsunfälle mit Personenschaden aus. 565 Menschen wurden bei diesen Unfällen getötet und 26 029 verletzt. Seit 1977 hat sich der Anteil der Alkoholunfälle an den Unfällen mit Personenschaden mit 11,4% bei den Getöteten und 6% bei den Verletzten praktisch halbiert (Bund gegen Alkohol und Drogen im Straßenverkehr – BADS).

Die von Gesetzgebung und Rechtsprechung entwickelten *Promillegrenzen* wurden in den letzten Jahren den empirischen Erkenntnissen über alkoholbedingte Leistungseinbußen angepasst und gesenkt. Nach experimentellen Untersuchungen kann die Leistungsfähigkeit schon ab einer BAK von 0,2–0,3‰ beeinträchtigt sein; ab 0,6‰ ist sie bei der Mehrzahl der Menschen erheblich gestört und ab 1,0‰ gibt es praktisch keinen, der nicht eine relevante Störung aufweist (Gerchow et al. 1985). Seit 2007 wird vom Straßenverkehrsgesetz ab 0,3‰ BAK eine Einschränkung der Fahrtauglichkeit angenommen. Ab diesem Wert besteht *relative Fahruntüchtigkeit*, d. h. Fahruntüchtigkeit muss angenommen werden, wenn der Autofahrer Symptome einer Berauschung aufweist. Wird ein Autofahrer in einen Unfall verwickelt, kann einem derart Alkoholisierten eine Teilschuld zugerechnet werden, auch wenn er den Unfall nicht verursacht hat, und es droht der Führerscheinentzug. Ab einer BAK von 0,5‰ ist ein Mensch zum Steuern eines Kfz ungeeignet. Er darf sich nicht mehr an das Steuer eines Autos setzen. Ob es sich dabei um einen Verkehrsverstoß nach § 24a StVG oder um eine strafbare Handlung nach §§ 315c oder 316 StGB handelt, hängt davon ab, ob andere alkoholbedingte Störungen feststellbar sind. Ab 1,1‰ wird der Mensch für *absolut fahruntüchtig* gehalten, d. h. es bedarf keiner zusätzlichen alkoholbedingten Ausfallserscheinungen, um Fahruntauglichkeit anzunehmen. Fahren bedeutet dann immer eine konkrete Verkehrsgefährdung, die nach §§ 315c oder 316 StGB bestraft wird. Ab 1,6‰ gelten auch Fahrradfahrer als fahruntüchtig und verlieren den Führerschein. Bis zum 21. Lebensjahr, für Fahranfänger während der Probezeit, für LKW- und Busfahrer und für Berufsfahrer, die Personen befördern, gilt ein absolutes Alkoholverbot (0,0‰).

12.3.4 Begutachtung

Alkoholintoxikationen und Alkoholabhängigkeit haben so weitreichende gesundheitliche, soziale und forensische Konsequenzen, dass nicht auf alle Einzelfragen, die bei der Begutachtung auftreten können, eingegangen werden kann. Alkoholintoxikationen oder Alkoholmissbrauch werden oft ungerechtfertigt als Entschuldigungsgrund für Fehlverhalten oder soziale Schwierigkeiten angeführt. Der Gutachter steht somit häufig vor dem Dilemma, dass er einerseits aus der klinischen Erfahrung eine nahezu unübersehbare Vielfalt von Alkoholwirkungen kennt und andererseits mögliche finale Angaben der Probanden kritisch beurteilen muss. Eine objektive Beurteilung erfordert daher eine möglichst umfassende Informationssammlung. Das für die Beurteilung von Suchtmittelabhängigen (siehe Kap. 12.4.3) vorgeschlagene Vorgehen könnte auch bei der Beurteilung Alkoholkranker hilfreich sein. Es gliedert sich in die Objektivierung und Quantifizierung der Intoxikation und Abhängigkeit, in die Beurteilung der Primärpersönlichkeit und des Ausmaßes der Depravation und versucht zuletzt die spezifischen Zusammenhänge zwischen Rausch oder Abhängigkeit und forensisch relevantem Sachverhalt zu ergründen. In der Praxis hat sich die von Kröber (1996) vorgeschlagene Beurteilung in vier Bereichen, die er als *Achsensyndrome* bezeichnet, bewährt:

1. Neurologische Auffälligkeiten: Beeinträchtigung von sprachlicher Artikulation und Lautstärke, von Koordination und Gleichgewicht mit Gangataxie, Schwindel und Übelkeit.
2. Hirnorganische Beeinträchtigungen: Störungen von Bewusstsein, Wahrnehmung und Gedächtnis; Denkstörungen mit Verlangsamung, Perseveration und Einengung, mangelnde Flexibilität bei Reaktionen auf Außenreize, Abnahme von Kritikfähigkeit.
3. Affektive Auffälligkeiten: Euphorische oder missmutig gereizte, niedergeschlagene oder klagsam-jammerige Verstimmung, rascher Stimmungswechsel.
4. Besonderheiten des Verhaltens: Grüblerischer Rückzug oder überschießende Reaktionen, Distanzminderung, ungerichteter Handlungsdrang, Streit- und Kampflust.

Bei den alkoholbedingten Ausfallserscheinungen wird vor Gericht vor allem auf die neurologischen Symptome abgehoben, wie Ataxie, Koordinations- und Artikulationsstörungen. Lallen, Schwanken oder Stolpern des Betroffenen werden von Zeugen häufiger auch ungefragt angegeben. Sie können ein Indikator für das Ausmaß der alkoholbedingten Beeinträchtigung sein. Alkoholgeruch und Augenrötung allein sagen hingegen nichts über den Grad der Berauschung aus. Aus psychiatrischer Sicht sind jedoch nicht allein die beschriebenen neurologischen Ausfälle ausschlaggebend für die Beurteilung eines Rausches, da gerade sie von alkoholgewohnten Menschen unterdrückt oder kaschiert werden können, sondern vor allem die Störungen der Koordination. Auch andere Auffälligkeiten, wie Dauer des Drehnystagmus, erschwerte Reaktionsproben oder psychopathologische Besonderheiten, sind nicht oder nicht so leicht vom Betroffenen zu kontrollieren oder zu verbergen.

Psychopathologische Kriterien, die der forensischen Beurteilung des Rauschzustandes dienen, können in Anlehnung an Konrad und Rasch (1992) folgendermaßen zusammengefasst werden:
- Orientierungsstörungen (insbesondere bezüglich der situativen Orientierung)
- Personenverkennung
- schablonenhafte Reaktionsmuster, z. B. Perseveration eines einmal begonnenen Verhaltens
- zusammenhanglose Äußerungen
- psychomotorische Anspannung, Unruhe und Hyperaktivität
- assoziative Lockerung des Denkens, Sprunghaftigkeit der Äußerungen, Perseveration des Verhaltens
- erhebliche Verstimmungen, wie übermäßige Gereiztheit, depressiv-dysphorische Verstimmung, unter Umständen Suizidalität [GS St-1, S. 1 ff.; GS St-6, S. 59 ff.]

Über derartige Symptome können Zeugen oft nur auf detaillierte Fragen hin berichten.

Vor allem die Beobachtung *kognitiver Einbußen*, wie Orientierungsstörungen, Personenverkennungen und Hinweise auf wahnhafte Realitätsverkennungen, sprechen in der Regel für eine so ausgeprägte psychische Beeinträchtigung, dass Steuerungsunfähigkeit erwogen werden muss. Die bei der Exploration des Probanden zu erhebenden Merkmale, wie Akzentuierung bereits vorhandener Persönlichkeitszüge, Aufbrechen verborgener Motivationsgefüge, Unterbrechung der Erlebniszusammenhänge, Fehlen von sinngesetzlichen Vorgehensweisen und Verlust finaler Handlungsdetermination, sind weniger leicht objektivierbar und nur in Zusammenschau mit den von Zeugen berichteten Symptomen als rauschbedingt zu werten. Im Einzelfall sind die psychopathologischen Phänomene zunächst unabhängig von der Annahme einer Alkoholisierung zu erfassen. Für die Analyse eines Tatverhaltens ist aber nicht allein die Alkoholisierung zu berücksichtigen, sondern immer auch eine Reihe von anderen Faktoren, wie die Persönlichkeit des Täters, seine Alkoholgewöhnung, evtl. Vorerkrankungen, seine intellektuellen Fähigkeiten, sein bisheriges Sozialverhalten, seine Belastungsfähigkeit und seine Motive und Intentionen, aber auch die Situation und das Umfeld, in welcher eine Tat passierte, sowie die psychosoziale Belastung, die diese Faktoren für den Täter bedeuteten (Dittmann 2009b).

Die alkoholbedingten körperlichen Schäden können zur Objektivierung einer behaupteten oder vermuteten Alkoholabhängigkeit bei straf- oder zivilrechtlichen Begutachtungen dienen. In den letzten Jahren hat sich die Messung von Begleitstoffen und von Carbohydrat-deficient-Transferrin (CDT) für die Beurteilung von Konsumverhalten und von Alkoholmissbrauch als hilfreich herausgestellt (Gilg et al. 1995). Der Serumspiegel von CDT ist nach regelmäßigem Alkoholmissbrauch von mehr als 60 g Alkohol pro Tag erhöht und normalisiert sich erst nach Ablauf von 2 Wochen. *Ethylglucuronid (ETG)* ist ein spezifischer Marker für Alkoholkonsum. ETG ist ein Phase-II-Metabolit des Alkohols und wird hepatisch glukuronidiert und über die Nieren ausgeschieden. Die Halbwertszeit beträgt ungefähr 2–3 Stunden, die Nachweisbarkeit im Urin liegt bei 40–78 Stunden nach der Einnahme. Der vorangehende Alkoholkonsum ist auch durch die Messung von Ethylglucuronid im Haar noch evtl. Wochen und Monate nach Konsumende möglich (Schmidt 2005). Körperliche und neurologische Untersuchung und die Analyse der entsprechenden Laborparameter sind für die Diagnostik somit unentbehrlich.

12.3.4.1 Strafrecht

Die meisten Strafrechtskommentare rechnen die akute Berauschung dem 1. Merkmal des § 20 StGB (krankhafte seelische Störung), die Alkoholabhängigkeit dem 4. Merkmal (schwere andere seelische Abartigkeit) zu; wenn die Abhängigkeit zu organischen Folgeschäden geführt hat, wird sie auch dem 1. Merkmal zugerechnet (Streng 2008). Es ist mit empirischen Erfahrungen durchaus vereinbar, dass bei Delikten im Rausch eine erheblich verminderte oder aufgehobene Steuerungsfähigkeit diskutiert wird. Dabei reicht jedoch die Feststellung einer Alkoholisierung allein nicht aus, um eine Beeinträchtigung der Steuerungsfähigkeit anzunehmen. Rechtsprechung und Schrifttum tendierten lange Zeit dazu, bei BAK-Werten über 2‰ verminderte und über 3‰ aufgehobene Steuerungsfähigkeit ernsthaft zu erwägen. Bei Tötungsdelikten wurden wegen der „höheren Hemmschwelle bei Angriffen gegen das Leben" die Werte um 10% höher angesetzt (Übersicht bei Schewe 1992). Aus generellen forensisch-psychiatrischen Überlegungen, aber auch aus dem klinisch-psychiatrischen Wissen ist die Wertigkeit der BAK für die Beurteilung der Steuerungsfähigkeit zu relativieren (Kröber 1996, 2001). Ausschlaggebend für die Beeinträchtigung von Einsichts- oder Steuerungsfähigkeit ist der psychopathologische Zustand, der Rausch, und nicht dessen Ursache, die Alkoholisierung, die sich in der BAK widerspiegelt. Aus der Praxis von Entzugs- und Entwöhnungsstationen und aus der Beobachtung in Blutentnahme-Labors der Rechtsmedizin (z. B. Athen 1985) sind durchaus Fälle bekannt, die trotz einer BAK von über 2‰ psychopathologisch weitgehend unauffällig erscheinen. Im klinischen Alltag werden aber ebenso Fälle beobachtet, die unterhalb einer BAK von 2‰ erhebliche Ausfallserscheinungen zeigen. Insbesondere affektive Belastungen und Lebenskrisen können die Ausfallserscheinungen verstärken, ein Phänomen, welches z. B. häufig bei der Klinikaufnahme alkoholisierter, suizidaler Patienten beobachtet werden kann. Viele dieser Patienten sind nach dem Abklingen der Intoxikation am folgenden Morgen psychopathologisch unauffällig (Torhorst et al. 1983). Nach der Rechtsprechung des BGH hat die BAK bei der Beurteilung der Steuerungsfähigkeit an Gewicht verloren (BGH NJW 1997, S. 2460 f.). Ein neueres Urteil des BGH (BGH St 43, 66) stellt fest: Es gibt keinen gesicherten medizinisch-statistischen Erfahrungssatz darüber, dass ohne Rücksicht auf psychodiagnostische Beurteilungskriterien allein wegen einer bestimmten Blutalkoholkonzentration zur Tatzeit in aller Regel von einer alkoholbedingt erheblich verminderten Steuerungsfähigkeit auszugehen ist. In die gleiche Richtung argumentieren Maatz u. Wahl (2001) und Rissing van Saan (2002), die vor allem die normative Wertung der Annahme von verminderter Schuldfähigkeit betonen. Diese Tendenz hat sich in der Rechtsprechung des BGH fortgesetzt (Theune 2004a). Die BAK hat jedoch weiterhin einen indiziellen Wert für die Annahme eines Rausches (BGH, NJW 1997, S. 592; BGH, NStZ 1998, S. 295 f.). Je höher die gemessene BAK, je kürzer die Zeit zwischen Tat und Blutentnahme, je alkoholungewohnter der Täter und je weniger man ausschließlich auf die subjektiven Angaben des Täters bezüglich der Trinkmenge angewiesen ist, desto größer wird das Gewicht der neurologischen und psychopathologischen Auffälligkeiten des Rausches für die Beeinträchtigung der Steuerungsfähigkeit eingeschätzt (Detter 1999a). Allerdings werden von der Rechtsprechung zunehmend normative Überlegungen bei der Entscheidung über die Steuerungsfähigkeit in den Vordergrund gestellt („Die rechtliche Erheblichkeit der Verminderung des Hemmungsvermögens hängt entscheidend von den Ansprüchen ab, die durch die Rechtsordnung an das Wohlverhalten … gestellt werden müssen"; Streng 2008).

Liegen ausschließlich Stimmungsänderungen, verminderte Reaktionsfähigkeit auf Außenreize, Unruhe und Hyperaktivität, aber auch Perseveration vor, spricht dies eher für eine erhebliche Verminderung als für eine Aufhebung der Steuerungsfähigkeit.

Bei der Exploration des Beschuldigten sind besonders auch jene Kriterien verlässlich zu erfragen, die gegen eine alkoholbedingte Beeinträchtigung sprechen, z. B. detailreiche Erinnerungen an die Tatabläufe oder Erinnerungslücken, die sich lediglich auf Tat und Nachtatverhalten beziehen, komplexe Handlungsabläufe, Reaktionen auf periphere Reize, Reflexionen des eigenen Handelns und der eigenen Motive. Diese Merkmale legen in aller Regel eine weitgehende Intaktheit der psychischen Funktionen und damit auch einen Erhalt der Steuerungsfähigkeit nahe.

Wird bei einer Rauschtat Schuldunfähigkeit angenommen, so folgt die juristische Frage nach der *Schuldhaftigkeit* oder der *Fahrlässigkeit der Berauschung* selbst. Nach § 323a StGB ist eine Tat im schuldausschließenden Vollrausch unabhängig von den Absichten und Erkenntnismöglichkeiten des Täters strafbar. Bestraft wird die mit der Berauschung generell verbundene Gefahr für die Allgemeinheit. Der Strafausspruch ist jedoch auf eine maximale Höhe von 5 Jahren begrenzt. Häufig wird in diesem Zusammenhang die Frage an den Psychiater gestellt, ob der Täter zu Beginn des Trinkens (oder der Berauschung) in seiner Steuerungsfähigkeit bezüglich des Rauschmittelkonsums beeinträchtigt war. Bei Abhängigen wird in aller Regel davon auszugehen sein, dass die Fähigkeit, den Beginn und das Ausmaß der Rauschmitteleinnahme zu kontrollieren, erheblich vermindert ist (siehe auch Konrad u. Rasch 1992).

Die Diagnose einer Alkoholabhängigkeit reicht in der Regel nicht aus, um daraus forensisch-relevante

Schlussfolgerungen zu ziehen. Es kommt nämlich nicht auf das süchtige Fehlverhalten, sondern ausschließlich auf die psychopathologischen Folgen des chronischen Alkoholmissbrauchs an. Insofern ist der Nachweis eines hirnorganischen Psychosyndroms, einer Persönlichkeitsdepravation, einer Alkoholhalluzinose oder eines Eifersuchtswahns erforderlich, um eine Beeinträchtigung von Einsichts- und Steuerungsfähigkeit zu erwägen. Häufig spielt bei Delikten von Alkoholikern neben der Abhängigkeit auch eine akute Berauschung eine Rolle. Ihr wird bei der Beurteilung der Schuldfähigkeit meist mehr Gewicht beigemessen als der Abhängigkeit selbst. Allerdings fällt die forensische Beurteilung des Rausches beim Alkoholiker schwerer, weil einerseits Gewöhnung und Toleranzentwicklung zu einer höheren Verträglichkeit auch großer Mengen Alkohol führen, andererseits ein organisches Psychosyndrom oder eine Persönlichkeitsdepravation eine Enthemmung von Impulsen und eine Unterminierung der Affektkontrolle bedingen können. Allgemein verbindliche Aussagen können lediglich gemacht werden, wenn das Delikt motivisch auf eine Alkoholhalluzinose oder auf einen alkoholisch bedingten Eifersuchtswahn zurückzuführen ist oder wenn es im Rahmen eines Korsakow-Syndroms oder eines Delirs geschieht. Bei diesen Syndromen sind die das Verhalten steuernden psychischen Funktionen derart gestört, dass Steuerungsunfähigkeit – in Ausnahmefällen auch Einsichtsunfähigkeit – erwogen werden muss.

Sowohl aus psychiatrischer als auch aus rechtlicher Sicht ist bei Abhängigkeit eine Behandlung des Täters anzustreben. Unabhängig von der Einschätzung der Schuldfähigkeit kann ein alkoholkranker Rechtsbrecher in eine geschlossene Behandlungseinrichtung nach § 64 StGB eingewiesen werden, wenn aufgrund der Abhängigkeit weitere rechtswidrige Taten zu erwarten sind (siehe Kap. 4.2.1.2). Nach der Rechtsprechung ist eine körperliche Abhängigkeit nicht erforderlich, um den Hang nach § 64 StGB zu begründen, ein gewohnheitsmäßiger Alkoholmissbrauch, der auf einer eingewurzelten psychischen Disposition beruht, reicht dafür aus. Nach Untersuchungen von Leygraf (1987) war diese Einweisung bei 53,9% der im Maßregelvollzug untergebrachten Alkoholiker der erste stationäre Therapieversuch überhaupt, während gleichzeitig 92,5% der Patienten schon Vorverurteilungen aufwiesen und 72% schon zum Teil erhebliche Haftstrafen verbüßt hatten. Bei der Anordnungspraxis der Gerichte scheint die Frage der Therapie somit erst nach einer längeren kriminellen Vorgeschichte aufgeworfen zu werden. Dies hat sich auch in den folgenden Jahren nicht wesentlich geändert (Schalast u. Leygraf 2002). Ein solches Vorgehen dürfte sowohl einer notwendigen Therapie hinderlich sein, weil Hafterfahrungen das Verhalten der Untergebrachten prägen, als auch für die Sicherung der Allgemeinheit nachteilig sein – weil frühzeitige Therapie zumindest bei einigen Tätern einen Rückfall in die durch den Alkoholismus ausgelöste Delinquenz verhindern könnte. Gelegentlich wird unter Heranziehung etwas künstlich und final wirkender Argumente eine Unterbringung von Abhängigkeitskranken, die gleichzeitig eine dissoziale Persönlichkeitsstörung haben, in einer psychiatrischen Klinik nach § 63 StGB für rechtmäßig angesehen (BGH NJW 1999, S. 1792), obwohl die Annahme der verminderten Schuldfähigkeit lediglich auf der Berauschung zum Tatzeitpunkt beruht. Eine Entwöhnungsbehandlung ist für diese Patienten wenig erfolgversprechend, im psychiatrischen Maßregelvollzug sind spezifische Behandlungsmöglichkeiten für sie nicht etabliert, dennoch können diese Patienten von den strukturierenden Rahmenbedingungen einer Maßregeltherapie profitieren. Wenn die Therapie nicht anspricht, werden diese wie andere nach § 63 StGB im Maßregelvollzug untergebrachte Patienten zum Schutz der Allgemeinheit langfristig gesichert. Da für diese Patienten Entwöhnungsbehandlungen aussichtslos sind, im psychiatrischen Maßregelvollzug Behandlungsmöglichkeiten für sie nicht bestehen und es auch nach derzeitigem Wissen keine Behandlungskonzepte gibt, wird die Unterbringung lediglich zur Sicherung durchgeführt. Straftäter, die nicht psychisch krank sind und die lediglich zur Sicherung im Maßregelvollzug untergebracht werden, gefährden die Resozialisierungsmöglichkeiten der anderen Patienten und führen für diese zu einer nicht verantwortbaren Beschwernis. Derartige Entscheidungen zeigen, dass es weiterhin sinnvoll wäre, die Konditionen des psychiatrischen Maßregelvollzugs grundsätzlich zu überdenken (siehe Kap. 16).

12.3.4.2 Zivilrecht

Ebenso wie bei den strafrechtlichen Beurteilungen reicht im Zivilrecht die Diagnose Alkoholismus allein nicht aus, um forensische Konsequenzen nach sich zu ziehen: Die Diagnose allein rechtfertigt weder eine Betreuung gegen den Willen des Betroffenen noch eine Unterbringung nach den Landesgesetzen. Erst wenn durch den chronischen Alkoholmissbrauch psychische Folgeschäden eingetreten sind, welche die Notwendigkeit einer Betreuung nahe legen, kann diese ohne Zustimmung des Betroffenen eingerichtet werden. Die psychischen Folgeschäden können auch bei Selbst- oder Fremdgefährdung Anlass für eine geschlossene Unterbringung gegen den Willen des Patienten sein. Bei Komorbidität mit anderen ernsthaften Störungen kann der Alkoholmissbrauch ein Faktor sein, der zivilrechtliche Maßnahmen wegen der psychischen Störung rechtfertigt. Beispielsweise kann eine Betreuung oder gar eine Unterbringung möglicherweise gerechtfertigt sein, wenn ein Patient mit einer schwereren depressiven Störung durch wiederholten Alkoholmissbrauch öfter in suizidale Krisen gerät.

12.3.4.3 Sozialrecht

Nicht nur die hohe Zahl alkoholbedingter Todesfälle und Verkehrsunfälle mit Alkoholbeteiligung, sondern auch die hohe Zahl an Betten, die in Krankenhäusern für die Behandlung von Alkoholschäden und -folgekrankheiten benötigt werden, unterstreichen die negativen sozialen Folgen von Alkoholmissbrauch und -abhängigkeit. Die alkoholbedingten körperlichen Schäden haben häufig sozialrechtliche Konsequenzen, weil sie zu Arbeitsunfähigkeit oder Erwerbsunfähigkeit führen können. Alkoholabhängigkeit spielt in der gesetzlichen *Rentenversicherung* und bei der Frage nach *Berufs- oder Dienstunfähigkeit* eine nicht zu unterschätzende Rolle. Erst 1968 wurde Alkoholabhängigkeit durch das Bundessozialgericht als Krankheit im Sinne des Bundessozialgesetzes (BSG) anerkannt. Bei einer Intoxikation, beim Auftreten von psychiatrischen oder somatischen Komplikationen und bei stationärer Entwöhnungsbehandlung liegt Arbeitsunfähigkeit vor. Grundsätzlich sollten bei Abhängigkeitserkrankungen *Rehabilitationsmaßnahmen* im Vordergrund der gutachterlichen Bemühungen stehen, die Begutachtung kann darüber hinaus auch zur Motivationsbildung beitragen. Berentungen verringern die Therapiechancen und die Rehabilitationsmöglichkeiten. Erst wenn irreversible organische Folgen eine Erwerbstätigkeit dauerhaft verhindern, ist eine zur Berentung führende Leistungseinbuße anzunehmen. Es ist jedoch zu berücksichtigen, dass viele organische Folgeschäden bei Abstinenz eine gute Rückbildungstendenz haben.

Von Einzelfällen abgesehen, spielt die Alkoholabhängigkeit als Folge eines Unfalls für Gutachten zur gesetzlichen Unfallversicherung oder zur privaten Unfallversicherung kaum eine Rolle. Wenn allerdings in engem zeitlichem Abstand zum Unfallgeschehen eine Suchtentwicklung beginnt, kann dem Unfall gelegentlich die Bedeutung einer wesentlichen Mitverursachung zukommen. Häufiger ist zu entscheiden, ob organische Folgen auf einen Unfall oder auf eine vorbestehende Alkoholabhängigkeit zurückzuführen sind. Eine exakte Differenzierung ist oft auch durch eine genaue chronologische Anamneseerhebung kaum möglich, da die Symptomatik der Erkrankungen selbst große Überlappungsbereiche aufweist.

Im *sozialen Entschädigungsrecht* hat die Alkoholabhängigkeit wenig Bedeutung. Nach dem Schwerbehindertengesetz richtet sich die GdB/GdS-Bewertung in den meisten Fällen nach dem Ausmaß des Organschadens (z. B. der Polyneuropathie). Bei nachgewiesener Abhängigkeit mit Kontrollverlust und erheblicher Einschränkung der Willensfreiheit ist der Gesamt-GdB/GdS-Grad aufgrund der Folgen des chronischen Alkoholkonsums nicht niedriger als 50 zu bewerten. Die Abhängigkeit gilt erst als nachgewiesen, wenn eine sachgerechte Entziehungsbehandlung durchgeführt wurde. Nach wiederholter Entziehungsbehandlung ist eine zweijährige Heilbewährung abzuwarten. Während dieser Zeit ist der GdB mindestens mit 30 anzunehmen (Versorgungsmedizinische Grundsätze 2009). Eine detailliertere Aufgliederung, auch in Abhängigkeit von den jeweiligen beruflichen oder sozialen Anforderungen, ist bei Abhängigkeitsstörungen nicht sinnvoll, weil die dauerhafte Leistungsbeeinträchtigung nicht von der Abhängigkeit sondern allenfalls von deren Folgekrankheiten bestimmt wird.

12.3.4.4 Fahreignung

Alkoholabhängigkeit und chronischer Alkoholmissbrauch heben die Fahreignung auf (§ 11 Fahrerlaubnisverordnung FeV). Störungen der psychophysischen Leistungsfähigkeit, der Koordination und des Reaktionsvermögens und psychopathologische Veränderungen, z. B. Enthemmung, Selbstüberschätzung oder erhöhte Risikobereitschaft, führen zu erhöhter Verkehrsgefährdung durch alkoholisierte Fahrer und zu der immer noch hohen Zahl alkoholbedingter Verkehrsunfälle (siehe Kap. 12.3.3.2). Gerade bei der Beurteilung alkoholgewöhnter oder -abhängiger Menschen ergeben sich Schwierigkeiten, weil der Nachweis des Missbrauchs nicht immer leicht und die gesellschaftliche Toleranz gegenüber Alkoholkonsum relativ groß ist. Die Grenze zwischen gesellschaftlichem Konsum und Missbrauch ist breit und im Einzelfall schwer zu ziehen. Zur Begutachtung kommen meist Menschen, die durch Trunkenheitsfahrten aufgefallen sind oder die in alkoholisiertem Zustand in einen Unfall verwickelt waren. Häufig bagatellisieren die Betroffenen ihren Alkoholkonsum und ihre Trinkgewohnheiten. Hohe Blutalkoholkonzentrationen bei relativ geringen psychischen oder neurologischen Ausfällen sprechen meist für eine längerfristige Gewöhnung an Alkohol. Eine unkritische Einstellung gegenüber dem Alkoholkonsum und den damit verbundenen Risiken im Straßenverkehr legt eine fehlende Fahreignung nahe. Die Betroffenen benötigen zwar keine Entwöhnungstherapie, eine Einstellungsänderung ist dennoch erforderlich. Gelingt eine solche Einstellungsänderung, können sie auch wieder Fahreignung erlangen. Bei wiederholten Trunkenheitsfahrten ist von Menschen, die Alkohol missbräuchlich konsumieren, eine mindestens einjährige absolute Enthaltsamkeit zu fordern, bevor sie die Fahrerlaubnis wiedererlangen können. Die Überprüfung erfolgt durch die medizinisch-psychologischen Untersuchungsstellen (MPU). Schulungen und individuelle Beratungen dürfen seit 2009 nicht mehr von den MPUs durchgeführt werden, sondern werden von freien Trägern angeboten.

Bei Alkoholabhängigen sind Entwöhnungstherapien und absolute Enthaltsamkeit erforderlich. Bei ihnen kann die Fahreignung erst wieder bestätigt werden, wenn sich bei ihnen ein grundlegender Wandel in ihrer Einstellung zum Führen von Kraftfahrzeugen unter Einfluss von Alkohol oder Betäubungs-/Arzneimitteln vollzogen hat. Es müssen zum Zeitpunkt der Erteilung der Fahrerlaubnis Bedingungen vorhanden sein, die zukünftig einen Rückfall als unwahrscheinlich erscheinen lassen. Dies ist durch ein Gutachten nachzuweisen (Fahrerlaubnisverordnung FeV Anlage 15). Die Enthaltsamkeit sollte auch durch Labordiagnostik (vor allem Messung von γ-GT, ETG und des CDT), die von zertifizierten Labors durchgeführt werden müssen, bestätigt werden. Zur Überprüfung der „stabilen Abstinenz" nach Führerscheinentzug wegen Alkoholabhängigkeit schlägt Stärk (2001) folgenden Bedingungskatalog vor:

- erfolgreicher Abschluss einer stationären Entwöhnungstherapie
- Nachweis einer völligen Abstinenz über ein Jahr hinweg
- rationale Akzeptanz der Abhängigkeit
- emotionale Akzeptanz der Abhängigkeit
- soziale Reintegration und entsprechende Verhaltensänderung
- regelmäßige Nachsorge (z. B. Selbsthilfegruppe)

12.4 Störungen durch illegale und andere psychotrope Substanzen

12.4.1 Epidemiologie

Die Zahl der Konsumenten harter Drogen wird in Deutschland derzeit auf 250 000 – 300 000 geschätzt (DHS 2010). Die Zahl der Erstkonsumenten stieg seit 2004 kontinuierlich an, wobei die Zunahme bei Amphetamin und Ecstasy am ausgeprägtesten war. Bei Kokain fand sich nur eine geringe, bei Crack und Heroin keine erkennbare Zunahme, die Zahl der Konsumenten von Cristalmetamphetamin war leicht rückläufig. Die Zahl der Drogentoten blieb seit 2004 mit etwa 1300 – 1400 relativ konstant.

12.4.2 Beschreibung der einzelnen Substanzen und ihrer Wirkungen

12.4.2.1 Opioide

▶ **Substanz.** Morphin ist der wichtigste Inhaltsstoff des Opiums, dem getrockneten Saft aus der Fruchtkapsel des Schlafmohns (Papaver somniferum). Daneben enthält Rohopium noch über 20 weitere Alkaloide. Der Morphingehalt beträgt ca. 10%. Daneben kommen Narkotin (6%), Papaverin (0,8%) und Kodein (0,5%) in größeren Mengen im Rohopium vor. Opium ist eine der ältesten bekannten Rauschdrogen. Es wurde vermutlich schon vor 4000 Jahren von den Sumerern verwendet. Auch den Ägyptern war Opium bekannt. Von den Arabern wurde der Mohnanbau im 8. Jahrhundert nach Persien und weiter nach China gebracht. Im 17. Jahrhundert kam in Europa das Opiumrauchen auf. Bis zu diesem Zeitpunkt wurde Opium vorwiegend gegessen. Die klassischen Produktionsstätten für Opium lagen in den Ländern des „Goldenen Dreiecks" – Burma, Laos, Thailand – und des „Goldenen Halbmonds" – Pakistan, Afghanistan, Iran. Mohnanbau ist heute in vielen Ländern im südlichen Asien, in Indien, der Türkei, in Russland, Afghanistan und in Lateinamerika verbreitet.

Medizinisch wurde Opium seit dem Altertum als Schmerzmittel und Antidiarrhoikum verwendet. Morphin wurde 1806 von Sertürner aus dem Opium isoliert. Zu medizinischen Zwecken liegt es als Morphinhydrochlorid vor. Die analgetisch wirksame Dosis liegt zwischen 10 und 100 mg pro Tag. Die Wirkdauer beträgt zwischen fünf und sechs Stunden. Das Suchtpotenzial des Morphins wurde relativ bald entdeckt und führte dazu, dass Strukturveränderungen am Molekül vorgenommen wurden. Man hoffte so, die pharmakologisch erwünschten Wirkungen – vorwiegend die starke Schmerzdämpfung – zu erhalten, ohne das Risiko einer Abhängigkeit in Kauf nehmen zu müssen. Aus diesen letztlich erfolglosen Bemühungen heraus entstand 1874 das Heroin, welches 1898 für kurze Zeit als Medikament vertrieben wurde.

Auch bei keinem anderen Schmerzmittel, welches in seiner Struktur und Wirkweise dem Morphin vergleichbar ist, gelang es, das Suchtpotenzial wirkungsvoll zu reduzieren. Die wichtigsten Substanzen, die zu einer Abhängigkeit vom Morphintyp führen, sind in ▶ Tab. 12.9 aufgeführt.

Die in der „Drogenszene" am weitesten verbreitete Substanz ist das Heroin. Von 1972–1980 kam es zu einem zunehmenden Konsum von Heroin in der Bundesrepublik Deutschland. Dieser blieb in den folgenden Jahren auf relativ hohem Niveau konstant, stieg dann aber bis 1992 weiter an. Seither blieb er nach den Schätzzahlen der Polizeilichen Kriminalstatistik (PKS 2004) bis 1997 weitgehend konstant und fiel seither leicht, aber kontinuierlich ab.

Heroin hat eine Wirkungsdauer von 3–5 Stunden. Es befindet sich in unterschiedlichen Qualitäten und Aufbereitungen auf dem Markt. Die weiße kristalline Reinsubstanz wird durch Verunreinigungen und Aufstreckungen häufig bräunlich und bröckelig. Neben dem unterschiedlichen Reinheitsgrad können auch Beimengungen von anderen Giften (z.B. Strychnin) für den Konsumenten gefährlich werden.

Tab. 12.9 Wichtige Substanzen, die zur Abhängigkeit vom Morphintyp führen.

Substanz	Handelsname
Morphin	Morphin
Diacetylmorphin	Heroin
Hydromorphon	Dilaudid
Codein/Dihydrocodein	Codein
Pethidin	Dolantin
Methadon	Polamidon
1α-Acetylmethadol (LAAM)	ein in den USA seit 1993 zur Substitution eingeführtes Opiat mit Langzeitwirkung, aber nicht mehr empfohlen
Tilidin	Valoron (im Handel mit dem Morphinantagonisten Naloxon kombiniert als Valoron N)
Buprenorphin	Temgesic, Subutex
Tramadol	Tramal

▶ **Wirkung.** Neben der medizinisch erwünschten Wirkung, der Analgesie und der Hustendämpfung, führen die Substanzen in unterschiedlichem Maße zu euphorischen Gefühlen. Sie schirmen von unangenehmen, Unlust hervorrufenden Umweltreizen ab, sedieren und bewirken eine als äußerst angenehm empfundene Gleichgültigkeit. Erstmaliger Gebrauch führt gelegentlich zum Erbrechen, eine Nebenwirkung, die auch nach längerer Abstinenz wieder auftreten kann. Bei rascher Injektion von Morphin und Heroin, gelegentlich auch bei synthetischen Opiaten kommt es zu dem Gefühl einer schwer beschreibbaren Klarheit im Kopf, die von den Fixern als „kick", „flash" oder „rush" bezeichnet wird. Das Verlangen nach dem „kick" führt manchmal zu ungewöhnlichen Injektionspraktiken. Manche Fixer verwenden eine möglichst große Injektionsnadel, um rasch injizieren zu können, manche lösen die Staubinde erst, nachdem sie die Lösung in die Vene gespritzt haben. Seit 1986 wird Heroin auch in zunehmendem Maße geschnupft. Die körperlichen Symptome nach Opiatkonsum bestehen in einer Engstellung der Pupillen, in einer Unterdrückung des Hungergefühls und in Obstipation; bei höherer Dosierung kommt es zu Harnverhalten, zu Atemdepression und Bradykardie, was letztendlich bei Überdosierungen zum Tod durch Ersticken oder zum Herztod führen kann.

▶ **Chronischer Missbrauch.** Die Abhängigkeitsentwicklung erfolgt bei den verschiedenen Opiaten unterschiedlich schnell. Beim Heroin kann es schon nach 7–10 Injektionen zu psychischer und physischer Abhängigkeit kommen. Die Folge ist eine relativ rasche Dosissteigerung, die sowohl durch eine Erhöhung der Einzeldosen als auch durch eine Zunahme der Injektionsfrequenz erfolgt. Sechs Injektionen pro Tag und eine Gesamtdosis von 2–3 g sind nach mehrjährigem Konsum keine Seltenheit. Solche Dosen können aber tödlich sein, wenn Abhängige durch einen Entzug nicht mehr an die kontinuierliche Heroinzufuhr gewöhnt sind. Zwischen den verschiedenen Opiaten besteht Kreuztoleranz. Die meisten Opiate werden von Abhängigen als Ersatzstoffe verwendet, wenn der Bedarf an Heroin nicht gedeckt werden kann. Der Missbrauch von Opiaten führt in der Regel dazu, dass die Konsumenten in ein subkulturelles Milieu ausweichen müssen. Häufig entwickeln sich soziale Desintegration und auch psychische Veränderungen, die mit zunehmender Selbstbezogenheit, Isolierung, leichter Verstimmbarkeit und einer Einengung des Denkens auf die Versorgung mit Opiaten verbunden sind. Schließlich kommt es bei dieser Abhängigkeit am häufigsten zur Depravation und zu einer Veränderung des Wertgefüges, in dem verbindliche Normen kaum noch existieren und soziale Hemmungen abgebaut werden. Daneben treten auch erhebliche körperliche Folgen auf, die nicht nur auf die Vernachlässigung der Körperhygiene zurückzuführen sind. Befall mit Parasiten und Zahnverfall sind zum Teil mit mangelnder Körperpflege zu erklären, werden aber auch von einer verminderten körperlichen Widerstandskraft beeinflusst, die Ursache für häufige Infekte ist. Darüber hinaus kann der Gebrauch unsauberer Nadeln zu Hepatitis und HIV-Infektion führen. Bei Heroinschnupfern werden gelegentlich nekrotisierende Rhinitiden beobachtet. Direkte Folgen des chronischen Opiatmissbrauchs sind das Nachlassen von Libido und Potenz und eine sekundäre Amenorrhö bei Frauen. Die meisten Drogentoten sind immer noch auf Heroin zurückzuführen.

▶ **Entzugserscheinungen.** Schlaflosigkeit, Schwindelanfälle, Angst und Panikattacken, innere Unruhe und Getriebenheit sowie Tachykardie gehören zu den Entzugserscheinungen, die bei vielen Substanzen auftreten. Für den Opiatentzug relativ charakteristisch sind gastrointestinale Symptome, wie Diarrhö, Darmkrämpfe und Erbrechen. Daneben kommt es zu Glieder-, Rücken- und Nierenschmerzen, auch zu Tränenfluss und Rhinorrhö. Die weiten Pupillen, das Frieren und Zittern und die Gänsehaut haben den Begriff „cold turkey" für den Opiatentzug geprägt. Gefährlich sind Kreislaufstörungen und zerebrale Krampfanfälle, die gelegentlich eine Intensivüberwachung beim körperlichen Entzug erforderlich machen. Die Suizidgefahr ist während des körperlichen Entzugs relativ hoch.

▶ **Risiken.** Bei chronischem Missbrauch kann es zu psychotischen Erscheinungsbildern kommen, die von schizophrenen Residualzuständen nicht zu unterscheiden sind.

12.4.2.2 Cannabinoide

▶ **Substanz.** Cannabis sativa (indica, americana) ist der lateinische Name für den Hanf. Die berauschenden Inhaltsstoffe der Pflanze sind die Cannabinole. Wichtigster Wirkstoff ist das Tetrahydrocannabinol (THC). Hanfprodukte sind in unterschiedlicher Zubereitung auf dem Markt.

Haschisch ist das Harz der weiblichen Blütenstände. Es enthält zwischen 2 und 10 Prozent THC. Es kommt in gepresster Form aus der Türkei (meist grün), aus Marokko (braun), Pakistan (dunkelbraun), Nepal und Afghanistan (schwarz). Es wird vorwiegend geraucht, entweder mit Tabak vermischt als „Joint", in Pfeifen oder rein in speziell dafür angefertigten Instrumenten, den aus Indien stammenden „Shilums". Auch Zubereitungen als Tee und in Gebäck sind bekannt.

Marihuana sind die getrockneten Blüten oder Blattspitzen des Hanfs. Marihuana (im Jargon „Gras") stammt meist aus Kolumbien, Mexiko oder Afrika. Es wird nahezu ausschließlich geraucht. Andere Zubereitungsformen des Cannabis (z.B. Charas, Ganja, Bhang) haben nur lokale Bedeutung in den Herstellerländern. Der Wirkstoffgehalt in den Hanfpflanzen wurde mittlerweile durch spezielle Züchtungen massiv erhöht. Er betrug in den 1980er

Jahren ca. 5–7 %, derzeit werden Pflanzen mit 30 % THC kultiviert (Bonnet 2006).

Der Konsum von Cannabisprodukten lässt sich bis ins zweite Jahrtausend vor Christus verfolgen. Vermutlich stammt die Pflanze aus China und kam über Indien, Persien und Assyrien nach Kleinasien. Die Soldaten Alexanders des Großen sollen unter Cannabiseinfluss gestanden haben. Mit dem Islam verbreitete sich Cannabis in Nordafrika. Die „Assassins" (deutsch: Haschischesser) waren als Meuchelmörder während der Kreuzzüge des 12. und 13. Jahrhunderts gefürchtet (Baer 1988). Durch die Soldaten Napoleons kam es nach Frankreich, wo sich der Haschischkonsum bis in die Mitte des vorigen Jahrhunderts unter den Intellektuellen ausbreitete. Mit der studentischen Protestwelle in den 1960er und 1970er Jahren wurde Haschisch auch in Westdeutschland wieder modern. Der Cannabiskonsum stieg seit 1993 wieder stark an, nachdem er zuvor über mehrere Jahre hinweg relativ konstant war. Bei Befragungen auf Münchner Techno-Partys gaben 79 % der Besucher an, schon einmal Cannabis probiert zu haben (Kröger et al. 1998). Tetrahydrocannabinol hat eine Halbwertszeit, die je nach Adaptation des Körpers an die Substanz zwischen 25 und 60 Stunden variiert. Die Substanz ist fettlöslich und wird daher rasch aus der Blutbahn entfernt und verzögert vom Fettgewebe wieder ins Blut abgegeben. Die psychischen Wirkungen treten bei Inhalation nach wenigen Minuten ein und dauern in der Regel 4–6 Stunden. Im Urin ist THC oft noch eine Woche nach einem Haschischkonsum nachweisbar.

In den 1980er Jahren wurden körpereigene *Cannabinoidrezeptoren* entdeckt. Heute sind zwei verschiedene Rezeptoren (CB1 und CB2) bekannt, die sowohl im Immunsystem wie auch im Zentralnervensystem gefunden wurden. In letzterem stehen sie in enger Verbindung mit dem glutamatergen, dem gabaergen und dem Endorphinsystem. Die Funktion des Endocannabinoidsystems ist noch nicht eindeutig geklärt. Es ist an der Schmerzleitung (hemmend), am Belohnungssystem, am Gedächtnis und an einer Reihe anderer Funktionen beteiligt (Wegener u. Koch 2009). Es wurden auch mehrere körpereigene Stoffe gefunden, die auf die Cannabinoidrezeptoren wirken (Schneider u. Seifert 2006) und es wurden *synthetische Cannabinoide* hergestellt, die sowohl für medizinische Zwecke (v. a. Schmerzsyndrome und Multiple Sklerose; Schneider et al. 2005) als auch als Partydrogen (Spice, Lava) angewendet werden. Die pharmakologischen Besonderheiten der Cannabinoide werden z. T. als Erklärungsmodelle dafür herangezogen, dass Cannabis als Einstiegssubstanz für harte Drogen gilt (Gateway theory; Lynskey et al. 2003). Dabei scheint besonders ein frühzeitiger Konsum in Kindheit und Pubertät aber auch ein Konsum von Schwangeren schädigend für die Entwicklung des Nervensystems zu sein (Pope Jr. et al. 2003).

▶ **Wirkung.** Bei erstmaligem Cannabiskonsum werden häufig noch keine besonderen Effekte verspürt. Subjektiv wahrnehmbare Veränderungen des Erlebens treten meist nach mehrmaligem Konsum auf und hängen von der vorherigen Stimmung, vom Umfeld und von den Einflüssen, die während des Konsums auftreten, vom Setting ab. Es kommt zu einem Nachlassen kritisch abwägender Reflexion, zu einer Verminderung von Konzentration und Aufmerksamkeit, gelegentlich zu einem Nachlassen des Schamgefühls. Unter Cannabiseinfluss erleben sich die Konsumenten als heiter, gelassen, entspannt; sie genießen eine angenehm empfundene Passivität, fühlen sich überlegen und stark. Antriebsminderung, Verlust des Zeiterlebens, aber auch eine Intensivierung und manchmal eine Verzerrung der Wahrnehmung sind weitere Symptome nach Cannabiseinnahme. Wahrnehmungsveränderungen betreffen vorwiegend die auditive Wahrnehmung, sieht man von selten auftretenden Synästhesien (gleichzeitiges Wahrnehmen mit mehreren Sinnen, z. B. Musik wird auch als Farbe gesehen) ab. Bei Überdosierungen kommt es zu Denkstörungen im Sinne einer Inkohärenz der Themenwahl, zu einem Verlust der Erlebniskontinuität, zu situativer Desorientiertheit und zu illusionären Verkennungen. Intoxikierte begeben sich unter diesen Bedingungen in erhebliche Gefahr, wobei drogeninduzierte Selbstüberschätzung, erhöhte Risikobereitschaft und Kritikschwäche die Abwendung der Gefahr auch durch Dritte erschweren können. Weitere Wirkungen bestehen in einer Gefäßerweiterung in der Augenbindehaut, in Tachykardie und in einem verstärkten Hungergefühl. In verschiedenen klinischen Versuchen wird Cannabis als Therapeutikum bei AIDS-Kranken und Krebspatienten, die unter Schmerzen, Übelkeit, Erbrechen und Appetitmangel leiden, verabreicht (Hall u. Degenhardt 2004).

▶ **Chronischer Missbrauch.** Körperliche Schäden (besonders Chromosomenschäden) nach chronischem Missbrauch wurden zwar immer wieder vermutet, konnten aber mit Ausnahme von Atemwegserkrankungen bei Cannabisrauchern wissenschaftlich nie eindeutig belegt werden (Hall u. Degenhardt 2004). Längerer Missbrauch führt zu psychischer Abhängigkeit. Häufig ist ein amotivationales Syndrom zu beobachten, welches am Nachlassen der Leistungsbereitschaft, Schulversagen oder Lehrabbruch erkennbar wird. Darüber hinaus führt chronischer Cannabismissbrauch zu kognitiven Störungen mit verminderter mentaler Flexibilität, erhöhter Perseverationsneigung, Beeinträchtigung des Sprachflusses und verminderter Lernleistung (Kunert 2002; Voth u. Schwartz 1997). Nicht bagatellisiert werden sollte die Gefahr von Haschisch als Einstiegsdroge in den illegalen Drogenkonsum. Diese Gefahr liegt nicht nur darin, dass sich die Konsumenten in ein illegales Milieu begeben müssen, um sich mit Cannabisprodukten zu versorgen. Nachweisbar ist auch, dass die Bereitschaft, andere illegale Drogen zu probieren, mit einem frühen Zeitpunkt des Erstkonsums und der Dauer der Haschischerfahrung zunimmt (Fergusson et al. 2003). In Gruppenvergleichen haben Jugendliche, die kontinuierlich Cannabis konsumieren, Entwicklungsverzögerungen. Sie schließen Schule und Ausbildung seltener ab und haben größere Schwierigkeiten, sich später mit den üblichen sozialen Aufgaben zurechtzufinden (Hall u. Babor 2000).

▶ **Entzug.** Beim Entzug treten als körperliche Beschwerden vermehrtes Schwitzen, Tachykardie und Schlafstörungen als Folgen der inneren Unruhe, und als psychische Symptome Aggressivität, Reizbarkeit, Ängstlichkeit und Appetitverlust auf (Preuss et al. 2006). Das psychische Verlangen nach neuer Stoffzufuhr kann sehr ausgeprägt sein.

▶ **Risiken.** Chronischer Haschischkonsum kann paranoide Psychosen auslösen, die nur schwer von schizophrenen Psychosen abgegrenzt werden können. Sie können 4–6 Monate andauern und mit Residualsymptomatik abklingen. Möglicherweise handelt es sich dabei auch um durch Cannabis ausgelöste schizophrene Erkrankungen (Preuss u. Soyka 1997). Mittlerweile gibt es eine Reihe von Befunden, dass Cannabiskonsum schizophrene Psychosen bei genetisch vulnerablen Menschen auslösen kann (Degenhardt u. Hall 2001). Kurzfristige Verwirrtheitszustände sowohl nach Überdosierungen als auch als sog. „Echo- oder Flashback-Psychosen" sind nicht selten. Außerdem kommen atypische Rauschverläufe mit Panikattacken und aggressiven Durchbrüchen vor. Auch hier scheinen die Disposition des Konsumenten und das Setting beim Konsum von großer Bedeutung zu sein.

12.4.2.3 Sedativa, Hypnotika und Anxiolytika

Heute werden nahezu ausschließlich Benzodiazepine als Sedativa, Hypnotika und Anxiolytika verwendet. Historisch gesehen war die Barbitursäure der Prototyp des Beruhigungs- und Schlafmittels.

Barbitursäure ist ein Kondensationsprodukt aus Harnstoff und Malonsäure. Sie kam 1903 als Veronal in den Handel. Später wurden weitere Derivate der Barbitursäure synthetisiert, die unterschiedliche Halbwertszeiten und damit auch verschiedenartige Anwendungsbereiche haben. Die Barbiturate haben seit der Einführung der Benzodiazepine, die weit weniger gefährlich und besser verträglich sind, praktisch keine Bedeutung mehr. Missbrauch und Abhängigkeit gibt es aber auch bei den Benzodiazepinen. Zu vergleichbarer Abhängigkeitssymptomatik führt auch Clomethiazol (Distraneurin), ein Medikament, mit welchem das Alkoholentzugsdelir behandelt wird. Andere Beruhigungsmittel, wie Methaqualon, Meprobamat und Bromharnstoffderivate, haben nur geschichtliche Bedeutung.

12.4.2.4 Benzodiazepine

▶ **Substanz.** Benzodiazepine wurden von der pharmazeutischen Industrie gezielt als Beruhigungs- und Schlafmittel entwickelt. 1960 wurde Chlordiazepoxid in den Handel eingeführt. Es folgte ein rascher Anstieg der Verordnungen dieser Medikamente, die früher zu den am häufigsten verordneten Arzneimitteln gehörten (Müller u. Hartmann 1995). Die Verordnungszahlen sind zwischenzeitlich wieder rückläufig gewesen, es wird geschätzt, dass derzeit etwa 1,1 Mio. Menschen von Benzodiazepinen abhängig sind, insbesondere sind Frauen ab dem 40. Lebensjahr betroffen (Hoffmann et al. 2006).

Die Halbwertszeiten dieser Substanzen variieren ebenfalls stark und können bis zu 50 oder 100 Stunden für Diazepam (Valium) betragen.

▶ **Wirkung.** Benzodiazepine wirken schlafinduzierend und dämpfend. Sie werden medizinisch bei Schlafstörungen und psychischen Erregungszuständen verabreicht. Benzodiazepine werden darüber hinaus als Antiepileptika und bei Narkosen eingesetzt. Benzodiazepine haben auch eine muskelrelaxierende und Angst lösende Wirkung. Bei dieser Substanzgruppe scheint ein gewisser Zusammenhang zwischen anxiolytischer Potenz und Toleranzentwicklung zu bestehen. In hoher Dosierung führt sie zur Amnesie. Bei Überdosierung sind Konzentrationsstörungen, Sprach- und Gedächtnisstörungen, Benommenheit und Apathie, aber auch Enthemmung die Folge. Hinzuweisen ist auf die gegenseitige Verstärkung der Wirkungen, wenn gleichzeitig mit Benzodiazepinen Alkohol konsumiert wird. Die Potenzierung der Wirkungen geht über rein additive Effekte hinaus und kann manchmal zu unvorhersehbaren Unverträglichkeitserscheinungen führen.

▶ **Chronischer Missbrauch.** Chronischer Missbrauch von Hypnotika, Sedativa und Anxiolytika kann sowohl mit gleichbleibenden therapeutischen Dosen wie unter Dosissteigerung erfolgen. Bei Benzodiazepinen wurden in einzelnen Fällen Entzugssyndrome und Abhängigkeit beobachtet, auch wenn es nicht zu einer Dosissteigerung gekommen war (low-dose dependency; Soyka 2003a). Häufig kommt es aber zu einer Toleranzentwicklung und zu einer Dosissteigerung. Bei Benzodiazepinen können Abhängige Dosen, die ein 20- bis 50-Faches des therapeutischen Bereichs ausmachen, vertragen. Diese Substanzen werden häufig auch zur Überbrückung bei anderen Abhängigkeitstypen missbraucht. An psychischen Symptomen werden bei chronischem Missbrauch Benommenheit, Affektlabilität, Reizbarkeit, Konzentrationsstörungen, Kritikschwäche und Distanzlosigkeit beobachtet. Es können auch paradoxe Wirkungen auftreten, sodass die ursprünglich sedativ und hypnotisch wirkenden Substanzen anregend und euphorisierend wirken und zu Schlafstörungen führen.

Verschiedentlich wurde eine vermehrte Aggressionsbereitschaft bei chronischem Benzodiazepinmissbrauch beschrieben (Prentky 1985). Gangunsicherheit und Koordinationsstörungen werden bei chronisch Intoxikierten häufig gesehen. Gelegentlich kommt es, vor allem bei wechselnden Blutkonzentrationen der Substanzen, zu zerebralen Krampfanfällen.

▶ **Entzugserscheinungen.** Auch bei diesem Abhängigkeitstyp ist der Entzug mit ausgeprägten vegetativen Symptomen, wie Schlafstörungen, Tachykardie, Schwitzen, Blutdruckabfall, Erbrechen, Zittern und Muskelzuckungen, verbunden. Ein großes Risiko stellen die Entzugskrämpfe dar. Psychopathologische Kennzeichen des Entzugs sind innere Unruhe, Angst, Getriebenheit und Schreckhaftigkeit; in seltenen Fällen auch delirante Symptomatik (siehe Kap. 12.3.1.4). Bei Abhängigkeit von Benzodiazepinen ist das abrupte Absetzen des Suchtmittels kontraindiziert und ein langsames Ausschleichen ratsam.

12.4.2.5 Kokain

▶ **Substanz.** Kokain wird aus den Blättern des Coca-Strauchs (Erythroxolon coca und E. novogranatense), einer vorwiegend in Mittel- und Südamerika wachsenden, ein bis drei Meter hohen Buschpflanze gewonnen. Von den Eingeborenen der Anden werden die Coca-Blätter über den ganzen Tag hinweg gekaut. Dadurch wird sowohl ihr Hungergefühl unterdrückt als auch ihre Leistungsfähigkeit erhöht. Bei den Inkas war Coca eine Kultdroge, die erst nach der Invasion der Spanier dem profanen Gebrauch zugänglich wurde. Kokain wurde erstmals 1855 von Garnecke aus den Cocablättern isoliert, 1859 gelang Niemann die Reindarstellung. Von ihm stammt der Name Kokain. Die Reinsubstanz ist weiß und geruchlos. Die pharmakologische Wirkung erfolgt über eine Erregung adrenerger Neurone. Von 1885–1914 wurde es wegen seiner anregenden Wirkung Getränken beigemischt (Coca-Cola; Julien 1997).

Seit Anfang des letzten Jahrhunderts wird Kokain missbräuchlich verwendet. In Deutschland gab es in den 1920er Jahren eine erste Kokainwelle. Seit 1982 ist in der Bundesrepublik Deutschland eine ständige Zunahme des Kokainkonsums zu registrieren. Die Bereitschaft, Kokain auszuprobieren, hat bei den Jugendlichen seither deutlich zugenommen (Reuband 1992). Die Jahresprävalenz unter den 21- bis 24-Jährigen betrug 2001 in Deutschland 2,7 % (Tossmann 2002). Seit 2005 ist der deutschen polizeilichen Kriminalstatistik kein weiterer Anstieg der kokainbedingten Delinquenz zu entnehmen. In Europa soll jedoch bis 2007 noch eine erhebliche Zunahme des Verbrauchs registriert worden sein (Europäische Beobachtungsstelle für Drogen und Drogensucht 2007). Die Dunkelziffer für diese Substanz ist besonders hoch, weil sie nicht nur in der sozialen Unterschicht, sondern auch von Personen konsumiert wird, die weniger Aufmerksamkeit bei der Polizei finden.

Medizinisch wird Kokain als Lokalanästhetikum verwendet. Über seine Anwendung bei Augenoperationen wurde 1884 erstmals berichtet. Diese oberflächenanästhetische Wirkung am Auge, im Hals-Nasen-Ohren-Bereich und am Zahnfleisch ist heute die einzige medizinische Indikation für Kokain. Die lokal betäubende Wirkung wird auch von Kokainkonsumenten zur Testung des erworbenen Stoffes benutzt. Missbräuchlich wird Kokain vorwiegend geschnupft, wobei gelegentlich Strohhalme, gerollte Geldscheine und andere Hilfsmittel benutzt werden, um das Taubheitsgefühl an der Nasenschleimhaut zu vermeiden. Beim Schnupfen wird als Erstes ein pelziges Gefühl in der Nase bemerkt; beim Kontakt mit der Mundschleimhaut ist neben diesem Taubheitsgefühl auch der bittere Geschmack des Kokains zu erkennen. Kokainbase wird auch geraucht. Injektionen führen bei Kokain zu einer ungleich schnelleren Toleranzentwicklung als die anderen Applikationsformen. Durch Extraktion in Ether (free base) oder durch Kochen in Backpulverlösung (crack) kann Kokain weiter konzentriert werden; der Konsum dieser Substanzen führt nicht nur zu einer Steigerung der Wirkung, sondern auch zu häufigerer Einnahme i. S. eines Cocain-binge. Psychopathologisch zeichnen sich die Konsumenten durch vermehrte Reizbarkeit und erhöhte Aggressionsneigung aus. Kokain wird im Körper zu verschiedenen Substanzen verstoffwechselt, die zum Teil wesentlich länger nachweisbar sind als Kokain selbst. Während Kokain nach 1–2 Stunden im Blut und nach einigen weiteren Stunden im Urin nicht mehr nachweisbar ist, kann das Abbauprodukt *Benzoylecgonin* im Blut 2–3 Tage und bei chronischem Missbrauch bis zu 3 Wochen im Urin nachgewiesen werden.

▶ **Wirkung.** Neben der bereits erwähnten lokalanästhetischen Wirkung erhöht Kokain die Vigilanz. Es kommt zu einer Antriebssteigerung, zu Ausgelassenheit, Heiterkeit, Kontaktfreudigkeit und zum Abbau eines kritischen Misstrauens. Hemmungen – auch im sexuellen Bereich – werden leichter beiseitegeschoben, anfangs werden auch Libidosteigerungen beobachtet. Leistungsvermögen und Ausdauer werden verbessert, allerdings wird die tatsächliche eigene Leistungsfähigkeit unter Kokaineinfluss meist überschätzt. Omnipotenzgefühle können die Folge sein und zu vermehrter Risikobereitschaft beitragen. An körperlichen Veränderungen finden sich eine Weitstellung der Pupillen, eine Verengung der peripheren Blutgefäße und eine Beschleunigung der Herzfrequenz. Bei Überdosierung kommen Angst- und Erregungszustände vor.

▶ **Chronischer Missbrauch.** Bei den Konsumenten von Kokain kann es zu einer sehr raschen Dosissteigerung kommen, besonders wenn die Substanz intravenös injiziert wird. Typisch ist ein episodisches Missbrauchsmuster, bei dem Phasen, in welchen in kurzen Abständen viel konsumiert wird, sobald die Wirkung nachlässt (Cocain-binge), mit längeren Phasen von Abstinenz abwechseln. Nach längerem Gebrauch treten Müdigkeit, Apathie, Passivität, Impotenz, Depressionen bis hin zur Suizidalität auf. Häufig werden auch ängstlich gefärbte paranoide Syndrome, illusionäre Verkennungen, Depersonalisationserlebnisse und taktile Halluzinationen, z.B. die Überzeugung, Tiere auf der Haut zu spüren, beobachtet. Kratzspuren und dadurch bedingte Hautentzündungen sind von außen erkennbare Symptome dieser Leibhalluzinationen. Die Abhängigen erscheinen abgemagert, erschöpft und unfähig zu körperlichen Anstrengungen. Die chronische Schleimhautreizung führt zu Nekrosen in der Nase, die so weit gehen können, dass die Nasenscheidewand oder das Gaumensegel zerfressen werden.

▶ **Entzugserscheinungen.** Bei reiner Kokainabhängigkeit treten körperliche Entzugserscheinungen kaum auf. Es kommt aber zu Schlaflosigkeit, gelegentlich auch zu einem vermehrten Schlafbedürfnis, zu psychomotorischer Unruhe und zu Erschöpfungszuständen, Übelkeit, Schwitzen, Depressionen und Angstzuständen. Die Behandlung erfolgt dann mit Benzodiazepinen.

▶ **Besondere Risiken.** Überdosierungen können zu sehr bedrohlichen Zuständen führen, außerdem sind Überempfindlichkeitsreaktionen bei normaler Dosierung bekannt. Die Symptome sind die Folgen einer Erhöhung des Sympathikotonus: Tachykardie, Pupillenerweiterung, Gesichtsrötung, Schwitzen, Angstzustände. Bewusstlosigkeit, aber auch Krampfanfälle sind möglich. Bei chronischem Missbrauch kann es zu einem toxisch bedingten Kokaindelir kommen, das sich symptomatisch nicht vom Alkoholentzugsdelir unterscheidet. 1887 wurden erstmals kokaininduzierte Psychosen (Joel u. Fränkel 1924) beschrieben. Es handelt sich um paranoide Syndrome, die gelegentlich mit Zwangssymptomatik und taktilen Mikrohalluzinationen vorkommen.

12.4.2.6 Amphetamine und andere Psychostimulanzien

▶ **Substanzen.** Zu diesem Abhängigkeitstyp führt eine Reihe von Substanzen, die sich vom Adrenalin und vom Ephedrin ableiten. Sie wirken auf adrenerge Neuronen, führen zu zentraler Erregung und steigern peripher den Sympathikotonus. Die meisten wurden von der pharmazeutischen Industrie als Präparate zur Leistungssteigerung entwickelt. Einige werden als Appetitzügler eingesetzt. Alle Präparate unterdrücken den Schlaf und heben die Vigilanz. Sie werden deshalb auch unter dem Sammelnamen Weckamine zusammengefasst. Wegen der aufputschenden Wirkung werden sie im Szenenjargon als „speed" oder „upper" bezeichnet. Ihr Hauptvertreter ist das Amphetamin. Es reichert sich rasch im Gehirn an. Die biologische Halbwertszeit beträgt ca. 6 Stunden. Der Nachweis der Substanzen ist oft drei Tage nach dem Konsum noch möglich. Amphetamin ist in Deutschland nicht mehr im Handel. Es untersteht ebenso wie eine Reihe von Handelspräparaten, die sich vom Amphetamin ableiten (z. B. Methamphetamin, Methylphenidat), dem BtMG. Einige Abkömmlinge werden als Weckmittel vertrieben oder als Appetitzügler eingesetzt. Eine wichtige Indikation der Amphetaminabkömmlinge ist die Behandlung von Aufmerksamkeits- und Hyperaktivitätsstörungen. Weckamine werden in aller Regel oral eingenommen; sie können aber auch injiziert oder als free base geraucht werden. Der Konsum von Amphetamin und dessen Abkömmlingen, insbesondere der halluzinogen wirkenden Substanzen, ist in den letzten Jahren langsam angestiegen (PKS 2010).

▶ **Wirkung.** Neben der appetithemmenden, Vigilanz und Antrieb steigernden Wirkung führen die Weckamine zu euphorischen Verstimmungen und zu einem subjektiven Erleben der Zeitverkürzung. Einige Menschen nehmen Amphetamine, um den Geschlechtsakt zu verlängern und den Orgasmus hinauszuzögern. Auch die kurzfristige Einnahme kann riskant sein, wenn sie zur Selbstüberschätzung führt und die Grenzen des eigenen Leistungsvermögens nicht erkannt werden. Bei Überdosierungen kann es zu Erregungszuständen kommen. Missbräuchlich werden die Substanzen auch genommen, um den dämpfenden Effekten von Opiaten oder Sedativa entgegenzusteuern (wechselweise Einnahme von „downers" und „uppers"). Nahezu alle Weckamine sind als Dopingmittel im Sport verwendet worden. Ihre Anwendung bei Wettkämpfen ist jedoch seit langem untersagt. Körperliche Symptome nach der Einnahme von Weckaminen sind Blutdruckanstieg und Bronchodilatation. Weckamine können zu einer Erniedrigung der Krampfschwelle führen und zerebrale Anfälle auslösen.

▶ **Chronischer Missbrauch.** Nach längerer Anwendung der Weckmittel treten Schlaflosigkeit, Nervosität, innere Unruhe, Ängstlichkeit und Ratlosigkeit auf. Schwere Depressionen sind nach längerer Einnahme von Appetitzüglern beobachtet worden. Auch können relativ schillernde und schwer einzuordnende paranoide Syndrome nach der Einnahme auftreten. Die Symptome werden nur zum Teil durch die erneute Zufuhr der Weckmittel unterdrückt. Unter Amphetaminen kann es zu Steigerungen des Aggressionspotenzials kommen (Ellinwood 1971); paranoide Syndrome, aber auch optische und akustische Halluzinationen wurden beschrieben (Kryspin-Exner 1983). In Japan und im asiatisch-pazifischen Raum sind der Amphetaminkonsum und die Amphetaminpsychose die häufigsten forensisch relevanten Störungen bei Aggressionsdelikten (Farell et al. 2002; Iwanami et al. 1994).

▶ **Entzug.** Charakteristische Entzugserscheinungen sind bei Amphetaminen selten. Körperliche Symptome sind nicht bekannt. Häufig sind die Konsumenten nach dem Absetzen der Substanzen antriebsarm, apathisch, schläfrig, manchmal depressiv aber auch innerlich unruhig und nervös. Das Verlangen nach erneuter Substanzzufuhr entsteht aus dem Bedürfnis, diesen Zustand zu überwinden.

▶ **Risiken.** Ein besonderes Risiko sind die durch chronischen Amphetaminkonsum ausgelösten Psychosen, die sich durch relativ bunte Symptombilder auszeichnen, aber auch durch Verläufe, die jenen der Schizophrenie gleichen. Psychosen, die durch Amphetamin oder Halluzinogene ausgelöst werden, galten früher als Modellpsychosen für die Schizophrenie (Leuner 1981).

12.4.2.7 Halluzinogene

▶ **Substanzen.** Unter Halluzinogenen wird eine Reihe unterschiedlicher Substanzen, die zum Teil natürlich vorkommen, wie *Meskalin*, oder synthetisch hergestellt werden (sog. *Designerdrogen*), verstanden. Sie ähneln entweder dem körpereigenen Serotonin, z.B. LSD oder Bufotenin, oder den Katecholaminen, z.B. Meskalin und DOM. Am bekanntesten ist *Lysergsäurediethylamid (LSD)*. Die Substanz wurde 1943 von Hoffmann bei seinen Untersuchungen über die Mutterkornalkaloide synthetisiert. Sie wird oral in minimalen Mengen eingenommen (50–200 μg).

- *Meskalin* ist das Halluzinationen auslösende Alkaloid des Peyote-Kaktus. Es wurde von Azteken zu Kultzwecken eingenommen. Der Meskalinrausch dauert 2–4 Stunden.
- *Psilocybin* ist ein Alkaloid aus dem südamerikanischen Pilz Teonanacatl (der ursprüngliche „magic mushroom"), der seit ca. 3000 Jahren bei den Indios in Südmexiko bekannt ist. Die Wirkungsdauer dieses Halluzinogens beträgt ungefähr 6 Stunden.
- *Bufotenin* ist in verschiedenen Pilzen, in Mimosen und im Fliegenpilz enthalten. Es führt zu kurzfristigen Sinnestäuschungen.
- *Muskarin* ist das Gift des Fliegenpilzes. In geringen Dosen bewirkt es optische Wahrnehmungsveränderungen, die etwa eine Stunde andauern.
- *Atropin* ist in der Tollkirsche, in Nachtschattengewächsen, im Stechapfel und Bilsenkraut enthalten. Es kann neben einer Reihe von vegetativen Symptomen auch zu deliranten Zustandsbildern führen.

Meskalin, Psilocybin, Bufotenin, Muskarin und Atropin spielen in der heutigen Drogenszene in Deutschland kaum eine Rolle. Manche Abhängige experimentieren jedoch mit ihnen oder kombinieren sie mit anderen Drogen.

Größere Bedeutung haben die sogenannten *Designerdrogen*, die durch synthetische Veränderung am Molekül bekannter Suchtmittel konstruiert werden. Zu ihnen gehören

- Dimethyltryptamin (DMT; Wirkungsdauer 30–40 min)
- Diethyltryptamin (DET; Wirkungsdauer ca. 40 min)
- Dimethoxymethylamphetamin (DOM, identisch mit STP = serenity, tranquility, peace; Wirkungsdauer ca. 72 h)
- Methylendioxyamphetamin (MDA)
- Methylendioxyethylamphetamin (MDE, „Eve") und
- Methylendioxymethamphetamin (MDMA, „Ecstasy")

MDA, MDE und MDMA werden in der Medizin auch als Entaktogene (das innere berührend) bezeichnet. Sie sollen die Kontaktfähigkeit verbessern, innerpsychische Hemmungen abbauen und das Gemeinschaftsbedürfnis verstärken (Gouzoulis-Mayfrank et al. 1998a). Sie wirken euphorisierend, stimmungsausgleichend und haben praktisch keine halluzinogenen Eigenschaften, aber auch nicht eine so antriebssteigernde Wirkung wie Amphetamin. Jedoch werden auch bei diesen Substanzen Dosissteigerungen beobachtet. Es gibt 28 Abkömmlinge des Amphetamins und Tryptamins, die stärker halluzinogen wirken als Meskalin (Kovar 1998). Sie gehören zu den Partydrogen, deren Konsum am stärksten gestiegen ist und deutlichen Modeströmungen unterliegt (Freudenmann 2005). Die Zahl der Erstkonsumenten von Ecstasy wuchs von 1995–1996 um 52% (Gouzoulis-Mayfrank et al. 1998b). Es wird aber eher sporadisch konsumiert. Etwa 4% der Jugendlichen in Deutschland zwischen 12 und 25 Jahren sollen Erfahrungen mit Ecstasy gesammelt haben.

Phenylcyclidin (PCP, Angels' dust) ist ein Sedativum, welches zu deliranter Symptomatik führen kann. Es hat in Deutschland praktisch keine Bedeutung.

▶ **Wirkung.** LSD führt zu einer Intensivierung und Veränderung vor allem optischer Wahrnehmungen, zu Derealisations- und Depersonalisationserlebnissen, zu Veränderungen des Zeiterlebens, Euphorie und Ekstase. Die Symptomatik hängt von der Dosis (Rommelspacher 1999) und vom Zeitablauf des Rausches ab. Charakteristischerweise werden vier Stadien des Rausches erlebt (Wanke u. Täschner 1985):

1. Initialphase mit Angst, Tachykardie, Schwindel und Erhöhung der Atemfrequenz
2. Rauschphase mit Pseudohalluzinationen, Orientierungs- und Konzentrationsstörungen

3. Erholungsphase mit einem Wechsel zwischen realer Wahrnehmung und Trugwahrnehmung
4. Phase der Nachwirkungen mit Erschöpfung, Depressionen und Angstgefühlen

Der Rauschzustand nach Halluzinogenen kann auch als sehr unangenehm erlebt werden. Es kann zu einem vollständigen Verlust der Realitätskontrolle, zu qualvollen Wahrnehmungsstörungen und paranoiden, angstbesetzten Ideen kommen. Die Unterscheidung zwischen Körperwahrnehmung und Wahrnehmung der Außenwelt ist nicht mehr möglich, es besteht ungeschützte Reizoffenheit. Dieser Zustand wird als „horror-trip" oder „bad trip" bezeichnet. Die Wirkung von LSD ist stark von der Einstellung des Konsumenten und von Umgebungseinflüssen abhängig. Unter MDMA wurden vereinzelt Todesfälle als Folge von Herzrhythmusstörungen oder Leberversagen beschrieben (Rommelspacher 1999). Auch andere Organschäden werden eher kasuistisch berichtet (Daumann u. Gouzoulis-Mayfrank 2002; Gouzoulis-Mayfrank et al. 2002), wobei der Wirkung der Substanz auf serotonerge Neurone neurotoxische und psychopathologische Veränderungen zugeschrieben werden (Burgess et al. 2000).

Die Effekte der anderen Halluzinogene sind zwar nicht identisch mit denen des LSD – z.B. sind von den Wahrnehmungsveränderungen unter Meskalin alle Sinnesqualitäten betroffen –, prinzipielle Unterschiede bestehen jedoch nicht.

Die Entaktogene bewirken Antriebssteigerungen und euphorische Verstimmungen, gelegentlich auch Wahrnehmungsverzerrungen und Halluzinationen. Erweiterte Pupillen und verzögerte Lichtreaktion der Pupillen sind aber oft das einzige von außen erkennbare Symptom nach Einnahme dieser Partydrogen (Hecker et al. 2003).

▶ **Chronischer Missbrauch.** Nach längerem Missbrauch von LSD treten den akuten Rausch überdauernde Sinnestäuschungen und Missempfindungen auf, es kommt zu paranoidem Erleben und einer Verworrenheit des Denkens. Die Leistungsfähigkeit lässt nach, der Antrieb ist reduziert. Häufig ist eine Zunahme von Aggressivität zu beobachten. Langjähriger Missbrauch ausschließlich von Halluzinogenen ist relativ selten, weil oft negative Erfahrungen durch „bad trips" die Konsumenten vom weiteren Gebrauch der Substanzen abhalten. Entaktogene werden häufiger missbraucht, es gibt aber nur vereinzelte Berichte über Abhängigkeitsentwicklungen (Jaffe et al. 2004).

▶ **Entzug.** Körperliche Entzugserscheinungen bei Halluzinogeneinnahme sind nicht bekannt. Meist sind die Konsumenten nach dem Absetzen unruhig, getrieben, ängstlich und nervös.

▶ **Risiken.** Unter dem Einfluss von Halluzinogenen können sich psychotische Syndrome entwickeln, die auch nach der Elimination der Substanz anhalten. Es kommt zu Halluzinosen, ängstlich gefärbten paranoiden Syndromen mit Situationsverkennungen und zu deliranten Syndromen. LSD-Psychosen können als akute organische Psychosen imponieren, aber auch die Symptomatik schizophrener Psychosen annehmen. Solche psychotischen Veränderungen wiederholen sich in etwa der Hälfte der Fälle auch nach dem vollständigen Absetzen der Halluzinogene innerhalb eines Jahres. Sie werden dann als „Flashback-Psychosen" bezeichnet.

Designerdrogen werden häufig mit anderen Substanzen kombiniert, was das psychopathologische Bild komplizierter macht und die Risiken erhöht (Bilke 1998; Thelen et al. 1998).

12.4.2.8 Gammahydroxybuttersäure (GHB)

GHB ist ein körpereigenes Abbauprodukt der Gamma-Amino-Buttersäure (GABA), wird aber als Pharmakon zur Behandlung von Narkolepsie und Alkoholentzug oder als Narkotikum synthetisch hergestellt. Ende des letzten Jahrhunderts tauchte es zunächst als Dopingmittel und später unter dem Namen „Liquid Ecstasy" als Partydroge auf. Die Substanz unterliegt dem BtMG als zugelassen, aber verschreibungspflichtig. GHB verstärkt die Wirkung anderer Rauschdrogen, die Wirkung ist zudem stark von der Dosierung abhängig. In kleinen Mengen wirkt es euphorisierend und entspannend, in mittleren Dosen einschläfernd und in höheren Dosen ab etwa 50 mg/kg Körpergewicht narkotisierend bis hin zum Koma. Schon mittlere Dosen führen häufig zum Schlaf und zu Gedächtnisbeeinträchtigungen. Aufgrund des salzigen Geschmacks ist GHB als „K.O.-Tropfen" weniger geeignet als die geschmacklosen Benzodiazepine. Wegen der kurzen Halbwertszeit von 30–45 min ist ein Nachweis der Substanz allerdings häufig nicht möglich.

12.4.2.9 Inhalanzien

▶ **Substanzen.** Zu den Substanzen, die durch Einatmen zu Rauschzuständen führen und daher missbräuchlich verwendet werden, gehören neben Benzin, Benzol, Trichlorethylen auch die Narkosegase Ether und Chloroform. Letztere werden nach DSM-IV-TR der Abhängigkeit von anderen (oder unbekannten) Substanzen – Nr. 304.90 – zugeordnet. Häufig werden Farbverdünner, die Toluol, Benzin und andere organische Lösungsmittel, z.B. Pattex-Verdünner, enthalten, inhaliert. Tetrachlorkohlenstoff, Ethylacetat, Methylethylketon sind weitere als Schnüffelstoffe verwendete Chemikalien. Die Zufuhr erfolgt durch Einatmen der Dämpfe. Dabei wird eine Plastiktüte, in der sich ein mit Schnüffelstoff getränkter Lappen befindet, vor Mund und Nase gehalten, manchmal wird auch nur durch einen getränkten Lappen hindurch geatmet. Die Inhalanzien treten in der Lunge schnell in das Blut über. Der Missbrauch von Inhalanzien ist meist auf bestimmte subkulturelle Kreise, z.B. Schülerheime, beschränkt. Durch die leichte Zugänglichkeit stehen sie aber auch relativ jungen Menschen zur Verfügung und dienen deshalb manchem als Einstiegsdroge.

▶ **Wirkung.** Die Wirkung der Lösungsmittel ist von ihrer chemischen Struktur, von der Menge und von der Dauer und Häufigkeit der Einnahme abhängig. Während am Anfang Übelkeit und Brechreiz vorherrschen können, kommt es nach kurzer Dauer zu tranceartigen Rauschzuständen, die mit euphorischer, aber auch aggressiver Verstimmung einhergehen können. Gelegentlich treten illusionäre Verkennungen, sexuelle Fantasien oder impulsartige Aggressionsäußerungen auf. Später folgen Apathie und stuporöse Zustandsbilder. Als neurologische Symptome bei Intoxikationen mit Inhalanzien treten Doppelbilder, Gangataxie, Hyporeflexie und Tremor auf. Nicht allzu selten kommen auch Todesfälle vor (Siegel u. Watson 1990). Die Konsumenten klagen häufig über Kopfschmerzen.

▶ **Chronischer Missbrauch.** Nach wiederholtem Konsum von Inhalanzien kann es zu schwerwiegenden und manchmal irreversiblen neurologischen Störungen (Polyneuropathie, zerebrale Krampfanfälle), zu Organschäden (Nephrosen, Hepatopathien, Kardiomyopathien, Anämien) und zu organisch bedingten Psychosyndromen, die als demenzielle Prozesse oder als organische Psychosen imponieren, kommen. Pseudoneurasthenische Versagenszustände mit Antriebsarmut, Ängstlichkeit und Insuffizienzgefühlen können ebenfalls als Folge chronischer Lösungsmittelintoxikationen auftreten. Die Art der Schädigung ist je nach verwendetem Schnüffelstoff unterschiedlich. Bei Zusammenhangsfragen zwischen Schaden und Noxe ist eine differenzierte toxikologische Betrachtung erforderlich (Ellenhorn u. Barcelaux 1988; Moeschlin 1980).

▶ **Entzug.** Bei Inhalanzien kommt es zu einer psychischen Abhängigkeit. Körperliche Entzugssymptome sind nicht bekannt.

▶ **Risiken.** Siehe unter chronischer Missbrauch.

12.4.2.10 Polytoxikomanie

Werden mehrere Abhängigkeit erzeugende Substanzen nebeneinander eingenommen und ist der Betreffende von mehr als einer Substanz abhängig, ohne dass eine davon eindeutig überwiegt, wird dies als Polytoxikomanie bezeichnet. Der Begriff steht nicht für das gelegentliche Einnehmen einer Ersatzdroge, z.B. Benzodiazepine bei Morphinabhängigkeit. Werden mehrere Substanzen nebeneinander eingenommen, spricht man von *polyvalentem Substanzmissbrauch*. Ein Missbrauch harter Drogen geht relativ häufig mit Polytoxikomanie einher. Die gemeinsame Einnahme von Heroin und Kokain – als Cocktail injiziert oder gemeinsam geschnupft – wurde in den letzten zwanzig Jahren zunehmend beobachtet. Gemeinsamer Amphetamin- und Sedativamissbrauch und Kombinationen mit übermäßigem Alkoholkonsum sind weitere, relativ häufige Formen der Polytoxikomanie.

12.4.3 Behandlung

Eine Standardtherapie bei Suchtmittelabhängigen gibt es heute nicht mehr, selbst die Therapieziele sind nicht mehr einheitlich. Während früher Abstinenz als Voraussetzung für den Beginn einer Entwöhnungsbehandlung angesehen wurde, werden derzeit in manchen Ländern bereits *Heroin-Substitutionsprogramme* als langfristige Lösung des bisher nicht beherrschbaren Drogenproblems angesehen (Dittmann et al. 1995). Die Heroinvergabe soll zu einer signifikanten Abnahme der Delinquenz der Substituierten beigetragen haben (Killias u.

Rabasa 1998). Dabei darf aber nicht vergessen werden, dass Klienten in entsprechenden Modellprojekten eine intensive psycho- und sozialtherapeutische Begleitung erfahren. Möglicherweise ist diese Begleitung das eigentlich Wirksame an der Kriminalprävention bei Heroinabhängigen. Unter dem Eindruck der HIV-Infektionen bei Fixern haben Ärzte und Politiker auch in Deutschland zunehmend Substitutionsprogramme mit Methadon initiiert. Der Missbrauch der Substitutionsbehandlung durch Abhängige und die Leichtfertigkeit mancher Ärzte wurden wiederholt angeprangert (Penning 1994). Nach der Rechtsprechung reicht eine Substanzabhängigkeit allein nicht aus, um eine Methadonsubstitution zu begründen, vielmehr bedarf es des Nachweises einer Opiatabhängigkeit (BGH NStZ 1998, S. 414). Noch 2008 bestätigte der BGH seinen restriktiven Kurs bezüglich der Rechtmäßigkeit einer Substitutionsbehandlung: „Ein Arzt kann sich nicht dadurch von der Erlaubnispflicht des § 3 BtMG befreien, dass er unter dem Deckmantel einer ärztlichen Behandlung mit Betäubungsmitteln verkehrt, ohne dass die Voraussetzungen einer [...] nach den Regeln der ärztlichen Kunst durchgeführten Substitutionsbehandlung vorliegen." (Dtsch Arztebl 2009; S. 106 f.), Demnach soll die Behandlung zur Abstinenz führen und eine Mitgabe des Substitutionsmittels nicht erlaubt sein. Substitution bei Opiatabhängigen erfolgt mit Methadon oder mit Buprenorphin und in Ausnahmefällen auch mit Heroin. Die Behandlungsmöglichkeiten von Drogenabhängigen umfassen heute ein weites Spektrum, welches von der immer noch zu bevorzugenden klassischen Entwöhnungsbehandlung nach Entgiftung über ambulante Motivationsgruppen und Versorgungseinrichtungen bis zur Methadonsubstitution reicht. Die einzelnen Überlegungen zur Indikationsstellung für ein spezielles Behandlungsprogramm und die Erfolgsaussichten der jeweiligen Behandlungsform können nicht dargestellt, allenfalls können einige Grundzüge der Therapie aufgezeigt werden. Die Behandlungsmodalitäten umfassen ein weites Spektrum von ambulanten Maßnahmen, die bei substituierten Opiatabhängigen eine Erhaltungstherapie zur Schadensminimierung und bei Missbrauch von Partydrogen der sozialen und medizinischen Unterstützung zur Abstinenz dienen (Bonnet 2006), bis zu rigiden stationären Therapiekonzepten, in denen Rückfälle sanktioniert werden und Anlass zum Therapieabbruch sind. Wie bei der Psychotherapie anderer Störungen (siehe Kap. 12.7.2) wird heute aber auch bei der Drogenentwöhnungstherapie der Erreichbarkeit des Patienten, seiner Motivation und seiner Fähigkeit Therapieschritte mitzumachen, wesentlich mehr Bedeutung beigemessen als einem schulenspezifischen Konzept. Daraus ergibt sich bei der Drogentherapie ein phasenspezifisches Vorgehen, das sich an der Veränderungsbereitschaft des Patienten orientiert. Die phasenspezifischen Behandlungsangebote sind:

- Schadensbegrenzung und -reduzierung
- Motivationsbehandlung
- Entwöhnungsphase
- soziale Rehabilitation
- Rückfallprophylaxe und -behandlung

Während früher angestrebt wurde, dass diese Phasen hintereinander im Sinne einer therapeutischen Kette durchlaufen werden, wird heute ein Versorgungsnetzwerk propagiert, in welches Allgemein- und Krankenhausärzte, zu denen die Abhängigen wegen körperlicher Begleitkrankheiten kommen, ebenso integriert sind wie Substitutionsambulanzen, stationäre Entgiftungseinrichtungen und Langzeittherapien mit Abstinenzprogrammen. Gleichermaßen wichtig sind auch die Nachsorgeeinrichtungen, die eine soziale Reintegration der Abhängigen ermöglichen. Die klinischen Einrichtungen, die forensische Patienten nach § 64 StGB oder nach § 35 BtMG behandeln, müssen in dieses Versorgungsnetz einbezogen werden und umgekehrt auf die Ressourcen dieses Versorgungsnetzes zurückgreifen können. Die Phasen der Behandlung werden nach dem Konzept des Versorgungsnetzwerkes je nach Bedarf und Möglichkeit durchlaufen. So dient z. B. das Methadonprogramm gleichzeitig der Schadensreduzierung und der sozialen Rehabilitation und Reintegration. Nach heutigem Kenntnisstand ist bei den Therapien auch Freiwilligkeit *keine* zwingende Voraussetzung für den Therapieerfolg, da Einweisungen unter Zwang zu ähnlichen Resultaten führen wie der freiwillige Beginn einer Therapie. Allerdings sind auch hier im Laufe der Therapie eine Motivierungsphase und schließlich eine Eigenmotivation erforderlich.

Gerade im forensischen Bereich ist die *Komorbidität* von Abhängigkeit und Psychosen und/oder Persönlichkeitsstörungen ein besonderes Problem, da bei Komorbidität Rückfälle nicht nur in den Substanzmissbrauch, sondern auch in Delinquenz wesentlich häufiger vorkommen als bei nur einer Störung (siehe Kap. 12.5.3).

12.4.4 Delinquenz

Die forensisch-psychiatrische Beurteilung von Abhängigen und Intoxikierten hat vor allem im strafrechtlichen Bereich seit Jahren eine große Bedeutung. Von 1965–1979 hat die Zahl der Verstöße gegen das Betäubungsmittelgesetz kontinuierlich zugenommen. Zwischen 1980 und 1986 blieb sie in den alten Bundesländern auf hohem Niveau bei ca. 60 000 Delikten pro Jahr konstant und stieg dann bis 1992 auf 123 000 (alle Bundesländer). Seither ist sie kontinuierlich weiter gewachsen. 1998 wurden über 216 000 und 2004 über 283 000 Fälle registriert, seitdem ist die Zahl wieder gesunken und betrug 2010 231 007 Fälle (PKS 2010). Die diskrete Abnahme gilt nahezu für alle Drogen (Ausnahme Amphetamin und seine Derivate), wenngleich es von Jahr zu Jahr kleinere Verschiebungen gibt, die eher durch besondere Polizeiaktionen als durch ein geändertes Konsumverhalten oder eine Änderung des Handeltreibens bedingt sind.

Nach dem Betäubungsmittelgesetz sind der Erwerb, der Besitz und die Weiterveräußerung von den dort aufgeführten Rauschmitteln strafbar. Die Kriminologie unterscheidet zwischen *direkter* und *indirekter Beschaffungskriminalität*. Unter direkter Beschaffungskriminalität werden Straftaten, die dem unmittelbaren Erwerb der illegalen Drogen dienen, verstanden. Hierfür ist die Hemmschwelle bei den Drogensüchtigen in der Regel niedrig. Die Delikte zeichnen sich durch einen relativ unstrukturierten Tatablauf und einen meist unmittelbar dem Erwerb folgenden Drogenkonsum aus (Kreuzer et al. 1981). Unter indirekter Beschaffungskriminalität versteht man Delikte, die dem Gelderwerb zur Finanzierung des Drogenkonsums dienen. Hier ist zumeist ein differenziertes Tatverhalten erforderlich. Beeinträchtigungen der Steuerungsfähigkeit sind somit häufig aus dem Tatverhalten allein nicht abzuleiten.

Substanzeinfluss spielt aber nicht nur bei der Beschaffungskriminalität eine Rolle, sondern auch bei anderen Delikten; vor allem bei Eigentums- und Aggressionsdelikten werden Intoxikationen und Abhängigkeitssyndrome geltend gemacht. Auch wenn quantitativ von sehr viel geringerer Bedeutung als Alkohol, tragen einige Substanzen, wie Sedativa, Amphetamine und Kokain, zu einer vermehrten Aggressionsbereitschaft und zur Enthemmung bei und verhindern zum Teil auch, dass Normen, die üblicherweise aus Angst vor Konsequenzen befolgt werden, eingehalten werden. Dabei hängt das Ausmaß der Aggressionsbereitschaft nicht nur von der Art der Droge, sondern auch von deren Dosis, von der Persönlichkeit des Konsumenten und von der jeweiligen Situation, z. B. vom Verhalten des Gegners, vom sozialen Druck der Peer Group, vom sozialen Konflikt und vom Eingreifen Dritter, ab. Die Drogen selber wirken meist auf mehreren Ebenen. Sie führen zu:

- Beeinträchtigung von Selbstbeherrschung und Bewusstwerden unterdrückten Ärgers
- Beeinträchtigung der Urteilsfähigkeit (Missverständnisse, Selbstüberschätzung)
- Beeinträchtigung der Impulskontrolle
- Unruhe, Reizbarkeit, Affektlabilität
- „Durchbrennen der Sicherung"
- Induktion von Misstrauen („Paranoia")
- paradoxen Reaktionen (z. B. „pathologischer Rausch")

In den seltensten Fällen ist es jedoch die Substanz allein, die zu Gewalttätigkeiten führt, vielmehr ist die Aggressionsbereitschaft auch bei Intoxikierten von Geschlecht, Alter, Drogenerfahrung, aggressiver Prädisposition und evtl. Begleiterkrankungen oder einer Depravation abhängig.

12.4.5 Begutachtung

Für die Begutachtung von Drogenabhängigen kommt es weniger auf das Ausmaß und die Dauer des Substanzmissbrauchs an als vielmehr auf die psychopathologischen Folgen der Intoxikation und die Persönlichkeitsveränderungen, die im Einzelfall nachgewiesen werden müssen. Ein solcher Nachweis ist nach heutigem Kenntnisstand umso wichtiger, weil mittlerweile bekannt ist, dass keine der in der Drogenszene verwendeten Substanzen automatisch zu einer Abhängigkeitsentwicklung führt und dass es selbst bei Heroin eine Reihe von Konsumenten gibt, die nur gelegentlich schnupfen oder spritzen und darüber hinaus nicht wesentlich psychopathologisch auffällig werden oder aus ihrer sozialen Integration herausfallen (Egg 1988). Kommt es allerdings zu einer Abhängigkeitsentwicklung, so kann aus psychiatrischer Sicht auf eine gewisse *Eigengesetzlichkeit der Symptomatik* hingewiesen werden. Dabei sind ein Fortschreiten der körperlichen, psychischen und sozialen Einbußen und eine zunehmende Einengung des Denkens und Handelns erkennbar. Anderweitige Interessen, die früher noch das Leben bestimmt haben, werden sukzessive aufgegeben, das Denken begrenzt sich zunehmend auf die Suchtmittel und die Beschaffungsproblematik. Der Bekanntenkreis wird dementsprechend gewählt; die Persönlichkeitsentwicklung stagniert in einer Wiederholung immer gleicher, begrenzter Verhaltens- oder Lebensweisen. Ein verbindliches Wertgefühl geht allmählich verloren, es kommt zum Verfall der historischen Individualität und schließlich zur *Depravation* (siehe Kap. 12.2.1). Neben den eigengesetzlichen Persönlichkeitsveränderungen durch Drogenabhängigkeit können durch den chronischen Missbrauch und die Abhängigkeit von Rauschmitteln auch vorbestehende psychische Schwächen verstärkt werden. Die Primärpersönlichkeit des Begutachteten und ihre Veränderungen sind für die forensisch-psychiatrische Beurteilung Substanzabhängiger genau zu erfassen, um die Auswirkungen des Missbrauchs abschätzen zu können. Bei der Begutachtung von Substanzabhängigen hat sich in der Praxis der Begutachtung bewährt, den Drogenmissbrauch zunächst zu objektivieren und anschließend zu quantifizieren und seine Auswirkungen auf die Persönlichkeit zu erfassen.

▶ **Objektivierung.** Da die Annahme einer Abhängigkeit in der Regel zunächst auf den subjektiven Angaben des Betroffenen beruht, hat als erster Schritt bei der Begutachtung ein Objektivierungsversuch der vom Untersuchten erhaltenen Informationen zu erfolgen. Eine solche Objektivierung gelingt durch eine Reihe von Untersuchungsmethoden. Aus medizinischer Sicht sind dies vor allem:
- Feststellung organischer Folgeschäden, die zum Teil für die einzelnen Substanzen relativ charakteristisch sind. Dazu gehören neben den Narben der Einstichstellen bei Heroinabhängigen oder den Schleimhautatrophien nach Kokainmissbrauch auch Leberschäden, Kratznarben, Zahnverfall usw.
- Nachweis des Suchtmittels im Blut, Urin oder in den Haaren der Betroffenen. Aus diesem Grunde ist die Abnahme einer Blut-, Urin- und Haarprobe kurz nach einer polizeilichen Festnahme für die Begutachtung von Drogenabhängigen besonders hilfreich [GS St-4, S. 40 ff.].
- Entzugserscheinungen, die grundlegende Voraussetzung für die Annahme einer körperlichen Abhängigkeit sind. Sie müssen durch geschultes Personal nach der Festnahme beobachtet und dokumentiert sein. Eine Vorstellung der Untersuchungshäftlinge, die unter Entzugserscheinungen leiden, bei dem Arzt der Haftanstalt kann sich im Nachhinein als wichtige und verlässliche Informationsquelle für die Beurteilung der Abhängigkeit herausstellen. Der Gefängnisarzt muss mit den typischen Entzugserscheinungen vertraut sein.
- Psychopathologie des chronischen Abhängigen, die sich durch zunehmende Unzuverlässigkeit, Nachlassen von Aktivität und Spontaneität, Motivationsverlust, aber auch Libidostörungen und Anhedonie auszeichnet.

Häufig – besonders wenn der Drogenkonsum und eine etwaige Tat schon längere Zeit vor einer Untersuchung stattfanden – wird der Gutachter jedoch ohne die vorgenannten Objektivierungsmöglichkeiten auskommen müssen. Gerade dann ist er auf sein Wissen über die Symptomatik bei Intoxikation und Entzug, über Suchtverhalten und gängige Trends in der Drogenszene angewiesen. Die Übereinstimmung von subjektiver Darstellung des Untersuchten und dem medizinischen Wissen ist ein weiterer wichtiger Parameter, der bei der Beurteilung von Abhängigen als Objektivierungskriterium Verwendung findet. Dabei sollten dem Arzt auch spezifische Auffälligkeiten bekannt sein, welche der Unerfahrene, der sich nur in der Szene oder in der Haftanstalt informiert hat, nicht kennt. Nur so kann er entscheiden, ob sich ein Proband zu Recht auf eine Beeinträchtigung durch Drogenwirkung beruft oder simuliert.

▶ **Quantifizierung.** Als zweiter Schritt bei der gutachterlichen Beurteilung von Drogendelinquenten erfolgt die Quantifizierung der Sucht. Sie hängt ab von
- der Art der missbrauchten Substanzen,
- der Menge der missbrauchten Substanzen,
- der Dauer der Abhängigkeitsentwicklung,
- dem Grad der Abhängigkeit.

Der Grad der Abhängigkeit lässt sich nach Waldmann (1975) in vier *Stadien* einteilen:
- Das 1. Stadium wird als „Drogenmotivation" bezeichnet und beschreibt das neugierige Ausprobieren der Substanzen. Bereits in diesem Stadium ist ein Abbau der Schranken gegen die Drogeneinnahme erfolgt und ein erster Schritt in die illegale Drogenszene getan.
- Das 2. Stadium kann als „Drogenerfahrung" bezeichnet werden. In diesem Stadium werden

neuartige Erlebnisse unter dem Einfluss von Drogen gesucht. Die meisten Drogenkonsumenten sind von der Erweiterung ihres Erfahrungshorizontes begeistert. Es kommt zu einer allmählichen Umstrukturierung von Tagesablauf und Bekanntenkreis. Die Konsumenten suchen nach Gleichgesinnten, häufig wird gemeinsam konsumiert.
- Im 3. Stadium tritt eine „Drogenbindung" ein. Das bisherige soziale Gefüge löst sich auf. Bei alltäglichen Konflikten wird die Flucht in die Drogen gesucht.
- Als 4. Stadium folgt die „Drogenkonditionierung". In diesem Stadium dient der Drogenkonsum vorwiegend der Vermeidung von Entzugserscheinungen.

Die Annahme einer erheblichen Verminderung der Steuerungsfähigkeit in Bezug auf den Drogenkonsum und eventuell daraus ableitbare andere Delinquenz ist in aller Regel nur gerechtfertigt, wenn die Stadien 3 oder 4 erreicht sind.

▶ **Störungen infolge des Substanzkonsums.** Einige Substanzen (Alkohol, Inhalanzien u. a.) führen in Abhängigkeit von Umfang und Dauer des Konsums zu organischen Schäden, die sich sowohl auf die physische Gesundheit wie auf das psychische Wohlbefinden und die mentale Funktionsfähigkeit auswirken. Diese Folgeschäden sind nicht nur Indikator für den Konsum, sondern tragen auch zu einer nahezu unüberschaubaren Vielzahl von Interaktionen bei, die bei der Begutachtung zu berücksichtigen sind. Das Ausmaß einer Abhängigkeit lässt sich auch an der Persönlichkeitsveränderung, die als Folge chronischen Drogenmissbrauchs auftritt, ansatzweise quantifizieren. Diese Persönlichkeitsveränderung ist für die forensische Beurteilung eines der entscheidenden Merkmale und wurde bereits dargestellt (siehe Kap. 12.2.1).

▶ **Primärpersönlichkeit.** Um drogeninduzierte Persönlichkeitsveränderungen als solche zu erkennen, ist es notwendig, sie von den in der Primärpersönlichkeit angelegten psychischen Besonderheiten abzugrenzen. Kombinationen zwischen Dissozialität und Drogenkonsum oder zwischen sozialen Entwurzelungen und Abhängigkeitsentwicklungen sind relativ häufig. Nicht jedes Delikt, welches unter Drogeneinfluss begangen wird, ist auf den Drogenkonsum zurückzuführen. Allerdings kann eine Abhängigkeit bei einer schon zuvor schwer gestörten Persönlichkeit eher zu einer Dekompensation und zum Zusammenbruch normkonformen Verhaltens führen als bei einer ansonsten stabilen Primärpersönlichkeit.

Diese Einzelaspekte sind vom Sachverständigen zu beschreiben, der diesbezügliche Wissenstand ist sowohl allgemein und theoretisch wie auch individuell in Bezug auf den Begutachteten zu erläutern und die Auswirkungen sind hinsichtlich der jeweiligen Fragestellung in einer Gesamtschau darzulegen. Dabei sind sowohl jene Gründe, die für, als auch jene, die gegen eine substanzinduzierte Beeinträchtigung sprechen, aufzuführen, damit sich das Gericht eine eigene Überzeugung bilden kann. Dittmann (2009 a) hat wiederholt auf die Vielzahl der Faktoren hingewiesen, die menschliches Handeln (auch kriminelles Handeln) beeinflussen, und eine sorgfältige Analyse der Einzelaspekte gefordert, bevor eine substanzbedingte Beeinträchtigung der Handlungsfähigkeit angenommen wird.

12.4.5.1 Strafrecht

Bestraft werden nach dem Betäubungsmittelgesetz der Besitz und das Handeltreiben mit Betäubungsmitteln. Eine Straferhöhung ist für Einfuhr und Handeltreiben in „nicht geringer Menge" vorgesehen (§§ 29a, 30 und 30a BtmG). Die „nicht geringe Menge" wird für jede Substanz vom BGH festgelegt. Drogenkonsum und Drogenabhängigkeit können auch erhebliche psychopathologische Folgen haben, die sich auf die Beurteilung der Schuldfähigkeit gerade bei Drogendelinquenz auswirken. Für die Beurteilung der medizinischen Voraussetzungen der §§ 20 und 21 StGB sind die Zusammenhänge zwischen dem zu beurteilenden Delikt, den aktuellen Suchtphänomenen und den abhängigkeitsspezifischen Persönlichkeitsveränderungen von entscheidender Bedeutung. Der Bundesgerichtshof hat im Lauf der Jahre die Beeinträchtigung der Steuerungsfähigkeit bei Drogenabhängigen im Wesentlichen auf vier Fallkonstellationen begrenzt (Pfister 2009):
1. Wenn ein langjähriger Konsum zu schwerster Persönlichkeitsveränderung geführt hat;
2. wenn der Betreffende unter starken Entzugserscheinungen leidet und durch sie getrieben wird, sich durch eine Straftat Drogen zu beschaffen;
3. wenn das Delikt im akuten Rausch verübt und durch diesen bedingt war;

4. wenn der Betreffende bereits starke Entzugserscheinungen erlebt hat und aus Angst vor ihrem erneuten Auftreten eine Straftat begeht.

Aus psychiatrischer Sicht sollte auch berücksichtigt werden, dass einige Substanzgruppen (Amphetamine, Ecstasy, Cannabis, Kokain und Halluzinogene) eine psychotische Symptomatik induzieren können (Gouzoulis-Mayfrank 2009). Bei diesen induzierten Psychosen richtet sich die forensische Beurteilung ebenso wie bei anderen psychotischen Störungen am Ausmaß der Symptomatik und deren Einfluss auf das Tathandeln aus, aber nicht an deren Ursachen.

Die Beurteilung ist in der Regel unproblematisch bei Delikten, die in einem Intoxikationszustand oder während eines Entzugssyndroms stattgefunden haben. Hier geht die Beeinträchtigung von Einsichts- oder Steuerungsfähigkeit in der Regel parallel mit den Einbußen kognitiver Funktionen. Auch bei Delikten im Rahmen ausgeprägter drogeninduzierter Persönlichkeitsdepravationen ist die Begutachtung weniger problematisch, weil die Persönlichkeitsdepravation der direkten Beurteilung häufig noch zugänglich ist.

Weitaus schwieriger wird es, wenn bei relativ gut erhaltener Persönlichkeit die Abhängigkeit und eine Notwendigkeit, sich mit Drogen zu versorgen, als Motiv für die Delinquenz geltend gemacht wird. Bei dieser Art von Beschaffungskriminalität sind die motivationalen Zusammenhänge genau zu explorieren. Auch die Notwendigkeit, eine Versorgungslinie für den Nachschub aufrechtzuerhalten, kann zu einer Beeinträchtigung der Steuerungsfähigkeit führen. Dabei ist es offensichtlich, dass zwischen dem Schweregrad des Delikts und dem Ausmaß der Persönlichkeitsveränderung eine gewisse Beziehung bestehen muss, um eine erheblich verminderte Steuerungsfähigkeit in Erwägung zu ziehen. So mag beispielsweise bei einem Probanden, der einen chronischen Missbrauch betreibt oder gerade am Beginn seiner Abhängigkeit steht, der Besitz einer geringen Menge des Suchtmittels, die für den Eigenbedarf benötigt wird, ausreichen, um für diesen Tatbestand eine erheblich verminderte Steuerungsfähigkeit anzunehmen. Dagegen müssen beispielsweise bei einem Banküberfall, der zur Geldbeschaffung für einen Drogenkauf dienen soll, erst eine massive Abhängigkeit und eine ausgeprägte Persönlichkeitsdepravation vorliegen, damit eine erhebliche Verminderung der Steuerungsfähigkeit erwogen werden kann. Der BGH hat in einem solchen Fall auch schon einmal Schuldunfähigkeit zugebilligt (Theune 1997).

Besonders schwierig und manchmal juristisch auch problematisch wird die Beurteilung, wenn sich die zu beurteilende Drogendelinquenz über einen längeren Zeitraum hinzieht und sich gleichzeitig eine zunehmende Abhängigkeit und Persönlichkeitsdepravation entwickeln. Während zu Beginn einer solchen Entwicklung der Drogenerwerb noch relativ gezielt und gesteuert erfolgen mag und beispielsweise der Weiterverkauf von Drogen noch Gewinn abwarf, kann mit zunehmender Persönlichkeitsveränderung das Handeln mit Drogen vorwiegend von der Sucht unter dem Aspekt der Selbstversorgung bestimmt werden. Bei solchen Begutachtungen ist es häufig schwierig und manchmal unmöglich, den Zeitpunkt zu benennen, ab welchem von einer erheblich verminderten Steuerungsfähigkeit ausgegangen werden kann.

Die Beurteilung der *Prognose* sowohl bezüglich eines Rückfalls in Drogendelinquenz und in allgemeine Straffälligkeit als auch bezüglich des mutmaßlichen Erfolgs einer Therapie ist erforderlich, um die §§ 64 StGB und 35 BtmG anzuwenden (siehe Kap. 4.2.2 und 4.3). Die Rechtsprechung hat ausgeführt, dass die Erwartung, ein Täter werde künftig Rauschgift zum Eigenkonsum erwerben, nicht ausreicht, um die Voraussetzungen des § 64 StGB anzunehmen (Winkler 2005).

Der tatsächliche Umgang der Justiz mit Drogendelinquenz zeigt ein weites Spektrum an Sanktionen und eine große interregionale, aber auch interindividuelle Variabilität, die einerseits ein Hinweis auf das individuelle Eingehen auf den jeweiligen Täter (Winkler 1997) sein kann, andererseits aber auch vielen Zufällen Raum lässt.

12.4.5.2 Zivilrecht

Im zivilrechtlichen Bereich treten gelegentlich Fragen nach der Notwendigkeit der Errichtung einer Betreuung oder einer *Unterbringung* wegen Abhängigkeit auf. Eine Betreuung gegen den Willen eines Abhängigen wird aber in der Regel nicht einzurichten sein, weil die Geschäftsfähigkeit – wenn überhaupt – bei Abhängigen in der Regel nur vorübergehend aufgehoben und die meiste Zeit auch eine Verständigung über den Sinn einer Betreuung möglich ist. Auch eine Unterbringung nach landesrechtlichen Vorschriften stößt auf gewisse zeitliche Grenzen. *Suizidalität* bei Abhängigen kann zwar zu einer Einweisung führen, die psychischen Beeinträchtigungen sind aber nach Abklingen der akuten Intoxikation oder des Entzugs oft nicht mehr so gravierend, dass eine weitere Unterbringung gerechtfertigt wäre. Betreuung oder Unterbringung sollten deshalb vorwiegend zur Motivierung für eine freiwillige Entzugsbehandlung genutzt werden.

12.4.5.3 Sozialrecht

Behandlungen von Abhängigen werden von den öffentlichen Krankenkassen und Rehabilitationen von den Rentenversicherungsträgern getragen. Private Krankenkassen schließen Entwöhnungstherapien von Abhängigen meist aus. Da die Therapie meist ein Rehabilitationsverfahren ist, das der Wiederherstellung der beruflichen Arbeitskraft dient, kommt als vorrangiger Kostenträger in der Regel die Rentenversicherung in Betracht. (Die Leistungsabgrenzung zur Krankenversicherung ist der Vereinbarung Abhängigkeitserkrankung vom 05.04.2001 zu entnehmen, Verband deutscher Rentenversicherungsträger 2003). Findet sich kein anderer Kostenträger, können für eine Entzugsbehandlung auch Leistungen der Sozialhilfe beantragt werden (Krasney 1999). Kriterien für die Gewährung von Leistungen sind die Erwartung des Behandlungserfolgs, die Motivation des Betroffenen, seine soziale Situation und die bisherige Entwicklung des Suchtverhaltens.

Für Gutachten zur *Arbeitsunfähigkeit, Berentung* und nach dem *Schwerbehindertengesetz* gelten die gleichen Grundsätze, die schon bei der Alkoholabhängigkeit erläutert wurden. Nach den versorgungsmedizinischen Grundsätzen (2009) ist bei nachgewiesener körperlicher und/oder psychischer Abhängigkeit mit psychischen Veränderungen und sozialen Einordnungsschwierigkeiten ein GdB bzw. eine GdS von mindestens 50 anzunehmen, wobei deren Ausmaß von den psychischen Veränderungen und den sozialen Anpassungsschwierigkeiten abhängt. Nach einer Entziehungsbehandlung muss eine Heilbewährung von ca. 2 Jahren abgewartet werden. Während dieser Zeit wird ein GdB bzw. eine GdS von 30 angenommen. Im Gegensatz zum Alkoholismus kann eine Opiatabhängigkeit gelegentlich die Folge einer Schmerzbehandlung bei Unfallgeschädigten sein. Insofern kann bei engem zeitlichen Zusammenhang und bei Nachweis einer ärztlichen Verordnung im Anschluss an einen Arbeitsunfall auch die Abhängigkeit als Unfallfolge anerkannt werden, wenn es sich um eine Abhängigkeit von derselben Substanzgruppe handelt (Mehrtens u. Brandenburg 1990). Unter den gleichen Bedingungen ist auch eine Anerkennung nach dem sozialen Entschädigungsrecht denkbar (Plänitz 1990). Eine detailliertere Aufgliederung auch in Abhängigkeit von den jeweiligen beruflichen oder sozialen Anforderungen ist bei Abhängigkeitsstörungen nicht sinnvoll, weil die dauerhafte Leistungsbeeinträchtigung nicht von der Abhängigkeit, sondern allenfalls von deren Folgekrankheiten bestimmt wird.

12.4.5.4 Fahreignung

Die Begutachtungsleitlinien zur Kraftfahrereignung (BAST 2010) führen aus, dass bei Abhängigkeit und Missbrauch von Substanzen, die unter das BtmG fallen, ebenso bei Abhängigkeit oder schädlichem Gebrauch von Tranquilizern oder Psychostimulanzien die Fahreignung fehlt. Auch ohne Abhängigkeit besteht bei regelmäßiger Einnahme psychotroper Substanzen in so großer Menge, dass dadurch die Fahrtüchtigkeit leidet, keine Fahrtauglichkeit. Gelegentlicher Konsum von Cannabis führt nicht zur Aufhebung der Fahreignung, wenn der Betroffene Konsum und Fahren trennen kann und weitere Störungen, z.B. durch andere Drogen oder durch Auffälligkeiten der Persönlichkeit, fehlen. Bei nachgewiesener Abhängigkeit oder bei chronischem Missbrauch, bei Depravation und bei toxisch-neurologischen Folgeschäden kann die Fahreignung erst dann wieder angenommen werden, wenn die Symptomatik abgeklungen ist und nach einer Entwöhnungsbehandlung eine mindestens einjährige Abstinenz nachgewiesen wird. Dies gelingt durch unregelmäßige Urinkontrollen und bei einer Reihe von Substanzen (z.B. Cannabis, Kokain, Morphinderivate) durch toxikologische Analyse der Kopfhaare. Darüber hinaus ist auch eine Änderung der psychopathologischen Auffälligkeiten, z.B. ein Abklingen der Persönlichkeitsdepravation und eine Einstellungsänderung zum Suchtmittelkonsum, zu fordern, um die Fahreignung zu bestätigen. Bei Methadonsubstitutionstherapie kann in Einzelfällen die Fahrerlaubnis wiedererlangt werden, wenn sie ein Jahr lang durchgeführt worden ist, eine stabile soziale Integration vorliegt und über ein Jahr ein Beigebrauch anderer Substanzen durch Kontrollen ausgeschlossen wurde (s. a. Urteil des OVG Hamburg 1996, NJW 1997, S. 3111 ff.). Allerdings haben Untersuchungen am Fahrsimulator gezeigt, dass bei einem nicht unerheblichen Teil der Methadonsubstituierten Beeinträchtigungen der psychomotorischen Leistungsfähigkeit vorliegen (Dittert et al. 1999), sodass eine genaue individuelle Überprüfung der Fahrtauglichkeit bei dieser Klientel ratsam ist und auch in den Begutachtungsleitlinien zur Kraftfahrereignung gefordert wird. Ärztlich verordnete Substitutionsmittel werden in diesem Zusammenhang jedoch nicht wie illegale Drogen, sondern ebenso wie eine ärztliche verordnete Morphinbehandlung bei Schmerzpatienten als psychotrope Medikamente (z. B. Antipsychotika oder Antidepressiva) eingestuft, bei denen der Arzt den Patienten auf die Risiken für die Fahrsicherheit hinweisen und ggf. warnen muss (Schöch 2005a).

Der Nachweis von illegalen Suchtmitteln beim Lenker eines Kfz kann zu einem vorübergehenden Fahrverbot und zur Überprüfung, ob Abhängigkeit vorliegt, führen. Allerdings reicht ein positiver toxikologischer Befund allein noch nicht aus, um Fahruntüchtigkeit anzunehmen, es bedarf vielmehr auch psychopathologischer Auffälligkeiten (BGH 1998, NJW 1999, S. 226).

12.5 Schizophrene, schizotype und wahnhafte Störungen

Unter diesem diagnostischen Begriff ist eine Gruppe von Störungen zusammengefasst, die sich durch Veränderungen des Denkens und der Wahrnehmung, durch Affekt- und Antriebsstörungen, durch Ich-Störungen und durch einen Verlust der sozialen Kompetenz auszeichnen. Je nach Vorherrschen eines Syndroms wird die Störung näher gekennzeichnet (siehe ▶ Tab. 12.10).

Seit einigen Jahren finden sich Ansätze, nach *schizophrenen Spektrumsstörungen* zu suchen (Tsuang et al. 2004). Dazu werden die schizoaffektive Störung und die schizotypische, schizoide und paranoide Persönlichkeitsstörung nach DSM-IV-TR gerechnet. Die Neukonzeption in *DSM-V* unterteilt das Kapitel „Schizophrenia Spectrum and other Psychotic Disorders" in:
- Schizophrenie
- schizotypische Persönlichkeitsstörung
- schizophreniforme Störung
- akute vorübergehende psychotische Störung
- wahnhafte Störung
- schizoaffektive Störung
- Substanz induzierte psychotische Störung
- psychotische Störung verbunden mit einem medizinischen Faktor
- katatone Störung verbunden mit einem medizinischen Faktor
- anderweitig spezifizierte psychotische Störung
- unspezifizierte psychotische Störung
- unspezifizierte katatone Störung

Es wird ein „Attenuated Psychosis Syndrome" diskutiert, gekennzeichnet durch Wahn, Halluzination oder desorganisierte Sprache bei erhaltener Realitätsprüfung.

12.5.1 Klinische Formen

12.5.1.1 Schizophrenien

Der Begriff Schizophrenie wurde 1911 von Bleuler geprägt, der das Charakteristische der Erkrankung darin sah, dass bei den Patienten Denken und Fühlen als inkonsequent, nicht mehr zusammenpassend und „gespalten" erschienen. Bereits Bleuler ging davon aus, dass es sich bei der Schizophrenie nicht um eine einheitliche Erkrankung handelt, er sprach deshalb von der „Gruppe der Schizophrenien".

Schizophrene Störungen kommen in allen Volksstämmen, in allen sozialen Schichten und in allen Kulturkreisen mit nahezu gleicher Häufigkeit vor. Das Haupterkrankungsalter liegt zwischen 25 und 35 Jahren. Männer und Frauen sind gleich häufig betroffen. Zwischen 0,6 % und 1 % der Bevölkerung erleidet im Laufe ihres Lebens einmal eine schizophrene Episode (Möller u. Deister 2003).

Vergleiche früherer wissenschaftlicher Untersuchungen über die schizophrenen Psychosen sind schwierig, da die verschiedenen Lehrmeinungen unterschiedliche Schwerpunkte bei der Diagnostik der Erkrankungen setzten. So waren für die einen Bleulers *Grundstörungen*, nämlich Lockerung der

Tab. 12.10 Schizophrenie, schizotype und wahnhafte Störungen (die zweite Dezimalstelle kennzeichnet den Verlaufstyp).

Art der Störung	ICD-10	DSM-IV-TR
Schizophrenie		
• paranoide	F20.0 x	295.30
• hebephrene	F20.1 x	295.10
• katatone	F20.2 x	295.20
• undifferenzierte	F20.3 x	295.90
postschizophrene Depression	F20.4 x	
schizophrenes Residuum	F20.5 x	295.60
Schizophrenia simplex	F20.6 x	
sonstige Schizophrenie (schizophreniforme Störung)	F20.8 x	295.40
Schizophrenie NNB	F20.9	
schizotype Störung	F21	(schizotype Persönlichkeitsstörung 301.22)
wahnhafte Störung	F22.x	297.1
vorübergehende akute psychotische Störungen	F23.xx	298.8
induzierte wahnhafte Störung	F24	297.3 (Folie à deux)
schizoaffektive Störungen	F25.x	295.70
andere nichtorganische psychotische Störungen	F28	
nichtorganische Psychose NNB	F29	298.9

ICD-10 spezifiziert 6 Verlaufstypen, die mit einer Ziffer an der 2. Dezimalstelle gekennzeichnet werden:
F20.x0 chronisch-kontinuierlich,
F20.x1 episodisch mit zunehmendem Residuum,
F20.x2 episodisch mit stabilem Residuum,
F20.x3 episodisch remittierend,
F20.x4 unvollständige Remission,
F20.x5 vollständige Remission.

gedanklichen Assoziationen, Ambivalenz der Gefühle, Verlust der affektiven Modulationsfähigkeit und autistischer Rückzug ausschlaggebend, für die anderen K. Schneiders *Symptome ersten Ranges*, nämlich Gedankenausbreitung, kommentierende Stimmen in Rede und Gegenrede, Körperhalluzinationen, Wahnwahrnehmungen und Beeinflussungserlebnisse. Wiederum andere betonten Verlaufskriterien – das entscheidende Merkmal bei E. Kraepelin – als ausschlaggebend: Ein Knick in der Lebenslinie mit einer Nivellierung des früheren Anspruchs, Antriebsverlust und Abfall von einem früher bestehenden Leistungsniveau.

Obwohl in den vergangenen 50 Jahren große Forschungsanstrengungen unternommen wurden und das Wissen über die Bedingungsfaktoren der Störung enorm gewachsen ist, konnte bislang ein allgemein akzeptiertes Erklärungsmodell der Erkrankung nicht gefunden werden (Möller et al. 2011). Große Hoffnungen wurden in die *genetische Forschung* gesetzt, da Zwillings- und Familienuntersuchungen seit vielen Jahren ein familäres Auftreten der Erkrankung belegen. Die Erkrankungswahrscheinlichkeit beträgt 44,3 % bei eineiigen Zwillingen, 12,1 % bei zweieiigen Zwillingen und Geschwistern, wenn ein Geschwisterteil an Schizophrenie leidet. Bei den Kindern von zwei schizophrenen Eltern beträgt sie 36,6 % und bei einem schizophrenen Elternteil 9,4 % (Häfner 1995). Allerdings sind die molekulargenetischen Befunde trotz vielversprechender Ansätze noch weit entfernt von klaren Ergebnissen (Maier u. Rujescu 2011). Vergleichbare Einschätzungen lassen sich bezüglich der Erkenntnisse durch *bildgebende Verfahren* ableiten: Eine Vielzahl von Studien fanden geringgradige Volumenreduktionen verschiedener Hirnregionen (Wright et al. 2000), daraus wurde geschlossen, dass neurodegenerative Prozesse für die Entstehung der Krankheit und insbesondere für ihre Chronizität und die neurokognitiven Defizite, die bei chronischem Verlauf und bei einigen Unterformen zu finden sind, verantwortlich sind. Die Entstehung dieser neurodegenerativen Prozesse oder evtl. auch Störungen der neuronalen Entwicklung (Falkai et al. 2007; McDonald et al. 2002) haben bislang zwar sinnvolle, aber keineswegs belegte Hypothesen hervorgebracht (Falkai et al. 2011; Möller et al. 2011).

Das derzeit gängigste bio-psycho-soziale *ätiopathogenetische Modell* beschreibt drei wesentliche Einflussfaktoren für die Entstehung und Chronifizierung schizophrener Psychosen:
1. Durch genetische (durch die im Zellkern enthaltene DNA weitergegebene) und epigenetische (durch andere Zellbestandteile, die bei der Zellteilung weitergegeben werden) Veränderungen, durch prä- und perinatale Infektionen, durch Geburtskomplikationen, toxische Einflüsse oder Fehlernährungen, kommt es zu einer frühen Störung der neuronalen Entwicklung und damit zu einer Veränderung der anatomischen und funktionellen Konnektivität von neuronalen Strukturen im Gehirn (first hit). Dies bedingt die Vulnerabilität für die spätere Entwicklung einer schizophrenen Psychose.
2. Besondere Belastungen, Infektionen, Stress, Life Events, oder fehlgesteuerte genetisch bedingte Prozesse der Gehirnreifung führen dann zum Ausbruch der akuten psychotischen Symptomatik (second hit).
3. Neurotoxische Faktoren, z. B. immunologische Mechanismen oder körpereigene neurotoxische Substanzen (evtl. Glutamat), bedingen einen neurodegenerativen Prozess, der zu kognitiven Einbußen und zu Defiziten der Affektivität und des Antriebs führt und das Defizitsyndrom oder die Negativsymptomatik bedingt.

Zum Ausbruch der Krankheit kommt es meist dann, wenn diese Faktoren zusammentreffen.

Die ätiopathogenetischen Hypothesen spielen für Therapie, Prognose und Prävention eine große Rolle. Für die Begutachtung kommt es weiterhin weit mehr auf die Psychopathologie an, anhand derer das Ausmaß an Funktionsbeeinträchtigungen, die forensisch relevant werden können, einzuschätzen ist. Keines der in den modernen Klassifikationssystemen angeführten Symptome ist pathognomonisch für die Gruppe der Schizophrenien, vielmehr sind das Zusammentreffen mehrerer Symptome und der Verlauf der Symptomatik für die Diagnose entscheidend. Das *Denken* schizophrener Patienten erscheint häufig zerfahren und inkohärent. Der sprachliche Ausdruck ist manchmal unverständlich, und ein großer Teil der Kranken leidet zumindest zeitweise unter einem Wahn. Die häufigsten *Wahrnehmungsstörungen* bei Schizophrenen sind akustische Halluzinationen, meist in Form von Stimmenhören; aber auch optische und olfaktorische Halluzinationen sowie – gerade bei chronisch Kranken – bisweilen bizarre Leibhalluzinationen kommen vor. Der *Affekt* wirkt meist inadäquat, verflacht und von Ambivalenz geprägt, was häufig zu einer zusätzlichen *Antriebsminderung* führt. Die Kranken scheinen oft in einer privaten Eigenwelt zu leben, was ihrem Verhalten ein *autistisches Gepräge* verleiht. Dabei erleben sich die Kranken oft in ihrem Denken, Fühlen und Handeln von *außen bestimmt*, gelenkt oder kontrolliert. Sie erscheinen sozial isoliert und zurückgezogen, initiativlos und umständlich; ihr Durchhaltevermögen ist deutlich reduziert. Durch diese Defizite ist ihre soziale Kompetenz häufig auch dann noch eingeschränkt, wenn die floriden psychotischen Symptome bereits abgeklungen sind.

Es werden verschiedene Unterformen der Schizophrenie unterschieden, wobei gelegentlich fließende Übergänge beobachtet werden können:

Die häufigste Form ist die *paranoide Schizophrenie*, bei der Wahn und Halluzinationen das Krankheitsbild bestimmen.

Bei der *hebephrenen Schizophrenie* (in DSM-IV-TR: desorganisierter Typ) stehen die affektiven Veränderungen im Vordergrund. Die Stimmung ist meist flach gehoben und inadäquat. Gelegentlich kommt es zu impulsiven, unvorhergesehenen Verhaltensänderungen. Das Denken erscheint weitschweifig und zerfahren. Die Krankheit beginnt zwischen dem 15. und 25. Lebensjahr und gilt als Schizophrenie des Jugendalters.

Die *katatone Schizophrenie* zeichnet sich durch psychomotorische Symptome, wie Zwangshaltungen, Haltungsstereotypien, Haltungsverharren, Stupor und Mutismus aus. Gelegentlich kommt es zu Erregungszuständen oder Negativismen.

Es gibt noch eine Reihe anderer Unterformen der Schizophrenie, wie die *Schizophrenia simplex* oder die *latente* oder *atypische Schizophrenie*, die jedoch zahlenmäßig kaum ins Gewicht fallen und auch schwierig zu diagnostizieren sind. Häufig ist jedoch ein *schizophrenes Residuum*, welches sich unabhängig von der jeweiligen floriden Anfangssymptomatik besonders durch sogenannte Negativsymptome, wie psychomotorische Verlangsamung, Passivität, Initiative- und Antriebsmangel sowie sozialen Rückzug, auszeichnet.

Charakteristischerweise verlaufen Schizophrenien schubförmig. Klare Gesetzmäßigkeiten des Verlaufs lassen sich kaum ableiten. Früher wurde davon ausgegangen, dass ein Drittel der Erkrankungen nach einer Episode ohne weitreichende Folgen ausheilt, ein weiteres Drittel einen Verlauf mit wechselhaften Schüben nimmt und das verbleibende Drittel in einen chronischen Verlauf übergeht und oft eine Dauerbehandlung und -betreuung erforderlich macht. Allerdings bleiben weniger als 10% völlig symptomfrei und können ihr Leben gänzlich unbeeinträchtigt fortsetzen (Marneros et al. 1991; Deister u. Möller 1997). Bei den meisten Patienten bleiben sogenannte Negativ-Symptome, wie Antriebs- und Interessenverlust, mangelndes Durchhaltevermögen, affektive Nivellierung und sozialer Rückzug bestehen.

Die *Prognose* ist offensichtlich weniger vom psychopathologisch definierten Untertyp als von einer Reihe anderer Faktoren abhängig. Als ungünstige Faktoren haben sich erwiesen: früher und schleichender Beginn, Fehlen von auslösenden Faktoren, schlechte soziale Anpassung vor Beginn der Erkrankung, sozialer Rückzug, Autismus, wenig differenzierte Symptomatik, zerebrale Vorschädigung, Fehlen eines festen Lebenspartners, Schizophrenie bei Verwandten, bisheriger chronischer Verlauf, lange Hospitalisierungsdauer, Negativsymptome, Mangel an sozialer Unterstützung, sowie die Dauer der unbehandelten Psychose (Möller et al. 2011). Der Verlauf ist bei Männern meist ungünstiger als bei Frauen.

12.5.1.2 Schizotype Störung

Diese *sehr seltene* Störung wird in ICD-10 unter der Rubrik der Schizophrenien, in DSM-IV-TR als „schizotypische Persönlichkeitsstörung" bei den Persönlichkeitsstörungen klassifiziert. Während ICD-10 zur Zurückhaltung bei der Stellung der Diagnose mahnt, beziffert DSM-IV-TR die Prävalenzrate mit 3% der Bevölkerung. Personen, die an einer schizotypen Störung leiden, zeichnen sich durch einen kalt wirkenden Affekt, durch die Unfähigkeit, Freude zu empfinden (Anhedonie), durch egozentrisches oder eigentümliches, manchmal bizarres Verhalten, durch sozialen Rückzug, Beziehungsideen oder ungewöhnliche Überzeugungen und durch zwanghaftes Grübeln aus. Gelegentlich leiden sie unter Körperfühlstörungen, Depersonalisations- oder Derealisationserlebnissen oder unter vorübergehenden Halluzinationen oder Wahnvorstellungen. Ihre Sprache wirkt oft gekünstelt und umständlich. Früher wurde die Symptomatik unter dem Begriff „latente Schizophrenie" zusammengefasst. Man nimmt an, dass die schizotype Störung einen Teil des genetischen „Spektrums" der Schizophrenie darstellt, da in den Herkunftsfamilien häufig manifeste Schizophrenien vorkommen. Die Nähe dieser Störung zur Schizophrenie, der auch die Zuordnung in der ICD-10 Rechnung trägt, lässt die forensisch relevanten Überlegungen, die in diesem Kapitel dargelegt sind (siehe Kap. 12.5.4), auch bei der schizotypen Störung gerechtfertigt erscheinen. Es muss jedoch berücksichtigt werden, dass floride Episoden mit Realitätsverkennungen nur in seltenen Ausnahmefällen vorkommen und dass häufiger normalpsychologisch nachvollziehbare Motive das Handeln dieser Menschen bestimmen.

12.5.1.3 Wahnhafte Störungen

Unter dieser diagnostischen Bezeichnung sind die früheren Begriffe *Paranoia, sensitiver Beziehungswahn* und *Paraphrenie* zusammengefasst. Im Vordergrund der Symptomatik steht ein Wahn. Andere psychotische Symptome, wie Halluzinationen oder Verstimmungen, können zwar vorübergehend auftreten, bestimmen aber das Krankheitsbild nicht. Denkstörungen und psychotische Ambivalenz, Antriebsstörungen oder psychomotorische Auffälligkeiten fehlen. Das Leben der Betroffenen wird oft dauerhaft von einem Wahn beeinflusst, wobei dieser Wahn meist systematisiert und auf ein Thema beschränkt ist; Beispiele sind Verfolgungswahn,

Eifersuchtswahn (Othello-Syndrom), Liebeswahn (Erotomanie oder De Clerambault-Syndrom), hypochondrischer Wahn oder Querulantenwahn. Eine besondere Wahnform ist die Folie à deux oder der induzierte Wahn, bei dem die Wahnideen eines Individuums von einem anderen Menschen übernommen und von beiden geteilt werden. Wahnhafte Störungen sind sehr selten (Prävalenzrate < 0,1 %).

Differenzialdiagnostisch müssen paranoide Syndrome bei schizophrenen Störungen, psychotischen Depressionen und bei Demenzen und Substanzmissbrauch ausgeschlossen werden. Die Diagnose einer wahnhaften Störung ist auch deshalb schwierig, weil dem Untersucher eine Realitätstestung häufig nicht möglich ist und Begleitsymptome, die auf eine psychiatrische Störung hinweisen, fehlen können. Zudem wird das Ausmaß der wahnhaften Überzeugungen in der Untersuchungssituation oft von den Betroffenen selbst relativiert, wenn sie den Eindruck gewinnen, dass ihnen nicht geglaubt wird. Die Diagnose wird einfacher, wenn eine ausgeprägte Wahndynamik, wahnhafte Erinnerungsfälschungen, chronische Ausweitung des Wahnthemas oder überschießende Reaktionen aus wahnhafter Realitätsverkennung beobachtet werden können. Wahnkranke sind von der Richtigkeit ihrer wahnhaften Denkinhalte überzeugt und richten ihre Handlungen auch entsprechend aus. Handlungsalternativen stehen ihnen in Situationen, die durch den Wahn bestimmt sind, praktisch nicht zur Verfügung.

In der forensischen Psychiatrie haben die wahnhaften Störungen trotz ihrer geringen Häufigkeit große Bedeutung. Historisch betrachtet ist die Konzeptualisierung dieser Störung eng mit forensischen Fragestellungen verknüpft. Gaupp (1914, 1938) beschrieb die Kasuistik des Hauptlehrers Wagner, der am 04.09.1913 seine Frau, seine 4 Kinder und weitere 9 Personen tötete, nachdem er sich mehrere Jahre verspottet gefühlt hatte, als Paradigma einer Paranoia.

12.5.1.4 Vorübergehende akute psychotische Störungen

Psychotische Symptome können bei Menschen mit einer besonderen Vulnerabilität auch als Reaktion auf außergewöhnliche Belastungen auftreten. Ein Zusammenhang zwischen Belastung und Störung kann jedoch nur angenommen werden, wenn die Symptomatik innerhalb von 14 Tagen nach dem belastenden Ereignis beginnt und das Ereignis von einem Ausmaß ist, dass es für die meisten Menschen eine massive Überforderung darstellen würde. Häufig gehen längerfristige dramatische Beeinträchtigungen, wie z. B. Reizentzug durch Isolationshaft oder auch gravierende Trauer- und Unglücksfälle, der Symptomatik voraus. Die psychopathologischen Auffälligkeiten vorübergehender psychotischer Störungen ähneln denen akuter schizophrener Episoden, die differenzialdiagnostisch in Erwägung gezogen werden müssen. Wenn die Symptomatik nicht innerhalb von 4 Wochen abgeklungen ist, sollte auch an die Erstmanifestation einer Schizophrenie gedacht werden. Paranoide, histrionische, narzisstische, schizotypische oder Borderline-Persönlichkeitsstörungen prädisponieren für die Entwicklung von akuten psychotischen Störungen unter Belastung. Menschen aus weniger entwickelten Ländern scheinen diese Störung häufiger zu entwickeln als Menschen der nördlichen Hemisphäre (Mojtabai 2004). Auch die sog. *Haftpsychosen* fallen in diese Kategorie. Bei ihnen spielen neben der Reaktion auf eine belastende Situation auch Verdrängungs- und Verleugnungsmechanismen, z. B. der Wunsch, nicht verantwortlich zu sein, und finale Tendenzen, z. B. der Haft zu entgehen, eine Rolle. Der Begriff der „Haftpsychose" ist unklar umschrieben und wird zum Teil relativ weit gefasst, da er meist alle psychischen Auffälligkeiten, die einer psychiatrischen Klärung bedürfen, einschließt, z. B. auch schwere depressive Syndrome, pseudodemenzielle Syndrome, paranoide Zustandsbilder und raptusartige Erregungszustände (Schleuss 1994; siehe Kap. 19.1).

12.5.1.5 Schizoaffektive Störungen

Die schizoaffektiven Störungen zeichnen sich durch das gleichzeitige oder kurz aufeinanderfolgende Auftreten von psychotischen Realitätsverkennungen und maniformen oder depressiven Verstimmungen sowie durch phasenhafte Verläufe mit vollständigen Remissionen aus. Sie sind somit weder eindeutig den Schizophrenien noch den affektiven Störungen zuzuordnen. Die Diagnose wird in deutschen Kliniken bei 16 bis 25 % aller Patienten, die an Psychosen erkranken, gestellt (Marneros 2011). Allerdings fehlen genaue epidemiologische Daten. Die Störung tritt seltener als die schizophrenen oder affektiven Störungen aber deutlich häufiger als wahnhafte Störungen auf. Als forensischer Psychiater sieht man selten Probanden mit schizoaffektiven Psychosen. Die differenzialdiagnostische Unterscheidung hat für die forensische Beurteilung jedoch insofern Bedeutung, als es in den Remissionszeiten nicht zu einer Beeinträchtigung psychischer Funktionen kommt, in den psychotischen Phasen hingegen die gleichen Symptome wie bei akuten Schizophrenien auftreten können. Der Verlauf der Erkrankung ist meist weniger gravierend als bei den Schizophrenien, dennoch kommen schwere Verläufe vor, die durch häufige Phasen oder ein leichtes Residuum eine langfristige Behinderung und eine soziale Desintegration nach sich ziehen können.

12.5.1.6 Weitere psychotische Störungen

In diese Krankheitskategorie gehören weitere psychotische Störungen, wie die *Folie à deux*, bei welcher wahnhafte Überzeugungen vom Gestörten auf eine enge Bezugsperson übertragen werden, welche diese meist kritiklos übernimmt und ebenso wie der Gestörte an ihnen festhält und entsprechend agiert. In der forensischen Psychiatrie sieht man dieses Störungsbild selten (Stübner et al. 2006). Auch die *Schwangerschafts- und Wochenbettpsychosen* kommen gelegentlich zur Begutachtung, wenn Kinder zum Opfer psychotischer Mütter werden. Heute, da Probanden aus fremden Kulturen häufiger als früher begutachtet werden, sollte der Sachverständige auch kulturgebundene psychotische Störungen, die DSM-IV-TR im Anhang F auflistet, nicht aus dem Auge verlieren. Dazu gehören Begriffe wie Amok, Mal de ojo (böser Blick) oder Zar (die Überzeugung, von bösen Geistern besessen zu sein, die bei Bewohnern des östlichen Mittelmeerraumes und des nordöstlichen Afrikas auftreten kann und dort nicht als Krankheit angesehen wird). ICD-10 weist darauf hin, dass diese Störungen so eng mit kulturellen Glaubens- und Verhaltensmustern verknüpft sind, dass sie vermutlich nicht als wahnhaft zu bezeichnen sind.

12.5.2 Behandlung

Aus der Behandlung schizophrener Psychosen und akuter psychotischer Symptomatik sind die Neuroleptika heute nicht mehr wegzudenken. Sie dienen der Dämpfung psychotischer Erregung und Spannung, der Unterdrückung florider psychotischer Symptome, z.B. Halluzinationen, Wahn oder katatone Auffälligkeiten, und der Prophylaxe, die ein Wiederauftreten der Symptome verhindern soll. Wegen der Nebenwirkungen ist eine neuroleptische Behandlung immer nach dem Prinzip „soviel wie unbedingt nötig, so wenig wie möglich" (Fava 1997; Matussek u. Hippius 1984) durchzuführen. Bei forensischen Patienten, die an einer Schizophrenie leiden und wegen Selbst- oder Fremdgefährlichkeit behandelt werden müssen, ist ein Verzicht auf Neuroleptika aus heutiger Sicht ein Kunstfehler. Wegen der fehlenden Einsicht in das Krankhafte ihrer Symptomatik, die bei einigen Schizophrenen selbst ein Symptom der Krankheit darstellt, sind gelegentlich auch Behandlungen gegen den Willen der Patienten erforderlich. Die rechtlichen Grundlagen der Behandlung einwilligungsunfähiger Patienten müssen dabei jedoch streng beachtet werden (siehe Kap. 5.4.1).

Die intramuskuläre Depotbehandlung bietet eine Gewähr für die Aufnahme des Medikaments und für dessen gleichmäßige Dosierung. Dadurch gelingt es häufig, die Langzeitprognose erheblich zu verbessern und Schizophrene relativ früh in die ambulante Behandlung zu entlassen. Allerdings spricht ein kleiner Teil der Patienten nicht ausreichend auf antipsychotische Behandlung an. Eine medikamentöse Behandlung ist deshalb keine grundsätzliche Garantie für Symptomfreiheit und Ungefährlichkeit eines Patienten mit einer Schizophrenie. Die Behandlung dieser Patienten darf sich jedoch nicht auf die Verabreichung von Medikamenten beschränken. Die Aufarbeitung der in der Krankheit erlebten Persönlichkeitsveränderung, die Minimierung sozialer Defizite, die Bearbeitung der Delinquenz und die Wiedergewinnung sozialer Fertigkeiten sind Beispiele für psycho- und sozialtherapeutische Aufgaben, welche die Rehabilitation und das Wohlbefinden der Patienten verbessern und auch das Rückfallrisiko verringern können. Im Maßregelvollzug mehr noch als in der Allgemeinpsychiatrie hat sich auch die Behandlung auf ein *multimodales Konzept* zu stützen, bei welchem psychoedukative, verhaltens- und soziotherapeutische

Maßnahmen zu integrieren sind. Mittlerweile wurden auch für diese Patienten strukturierte Behandlungsmodule entwickelt, z. B. das Integrierte Psychologische Therapieprogramm (IPT) von Roder et al. (1995), das auch im Maßregelvollzug erfolgreich erprobt wurde (Bauer 2002a).

Dagegen sprechen anhaltende wahnhafte Störungen auf psychopharmakologische Behandlung kaum an. In den Anfangsstadien hilft gelegentlich eine Änderung des Umfeldes und der chronisch belastenden Situation. Die Behandlung sollte darauf abzielen, die Einsicht in die Notwendigkeit einer solchen Änderung zu fördern.

Die Behandlung schizoaffektiver Psychosen erfolgt syndromorientiert, antidepressiv und/oder antipsychotisch. Die Prophylaxe wird wie bei den affektiven Störungen mit Lithium oder Carbamazepin, bei schweren Verläufen auch mit Neuroleptika durchgeführt.

Aggressives Verhalten und psychotische Gespanntheit lassen sich durch neuere atypische Antipsychotika häufig besser behandeln als mit klassischen. Insbesondere Clozapin (Brieden et al. 2002), in geringerem Maß auch Risperidon und Olanzapin haben sich bei der Behandlung von gewalttätigen Schizophrenen bewährt (Fava 1997; Hector 1998; Hollweg u. Nedopil 1997; Pabis u. Stanislav 1996; Stadtland et al. 2007a; Volavka et al. 2004b). In der Akutsituation eignen sich Olanzapin und Risperidon als rasch resorbierbare orale Antipsychotika der zweiten Generation und die kurzwirksamen Arzneimittel Olanzapin und Ziprasidon zur intramuskulären Verabreichung (Battaglia 2005; Hummer et al. 2006). Gelegentlich sind auch Kombinationsbehandlungen erforderlich, wobei sowohl Lithium als auch Carbamazepin die antiaggressive Wirkung von Neuroleptika bei psychotischen Patienten verstärken können (siehe Kap. 13.3.2.2).

In verschiedenen Bestandsaufnahmen der im Maßregelvollzug untergebrachten Patienten ergab sich über die Jahre hinweg ein relativ konstanter Anteil schizophrener Patienten von 35–40 % (Leygraf 1988; Müller-Isberner 2004; Nedopil u. Müller-Isberner 1995a; Schumann 1987; Seifert u. Leygraf 1997; Steinböck 1999a). Er ist allerdings nach den Änderungen des Strafrechts (siehe Kap. 4.2) angestiegen und betrug in Hessen 2006 47,6 % (Müller-Isberner 2009). Die Zahl der im Maßregelvollzug in Nordrhein-Westfalen untergebrachten schizophrenen Patienten hat sich von 1994 bis 2006 verdreifacht (Dönisch-Seidel et al. 2007). Die Zunahme dieser Patienten wurde in den letzten Jahren heftig diskutiert (Habermeyer et al. 2010; Hodgins et al. 2006; Schanda et al. 2009a, 2009b). Als wesentliche Faktoren wurden die Enthospitalisierung oder Deinstitutionalisierung psychisch Kranker, der Abbau von Betten in der Allgemeinpsychiatrie (Priebe et al. 2005), die kurze stationäre Behandlungsdauer, der Abbau restriktiver Maßnahmen bei psychisch Kranken und die verminderte Kompetenz und Bereitschaft zur Risikoerkennung und zum Risikomanagement in der Allgemeinpsychiatrie genannt. Diese Entwicklung wurde auch für die Zunahme der Gewalttätigkeit dieser Patientengruppe verantwortlich gemacht (Erb et al. 2001), was wiederum zu einer zunehmenden Einweisung in den Maßregelvollzug beiträgt. Weithmann u. Traub (2008) fanden, dass es bei 83 % der von ihnen untersuchten schizophrenen Maßregelvollzugspatienten vor der Tat Hinweise für ein mögliches Delinquenzrisiko gegeben hat, dass zwei Drittel davor in stationärer psychiatrischer Behandlung waren und davor schon polizeilich registriert waren. Es ist allerdings auch mit den heutigen Risikoeinschätzungsmethoden nicht so leicht, ein schwerwiegenderes Delikt vorherzusehen, dies gelingt weitaus besser für geringgradige Vorfälle als für schwerwiegende Delikte (Thomson et al. 2008). Auch bei klinischen Patienten scheinen weitere Faktoren, wie Substanzmissbrauch, Persönlichkeitsstörung und Ausprägung der Symptomatik wichtige weitere Prädiktoren für aggressives Verhalten zu sein (Colasanti et al. 2007). Andere Autoren machen besonders den Anstieg des Drogenkonsums insgesamt und besonders bei psychisch Kranken für die dramatische Zunahme von schizophrenen Patienten im Maßregelvollzug verantwortlich (Seliger u. Kröber 2008; Wallace et al. 2004).

Wenngleich die durchschnittliche Unterbringungsdauer der Schizophrenen gegen Ende des letzten Jahrhunderts deutlich reduziert werden konnte (Bischof 1985; Jockusch u. Keller 2001), bleibt ein Teil der Patienten wegen des chronischen Verlaufs der Erkrankung und wegen der zunehmenden Zahl von Zweit- und Drittdiagnosen, die den Krankheitsverlauf belasten, überproportional lange untergebracht (Müller-Isberner u. Gretenkord 2002; Rink 1980). Die Komorbidität mit Substanzmissbrauch oder -abhängigkeit ebenso wie mit einer Persönlichkeitsstörung wirft sowohl bezüglich des Rückfallrisikos (siehe Kap. 12.5.3) als auch bezüglich der Therapie große Probleme auf. Nach dem derzeitigen Wissensstand werden die besten Behandlungsergebnisse dann erzielt, wenn eine kombinierte Behandlung beider Störungen gleichzeitig von ein und demselben Therapeuten durchgeführt wird, wenn sie auf einem stufenweise der Motivation des Patienten angepassten Vorgehen aufbaut, wenn die Behandlung mit Überzeugung und Bestimmtheit vonseiten des Therapeuten durchgehalten wird und in eine beide, Therapeut und Patient, verpflichtende Rückfallprophylaxe einmündet (Mercer et al. 1998; Rohdich u. Kirste 2005).

Bei der Prophylaxe kriminellen und aggressiven Verhaltens von psychisch Kranken und insbesondere schizophrenen Patienten kommt der Allgemeinpsychiatrie eine weitgehend unterschätzte Bedeutung zu. Der Anteil Schizophrener, die nach einer Entlassung aus stationärer Behandlung strafrechtlich belangt werden, ist relativ hoch. Munkner et al. (2005) berichteten, dass 13% der Schizophrenen innerhalb von durchschnittlich sieben Jahren nach der Erstaufnahme kriminell wurden, in einer Studie von Soyka et al. (2004b) waren es über 13%. Die Anamneseerhebung sollte somit auch die Frage nach früheren Aggressionshandlungen und Polizeikontakten enthalten, die Nachbehandlung sollte auch kriminalpräventive Gesichtspunkte berücksichtigen (Swanson et al. 2000).

12.5.3 Delinquenz

Die Frage nach einer höheren Kriminalitätsbelastung schizophrener Patienten wird kontrovers diskutiert. Dabei spielen sowohl politische wie wissenschaftliche Gründe eine Rolle. Nach jahrelanger Diskriminierung psychisch Kranker wollte man in den letzten drei Jahrzehnten des vorigen Jahrhunderts den beginnenden Reintegrationsprozess nicht gefährden. Die Fortschritte der klinischen Psychiatrie haben gerade für die Situation schizophrener Patienten eine enorme Verbesserung mit sich gebracht. Eine weitere Stigmatisierung dieser Patienten als kriminell oder gefährlich hätte ihrer Resozialisierbarkeit sicher geschadet. Dabei wurden die erhobenen Daten häufig einseitig interpretiert. In einer grundlegenden Arbeit hatten Böker u. Häfner (1973) gewalttätige psychisch Kranke, die ein Tötungsdelikt oder eine Körperverletzung begangen hatten, mit einer Stichprobe nichtgewalttätiger psychisch Kranker und mit Gewalttätern aus der Allgemeinbevölkerung verglichen. Aus dieser Untersuchung wurde jahrelang nur der Satz zitiert, dass Gewalttaten bei psychisch Kranken nicht häufiger vorkommen als bei der Gesamtbevölkerung. Beim Vergleich zwischen nichtgewalttätigen und gewalttätigen psychisch Kranken fiel jedoch die Gruppe der Schizophrenen deutlich heraus. Während diese Krankheitsgruppe bei den Gewalttätern 53,4% der Patienten ausmachte, machte sie bei den nichtgewalttätigen Patienten nur 23,8% aus. Das geschätzte Risiko eines an Schizophrenie erkrankten Patienten, gewalttätig zu werden, liegt mit 5:10 000 neunmal so hoch wie für andere Krankheitsgruppen, bei denen ein Risiko von 6:100 000 berechnet wurde. Die Erkenntnis, dass bei Schizophrenen *ein höheres Gewalt- und Delinquenzrisiko als bei Gesunden* besteht, wurde mittlerweile von der Mehrzahl der zu diesem Thema publizierten Arbeiten bestätigt. Bereits 1984 fanden Taylor u. Gunn in London eine sechsmal höhere Delinquenzrate, als es ihrem Anteil in der Bevölkerung entsprach. Über höhere Raten berichteten auch Steadman et al. (1978) in New York und Sosowsky (1986) in Kalifornien. Spätere Arbeiten zeigen ebenfalls, dass das Gewalttätigkeitsrisiko, insbesondere das Risiko für schwerwiegende Aggressionstaten, im Vergleich zur Allgemeinbevölkerung um das 3- bis 10-Fache erhöht ist (Eronen et al. 1996b; Haller et al. 2001; Lindquist u. Allebeck 1990; Modestin u. Ammann 1996; Mullen et al. 2000a; Soyka et al. 2004b; Tiihonen 1993; Valevski et al. 1999; Wessely et al. 1994; siehe auch Kap. 13.3.1.1). Dieser Faktor ist bei Frauen noch ausgeprägter als bei Männern (15–20), allerdings fallen schizophrene Frauen immer noch viel seltener mit Gewalttaten polizeilich auf als schizophrene Männer (Wallace et al. 2004).

Die neueren Forschungsergebnisse lassen darüber hinaus erkennen, dass sowohl die Schizophrenie allein ein erhöhtes Aggressionsrisiko mit sich bringt, dass aber eine Reihe von Symptomen und anderen Faktoren, die nicht direkt mit der Krankheit zu tun haben, dieses Risiko deutlich erhöhen. Schizophrene, die an einer *Komorbidität mit Substanzmissbrauch* oder an einer *Komorbidität mit einer antisozialen Persönlichkeitsstörung* leiden, begehen häufiger Delikte und insbesondere Gewaltdelikte

Tab. 12.11 Psychische Störungen und Kriminalität (Wallace et al. 1998).

Delikt	Störung			
	Schizophrenie	Schizophrenie und Substanzmissbrauch	Persönlichkeitsstörung	Substanzmissbrauch
	relatives Risiko (%)			
allgemeine Delinquenz	3,2	12,4	12,7	7,1
Gewaltkriminalität	4,4	18,8	18,7	9,5
Eigentumsdelikte	2,8	13,4	10,2	9,4
Tötungsdelikte	10,1	28,8	28,7	5,7

Tab. 12.12 Risikofaktoren für Gewaltdelinquenz bei Schizophrenen.

Komorbidität mit Substanzmissbrauch (Lindquist u. Allebeck 1989; Soyka et al. 1993; Wallace et al. 1998, 2004; Elbogen u. Johnson 2009; Fazel et al. 2009a; Goethals et al. 2007; Swanson 2006)
Komorbidität mit antisozialer Persönlichkeitsstörung (Nedopil 1997; Rasmussen u. Levander 1996; Goethals et al. 2007; Swanson 2006)
Eltern, bei denen Substanzmissbrauch und/oder Delinquenz bekannt ist (Fazel et al. 2009a)
systematisierter Wahn mit hoher Wahndynamik, welcher die inneren Normen und Kontrollen ausschaltet; vor allem Verfolgungswahn, Eifersuchtswahn, Überzeugung, kontrolliert zu werden (Ich-Störungen; Junginger 1990, 1995; Wessely et al. 1993; Green et al. 2009)
Threat/Control-Override (Stueve u. Link 1997; Bjorkly u. Havik 2003; Hodgins et al. 2003; Green et al. 2009; Swanson 2006), d. h. der Patient ist der Überzeugung, dass • sein Verstand von Kräften, die außerhalb seiner Kontrolle liegen, dominiert wird • ihm fremde Gedanken aufgezwungen werden • andere Menschen ihm Schaden zufügen wollen
frühere Viktimisierung (Hiday et al. 2001; Swanson 2006)
junges Alter (Wallace et al. 2004)
gewalttätige Vortaten (Elbogen u. Johnson 2009; Hodgins et al. 2003; Pedersen et al. 2010b)
neuropsychologische Defizite
niedriger sozioökonomischer Status

als die Gesamtgruppe dieser Patienten. Derartige Komorbiditäten erhöhen jedoch nicht nur das Delinquenzrisiko bei Schizophrenen, sondern auch bei Patienten mit affektiven Störungen. Die in ▶ Tab. 12.11 dargestellten Daten aus der Arbeit von Wallace et al. (1998) stehen exemplarisch für eine Vielzahl ähnlicher Untersuchungsergebnisse (Fazel et al. 2009b; Goethals u. van Marle 2009, auch mit späteren der gleichen Arbeitsgruppe um Wallace et al. 2004).

Die Risikofaktoren, die bei Schizophrenen das Risiko von Gewaltdelinquenz erhöhen, sind in ▶ Tab. 12.12 zusammengefasst.

Sreenivasan et al. (1997) haben folgende Symptome, die kriminelle Rückfälle bei psychotischen Gewalttätern wahrscheinlich machen, beschrieben: Unfähigkeit zur Realitätstestung, Mangel an kognitiver Flexibilität und Fehlen verinnerlichter Normenkontrolle. Darüber hinaus gibt es bei schizophrenen Gewalttätern folgende spezielle Charakteristika von Täter und Tatsituation (Nijman et al.

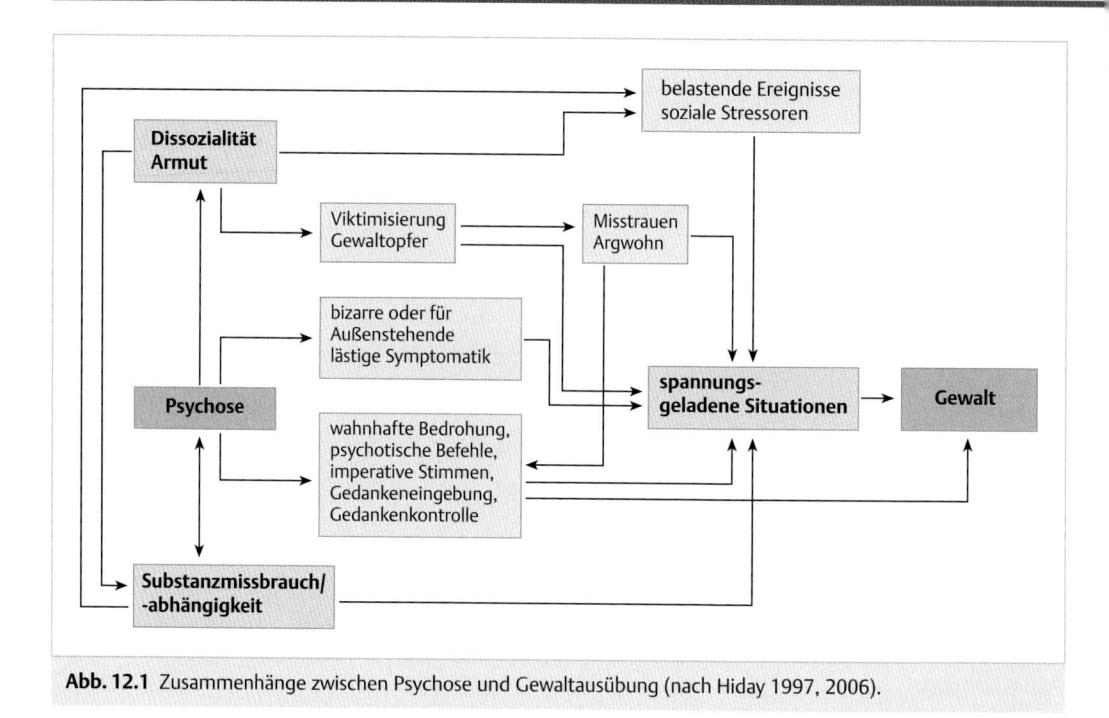

Abb. 12.1 Zusammenhänge zwischen Psychose und Gewaltausübung (nach Hiday 1997, 2006).

2003; Steury u. Choinski 1995; Chan 2008; Nordström u. Kullgren 2003):
- Opfer aus dem Nahbereich
- Gewalt nach belanglosem Streit
- Fehlen eines offenkundigen Motivs
- kurze, unvorbereitete Tathandlung
- Übermaß an Gewalt
- häufiger tödlicher Ausgang

Einfache Additionen oder Potenzierungen der Einzelfaktoren (Angermeyer u. Schulze 1998) erklärt jedoch die Häufigkeit von Gewaltdelinquenz in dieser Patientengruppe nicht. In einer umfangreichen Studie haben Wallace et al. (2004) gezeigt, dass kein einzelner Faktor (Symptomatik, Komorbidität, insbesondere Substanzkonsum, Deinstitutionalisierung, Dissozialität) für die erhöhten Kriminalitätsraten von Schizophrenen verantwortlich ist, sondern dass wesentlich komplexere Zusammenhänge erfasst und bearbeitet werden müssen, wenn man der Kriminalität schizophrener Patienten effektiv begegnen will. Das Bedingungsgefüge, welches zur Gewalttätigkeit bei Schizophrenen führt, wird in Anlehnung an Hiday (1997, 2006) etwas vereinfacht in ▶ Abb. 12.1 dargestellt.

Betrachtet man die Gewalttätigkeiten von Schizophrenen genauer, so müssen weitere Differenzierungen und Einschränkungen vorgenommen werden. Hodgins et al. (1998) und Tengstrom et al. (2001) haben anhand von Kohortenstudien zwei Typen von schizophrenen Delinquenten identifiziert, die sich vor allem bezüglich des Alters zu Beginn des ersten dissozialen Verhaltens auszeichnen. Während die sog. „Early Starters" schon vor der Pubertät dissoziales Verhalten zeigen und schon vor dem 19. Lebensjahr ihr erstes gravierendes Delikt begangen haben, beginnen die sog. „Late Starters" ihre Delinquenz deutlich nach dem 19. Lebensjahr und haben vor ihrer Delinquenz ein weitgehend unauffälliges Leben geführt. Diese Unterscheidung wurde von anderen Arbeitsgruppen bestätigt (Jones et al. 2010; Pedersen et al. 2010b). Die Differenzierung hat für die Therapie und für die Rückfallprognose nicht unerhebliche Bedeutung. Während bei den „Late Starters" eine erfolgreiche Behandlung der Grunderkrankung auch das Rückfallrisiko für Delinquenz minimiert, ist ein solches Therapiekonzept bei den „Early Starters" nicht ausreichend.

Die Daten zeigen auch, dass das von Schizophrenen ausgehende Gefährlichkeitsrisiko stark von ihrem sozialen Umfeld und von ihrer *Betreuung* abhängt (Taylor u. Gunn 1984a, b; Beiser et al. 1985). Beck u. Wencel (1998) zogen aus einer Literaturübersicht den Schluss, dass vormals gewalttätige Schizophrene, die ausreichend medikamentös und soziotherapeutisch behandelt werden, nicht gefährlicher sind als die Durchschnittsbürger. Auch kann man von Untersuchungen über die Gewalttaten von Schizophrenen nicht auf deren Rückfallgefahr in Bezug auf Aggressionsdelikte schließen. Die *Rückfallrate* von schizophrenen Rechtsbrechern mit Gewalttaten ist deutlich niedriger als jene anderer Straftäter, sofern diese Patienten behandelt werden. Es konnte gezeigt werden, dass die Schizophrenen, die nach einem Delikt zur Schuldfähigkeit begutachtet wurden, innerhalb von durchschnittlich 5 Jahren weniger als halb so oft mit Gewaltdelikten rückfällig wurden wie alle anderen Gutachtensprobanden (Stadtland u. Nedopil 2005a). Hodgins et al. (2003) wiesen nach, dass forensisch psychiatrisch betreute Schizophrene, die aus dem Maßregelvollzug entlassen wurden, seltener durch Gewalttätigkeiten auffielen als Schizophrene, die aus einer allgemeinpsychiatrischen stationären Behandlung entlassen wurden.

Auch wenn das Wissen um das Aggressionsrisiko bei schizophrenen Patienten heute differenzierter dargestellt wird als früher, muss vor einer Überinterpretation der Gefahr durch diese Kranken gewarnt werden. Die viel zitierte Arbeit von Teplin (1985), die unter den Untersuchungshäftlingen in Chicago keine Überrepräsentation schizophrener Patienten fand, zeigt, dass hinter vielen anderen Risikofaktoren, wie Geschlecht, Waffenbesitz, Hautfarbe oder subkulturellem Milieu, die Diagnose Schizophrenie eine relativ geringe Rolle für die Gewalttaten in einer Gesellschaft spielt. Zu vergleichbaren Ergebnisse kam 14 Jahre später Elbogen u. Johnson (2009). Zum gleichen Ergebnis kann man allerdings auch bei der Betrachtung der Basisraten von Gewalttätigkeit und Krankheit kommen. Die Basisrate für Aggressionsdelikte in der Allgemeinbevölkerung beträgt annähernd 1:10000; schon nach den Daten von Böker u. Häfner (1973) liegt diese Basisrate bei Schizophrenen mit 1:2000 ca. fünfmal höher. Die Morbidität für Schizophrenie liegt in Europa bei ca. 1%. Sehr vereinfacht veranschaulicht müsste man 100 Menschen begegnen, um einen Schizophrenen zu treffen, 10000 Menschen, um einen Aggressionstäter und 2000-mal 100 = 200000 Menschen, um einen gewalttätigen Schizophrenen zu sehen. Die Wahrscheinlichkeit für einen Menschen, Opfer der Aggression eines Schizophrenen zu werden, ist somit um ein Vielfaches geringer als jene, allgemeiner Gewalttätigkeit zum Opfer zu fallen. Die Mahnung zur Vorsicht und Zurückhaltung bei der Attribuierung von Gefährlichkeit bei schizophrenen Patienten ist somit durchaus gerechtfertigt (Walsh et al. 2001), sollte aber nicht in Bagatellisierung umschlagen. Nicht übersehen werde sollte, dass das Risiko von Schizophrenen, *Opfer einer Gewalttat* zu werden, deutlich höher liegt als das Risiko, zum Gewalttäter zu werden (Teplin et al. 2005). Das Archives of General Psychiatry widmete dem Phänomen bereits 2005 einen Kommentar: „Violence and the mentally ill: Victims, not perpetrators" (Eisenberg 2005). Es muss aus forensischer Sicht aber darauf hingewiesen werden, dass die Viktimisierung auch ein gewichtiger Risikofaktor für eigene spätere Gewalttätigkeit der Schizophrenen ist (Hiday et al. 2001; Swanson 2006).

Sieht man von Aggressionsdelikten ab, sind nur wenige Untersuchungen über die Kriminalität bei Schizophrenen durchgeführt worden. Bagatelldelikte, wie Schwarzfahren, Beleidigung oder Ladendiebstahl, dürften der klinischen Erfahrung nach relativ häufig vorkommen, werden aber oft schon im Ermittlungsverfahren eingestellt. Psychiater sollten sich darüber bewusst sein, dass diese Einstellungen eine langfristige juristische Stigmatisierung ihrer Patienten nach sich ziehen, da die Einstellungsverfügung wegen Vorliegen des § 20 StGB längere Zeit im Bundeszentralregister gespeichert bleibt (Cording 1995). Ein großes Forschungsdefizit besteht bezüglich der Sexualdelinquenz schizophrener Patienten (Sahota u. Chesterman 1998), wie ohnehin das sexuelle Erleben und Verhalten dieser Patientengruppe noch kaum systematisch untersucht wurden (Kockott 1998). Einige Untersuchungen und die praktische Erfahrung legen zwar nahe, dass Sexualdelikte bei Schizophrenen sehr selten sind (Nijman et al. 2003; Taylor et al. 1998), neuere Untersuchungen fanden jedoch auch für diese Delinquenz ein höheres Risiko im Vergleich zur Gesamtpopulation (Alden et al. 2007). Allerdings ließ sich bislang keine Zuordnung zu der Störung herausarbeiten (Pitum u. Konrad 2008). Nur eine kleine Untergruppe handelt dabei aus psychotischer Motivation, während der überwiegende

Teil meist zu Beginn der Krankheit bei nachlassender Impulskontrolle aus opportunistischen Motiven agiert (Smith 2000).

Fasst man den derzeitigen Stand des Wissens zusammen, so kommt man zu folgenden Schlussfolgerungen:
- Die Delinquenzrate – insbesondere die Rate aggressiver Handlungen – hängt bei Schizophrenen nicht allein von der Krankheit, sondern auch vom Betreuungssystem ab. Je besser die Versorgung und Betreuung, desto geringer ist das Risiko von Gewalt und Delinquenz durch Schizophrene.
- Das Risiko eines Menschen, von einem Schizophrenen verletzt zu werden, ist sehr viel niedriger als jenes, von einem Gesunden attackiert zu werden.
- Psychiater und psychiatrisches Betreuungspersonal – auch Gutachter, die das Delinquenzrisiko bei Schizophrenen abwägen – sollten sich der höheren Basisrate für Aggressionstaten in dieser Patientengruppe bewusst sein und die Betreuungsnotwendigkeiten, die das Risiko minimieren können, nicht übersehen.
- Psychiatrische Patienten, insbesondere Psychotiker, können gut behandelt werden. Die therapeutischen und rechtlichen Eingriffsmöglichkeiten sind bei ihnen wesentlich besser als bei den meisten anderen Risikogruppen. Die Therapie- und Kontrollmöglichkeiten lassen bei ihnen eine geringere Rückfallrate erwarten, sofern die medizinischen, sozialen und rechtlichen Möglichkeiten genutzt werden (Taylor u. Gunn 1984b; Porporino u. Motiuk 1995; Hodgins u. Müller-Isberner 2004).
- Trotz dieser Möglichkeiten scheint der Anteil psychisch kranker Gewalttäter zuzunehmen. Ein ursächlicher Faktor hierfür dürfte in der Betreuung und im Management dieser Patienten liegen. Die Öffnung der psychiatrischen Anstalten und die Enthospitalisierung psychisch Kranker haben zu einer Verschiebung lästiger und möglicherweise gefährlicher Patienten vom klinisch-psychiatrischen Bereich in den forensischen Bereich mit sich gebracht (Garlipp et al. 2003; Schanda u. Knecht 1998).

12.5.4 Begutachtung

Die Schizophrenie spielt sowohl bei der straf- und zivilrechtlichen Begutachtung wie auch bei sozialrechtlichen Fragestellungen eine große Rolle. Trotz aller diagnostischen Unsicherheiten wird diese Diagnose häufig als Paradigma für *Schuldunfähigkeit, Geschäftsunfähigkeit, Arbeits- und Erwerbsunfähigkeit* angesehen. Diese Beurteilung trifft sicher zu, wenn das Vollbild einer floriden schizophrenen Psychose vorliegt. Die sehr unterschiedlichen Krankheitsverläufe und die sehr variable Ausprägung der Symptomatik verbieten jedoch auch bei dieser Diagnose eine pauschalierende Aussage, sie fordern vielmehr eine individuelle Beurteilung, die je nach Verlauf und Ausprägung der Symptomatik, aber auch nach den Erfordernissen der gesetzlichen Fragestellung sehr unterschiedlich ausfallen kann. Die früher nicht seltene kurzschlüssige Argumentation, dass die Schizophrenie eine so schwere Erkrankung sei, dass sich weitere Begründungen für die Beantwortung der Gutachtensfrage erübrigen, ist mit der heutigen Auffassung über dieses Störungsbild nicht mehr vereinbar. Ein Schizophrener kann sehr wohl im Vollbesitz seiner geistigen und körperlichen Kräfte sein und auch im sozialrechtlichen Sinn die von ihm geforderten Leistungen erbringen. Es ist immer auf die individuelle Symptomatik abzuheben und der konkrete Bezug dieser Symptomatik zu der rechtlich relevanten Frage herzustellen. Allerdings muss sich der Gutachter vergegenwärtigen, dass viele Patienten mit dieser Erkrankung ihre Symptome dissimulieren. Ihre Leistungsfähigkeit und ihre soziale Anpassungsfähigkeit bleiben in unstrukturierten Situationen, am Arbeitsplatz oder in der Familie häufig weit hinter dem Ausmaß zurück, welches in der gut strukturierten und relativ kurzen Untersuchungssituation zu beobachten ist.

12.5.4.1 Strafrecht

Die Schizophrenie galt bis in die Mitte des vorigen Jahrhunderts als eine so schwerwiegende Erkrankung, dass allein die Diagnose dazu führte, einen Menschen als unzurechnungsfähig zu bezeichnen (Langelüddeke 1950). Die Behandelbarkeit, die soziale Rehabilitationsfähigkeit und Reintegration der an Schizophrenie Erkrankten haben sich zwischenzeitlich sehr verbessert. Das Wissen um den Verlauf der Erkrankung hat sich vermehrt und zeigt, dass ein Großteil der Patienten ohne nennenswerte Beeinträchtigungen und weitgehend angepasst leben kann und dass nahezu ein Drittel wieder vollständig gesundet. Die soziale Kompetenz und damit auch ihre Fähigkeit zu einsichtsgemäßem Handeln wechseln bei den an Schizophrenie Erkrankten in *Abhängigkeit vom Stadium der Erkrankung.*

Im *akuten Schub mit floridsr psychotischer Symptomatik* besteht kaum je ein Zweifel daran, dass die Voraussetzungen für Schuldunfähigkeit vorliegen. Menschen, die unter einem Wahn leiden und ihren Wahnideen zumindest zeitweise ausgeliefert sind, und Menschen, denen von imperativen Stimmen ihr Handeln vorgeschrieben wird, sind nicht in der Lage, über Recht und Unrecht zu reflektieren. Sie sind unfähig, ihr Handeln von allgemein verbindlichen Rechtsgedanken leiten zu lassen, selbst wenn sie nicht immer ihren Wahngedanken oder den Befehlen imperativer Stimmen folgen. Aus psychopathologischer Sicht kann bei derartigen Störungen nicht mehr sinnvoll zwischen Einsichts- und Steuerungsunfähigkeit unterschieden werden. Da aber nach der Logik des § 20 StGB die Frage nach der Einsichtsfähigkeit zuerst beantwortet – und bei schweren kognitiven Störungen verneint – werden muss, stellt sich die Frage nach der Steuerungsfähigkeit nicht mehr. Bei katatonen Erregungszuständen, aber auch bei Delikten, die aus dysphorischer Verstimmung oder impulsiver Spannung bei hebephrenen Kranken oder Kranken mit einer ausgeprägteren Residualsymptomatik entstanden, wird man meist eine Steuerungsunfähigkeit zumindest nicht ausschließen können. Häufig erfährt man erst wesentlich später im Laufe einer Therapie, dass diese Patienten im Vorfeld von Gewalttaten das Gefühl des Gemachten, für sie Inszenierten hatten, dass sie sich nicht näher definierbaren Machenschaften ausgeliefert fühlten und sich impulsiv dagegen wehrten.

Schwieriger wird die Beurteilung bei Kranken mit *leichten Residualzuständen*, bei voll remittierten ehemals Erkrankten und bei Kranken mit dissozialer, delinquenter und unter Umständen von Gewalttätigkeiten geprägter Vorgeschichte lange vor Ausbruch der Erkrankung. Bei Letzteren erscheint – insbesondere wenn sich die Qualität der Delikte vor und nach Ausbruch der Krankheit nicht unterscheidet – das delinquente Verhalten eher auf die prämorbide Persönlichkeit als auf die psychopathologische Störung zurückführbar. Nichtsdestoweniger wird man bei den meisten der Kranken davon ausgehen müssen, dass die Schizophrenie das Persönlichkeitsgefüge derart beeinträchtigt, dass Übersicht, Kritikfähigkeit, adäquate Selbsteinschätzung, verinnerlichtes Wertgefüge und Impulskontrolle nicht mehr in dem Umfang das Handeln lenken, wie es beim selben Menschen vor der Erkrankung der Fall war. Im klinischen Alltag ist die damit verbundene verminderte soziale Kompetenz z. B. an einer Vernachlässigung der Körperpflege, an verminderter Rücksichtnahme auf Bedürfnisse anderer, an Distanzlosigkeit oder auch an der Ausbildung subtiler Rituale zu erkennen. Für die strafrechtliche Beurteilung bedeutet dies, dass die Steuerungsfähigkeit bezüglich normabweichender Verhaltensweisen auch dann als erheblich vermindert angenommen werden muss, wenn das Delikt nicht unter dem Einfluss einer floriden psychotischen Symptomatik geschah. Allerdings gilt – wie bei der Begutachtung chronischer Störungen immer –, dass sich die Symptomatik nicht nur durch das Delikt offenbaren darf, sondern auch im sonstigen Leben beobachtbar sein muss, und dass das Delikt in einem gewissen Zusammenhang mit der Störung stehen muss.

Bei voll *remittierten ehemalig schizophrenen Patienten* ist es auch gerechtfertigt, volle Schuldfähigkeit anzunehmen, wenn das Delikt aus dem Lebensstil des Menschen heraus normalpsychologisch nachvollziehbar ist. Rehabilitation heißt auch, den ehemaligen Kranken wieder in den Stand des mündigen, verantwortlichen Bürgers zu versetzen, sie für dauerhaft nicht verantwortlich zu halten entspräche auch einer Diskriminierung dieser Menschen (Venzlaff 1994a; Müller-Isberner u. Venzlaff 2009).

Besondere Schwierigkeiten bestehen bei der Begutachtung von Probanden, die ein Delikt vor oder am Beginn einer schizophrenen Störung begangen haben. Derartige *Intitialdelikte* (Stransky 1950) sind sehr selten. Meist sind nahe Angehörige davon betroffen. Bei den Tätern ist einerseits die Familienanamnese und andererseits die postdeliktische Krankheitsgeschichte besonders sorgfältig zu analysieren, um die Zuordnung zu einer krankhaften seelischen Störung und die Voraussetzung für eine Aufhebung oder eine Beeinträchtigung der Schuldfähigkeit nachvollziehbar zu begründen. Gelegentlich wird bei Begutachtungen versucht, eine Schizophrenie, einen Wahn oder eine Psychose zu *simulieren.* Der Gutachter sollte deshalb nicht vorschnell aufgrund der Klagen über einige charakteristische Symptome eine so schwerwiegende und folgenreiche Diagnose wie die einer Schizophrenie stellen. Das Bekunden, Stimmen zu hören, sich verfolgt zu fühlen, unter Halluzinationen zu leiden oder Bewegungsauffälligkeiten nicht kontrollieren zu können, ist schwer zu objektivieren. Allerdings kommen bei Schizophrenen derartige Symptome nur sehr selten isoliert vor. Die mit den Symptomen verbundenen Affektstörungen, die Dissoziation von Affekt und Denkinhalt, die Gesetzmäßigkeiten der Entwicklung psychotischer Symptome (siehe z. B. Conrad 1971), schizophrene Denkstörungen und autistische Verhaltenszüge sind sehr viel schwerer zu simulieren. Nicht selten verbleibt jedoch auch nach sorgfältiger Exploration noch eine Unsicherheit. In solchen Fällen sollte der Gutachter sich nicht scheuen, seine Zweifel kundzutun und sie durch eine stationäre Verlaufsbeobachtung auszuräumen. Die Zeit auf einer geschlossenen Station mit anderen schwer psychisch Kranken mag dem Simulanten zwar neue Ideen bringen, erschwert aber auch das Durchhalten simulierter Symptomatik.

Die über die allgemeinen Prognoseaspekte (siehe Kap. 15) hinausgehenden Kriterien für die *Einschätzung des Rückfallrisikos* bei schizophrenen Delinquenten wurden in Kapitel 12.5.3 dargestellt. Allerdings sollte gerade bei schizophrenen Patienten immer wieder geprüft werden, ob nicht weniger einschneidende Maßnahmen als eine Unterbringung nach § 63 StGB ausreichen, um die befürchtete Gefährlichkeit des Patienten zu verringern. Dies gilt umso mehr, als der Krankheitsprozess bei langem Verlauf auch an Dynamik verlieren kann und häufig andere Einrichtungen des sozialen Netzes, wie z. B. betreute Wohngruppen, Tag- oder Nachtkliniken und Heime, ausreichen können, um die Sicherheit der Allgemeinheit zu gewährleisten.

Bei *schizotypen Störungen, akuten psychotischen Störungen* und *schizoaffektiven Psychosen* gelten für die floriden Episoden die gleichen Überlegungen, wie sie für die Beurteilung der Schuldfähigkeit von Schizophrenen angestellt wurden. Schwierig ist die Schuldfähigkeitsbeurteilung bei anhaltenden wahnhaften Störungen, die der forensischen Konvention nach dem vierten Merkmal zugeordnet werden. Psychopathologisch macht der fließende Übergang zwischen noch verständlichen Denkinhalten, überwertigen Ideen und schließlich dem Verlust des Realitätsbezugs und der Kommunizierbarkeit Abgrenzungsprobleme. Forensisch wird die Beurteilung oft deswegen schwierig, weil trotz des Wahns die soziale Funktionsfähigkeit der meisten Betroffenen noch weitgehend erhalten geblieben ist und weil die Tatmotive des Wahnkranken oft jenen eines gesunden Täters gleichen (z. B. Eifersucht). Der Gutachter muss deshalb sehr sorgfältig darlegen, inwieweit der Wahn die Einsichtsfähigkeit in das Unrecht des Handelns oder die Steuerungsfähigkeit beeinträchtigt oder aufgehoben hat (siehe auch BGH NJW 1997, S. 3101 ff.). Werden allerdings bei solchen Störungen die Voraussetzungen für die Anwendung der §§ 20 oder 21 StGB nicht angenommen, so kann eine Unterbringung nach § 63 StGB auch nicht erfolgen (BGH NStZ 1997, S. 335 f.), obwohl eine psychiatrische Behandlung möglicherweise dringend erforderlich wäre.

12.5.4.2 Zivilrecht

Schizophrene Störungen können sich in allen psychiatrisch relevanten Bereichen des Zivilrechts auswirken. Aufgabe des Gutachters ist dabei einerseits, dem Patienten möglichst viele seiner Rechte zu erhalten, andererseits ihn vor Schäden, die dadurch entstehen, dass er seine Rechte nicht wahrnehmen kann, zu schützen. Nicht zuletzt kann es auch eine gutachterliche Aufgabe sein, Dritte vor Schäden, die durch die Störung bedingt sind, zu bewahren. Die Diagnose Schizophrenie allein reicht nicht aus, um Geschäfts- oder Testierunfähigkeit zu begründen. *Geschäftsunfähigkeit* muss aber angenommen werden, wenn krankheitsbedingte Realitätsverkennungen die Entscheidungen des Betroffenen maßgeblich beeinflusst haben, aber auch wenn Ambivalenz und Antriebsstörungen ihn daran gehindert haben, seine Rechte wahrzunehmen.

Sieht man von den Alterserkrankungen ab, so werden *Betreuungen* am häufigsten bei Schizophrenen eingerichtet. Bei dieser Erkrankung ist der Umfang von Einwilligungsvorbehalten auch am größten. Wesentlich häufiger als bei anderen Störungen gehört auch die Gesundheitsfürsorge zu den Aufgaben des Betreuers. Sowohl Krankheitsbild als auch empirische Daten und praktische Erfahrungen sprechen dafür, dass diese Patienten häufig aufgrund fehlender Krankheitseinsicht nicht in der Lage sind, aus eigenem Entschluss für ihre Behandlung zu sorgen. Nichtsdestoweniger gelingt es auch bei schwer gestörten Patienten immer wieder, sie von der Notwendigkeit eines stationären Aufenthalts oder einer medikamentösen Dauerbehandlung zu überzeugen. Sie sind gelegentlich auch dazu zu bewegen, selbst eine Betreuung zu beantragen.

Rechtliche Maßnahmen gegen den Willen der Patienten sollten nur das letzte Mittel sein, um Schaden von ihnen abzuwenden. Dabei sind den Patienten, wie bei jeder anderen ärztlichen Maßnahme, die Vor- und Nachteile der Maßnahme zu erklären, soweit sie diese verstehen können. Manchmal führt die Einsicht in die Nachteile einer Zwangsmaßnahme die Zustimmung zu einer erforderlichen Behandlung herbei. Unter geschlossenen Bedingungen, z. B. im Maßregelvollzug oder in der Haft, wo objektiv kaum Nachteile aus einer Betreuung erwachsen, sollte bei notwendigen Behandlungen schizophrener Patienten gegen deren Willen immer eine Betreuung oder ein Gerichtsbeschluss angestrebt werden.

12.5.4.3 Sozialrecht

Die Beurteilung der Leistungsfähigkeit schizophrener Patienten kann nicht generell erfolgen. In der Regel führen Negativsymptome, wie Antriebsdefizite und mangelndes Durchhaltevermögen, zu einer massiven und dauerhaften Beeinträchtigung der beruflichen Leistungsfähigkeit, während akute und floride Symptome, wie ein Wahn oder Stimmenhören, eine vorübergehende *Arbeitsunfähigkeit* bedingen. Arbeitsfähigkeit besteht erst wieder, wenn weder eine floride Symptomatik noch eine depressive Nachschwankung noch ein schwererer Residualzustand vorliegen.

Auch bei Schizophrenen sollte eine *Berentung* erst erwogen werden, wenn alle Therapie- und Rehabilitationsmöglichkeiten ausgeschöpft sind. Für die komplexen Bedürfnisse psychisch Kranker, insbesondere Schizophrener, wurden in manchen Gegenden eigene *Rehabilitationseinrichtungen für psychisch Kranke und Behinderte (RPK)* geschaffen, die innerhalb einer einheitlichen Maßnahme ohne Wechsel von Bezugspersonen und Konzepten die medizinische, berufliche und psychosoziale Rehabilitation ermöglichen sollen (Foerster u. Weig 2003). Bei der Begutachtung sind die konkreten krankheitsbedingten Leistungseinbußen zu erfassen; es ist zu begründen, warum diese eine dauerhafte Erwerbsunfähigkeit bedingen. Problematisch ist die Beurteilung der Berufsfähigkeit bei hoch qualifizierten Erwerbstätigen, deren Beruf Übersichtsfähigkeit und ein hohes Maß an Eigenverantwortung erfordert. Die Diagnose allein reicht bei ihnen oft aus, um z. B. beamtenrechtliche Dienstunfähigkeit oder ein Ruhen der ärztlichen Approbation zu begründen.

Eine Schizophrenie kann nach derzeitigem Wissen *nicht Folge eines Unfalls* sein, sodass diese Frage bei Gutachten für die gesetzliche Unfallversicherung kaum zu bejahen ist. Dies gilt auch für private Unfallversicherungen. Nach dem sozialen Entschädigungsrecht kann eine Schizophrenie als Schädigungsfolge in Ausnahmefällen unter folgenden Bedingungen anerkannt werden (Kannversorgung, siehe Versorgungsmedizinische Grundsätze 2009 C4),

- wenn Schädigungsfaktoren als tief in das Persönlichkeitsgefüge eingreifende psychosoziale Belastungen vorgelegen haben, die entweder längere Zeit angedauert haben oder zeitlich zwar nur kurzfristig wirksam, aber so schwer waren, dass ihre Folgen eine über längere Zeit anhaltende Wirkung auf das Persönlichkeitsgefüge gehabt haben, und
- wenn die Erkrankung in enger zeitlicher Verbindung (bis zu mehreren Wochen) mit diesen Belastungen begonnen hat.

Bei episodischem Verlauf der schizophrenen Psychose gilt dies nur für die der Belastung folgende Episode.

Nach dem Schwerbehindertengesetz werden lang dauernde (über ein halbes Jahr anhaltende) floride Schizophrenien mit einem GdB von 50–100 bewertet, Residualstörungen je nach Ausmaß der sozialen Anpassungsschwierigkeiten mit einem GdB zwischen 0 und 100 (siehe ▶ Tab. 12.13).

Bei den Gutachten, in denen eine berufsbezogene Leistungsfähigkeit beurteilt werden muss, können die in ▶ Tab. 12.14 angegebenen Zuordnungen eine gewisse Orientierung anbieten.

Tab. 12.13 Aus den Versorgungsmedizinischen Grundsätzen.

Schizophrene Psychosen	Schwerbehindertengesetz: GdB Soziales Entschädigungsrecht: GdS (%)
mit geringen und einzelnen Restsymptomen ohne soziale Anpassungsschwierigkeiten	10–20
mit leichten sozialen Anpassungsschwierigkeiten	30–40
mit mittelgradigen sozialen Anpassungsschwierigkeiten	50–70
mit schweren sozialen Anpassungsschwierigkeiten	80–100

GdB: Grad der Behinderung, GdS: Grad der Schädigung

Tab. 12.14 Zusammenhang von Leistungseinschränkungen in Abhängigkeit vom Ausmaß der Symptomatik und den beruflichen Anforderungen bei Schizophrenen.

Berufliche Anforderungen Ausmaß der Symptomatik	Eigenverantwortliche Tätigkeit mit hohen Anforderungen oder häufiger zwischenmenschlicher Kontakt erforderlich	Tätigkeiten mit begrenzter Eigenverantwortlichkeit oder wenig zwischenmenschlicher Kontakt	Tätigkeiten mit begrenzten Entscheidungsbefugnissen und ohne Eigenverantwortlichkeit oder kaum zwischenmenschlicher Kontakt
geringgradig	berufliche Leistungsunfähigkeit	signifikante Einschränkung	meist signifikante Einschränkung
geringgradig + Komorbidität oder mäßiggradig	berufliche Leistungsunfähigkeit	berufliche Leistungsunfähigkeit	berufliche Leistungsunfähigkeit
mäßiggradig + Komorbidität oder schwergradig	berufliche Leistungsunfähigkeit	berufliche Leistungsunfähigkeit	berufliche Leistungsunfähigkeit

12.5.4.4 Fahreignung

Nach den Begutachtungsleitlinien zur Kraftfahrereignung (BAST 2010) hat sich die Beurteilung der Fahreignung schizophrener Psychosen von allgemeinen Anwendungsschemata noch weiter in Richtung einer individuellen Betrachtung gewandelt. Schon die vierte Auflage der Vorgängerversion des Gutachtens „Krankheit und Kraftverkehr" (1992) war weniger restriktiv als die vorangegangenen. Die Fahreignung ist dann ausgeschlossen, wenn schwere psychotische Krankheitserscheinungen vorliegen. Nach dem Abklingen der Symptomatik einer ersten schweren Episode kann die Fahrerlaubnis wiedererlangt werden, wenn keine Störungen mehr nachweisbar sind, die das Realitätsurteil beeinträchtigen. Bei wiederholten Schüben sind im Hinblick auf mögliche Wiedererkrankungen die Untersuchungen durch einen Facharzt für Psychiatrie in festzulegenden Abständen zu wiederholen. Die in früheren Auflagen des Gutachtens „Krankheit und Kraftverkehr" genannten Fristen bis zur Wiedererteilung der Fahrerlaubnis nach einem abgelaufenem Schub finden nicht mehr Anwendung. Bei Einleitung einer antipsychotischen Behandlung oder bei Medikamentenwechsel muss der Arzt die Patienten auf die dadurch bedingten Beeinträchtigungen der Fahrtüchtigkeit hinweisen. Die Patienten müssen in den ersten 2–3 Wochen nach einer Umstellung oder Neueinstellung auf das Autofahren verzichten. Eine Dauerbehandlung mit Neuroleptika führt nach den derzeit zur Verfügung stehenden Erkenntnissen nicht zu einer Zunahme des Unfallrisikos. Sie schließt eine Wiedererlangung der Fahrerlaubnis nicht aus.

Der *Führerschein für die Gruppe 2* (Fahrzeuge über 3,5 Tonnen mit Anhänger über 750 kg) kann nach dem Abklingen schizophrener Psychosen nur in außergewöhnlich günstigen Verläufen wiedererlangt werden.

12.6 Affektive Störungen

Diese Störungen sind durch Stimmungsänderungen gekennzeichnet, die häufig depressiv, bei vielen Kranken im Wechsel *manisch* und *depressiv* und bei einigen ausschließlich manisch geprägt sind. Affektive Störungen sind sehr häufig. Verschiedene Untersuchungen (Jacobi et al. 2004; Patten 2009) geben eine Lebenszeitprävalenz von ca 10–20 % für Depressionen an – Frauen erkranken ca. doppelt so häufig wie Männer – und von 1–2 % für bipolare Störungen, wovon 5–10 % ausschließlich manisch geprägt sind. Die grundlegenden Symptome schwerer depressiver Störungen wurden schon vor ca. 200 Jahren von Pinel (1809) beschrieben. 1854 prägte Falret den Begriff „folie circulaire". 1896 grenzte Kraepelin aufgrund des phasenhaften Verlaufs und der vollständigen Remission zwischen den Phasen die manisch-depressive Erkrankung („manisch depressives Irresein") von der chronisch verlaufenden „dementia praecox" ab (siehe Schizophrenien, Kap. 12.5). Schneider (1948) schlug den Begriff Zyklothymie für die phasenhaft verlaufenden affektiven Störungen vor. ICD bezeichnete in den früheren Auflagen die Störungen als affektive Psychosen. Trotz intensiver Forschungen ist es bislang nicht gelungen, die Ätiologie der Verstimmungen zu ergründen oder eine exakte Abgrenzung zwischen biologisch begründeten und reaktiven Depressionen zu ermöglichen. Die Schwierigkeiten bei der differenzialdiagnostischen Abklärung zwischen organischen und reaktiven Ursachen depressiver Störungen waren bei der Entwicklung von DSM-III und späteren Diagnosesystemen einer der wesentlichen Gründe, auf ätiologische Klassifikationen weitgehend zu verzichten. Die deutsche Übersetzung von DSM-IV-TR hat den amerikanischen Begriff Major Depression übernommen. ICD-10 fasst alle depressiven Störungen, die nicht organisch oder toxisch bedingt sind, unter dem Begriff der affektiven Störungen zusammen (siehe ▶ Tab. 12.15).

Auf die früheren Begriffe „endogene Depression" und „neurotische Depression" wurde in den neuen Klassifikationssystemen verzichtet. Demgegenüber wurden der Schweregrad der Verstimmung und das Vorhandensein „psychotischer Symptome", wie Wahrnehmungsstörungen, Wahn oder Ich-Störungen, in den Vordergrund gestellt. Sie werden auf der ersten Dezimalstelle kodiert. Somatische Symptome werden auf der 2. Dezimalstelle verschlüsselt. Die psychotischen Symptome sind sowohl für die Behandlung wie für die Begutachtung bedeutungsvoll. Die affektiven Störungen werden unterteilt in die manische Episode, die bipolare affektive Störung, die depressive Episode und die rezidivierende depressive Störung.

Dagegen wird nach der Konzeption von DSM-V unterschieden in die Kapitel „Depressive Störungen" und „Bipolare und verbundene Störungen". Bei den depressiven Störungen werden Verläufe mit einzelnen Phasen, wiederkehrenden Phasen und

Tab. 12.15 Affektive Störungen.

Art der Störung	ICD-10	DSM-IV-TR
manische Episode	F30.x	296.0 x
bipolare affektive Störung • letzte Episode: manisch • letzte Episode: depressiv	F31.xx	296.4 x, 296.5 x
depressive Episode	F32.xx	296.2 x
rezidivierende depressive Störung	F33.xx	296.3 x
anhaltende affektive Störung (u. a. Dysthymia)	F34.xx	300.4
andere affektive Störung	F38.xx	296.8
affektive Störung NNB	F39	296.9

chronischen Verläufen unterschieden. Es werden die Disruptive Mood Dysregulation Disorder, die prämenstruelle dysphorische Störung aufgenommen. Weiterhin werden Angst und Depression, substanzinduzierte depressive Störung, mit einer medizinischen Ursache verbundene depressive Störung, anderweitig spezifizierte depressive Störungen und unspezifizierte depressive Störungen unterschieden. Das Kapitel bipolare und verbundene Störungen umfasst Bipolar-I- und Bipolar-II-Störungen, zyklothyme Störungen, substanzinduzierte bipolare Störungen, mit einer medizinischen Ursache verbundene bipolare Störung, anders spezifizierte bipolare Störung und unspezifizierte bipolare Störung.

12.6.1 Klinik affektiver Störungen

12.6.1.1 Manische Episode

In einer manischen Episode ist die Stimmung gehoben, der Antrieb und die Aktivität sind gesteigert; die Stimmung schwankt zwischen sorgloser Heiterkeit und unkontrollierbarer Erregung. Überaktivität zeigt sich durch Redendrang und vermindertes Schlafbedürfnis. Die üblichen sozialen Hemmungen gehen verloren, die Aufmerksamkeit kann nicht mehr aufrechterhalten werden, es kommt zu starker Ablenkbarkeit. Die Selbsteinschätzung ist überhöht; Größenideen oder maßloser Optimismus werden zum Teil frei geäußert, zum Teil jedoch auch vor der Umwelt verborgen. Häufig kommt es auch zu Wahrnehmungsstörungen, wobei die Einschätzung von Farben, Oberflächenstrukturen und von Geräuschen verstärkt ist. Manche Maniker beginnen überspannte und undurchführbare Projekte, geben leichtfertig Geld aus oder werden ohne entsprechenden Anlass übermäßig aggressiv. Die Sexualität ist in aller Regel gesteigert, das Denken assoziativ gelockert, die Stimmung häufig auch gereizt und misstrauisch. Wenn sich diese Symptomatik steigert und Selbstüberschätzung und Größenideen in einen Wahn einmünden, der Redendrang in unverständliches Kauderwelsch übergeht und die Erregung zu Aggression und Gewalttätigkeit führt, spricht man von einer *psychotischen Manie* oder einer Manie mit psychotischen Symptomen. Das Ausmaß einer manischen Verstimmung kann zwischen den einzelnen Phasen sehr variieren. Manische Episoden beginnen meist abrupt und dauern unterschiedlich lange, in aller Regel zwischen 2 Wochen und 5 Monaten. Manien können auch mit Wahn und Realitätsverkennungen einhergehen, deren Art in den Klassifikationssystemen an der 2. Dezimalstelle kodiert wird.

Die *Hypomanie* (ICD-10 F 30.0) weist die gleichen Symptome wie die manische Episode auf, jedoch mit geringerer Ausprägung, sodass die Übersicht und die Arbeitsfähigkeit nicht nennenswert beeinträchtigt sind.

12.6.1.2 Depressive Episode

Eine depressive Episode ist durch gedrückte Stimmung, Interessenverlust, Freudlosigkeit und Antriebsminderung gekennzeichnet. Die Betroffenen sind leichter ermüdbar; sie können sich schlechter konzentrieren; ihr Selbstwertgefühl ist vermindert; sie leiden unter Schuldgefühlen, Suizidgedanken, Appetitlosigkeit, Schlafstörungen und Libidoverlust. Freudlosigkeit und Interessenverlust, fehlende emotionale Reagibilität, vorzeitiges morgendliches Erwachen, Morgentief und ausgeprägtere vitale Störungen, wie Appetit-, Verdauungs- und Libidostörungen, werden in ICD-10 als sog. somatische Symptome bezeichnet und sind charakteristisch für eine endogene Depression herkömmlicher Klassifikation. ICD-10 unterteilt die depressive Episode in die *Schweregrade* leicht (4 Merkmale des Kriterienkatalogs), mittelgradig (5–6 Merkmale) und schwer (≥ 7 Merkmale). Darüber hinaus kann bei den leichten und mittelgradigen Episoden eine weitere Differenzierung erfolgen, je nachdem ob somatische Symptome vorliegen oder nicht; bei schweren depressiven Episoden wird das Vorliegen psychotischer Symptome mit Wahn, Halluzinationen oder Stupor gesondert kodiert. Heute wird auch bei der Depression ein biopsychosoziales Krankheitskonzept i.S. eines Vulnerabilitäts-Stress-Modells als Grundlage angenommen (Laux 2011). Zum einen werden spezifische *genetische Faktoren*, insbesondere in der Promotorregion des Serotonintransportergens, sowie Gene, die für die Ausbildung der physiologischen Stressreaktion verantwortlich sind, als wesentlich angesehen, zum anderen werden den Dysfunktionen der Neurotransmittersysteme, insbesondere Serotonin und Noradrenalin eine bedeutsame Rolle als Grundlage der neurobiologischen Vulnerabilität zugeschrieben. *Entwicklungspsychologische Faktoren*, wie Verlusterfahrungen, Angst und Selbstunsicherheit in der Kindheitsentwicklung und kompensatorische Anpassung und Leistungsorientierung, verstärken die biologischen Vulnerabilitätsfaktoren. *Psychische Belastungen*, insbesondere Trennungssituationen aber auch Wechsel des sozialen Umfelds, können dann als Stressoren Depressionen auslösen oder in Gang setzen. Welche Faktoren in welchem Ausmaß zu der Entstehung einer depressiven Episode beitragen, ist individuell sehr unterschiedlich und häufig auch schwer zu differenzieren.

Depressive Phasen dauern unbehandelt im Mittel zwischen 6 und 12 Monaten, durch medikamentöse Behandlung können sie auf durchschnittlich drei Monate verkürzt werden. Bei 50–70 % der Patienten folgt eine zweite Phase. Bei Langzeituntersuchungen fand man bei 10–20 % der Patienten eine dauerhafte Behinderung meist in Form einer Dysthymia (Laux 2011).

12.6.1.3 Rezidivierende affektive Störung

Treten zwei oder mehrere depressive Episoden nacheinander auf, ohne dass eine manische Episode dazwischen lag, so wird das Krankheitsbild nach ICD-10 als rezidivierende depressive Störung, nach DSM-IV-TR als *Major Depression* bezeichnet. Der herkömmliche Ausdruck „monopolar verlaufende endogene Depression" erscheint jedoch anschaulicher und eingängiger. Treten im Verlauf der Erkrankung sowohl depressive wie manische Episoden auf, spricht man in den modernen Klassifikationssystemen von einer *bipolaren affektiven Störung* (ICD-10 Nr. F 31.xx; DSM-IV-TR 296.xx). Die früheren Begriffe für diese Erkrankung lauten manisch-depressive Erkrankung, manisch-depressive Psychose oder Zyklothymie. Bei dieser Störung findet sich eine ausgeprägte familiäre Belastung. Studien zeigten für *bipolare* affektive Störungen, dass 4 % bis 8 % der Verwandten ersten Grades an der gleichen Störung litten, bei *unipolaren* Störungen waren es 6 % bis 23 % (Kelsoe 2004).

Charakteristischerweise ist zwischen den Episoden bei einer bipolaren affektiven Störung ebenso wie bei einer rezidivierenden depressiven Störung das ursprüngliche gesundheitliche Niveau wieder vollständig hergestellt. Man spricht deshalb von einem *phasenhaften Verlauf*. Ein unauffälliges Verhalten zu einem bestimmten Zeitpunkt lässt daher nicht den Schluss zu, dass ein Mensch nicht an einer bipolaren affektiven Störung leidet. Meist tritt eine Episode, insbesondere die erste Episode, nach einem belastenden Lebensereignis, einem psychischen Trauma oder einer Gesundheitsstörung auf. Dieser Zusammenhang ist jedoch für die Diagnose nicht entscheidend.

12.6.1.4 Dysthymia

Chronische depressive Verstimmungen werden in ICD-10 als Dysthymia, in DSM-IV als Dysthyme Störung bezeichnet. Es besteht eine gewisse Analogie zu der herkömmlichen Diagnose einer depressiven Neurose oder neurotischen Depression. Psychodynamisch liegt hier oft eine *Aggressionsproblematik* zugrunde. Nicht verarbeitete Kränkungen und die Unfähigkeit, sich zu trennen und Abschied zu nehmen, verbunden mit dem Vorwurf, verlassen worden zu sein, können in autoaggressive Impulse und Schuldzuweisungen münden. Suizidalität kann beim Wiedererleben von Trennungsängsten auftreten und Schuldgefühle auch bei den Bezugspersonen des Depressiven induzieren. 10 % bis 20 % der rezidivierenden affektiven Störungen nehmen einen chronischen Verlauf und stellen sich dann häufig als Dysthymie dar (Laux 2011).

Eine Dysthymie ist durch einen *langen Verlauf*, meist länger als 2 Jahre, gekennzeichnet, wobei kurze Intervalle des Wohlbefindens den chronischen Verlauf unterbrechen können. Die Verstimmungen sind meist nicht so ausgeprägt, dass die Kriterien einer leichten depressiven Verstimmung erfüllt sind. Obwohl die Betroffenen an ihrer Freudlosigkeit leiden und sich meist überanstrengt fühlen, können sie in der Regel den wesentlichen Aufgaben des Alltagslebens und der Erwerbstätigkeit nachkommen.

Eine Dysthymie kann auch von depressiven Episoden überlagert werden (Double Depression).

12.6.2 Behandlung

Die Grundlage der Behandlung affektiver Psychosen bildet die Psychopharmakotherapie, die jedoch immer von supportiven psychotherapeutischen und soziotherapeutischen Maßnahmen begleitet werden sollte. Es gibt eine Vielzahl von *Antidepressiva*, die je nach Zielsymptomatik und nach individueller Verträglichkeit eingesetzt werden können. Manische Phasen werden in aller Regel mit *Neuroleptika* behandelt. Nach der zweiten Phase sollte eine *Phasenprophylaxe* begonnen werden. Sie wird meist mit Lithiumsalzen, gelegentlich auch mit Carbamazepin oder Valproat durchgeführt. Durch die medikamentöse Behandlung können die Phasen erheblich verkürzt, die Ausprägung der Symptomatik verringert und die Lebensqualität insgesamt verbessert werden. Die Phasenprophylaxe ist in ca. 70% der Fälle erfolgreich, muss allerdings sehr lange, manchmal lebenslang, durchgeführt werden.

Eine antidepressive Behandlung oder eine Phasenprophylaxe sollte durch einen Facharzt eingeleitet werden, da eine solche Behandlung nicht ohne Risiken ist. Außer auf mögliche Nebenwirkungen der Medikamente ist vor allem auf eine Zuspitzung evtl. vorhandener Suizidalität zu achten, insbesondere wenn eine Antriebssteigerung medikamentös zu sehr forciert wird, während die depressive Verstimmung und damit verbundene Schuldgefühle und resignative Verzweiflung noch fortbestehen. Bei Suizidalität ist immer auch an eine stationäre – unter Umständen sogar geschlossene – Behandlung zu denken. Die meisten depressiven Patienten und sogar manche Maniker sind bei guter therapeutischer Führung dazu zu bewegen, sich freiwillig einer solchen Beschränkung zu unterziehen. Unterbringungen gegen den Willen eines Patienten sind bei affektiven Störungen nur selten und dann meist auch nur kurzfristig erforderlich (siehe Suizidalität, Kap. 14.1).

12.6.3 Delinquenz

Nach deutschsprachigen Untersuchungen (Böker u. Häfner 1973; Leygraf 1988) spielen affektive Störungen, sowohl Depressionen wie Manien, quantitativ eine relativ geringe Rolle bei der Delinquenz und im Maßregelvollzug. Demgegenüber fanden Untersuchungen aus Nordamerika einen wesentlich höheren Anteil von affektiven Erkrankungen bei Delinquenten in Haftanstalten und in forensisch psychiatrischen Krankenanstalten (Côté u. Hodgins 1990; Teplin et al. 1996; siehe Kap. 19). Trotz vereinheitlichter Klassifikation scheinen verschiedene diagnostische Tendenzen für diese Unterschiede verantwortlich zu sein. Die rigide Anwendung von DSM-IV ordnet manche Patienten, die man nach mitteleuropäischen Gepflogenheiten (auch noch nach ICD-10) als Schizophrene bezeichnet hätte, als Erkrankte an schwerer Major Depression mit psychotischen Merkmalen (DSM-IV 296.34) oder an schwerer Bipolar-I-Störung mit psychotischen Merkmalen (DSM-IV 296.44) ein. Allerdings fanden Graz et al. (2009) bei Patienten mit affektiven Störungen, die aus stationärer Behandlung entlassen wurden, auch in Deutschland *höhere Kriminalitätsraten* als in der Allgemeinbevölkerung.

Delikte, die im Rahmen dieser Erkrankungen vorkommen, sind oft relativ typisch. Bei Depressionen führen Schuldgefühle, Verzweiflung oder Angst vor dem Unheil, welches sie über ihre Angehörigen zu bringen glauben, zu Suizidalität. Die aggressiven Impulse im Rahmen suizidaler Krisen können sich gelegentlich auch nach außen – oft gegen Bezugspersonen – wenden. Ein sog. Mitnahmesuizid oder ein erweiterter Suizid entsteht oft aus der engen, aber nicht bewussten Verknüpfung von Depression und Aggression. Dabei fallen oft die schwächsten und jüngsten Kinder oder die Schutzbedürftigsten einem erweiterten Suizid zum Opfer. Bei den von Böker u. Häfner (1973) untersuchten Gewalttätern war ein großer Anteil der Depressiven wegen eines erweiterten Suizids untergebracht. In dieser Gruppe überwogen zudem die Frauen. Eine längere Planung der Tötung, eine Vorbereitung der Tat und Dissimulationen der eigenen Depression und Suizidalität sprechen nicht gegen eine krankheitsbedingte Tatmotivation, sondern sind durchaus mit dem Vorgehen depressiver Patienten bei Suiziden zu vergleichen. Tötungshandlungen im Rahmen erweiterter Suizide erfordern – ebenso wie Suizidhandlungen selber – sehr viel Energie von dem Depressiven. Die Kraft der Täter reicht oft nicht mehr aus, um alle ursprünglich beabsichtigten Handlungen durchzuführen. Der Intentionsbogen bricht ab. Die Handlungen bleiben auf halber Strecke stehen; die letzte Handlung, nämlich der eigene Suizid, misslingt. Es sind diese Täter – und oft auch Täterinnen –, die zur Begutachtung kommen. Gelegentlich werden auch *Diebstahlshandlungen* im Rahmen depressiver Episoden begangen. Auch hier spielen autoaggressive Tendenzen der Depressiven eine große Rolle. Sie sollen – was dem Betroffenen meist nicht bewusst ist – sowohl der Erregung von Aufmerksamkeit für das eigene Schicksal dienen als auch dem Zweck, Schuldgefühle und Selbstbestrafungstendenzen an realen Handlungen zu bestätigen. Aufgrund der Antriebsstörungen kommt es bei Depressiven häufig zur Vernachlässigung von Pflichten, zum Versäumen von Terminen, zu Unpünktlichkeit und zu anderen Unzuverlässigkeiten. Bei Beamten kann dies als Vernachlässigung der Amtspflichten aufgefasst werden und zu disziplinarrechtlichen Vorwürfen führen. Derartige Probanden sind im Rahmen von Disziplinarverfahren zu begutachten.

Manische Patienten geraten oft wegen ihrer Umtriebigkeit mit den Normen in Konflikt. Meist sind es Geldausgaben oder Einkäufe, welche die wirtschaftlichen Verhältnisse der Betroffenen weit übersteigen, die zu Rechtsbrüchen führen. Betrugsvorwürfe, z. B. Zechprellerei oder Anmietbetrug, können die Folge sein. Beleidigungen, Straßenverkehrsgefährdungen durch Geschwindigkeitsüberschreitungen oder rücksichtsloses Fahren oder auch sexuelle Nötigungen sind Delikte, die Manikern öfter vorgeworfen werden. Allerdings kommt es selten zu strafrechtlichen Auseinandersetzungen, weil die Verhaltensabweichungen bei den manischen Rechtsbrechern so auffällig sind, dass diese Störung schon von Laien erkannt wird. Problematisch sind die sozialen und finanziellen Schäden, die sich die Kranken selbst im Rahmen einer sog. „geordneten Manie" zufügen können. Maniker, die zwar aus ihrer Psychose heraus handeln, aber ihr Verhalten noch so weit kontrollieren können, dass ein Laie die Störung nicht gleich erkennt, können sehr überzeugend wirken und Geschäftspartner zu großen Verpflichtungen überreden. Schwere Körperverletzungen oder Tötungsdelikte kommen bei Manikern kaum vor. Nur drei der in der Abteilung für forensische Psychiatrie in München seit 1973 untersuchten Aggressionstäter litten bei Begehung der Tat an einer Manie.

12.6.4 Begutachtung

Die forensische Beurteilung von Menschen, die in einer manischen oder in einer depressiven Episode delinquent wurden oder Verträge unterzeichnet haben, ist prinzipiell nicht allzu schwierig. Fühlen, Wollen, Antrieb, Denken und Impulskontrolle sind durch die Krankheit derart verändert, dass jedwedes Handeln mehr von der Störung als von den Motiven der Primärpersönlichkeit geprägt ist. Zwar vermögen sowohl depressive wie manische Patienten noch relativ lange Routinetätigkeiten zu verrichten, ohne dabei nach außen grob auffällig zu erscheinen, dennoch erfährt man von den Patienten selber oder von ihren Angehörigen später oft, wie ihr Leben durch die affektive Störung beeinträchtigt war und wie wenig Kontrolle sie über diese Beeinträchtigungen hatten. Depressionen werden oft von Außenstehenden – selbst von Angehörigen – spät erkannt. Gerade Suizidale, die zur Selbsttötung entschlossen sind, verschweigen häufig ihr Leiden und ihre Absichten, weil sie wissen, dass die Außenwelt versuchen würde, ihre Pläne zu verhindern. Sie erscheinen nach der Entschlussfassung oft unbeschwerter als vorher, weil der Entschluss zum Suizid oft leichter zu ertragen scheint als die Selbstzweifel und Ambivalenz, die sie vor ihrer Entscheidung plagten (siehe Suizidalität, Kap. 14).

Dissimulationen sind bei Manikern – insbesondere wenn die Symptomatik nicht so ausgeprägt ist – häufig: Maniker, die ihre gehobene Stimmung und ihren gesteigerten Antrieb genießen, versuchen ärztliche Eingriffe, die sie aus der Euphorie reißen, zu vermeiden. Depressive empfinden Schuldgefühle wegen ihres (vermeintlichen) Versagens und suchen deshalb von sich aus keine Hilfe. Rationalisierungen finden sich für Niedergeschlagenheit und Schuldgefühle ebenso leicht wie für Euphorie und Antriebssteigerung.

Depressive und euphorische Affektauslenkungen kennen auch Laien, weshalb das Krankhafte einer affektiven Störung oft schwer zu vermitteln ist, insbesondere wenn die Betroffenen bei der Gerichtsverhandlung wieder psychopathologisch völlig unauffällig sind. Es ist jedoch grundsätzlich falsch, die Affektveränderungen manischer oder depressiver Patienten mit den Gefühlserfahrungen von Gesunden zu vergleichen. Wenn eine affektive Störung vorliegt, ist die forensische Beurteilung für den Psychiater, der solche krankhaften Affektstörungen aus der klinischen Beobachtung kennt, nicht problematisch, sofern die Diagnose durch frühere ärztliche Behandlungen, durch eine entsprechende Familienanamnese und durch eine charakteristische Symptomschilderung gesichert werden kann.

Schwierig ist dagegen die *Objektivierung des Ausmaßes* dieser Störung für den zu beurteilenden Zeitpunkt. Wenn die Episode bei der Begutachtung oder bei der Gerichtsverhandlung abgeklungen ist, sind Ausmaß und Dauer der Verstimmung nur noch schwer abzuschätzen. Es muss im Gutachten erkennbar werden, dass die zu beurteilenden Handlungen aus einer veränderten Stimmung heraus geschahen. Dabei hilft es, über die typischen Handlungen bei den betreffenden Störungen Bescheid zu wissen und das Motivationsgefüge des Einzelfalls vor diesem Erfahrungshintergrund zu prüfen.

12.6.4.1 Strafrecht

Depressionen und Manien beeinträchtigen die Willensbildung des Kranken. Insofern ist beim Vorliegen einer einfachen affektiven Störung in aller Regel die Steuerungsfähigkeit beeinträchtigt. Bei mittelgradigen Depressionen oder Manien (nach ICD-10) kann oft schon eine Aufhebung der Steuerungsfähigkeit diskutiert werden, wenn Motivation und Verhalten auf die affektive Störung zurückzuführen sind. Bei schweren manischen oder depressiven Episoden ist in der Regel von einer Aufhebung der Steuerungsfähigkeit auszugehen. Eine Aufhebung der Einsichtsfähigkeit muss bei wahnhaften Depressionen, aber auch bei verworrenen oder psychotischen Manien erwogen werden.

Problematischer als die Schuldfähigkeitsbeurteilung ist die *Prognosebeurteilung*. Die Rückfallrate für schwerwiegende Delinquenz, insbesondere für Aggressionsdelikte, ist bei depressiven Psychosen sehr gering, und kann nahezu ausgeschlossen werden, wenn Behandlung und Phasenprophylaxe erfolgreich sind. Weniger günstig ist die Prognose für Delikte, die aus einer manischen Hochstimmung heraus geschehen. Die Behandlungsbereitschaft – die sog. Compliance – manischer Patienten ist begrenzt, und ein Absetzen der Medikamente kann einen Rückfall provozieren, der erneut zu Betrugshandlungen führt. In aller Regel reichen jedoch zivilrechtliche Fürsorge und Betreuungsmaßnahmen aus, um das Risiko eines Rückfalls zu vermeiden. In den Maßregelvollzugseinrichtungen finden sich dementsprechend auch nur sehr wenige Patienten mit affektiven Störungen.

12.6.4.2 Zivilrecht

Bei den meisten Patienten liegen während einer affektiven Episode die Voraussetzungen für eine *Betreuung* vor, wenngleich es aus therapeutisch-ärztlicher Sicht verfehlt wäre, alle Patienten während einer depressiven oder manischen Phase unter Betreuung zu stellen. Durch eine solche Maßnahme würde einerseits das ohnehin brüchige Selbstwertgefühl eines Depressiven weiter unterminiert, andererseits nehmen Depressive ärztlichen oder rechtlichen Rat meist an und halten sich an getroffene Vereinbarungen, sodass ein Eingreifen gegen ihren Willen nur selten erforderlich wird. Dennoch entspringen ihre Einwilligung in die Behandlung, ihre Bereitschaft zur Kooperation und auch ihre Zustimmung zu Verträgen bei drängenden Verhandlungspartnern oft eher einer krankheitsbedingten unkritischen Resignation als dem Willen, welcher ihrer Primärpersönlichkeit zu eigen war. Insbesondere bei Vorliegen eines depressiven Schuld- und Verarmungswahns muss davon ausgegangen werden, dass Geschäftsabschlüsse nicht der freien Willensbildung der Betroffenen entsprechen. Überschreibungen an bedrängende Angehörige, Kreditaufnahmen, um einem vermeintlichen Konkurs zu entgehen, Testamente, um vermeintliche Fehler wieder auszugleichen, sind keine allzu seltenen Handlungen, die auf die depressive Verstimmung zurückzuführen sind.

Bei manischen Patienten sind *Geschäftsabschlüsse aus krankhafter Selbstüberschätzung* relativ häufig (siehe Kap. 5.1). Für die forensische Beurteilung manischer Episoden ist es wichtig zu wissen, dass Patienten durchaus in der Lage sein können, ihre manische Symptomatik vorübergehend zu unterdrücken, weil sie noch genügend Kritikfähigkeit besitzen, um zu erkennen, dass andere Leute sie als gestört empfinden, dennoch lassen sie sich von ihrer manischen Selbstüberschätzung leiten. Ihr Handeln ist demnach eher durch die Krankheit als durch die normalpsychologischen Motive eines gesunden Menschen bestimmt [GS Z11, S. 114 ff.].

12.6.4.3 Sozialrecht

In aller Regel führen ausgeprägte manische und depressive Episoden dazu, dass die berufliche und soziale Funktionsfähigkeit mehr oder weniger vollständig unterbrochen wird. Während akuter depressiver und manischer Phasen besteht somit *Arbeitsunfähigkeit*, die sowohl durch die affektive Symptomatik wie, vor allem bei erstmalig Behandelten, auch durch die notwendige Medikation bedingt ist. Nach Abklingen der floriden Symptome sollten 1–2 Wochen vergehen, bis wieder von einer Arbeitsfähigkeit ausgegangen werden kann, zumal es häufiger zu affektiven Nachschwankungen kommt und Überlastung und Überforderungsgefühle leicht zu einem Wiederauftreten von Minderwertigkeits- und Schuldgefühlen führen können.

Treten häufige und in seltenen Fällen auch therapieresistente manische und/oder depressive Episoden auf, so muss mit längerfristiger *Minderung der Erwerbsfähigkeit*, in vielen Fällen auch mit vollständiger Erwerbsminderung gerechnet werden. Gerade bei depressiven Episoden erscheint es therapeutisch jedoch sinnvoll, eine vorzeitige Invalidisierung zu verhindern, da sie das beeinträchtigte Selbstwertgefühl der Patienten weiter unterminieren würde. Bei diesen Patienten kann eventuell an eine Berentung auf Zeit gedacht werden. Bei der Einschätzung des Ausmaßes der Beeinträchtigung sollte auf die *dreistufige Schweregradbemessung* der depressiven Episode nach ICD-10 zurückgegriffen werden (siehe Kap. 12.6.1.2).

Bei Gutachten im Rahmen der *Unfallversicherungen* oder des *sozialen Entschädigungsrechts* wird gelegentlich gefragt, ob eine affektive Psychose auf traumatische oder andere schwerwiegende Belastungen, wie z. B. eine Berufskrankheit, zurückzuführen sei. Nach der derzeit herrschenden Meinung können zwar einzelne Phasen der Erkrankung durch Belastungen ausgelöst oder in ihrer Symptomatik geformt und verstärkt werden. Für den weiteren phasenhaften Verlauf der Erkrankung oder das Wiederauftreten einer Phase nach längerer Remission ist jedoch kaum die ursprüngliche Traumatisierung als wesentlicher Kausalitätsfaktor in Betracht zu ziehen.

Nach dem *Schwerbehindertengesetz* führen floride Episoden, die länger als 6 Monate anhalten, je nach Ausprägung zu einem GdB von 60–100. Wiederholen sich kürzere Episoden innerhalb überschaubarer Zeiträume, so wird bei ein bis zwei Phasen im Jahr ein GdB von 30–50 angenommen, bei häufigeren Phasen ein GdB von 60 und mehr (siehe ▶ Tab. 12.16). Nach dem Abklingen affektiver Episoden wird eine Heilungsbewährung von zwei Jahren eingeräumt, während nach langen oder häufigeren Episoden ein GdB von 50 angenommen wird, auch wenn keine neue Verstimmung auftritt. Bei kürzeren und selteneren Episoden beträgt der GdB während der Heilbewährung 30.

Bei den Gutachten, in denen eine berufsbezogene Leistungsfähigkeit beurteilt werden muss, können die in ▶ Tab. 12.17 angegebenen Zuordnungen eine gewisse Orientierung anbieten.

12.6.4.4 Fahreignung

Nach den Begutachtungsleitlinien zur Kraftfahrereignung (BAST 2010) gelten bei der Beurteilung der Fahreignung für die schweren affektiven Störungen die gleichen Voraussetzungen wie bei den schizophrenen Störungen. Die Fahreignung ist dann ausgeschlossen, wenn manische, depressiv-wahnhafte, depressiv stuporöse oder akut suizidale Symptomatik die für das Kraftfahren notwendigen psychischen Fähigkeiten herabsetzen. Nach Abklingen der akuten Symptomatik und weitgehend symptomfreiem Verlauf sind, sofern aufgrund von medikamentöser Behandlung mit einem Wiederauftreten der Symptomatik nicht gerechnet werden muss, die erforderlichen Fähigkeiten zum sicheren Führen eines Kfz in aller Regel wieder vorhanden. Bei der Behandlung mit Neuroleptika und Antidepressiva muss der Arzt auf die Beeinträchtigung der Fahrtauglichkeit hinweisen, der Patient muss zu Beginn der Behandlung einige Wochen auf das Autofahren verzichten (siehe auch Laux 2001). Wenn mehrere manische oder sehr schwere depressive Phasen mit kurzen Intervallen aufgetreten sind, ist auch dann nicht von einer Fahreignung auszugehen, wenn z. Zt. keine Symptomatik nachweisbar ist. Erst wenn nicht mehr mit schwereren Ausprägungsgraden der Depres-

Tab. 12.16 Aus den versorgungsmedizinischen Grundsätzen.

Affektive Psychosen mit kurz dauernden, aber häufig wiederkehrenden Phasen	Schwerbehindertengesetz: GdB Soziales Entschädigungsrecht: GdS (%)
1–2 mehrwöchige Phasen pro Jahr	30–50
häufigere mehrwöchige Phasen pro Jahr	60–100

GdB: Grad der Behinderung; GdS: Grad der Schädigung

Tab. 12.17 Zusammenhang von Leistungseinschränkungen in Abhängigkeit vom Ausmaß der Symptomatik und den beruflichen Anforderungen bei affektiven Störungen.

Berufliche Anforderungen Ausmaß der Symptomatik	Eigenverantwortliche Tätigkeit mit hohen Anforderungen oder häufiger zwischenmenschlicher Kontakt erforderlich	Tätigkeiten mit begrenzter Eigenverantwortlichkeit oder wenig zwischenmenschlicher Kontakt	Tätigkeiten mit begrenzten Entscheidungsbefugnissen und ohne Eigenverantwortlichkeit oder kaum zwischenmenschlicher Kontakt
geringgradig	meist keine signifikante Einschränkung	keine signifikante Einschränkung	keine signifikante Einschränkung
geringgradig + Komorbidität oder mäßiggradig	signifikante Einschränkung	meist keine signifikante Einschränkung	meist keine signifikante Einschränkung
mäßiggradig + Komorbidität oder schwergradig	berufliche Leistungsunfähigkeit	berufliche Leistungsunfähigkeit	berufliche Leistungsunfähigkeit

sion zu rechnen ist, kann angepasstes Verhalten im Straßenverkehr angenommen werden. Die Fortdauer der Symptomfreiheit muss gegebenenfalls durch regelmäßige psychiatrische Kontrollen belegbar sein.

Die Erlaubnis für die Gruppe 2 kann nach mehreren schweren affektiven Episoden nicht mehr erlangt werden.

12.7 Neurosen, psychosomatische Störungen und Belastungsreaktionen

Diese drei Begriffe entstammen historisch einer gemeinsamen, vorwiegend psychoanalytisch begründeten Wurzel. Sie werden als Reaktionen eines Individuums auf durchlittene Traumatisierungen gesehen. Der Begriff *Neurose* wurde ursprünglich von Cullen (1710–1790) geprägt (Doig et al. 1993). Er umfasste zunächst alle krankhaften Störungen und wurde später auf Abweichungen begrenzt, bei denen kein Organbefund feststellbar war. Freud verstand darunter seelisch bedingte Gesundheitsstörungen, deren Symptome Folge und/oder symbolischer Ausdruck eines unbewältigten unbewussten seelischen Konfliktes sind. Rohde-Dachser (1991) definiert Neurose als psychische Erkrankung, bei der anlagebedingte Faktoren und pathogene Umwelteinflüsse in der Kindheit zusammenwirken, um beim Hinzutreten von konfliktspezifischen Versuchungs- und Versagenssituationen zu einer neurotischen Symptomatik zu führen. Dabei wird der verdrängte infantile Konflikt aktualisiert; in psychoanalytischer Perspektive wird die Symptomatik als Kompromiss zwischen den aktualisierten Triebwünschen und ihrer Abwehr interpretiert. Tritt die Störung nicht nach einem symptomfreien Intervall auf, sondern besteht sie durchgehend seit der Kindheit, sollte man von einer *neurotischen Entwicklung* sprechen. Neurotische Störungen werden durch die Vorteile, die sie für den Betroffenen bringen, chronifiziert: Von *primärem Krankheitsgewinn* spricht man, wenn durch die neurotische Symptombildung die belastenden innerpsychischen Konflikte entschärft werden, von *sekundärem Krankheitsgewinn,* wenn dadurch von außen kommende Vorteile, wie Mitleid, Fürsorge, Aufmerksamkeit oder Versorgung, erreicht werden können.

Während bei den Neurosen und den psychosomatischen Störungen die Traumatisierung in der frühen Kindheit erfolgt, durch eine spätere Belastung reaktiviert wird und zur Symptombildung führt, spricht man von *Belastungsreaktionen*, wenn die Traumatisierung erst später geschieht. Sie muss ausreichend massiv sein, um auch bei einer vorher unauffälligen Persönlichkeit eine länger anhaltende Symptomatik auslösen zu können. Neurosen zeichnen sich vorwiegend durch psychische Beeinträchtigungen, wie Angst, Niedergeschlagenheit oder psychisch bedingte Körperstörungen aus, wo-

Tab. 12.18 Neurotische Störungen, Belastungsstörungen und somatoforme Störungen.

Art der Störung	ICD-10	DSM-IV
phobische Störung	F40.xx	300.2 x
andere Angststörungen	F41.x	300.0 x
Zwangsstörung	F42.x	300.3
Reaktionen auf schwere Belastungen und Anpassungsstörungen	F43.xx	308.3, 309.xx
dissoziative Störungen (Konversionsstörungen)	F44.xx	300.11
somatoforme Störungen	F45.xx	300.81
andere neurotische Störungen	F48.x	

gegen bei den *psychosomatischen Störungen* tatsächliche körperliche Symptome, wie z. B. Zwölffingerdarmgeschwüre oder Bluthochdruck, im Vordergrund stehen. Im Sinne des deskriptiven Ansatzes der heutigen Klassifikationssysteme sind ätiologische Vorstellungen für die Diagnostik heute nicht mehr von Bedeutung, sondern eine sorgfältig erhobene Symptomatik. Diese Regel erfährt jedoch bei den Reaktionen auf schwere Belastungen und Anpassungsstörungen eine Ausnahme, indem die Ursache als wesentliches diagnostisches Kriterium erscheint (siehe ▶ Tab. 12.18).

In der Neukonzeption von *DSM-V* werden die in diesem Kapitel zuammengefassten Störungen weiter differenziert. Unterschieden werden: Angststörungen, obsessive-compulsive und verbundene Störungen, trauma- und stressverbundene Störungen, dissoziative Störungen, „Somatic Symptom Disorders". Diese Unterkapitel werden jeweils weiter differenziert, z. B. wird das Kapitel „Trauma und Stressor related Disorder" weiter aufgeteilt in: Anpassungstörung, Disinhibited Social Engagement Disorder, Posttraumatische Stressstörung bei Vorschulkindern, akute Belastungsstörung, Posttraumatische Belastungsstörung, andere spezifische Trauma- oder belastungsabhängige Störungen, andere unspezifische Trauma- oder belastungsabhängige Störungen.

12.7.1 Klinik

12.7.1.1 Phobische Störungen und Angststörungen

Eine *Phobie* ist durch eine von den Betroffenen durchaus als übermäßig und unsinnig erkannte Angst vor bestimmten Objekten oder Situationen charakterisiert. Die Angst kann sich bis zur Panik steigern; sie ist von anderen Ängsten und ihren physiologischen Begleiterscheinungen nicht zu unterscheiden. Eine Phobie führt in aller Regel zu Vermeidungsverhalten und kann in ausgeprägten Fällen das Leben der Betroffenen massiv einschränken. Schon die Vorstellung der Angst auslösenden Situation führt meist zu erheblichen psychischen und physiologischen Reaktionen, wie Herzklopfen, Schwitzen, Schwindel oder Schwächegefühl. Die bekanntesten Formen sind die Agoraphobie, z. B. als Angst vor öffentlichen Plätzen, vor Menschenmengen, vor Reisen oder vor dem Verlassen der eigenen Wohnung, und die Klaustrophobie, z. B. als Angst vor engen Räumen, wie Fahrstühlen, U-Bahnen, Bussen u. Ä. Daneben gibt es spezifische Phobien, die sich auf Tiere, Gewässer, große Höhe oder Ähnliches beziehen können. Phobien sind oft mit Panikattacken verbunden. Psychodynamisch stehen hinter den phobischen Störungen Abwehrvorgänge, wobei bedrohliche innere Reize und Wünsche auf äußere Situationen verschoben werden. Diese werden erfolgreich gemieden, wodurch die Angst, welche die inneren Stimuli verursacht, reduziert werden kann.

Andere *Angststörungen* sind nicht auf bestimmte Situationen beschränkt, sondern zeichnen sich vor allem durch die physiologischen Angstsymptome, wie Herzklopfen, Schwitzen, Zittern, Nervosität, Schwindelgefühle u.Ä., aus. Angststörungen entsprechen psychodynamisch oft einer infantilen Angst, der Trennungsangst des Kindes oder einer von überängstlichen Eltern übermittelten Lebensangst. Gelegentlich entspringen sie auch einer Umkehr von Wutanfällen. Angststörungen tendieren zur Chronifizierung und sie sind häufig mit depressiven Verstimmungen verbunden. Eine Trennung zwischen Depression und Angststörung ist manchmal nur schwer möglich. Phobien und Angststörungen werden häufig durch Substanzmissbrauch kompliziert. Sowohl Alkohol als auch Beruhigungsmittel, meist Benzodiazepine, werden oft – zum Teil auch iatrogen – zur Dämpfung der Symptomatik in übergroßen Mengen und langfristig eingenommen. Das Absetzen der Substanzen induziert häufig eine Zunahme der ursprünglichen Symptomatik.

12.7.1.2 Zwangsstörungen

Bei einer Zwangsstörung prägen *Zwangsgedanken, Zwangsbefürchtungen, Zwangsimpulse* und *Zwangshandlungen* das Bild. Sie werden vom Kranken als unsinnig erkannt, können aber häufig nicht oder nur unter Inkaufnahme von großen Angst- und Spannungszuständen unterbrochen werden. Zwangsgedanken haben oft bedrohliche oder aggressive Inhalte. Psychodynamisch dienen Zwänge der Abwehr von Angst. Sie binden unerwünschte aggressive oder sexuelle Impulse, die den Betroffenen unbewusst große Angst bereiten und ihn zu überfluten drohen. Am Waschzwang, der die Angst vor Verschmutzung oder „Unreinheit" symbolisiert, ist dies unschwer nachzuvollziehen. Die Zwänge stören geordnete und sinnvolle Handlungsabläufe. Zu Beginn der Störung gelingt es manchen Kranken noch, die Zwangshandlungen zu verbergen, später bestimmen diese – oft ausgebaut zu Zwangsritualen – die Tagesstruktur. Die Prognose der Störung ist ungünstig. Bei schweren Verläufen sind Zwangskranke trotz Therapie nur in begrenztem Umfang in der Lage, einer geregelten Tätigkeit nachzugehen. Schwerste Verläufe führen zu einer völligen Invalidisierung.

12.7.1.3 Belastungsreaktionen und Anpassungsstörungen

Die Klassifikationssysteme unterscheiden zwischen der akuten Belastungsreaktion, der posttraumatischen Belastungsstörung und den Anpassungsstörungen. Denklogisch gehört auch die *andauernde Persönlichkeitsänderung nach Extrembelastung* in diese ätiologisch begründete Kategorie.

Die **akute Belastungsreaktion** (ICD-10 F43.0) wird von forensischen Psychiatern selten, in der psychiatrischen Praxis jedoch öfter gesehen. Sie spielt jedoch bei der Begutachtung von Affektdelikten eine wichtige Rolle (siehe Kap. 13.1). Sie tritt unmittelbar nach dem Trauma auf und dauert Stunden bis Tage, aber nicht länger als einen Monat.

Der **posttraumatischen Belastungsstörung** (PTBS oder PTSD = Posttraumatic Stress Disorder) und der Anpassungsstörung kommen im Entschädigungsrecht besondere Bedeutung zu. Voraussetzung für die Annahme einer solchen Störung ist ein überwältigendes traumatisches Erlebnis, wie Naturkatastrophen, Kriegsereignisse, Unfälle, Vergewaltigung, Verlust der sozialen Stellung oder des sozialen Bezugsrahmens durch den Tod mehrerer Angehöriger oder Ähnliches. Nach Schätzungen ist ungefähr ein Drittel der Bevölkerung im Laufe ihres Lebens Traumata in diesem Sinn ausgesetzt (Breslau et al. 1991; Vanderlinden et al. 1993). Allerdings entwickeln nur 10–20% von ihnen eine PTSD. Bei einer prospektiven Untersuchung nach einer Bombenattacke in der Pariser U-Bahn zeigten immerhin 39% nach sechs Monaten und 25% nach 32 Monaten die Symptome einer PTSD (Jehel et al. 2003). Nyberg et al. (2003) fanden sechs Monate nach schweren Arbeitsunfällen bei 12% der Betroffenen das Vollbild einer PTSD, bei 11% eine subsyndromale Form und bei weiteren 11% andere Anpassungsstörungen. Die Lebenszeitprävalenz wird in den USA mit 3–6% angenommen (Zohar et al. 1998). In Deutschland betrug sie bei jungen Menschen zwischen 14 und 24 Jahren 2,2% bei Frauen und 1% bei Männern (Perkonigg et al. 2000). Als häufigste Ursache werden Vergewaltigung, gewalttätige Übergriffe, Unfälle und Tod einer nahestehenden Person angegeben.

Die Posttraumatische Belastungsstörung ist durch drei Symptomenkomplexe gekennzeichnet:
1. *Intrusion:* Darunter werden wiederkehrende und sehr belastende Erinnerungen und Träume, Flash-back-Erlebnisse, psychophysische Belastungen und Reaktionen bei Konfrontationen mit Hinweisreizen verstanden.
2. *Vermeidung:* Gedanken, Gefühle, Aktivitäten und Situationen, die in Beziehung zu dem Trauma stehen, werden vermieden. Es kann eine Teilamnesie für das Trauma bestehen, und Apathie, Entfremdungsgefühl und affektive Einengung können vorkommen.
3. *Hyperarousal:* Dazu gehören Schlafstörungen, Reizbarkeit und Wutausbrüche, verstärkte Schreckreaktionen und Abwehrbereitschaft sowie Konzentrationsschwierigkeiten.

Darüber hinaus können weitere Symptome wie Depressionen, Isolation, Somatisierungen, Dissoziationen, Selbstverletzungen, Substanzmissbrauch hinzutreten. Als Ursache der PTSD werden heute die durch die akute Reaktion des Organismus auf das Trauma verursachten Veränderungen der zerebralen Informationsverarbeitung und die dadurch ausgelösten biochemischen und physiologischen Veränderungen, die vor allem die biologischen Stressparameter betreffen, angenommen (Ehlert et al. 1999; Kapfhammer 2003a). Durch die Fehlverarbeitung der Information und die fehlende Auseinandersetzung mit der Realität wird auch eine Reaktivierung der Symptomatik bei erneuter Konfrontation mit vergleichbaren Situationen verständlich.

Aus forensischer Sicht ist aufgrund der Komplexität und Vielfalt der Ursachen und Symptomatik bei posttraumatischen Belastungsstörungen zu fordern, dass die beiden *Anfangskriterien* tatsächlich vorhanden sind, nämlich objektiv ein *lebensbedrohliches oder existenziell gefährdendes Ereignis* und subjektiv *eine Reaktion von Angst, Hilflosigkeit oder Grauen* (Foerster u. Leonhardt 2003).

Am häufigsten sind akute PTSDs. Sie klingen meist innerhalb eines Zeitraumes von sechs Monaten ab. Es gibt jedoch auch chronische Verläufe und in Einzelfällen ein verzögertes Auftreten der Störung mehrere Monate nach der Traumatisierung. Als Folge von Extrembelastungen kann die Störung chronisch fortbestehen, sodass eine „andauernde Persönlichkeitsänderung nach Extrembelastung" (ICD-10: F62.0) diagnostiziert werden muss. Viele

Überlebende der Konzentrationslager, bei denen früher ein „Psychovegetatives Syndrom" oder ein „Neurasthenisches Syndrom" diagnostiziert wurde, erhalten heute diese Diagnose. Bei ihr findet sich neben den Symptomen des PTSD eine misstrauische Haltung gegenüber der Umwelt, sozialer Rückzug, das Gefühl innerer Leere, chronische Nervosität und Angst vor Bedrohung. Diese Störung wird nach lang dauernder, gewaltsamer Verfolgung oder Inhaftierung, z.B. Ghettoisierung, Zwangsarbeit, Konzentrationslagerhaft mit Ächtungen, Entwurzelungen, Todesängsten, Miterleben des gewaltsamen Todes von Angehörigen und Bekannten, gesehen. Die Störungen sind umso gravierender, je langfristiger und brutaler die Verfolgung und je geringer die Möglichkeiten der Solidarisierung mit anderen Verfolgten waren. Die Psychiatrie der Verfolgten (Baeyer et al. 1964; Kisker 1991; Matussek 1971) hat eine gewisse Systematik der psychischen Reaktionsweisen nach massivsten psychischen Traumatisierungen entwickelt. Bei Konfrontation mit dem Terror kommt es initial zu Panik, zu akuter Gefühlslähmung, zur Ausklammerung des Bedrohlichen, mit der Zeit zu Überanpassung und unter Umständen zur Identifikation mit dem Aggressor, schließlich zu Apathie und Suizidalität. Nach der Befreiung wurden oft jahrelang symptomarme Intervalle gesehen, während derer lediglich vegetative Entgleisungen und asthenische Reaktionen vorkamen. Überschießender Aktivismus und Lebenssicherungsbedürfnisse dienten der Kompensation und dem Vergessen. Bei Rückschlägen werden jedoch erneute Zusammenbrüche mit dauerhafter Verstimmtheit, misstrauischem Rückzug, aggressiver Gespanntheit und Suizidalität beobachtet. Häufig kommen Somatisierungsstörungen mit gastrointestinalen oder kardiovaskulären Symptomen vor. Im Alter treten depressive Syndrome als *Spätschäden* auf. Dabei werden Gedanken an das eigene Überleben und an den Tod der Angehörigen oft schuldhaft verarbeitet. Kisker (1991) hat diesen Kreislauf als *pathologischen Zirkel der Überlebensschuld* bezeichnet.

Reaktivierungen depressiver Symptomatik im Alter sind bei Verfolgten keine Seltenheit, wenn Kompensationsmöglichkeiten durch den Beruf, durch gesellschaftliche und Freizeitaktivitäten nachlassen und die Abwehrkräfte gegen psychische Traumafolgen geringer werden. Es entspricht zudem den natürlichen psychischen Vorgängen des Älterwerdens, sich an Jugend und Heranwachsen zurückzuerinnern. Frühere Erfahrungen kehren in das Bewusstsein zurück. Dieser alterstypische Rückblick auf das eigene Leben kann die Traumatisierung durch Extrembelastungen in der Jugend reaktivieren und zu einer Verschlimmerung der verfolgungsbedingten psychischen Störung führen. Häufig treten die ursprünglichen Symptome der posttraumatischen Belastungsstörung wieder in den Vordergrund [GS Z-13, S. 129 ff.]. Die Erfahrungen, die bei der Untersuchung von Verfolgten der nationalsozialistischen Gewaltherrschaft gewonnen wurden, können – wenngleich mit Einschränkungen – auf andere Opfer chronischen Terrors oder chronischer Gewalt übertragen werden. Auch *Kriegsgefangene* und *Opfer von Folter* zeigen häufig Symptome, die eine Zuordnung zu diesem Störungsbild sinnvoll erscheinen lassen. Diese Diagnose muss auch bei einigen Opfern von Inhaftierungen und Folterungen in der ehemaligen DDR und in anderen Ostblockländern bedacht werden (Priebe u. Bauer 1996). Sie ist auch bei Flüchtlingen aus anderen totalitären Staaten, in denen gefoltert wurde, oder Kriegsregionen zu diskutieren (Sundquist et al. 2005). Oft ist aber die Abgrenzung von schädigungsunabhängigen Angststörungen und Phobien schwierig (Haenel 2002). Kenntnisse der Umstände, unter denen die Störungen entstanden sind, können sich dann als hilfreich erweisen.

12.7.1.4 Dissoziative und Konversionsstörungen

Die dissoziativen oder Konversionsstörungen gehören bei der Begutachtung zu den schwierigsten Krankheitsbildern. Die früheren Termini hysterische Neurose oder Hysterie wurden wegen ihres abwertenden alltagssprachlichen Gebrauchs aufgegeben. Es handelt sich bei diesen Störungen im psychoanalytisch geprägten Verständnis um *psychogene Reaktionen* auf frühkindliche Traumatisierungen, auf akute oder chronische Konfliktsituationen. Letztere sind den Betroffenen aber nicht bewusst, werden von ihnen verdrängt oder verleugnet. Dissoziation ist die Herauslösung eines Konflikts aus einem vorgegebenen Kontext. Sie ist in der Regel ein Zeichen von Ich-Schwäche, bei der die Integration gegensätzlicher Strebungen nicht mehr gelingt. Dissoziationen zeigen sich üblicherweise in fünf oft überlappenden Symptomenclustern (Kapfhammer 2003b): Amnesie, Depersonalisation, Derealisation, Identitätskonfusion (zur Erläuterung siehe Kap. 10) und Identitätsveränderung (s. u.). Akute Störungen, die unmittelbar nach einer Traumatisierung entstehen, bilden sich meist spontan zurück. Bei länger anhaltender Symptomatik ist die Prognose ungünstiger; dauert die Störung mehrere Jahre an, führen Therapieversuche kaum noch zu einer Heilung. Dissoziative Zustände leichterer Form, wie tranceartiges „Neben-sich-Stehen" oder sich zu fühlen, als ob man mechanisch wie im Traum handelt, kommen bei Jugendlichen und jungen Erwachsenen häufig vor.

Auch die *multiple Persönlichkeitsstörung* (ICD-10 F 44.81) wird zu den dissoziativen Störungen gerechnet und wurde daher auch in DSM-IV-TR in „Dissoziative Identitätsstörung" umbenannt (300.14). Bei ihr tritt – meist im Anschluss an traumatisierende Erlebnisse – ein Wechsel der Persönlichkeit ein. Zwischen den verschiedenen Persönlichkeiten bestehen bezüglich Erinnerung, Verhaltensweisen und Vorlieben keine Verbindungen. Multiple Persönlichkeitsstörungen wurden im deutschsprachigen Kulturraum bislang extrem selten diagnostiziert, hatten aber in der Begutachtungspraxis in den USA eine gewisse Bedeutung. Ihre forensische Relevanz wurde jedoch sehr unterschiedlich interpretiert (James 1998). Inwiefern es sich nur um eine Ausgestaltung hysterischer Rollendarstellung, eine Modeerscheinung der Diagnostik oder um eine tatsächliche Störungsentität handelt, war selbst in den USA umstritten (Slovenko 1999). Inzwischen wird diese Diagnose kaum mehr gestellt.

Dissoziation betrifft eine Störung des Gedächtnisses oder der persönlichen Identität, *Konversion* die Darstellung eher körperlicher Symptomatik. Dabei werden oft körperliche Erkrankungen oder organische (vorwiegend neurologische) Störungen nachgeahmt, wie z. B. Krampfanfälle, Sensibilitätsstörungen oder Lähmungen. Gelegentlich werden auch psychische Krankheitsbilder nachgeahmt, wie z. B. eine Demenz (vgl. Pseudodemenz oder Ganser-Syndrom, siehe Kap. 12.1). *Konversionsstörungen* sind vom Zeitgeist und von sozialen Strömungen abhängig, was an den Kriegszitterern, die es praktisch nur während des Ersten Weltkrieges gab, erkennbar wird. Konversion dient psychodynamisch der Umsetzung eines unbewussten seelischen Konflikts in Körpersprache. Oft ist eine Abgrenzung von *Simulation* (siehe Kap. 12.7.5 u. Weber 2001) schwierig.

12.7.1.5 Somatoforme Störungen

Unter dem Begriff somatoforme Störungen wurden in ICD-10 die Somatisierungsstörungen, die hypochondrische Störung und die eigentlichen psychosomatischen Störungen zusammengefasst. Gemeinsam ist ihnen, dass von den Betroffenen körperliche Symptome geklagt und dargeboten werden, für die es aber keine adäquate organische Erklärung gibt. Die Patienten drängen in aller Regel auf Abhilfe und reagieren empfindlich, wenn die somatische Natur ihrer Leiden nicht nachgewiesen werden kann oder psychotherapeutische Hilfe empfohlen wird.

Die **Somatisierungsstörungen** sind durch wechselnde körperliche Beschwerden, vor allem Schmerzen, Übelkeit, Erbrechen oder Hautsensationen, gekennzeichnet. Häufig treten Depressionen und Angst hinzu. Bei diesen Patienten prägen die Beschwerden das Kommunikationsmuster in den Familien. Ärzte und Kliniken werden zu Mitakteuren bei der Inszenierung von oft chaotischen Krankengeschichten, die aber Ausdruck innerpsychischer Konflikte sind. Ihr eigentliches Anliegen, nämlich verstanden und angenommen zu werden, können die Betroffenen nicht direkt ausdrücken – es wird von unserem somatisch orientierten Gesundheitssystem auch so nicht akzeptiert. Analgetika- und Tranquilizerverordnungen führen bei diesen Patienten leicht zum Missbrauch, und die ständige Wiederholung aufwändiger diagnostischer Untersuchungen trägt mit dazu bei, dass diese Patienten nicht oder nur sehr spät in psychosomatische und psychotherapeutische Behandlung kommen. Im Gegensatz zur hypochondrischen Störung liegt der Hauptakzent der Somatisierungsstörung auf der Darstellung wechselnder Symptome. Der Wunsch, ihre Ursache zu erforschen und zu beseitigen, oder die Angst vor einer fortschreitenden, aufzehrenden Krankheit fehlen demgegenüber.

Eine **Hypochondrie** ist gekennzeichnet durch die Überzeugung, an einer ernsthaften körperlichen Erkrankung zu leiden. Trotz gegenteiliger Versicherung durch die immer wieder konsultierten Ärzte bestehen die Befürchtungen fort; sie führen zur ängstlichen Beobachtung des eigenen Körpers und zur alsbaldigen Entdeckung neuer Symptome der vermuteten Erkrankung.

Hypochondrische Störungen deuten psychodynamisch auf eine gestörte Beziehung zum eigenen Körper hin. Die Kranken versuchen unbewusst, ihrem Körper eine sorgende Aufmerksamkeit zuteil werden zu lassen, die sie selbst von ihren primären Bezugspersonen nicht ausreichend erhalten haben. Im Gegensatz zu den anderen Somatisierungsstörungen bestehen keine tatsächlichen bzw. psychogenen oder simulierten körperlichen Symptome, vielmehr steht die Angst vor einer schweren Erkrankung im Vordergrund. Trotz dieser Angst und trotz der häufigen Arztbesuche sind die Betroffenen meist in der Lage, ihren Verpflichtungen in Haushalt und Beruf weitgehend nachzukommen.

Die **anderen somatoformen Störungen** sind durch das zusätzliche Vorhandensein körperlicher Symptome, wie z. B. Herzrasen bei der Kardiophobie, Diarrhö bei gastrointestinalen Störungen, gekennzeichnet. Sie bleiben meist auf die einmal entstandene Symptomatik fixiert.

Vielfach wird diskutiert, ob hinter den Somatisierungsstörungen nicht wirklich Persönlichkeitsstörungen stehen. Bei 70% der Patienten mit Somatisierungsstörungen liegen auch die Kriterien einer Persönlichkeitsstörung vor (Stern et al. 1993). Der große Überlappungsbereich mit der Neurasthenie und mit verschiedenen „vermeintlich spezifischen Syndromen", wie Fibromyalgie, chronischer Müdigkeit oder phobischem Schwankschwindel, macht oft eine interdisziplinäre Abklärung erforderlich (Kapfhammer 2003c; Rief et al. 2001; siehe Kap. 14.3), spricht aber auch für eine gemeinsame dahinterliegende Anfälligkeit.

12.7.1.6 Neurasthenie

Als Neurasthenie wird ein Zustand chronischer Erschöpfung, Schwäche und Müdigkeit bezeichnet. Reizbarkeit, Schlafstörungen, Verdauungsbeschwerden, Muskelschmerzen oder Spannungskopfschmerzen können hinzutreten. Die Diagnose wurde früher häufiger gestellt. Depressionen, Dysthymia, Angststörungen und andauernde Persönlichkeitsänderungen nach Extrembelastungen werden heute als diagnostische Kategorien verwendet, die Störungen wurden aber früher als Neurasthenie bezeichnet, wenn die Erschöpfung und Antriebsstörung im Vordergrund standen [GS V-17, S. 161 ff.]. Nach schweren körperlichen Erkrankungen, Operationen oder traumatischen oder toxischen Hirnschäden kann sich eine vergleichbare Symptomatik ausbilden, die aber wegen ihrer organischen Ursache als *pseudoneurasthenisches Syndrom* bezeichnet wird.

12.7.2 Behandlung

Im Vordergrund der Behandlung von Neurosen, psychosomatischen Störungen und Belastungsreaktionen stehen psychotherapeutische Verfahren. Die Vielzahl der heute angewandten Methoden kann hier nicht im Einzelnen erläutert oder auch nur genannt werden. Sowohl in der klinisch-therapeutischen Arbeit wie im forensischen Bereich standen bisher die psychodynamischen Konzepte und die kognitiv-verhaltenstherapeutischen Methoden im Vordergrund und auch in einem gewissen Gegensatz zueinander. Beide Ansätze werden durch gegenseitige Anleihen, aber auch durch Adaptationen von anderen Therapieverfahren, wie Psychodrama und Rollenspiel, Entspannungsverfahren und suggestiven Verfahren, ergänzt.

Nach einer Reihe fundierter empirischer Untersuchungen und Metaanalysen zur langfristigen Wirksamkeit klassischer monomethodaler Behandlungskonzepte (z. B. Grawe et al. 1994) ist eine gewisse Ernüchterung, teils sogar Resignation bezüglich der Effektivität dieser Therapieverfahren eingetreten. Immer mehr setzt sich die Erkenntnis durch, dass allgemeine Wirkfaktoren abgeleitet werden können, die bei der Entwicklung neuer Therapiemethoden und bei der Modifikation bestehender Ansätze berücksichtigt werden müssen. So nennt Grawe (1998) vier Wirkfaktoren, die für den Erfolg jeder Therapie entscheidend sind. Sie erscheinen ihm wichtiger als das Beharren auf einer spezifischen therapeutischen Schulrichtung. Gleichwohl betont auch er, dass der Therapeut sich auf eine theoretische Grundlage und eine fundierte Ausbildung stützen und nicht ein eklektisches Sammelsurium therapeutischer Ansätze als persönlichen Therapiestil kreieren sollte.

Die Wirkprinzipien der Psychotherapie sind nach Grawe (1998):
1. *Intentionsrealisierung:* Darunter sind die Wahrnehmung der Probleme und Defizite einerseits und die Erwartungen des Patienten andererseits zu verstehen. Es muss in der Therapie real erfahrbar werden, was verändert werden soll und welche emotionalen Einstellungen und Erwartungen für den Patienten dabei spürbar werden. Die Erwartungen (z. B. die Angst vor der Angst) können sich im negativen Sinn selbst verwirklichen; sie können in der Therapie verändert und auch in diesem Sinn positiv wirksam werden. Dies führt zur
2. *Intentionsveränderung:* Dabei muss der Therapeut dem Patienten helfen, sich über die Bedeutung seines Verhaltens und Erlebens im Hinblick auf seine bewussten und unbewussten Ziele und Einstellungen sowie über seine Motivation zur Änderung oder zum Verharren klarer zu werden. Die motivationale Klärung dient auch dazu, das therapeutische Vorgehen der jeweiligen Motivation des Patienten anzupassen.
3. *Prozessuale Aktivierung:* Der Patient ändert seine Einstellung, er überwindet seine Ängste, Zwänge usw., indem er sich in einem Prozess erlebt und erfährt, dass sich seine negativen Erwartungshaltungen nicht erfüllen, sondern eine Veränderung eingetreten ist. Der Therapeut hat die Aufgabe, die Probleme zu aktualisieren und den Patienten aktiv bei der Problembewältigung zu unterstützen. Er verlässt die klassische „Abstinenzregel" und kann konkrete Handlungsanweisungen geben. Der Patient sammelt die unmittelbaren kognitiven und emotionalen Erfahrungen und kann den Prozess der Veränderung fortsetzen.
4. *Ressourcenaktivierung,* d. h. in der Therapie darf nicht nur auf die Defizite des Patienten abgestellt werden, es ist vielmehr an seine positiven Eigenschaften, Fähigkeiten und Motivationen anzuknüpfen. Eine der wichtigsten Voraussetzungen für den Erfolg einer Therapie ist dabei, dass sich der Patient selbst für seine Veränderung verantwortlich fühlt.

Die Therapieforschung hat darüber hinaus gezeigt, dass die Beziehung zwischen Therapeut und Klient unabhängig von der Wahl des therapeutischen Konzepts einer der wichtigsten Faktoren für den Erfolg der Therapie ist (z. B. Grawe 1995; Grawe et al. 1994).

Für bestimmte Störungsbilder und besondere Therapiebedingungen wurden in den letzten Jahren elaborierte und z. T. manualisierte Behandlungskonzepte entwickelt. Auch Störungen, die früher als nicht oder nur sehr schwer behandelbar galten, z. B. Persönlichkeitsstörungen, zeigen bei Einsatz dieser Therapieverfahren höhere Besserungsraten als früher angenommen wurde (Saß u. Herpertz 1999). Bei anderen Störungen, z. B. bei PTSD, haben sich eine möglichst umgehend einsetzende kompetente Behandlung und Betreuung als besonders effektiv erwiesen (Foa et al. 1995; Kapfhammer 2003a; siehe auch Kap. 18). Dabei sind die empathische Anerkennung des Traumas durch maßgebliche Autoritäten, z. B. den Arbeitgeber, und die Erfahrung, mit dem eigenen Erleben nicht allein zu stehen, wichtige therapeutische Hilfsmittel. Das Wissen um die therapeutischen Möglichkeiten und ihr rechtzeitiger Einsatz bzw. ihre Inanspruchnahme könnten auch manche Chronifizierung verhindern. Bestimmte Berufsgruppen, wie Feuerwehrleute, Polizisten oder Lokführer, sind besonderen Risiken ausgesetzt, die zu einer PTSD führen können. Für diese Berufsgruppen wäre eine *primäre Prävention* besonders hilfreich, um auf diese Weise subjektives Leid, aber auch krankheitsbedingte Arbeitsausfälle und frühzeitige Invalidisierung vermeiden zu können (Weber et al. 1999).

12.7.3 Delinquenz

Bei den meisten Delikten – wie bei den meisten menschlichen Handlungen – spielen unbewusste Motive und emotional bedingte Intentionen eine nicht unwesentliche Rolle. Unbewusste Motive und unreflektiertes Reagieren führen allerdings nur selten zur Annahme neurotischer Delinquenz. Die oben dargestellten neurotischen Störungen und die akuten und chronischen Belastungsreaktionen gehen nur relativ selten mit Straftaten einher. Eine quantitative Analyse oder eine wissenschaftliche epidemiologische Bearbeitung neurotisch bedingter Delinquenz existiert nicht. Bei den in der Abteilung für forensische Psychiatrie der Universität München von 1972–1987 untersuchten Aggressionstätern wurde nur in 2% der Fälle (9 Probanden) eine Neurose diagnostiziert.

Aggressionsdelikte, die aufgrund akuter oder chronischer psychischer Konflikte und Traumata auftreten können, werden forensisch häufig unter dem Stichwort „Affektdelikte" gesehen (siehe Kap. 13.1). *Konflikttaten* müssen sich jedoch nicht auf Körperverletzungen und Tötungen beschränken. Auch Fahnenflucht, Diebstahl oder Brandlegung können der unbewussten Entladung einer Konfliktspannung dienen. Am häufigsten kommt es bei chronisch depressiven Verstimmungen zu rechtlichen Vergehen, wobei neben der nach außen gerichteten Abwehr suizidaler Impulse auch Selbstbestrafungstendenzen zu Diebstahlshandlungen führen können. Solche Handlungen scheinen manchmal auch appellativen Charakter zu haben, zumal sie besonders dann auftreten, wenn die Betroffenen sich missachtet oder unbeachtet fühlen. In einigen Fällen lassen sich im Laufe der Zeit Konditionierungen des delinquenten Verhaltens beobachten, welche die Hemmung gegen vergleichbare rechtswidrige Handlungen weiter unterminieren. Dann kann es zu einer Chronifizierung der spezifischen, relativ eintönig erscheinenden Delinquenz kommen. Ladendiebstahl, exhibitionistische Handlungen und gelegentlich Brandlegungen gehören zu den typischen Delikten. Bei dissoziativen Störungen führen gelegentlich Verdrängungen dazu, dass unangenehme Nachrichten – z. B. Zahlungsaufforderungen, Mahnungen oder Aufforderungen zur eidesstattlichen Erklärung – nicht gelesen oder nicht beachtet werden. Wird deshalb vom Schuldner nicht gezahlt, kann schnell ein Betrugsvorwurf entstehen.

12.7.4 Begutachtung

Die Begutachtung von Belastungsreaktionen ist deshalb schwierig, weil Trauer, Angst, sozialer Rückzug und vegetative Störungen, wie Schlaflosigkeit oder Appetitverlust, als physiologische Reaktionen bei den meisten schwereren Belastungen des normalen Lebens, wie Krankheit oder Tod von Angehörigen, Unfällen oder Ähnlichem, auftreten und als solche noch nicht als „Krankheit" oder „krankhafte Störung" gewertet werden können. Diese Reaktionen klingen in aller Regel nach mehreren Wochen ab. Wenn sie anhalten, obwohl das auslösende Trauma bei den meisten Menschen nicht zu einer längerfristigen Belastungsreaktion führen würde, muss geprüft werden, ob die Störung schon vor dem Trauma bestand. Es ist zu klären, welchen Stellenwert das traumatische Erlebnis innerhalb des biografischen Kontextes des betroffenen Menschen hat (Leonhardt u. Foerster 2003). Die Problematik besteht darüber hinaus in einer Abgrenzung der Symptomatik von organischen Erkrankungen einerseits und von einer bewussten oder bewusstseinsnahen Simulation andererseits. Eine sorgfältige organische Abklärung ist in jedem Fall erforderlich, da häufig auch organische Störungen psychogen ausgestaltet werden und die vorschnelle Annahme organischer Gesundheit dann zu folgenreichen Fehlschlüssen führen kann. Das Fehlen organischer Ursachen einer Störung darf andererseits nicht von vornherein den Verdacht einer zielgerichteten Simulation nahe legen. Haenel (2000) weist auf die bei PTSD-Patienten besonders bedeutsame Schwierigkeit der *gutachterlichen Einstellung* hin, die zwischen übermäßigem Verständnis und sogar Schuldgefühlen aufseiten des Gutachters und Ablehnung und Abgrenzung schwanken kann. Auf Letzteres hat schon Eissler (1963) in Bezug auf die Begutachtung von KZ-Opfern durch Ärzte der Nachkriegszeit hingewiesen. Gutachter haben sich bei der Untersuchung von Traumatisierten besonders auf ihre professionelle, distanziert empathische Grundhaltung zu besinnen und sich auch über die Umstände spezifischer Traumatisierungen (z. B. Folter oder Übergriffe in Kriegen) zu informieren.

Eine weitere Schwierigkeit besteht darin, dass Renten- und Entschädigungsverfahren oft den therapeutischen Bemühungen im Weg stehen, weil der Wunsch nach entsprechender sozialrechtlicher Anerkennung des Leidens der Besserung entgegensteht (Hermann 2001; Schneider et al. 2001; Stadtland et al. 2004).

Die Begutachtung von neurotischen Störungen erfordert häufig eine quantitative Abgrenzung, um den Ausprägungsgrad der psychosozialen Einschränkungen einschätzen zu können. Foerster (1988; 2004) hat den aus epidemiologischen Studien stammenden *Beeinträchtigungsschwere-Score* von Schepank (1982) auf seine Anwendbarkeit in der gutachterlichen Beurteilung von Neurosen untersucht und für brauchbar erachtet. Der Score setzt sich aus 3 Bereichen zusammen, die jeweils mit einer Punktzahl zu bewerten sind:
1. Körperlicher Leidens- und/oder Beeinträchtigungsgrad (z. B. Schmerzen, Gehbehinderung, Körperfühlstörungen u. a.), 0–6 Punkte;
2. Psychischer Leidens- und/oder Beeinträchtigungsgrad (z. B. Ängste, Zwänge, Grübeleien, Depressionen, Hypochondrien u. a.), 0–6 Punkte;
3. Auswirkungen auf die sozial-kommunikativen Bezüge (z. B. Störungen der Arbeitsfähigkeit, der Partnerbeziehung, der Liebesfähigkeit, der objektiven Leistung, der subjektiven Lebenszufriedenheit u. a.), 0–8 Punkte.

Der Punktwert, der für jeden Bereich vergeben wird, bemisst sich an der Intensität der Symptomatik, der Ausbreitung auf Organsysteme, körperliche Funktionsbereiche oder Lebensbereiche und an der Dauer der Beschwerden. Neben dem dargestellten Ausmaß der funktionellen Einbußen kann es für die Beurteilung auch hilfreich sein, quantitativ zu erfassen, welche Überwindung bzw. welchen Energieaufwand der Betroffene aufbringen muss, um trotz der Beeinträchtigung weiter erwerbstätig sein zu können (Brandenburg 1997).

Neben der quantitativen Einschätzung kommt es bei der Begutachtung von neurotischen Störungen oft auch auf die Spezifität der Symptomatik, auf die ihr zugrunde liegenden Konflikte und auf die Bewältigungs- und Abwehrmechanismen an. In der für eine Begutachtung zur Verfügung stehenden Zeit kann dabei sicher nicht die gesamte Psychodynamik explorativ herausgearbeitet werden. Es ist auch kaum zu verantworten, während einer Begutachtung die Abwehrkräfte eines neurotisch gestörten Menschen allzu sehr anzugreifen. Manchmal erscheint es sinnvoller, unter Berücksichtigung einer gutachterlichen Verhältnismäßigkeit, Teilbereiche des Störungsbildes, die nicht genügend verstanden werden können, unberührt zu lassen, wenn sich auch ohne ihre Aufklärung die Gutachtenfrage befriedigend beantworten lässt (siehe auch Kap. 20.2.2.1).

12.7.4.1 Strafrecht

Die *Schuldfähigkeitsbeurteilung* macht gerade bei neurotisch gestörten Tätern Probleme, weil die Diagnose einer solchen Störung allein noch nichts über die Steuerungsfähigkeit oder deren Beeinträchtigung bei einer konkreten Tat aussagen kann. Andererseits können neurotische Mechanismen, die für den Laien kaum erkennbar sind, für die Verhaltensweisen bei einer Tat entscheidende Bedeutung erhalten. Einigermaßen leicht verständlich erscheint die forensische Bedeutung einer neurotischen Störung, wenn z. B. Zwangskranke, die an der Ausübung ihrer Zwänge gehindert oder in ihrer pedantische Ordnung gestört werden, in einen ängstlich-aggressiv getönten Erregungszustand geraten und den als peinigend erlebten Behindernden verletzen. Vergleichbar dürfte zu bewerten sein, wenn ein Mensch mit einer Agoraphobie wiederholten Ladungen zur Gerichtsverhandlung nicht Folge leisten kann. Schwieriger kann es schon sein, einem Gericht verständlich zu machen, wenn Betrugsdelikte im Rahmen dissoziativer Störungen als Symptom der Störung zu interpretieren sind oder wenn Aggressionsdelikte bei Depressionen oder Angststörungen als Ausdruck pathologischer Verarbeitungsmechanismen gesehen werden müssen. Für die Beurteilung bei derartigen Störungen ist nicht allein ausschlaggebend, dass sich die Störung selbst durch Beeinträchtigungen im täglichen Leben bemerkbar macht, oft reicht es auch nicht aus, dass darüber hinaus das Delikt aus dem psychodynamischen Mechanismus der Störung verständlich erscheint. Es wird vielmehr für die Annahme verminderter Steuerungsfähigkeit häufig erforderlich sein, dass vergleichbare Mechanismen auch früher das Leben des Betroffenen in ähnlichen Situationen beeinträchtigt haben. So wird man wohl auch dem oben genannten Phobiker keine erhebliche Beeinträchtigung der Steuerungsfähigkeit attestieren, wenn er zuvor alle Amtstermine wahrnehmen konnte. Eine Aufhebung der Einsichtsfähigkeit ist bei neurotischen Störungen kaum vorstellbar. Die Störungen können aber in seltenen Fällen so ausgeprägt sein, dass die Steuerungsfähigkeit aufgehoben ist.

Bei der Schuldfähigkeitsbeurteilung neurotisch gestörter Täter erscheint es sinnvoll, folgende Gesichtspunkte zu berücksichtigen:
1. die klinische Diagnose, deren Auswirkungen sich auch außerhalb des verfahrensgegenständlichen Delikts zeigen sollten,
2. den Zusammenhang des Delikts mit den neurotischen Bewältigungsstrategien und Abwehrmechanismen, die für die Störung charakteristisch sind und
3. eine zumindest im Prinzip vergleichbare Reaktionsbildung in der Vergangenheit, an welcher der pathologische Prozess, der für die Einbußen an Steuerungsfähigkeit angenommen wird, unabhängig vom Delikt verständlich gemacht werden kann.

12.7.4.2 Zivilrecht

Sieht man von den entschädigungsrechtlichen Fragen ab, die analog den sozialrechtlichen Vorgaben (siehe Kap. 12.7.4.3) zu beurteilen sind, ergeben sich bei neurotisch gestörten Menschen kaum Probleme bei der Beantwortung zivilrechtlicher Fragen. Selbst schwer gestörte Zwangskranke werden kaum je *geschäftsunfähig*. Oft liegen zwar die Voraussetzungen für eine *Betreuung* der Betroffenen vor, eine Betreuung gegen den Willen des neurotisch gestörten Menschen erscheint jedoch praktisch nicht gerechtfertigt. Schwieriger ist die Frage einer *Unterbringung* zu entscheiden. Suiziddrohungen oder suizidale Gesten sind in Krisen von neurotisch gestörten Menschen nicht allzu selten. Meist gelingt es jedoch, die Patienten zu einer freiwilligen stationären Behandlung zu bewegen. Viele von ihnen haben einen ausgeprägten Leidensdruck und nehmen die ihnen angebotene Hilfe dankbar an.

Gelegentlich ist zu beurteilen, ob eine Scheidung für den neurotisch gestörten Ehepartner eine unzumutbare Härte darstellt oder ob ein Wohnungswechsel zu einer erheblichen Verschlimmerung des Leidens führen würde. Die störungsbedingte Unfähigkeit der Betroffenen, Konflikte konstruktiv zu lösen, zeigt sich oft auch in ihrem Verharren in einer objektiv misslichen Situation (z. B. in der bereits zerrütteten Ehe oder in einer bereits gekündigten Wohnung). Am sinnvollsten ist es hier meist, im Rahmen einer Therapie eine für den Patienten adäquate Lösungsstrategie, die ihn aus der misslichen Situation herausführt, zu erarbeiten.

12.7.4.3 Sozialrecht

In der Begutachtungssituation ist die Unterscheidung zwischen Angst und Vermeidungsverhalten, welches noch *willentlich überwunden* werden kann, und einer ausgeprägten Störung, die eine Überwindung aus eigener Kraft unmöglich erscheinen lässt und somit zur Beeinträchtigung der Erwerbstätigkeit führt, oft schwierig. Eine *Berentung* sollte so lange wie möglich vermieden werden, da berufliche Belastung und Anerkennung bei neurotischen Störungen häufig zu einer Stabilisierung der gesunden Anteile der Betroffenen beitragen. Ohne vorherige – auch stationäre – Therapieversuche sollten weder eine Berentung angeregt noch die Voraussetzungen für eine Berentung angenommen werden.

▶ **Bewertung der Beeinträchtigungen.** *Neurosen* sind zumeist lang dauernde Störungen, die zu chronischen subjektiven Leistungseinbußen und gelegentlich bei Zwangsstörungen zu objektivierbarer Unfähigkeit führen, einer Berufstätigkeit kontinuierlich nachzugehen. Da die Ausprägung der Symptomatik individuell sehr unterschiedlich sein und von kaum merkbarer bis zu schwerster Gestörtheit reichen kann, sind verallgemeinernde Aussagen über die jeweiligen Leistungseinbußen nicht möglich. Die Annahme von *Arbeitsunfähigkeit* ist allerdings nur bei krisenhaften Zuspitzungen der Störungen gerechtfertigt.

Wegen der *Chronizität* der Störungen wird häufig die Frage nach einer *Berentung* gestellt. Grundlage für die Rentengewährung ist, dass der Versicherte – auch bei zumutbarer Willensanspannung – die Störung nicht überwinden kann (BSGE 21, S. 189). Fragen nach der Eigenverantwortlichkeit für eine geklagte Symptomatik oder nach der Zumutbarkeit des Anders-handeln-Könnens überfrachten und überfordern gelegentlich die Sachkunde des Psychiaters (Möllhoff 1985). Psychogene Reaktionen und Symptombildungen sind oft nur sehr begrenzt willentlich beeinflussbar, selbst dann, wenn augenscheinlich ein sehr nahe liegendes Ziel, wie z. B. ein *Rentenbegehren*, damit verfolgt wird. Nachuntersuchungen bei sog. Rentenneurotikern haben gezeigt, dass die Symptomatik keineswegs nach der endgültigen Entscheidung über die Rentengewährung abklang (Foerster 1984; Tarsh u. Royston 1985). Unabhängig davon, ob eine Rente gewährt wurde oder nicht, führten die Symptome in der Mehrzahl der Fälle auch weiterhin zu einer wesentlichen Beeinträchtigung der Lebensqualität. Winckler u. Foerster (1996) betonen zu Recht, dass es sich bei den Begriffen „Zumutbarkeit" und „Willensanspannung" um juristische Begriffe handele und Aufgabe des psychiatrischen Sachverständigen nur sein könne, auf der Grundlage seiner speziellen beruflichen Kenntnisse und Erfahrungen die Voraussetzungen zu klären, aufgrund derer dann juristisch diese normative, wertende Entscheidung getroffen werden kann. Auch bewusstseinsnahe Übertreibungen können Ausdruck eines nachvollziehbaren Bemühens sein, dem Untersucher in einer zeitlich befristeten Untersuchungssituation die eigenen Beschwerden möglichst deutlich zu vermitteln. Wichtige Kriterien bei der Beurteilung der „zumutbaren Willensanspannung" sind das Vorliegen einer auffälligen prämorbiden Persönlichkeitsstruktur bzw. -entwicklung, eine bestehende psychiatrische Komorbidität oder eine chronische körperliche Begleiterkrankung. Auch der Verlust der sozialen Integration im Verlauf der psychischen Erkrankung, ein hoher primärer und/oder sekundärer Krankheitsgewinn, ein primär chronifizierter Krankheitsverlauf ohne länger dauernde Remissionen, eine mehrjährige Krankheitsdauer mit stabiler oder progredienter Symptomatik und unbefriedigende Behandlungsergebnisse trotz konsequenter und „lege artis" durchgeführter Behandlungsmaßnahmen, insbesondere gescheiterte stationäre Therapien, sind wichtige Aspekte, um die Fragestellung zu beantworten. Je mehr dieser angeführten Kriterien sich im konkreten Falle feststellen lassen, desto eher ist das Vorliegen einer „zumutbaren Willensanspannung", also die Möglichkeit der Überwindbarkeit der Störung aus eigener Kraft zu verneinen (siehe auch Kap. 14.4).

Nach Foerster (2004) kann *kaum mit einer Wiederherstellung der Erwerbsfähigkeit* gerechnet werden, wenn folgende Bedingungen erfüllt sind:
- psychiatrische Komorbidität
- chronische körperliche Erkrankungen
- Verlust der sozialen Integration
- mehrjähriger Verlauf der Störung
- kontinuierliche, primär chronische Zunahme der Symptomatik
- regelmäßige ambulante oder stationäre Therapie mit unterschiedlichen Therapieansätzen ohne Erfolg
- gescheiterte Rehabilitationsmaßnahmen
- sozialer „Krankheitsgewinn"

Aufgrund der Chronizität neurotischer Störungen, welche obige Bedingungen erfüllen, erscheinen weitere Rehabilitationsversuche oder zeitlich begrenzte Berentungen wenig aussichtsreich. Sie können auch die Fehlhaltungen chronifizieren, da *sekundärer Krankheitsgewinn* und die Angst vor erneuten Anforderungen das Ausweichverhalten in Krankheit verfestigen können. Lediglich bei rechtzeitiger Diagnose, wenn die Entwicklung einer Rententendenz noch nicht manifest geworden ist, versprechen Alternativen zur Rentengewährung, wie Umschulung oder Arbeitsplatzwechsel, Erfolg.

Eigene Untersuchungen (Stadtland et al. 2003, 2004c) haben gezeigt, dass Gutachtensprobanden, die letztlich berentet wurden, sich von jenen, die mit ihrem Rentenbegehren scheiterten, weniger durch psychopathologische oder anderweitige pathologische Merkmale, sondern durch eine Reihe recht wenig krankheitsspezifischer Auffälligkeiten unterschieden. Folgende Unterschiede waren bei ersteren signifikant: Verstärkung des Krankheitsverhaltens durch Arbeitgeber, konkretere Beschreibung der Beschwerden durch den Betroffenen, stärkere subjektive Leistungsbeeinträchtigung, geringere berufliche Motivation, längere Arbeitsunfä-

Tab. 12.19 Aus den versorgungsmedizinischen Grundsätzen: Neurosen, Folgen psychischer Traumata.

Art der Störung	Schwerbehindertengesetz: GdB Soziales Entschädigungsrecht: GdS (%)
leichtere psychovegetative oder psychische Störungen	0–20
stärker behindernde Störungen mit wesentlicher Einschränkung der Erlebnis- und Gestaltungsfähigkeit	30–40
schwere Störungen (z. B. schwere Zwangskrankheit) • mit mittelgradigen sozialen Anpassungsschwierigkeiten • mit schweren sozialen Anpassungsschwierigkeiten	50–70 80–100

GdB: Grad der Behinderung; GdS: Grad der Schädigung

Tab. 12.20 Zusammenhang von Leistungseinschränkungen in Abhängigkeit vom Ausmaß der Symptomatik und den beruflichen Anforderungen bei neurotischen Störungen.

Berufliche Anforderungen Ausmaß der Symptomatik	Eigenverantwortliche Tätigkeit mit hohen Anforderungen oder häufiger zwischenmenschlicher Kontakt erforderlich	Tätigkeiten mit begrenzter Eigenverantwortlichkeit oder wenig zwischenmenschlicher Kontakt	Tätigkeiten mit begrenzten Entscheidungsbefugnissen und ohne Eigenverantwortlichkeit oder kaum zwischenmenschlicher Kontakt
geringgradig	keine signifikante Einschränkung	keine signifikante Einschränkung	keine signifikante Einschränkung
geringgradig + Komorbidität oder mäßiggradig	signifikante Einschränkung	meist signifikante Einschränkung	meist signifikante Einschränkung
mäßiggradig + Komorbidität oder schwergradig	signifikante Einschränkung	signifikante Einschränkung	meist signifikante Einschränkung

higkeit bis zur Begutachtung, gutachterlich stärkere Leistungsbeeinträchtigung. Die Gerichte waren in 76% den Empfehlungen der Gutachter gefolgt. Bernardy u. Sandweg (2003) zeigten, dass Frührentner, die einen Rentenwunsch hatten und längere Arbeitsunfähigkeit aufwiesen, eher aus dem Erwerbsleben ausschieden und fünf Jahre nach einer Rehabilitationsbehandlung eine ausgeprägtere Symptomatik zeigten als jene, die ins Erwerbsleben zurückkehren wollten. Von verschiedenen Seiten wird immer wieder darauf hingewiesen, dass mit der Stellung eines Rentenantrags die medizinischen und psychotherapeutischen Rehabilitationsmöglichkeiten sinken. Dies wurde auch empirisch in einer Studie von Schneider et al. (2001) bestätigt. Die versorgungsmedizinischen Grundsätze geben die in ▶ Tab. 12.19 aufgezeigten Einschränkungen und ihre Bewertung vor.

Bei den Gutachten, in denen eine berufsbezogene Leistungsfähigkeit beurteilt werden muss, können die in ▶ Tab. 12.20 angegebenen Zuordnungen eine gewisse Orientierung anbieten.

▶ **Zusammenhangsfragen.** Die Beurteilung psychopathologischer Auffälligkeiten und subjektiver psychischer oder psychosomatischer Beschwerden *nach Unfällen* gehören zu den häufigsten sozialrechtlichen Fragestellungen. Die Beurteilungen sind häufig nicht eindeutig, weil *psychische Reaktionen* immer multikausal entstehen und gleiche Traumata bei verschiedenen Menschen zu unterschiedlichen psychischen Reaktionen führen. Von verschiedenen Autoren werden die Bedingungsfaktoren unterschiedlich zusammengefasst (Foerster 2004). Wesentlich erscheinen folgende Aspekte:

1. Primärpersönlichkeit mit ihrer spezifischen Verhaltensdisposition und Vulnerabilität,
2. Vorschäden durch Traumatisierungen oder vorbestehende Erkrankungen,
3. das Trauma in seinem objektiven Ausmaß, in seiner individuellen Spezifität und in der subjektiven Wahrnehmung (siehe auch PTSD, Kap. 12.7.1.3),
4. die individuellen Bewältigungsstrategien unter Berücksichtigung eines möglichen Krankheitsgewinns und des subjektiven Störungskonzepts des Betroffenen,
5. die späteren sozialen, auch iatrogenen Einflüsse (auch evtl. eine lang dauernde gerichtliche Auseinandersetzung).

Häufig stellt dabei das Trauma einen spezifischen Reiz für die Auslösung einer bereits bestehenden Konfliktsituation dar; es ist letzter Anlass zur Ausbildung der neurotischen Symptome. Häufiger treten depressiv-hypochondrische Syndrome oder somatoforme Schmerzstörungen als abnorme Entwicklungen auf. Allerdings sind solche Symptome in der Bevölkerung so häufig, dass es schwer fällt, wirkliche Kausalitäten zu begründen. Oft wird wegen des Erklärungs- und Kausalitätsbedürfnisses der Betroffenen ein zeitlicher und ursächlicher Zusammenhang dargestellt und auch subjektiv angenommen.

Entschädigungsrechtlich relevant wird der Zusammenhang erst, wenn eine *Kausalität* im Sinn der Rechtsprechung vorliegt (Kap. 6.2). Geklärt werden muss auch, ob das Trauma eine bisher gut kompensierte Störung ausgelöst hat. Damit wäre es zwar nicht ursächlich für die Symptomatik, die Rechtsprechung des BGH hält aber in derartigen Fällen unter Umständen eine Entschädigung nach dem Haftungsrecht für gerechtfertigt (VersR. 1993, S. 589 ff.). Ist jedoch ein Entschädigungs- oder Versorgungswunsch als Hauptmotiv für die vorgetragene Symptomatik zu erkennen, so ist eine mögliche *Simulation* sehr sorgfältig abzuklären. Als finale Reaktion, die eine Entschädigung oder Berentung nicht rechtfertigt, ist auch zu werten, wenn der Betroffene mit Hilfe der vorgebrachten Symptome ein schon vorher gehegtes Lebensziel, z. B. Rückzug aus dem Beruf, Befreiung von sozialem Zwang o. Ä., verwirklichen will und dieses Ziel die Symptomdarstellung maßgeblich bestimmt (Brandenburg 1997). Neuorientierungen nach dem Eintritt der Symptomatik können jedoch eine adäquate Bewältigung bei einer Gesundheitsschädigung sein. Es ist somit sorgfältig abzuwägen, ob die Idee zur Neuorientierung Vorläufer oder Folge einer gesundheitlichen Beeinträchtigung ist.

Bei *psychogenen Reaktionen nach Unfällen* sind oft nicht nur die direkten körperlichen Schädigungen für die Reaktionsbildung ausschlaggebend, sondern die Gesamtumstände des Unfalls, z. B. der Tod eines nahen Angehörigen, eine inadäquate medizinische und psychologische Behandlung und darüber hinaus Kränkungen durch die Umwelt, die Betroffene als Folge der Störungen erdulden müssen, z. B. Spott wegen einer Entstellung oder Beschimpfung als Simulant. Nach der gutachterlichen Erfahrung tragen derartige Kränkungen oft zur Chronifizierung und zur Hartnäckigkeit bei der Verfolgung des Entschädigungsanspruchs maßgeblich bei.

Zum Zeitpunkt der psychiatrischen Begutachtung sind die Störungen meist so fixiert, dass therapeutische Maßnahmen kaum noch Erfolg versprechen. Durch den *Rechtfertigungsdruck* bei wiederholten Begutachtungen kann es zudem zu einer sekundären iatrogenen Fixierung kommen [GS Z-14, S. 134 ff.]. Vonseiten namhafter Gutachter (Foerster 1999a; Ritter 1990) wird in Übereinstimmung mit dem Bundessozialgericht (BSGE 18, 178, 175) eine zügige Entscheidung für den Geschädigten gefordert, wenn vorwiegend wunschbedingte Vorstellungen ausgeschlossen werden können [GS V-17, S. 161 ff.].

Bei psychischen Folgeschäden muss die jeweils geltende gesetzliche oder vertragliche Grundlage des Versicherers berücksichtigt werden. Während in der gesetzlichen Unfallversicherung psychische Reaktionen und Folgen von Unfällen ausgeglichen werden, ist dies bei privaten Unfallversicherungen meist nicht der Fall (Ludolph u. Lehmann 2001). Allerdings lassen die privatrechtlichen Gestaltungsmöglichkeiten auch andere Regelungen zu. Auch ist die Definition des „Unfalls" in beiden Versicherungen unterschiedlich. Das zivile Haftungsrecht schließt *psychische Folgeschäden* ein, entschädigt werden die tatsächlichen individuellen – objektiv feststellbaren – Einbußen.

Bei der Begutachtung von psychischen Folgeschäden nach schweren oder lange währenden Schädigungen, wie Konzentrationslagerhaft, Folter oder politischer Haft mit Misshandlungen, liegt meist eine chronische posttraumatische Belastungsstörung oder eine andauernde Persönlichkeitsänderung nach Extrembelastung zugrunde (Priebe u. Bauer 1996). Als Grundlage für die Beurteilung von Zusammenhang und Ausmaß der Beeinträchtigung bei derart Geschädigten können die in Kapitel 5.6.3 aufgeführten Kriterien hilfreich sein. Die Grundsätze der Beweisanforderungen sind Kapitel 6.2.2 zu entnehmen. Die Diagnose einer Posttraumatischen Belastungsstörung allein reicht für die Annahme eines Zusammenhangs im entschädigungsrechtlichen Sinn noch nicht aus. Die Diagnose legt zwar klinisch eine Verbindung zwischen Trauma und Symptomatik nahe, für die Annahme einer entschädigungsrechtlichen Relevanz müssen jedoch die Grundsätze der versicherungsrechtlichen Kausalitätslehre beachtet werden (Fabra 2002, 2003; siehe Kap. 6.2).

12.7.4.4 Fahreignung

Begutachtungen zur Fahreignung bei neurotischen oder psychosomatisch gestörten Probanden sind selten. Aus den Begutachtungsleitlinien zur Kraftfahrereignung (Lewrenz 2000) können hierbei die Feststellungen zu den Einstellungs- und Anpassungsmängeln herangezogen werden, die sich aber im Wesentlichen auf Persönlichkeitsstörungen beziehen. Demnach besteht Fahreignung nicht, wenn Auffälligkeiten vorliegen, die zu gewohnheitsmäßigem Fehlverhalten führen, z.B. wegen des übermäßigen Nachgebens auf Gruppendruck, wegen häufigen impulsiven Verhaltens oder wegen unkritischer Selbstwahrnehmung und mangelnder Bereitschaft zur Verhaltensänderung bei risikoreichem Fehlverhalten. Zur Wiedererlangung der Fahreignung muss der Gutachter zu der Überzeugung kommen, dass sich die Fehlanpassung grundlegend geändert hat, wobei sich die Verhaltensänderung auch im weiteren Sozialleben nachweisen lassen sollte.

12.7.5 Exkurs: Simulation und Aggravation

Simulation und Aggravation aber auch *Dissimulation* sind häufige bei der Begutachtung zu hinterfragende Phänomene. Dissimulation ist der Versuch, sich als unauffällig darzustellen, obwohl tatsächlich Symptome oder Auffälligkeiten, die auf eine Störung hinweisen, vorhanden sind. Dies ist häufiger der Fall, wenn Patienten ihre Störung verbergen und sich als gesund darstellen wollen, um einen Krankenhausaufenthalt zu vermeiden, aus einer Maßregel entlassen werden oder eine günstige prognostische Einschätzung erreichen wollen. Die bisherige Literatur befasste sich vorwiegend mit der Aufdeckung vorgetäuschter Symptome oder Leiden, die Erfassung von Dissimulation steht erst in den Anfängen.

Unter *Simulation* versteht man die bewusste Vortäuschung von Krankheitssymptomen oder das bewusste Klagen über Beschwerden, die man tatsächlich nicht hat, unter *Aggravation* das demonstrative und übertriebene Klagen oder Darstellen von tatsächlich vorhandenen Störungen. Abzugrenzen sind davon die sogenannten *artifiziellen Störungen*, z.B. das Münchhausen Syndrom (siehe unten in diesem Kapitel), die *Konversionsstörungen* (Kap. 12.7.1.4) und die *somatoformen Störungen* (Kap. 12.7.1.5), bei denen die Betroffenen ebenfalls Klagen über körperliche Symptome oder über psychische Reaktionen vorbringen, ohne dass eine organische Grundlage der Störungen besteht. Die Entscheidung, ob ein bewusstes Vortäuschen oder unbewusste Konflikte ein Leiden bedingen, ist im Einzelfall oft sehr schwierig. Weder Simulanten noch neurotisch Gestörte lassen sich in der Regel durch Konfrontation und Zweifel an der berichteten Symptomatik zu einer realitätsgerechten Darstellung objektivierbarer Beschwerden bewegen. Vielmehr gelingt eine Abklärung am ehesten durch Einfühlungsvermögen und durch Vermittlung professionellen Verständnisses. Neurotische Störungen sind in der Regel vor dem Hintergrund von Konflikten verstehbar. Eine Exploration der Konflikte sowie eine chronologische Darstellung ihres Verlaufs und der damit verbundenen Symptomatik erleichtern die Zuordnung zu einer neurotischen Störung. Bei Simulation wird in derartigen Explorationen eine finale Tendenz des Vorbringens der Symptomatik erkennbar, da den Untersuchten der Leidensdruck durch die Konflikte fehlt. Bei Simulation lässt sich gelegentlich auch eine sich ausweitende oder widersprüchliche Beschreibung induzieren. Gelegentlich lassen sich durch unterschiedliche Ergebnisse bei wiederholten Untersuchungen vorgetäuschte von tatsächlichen Störungen unterscheiden. Simulation kann verschiedene Formen annehmen, wobei die nachfolgenden besonders häufig sind:

- Inszenierung eines Vorfalls, z.B. eines „Anfalls" vor oder in unmittelbarer Nähe des gewünschten Beobachters,

- Erfinden von Symptomen, z. B. Schmerzen, die nicht näher zu objektivieren sind,
- Selbstbeschädigung, um ärztliche Intervention zu fordern oder dem Beobachter einen Schaden zu demonstrieren,
- Fälschung ärztlicher Befunde, um dadurch das angestrebte Ziel zu erreichen.

Die *Motive von Simulation und Aggravation* lassen sich in drei Kategorien einteilen:
1. Vermeidungsverhalten: Vermeidung von Gefahr und Schwierigkeiten, Verantwortung oder Strafe;
2. sekundärer Krankheitsgewinn: Krankenhausbehandlung, Versorgung durch Familie, Medikamentengabe – ein in Haftanstalten häufig zu beobachtendes Phänomen (McDermott u. Sokolov 2009), Unterkunft (z. B. bei Obdachlosen), Berentung;
3. Vergeltung und Entschädigung: nach Schädigung oder Verlust, z. B. durch Unfall oder Arbeitsplatzverlust, als Folge von Kränkungen.

Häufig erleichtert der Zusammenhang, in welchem die Symptome vorgebracht werden, die Diagnose. Simulanten konsultieren Ärzte wegen eines äußeren Anlasses, der allerdings nicht immer sofort evident wird. Sie wissen meist über ihre Rechte und die ärztlichen Pflichten gut Bescheid, zum Teil wurden sie durch einen Rechtsanwalt beraten. Ihre Symptome sind häufig vage und oft nicht objektiv überprüfbar, wie Kopfschmerzen, Schwindel, Angst oder Depression. Werden mehrere Beschwerden vorgetragen, passen diese selten zu einem bekannten Krankheitsbild. Probanden, die Krankheiten simulieren, tragen ihre Symptome häufig ungefragt vor. Demgegenüber versuchen die meisten Patienten mit organischen Psychosyndromen oder Demenzen, aber auch mit affektiven und schizophrenen Störungen bei der Erstexploration, ihre Symptome zunächst zu bagatellisieren oder zu dissimulieren. Häufiger wird „Stimmenhören" oder „Gedankeneingebungen" als Grund für die Begehung einer Straftat angegeben, um als Psychotiker einer Haftstrafe zu entgehen. Die meisten Gesunden wissen jedoch zu wenig über psychotische Symptome, um sie wirklich nachzuahmen. Bei einer differenzierten Analyse unterscheiden sich simulierte akustische Halluzinationen deutlich von den Halluzinationen schizophrener Patienten (Pollock 1998). Bei detailliertem Nachfragen z. B. nach Art, Häufigkeit, Dauer, Identifizierbarkeit der Stimmen oder dem Kontext, in welchem die Halluzinationen auftreten, wird oft die Unsicherheit des Simulanten erkennbar. Andere typische Symptome, z. B. schizophrene Denkstörungen, sind Laien meist gänzlich unbekannt und schwierig nachzuahmen. Die Abklärung derartiger Symptome ist bei Zweifeln besonders wichtig [GS St-3, S. 34 ff.].

Bei Zweifeln ist es auch immer erforderlich, möglichst umfangreiche Informationen zu sammeln und das Verhalten der Probanden dann zu beobachten, wenn diese sich unbeobachtet glauben. Yudorfsky (1985) hat eine Liste von Verdachtsmomenten zusammengestellt, die auf die Möglichkeit einer Simulation hinweisen können, jedoch weder ein einzelner Gesichtspunkt noch eine bestimmte Konstellation von Merkmalen sind für eine Simulation beweisend:
1. Anamnese, Befund und klinische Daten stimmen nicht mit den geklagten Beschwerden überein.
2. Die vorgebrachten Beschwerden werden ungenau und wechselhaft beschrieben und passen nicht zu einem definierten Krankheitsbild.
3. Die Klagen und Symptome erscheinen übertrieben und werden dramatisch vorgetragen.
4. Die Probanden sind bei diagnostischen und therapeutischen Maßnahmen wenig kooperativ.
5. Die Probanden wollen eine günstige Prognose ihrer Beschwerden nicht akzeptieren.
6. Die Verletzungen scheinen selbst zugefügt worden zu sein.
7. Bei Laboruntersuchungen werden toxische Substanzen oder nicht verschriebene Medikamente entdeckt.
8. Krankengeschichten oder Befunddokumentationen wurden geändert oder gefälscht.
9. Die Probanden haben auffällige Unfälle oder Verletzungen in der Vorgeschichte.
10. Die Probanden erhalten oder wünschen wegen ihrer Störung Entschädigung.
11. Die Probanden fordern Medikamente, die üblicherweise suchterzeugend sind oder häufig missbraucht werden.
12. Die Probanden können wegen ihrer Störung schmerzhafte, Angst auslösende oder anderweitig unangenehme Situationen vermeiden.
13. Die Probanden können wegen ihrer Störung rechtliche oder gesellschaftliche Verantwortung vermeiden oder einer Strafe entgehen.
14. Die Probanden leiden an einer dissozialen oder abhängigen Persönlichkeitsstörung.

Auch Winckler u. Foerster (1996) haben eine Liste von Merkmalen veröffentlicht, die den Verdacht einer Simulation oder Aggravation nahe legen, die sich jedoch weitgehend mit den hier dargestellten decken. Glatzel (1998) nannte folgende Auffälligkeiten, die für Simulation sprechen:

- Ausweichen in nichtsprachliche Ausdrucksformen
- lange Antwortlatenzen
- wiederholter Themenwechsel
- mehrdeutige Antworten
- Abbruch der Exploration oder der therapeutischen Beziehung unter dramatischer Darstellung der Symptome

In experimentellen Untersuchungen konnte gezeigt werden, dass Simulanten ihre Symptome wesentlich deutlicher demonstrierten als Patienten mit Hirnschädigungen und dass Intelligentere die Symptomatik besser vortäuschen konnten (Schwartz et al. 1998), aber auch, dass Simulation – insbesondere von Gedächtnislücken (Amnesien) – die tatsächliche Wahrnehmung und Erinnerung verändert (Bylin u. Christianson 2002). Mittlerweile liegt eine große Zahl von psychologischen Untersuchungen über die Erkennbarkeit von Simulation und Aggravation vor (Merten u. Dettenborn 2009). Das Phänomen wird dort unter dem weniger pejorativen Begriff des „suboptimalen Leistungsverhaltens" beschrieben (Brockhaus u. Merten 2004; Merten 2004). Littmann (2005) fasst in einer Übersicht über die derzeit aus neuropsychologischer Sicht erkennbaren Verdachtsmomente für Simulation und Aggravation (insbesondere bei hirnorganisch anmutenden Beeinträchtigungen) folgende Auffälligkeiten zusammen:

- ein Versagen des Patienten selbst bei einfachsten Testanforderungen, die in der Regel selbst von (mittelschwer) geschädigten Patienten noch befriedigend gelöst werden können,
- grobe Abweichungen der Testleistungen von klinischen und statistischen Norm- und Erwartungswerten,
- Unstimmigkeiten zwischen neurologischen und neuropsychologischen Befunden,
- Unstimmigkeiten zwischen Testbefunden und lebensalltäglichen Kompetenzen und Fähigkeiten des Untersuchten,
- auffällig inkonsistente Testbefunde (z.B. bei Wiederholungsuntersuchungen mit demselben Verfahren und/oder zwischen Verfahren mit vergleichbarer diagnostischer Zielsetzung, z.B. bezüglich des visuellen Gedächtnisses).

Littmann (2005) diskutiert auch die psychologischen Testverfahren, die derzeit zum Erkennen von Simulation und Aggravation verwendet werden. Er weist aber auch darauf hin, dass Simulation häufig nicht mit speziellen Testverfahren aufgedeckt werden kann, selbst wenn diese hierfür konstruiert wurden, wie das Structured Interview of Malingering Symptomatology (SIMS; Lewis et al. 2002; deutsch: Strukturierter Fragebogen Simulierter Symptome SFSS, Cima et al. 2003), und er warnt vor einem unkritischen Einsatz derartiger Verfahren durch unausgebildete oder unerfahrene Sachverständige, da dann leicht die klinischen Diagnosehinweise aus dem Blick geraten könnten. Allerdings lässt die rasante Entwicklung der Psychologie in diesem Bereich es sinnvoll erscheinen, in Fällen, die nicht eindeutig zuzuordnen sind, zusätzliche Testungen durch ausgebildete und erfahrene Psychologen durchführen zu lassen (siehe auch Heinze 2003). Allerdings sind derartige Testverfahren und *Beschwerdevalidierungsskalen*, die mittlerweile zunehmend zur Verfügung stehen, kritisch zu werten. Hierzu hat auch die DGPPN eine Stellungnahme verfasst (Stellungnahme 3 vom 28.01.2011; Schmidt et al. 2011). Die Sensitivität und die Spezifität dieser Verfahren ist nur mäßig (Farkas et al. 2006; Pivovarova et al. 2009), Grundannahmen über Simulation (z.B. dass dissoziale Persönlichkeitsstörungen besonders häufig zur Simulation neigen) ließen sich nicht belegen (Kucharski et al. 2006), und es ist bislang noch unzureichend untersucht, inwieweit die bislang angewandten Verfahren, die tatsächliche Symptomatik psychiatrischer Patienten von der vorgegebenen Symptomatik von Simulanten unterscheiden (Verres et al. 2010). In einer neueren Studie hatten stationäre Patienten in einer psychiatrischen Universitätsklinik in dem SFSS nahezu durchgehend Werte, die über dem Cut-Off-Wert für Simulation lagen. Gutachter sollten ihnen nicht grundsätzlich und von vornherein mit misstrauischem Verdacht auf Simulation begegnen. Die Zusatzuntersuchungen sind – wie bei Begutachtungen üblich – indikationsgerecht (hypothesengeleitet) anzuwenden. Die Konsensuskonferenz der American Academy of Clinical Neuropsychology empfiehlt bei Renten- und Entschädigungsverfahren die Anwendung von Beschwerdevalidierungstests als Regel mit der Notwendigkeit, ihre Nichtanwendung zu begründen. Der Gutachter sollte aber auch stets bedenken, dass tatsächliche Symptomatik und Simulation nebeneinander bestehen können und dass das Vortäuschen eines Symptoms nicht ausschließt, dass ein anderes Symptom tatsächlich vorhanden ist (Heilbronner et al. 2009; Everington et al. 2007).

Die Beurteilung von Simulation und Aggravation ist nach dem derzeitigen Wissenstand weder durch einen psychologischen Test allein, noch durch eine klinische Eindrucksdiagnose zu bewerkstelligen. Zu ihrer Abgrenzung bedarf es einer *mehrdimensionalen Analyse*, die sowohl die Anamnese, die Beobachtung, Hintergrundinformationen, technische Untersuchungen (z. B. Medikamentenspiegelmessungen bei der Angabe einer Behandlung mit Psychopharmaka) und Beschwerdevalidierungsskalen berücksichtigt. Darüber hinaus ist möglicherweise die Einholung von Fremdinformationen erforderlich. Die Beurteilung sollte Widersprüche und Divergenzen oder aber deren Fehlen aufzeigen (Heilbronner et al. 2009) und sich kritisch aber auch verständnisvoll in einer Gesamtschau mit den Beschwerden und den dadurch bedingten Einschränkungen auseinandersetzen (Rogers 2008; Rogers u. Payne 2006).

Gutachter sollten sich der Möglichkeit einer Simulation bewusst sein und bei der Untersuchung auch immer wieder prüfen, ob die vorgebrachten Symptome simuliert sein könnten. Sie sollten den Untersuchten, die bei der Begutachtung eigene – durchaus berechtigte – Ziele verfolgen, jedoch nicht verübeln, wenn sie dies mit einer gewissen Nachhaltigkeit tun. Gerade allzu misstrauisches Hinterfragen kann dazu beitragen, dass die Untersuchten ihre Behinderung „unter Beweis stellen" wollen und damit verdeutlichen. Es ist Aufgabe der Gutachter, Untersuchung und Beurteilung so durchzuführen, dass einerseits eine klinische Atmosphäre und ein psychiatrischer Rapport (Rogers u. Payne 2006) hergestellt, andererseits eine kritische Distanz gewahrt wird. Bei der schriftlichen oder mündlichen Erläuterung des Gutachtens empfiehlt es sich eher, auf die Diskrepanzen zwischen subjektiven Angaben und objektiven Befunden hinzuweisen und darzulegen, warum man den Angaben des Probanden nicht folgen kann, als ihm Simulation vorzuwerfen. Die Feststellung, ob es sich bei der Darstellung des Probanden um Täuschungen, Unwahrheiten oder um glaubwürdige Tatsachen handelt, obliegt letztendlich der Beweiswürdigung der Gerichte.

Unter den Gesichtspunkten der Begutachtung gehören zu den Abgrenzungsproblemen zwischen Simulation, neurotischer Symptombildung und finalen Verhaltensweisen auch das *Münchhausen-Syndrom* (ICD-10 Nr. F 68.1; DSM-IV-TR Nr. 300.19) und die Pseudologia phantastica. Beim Münchhausen-Syndrom täuschen die Patienten körperliche oder psychische Symptome vor und fügen sich absichtlich Verletzungen bei. Sie suchen damit Ärzte und Krankenhäuser auf, um sich versorgen, behandeln oder sogar operieren zu lassen. Einen finanziellen Nutzen wollen sie daraus jedoch nicht ziehen. Oft stehen ein unbewusster Wunsch nach Umsorgung und Anerkennung sowie eine Reinszenierung frühkindlicher pathologischer Beziehungsmuster hinter diesem Verhalten.

Die *Pseudologia phantastica* fällt durch pathologisches Lügen auf. Die Pseudologen lassen sich zu immer neuen und wunderlichen Darstellungen ihrer Lebensgeschichte induzieren. Im Gegensatz zu der Simulation beruht das Vorbringen bei diesen Störungen häufig auf unbewussten Motiven und ist wenig zielgerichtet. Deshalb werden sie in DSM-IV auch getrennt von der Simulation als vorgetäuschte Störungen (DSM-IV Nr. 300.16 u. 300.19) aufgeführt.

12.8 Persönlichkeitsstörungen

Der heutige Begriff der Persönlichkeitsstörung hat historisch vielerlei Wurzeln und steht vor einer grundlegenden Neukonzeption in DSM V. Aus der französischen Psychiatrie des beginnenden 19. Jahrhunderts stammen erste Beschreibungen von gestörten Personen, deren Verstand unbeeinträchtigt blieb. Bei der „manie sans délire" (Pinel 1809) standen affektive Beeinträchtigung, emotionale Labilität und Auffälligkeiten im Sozialverhalten im Vordergrund. In der sich damals entwickelnden Monomanienlehre (Esquirol 1838) und in der Degenerationslehre (Magnan u. Legrain 1895; Morel 1857) wurden diese Störungsformen detaillierter dargestellt und mit pathogenetischen Vorstellungen verbunden. Die angloamerikanische Psychiatrie verknüpfte die aus Frankreich stammenden Konzepte relativ früh mit Dissozialität oder antisozialem Verhalten. Rush (1812) stellte

Eigenschaften wie Verantwortungslosigkeit, Aggressivität und Rücksichtslosigkeit als wesentliche Merkmale einer „moral alienation of mind" heraus. Prichard (1835) prägte den Begriff „moral insanity", der eine „Verrücktheit" beschrieb, „die in einer krankhaften Abweichung der natürlichen Gefühle, Neigungen, Stimmungen, Gewohnheiten, Einstellungen und Impulse besteht, bei der die Interessen, das Wissen und die Denkfunktionen nicht merkbar gestört ... sind". Die Verbindung der Störung mit antisozialem Verhalten wurde in der angloamerikanischen Psychiatrie beibehalten, als der Begriff Psychopathie, der erstmals von Koch (1889) als „psychopathische Minderwertigkeit" eingeführt wurde, in die englische Sprache übernommen wurde. Von A. Meyer (1903), der zwischen neurotischen und psychopathischen Persönlichkeitsauffälligkeiten unterschied, über Cleckley (1976), der den Psychopathen durch seine antisozialen Verhaltensauffälligkeiten und seine emotionale Stumpfheit definierte, und Hare (1980, 1991, 2003), der die heute am weitesten verbreitete Skala zur Abgrenzung von Psychopathy, die Psychopathy-Checkliste (PCL), entwickelte (siehe Kap. 12.8.2), bis zur Klassifikation im DSM-IV-TR blieb das sozial schädliche Verhalten der wesentliche Gesichtspunkt bei der Definition dieser Störung.

Im deutschsprachigen Raum war die Entwicklung der nosologischen Konzepte stark von der Degenerationslehre geprägt. Sog. „Minderwertigkeiten" wurden als Stufen eines organischen oder konstitutionellen Degenerationsprozesses angesehen, der letztendlich in die Psychose führt. Die Begriffe, die Kraepelin um die Jahrhundertwende verwendete, um psychopathische Persönlichkeiten zu differenzieren, waren auch damals nicht wertfrei. In der 8. Auflage seines Lehrbuchs (1909–1915) unterschied er 7 Haupttypen: die Erregbaren, die Haltlosen, die Triebmenschen, die Verschrobenen, die Lügner und Schwindler, die Gesellschaftsfeinde und die Streitsüchtigen. Eindeutiger versuchte K. Schneider (1958) sich von einer wertenden Zuordnung abzugrenzen. Er fasste die abnormen Persönlichkeiten als charakterologische Extremtypen eines nicht näher bestimmbaren Durchschnitts auf. Psychopathen sind nach seiner Definition abnorme Persönlichkeiten, die an ihrer Abnormität leiden oder unter denen die Gesellschaft leidet. Seine deskriptive Typologie der „Psychopathischen Persönlichkeiten" umfasst 10 verschiedene Formen: die Hyperthymischen, die Depressiven, die Selbstunsicheren (mit den Unterformen ängstlich oder zwanghaft), die Fanatischen, die Geltungsbedürftigen, die Stimmungslabilen, die Explosiblen, die Gemütslosen, die Willenlosen und die Asthenischen.

In der späteren Persönlichkeitsdiagnostik wurden unterschiedliche, auch heute noch angewandte *Einteilungsmodelle* entwickelt, um Persönlichkeiten und Persönlichkeitsstörungen näher zu beschreiben. Dabei erfüllen die verschiedenen Einteilungsprinzipien unterschiedliche Aufgaben und Ziele (siehe ▶ Tab. 12.21).

Der *typologische Ansatz* Kurt Schneiders, der die definierten Persönlichkeitsstörungen als Extreme eines Spektrums von Charakterzügen, die bei vielen Menschen zu finden sind, auffasst, ist noch deutlicher bei Leonhard (1976) zu erkennen. Mit den „Akzentuierten Persönlichkeiten" beschreibt er nicht nur die prägnanten Extremtypen, sondern auch den Randbereich, in dem sie sich bewegen. So stellt er u. a. neben den Geltungsbedürftigen die demonstrative Wesensart, neben den Anankastischen die übergenaue Wesensart, neben den Paranoiden die übernachhaltige Wesensart. Weitere typologische Einteilungen stammen von Gruhle (1940) und von Petrilowitsch (1966); auch Saß (1987b) fasst seine Einteilung als Differenzialtypologie auf.

Dimensionale Ansätze der Persönlichkeitserfassung und der Definition von Persönlichkeitsstörungen wurden auch von Psychologen entwickelt. Persönlichkeitsinventare wie das EPI (Eysenck'sche Persönlichkeitsinventar) oder das MMPI (Minnesota Multiphasic Personality Inventory) beschreiben ein Individuum durch eine Zuordnung in einem mehrdimensionalen Raum oder durch ein Profil auf mehreren Skalen.

Dimensionale Modelle der Persönlichkeit wurden von verschiedenen Autoren entwickelt, wobei klassischerweise sowohl Dreifaktoren- wie Fünffaktorenmodelle entstanden (▶ Tab. 12.21).

Cloninger (Cloninger 1986; Cloninger et al. 1993; Svrakic u. Cloninger 2004) hatte ursprünglich drei Faktoren herausgestellt, die er auf Fehlsteuerungen in verschiedenen Neurotransmittersystemen zurückführte, nämlich Vermeiden von Schmerz und Leiden, Suche nach Neuigkeit und Spannung und Abhängigkeit von Belohnung.

Tab. 12.21 Faktorenmodelle der Persönlichkeit.

	Eysenck (1952)	Blackburn (1986)	von Zerssen et al. (1988)	Costa u. McCrae (1990)
Anzahl der Faktoren	3	4	5	5
Neurotizismus vs. Stabilität	x	x	x	x
Extraversion vs. Introversion	x	x	x	x
Vermeidung/Rückzug vs. Aufgeschlossenheit/Offenheit			x	x
Hostilität/Aggression vs. Freundlichkeit/Zustimmungsbereitschaft			x	x
Gewissenhaftigkeit			x	x
Impulsivität vs. Kontrolle		x		
Zurückgezogenheit vs. Geselligkeit		x		
Psychotizismus	x			

Auf der Grundlage dieses Konzepts hat er ein Sieben-Faktoren-Modell entwickelt, in welchem vier Temperamentsdimensionen durch drei Dimensionen des Charakters ergänzt werden (Cloninger et al. 1993; Svrakic u. Cloninger 2004). Die Temperamentsfaktoren bestimmen die emotionale Verhaltensdisposition und sind eher genetisch angelegt, während die Charakterdimensionen den bewussten Selbstkonzepten entsprechen und Willen und Einstellungen formen. Sie werden eher durch Sozialisation erworben. Aufgrund der unterschiedlichen genetischen Dispositionen sind somit auch bei ähnlichen biografischen Entwicklungen und Stressoren unterschiedliche Persönlichkeitsakzentuierungen oder Persönlichkeitsstörungen zu beobachten. Umgekehrt können bei vergleichbaren genetischen Dispositionen unterschiedliche Sozialisationsbedingungen zu verschiedenen Persönlichkeitsakzentuierungen innerhalb des durch die Disposition vorgegebenen Spektrums führen.

Die Temperamentsfaktoren sind:
- Vermeiden von Schmerz und Leiden (harm avoidance)
- Suche nach Neuigkeit und Spannung (novelty seeking)
- Abhängigkeit von Belohnung (reward dependence)
- Beharrlichkeit (persistence)

Die Charakterfaktoren werden folgendermaßen bezeichnet:
- self-directedness: Selbstbezogenheit
- cooperativeness: Kooperationsbereitschaft
- self-transcendence: ideeller Bezug zur Umwelt

Forensisch aufschlussreiche Untersuchungen haben Megargee (1966, 1984a, b) an inhaftierten Gewaltdelinquenten und Blackburn (1986) an Patienten forensisch-psychiatrischer Kliniken mit Hilfe des MMPI unternommen. Von Megargee stammt die Differenzierung in überkontrollierte und unterkontrollierte Gewalttäter, von Blackburn (1975) wurde eine Differenzierung vorgenommen in primäre Psychopathen, sekundäre Psychopathen oder neurotische sowie kontrollierte und gehemmte Täter.

DSM-IV-TR betont den *kategorialen Ansatz* seiner Einteilung, weist aber auf den dimensionalen Aspekt von Charakterzügen hin, der den typologischen Beschreibungen zugrunde liegt (American Psychiatric Association 2003, S. 754). Im Gegensatz zu den Vorgängern DSM-III und DSM-III-R beschränkt sich die Definition der Persönlichkeitsstörungen in DSM-IV nicht auf das Aufzählen beobachtbarer Verhaltensweisen, sondern schließt auch charakterologische Aspekte mit ein, z.B. das Fehlen von Schuldgefühlen bei der Antisozialen Persönlichkeitsstörung.

Tab. 12.22 Diagnosemodelle für Persönlichkeitsstörungen.

Autor oder System	Primäres Ziel	Methode	Einteilungsansatz
DSM-IV-TR	Reliabilität der Diagnose	operationale Beschreibung	kategorial/typologisch
ICD-10	internationale Vergleichbarkeit	Kompromissbildung	kategorial/typologisch
Kernberg	Therapie, Verstehensmodell	Entwicklungsgeschichte, Abwehrmechanismen	dimensional/typologisch
Cloninger	biologisch-ätiologisches Erklärungsmodell	Neurophysiologie, Biochemie	dimensional
Blackburn	Management	faktorenanalytische Typenbildung	dimensional
Hare	Prognose und Management	Selektion ungünstiger Prognosefaktoren	dimensional/(kategorial)

Die aktuell vorbereitete Fassung von *DSM-V* sieht eine grundlegende Überarbeitung des Persönlichkeitsstörungskonzepts vor. Mit der antisozialen, der vermeidenden, der Borderline, der narzisstischen, der obsessiv-compulsiven und der schizotypischen Persönlichkeitsstörung werden sechs spezifische Typen definiert. Für jeden von ihnen werden typische und *dimensional abbildbare Beeinträchtigungen* der Persönlichkeitsfunktion und pathologische Persönlichkeitszüge gefordert. Das Niveau der Persönlichkeitsfunktion wird über den Schweregrad der Beeinträchtigung des Selbst, der Identität und Selbstbezogenheit und der zwischenmenschlichen Funktion, der Intimität und der Empathie definiert. Fünf Domänen von Persönlichkeitszügen werden festgelegt (negative affectivity, detachment, antagonism, disinhibition vs. compulsivity, psychoticism). Darüber hinaus gehen Facetten wie Impulsivität und rigider Perfektionismus ein. Das Kapitel über Persönlichkeitsauffälligkeiten von DSM-V will Persönlichkeitsmerkmale aller Patienten erfassen, unabhängig davon, ob diese eine Persönlichkeitsstörung haben oder nicht. In der Konzeption von DSM-V wird eine Skala zur Schweregraduierung aufgenommen. In der *Persönlichkeitsfunktionsskala* werden die vier Items Identität, Selbstgerichtetheit, Empathie und Intimität jeweils auf einer vierstufigen Skala abgebildet.

Nachdem in der aktuellen Konzeption von *DSM-V* der Begriff „Psychopathic Disorder" vorübergehend und unter Vermengung mit der antisozialen Persönlichkeitsstörung als Diagnose eines Klassifikationsmanuals gefasst wurde, scheint nun am Begriff der antisozialen Persönlichkeitsstörung festgehalten zu werden. Allerdings unterscheidet sich diese Konzeption deutlich von der vorhergehenden Konzeption des DSM-IV, nachdem nun wesentliche Merkmale des Psychopathy-Konstrukts übernommen werden sollen. Dabei wird sich das Konzept der Antisozialen Persönlichkeitsstörung des DSM-V dem Konzept der Dissozialen Persönlichkeitsstörung aus ICD-10 deutlich annähern. Dadurch wird die Diagnose nicht mehr allein durch das delinquente Verhalten sondern auch durch psychopathologische Kriterien bestimmt.

Die beschriebenen Einteilungen erheben nur zum Teil den Anspruch, die Genese der Persönlichkeitsstörungen zu erklären oder Hilfestellung für therapeutische Interventionen anzubieten. Sie dienen unterschiedlichen Zielen und kommen deswegen auch zu unterschiedlichen Benennungen (siehe ▶ Tab. 12.22).

Psychodynamische Aspekte gestörter Persönlichkeitsentwicklungen bieten hingegen Ansatzpunkte für Verstehens- und Interventionsmöglichkeiten, genetische und psychobiologische Studien geben Hinweise auf eine biologische Anlage bestimmter Verhaltensmuster. Die jeweiligen Denk- und Forschungsansätze schließen sich gegenseitig nicht aus. Gerade bei den Persönlichkeitsstörungen sind eklektizistische Ansätze für Verständnis und Therapie angebracht.

Zur *Genese von Persönlichkeitsstörungen* wurden unterschiedliche Modelle entwickelt: Biochemische Untersuchungen bei dissozialen Persönlichkeitsstörungen legen nahe, dass eine Erniedrigung des Serotoningehaltes in bestimmten Arealen des Gehirns mit vermehrter Aggressions- und Autoaggressionsbereitschaft, mit verminderter Impulskontrolle und Neigung zu Substanzmissbrauch in Zusammenhang stehen könnte (Raine et al. 1997). Neurophysiologische Untersuchungen deuten darauf hin, dass bei diesen Menschen auch ein vermindertes Erregungsniveau der Hirnrinde besteht und dass nach einer Stimulation das Ausgangsniveau rascher wieder erreicht wird. Der Bedarf nach Stimulation ist bei ihnen somit höher, sie suchen nach Reizen und werden auch als „sensationseeker" bezeichnet, die durch riskantes Verhalten ihren Reizhunger befriedigen wollen (Zuckerman 1996; Zuckerman et al. 1980). Stimulationen verlieren bei ihnen rascher ihre erregende Wirkung, Antizipation und mentale Vorstellung erhöhen das Erregungsniveau weniger, ihre Fähigkeit zu konditioniertem Lernen ist geringer. Deswegen führen negative Folgen ihrer Handlungen nicht zu Verhaltensänderungen; sie lernen kaum aus Erfahrung. Mittlerweile ist eine Reihe von Studien über zerebrale Funktionsänderungen bei verschiedenen Persönlichkeitsstörungen veröffentlicht worden. Bei *Borderline-Persönlichkeitsstörungen* fanden Herpertz et al. (2001) Aktivierungsveränderungen im der Amygdala, dem Mandelkern. Weitere Daten zu Veränderungen der Struktur und Funktion präfrontaler und limbischer Areale bei Borderline-Patienten einhergehend mit gesteigerter Reaktion auf aversive Reize stützen das pathogenetische Modell. Auch bei Probanden mit Psychopathy sind Veränderungen der Emotionsregulaton (Kiehl et al. 2009), der verminderten Fähigkeit zur Bildung einer aversiven Reaktion (Birbaumer et al. 2005) sowie der Verknüpfung von Emotion und Kognition (Müller 2009a) einhergehend mit einer veränderten Funktion der korrespondierenden Hirnareale, das sind Strukturen des limbischen Systems (Amygdala, orbitofrontaler und präfrontaler Kortex) gut belegt. Weitere Untersuchungen bilden Veränderungen der Hirnstruktur und -funktion bei moralischen Entscheidungen (Harenski et al. 2010a) ebenso wie bei der Emotionsattribution (Sommer et al. 2010) ab. Problematisch bei einer Vielzahl dieser Befunde ist insbesondere, dass die neurobiologischen Unterschiede gefunden wurden, obwohl die Verhaltensdaten sich nicht unterscheiden. Probanden mit Psychopathy unterschieden sich also in ihrer Hirnfunktion von den Vergleichsprobanden, waren aber im Stande, die gleiche Verhaltensleistung zu generieren. Dies relativiert die Bedeutung bislang diskutierter neurobiologischer Erklärungsmodelle. Neuere Forschungshypothesen müssen sich auf Korrelate von Kompensationsstrategien beziehen, die bislang noch wenig untersucht wurden.

Frühe psychodynamische Ansätze gehen von der Entwicklungslehre Freuds aus. Traumatisierungen und negative psychosoziale Einflüsse in der kindlichen Entwicklung können zu Störungen der Persönlichkeitsentwicklung führen (u. a. Aichhorn 1925; Hartmann 1977; Rauchfleisch 1981; Spitz 1946). Dabei wird der „Charakter" bestimmt durch die Objektwahl, die der jeweiligen Entwicklungsphase entspricht. Dem „oralen Charakter" entsprechen passive und abhängige Persönlichkeitsakzentuierungen und eine Bedürfnisbefriedigung durch Vereinnahmung, dem „analen Charakter" genaue, zwanghafte und übernachhaltige Persönlichkeitszüge. Dem „ödipalen, genitalen oder phallischen Charakter" werden dagegen eher Reife, Entschlossenheit, Mut bis hin zur Waghalsigkeit zugeschrieben. Begriffe wie Kernneurose und Charakterneurose, die weitgehend analog für Persönlichkeitsstörungen verwendet werden, entspringen psychoanalytischem Denken. Die Kenntnis der von der Psychoanalyse beschriebenen Abwehrmechanismen, die für die jeweiligen Persönlichkeitsstörungen typisch sind, ist sowohl für die Exploration bei der Begutachtung wie auch für die Therapie hilfreich.

Die Weiterentwicklung psychoanalytischer Konzepte zu den *Narzissmustheorien* von Kohut (1973) und Kernberg (1978) hat Wesentliches zum Verständnis schwerer Persönlichkeitsstörungen beigetragen. Schwierig ist die Abgrenzung der Persönlichkeitsstörungen einerseits von den akzentuierten Persönlichkeiten, deren Abweichungen laut ICD-10 geringer ausgeprägt sind und unter Umständen nur in einer Unausgewogenheit der Eigenschaften bestehen, und andererseits von den Neurosen und Psychosen.

Persönlichkeitsstörungen umfassen grundsätzlich auch Störungen der sozialen und der zwischenmenschlichen Interaktion. Eine ausschließlich auf Selbstbeurteilungsverfahren gestützte Diagnose ist unzureichend, auch die strukturierten diagnostischen Interviews fordern eine Nachexploration der relevanten Items. In der Regel setzt die Diagnose einer Persönlichkeitsstörung mehrere Kontakte, besser noch die Einbeziehung der Schilderung Dritter voraus. Um eine Persönlichkeitsstörung zu diagnostizieren, genügt es nicht, die besonderen Symptome einzelner Prägnanztypen aufzuführen, stattdessen müssen für die Diagnose einer Persönlichkeitsstörung stets auch die allgemeinen definierenden Merkmale einer Persönlichkeitsstörung erfüllt sein. Gemäß *ICD-10* sind dementsprechend die *folgenden Kriterien* erforderlich:

1. Deutliche Unausgeglichenheit in den Einstellungen und im Verhalten in mehreren Funktionsbereichen, wie Affektivität, Antrieb, Impulskontrolle, Wahrnehmen und Denken sowie in den Beziehungen zu anderen.
2. Das abnorme Verhaltensmuster ist andauernd und nicht auf Episoden psychischer Krankheiten begrenzt.
3. Das abnorme Verhaltensmuster ist tiefgreifend und in vielen persönlichen und sozialen Situationen eindeutig unpassend.
4. Die Störungen beginnen immer in der Kindheit oder Jugend und manifestieren sich auf Dauer im Erwachsenenalter.
5. Die Störung führt zu deutlichem subjektiven Leiden, manchmal erst im späteren Verlauf.
6. Die Störung ist meistens mit deutlichen Einschränkungen der beruflichen und sozialen Leistung verbunden.
7. Die Zustandsbilder sind nicht direkt auf Hirnschädigung oder -krankheiten oder auf eine andere psychiatrische Störung zurückzuführen.

Nach DSM-IV sind bei Vorliegen der entsprechenden Kriterien mehrere Persönlichkeitsstörungen gleichzeitig zu diagnostizieren. In epidemiologischen Untersuchungen haben sich vielfache Überlappungen zwischen den Persönlichkeitsauffälligkeiten gezeigt. Bestimmte Persönlichkeitsstörungen, deren Merkmale oft gemeinsam bei einem Menschen auftreten, lassen sich gemäß DSM-IV zu Clustern zusammenfassen:

- *Cluster A* beschreibt befremdende und exzentrische Persönlichkeiten: Es umfasst die paranoide, die schizoide und die schizotypische Persönlichkeitsstörung.
- Personen, die *Cluster B* zugerechnet werden, können als dramatisch und emotional bezeichnet werden. Ihm gehören die antisoziale, die Borderline-, die histrionische und die narzisstische Persönlichkeitsstörung an.
- *Cluster C* kennzeichnet unsichere und ängstliche Menschen. Es fasst die selbstunsichere, die dependente und die zwanghafte Persönlichkeitsstörung zusammen.

Im Einzelnen werden in ICD-10 und DSM-IV die in ▶ Tab. 12.23 aufgeführten Persönlichkeitsstörungen genannt.

12.8.1 Einzelne Persönlichkeitsstörungen

Im Einzelnen werden die Persönlichkeitsstörungen (siehe ▶ Tab. 12.23) folgendermaßen charakterisiert:

Paranoide Persönlichkeiten sind durch übertriebenes Misstrauen und starke Empfindsamkeit gekennzeichnet. Neutrale Handlungen werden als Kränkung oder Zurückweisung empfunden. Sie sind nachtragend und bestehen beharrlich und oft situationsunangemessen auf ihren vermeintlichen Rechten. Sie stellen sich selbst in den Mittelpunkt ihres Denkens, können aber die Verantwortung für ihr eigenes Handeln und Fühlen nicht übernehmen. Aus psychodynamischer Sicht ist die Projektion der wesentliche Abwehrmechanismus solcher Personen. Eigene, unakzeptierte Gefühle und Einstellungen legen sie in andere hinein; dieser Abwehrmechanismus macht sie besonders empfindlich bei Konfrontationen mit eigenen Fehlern; wer an ihnen zweifelt, wird in das Feindbild mit einbezogen. Die Einengung des Paranoiden kann sich bis zur wahnhaften Störung entwickeln.

Schizoide Persönlichkeiten sind introvertiert, sozial zurückgezogen, kontaktarm, emotional kühl, unbeteiligt und distanziert. Sie erscheinen oft als einsam, einzelgängerisch und exzentrisch. Psychodynamisch gesehen ist ihr vorherrschender Abwehrmechanismus die Fantasiebildung. Sie finden Befriedigung in einer imaginierten Welt mit imaginierten Freunden und Feinden. Als Hintergrund ihrer Störung wird eine Angst vor Intimität postuliert. Weder durch epidemiologische Daten noch durch Familienanamnesen ließ sich eine Verwandtschaft dieser Störung zur Schizophrenie belegen. Differenzialdiagnostisch muss eine schizotype Störung abgegrenzt werden.

Tab. 12.23 Persönlichkeitsstörungen.

Art der Störung	ICD-10	DSM-IV	DSM-V
paranoide Persönlichkeitsstörung	F 60.0	301.00	
schizoide Persönlichkeitsstörung	F 60.1	301.20	schizoptypal
dissoziale Persönlichkeitsstörung	F 60.2	301.70 antisoziale Persönlichkeitsstörung	antisocial (dyssocial)
emotional instabile Persönlichkeitsstörung • impulsiver Typus • Borderline-Typus	F 60.3 F 60.30 F 60.31	301.83	Borderline
histrionische Persönlichkeitsstörung	F 60.4	301.50	
anankastische (zwanghafte) Persönlichkeitsstörung	F 60.5	301.40	obsessive-compulsive
ängstliche (vermeidende) Persönlichkeitsstörung	F 60.6	301.82 vermeidend selbstunsichere Persönlichkeitsstörung	avoidant
abhängige (asthenische) Persönlichkeitsstörung	F 60.7	301.60 dependente Persönlichkeitsstörung	
andere Persönlichkeitsstörung	F 60.8		
Persönlichkeitsstörung (NNB)	F 60.9	301.90	
narzisstische Persönlichkeitsstörung	F 60.80	301.81	narcisstic
kombinierte Persönlichkeitsstörung	F 61.0	(301.9 Persönlichkeitsstörung NNB)	

Dissoziale Persönlichkeiten fallen durch ihren Mangel an Empathie, durch ihr Unvermögen, längerfristige Bindungen aufrechtzuerhalten, durch geringe Frustrationstoleranz und durch die Neigung zu aggressivem und gewalttätigem Ausagieren auf. Sie empfinden keine Schuld und sind kaum in der Lage, aus Erfahrungen zu lernen. Sie rationalisieren ihr Fehlverhalten oder beschuldigen andere als dessen Urheber [GS St-1, S. 1 ff.]. Ihre Impulskontrolle ist gering, sie erscheinen kontinuierlich gereizt. Die Bedingungsfaktoren einer dissozialen Persönlichkeitsstörung sind sowohl in einer genetischen Prädisposition wie in neurologischen Defiziten (Geburtskomplikationen, Entwicklungsverzögerungen, niedriger IQ, kindliche Hirntraumata oder -entzündungen), vor allem aber in Störungen der psychosozialen Entwicklung, z.B. durch Verlust eines oder beider Elternteile, durch wechselnde Bezugspersonen in Kindheit und Jugend, durch physischen oder sexuellen Missbrauch oder durch Kriminalität in der Familie, zu sehen.

Die **emotional instabile Persönlichkeitsstörung** ist eine diagnostische Kategorie, die erstmals in der ICD-10 auftaucht. Sie wird durch ihre beiden Untertypen, nämlich die *impulsive oder explosible Persönlichkeitsstörung* und die *Borderline-Persönlichkeitsstörung*, mit bekannten diagnostischen Begriffen bestimmt. Beiden ist impulsives Ausagieren, Nichtberücksichtigen der Konsequenzen eigenen Handelns und eine wechselnde, launenhafte Stimmung gemeinsam. Bei der impulsiven Persönlichkeit wird häufig aggressives oder bedrohliches Verhalten – insbesondere nach Kritik von anderen – beobachtet.

Borderline-Persönlichkeiten haben darüber hinaus ein unklares Selbstbild, sowohl was ihre eigenen Wünsche und Ziele betrifft als auch bezüglich ihrer sexuellen Präferenzen, ihrer partnerschaftlichen Vorstellungen und ihrer Werte und Ideale. Ihre zwischenmenschlichen Beziehungen sind unbeständig und schwanken zwischen Über-Idealisierung und Entwertung. Ihre Emotionen, insbesondere Aggressionen und Wut, sind oft unangemessen und führen häufig zu drastischen Impulsdurchbrüchen. Sie leben fast immer in irgendeiner Krise, häufig kommt es zu Selbstschädigungen und Suizidalität. In besonderen Belastungssituationen treten gelegentlich kurze psychotische Episoden mit Realitätsverkennungen und Halluzinationen auf. Historisch gesehen stammt der Begriff Borderline von der Annahme, dass diese Personen an der Grenze zwischen Neurose und Psychose stehen. Wenngleich Verlaufsuntersuchungen belegen, dass Borderline-Persönlichkeiten nicht gehäuft schizophren werden, zeigt die historische Betrachtung, als wie schwerwiegend die Störung eingeschätzt wird. Als wesentlicher psychodynamischer Abwehrmechanismus gilt vor allem die Spaltung. Spaltung bedeutet, dass die guten und die schlechten Eigenschaften eines Gegenübers und des Selbst nicht gleichzeitig gesehen werden können, sondern dass die Welt und ihre Objekte in gut und schlecht aufgeteilt werden, um so Ambivalenzkonflikte zu vermeiden.

Histrionische Persönlichkeiten (früher hysterische Persönlichkeiten) fallen durch ihre besondere Geltungssucht, ihr theatralisches Verhalten, durch die Überschwänglichkeit ihrer Ausdrucksweisen, durch Dramatisierungen und durch ihre oberflächliche, labile Affektivität auf [GS St-3, S. 34 ff.]. Sie erscheinen egozentrisch, selbstbezogen und ohne Rücksicht auf andere. Sie wollen im Mittelpunkt der Aufmerksamkeit stehen und haben ein ständiges Verlangen nach Aufregung und Spannung; ihr manipulatives Verhalten, aber auch ihre leichte Beeinflussbarkeit und Suggestibilität werden oft auch in der psychiatrischen Exploration deutlich. Histrionische Persönlichkeiten wollen mehr scheinen als sie sind und wirken dabei oft unecht, unreif und infantil. Psychodynamisch kennzeichnet ihre Abwehr vor allem Verdrängung und Verleugnung, aber auch Umkehrung in das Gegenteil. Dabei werden unangenehme Gefühle durch angenehme ausgetauscht, z.B. Angst durch übertriebene Waghalsigkeit.

Die sog. *„Multiple Persönlichkeitsstörung"* wird zu den dissoziativen Störungen gerechnet (siehe Kap. 12.7.1).

Anankastische Persönlichkeiten sind durch Ordnungsliebe, die bis zum Perfektionismus geht, durch Gewissenhaftigkeit, die so weit gehen kann, dass sämtliches Vergnügen und zwischenmenschliche Beziehungen vernachlässigt werden, durch Sparsamkeit, Sauberkeit und durch die Neigung zu ständiger Kontrolle charakterisiert. Sie wirken rigide und eigensinnig, intolerant und pedantisch und affektiv nur wenig schwingungsfähig. Ihre Zwanghaftigkeit äußert sich auch in ihrem Denken, wobei sie sich gegen die andrängenden Gedanken oder Impulse oft nicht wehren können. Häufig leiden die Betroffenen selber unter ihrer Zwanghaftigkeit. Ein wichtiger psychodynamischer Abwehrmechanismus dieser Persönlichkeitsstörungen ist die Isolierung: Fakten werden von den damit verbundenen Gefühlen getrennt; Ereignisse werden „isoliert" von den ursprünglich begleitenden Affekten und Assoziationen erinnert. Je konfliktreicher die Situation, desto kontrollierter, formalisierter und übernachhaltiger erscheinen diese Persönlichkeiten.

Die **ängstliche Persönlichkeitsstörung** (ICD-10) und die **vermeidend-selbstunsichere Persönlichkeitsstörung** (DSM-IV-TR) unterscheiden sich trotz verschiedener Begriffe praktisch kaum und entsprechen weitgehend der selbstunsicheren Persönlichkeit herkömmlicher Nosologie. Sie ist durch Selbstunsicherheit, Minderwertigkeitsgefühle, Befangenheit, durch ständige innere Anspannung und Besorgtheit gekennzeichnet. Dabei sehnen sich derartige Persönlichkeiten nach Zuneigung und Akzeptanz und sind überempfindlich gegen Zurückweisung und Kritik. Sie neigen dazu, mögliche Risiken und Gefahren zu übertreiben und ihnen auszuweichen, und sie suchen stets nach Geborgenheit, Sicherheit und Schutz. Auch persönliche Bindungen werden hauptsächlich unter diesen Gesichtspunkten eingegangen. Dadurch sind ihr Aktionsradius, ihre Beziehungsmöglichkeiten und ihr Lebensstil oft sehr eingeschränkt. Ihre Hilflosigkeit ist gleichzeitig auch ihre Abwehr gegen Anforderungen und Konflikte.

Abhängige oder dependente Persönlichkeiten empfinden sich selbst als schwach, kraftlos und durchsetzungsunfähig. Sie neigen dazu, die Entscheidung und Verantwortung für wichtige Bereiche ihres Lebens und damit auch für eigene Missgeschicke anderen zu überlassen. Ohne Unterstützung fühlen sie sich hilflos und inkompetent, haben Angst, verlassen zu werden, und benötigen ständig die Zusicherung der Unterstützung von Bezugspersonen. Ihnen ordnen sie ihre eigenen Wünsche und Bedürfnisse unter. Häufig äußern sie hypochondrisch gefärbte Klagen, die ihre Unselbstständigkeit und Hilfsbedürftigkeit unterstreichen und dazu dienen, Forderungen der Umwelt nach eigenen Entscheidungen, Verantwortung und Durchsetzung eigener Bedürfnisse aus dem Weg zu gehen.

DSM-IV-TR enthält darüber hinaus die Diagnose einer **narzisstischen Persönlichkeitsstörung** (301.81), die sich durch ein übertriebenes Selbstwertgefühl, durch die Vorstellung eigener Großartigkeit und durch übermäßige Empfindlichkeit gegenüber der Einschätzung durch andere auszeichnet. Die Betroffenen glauben, dass sie aufgrund ihrer Besonderheit auch besondere Ansprüche stellen dürfen, und beuten deswegen ihre Mitmenschen oft aus.

Die **schizotypische Persönlichkeitsstörung** (DSM-IV-TR 301.22), die eine enge Beziehung zur Schizophrenie hat und gehäuft in der Verwandtschaft Schizophrener auftritt, wird in ICD-10 in der Diagnosegruppe F 21 geführt (siehe Kap. 12.5.1.2).

Andauernde Persönlichkeitsänderungen nach Extrembelastungen werden bei den Belastungsreaktionen dargestellt (Kap. 12.7.1.3). In ICD-10 sind sie in der Gruppe der Persönlichkeits- und Verhaltensstörungen (F 62) verschlüsselt.

Die Diagnose einer **kombinierten Persönlichkeitsstörung** (ICD-10 F61.0) wird dann gestellt, wenn die diagnostischen Leitlinien für eine Persönlichkeitsstörung erfüllt sind, Merkmale mehrerer Störungen vorliegen, die Kriterien für eine spezifische Persönlichkeitsstörung aber nicht erfüllt sind.

Epidemiologische Untersuchungen legen eine durchschnittliche Prävalenz von 3–10 % in der Bevölkerung nahe (Herpertz u. Saß 2003a). Sie zeigen auch, dass bei erheblich gestörten Menschen oft mehr als eine spezifische Persönlichkeitsstörung zu diagnostizieren ist. Bei ambulant behandelten Patienten mit Persönlichkeitsstörungen war das bei etwa der Hälfte der Betroffenen der Fall (Bronisch 2003a), und auch bei Strafgefangenen hatte mehr als die Hälfte jener, die an einer Persönlichkeitsstörung litten, mehr als eine spezifische Persönlichkeitsdiagnose (Frädrich u. Pfäfflin 2000).

12.8.2 Exkurs: Das heutige Konzept der „Psychopathy"

Das vom Autor der *„Psychopathy Check List* (PCL-R)" Robert Hare entwickelte „concept of psychopathy" bewegt sich in der angloamerikanischen Tradition, nach welcher Verantwortungslosigkeit, Aggressivität und Rücksichtslosigkeit zu den Merkmalen der Psychopathen gehören. Es basiert inhaltlich auf der Arbeit von Cleckley und methodisch auf empirischen Untersuchungen in Haftanstalten und psychiatrischen Kliniken für Rechtsbrecher, aufgrund derer Hare eine reliable Erfassung der wesentlichen Charakteristika dieses Persönlichkeitstyps erarbeitete. Er bezeichnet „psychopathy" nicht als Diagnose, sondern als klinisches Konzept. Zwischen seinen Forschungen zur „psychopathy" und dem deutschen Psychopathie-Begriff bestehen zwar einige Überschneidungen, jedoch sind die Begriffe nicht identisch. Bei der heutigen Anwendung sollte man sich bewusst bleiben, dass stets der angloamerikanische Psychopathy-Begriff gemeint ist und nicht jener, der der deutschen psychiatrischen Tradition entspringt. Abzugrenzen von der Psychopathy nach der Definition von Hare sind auch Ansätze, „Psychopathy" mit Hilfe anderer Instrumente und auf Grund anderer Kriterien zu beschreiben.

Wenngleich die Validität des Konstrukts „Psychopathy" weiterhin umstritten bleibt (Cooke et al. 2004), hat sich die PCL-R als *Prognoseinstrument* in vielen Untersuchungen bewährt. Durch die Einführung dieses Untersuchungsinstruments hat die empirische Forschung krimineller Persönlichkeiten wesentliche Fortschritte erzielt. In der Vergangenheit wurden Begriffe wie „asozial", „dissozial", „antisozial", „psychopathisch" und „soziopathisch" in fast beliebiger Weise gebraucht, wobei die Autoren bei der Verwendung der Begriffe kaum eindeutige und allgemein anerkannte Definitionen verwenden konnten. Selbst die Beschreibungen anscheinend ähnlicher Konstrukte, wie der antisozialen Persönlichkeitsstörung von DSM-III bis DSM-IV-TR und der dissozialen Persönlichkeitsstörung in ICD-10, unterscheiden sich deutlich und sind nicht miteinander vergleichbar. Demgegenüber gelingt mit der Anwendung der Psychopathy-Checkliste eine zuverlässige und zugleich quantitative Beschreibung einer Persönlichkeit, die für alle, die mit Rechtsbrechern zu tun haben, wichtige und praxisrelevante Informationen liefert. Zudem hat sich die

Charakterisierung dieses Tätertyps als wichtiger Entscheidungsfaktor bei prognostischen Überlegungen erwiesen und seine Relevanz in empirischen Untersuchungen bestätigt. Es muss aber darauf hingewiesen werden, dass eine Klassifikation als „Psychopath" i. S. von Cleckley (1976), McCord u. McCord (1964) und Hare (1990) keinesfalls notwendigerweise bedeuten muss, dass es sich bei dieser Person um einen Kriminellen handelt. Eine Vielzahl von Studien (Salekin et al. 1996) hat allerdings gezeigt, dass dann, wenn kriminelles Verhalten und „psychopathy" gemeinsam auftreten, das Risiko weiterer krimineller Handlungen relativ hoch ist. Wegen dieser in verschiedenen Studien nachgewiesenen prognostischen Relevanz hat die PCL-R auch Eingang in verschiedene Instrumente zur Einschätzung von Kriminalitätsrisiken gefunden (VRAG, Harris et al. 1993; HCR-20, Webster et al. 1997; siehe auch Nedopil 1997).

Viele wichtige Fragen zu dem Konstrukt „psychopathy" sind sicher noch offen. So ist unklar, ob es sich dabei um ein *dimensionales* oder *kategoriales* Zuordnungsschema handelt (Ullrich et al. 2003) oder ob Grenzwerte, ab denen ein Mensch als „Psychopath" klassifiziert wird, von einem Land zum anderen schwanken, wodurch diese Schwankungen bedingt sind oder ob es überhaupt nur einen sinnvoll erfassbaren Grenzwert gibt. R. Hare hat sich erst in den letzten Jahren aufgrund der empirischen Untersuchungen dazu durchgerungen, „Psychopathy" als dimensionales Konzept aufzufassen und unterschiedliche Grenzwerte für verschiedene Länder oder Kulturen abzulehnen (Hare 2003). Auch bleibt noch unklar, ob es sich bei den Merkmalen und beim Gesamtwert der PCL-R um *statische* oder *dynamische* Risikofaktoren handelt (siehe Kap. 15.2). Die Beurteilung der PCL-R von Hare verlangt bei nahezu allen Items, dass die Verhaltensmuster und Einstellungen über das ganze Leben in einem Wert zusammengefasst werden. Dies bedeutet, dass die Möglichkeit, den Gesamtwert zu ändern, sehr gering ist, weil früheres, sehr lange zurückliegendes Fehlverhalten immer die Beurteilung beeinflussen wird und einige Merkmale überhaupt unveränderbar bleiben (z. B. Jugendkriminalität). Andererseits sind geringfügige Änderungen möglich, weil früheres Verhalten (z. B. Impulsivität) an Bedeutung verliert, wenn es über Jahre hinweg nicht mehr auftritt. Auch bleibt bis heute die Frage ungelöst, ob Dissozialität und kriminelles Verhalten Symptom der Störung sind (also zwangsläufig bei „psychopaths" vorkommen) oder eine mögliche Folge, d. h. dass es auch „psychopaths" gibt, die nicht dissozial im engeren Sinn oder kriminell werden (Cooke et al. 2004). Diese Autoren empfehlen eine Trennung der Persönlichkeitsvariablen von den Merkmalen des dissozialen Verhaltens, da dadurch die konzeptionelle Klarheit, wie sie in den ursprünglichen Konzepten der Persönlichkeitsstörung von Schneider und Cleckley enthalten war, wiederhergestellt wird und tautologische Schlussfolgerungen aufgrund der in der PCL-R enthaltenen Merkmale über dissoziales Verhalten vermieden werden. Die Mehrzahl der Autoren sehen in der emotionalen Defizienz, die wesentlich die ICD 10 Diagnose der dissozialen Persönlichkeitsstörung prägt, das Kernsyndrom der Psychopathy. Andere Autoren sehen die „psychopaths" als Untergruppe der antisozialen Persönlichkeitsstörung (Herpertz u. Habermeyer 2004; Huchzermeier et al. 2003; Skilling et al. 2002).

Wenn in der Entwicklung der DSM-V vorübergehend diskutiert wurde, die antisoziale Persönlichkeitsstörung und psychopathic disorder zusammenzufassen, so würden unterschiedliche diagnostische Ansätze vermengt (De Brito u. Hodgins 2009).

Eine Analyse zum Begriff „psychopathy" wies im Zeitraum von 1990–2000 20–98 Publikationen pro Jahr aus, demgegenüber wurden von 2004–2008 mehrere Hundert Veröffentlichungen pro Jahr aufgelistet. Einhergehend mit dieser Publikationswelle wurde die Einengung auf die straffällig gewordenen Probanden kritisiert, da sich auch bei nicht straffällig gewordenen Personen vergleichbare psychopathische Verhaltensauffälligkeiten und Persönlichkeitseigenschaften finden lassen. In der Folge wurde, und dies durchaus in Einklang mit Cleckley, das Psychopathy-Konzept auch auf nicht straffällig gewordene, sogar auf sozial erfolgreiche Personen angewendet (Babiak et al. 2010). Zur Abbildung von Psychopathy in diesem weiteren Sinne werden inzwischen weitere Instrumente und Selbstbeurteilungsfragebogen (Psychopathic Personality Inventory – PPI, Skalen aus der Minnesota Multiphasic Inventory – MMPI; Special Hospitals Assessment of Personality and Socialization – SHAPS) verwendet. Unter Zugrundelegung heterogener diagnostischer Kriterien wurden „inhaftierte Probanden mit Psychopathy", „erfolgreiche", also nicht inhaftierte „Gemeinde-Psychopathen" und „White Collar", also sozial erfolgreiche

Psychopathen unterschieden. Wenngleich inzwischen auch Daten zur Vergleichbarkeit vorliegen, ist dennoch darauf zu achten, dass die verschiedenen Instrumente den Schwerpunkt auf unterschiedliche Persönlichkeitseigenschaften legen. Diagnosen mit Hilfe von Fremdbeurteilungs-, Selbstbeurteilungs- oder kombinierter Untersuchungsverfahren sind dementsprechend zu unterscheiden. Die Aussagekraft der Selbstbeurteilungsskalen für die Diagnostik von „Psychopathy" wird eingeschränkt durch die Verfälschbarkeit, die möglicherweise eingeschränkte Fähigkeit zur Introspektion, die Abhängigkeit der Selbsteinschätzung von aktueller Befindlichkeit und affektiven Impulsen sowie der Erfordernis, zwischenmenschliche Verhaltensweisen und Bezüge zu beurteilen (Hare u. Neumann 2009). In einem forensischen Kontext haben die Probanden darüber hinaus in der Regel gute Gründe, ihre Lebensgeschichte zu beschönigen und ihre Taten und ihr Verhalten zu bagatellisieren. Dementsprechend haben diese weiteren Skalen bislang keine bzw. nur eine geringe Validität, antisoziales und kriminelles Verhalten vorherzusagen. Diese unterschiedlichen Typen, Definitionen und Diagnosekriterien sind für die Beurteilung der Studienergebnisse, der Prävalenzschätzung, der zu befürchtenden Kriminalität ebenso wie für die damit verbundenen diskreditierenden Konnotationen relevant. Trotz einer ansehnlichen Überlappung im klinischen Bild und einer möglicherweise ausreichenden Korrelation fließen hier verschiedene Persönlichkeitsfacetten und Dimensionen sowie unterschiedliche Verhaltensstrategien und Ressourcen ein, die die Resultate stark beeinflussen können. Dementsprechend kritisierten Hare und Neumann (2008) Studien mit erwachsenen Psychopathen aus der Gemeinde ebenso wie Studien mit Studenten an der Universität oder mit Mitbürgern, die aufgrund von Selbstbeurteilungsfragebogen oder Skalen eingeschlossen wurden, die zwar theoretisch mit der Psychopathy korrelieren, aber nur eine bescheidene Relation zu den klinischen Beurteilungen aufweisen. Weiterhin wurde problematisiert, dass bezahlte Freiwillige, die sich selbst beispielsweise als charmant oder impulsiv bezeichnen, oder auch erfolgreiche Psychopathen mit recht hohen PCL-R-Werten aber ohne kriminelle Karriere und ohne Inhaftierung oder Unterbringung eine andere Klientel beschreiben (de Oliveira-Souza et al. 2008). Während dieses Ausufern des Psychopathy-Konstrukts und auch die Verwendung weiterer Skalen kritisiert wurden, da dadurch die Homogenität der Gruppe sinke und das Konzept an Konturen und Aussagekraft einbüße, wurde auch die in der Konzeption der DSM-V vorübergehend diskutierte Vermengung der Psychopathy mit der ASPD kritisiert (de Brito u. Hodgins 2009). ASPD und Psychopathy beschreiben grundsätzlich unterschiedliche und unterscheidbare Personengruppen. Das ASPD-Konzept von DSM-IV zielt auf hohe Reliabilität und stützt die Diagnose daher auf leicht objektivierbare behaviorale Phänomene, wie delinquentes Verhalten. Hierdurch werden männliche, antisoziale Verhaltensstile diagnoserelevant, ohne dass ein konkretes, verschiedene Funktionsebenen einbeziehendes Störungskonzept zugrunde liegt.

Dennoch liegt der praktische Nutzen der Skala PCL-R auf der Hand. Die reliable Erhebung der Einzelmerkmale und die hohe Reliabilität bei der Berechnung des Gesamtwertes machen die Skala zu einem sinnvollen Kommunikationsinstrument. Nach heutigem Wissen sind hohe Werte der PCL-R, die als Indikator für die Zuordnung zu dem Begriff „psychopathy" erforderlich sind, ein Indikator für ein erhöhtes Kriminalitätsrisiko und – zumindest heute noch – für fehlende Aussichten auf Behandlungserfolge. Bei der Begutachtung und in der Praxis des Maßregelvollzugs und des Strafvollzugs spielen beide Feststellungen eine große Rolle. Im konkreten Umgang für Personal in Maßregelvollzugseinrichtungen und Haftanstalten kann ein hoher Wert auch ein Indikator für das Risiko intra- und extramuraler Zwischenfälle während des Aufenthaltes in der Einrichtung sein und gleichzeitig ein Warnsignal davor, als Behandler oder Beurteiler Opfer von Manipulation, Täuschung und u. U. Erpressung zu werden. Eine Behandlung oder Betreuung derartiger Personen durch berufliche Anfänger ist mit besonderen Risiken verbunden und sollte vermieden werden. Allerdings bedürfen auch Erfahrene einer engen Supervision, wenn sie sich auf den Umgang mit solchen Probanden einlassen wollen oder müssen.

Die Psychopathy-Checkliste wird heute relativ häufig angewendet, allerdings soll zur Warnung gesagt werden, dass es eine Reihe von Einschränkungen gibt, die bei der Anwendung und Interpretation dieses Instruments beachtet werden sollten. Im Manual werden folgende grundlegenden Anforderungen gestellt:

1. abgeschlossene akademische Ausbildung in Medizin, Psychologie oder Sozialwissenschaften mit entsprechendem Abschluss, Diplom oder Staatsexamen;
2. Registrierung bei der staatlichen oder regionalen Berufskörperschaft und Mitglied einer Gesellschaft, die sich mit der Beurteilung oder Diagnostik psychischer Störungen befasst (z.B. Mitglied einer psychologischen oder psychiatrischen Fachgesellschaft);
3. nachgewiesene Erfahrung mit forensischen Klienten;
4. Beschränkung des Gebrauchs der PCL-R auf die Gruppen, für welche die PCL-R vollständig validiert wurde.

Darüber hinaus darf die PCL-R nur von Fachleuten angewandt werden, die eine spezielle Ausbildung erhalten haben und die auch das Originalmanual erworben haben, welches relativ rigiden Copyright-Bestimmungen unterliegt. Aufgrund dieser Bestimmungen ist eine vom Herausgeber autorisierte deutsche Fassung noch nicht erschienen, während in Kanada schon eine zweite Auflage herausgegeben wurde (Hare 2003). Werden die Merkmale (siehe ▶ Tab. 12.24) lediglich angewandt, ohne die Merkmalsdefinitionen und Auswertungsanweisungen exakt zu beachten, sind Fehleinschätzungen häufig und die Ergebnisse weder für die Wissenschaft noch für die Begutachtungspraxis zu verwenden. Allenfalls können dann die Merkmale anregen, auf bestimmte Eigenschaften des Untersuchten zu achten.

Neuere Untersuchungen mit der PCL-R mit einer anderen faktorenanalytischen Methode haben eine klinisch plausible Struktur mit drei Faktoren gefunden (Cooke u. Mitchie 2001; Johansson et al. 2002; siehe ▶ Tab. 12.26).

Hier wurden die Merkmale des dissozialen Verhaltens weggelassen. In der zweiten Auflage des PCL-R-Manuals (2003) hat Hare eine *Vier-Faktoren-Struktur* vorgestellt, die den bisherigen Faktorenstrukturen überlegen sein soll. Sie fügt den drei in ▶ Tab. 12.26 aufgeführten Faktoren als vierten das sozial deviante Verhalten hinzu. In statistische Analysen konnten Cooke et al. (2004) diese Faktorenstruktur nicht als sinnvoll bestätigen, vielmehr bestätigte sich die von ihnen bereits 2001 veröffentlichte *Drei-Faktoren-Struktur*. Dabei hängt Faktor 1 „Arrogantes und auf Täuschung angelegtes zwischenmenschliches Verhalten" eng mit Beziehungslabilität zusammen. Letztere ist möglicherweise eine Folge von Eigenschaften, die in Faktor 1 zusammengefasst sind. Kriminelles Verhalten korreliert eng mit (und ist möglicherweise eine Folge von) Faktor 3: „Impulsives und verantwortungsloses Verhaltensmuster".

Die meisten empirischen Arbeiten beziehen sich noch auf das ursprüngliche Zwei-Faktoren-Modell von Hare. Sie haben gezeigt, dass besonders die Merkmale des Faktors 2, der einen chronisch instabilen, antisozialen und sozial abweichenden Lebensstil beschreibt (siehe ▶ Tab. 12.25), relativ hoch mit Rückfälligkeit korreliert (Barbaree et al. 2001; Edens et al. 2002). Allerdings wird angesichts der hohen Zahl falsch positiver Befunde auch vor einem übertriebenen Vertrauen in die prognostische Verlässlichkeit des Instruments gewarnt (Freedman 2001). Gewarnt wurde auch davor, dass Jugendliche sich bewusst als Psychopathen darstellen möchten und psychopathy simulieren (Rogers et al. 2002). Für Jugendliche wurde eine „Youth version PCL-YV" entwickelt (Kosson et al. 2002; Sevecke et al. 2005). Ob und mit welchen Abänderungen sich das Psychopathiekonzept auf *Frauen* übertragen lässt, ist noch umstritten (Vitale et al. 2002; Warren et al. 2003; Eisenbarth 2010).

Lange diskutiert wurde auch, wie sich „Psychopathy" im *Alter* auswirkt. Während früher davon ausgegangen wurde, dass sich die Auffälligkeiten nach dem fünfzigsten Lebensjahr legen oder dass Psychopathie nach dem fünfzigsten Lebensjahr „ausbrennt" (Hare et al. 1988), haben andere Untersuchungen gezeigt, dass die Wiederverhaftungsrate bei diesen Tätern auch im Alter höher bleibt als jene von anderen Haftentlassenen (Hemphill et al. 1998). Hare (1998) hingegen führte aus, dass die Werte im Faktor 2 im Alter über 50 Jahren drastisch abfallen, während die Werte im Faktor 1 im Lauf des Lebens relativ konstant bleiben. Dieser Unterschied mag auch eine Begründung dafür geben, dass bei Menschen, die hohe Werte auf der PCL-R erhalten, das Delinquenzrisiko im höheren Alter deutlich nachlässt, auch wenn es weiter über jenem der Vergleichspopulation liegt. Legt man das Drei-Faktoren-Modell von Cooke u. Mitchie (2001) zugrunde, so sind die Faktoren „Gestörte Affektivität" und „Impulsives und verantwortungsloses Verhaltensmuster" am häufigsten mit gewalttätigen Zwischen- und Rückfällen bei Kriminellen verbunden.

Tab. 12.24 Merkmale in der revidierten Psychopathie-Checkliste (PCL-R) und der Screening-Version (PCL-SV).

	PCL-R		PCL-SV
1.	trickreich sprachgewandter Blender mit oberflächlichem Charme	1.	oberflächlich
2.	erheblich übersteigertes Selbstwertgefühl	2.	grandios
3.	Stimulationsbedürfnis (Erlebnishunger), ständiges Gefühl der Langeweile		
4.	pathologisches Lügen (Pseudologie)		
5.	betrügerisch-manipulatives Verhalten	3.	betrügerisch/manipulativ
6.	Mangel an Gewissensbissen oder Schuldbewusstsein	4.	Fehlen von Reue
7.	oberflächliche Gefühle		
8.	Gefühlskälte, Mangel an Empathie	5.	Fehlen von Empathie
9.	parasitärer Lebensstil		
10.	unzureichende Verhaltenskontrolle	6.	schlechte Verhaltenssteuerung
11.	Promiskuität		
12.	frühe Verhaltensauffälligkeiten		
13.	Fehlen von realistischen, langfristigen Zielen	7.	fehlende Lebensziele
14.	Impulsivität	8.	impulsiv
15.	Verantwortungslosigkeit	9.	verantwortungslos
16.	mangelnde Bereitschaft und Fähigkeit, Verantwortung für eigenes Handeln zu übernehmen	10.	übernimmt keine Verantwortung
17.	viele kurzzeitige ehe(ähn)liche Beziehungen		
18.	Jugendkriminalität	11.	antisoziales Verhalten in der Adoleszenz
19.	Missachtung von Weisungen und Auflagen		
20.	polytrope Kriminalität	12.	antisoziales Verhalten im Erwachsenenalter

Tab. 12.25 Merkmale des Faktors 2 der PCL-R: chronisch instabiler, antisozialer und sozial abweichender Lebensstil.

- Stimulationsbedürfnis, ständiges Gefühl der Langeweile
- parasitärer Lebensstil
- unzureichende Verhaltenskontrolle
- frühe Verhaltensauffälligkeiten
- Fehlen von realistischen langfristigen Zielen
- Impulsivität
- verantwortungsloses Verhalten
- Delinquenz in der Jugend
- Verstoß gegen Weisungen und Auflagen

Tab. 12.26 Drei-Faktoren-Struktur des PCL-R nach Cooke u. Mitchie (2001).

Faktor 1: arrogantes und auf Täuschung angelegtes zwischenmenschliches Verhalten
- Beredsamkeit/oberflächlicher Charme
- übersteigertes Selbstwertgefühl
- häufiges Lügen oder Täuschen
- betrügerisch/manipulativ

Faktor 2: gestörte Affektivität
- Mangel an Reue und Schuldbewusstsein
- oberflächliches Gefühlsleben
- Mangel an Empathie
- kann schlecht die Verantwortung für eigene Handlungen übernehmen

Faktor 3: impulsives und verantwortungsloses Verhaltensmuster
- Erlebnishunger/Neigung zu Langeweile
- parasitärer Lebensstil
- Fehlen von langfristigen realistischen Plänen
- Impulsivität
- verantwortungsloses Verhalten

12.8.3 Behandlung und Verlauf von Persönlichkeitsstörungen

Die Dauerhaftigkeit der Persönlichkeitsauffälligkeiten gehört historisch unzweifelhaft zu den wesentlichen Merkmalen, um die Diagnose einer Persönlichkeitsstörung zu stellen. Die Stabilität von Konstitution, Charakter und Temperament hat durchaus hohe funktionale Bedeutung im Zusammenleben von Menschen. Die Vorhersagbarkeit von Verhalten und Einstellungen ist eine Grundlage für nahezu alle zwischenmenschlichen Verpflichtungen, für Freundschaften und Beziehungen; das Vertrauen zu Partnern, Bekannten oder auch Eltern hängt zu einem großen Teil davon ab, dass deren Verhaltensweisen stabil oder zumindest in einem gewissen Rahmen vorhersagbar bleiben. Gleichzeitig trägt das Gefühl einer inneren Stabilität wesentlich zur Identitätsfindung des Einzelnen bei. Andererseits hat Persönlichkeit durchaus auch dynamische Aspekte: Allport (1949) definierte Persönlichkeit als die dynamische Organisation jener psychophysischen Systeme im Individuum, die seine einzigartige Anpassung an die Umgebung ermöglicht.

Bei vielen Untersuchern (Fiedler 1997; Kernberg 1991; Linehan et al. 1994; Rohde-Dachser 1991) besteht aber die feste Überzeugung, dass sich Persönlichkeiten oder zumindest ein Teil der Persönlichkeitszüge ändern können. Bereits die Verlaufsuntersuchungen von Tölle (1966) haben gezeigt, dass lediglich bei 33,9% ungünstige Verläufe mit sozialer Desintegration vorkamen, während 31,3% ihr Leben ohne wesentliche Einschränkungen bewältigen konnten. Bei den restlichen 34,8% wurden zwar soziale Einbußen, jedoch keine Desintegration beobachtet. Die Frage darf deshalb nicht lauten, ob sich Persönlichkeitsstörungen ändern, sondern welche Aspekte der Persönlichkeit änderbar sind und welche stabil bleiben (Tickle et al. 2001). Relativ häufig untersucht wurde der Werdegang von *Borderline-Patienten* (Paris et al. 1987; Stone 1990). Nach diesen Studien, die Verläufe bis zu 25 Jahren verfolgten, hatten zwei Drittel der Patienten am Ende der Untersuchung keine oder nur minimale Symptome, ein Großteil von ihnen war beruflich sehr erfolgreich. Bei den meisten gab es jedoch zwischen dem 20. und dem 30. Lebensjahr krisenhafte Zuspitzungen und danach eine allmähliche und kontinuierliche Besserung. In dieser Krisenzeit gegen Ende des 3. Lebensjahrzehnts wurden auch am häufigsten Suizide und Suizidversuche in den jeweiligen Stichproben verübt. Am häufigsten wurden Verlaufsuntersuchungen bei anti- oder dissozialen Persönlichkeitsstörungen durchgeführt (Blashfield u. Intoccia 2000), ein Großteil von ihnen beschäftigte sich mit den sog. „psychopaths" (Blackburn 1998; Cooke et al. 1998; Dolan u. Coid 1993; Hare 1996; Huchzermeier et al. 2003; Saß 1987b; Wolfgang et al. 1972). Die Verlaufsuntersuchungen haben relativ übereinstimmend folgende Ergebnisse erbracht: Menschen mit Cluster-B-Persönlichkeitsstörungen und insbesondere mit antisozialer Persönlichkeitsstörung begehen häufiger Suizide (Cheng et al. 1997), sind häufiger in Unfälle verwickelt (Mc Donald u. Davey 1996) und werden häufiger kriminell (Hodgins et al. 1996). Sie leiden häufig an Komorbiditäten mit anderen psychiatrischen Störungen (Moran u. Mann 2002), nehmen aber das primäre medizinische und psychiatrische Versorgungssystem seltener in Anspruch. Wesentliche Persönlichkeitsmerkmale dieser Menschen bleiben über lange Zeiträume hin relativ stabil, namentlich Aggressionsbereitschaft, Verantwortungslosigkeit und Externalisierungstendenzen, auch Manipulationsbereitschaft und die Fähigkeit zu trickreichem Blenden bleiben bei einigen dieser

Menschen lange Zeit erhalten. In einer 1966 veröffentlichten Studie fand Robins (1966), dass nur 12 % der untersuchten 82 „Soziopathen" in ihrer fünften Lebensdekade vollkommen unauffällig waren. 27 % hatten Ausmaß und Spektrum ihres antisozialen Verhaltens deutlich verringert und 61 % hatten sich nur wenig geändert. In einer späteren retrospektiven Untersuchung aus den Daten der „Epidemiologic Catchment Area Study" fand sie, dass bei 25 % der Menschen, bei denen irgendwann in ihrem Leben die Kriterien einer antisozialen Persönlichkeitsstörung vorlagen, diese Merkmale im Alter von 45 Jahren immer noch bestanden (Robins 1985a). Demgegenüber lassen dissoziales Verhalten und insbesondere kriminelles Verhalten ab dem 50. Lebensjahr nach (Moffit 1993).

Problematisch in Bezug auf die Prognose dissozialer bzw. antisozialer Persönlichkeitsstörungen ist deren mangelnde Kooperation bei therapeutischen oder verhaltensmodifizierenden Maßnahmen. Diese mangelnde Kooperation ist zwar gesellschaftlich problematisch, individualpsychologisch jedoch gut nachvollziehbar. Menschen mit einer solchen Persönlichkeitsstörung erleben die Auffälligkeiten, die DSM und ICD als diagnostische Merkmale beschreiben, als ich-syntone Eigenschaften, deren es auch deshalb aus subjektiver Sicht keiner Abhilfe bedarf, weil sie nicht zu einem Leidensdruck oder zu einer subjektiven Vorstellung von Gestörtheit führen. Gleichzeitig sind diese Persönlichkeitsstörungen häufig mit anderen psychiatrischen Störungen, wie Substanzmissbrauch, Sexualdevianz und Störungen der Impulskontrolle, verbunden, die einerseits die Gefährlichkeit dieser Personen für die Gesellschaft erhöhen, andererseits die Behandlung der komorbiden Störungen erschweren. Für viele Persönlichkeitsstörungen gibt es Erfolg versprechende Behandlungsansätze. Therapiestudien haben günstige Auswirkungen sowohl pharmakologischer wie psychotherapeutischer Interventionen nachgewiesen (Übersicht bei Livesley 2001a, b; Saß u. Herpertz 1999).

Bei der Behandlung *antisozialer Persönlichkeitsstörungen* und insbesondere von Probanden mit Psychopathy haben sich die früheren Annahmen, dass eine Therapie diese eher gefährlicher mache, nicht replizieren lassen (Müller 2007). Ungeachtet dessen ist die Behandlung bei Probanden mit Psychopathy problematisch und nur über langfristige Konzepte erfolgversprechend. Dabei sind die Kriterien, wie ein Behandlungserfolg überhaupt gemessen werden kann, zum Teil widersprüchlich: Verbesserte Introspektionsfähigkeit, besseres Erkennen von und Reagieren auf Emotionen kann zwar für den Probanden hilfreich sein, muss aber nicht mit geringerer Gefährlichkeit korrelieren. Umgekehrt muss eine erfolgreiche Legalbewährung nicht notwendig eine auch aus psychiatrisch-psychotherapeutischer Sicht erfolgreiche Behandlung belegen. Insbesondere auch unter stärkerer Berücksichtigung empirischer auch neurobiologischer Untersuchungen, finden psychotherapeutische Verfahren Anwendung, die nicht auf die Veränderung von Empathiefähigkeit und emotionales Ansprechen abzielen, sondern eher auf die Reduzierung von Impulsivität und Verbesserung der Verhaltenskontrolle.

Als wichtiger diagnostischer Schritt ist eine *differenzierte Analyse der Persönlichkeitsstörung* und ihrer subjektiven und interpersonellen Auswirkungen erforderlich. Dabei müssen sowohl die vorhandenen Ressourcen wie die Kompetenzdefizite erkannt und berücksichtigt werden. Diese Analyse ist heute umso mehr erforderlich, als es für spezifische Persönlichkeitsstörungen durchaus erfolgreich erprobte Therapieprogramme gibt (Saß u. Herpertz 1999). So wird bei Borderline-Persönlichkeitsstörungen ein kognitiv-verhaltenstherapeutisches Vorgehen im Sinne einer dialektischen Verhaltenstherapie nach Linehan (1994, 1996) auch im Maßregelvollzug erfolgreich eingesetzt (Bauer 2002b). Auch bei anderen Persönlichkeitsstörungen haben sich kognitiv-behaviorale Verfahren, die auf mehrdimensionalen Ansätzen beruhen und subjektives Erleben, Beziehungsgestaltung, biografische Rekonstruktion und psychoedukative Ansätze einbeziehen, bewährt (Saß u. Herpertz 1999).

Die Behandlung von Persönlichkeitsstörungen erfordert weit mehr als jene von anderen psychischen Leiden engagierte Therapeuten, die sich nicht scheuen, aktiv zu intervenieren, und die bereit sind, schulenübergreifend die komplexen psychosozialen und zwischenmenschlichen Defizite von persönlichkeitsgestörten Menschen zu bearbeiten und bei ihrer Lösung mitzuhelfen (Fiedler 1997). In England haben sich sog. „outreach services", die sowohl stationär wie ambulant mit nachgehender Betreuung arbeiten (Morant et al. 1999), und konfrontatives Vorgehen (Tyrer 1998) bewährt. Mittlerweile wurden dort auch manualisierte Behandlungsprogramme entwickelt und erprobt (McMurran u. Duggan 2005). Meist sind es zwischenmenschliche Konflikte oder Krisen, die den Anlass für eine Therapie liefern. Therapeutische Hilfe in derartigen Krisen, die Bearbeitung der Beziehungsstörung, die solche Krisen bedingen, und die Analyse von Entstehung, Einstellung und Verhaltensweisen, die persönlichkeitsimmanent derartige Krisen und Konflikte immer wieder heraufbeschwören, sind Elemente der Therapie, die schrittweise erarbeitet werden müssen. Dabei steht im klinischen Bereich die subjektiv als störend erlebte Symptomatik stets am Anfang und im Mittelpunkt, die Umstrukturierung von Einstellungen und Fehlverhalten als Ziel am Ende der Behandlung. Im forensischen Bereich rücken jedoch das Fehlverhalten und dessen Auswirkungen auf zwischenmenschliche Beziehungen und auf soziale Konflikte und rechtliche Sanktionen relativ rasch in das Zentrum der Behandlung. Aber auch hier ist es erforderlich, die unmittelbar störenden und belastenden Symptome, z. B. Impulsivität, Angst, Depression oder Wut, als primären therapeutischen Fokus und Zugang zum Patienten im Auge zu behalten.

Zu Beginn einer jeden Therapie steht eine sorgfältige Diagnostik unter therapierelevanten Aspekten. Dabei müssen vor allem auch komorbide Störungen erfasst werden, da Substanzmissbrauch, Sexualdevianz, Angststörungen u. a. bei persönlichkeitsgestörten Menschen relativ häufig vorkommen und sowohl das subjektive Leiden als auch den therapeutischen Prozess erheblich beeinflussen können. Oft ist dann eine gleichzeitige Therapie beider Störungen erforderlich, um Symptomverschiebungen und Ausweichverhalten zu vermeiden. Es kann dabei auch durchaus sinnvoll sein, *psychopharmakologisch* zu intervenieren, um den psychotherapeutischen Prozess und die Beziehung zum Therapeuten zu ermöglichen. Wenn eine psychopharmakologische Behandlung indiziert ist, erfolgt sie weitgehend „off-label". Depressivität, eigengefährdendes Verhalten, komorbide Störungen werden symptomorientiert und nebenwirkungsgeleitet mit Antidepressiva, aber auch mit Neuroleptika behandelt. Sowohl für Angststörungen wie für Störungen der Impulskontrolle oder für Aggressivität können – auch bei persönlichkeitsgestörten Patienten – wirksame Psychopharmaka eingesetzt werden (Kapfhammer u. Rothenhäusler 1999). Sowohl der Serotonin-Wiederaufnahmehemmer Fluoxetin (Bronisch 2003a; Coccaro u. Kavoussi 1997) also auch Carbamazepin (Kavoussi u. Coccaro 1998) können Impulsivität, Depressivität und aggressive Durchbrüche bei einigen, jedoch nicht bei allen Persönlichkeitsstörungen reduzieren. Deren Wirksamkeit ist allerdings nicht konsistent belegt. Kontrollierte Studien mit Lithium aus den 1970er Jahren zeigten eine Wirksamkeit gegenüber impulsiver Aggressivität. Die Studienergebnisse zur Wirksamkeit von Carbamazepin und Valproat sind ebenfalls nicht konsistent. Kommt dissoziales Verhalten im Kindes- und Jugendalter gemeinsam mit einer Aufmerksamkeitsdefizit-/Hyperaktivitätsstörung vor, kann sich die Gabe von Psychostimulanzien auch auf das impulsiv-aggressive Verhalten positiv auswirken (Habermeyer u. Herpertz 2006; Nedopil et al. 2011).

Es muss auch auf die hohe *Mortalitätsrate* von persönlichkeitsgestörten Menschen, insbesondere jene von Borderline- und antisozialen Persönlichkeitsstörungen hingewiesen werden. In einer finnischen Studie hatten antisoziale Persönlichkeiten eine fünf- bis neunfach höhere Sterblichkeitsrate bis zum 50. Lebensjahr als die Allgemeinbevölkerung und eine sechs- bis siebzehnfach höhere für Todesfälle durch unnatürliche Todesursachen (Suizid, Gewalt, Unfall; Repo-Tiihonen et al. 2001).

12.8.4 Delinquenz

Persönlichkeitsstörungen sind unter strafrechtlich verurteilten Menschen relativ häufig zu finden. Herpertz u. Saß (2003a) gingen je nach Untersuchung von 40–60% der Gefängnispopulationen (siehe auch Coid 1998a; Teplin 1994) und von 80% bei forensisch psychiatrischen Patienten und Schneider (1986) von 40–100% der Kriminellen aus. Einen genaueren Überblick geben einzelne Untersuchungen, die in den ▶ Tab. 12.27 und ▶ Tab. 12.28 zusammengefasst sind. Coid (1998a) fand in einer englischen Stichprobe von 260 Gefangenen und forensischen Patienten lediglich 10, bei denen keine Persönlichkeitsstörung diagnostiziert wurde. Bei 178 Probanden wurde mit dem SKID (Spitzer u Williams 1985) eine Borderline-Persönlichkeit, bei 142 eine antisoziale, bei 124 eine narzisstische, bei 121 eine paranoide und bei 81 eine passiv-aggressive Persönlichkeit festgestellt. In einer schwedischen Untersuchung an 1498 männlichen Gutachtensprobanden (Kullgren et al. 1996)

Tab. 12.27 Anteil von Persönlichkeitsstörungen in verschiedenen forensischen Populationen.

Autor	Land	Population	Anteil (%)
Somander et al. (1991)	Schweden	Häftlinge	20
Levander et al. (1997)	Schweden	Häftlinge	75
Hodgins (1993)	Kanada	Häftlinge	70
Teplin (1994)	USA	Häftlinge	55
Rasmussen et al. (1999)	Norwegen	Häftlinge	70
Leygraf (1988)	Deutschland	Maßregelvollzug	44
Schumann (1987)	Eickelborn	Maßregelvollzug	46,5
Nedopil u. Müller-Isberner (1995a)	Hessen	Maßregelvollzug	36,8
Seifert u. Leygraf (1997)	NRW	Maßregelvollzug	51
Steinböck (1999a)	Haar	Maßregelvollzug	32
Nedopil (1987)	Deutschland	Begutachtete	30
Kullgren et al. (1996)	Schweden	Begutachtete	57
Belfrage et al. (1997)	Schweden	Begutachtete	43
Nedopil (1999a)	Deutschland	Begutachtete	33
Müller u. Stolpmann (2012)	Deutschland	Nicht angeordnete nSV	48

wurde bei 57% die Diagnose Persönlichkeitsstörung gestellt. Auch hier war die Diagnose Borderline-Persönlichkeitsstörung mit 81 Fällen am häufigsten, gefolgt von der antisozialen (74 Fälle), der paranoiden (34 Fälle) und der narzisstischen Persönlichkeitsstörung mit 20 Fällen. Borderline-Persönlichkeitsstörungen fanden sich auch in Deutschland bei männlichen Häftlingen überzufällig häufig und weitaus häufiger als in Behandlungseinrichtungen. Ihr Anteil an der Häftlingspopulation übertraf auch jenen der weiblichen Borderline-Störungen in einer Frauenhaftanstalt (Eckert et al. 1997).

Bei *Borderline-Patienten* kann die Angst vor der Einsamkeit, der inneren Leere und der Langeweile, verbunden mit übermäßiger Kränkbarkeit und impulsiver Aggressivität, zu deletären Gewalttätigkeiten führen, z. B. nach Zurückweisungen in intimen Situationen. Ihre Aggression trifft dabei gelegentlich auch Ersatzobjekte. Oft wollen sie sich auch durch aggressives Verhalten Aufmerksamkeit auf sich lenken, um so Zuwendung oder Hilfe zu erhalten.

In den verschiedenen Studien wurde die Diagnose *dissoziale* oder *antisoziale Persönlichkeitsstörung* etwa gleich häufig angegeben. Verantwortungslosigkeit und Missachtung sozialer Normen und Regeln gehören zu den Merkmalen dieser Persönlichkeitsstörung und sind gleichzeitig die Ursache für Konflikte mit der Justiz. Reizbarkeit und Impulsivität, Bereicherungsabsichten und Mitwirken bei kriminellen Aktivitäten einer Gang stehen häufig im motivationalen Hintergrund ihrer Delinquenz.

Histrionische Persönlichkeiten neigen durch ihr Geltungsbedürfnis zu Betrugsdelinquenz. Hochstapelei, Heiratsschwindel und betrügerisches Ausnutzen oberflächlicher Beziehungen gehören zu ihren typischen Delikten. Durch ihre gute Anpassungsfähigkeit und ihre Fähigkeit zu blenden finden sie oft gutgläubige Opfer. Ihre Abhängigkeit und Verführbarkeit machen derartige Persönlichkeiten auch anfällig für Gruppendelikte, z. B. im Bereich der Drogenkriminalität. Bei ihnen finden sich überzufällig häufig Verdeckungsdelikte.

Die *narzisstische Persönlichkeitsstörung*, die in Untersuchungen, welche DSM als diagnostische Grundlage verwendet haben, in Haftanstalten relativ häufig gesehen wurde, kann nach ICD nicht diagnostiziert werden. Dort werden diese Probanden häufiger den Borderline- oder den histrionischen

Tab. 12.28 Persönlichkeitsstörungen bei forensisch-psychiatrischen Stichproben (Mehrfachnennungen möglich).

Autoren			Kullgren et al. (1996)	Nedopil (1999b)	Coid (1998)	Rasmussen et al. (1999)
Stichprobe			Gutachten	Gutachten	Häftlinge und forensische Patienten	Häftlinge
Zahl der Probanden (n)			1498	273	260	41
	DSM IV	Cluster	Anteil der Diagnosen (%)			
keine Diagnose			43,0	33,7		
andere Hauptdiagnosen			27,0	37,4		
Persönlichkeitsstörung			57,0	33,3		
• paranoide	301.00	A	7,5	9,9	47	39
• schizoide	301.20	A	1,7	6,6	12	
• schizotypische		A	1,7	2,2	24	
• antisoziale	301.70	B	17,0	29,3	55	64
• Borderline-	301.83	B	17,9	9,9	69	39
• histrionische	301.50	B	1,7	14,4	25	
• narzisstische	301.81	B	4,4	8,8	48	
• anankastische	301.40	C	0,0	2,2	10	40
• dependente	301.60	C	1,7	3,3	20	
• vermeidend-selbstunsichere	301.82	C	1,3	2,2	7	
• passiv-aggressive			0,5			
Persönlichkeitsstörung (NNB)	301.90		44,6	12,1		

Persönlichkeitsstörungen zugeordnet. Kränkungen und Dominanzbestrebungen sind oft motivationaler Hintergrund bei Delikten, die aufgrund dieser Persönlichkeitsstörung entstehen.

Die diagnostischen Kriterien zeigten auch in den aufgeführten Untersuchungen einen großen Überlappungsbereich; viele Persönlichkeitsgestörte erfüllen die diagnostischen Kriterien für mehr als eine spezifische Zuordnung. Die Benennung eines Störungsclusters nach DSM (Cluster B) erscheint somit sinnvoll, wenn die Merkmale der Borderline-, der antisozialen, der histrionischen und der narzisstischen Persönlichkeit zusammentreffen – wie dies häufig der Fall ist – und gleichzeitig die Eingangskriterien für die Diagnose Persönlichkeitsstörung vorliegen.

Paranoide Persönlichkeiten werden als Querulanten, pathologisch eifersüchtige Ehepartner oder Fanatiker forensisch relevant. Die aggressive Gegenwehr gegen vermeintliche Feinde kann gelegentlich zu Gewalttätigkeiten führen. Subjektiv ist Rache das häufigste Motiv.

Schizoide Persönlichkeitsstörungen werden in der forensischen Psychiatrie relativ selten gesehen. Gelegentlich verwirklichen sie ihre aggressiven Fantasien in Gewaltdelikten.

Obwohl unter Häftlingen, Maßregelvollzugspatienten und Begutachtungsprobanden relativ viele Persönlichkeitsstörungen gesehen werden, wäre es falsch, Persönlichkeitsstörungen zu kriminalisieren oder Kriminalität zu pathologisieren. Systematische Untersuchungen delinquenter Populationen haben zwar abweichende Persönlichkeitszüge und Verhaltensmuster im Vergleich zur Allgemeinbevölkerung und zu nichtkriminellen Vergleichsgruppen gezeigt (Göppinger 1984; Scheurer 1993), eine Typologisierung, die der psychopathologisch orientierten Einteilung der Persönlichkeitsstörungen entspricht, fand sich jedoch nicht.

12.8.5 Begutachtung

Die Begutachtung von Persönlichkeitsstörungen ist in allen Rechtsbereichen schwierig, da schon die klinische Abgrenzung zwischen *Persönlichkeitsakzentuierungen* und *Persönlichkeitsauffälligkeiten*, die bereits als pathologisch zu bezeichnen sind, problematisch ist. Die Zuordnung wird nicht nur von der Symptomatik selbst, sondern auch von den gesellschaftlichen Vorstellungen und von der Einstellung des Untersuchers mitbestimmt. Ob eine Persönlichkeit sich selbst als leidend empfindet oder von der Umwelt als gestört oder störend empfunden wird, hängt zudem von der Lebenssituation und den sozialen Bezügen der Betroffenen ab. So mag eine abhängige Persönlichkeit in einer stützenden, fürsorglichen Partnerschaft beschwerdefrei und unauffällig leben, nach dem Tod des Partners jedoch hypochondrisch dekompensieren und weitreichende soziale Unterstützung beanspruchen. Noch problematischer ist die Entscheidung, ob das Ausmaß der Symptomatik einer Persönlichkeitsstörung ausreicht, um eine Subsumption unter einen juristischen Krankheitsbegriff zu rechtfertigen. Grundsätzlich unterscheiden die juristischen Krankheitsbegriffe der verschiedenen Rechtsvorschriften und Gesetze nicht zwischen den einzelnen psychiatrischen Krankheitsgruppen und schließen somit auch die Persönlichkeitsstörungen mit ein. Dem psychiatrischen Laien ist aber oft das „Krankhafte" einer Persönlichkeitsstörung schwer verständlich zu machen, zumal das häufig mit dem Begriff Krankheit assoziierte schicksalhafte Hereinbrechen eines Leidens bei den Persönlichkeitsstörungen fehlt. Auch erscheint den Außenstehenden manches lediglich als überwindbare Schwäche, was die Betroffenen als unüberwindbare Bürde empfinden. Die Zuordnung zu einem rechtlich definierten Krankheitsbegriff bleibt somit in jedem Einzelfall eine Gratwanderung, die vom Gutachter eine fundierte Darlegung seiner Entscheidungslogik erfordert. Pauschallösungen und generalisierende Entscheidungshilfen können kaum angeboten werden. Selbst bei der Schuldfähigkeitsbeurteilung, bei der mit dem 4. Merkmal des § 20 StGB, der „schweren anderen seelischen Abartigkeit", eine Auffangkategorie u. a. für die Persönlichkeitsstörungen besteht, bleibt die *Quantifizierung* der „Schwere" ein ungelöstes Problem (Kröber 1997; Kröber et al. 1994). Denkansätze finden sich hierzu bei Saß (1987b), der sich vor allem an einem *psychopathologischen Referenzsystem* orientiert (siehe Kap. 12.8.5.1), bei Foerster (1988), der den von Schepank (1982) entwickelten *Beeinträchtigungsscore* auf die „schwere andere seelische Abartigkeit" anzuwenden versuchte, und bei Rasch, der den *strukturell-sozialen Krankheitsbegriff* (siehe Kap. 12.8.5.1) einführte. Aus der Praxis der Begutachtung fällt auf, dass bei den verschiedenen Gutachtensfragen bestimmte Persönlichkeitsstörungen gehäuft auftreten: Im Strafrecht tauchen Persönlichkeitsstörungen des Clusters B nach DSM-IV, nämlich die antisoziale, die Borderline-, die histrionische und die narzisstische Persönlichkeitsstörung, im Sozialrecht jene des Clusters C, namentlich die selbstunsichere, die dependente und die zwanghafte Persönlichkeitsstörung, vermehrt auf.

12.8.5.1 Strafrecht

Bei Schuldfähigkeitsbegutachtungen gehören Persönlichkeitsstörungen sicher zu den am häufigsten gestellten Diagnosen, mit dieser Diagnose befassen sich auch die meisten Entscheidungen des BGH im Zusammenhang mit Schuldfähigkeitsbeurteilungen (Theune 2004b), wobei die Rechtsprechung bislang nicht ganz einheitlich erschien. Die Diagnose allein erlaubt jedoch keine Aussage über verminderte oder aufgehobene Steuerungsfähigkeit. Einsichtsunfähigkeit wird bei persönlichkeitsgestörten Probanden kaum je zu begründen sein, auch Steuerungsunfähigkeit ist bei ihnen eine seltene Ausnahme und hängt meist mehr von konstellativen Faktoren, wie z. B. einer erheblichen Intoxikation oder einer extremen psychischen Belastung, als von der Persönlichkeitsstörung selbst ab. Seit der ersten Strafrechtsreform 1933 ist die Diskussion um die Annahme einer verminderten Zurechnungs- oder Schuldfähigkeit bei Persönlichkeitsgestörten nicht mehr abgebrochen. Lange schrieb 1934, dass es dem Sachverständigen obliegt, „Art und Grad der Abweichung vom Durchschnitt zu beschreiben, die Reichweite der Anomalien auf die gesamten Lebensbeziehungen des Betroffenen darzulegen und schließlich aus der Persönlichkeit und ihrer Wechselwirkung mit Schicksal und besonderer Lage der Tat verständlich abzuleiten". Gruhle (1940) schlug vor, verminderte Zurechnungsfähigkeit anzunehmen, wenn ein Täter ausgeprägte psychopathische Charaktereigenschaften hat und die Tat aus diesen Eigenschaften entsprang. Kurt Schneider und einige seiner Schüler sahen in den Persönlichkeitsstörungen zumeist jedoch „Spielarten menschlichen Seins", denen kein Krankheitswert und damit auch keine Beeinträchtigung der Zurechnungsfähigkeit zukomme. Offensichtlich bestehen auch aktuell noch große regionale Schwankungen bezüglich des Ausmaßes der Dekulpierung persönlichkeitsgestörter Täter (Kröber et al. 1994). Da es sich bei der Subsumption einer Störung unter das Merkmal der „schweren anderen seelischen Abartigkeit" um ein hauptsächlich quantitatives Problem handelt, die Quantifizierungsbemühungen (Mende 1983; Nedopil u. Graßl 1988; Schöch 1983) jedoch keine allseits befriedigenden Lösungen ergaben, bleibt bei der Beurteilung ein großer individueller Ermessensspielraum für den Gutachter und das Gericht. Einzelne Persönlichkeitsstörungen, wie Borderline-Persönlichkeiten, paranoide Persönlichkeiten nach ICD-10 oder schizotypische Persönlichkeiten nach DSM-IV, erscheinen durchgängig psychopathologisch auffällig. Bei ihnen liegt die Hypothese einer verminderten Steuerungsfähigkeit näher als bei anderen Persönlichkeitsstörungen, wie z.B. der dissozialen Persönlichkeitsstörung. Allerdings ist es auch bei ihnen erforderlich, die Störung und die durch sie bedingte Beeinträchtigung im täglichen Leben und zum Zeitpunkt der Tat zu belegen (BGH 06.02.1997, NStZ 1997, S. 278–279, Kommentare von Kröber und von Dannhorn NStZ 1998, S. 80–82). Gerade bei dissozialen Persönlichkeitsstörungen ist die Schuldfähigkeitsbeurteilung schwierig [GS St-1, S. 1 ff.]. Bei den Betroffenen sind einerseits deutliche Beeinträchtigungen in vielen Bereichen ihrer Entwicklung und ihres täglichen Lebens erkennbar, andererseits gehören Normverstoß und Delinquenz zu ihrem Lebensstil und sind somit nicht Symptome einer Störung, welche sich – wie bei einer Krankheit – ohne wesentliches eigenes Zutun äußern.

Saß (1987b) hat versucht, die für eine Dekulpierung relevanten Gesichtspunkte bei Persönlichkeitsstörungen herauszuarbeiten. Bei Anwendung des von ihm empfohlenen *psychopathologischen Referenzsystems* ist nach Symptomen, die bei Psychosen, hirnorganischen Psychosyndromen oder chronischer Abhängigkeit gesehen werden, zu suchen. Sie werden als Indikatoren für das Ausmaß psychopathologischer Auffälligkeiten auch bei Persönlichkeitsstörungen gewertet. Diese Symptome und nicht das dissoziale Verhalten als solches legen den Schweregrad der psychischen Störung fest und erlauben die Zuordnung zu einer „schweren anderen seelischen Abartigkeit". Es müssen jedoch weitere Faktoren hinzukommen, um eine erheblich verminderte Steuerungsfähigkeit anzunehmen. Chronische Belastungsfaktoren, wie Substanzmissbrauch und Depravation, sowie die Einengung der Lebensführung, Stereotypisierung der Verhaltensweisen, Häufung sozialer Konflikte außerhalb der Delinquenz und emotionale Labilisierungen in der Zeit vor dem Delikt können dafür sprechen, dass die Steuerungsfähigkeit bei der Tat erheblich vermindert war. Diesen Faktoren stellte Saß Gesichtspunkte gegenüber, die gegen eine erhebliche Beeinträchtigung der Steuerungsfähigkeit sprechen sollen, nämlich Tatvorbereitungen, planmäßiges Vorgehen, Fähigkeit zu warten, lang hingezogenes Tatgeschehen, komplexer Handlungsablauf, Vorsorge gegen Entdeckung, Möglichkeit anderen Verhaltens unter vergleichbaren Umständen und das Hervorgehen des Delikts aus dissozialen Zügen.

Rasch (1986) hat als Lösung für diese Frage den *strukturell-sozialen Krankheitsbegriff* entwickelt. Dieser besagt, dass eine forensisch relevante Störung die Struktur einer „Krankheit" haben und die allgemeine soziale Kompetenz der Persönlichkeit beeinträchtigen muss. Unter Struktur von Krankheit versteht er u.a. den Verlust der Individualität durch die Uniformität einer Krankheit, wodurch Verhalten, Verlauf und Prognose durch das Wissen über diese Krankheit bzw. Störung einschätzbar werden. Bei der Beeinträchtigung der sozialen Kompetenz kommt es auf eine unabhängig vom zu beurteilenden Delikt feststellbare Einengung der Lebensführung an, z.B. auf Arbeitsunfähigkeit, Abbruch und Verlust von Kontakten, verzerrte Realitätsbeurteilung, Stereotypie des Verhaltens, Häufung von sozialen Konflikten. Die Unterschiede der beiden Konzepte sind nicht so groß, wie dies mancherorts erscheinen mochte. In beiden Fällen sind die bekannten schweren psychischen Erkrankungen das Leitbild, an dem sich die Beurteilung bemisst. Die von den Autoren vorgeschlagenen Vorgaben dürfen jedoch nicht als abfragbare Kriterien verstanden werden, die sich zu einem Algorithmus für eine erheblich verminderte Steuerungsfähigkeit verrechnen ließen. Bei allen Persönlichkeitsstörungen ist die Beurteilung der strukturellen Defizite, nämlich die mangelnde Ich-Integration, die Pathologie der Abwehrmechanismen und die Unfähigkeit zur Realitätsanpassung, die sich in vielen Lebensbereichen zeigen können, ein wesentlicher Aspekt, der die Zuordnung zu einer „schweren anderen seelischen Abartigkeit" ermöglicht. Der motivationale oder situative Zusammenhang zwischen den genannten Defiziten und dem zu beurteilenden Delikt kann dann in jedem Einzelfall überprüft und als Hinweis auf eine erheblich verminderte Steuerungsfähigkeit gewichtet werden. Die von Saß aufgeführten Gesichtspunkte können darüber hinaus nicht nur bei dissozialen Persönlichkeiten dazu dienen, die aus den klinischen Überlegungen gewonnenen Hypothesen zu überprüfen.

Die Arbeitsgruppe beim BGH, die Mindestanforderungen bei der Schuldfähigkeitsbegutachtung erarbeitet hat, hat auch zur Beurteilung der Schuldfähigkeit bei Persönlichkeitsstörungen Stellung genommen und dabei folgende Anforderungen aufgestellt (Boetticher et al. 2005a):

1. Erste Voraussetzung ist eine sachgerechte Diagnostik.
    a. Das Gutachten sollte die Kriterien von ICD-10 oder DSM-IV-TR zur Diagnose einer Persönlichkeitsstörung berücksichtigen. Von besonderer Bedeutung ist die Beachtung der allgemeinen definierenden Merkmale von Persönlichkeitsstörungen in den beiden Klassifikationssystemen. Darüber hinaus ist in jedem Fall die Diagnose anhand der diagnostischen Kriterien der einzelnen Persönlichkeitsstörungen zu spezifizieren.
    b. Da zum Konzept der Persönlichkeitsstörungen eine zeitliche Konstanz des Symptombildes mit einem überdauernden Muster von Auffälligkeiten in den Bereichen Affektivität, Kognition und zwischenmenschliche Beziehungen gehört, kann eine zeitlich umschriebene Anpassungsstörung die Diagnose nicht begründen. Um die Konstanz des Symptombildes sachgerecht begründen zu können, darf sich das Gutachten nicht auf die Darstellung von Eckdaten beschränken, sondern muss die individuellen Interaktionsstile, die Reaktionsweisen unter konflikthaften Belastungen sowie Veränderungen infolge von Reifungs- und Alterungsschritten oder eingeleiteten therapeutischen Maßnahmen darlegen. Da biografische Brüche oder Tendenzen zu stereotypen Verhaltensmustern bei Konflikten bzw. Stressoren für die Diagnosestellung von besonderer Bedeutung sind, bedürfen sie auch im Gutachten einer entsprechenden Hervorhebung.
    c. Rezidivierende sozial deviante Verhaltensweisen müssen sorgfältig von psychopathologischen Merkmalen einer Persönlichkeitsstörung getrennt werden. Auswirkungen von Persönlichkeitsstörungen zeigen sich nicht nur im strafrechtlichen Kontext.
    d. Die klinische Diagnose einer Persönlichkeitsstörung darf nicht per se mit dem juristischen Begriff der „schweren anderen seelischen Abartigkeit" gleichgesetzt werden.
2. Zweite Voraussetzung ist eine sachgerechte Beurteilung des Schweregrades.
    a. Stellungnahmen zum Schweregrad der diagnostizierten Persönlichkeitsstörung sollten getrennt werden von der Diskussion der Einsichts- bzw. Steuerungsfähigkeit, die eng mit der Analyse der Tatsituation verbunden ist.
    b. Der Orientierungsrahmen, anhand dessen der Schweregrad der Persönlichkeitsstörung eingeschätzt wird, muss jedem Gutachten entnommen werden können.
    c. Nur wenn die durch die Persönlichkeitsstörung hervorgerufenen psychosozialen Leistungseinbußen mit den Defiziten vergleichbar sind, die im Gefolge forensisch relevanter krankhafter seelischer Verfassungen auftreten, kann von einer „schweren anderen seelischen Abartigkeit" gesprochen werden.
    d. Gründe für die Einstufung einer Persönlichkeitsstörung als „schwere andere seelische Abartigkeit" können sein:
        – erhebliche Auffälligkeiten der affektiven Ansprechbarkeit bzw. der Affektregulation,
        – Einengung der Lebensführung bzw. Stereotypisierung des Verhaltens,

- durchgängige oder wiederholte Beeinträchtigung der Beziehungsgestaltung und psychosozialen Leistungsfähigkeit durch affektive Auffälligkeiten, Verhaltensprobleme sowie unflexible, unangepasste Denkstile,
- durchgehende Störung des Selbstwertgefühls,
- deutliche Schwäche von Abwehr- und Realitätsprüfungsmechanismen.

e. Gegen die Einstufung einer Persönlichkeitsstörung als „schwere andere seelische Abartigkeit" können sprechen:
- Auffälligkeiten der affektiven Ansprechbarkeit ohne schwerwiegende Beeinträchtigung der Beziehungsgestaltung und psychosozialen Leistungsfähigkeit,
- weitgehend erhaltene Verhaltensspielräume,
- Selbstwertproblematik ohne durchgängige Auswirkungen auf die Beziehungsgestaltung und psychosoziale Leistungsfähigkeit,
- intakte Realitätskontrolle, reife Abwehrmechanismen,
- altersentsprechende biografische Entwicklung.

3. Der dritte Schritt befasst sich mit der psycho(patho)logisch-normativen Stufe der Einsichts- und Steuerungsfähigkeit.
    a. Eine relevante Beeinträchtigung der Einsichtsfähigkeit allein durch die Symptome einer Persönlichkeitsstörung kommt in der Regel nicht in Betracht.
    b. Selbst wenn eine „schwere andere seelische Abartigkeit" vorliegt, muss geprüft werden, ob ein Zusammenhang zwischen Tat und Persönlichkeitsstörung besteht. Hierbei ist zu klären, ob die Tat Symptomcharakter hat, also Ausdruck der unter 2d genannten Charakteristika einer „schweren anderen seelischen Abartigkeit" ist.
    c. Die Beurteilung der Steuerungsfähigkeit erfordert eine detaillierte Analyse der Tatumstände (u. a. Verhalten vor, während und nach der Tat, Beziehung zwischen Täter und Opfer, handlungsleitende Motive).
    d. Für forensisch relevante Beeinträchtigungen der Steuerungsfähigkeit sprechen über den vorgenannten Aspekt hinausgehend folgende Punkte:
        - konflikthafte Zuspitzung und emotionale Labilisierung in der Zeit vor dem Delikt,
        - abrupter impulshafter Tatablauf,
        - relevante konstellative Faktoren (z. B. Alkoholintoxikation),
        - enger Zusammenhang zwischen („komplexhaften") Persönlichkeitsproblemen und Tat.
    e. Gegen eine erhebliche Beeinträchtigung der Steuerungsfähigkeit bei Persönlichkeitsstörungen, nicht aber notwendigerweise bei anderen Störungen (z. B. beim Wahnsyndrom) sprechen Verhaltensweisen, aus denen sich Rückschlüsse auf intakte psychische Funktionen herleiten lassen:
        - Tatvorbereitung,
        - Hervorgehen des Delikts aus dissozialen Verhaltensbereitschaften,
        - planmäßiges Vorgehen bei der Tat,
        - Fähigkeit, zu warten; lang hingezogenes Tatgeschehen,
        - komplexer Handlungsablauf in Etappen,
        - Vorsorge gegen Entdeckung,
        - Möglichkeit anderen Verhaltens unter vergleichbaren Umständen.
    f. In der Regel kommt für den Bereich der „schweren anderen seelischen Abartigkeit" allenfalls eine erhebliche Verminderung der Steuerungsfähigkeit in Betracht.

Persönlichkeitsstörungen bilden im Maßregelvollzug die zweitgrößte Patientengruppe (siehe Kap. 16). Die Rückfallprognose Persönlichkeitsgestörter ist nicht pauschal ungünstig. Abweichend davon muss jedoch die Prognose bei ausgeprägt dissozialen Persönlichkeitsstörungen gesehen werden. Die Therapiemöglichkeiten bei diesen Patienten haben sich in den letzten Jahren nur unwesentlich verbessert (Born 2005; Dolan 1998; Dolan u. Coid 1993). Am ehesten haben sich noch die Bereitstellung von Lebensalternativen innerhalb einer neuen Umgebung und Gruppen, die den Bedürfnissen nach Erregung und Spannung Rechnung tragen, bewährt. Innerhalb von Haft oder Maßregelvollzug sind diese Möglichkeiten jedoch kaum vorhanden, eher schon im Rahmen der Erziehungshilfe bei Jugendlichen und Heranwachsenden.

12.8.5.2 Zivilrecht

Zivilrechtliche Fragen werden bei Persönlichkeitsstörungen z. B. dann aufgeworfen, wenn es bei *paranoiden Persönlichkeiten* um die *Prozessfähigkeit* geht. Häufig wird bei *Querulanten* eine „psychiatrische Lösung" dieses eigentlich der deutschsprachigen Rechtspflege entwachsenden Problems gesucht (Nedopil 1985). Prozessunfähigkeit kann aber auch bei diesen für die Gerichte sehr lästigen Fällen nur angenommen werden, wenn etwa durch einen Wahn oder durch eine umfassende überwertige Idee die Fähigkeit zu vernünftigen Erwägungen und zu rationalem Denken verloren gegangen ist. Lästiges und unter Umständen sogar selbstschädigendes Verhalten allein sind keine psychiatrische Grundlage für die Annahme von Prozess- oder Geschäftsunfähigkeit.

Bei histrionischen und gelegentlich auch bei asthenischen Persönlichkeiten stellt sich nach Unfällen mit konsekutivem Entschädigungsbegehren die Frage nach der Kausalität des Unfalltraumas für den späteren Schaden. Hier sind die gleichen Grundsätze wie bei den neurotischen Störungen anzuwenden (siehe Kap. 12.7.4.2).

12.8.5.3 Sozialrecht

Persönlichkeitsstörungen als solche bedingen praktisch nie *Arbeitsunfähigkeit*. Allerdings kommt es bei manchen von ihnen gehäuft zu Krisen oder Dekompensationen, die dann mit Arbeitsunfähigkeit verbunden sind. Z.B. kann die Trennung vom Partner bei einer abhängigen Persönlichkeit oder bei einer Borderline-Persönlichkeit zu einer schweren hilflos-depressiven Verstimmung führen; bei anankastischen Persönlichkeiten kann es bei beruflichen Umstellungen oder Arbeitsplatzwechsel zu Versagenszuständen kommen. Die Dauer der Arbeitsunfähigkeit sollte allerdings so kurz wie möglich gehalten werden, da derartige Zustände zu Chronifizierung neigen und die Herausnahme aus einem geregelten Arbeitsprozess das ohnehin brüchige Selbstwertgefühl weiter unterminieren kann.

Diese Überlegungen sollten auch bei Fragen nach einer *Berentung* oder nach einer dauernden Dienstunfähigkeit von Beamten bedacht werden. Bei asthenischen, ängstlichen und auch bei zwanghaften Persönlichkeiten sind chronisch verminderte Belastbarkeit und rasche Ermüdung und Erschöpfung bei Überforderung Merkmale der Persönlichkeitsstörung. Dauerhafte Konflikte am Arbeitsplatz, Überforderungen im familiären Bereich oder Flucht in Medikamenten- oder Suchtmittelmissbrauch können in diesen Fällen zu anhaltenden Einschränkungen der Erwerbsfähigkeit führen. Immerhin wurden im Jahr 2000 2919 Menschen unter 42 Jahren wegen einer Persönlichkeitsstörung berentet (Foerster u. Weig 2003). Oft werden von den Betroffenen neben psychopathologischen Symptomen, wie Angst, Abgeschlagenheit, Depression oder Antriebsmangel, auch somatische Beschwerden, wie Schmerzen, Schlafstörungen u.Ä. vorgebracht. Gerade bei ausländischen Probanden, die psychische Beeinträchtigungen weniger differenziert wahrnehmen oder nur unbeholfen und unzureichend ausdrücken können, erlebt man oft ausgeprägte Übertreibungen somatischer Beschwerden. Die Unterscheidung, ob lediglich ein Rentenwunsch Anlass für das Vorbringen der Symptomatik ist oder ob eine Persönlichkeitsstörung in Kombination mit einem Entwurzelungssyndrom sowie einer Krise am Arbeitsplatz oder in der Familie zu einem chronischen Versagenszustand geführt hat, ist oft sehr schwer. Die Zusammenschau zwischen geklagter Symptomatik, organischen Befunden, z.B. Muskelstatus, und laborchemischen Parametern, z.B. Medikamentenspiegeln, trägt zu einer Objektivierung der Belastungsfähigkeit bei. In der gesetzlichen Unfallversicherung und im sozialen Entschädigungsrecht treten bei Persönlichkeitsstörungen gelegentlich Akzentuierungen im Rahmen des Verfahrens auf. So kann bei entsprechender Persönlichkeit die Verweigerung der Anerkennung eines Gesundheitsschadens eine querulatorische Entwicklung einleiten, auch kann bei ängstlichen Persönlichkeiten die unfallbedingte psychische Symptomatik wesentlich ausgeprägter sein als bei emotional stabilen Menschen. Persönlichkeitsstörungen in dem oben genannten Sinn (siehe Kap. 12.8.1) werden jedoch weder durch Unfälle noch durch chronische Belastungen verursacht.

Nach den versorgungsmedizinischen Grundsätzen gelten bei den Persönlichkeitsstörungen die gleichen Beurteilungskriterien wie bei Neurosen und Folgen psychischer Traumata (s. ▶ Tab. 12.19).

Die posttraumatischen Wesensänderungen und die andauernden Persönlichkeitsänderungen nach Extrembelastungen fallen in eine andere Kategorie (siehe Kap. 12.1.1.2 und 12.7.1.3).

12.8.5.4 Fahreignung

In den Begutachtungsleitlinien zur Kraftfahrereignung (Lewrenz 2000) kommt eine Kategorie Persönlichkeitsstörungen nicht mehr vor. Vielmehr wird problematisches Verhalten im Straßenverkehr, wie es bei verschiedenen Persönlichkeitsstörungen vorkommen kann, in den Leitlinien unter Kapitel 3.15, „Verstöße gegen verkehrsrechtliche Vorschriften", abgehandelt. Dort steht, dass dann die Voraussetzungen für Fahreignung wieder erlangt sind, wenn u. a.

- Einsicht in die Problematik des Fehlverhaltens bzw. in die Ungewöhnlichkeit der Häufung besteht, die Ursachen der Verkehrsverstöße erkannt werden und risikoarme Vermeidungsstrategien entwickelt sind;
- die wesentlichen Bedingungen, die für das problematische Verhalten maßgeblich waren, von dem Betroffenen erkannt werden;
- innere Bedingungen (Antrieb, Affekte, Stimmungsstabilität bzw. -labilität, Motive, persönliche Wertsetzungen, Selbstbeobachtung, Selbstbewertung, Selbstkontrolle), die früher das problematische Verhalten determinierten, sich im günstigen Sinne entscheidend verändert haben;
- ungünstige äußere Bedingungen, die das frühere Fehlverhalten mitbestimmten, sich unter den entscheidenden Gesichtspunkten günstig entwickelt oder ihre Bedeutung so weit verloren haben, dass negative Auswirkungen auf das Verhalten als Kraftfahrer nicht mehr zu erwarten sind.

12.9 Abnorme Gewohnheiten und Störungen der Impulskontrolle

Die Klassifikationssysteme ICD-10 und DSM-IV führen bestimmte Verhaltensstörungen auf, die zwar durchaus forensische Relevanz haben können, deren Zuordnung in ein klinisches Diagnosesystem jedoch zweifelhaft bleibt (Bronisch 2003b). Gerade bei diesen Störungen wird evident, wie gering die Aussagekraft einer auf Konvention beruhenden diagnostischen Zuordnung ist. Den hier genannten Störungen ist gemeinsam, dass die abnormen Gewohnheiten ohne vernünftige Motivation und meist zum Schaden der Betroffenen oder anderer Menschen durchgeführt werden. Die Betroffenen selber berichten, dass sie von unkontrollierbaren Impulsen zu diesen Handlungen getrieben werden und dass sich im Vorfeld des spezifischen Verhaltens eine Anspannung aufbaut, die während des Handelns selber einem Gefühl der Erleichterung weicht. Zu diesen Störungen gehören nach ICD-10:

- pathologisches Glücksspielen (ICD-10 F 63.0; DSM-IV-TR 312.31),
- pathologische Brandstiftung (Pyromanie) (ICD-10 F 63.1; DSM-IV-TR 312.33),
- pathologisches Stehlen (Kleptomanie) (ICD-10 F 63.2; DSM-IV-TR 312.32) und
- andere Störungen der Impulskontrolle (ICD-10 F 63.8; DSM-IV-TR 312.30).

Störungen der Impulskontrolle kommen aber auch bei einer Vielzahl anderer psychopathologischer Syndrome und Krankheitsbilder vor (Herpertz u. Saß 1997). In der Konzeption des *DSM-V* erscheinen diese Störungen im Kapitel „Disruptive, Impulse control, and Conduct Disorders". Dagegen wird das pathologische Spielen unter den Substanz gebundenen Störungen aufgeführt.

Impulsivität kann sowohl Folge eines vermehrten Impulsantriebs als auch Folge einer verminderten Impulskontrolle sein. Herpertz u. Saß (1997) haben ein Modell der Impulsregulierung entworfen, dessen Anwendung sowohl therapeutische wie auch gutachterliche Implikationen haben kann. Dieses Modell wurde von Herpertz (2001) theoretisch und empirisch insbesondere für die Borderline-Persönlichkeitsstörung begründet. Nach diesem Modell bestimmen vorwiegend Dispositionen wie Antriebsstärke, kognitives Tempo (z. B. rasche Auffassung und Entscheidungsbereitschaft) und affektive Reagibilität den Impulsantrieb. Demgegenüber greifen durch Lernen und Erfahrung erworbene Kontrollmechanismen, wie Wahrnehmung und Regulierung von Gefühlen, und kognitive Faktoren, wie Selbstinstruktion, Überzeugungen und Einstellungen, eher steuernd und hemmend auf die Impulse ein. Die dadurch entstehende Balance wird durch Affekte, wie Ärger, Angst, Verzweiflung oder Freude, oder durch situative Veränderungen beeinflusst und u. U. aus dem Gleichgewicht gebracht. Die (In-)Stabilität dieses Gleichgewichts und die persönlichkeits- oder störungsbedingten Faktoren, die zu einem Ungleichgewicht beitragen, sind bei der Begutachtung zur Frage der Steuerungsfähigkeit besonders zu gewichten (siehe Kap. 12.9.3). Ebenso ist auf eine Komorbidität zu achten, wobei sowohl Depressionen und Angststörungen als auch Substanzabhängigkeiten gehäuft bei Patienten mit Impulskontrollstörungen vorkommen (Dannon et al. 2004).

12.9.1 Klinik

Das **pathologische Glücksspiel** ist durch exzessives Spielen, welches die Lebensführung des Spielers beherrscht, gekennzeichnet. Die beruflichen, sozialen und familiären Verpflichtungen werden zunehmend vernachlässigt. Schulden, Betrugs- und Eigentumsdelikte, um Spielschulden auszugleichen oder neues Spielen zu ermöglichen, sind Folgen der Verhaltensstörung. Das Denken und die Planung sind auf das Spielen eingeengt. Die Dranghaftigkeit des Spielens verstärkt sich häufig in Konfliktsituationen, in die der Spieler auch wegen seiner Verhaltensstörung selber zwangsläufig gerät. Die Verhaltensstörung zeigt viele Ähnlichkeiten mit süchtigem Substanzgebrauch. Der Begriff Spielsucht wird als Synonym für pathologisches Spielen verwendet. Ebenso wie bei Abhängigkeit von legalen Rauschmitteln ist die Sucht selber nicht als direkter Kausalfaktor für Delinquenz zu sehen. Vielmehr spielen auch hier die Persönlichkeit des Spielers, das soziale Umfeld, der Umfang des Spielens, die individuelle Bindung an das Spielen und das jeweilige Zusammenspiel dieser Faktoren eine Rolle bei der Delinquenzgenese (Meyer u. Stadler 1998). Die Beurteilung der „Pathologie" des Spielens ist deswegen schwierig, weil Spielen zum Normalverhalten des Menschen gehört und wichtige gesellschaftliche Funktionen erfüllt (Wildman 1997). Der legale *Glücksspielmarkt* umfasst ein Volumen von etwa 30,5 Mrd. Euro Bruttoumsatz, etwa jeder dritte Erwachsene hat bereits einmal am Glücksspielautomaten gespielt, die Dreimonatsprävalenz für mindestens einmaliges Spielen beträgt 3–8%. Von diesen „aktiven Spielern" spielen etwa 27% 1–5 Stunden pro Woche, 3% 5 Stunden und mehr pro Woche. Deren Zahl wird in der BRD auf etwa 90 000 geschätzt. Ein Teil dieser Spieler erfüllt die diagnostischen Kriterien des pathologischen Glücksspielens, bei einem sehr geringen Teil kann die Relevanz für die Schuldfähigkeit zu prüfen sein. Vergleichbar exzessive Entwicklungen gibt es auch bei Computerspielen ohne Gewinnmöglichkeit (Kröber 2009).

Beim pathologischen Spielen werden wichtige gesellschaftlichen Funktionen des Spielens in ihr Gegenteil verkehrt. Anstelle von Spannung, Unterhaltung und sozialer Interaktion treten die Isolation des Spielers und seine zunehmende innerpsychische Einengung. Letztendlich erhält der pathologische Spieler die dauernde Bestätigung des Verlierers, er will aber diese Realität nicht wahrhaben (Hand 1998) und versucht, sich ständig vom Gegenteil zu überzeugen. Die Persönlichkeitsveränderung im Laufe einer Spielerkarriere von Spielern und insbesondere von Automatenspielern gleicht in vielem der sozialen Depravation, die auch bei Substanzabhängigkeit zu beobachten ist. Bei vielen Spielern ist auch nach Jahren der Abstinenz noch eine erhöhte Anfälligkeit für einen Rückfall vorhanden (Grüsser 2005).

Pathologische Brandstiftung oder Pyromanie wird ohne offenkundige Motive von Personen, die sich übermäßig für alles, was mit dem Löschen von Bränden zu tun hat, z.B. Löschfahrzeuge und Feuerwehr, interessieren, begangen. Häufig alarmieren die Brandstifter selber die Feuerwehr. Sexuelle Erregung, wie dies für die Diagnose Pyromanie früher gefordert wurde, ist für die Zuordnung zu dieser Störung nicht erforderlich. Nur ein Bruchteil (12%) der von Lange u. Kirsch (1989) befragten Probanden gab sexuelle Erregung bei der Brandlegung an. Bei den meisten Tätern spielt Alkoholmissbrauch eine Rolle. Bei vielen von ihnen werden selbstunsichere und narzisstische Persönlichkeitsakzentuierungen gesehen (Laubichler et al. 1996; siehe auch Kap. 13.4). Bei Frauen mit dissozialen und Borderline-Persönlichkeitsstörungen scheint Brandstiftung eine von mehreren aggressiven und autoaggressiven Verhaltensweisen zu sein, die nicht allzu selten zu beobachten ist (Coid et al. 1999).

Auch beim **pathologischen Stehlen** oder bei der **Kleptomanie** ist der Impuls, der als unwiderstehlich geschildert wird, entscheidend. Dem Konstrukt zufolge dient die Beute nicht der Bereicherung, sondern wird weggeworfen oder gehortet. Die klinische und forensische Relevanz der Kategorie ist umstritten, da auch sog. unsinniges Diebesgut nützlich und hilfreich sein kann. Bei genauer Analyse lassen sich häufig auch Vorkehrungen vor Entdeckungen und selbst vorbereitende Handlungen nachweisen. Vor dem Diebstahl besteht nach den Berichten der Betroffenen eine zunehmende innere Spannung, anschließend ein Gefühl der Befriedigung, später treten Angst und Schuldgefühle auf, die jedoch einen Rückfall nicht verhindern. Wie die anderen Impulskontrollstörungen sind komorbide Störungen, z.B. depressive Störungen oder neurotische Störungen, häufig.

12.9.2 Behandlung

Bei der Behandlung von Impulskontrollstörungen ist zwischen Krisenintervention und längerfristigen Behandlungskonzepten zu unterscheiden. Die Krisenintervention dient der Verhinderung des impulsiven Verhaltens durch Ablenkung und Abbau von Spannungen, u. U. auch durch aktive Intervention. Hierzu werden auch *spezifische Trainingsprogramme* durchgeführt, bei denen auch der Aufbau eines Alternativverhaltens eingeübt wird. Langfristige Behandlungsstrategien bestehen in der Verordnung von *Psychopharmaka*, wobei sich Lithium, Carbamazepin und Serotonin-Wiederaufnahmehemmer bewährt haben (Bronisch 2003b), und psychotherapeutischen Verfahren mit der Analyse der hinter dem impulsiven Verhalten stehenden Gründe und Motive und seiner Bewältigung oder Kontrolle.

12.9.3 Begutachtung

Die Bedeutung der hier beschriebenen Verhaltensstörungen für die psychiatrische Schuldfähigkeitsbeurteilung ist umstritten. Besonders in Bezug auf das *Glücksspiel* hat es in der Vergangenheit wissenschaftliche Kontroversen gegeben, ohne dass sich eine einhellige Meinung herausgebildet hat. Während von einigen Autoren (Schumacher 1991; Böning 1990; Kellermann u. Meyer 1989) ein einheitliches Syndrom gesehen wird, verweisen andere (Brengelmann 1990; Kröber 1987; Saß u. Wiegand 1990) auf die Heterogenität der Spieler und auch darauf, dass bei einigen von ihnen Persönlichkeitsstörungen vorlägen, zu deren Symptomatik das exzessive Spielen gehöre. Der BGH hat darauf abgehoben, dass es nicht auf die nosologische Zuordnung, sondern auf das Ausmaß der Symptomatik und auf deren Auswirkung auf die Verhaltensmöglichkeiten ankomme (1 StR 544/88). Eine Verminderung der Steuerungsfähigkeit kommt demnach nur in Betracht, wenn „schwerste Persönlichkeitsveränderungen" durch das pathologische Spielen entstanden sind (Theune 2004), eine Unterbringung in einer *Entziehungsanstalt* gemäß § 64 StGB ist bei „Spielsucht" nicht gerechtfertigt (Schramm 2005).

Ähnliche Überlegungen wie beim pathologischen Spielen können auch für das pathologische Stehlen angestellt werden. Auch hier ist ein einheitliches Syndrom nicht belegt (Windgassen u. Leygraf 1991). Viele Autoren halten Begriffe wie pathologisches Stehlen oder Kleptomanie für obsolet oder sogar für irreführend (Foerster 1999a). Bei der Begutachtung muss der psychopathologische oder psychodynamische Zusammenhang zwischen der jeweiligen individuellen Störung und der Diebstahlshandlung erst belegt werden. Stehlen aus anderen Motiven als jenem der Bereicherung findet sich gelegentlich auch bei depressiven Verstimmungen im Rahmen depressiver Episoden, bei Konfliktreaktionen oder bei der Dysthymie. Die Prinzipien der Begutachtung von Delikten bei diesen Störungen finden sich unter Kapitel 12.7.4.1.

Auch der Begriff *pathologische Brandstiftung* ist für die forensische Beurteilung wenig aussagekräftig. Impulsive Brandlegungen sind relativ häufig und werden von unterschiedlich stark gestörten Personen ausgeführt. Ein fehlendes Motiv oder impulsive Rachegefühle nach einer Kränkung können allein nicht zu der Annahme einer psychopathologisch relevanten Störung bei der Tat und einer verminderten Steuerungsfähigkeit führen. Bei genauer Exploration finden sich häufig andere Motive für Brandlegungen als lediglich das Bedürfnis, eine innere Spannung abzureagieren. Eine Typologie der Brandstifter ermöglicht auch einen differenzierten Ansatzpunkt für deren forensische Beurteilung (siehe Kap. 13.4). Die Diagnose „pathologische Brandstiftung" erscheint daher bei einer Begutachtung unzureichend.

Wichtiger erscheint die Beurteilung impulsiver Verhaltensweisen, die bei Persönlichkeitsstörungen und insbesondere bei *emotional instabilen Persönlichkeitsstörungen* vorkommen. DSM-IV-TR führt bei den Störungen der Impulskontrolle als weitere Diagnose die „Intermittierende Explosible Störung" (DSM-IV-TR 312.24) auf, deren Symptomatik nach ICD-10 am ehesten der emotional instabilen Persönlichkeitsstörung zuzuschreiben ist. Bei dieser Störung ist *Impulsivität* im allgemein gebräuchlichen Sinn, nämlich als dichotomes Konstrukt aus einem heftigen, abrupt aufschießenden Handlungsimpuls einerseits und einer Schwäche an Willen bzw. Steuerungsfähigkeit (Impulskontrolle) andererseits, aufzufassen (Herpertz 2001). Marneros (2006) trennt gerade diese Taten von den Affekttaten im engeren Sinn, die aufgrund eines chronischen Partnerschaftskonfliktes bei sonst eher kontrollierten Menschen vorkommen. Aufgrund ihrer Untersuchungen schlug Herpertz

(2001) auch ein Vorgehen zur Beurteilung von Impulshandlungen bei entsprechend disponierten Persönlichkeitsstörungen vor. Für eine erheblich verminderte Steuerungsfähigkeit auf dem Boden einer „schweren anderen seelischen Abartigkeit" sprechen:

1. Psychopathologische Disposition der Persönlichkeit:
   explosives Temperament; unbedachtes, abrupt aufschießendes, unkontrolliertes Verhalten auch außerhalb des Delinquenzbereichs; erhöhte affektive Ansprechbarkeit und kurzwellige Stimmungsauslenkungen; quälende Spannungszustände, die sich in fremd- und autoaggressiven Handlungen entladen; verminderter, blockierter Affektausdruck bei hoher vegetativer Erregung; hohe Angstbereitschaft, geringe Angsttoleranz, Wut als Folge von Angstaffekt; Planlosigkeit; Fehlen von langfristigen Zielen; geringe Ausdauer. Die Handlungen dienen der Vermeidung von Gefühlen, besonders der Angst.
2. Lebenssituative Belastungen zum Tatzeitpunkt:
   emotionale Labilisierung; konflikthafte Zuspitzungen; allgemeine Häufung sozialer Konflikte; sozialer Rückzug bzw. Fehlen eines unterstützenden Umfelds
3. Tathergang:
   Provokation, Frustration, Zurückweisung oder Kränkung im unmittelbaren Vorlauf der Tat; agitierter (erregter) Zustand; aktuelle konstellative Belastungen: Alkohol, Benzodiazepine, Drogen, Ermüdung; abrupter Tatablauf: keine Planmäßigkeit in der Tat erkennbar; ineffiziente Informationsverarbeitung während des agitierten Zustandes (keine rationale Problembewältigung, Äußerungen/Kommentare des Opfers werden nicht beachtet, Kommunikationsprobleme); schwere Erschütterung nach der Tat, wenig Besorgnis um die Konsequenzen der Tat.

Gegen eine erheblich verminderte Steuerungsfähigkeit würden bei diesen Störungen kontrolliertes, besonnenes Verhalten außerhalb des Delinquenzbereiches, Externalisierung von Verantwortung und Schuld; wenig Gefühlstiefe und flacher Affekt sprechen sowie, wenn beim Tathergang ein klar identifizierbares Ziel oder eine Intention, eine Zielgerichtetheit im Tatablauf, vorbereitende Handlungen, ein komplexer Handlungsablauf und eine Konstellation der Tatsituation durch den Täter erkennbar sind.

12.10 Abweichendes Sexualverhalten

Die Darstellung abweichenden Sexualverhaltens ist insofern nicht ohne Schwierigkeiten, als sich hier medizinische, psychiatrische und psychologische Erwägungen einerseits, gesellschaftliche Voreingenommenheiten und strafrechtliche Normierungen andererseits teils überlappen, teils vermengen und zum Teil widersprechen. Bei der forensisch-psychiatrischen Beurteilung von abweichendem Sexualverhalten stehen zwei Fragen im Vordergrund:
1. Wann wird abweichendes Sexualverhalten pathologisch oder krankhaft?
2. Wann wird abweichendes Sexualverhalten strafbar, d. h. welches Sexualverhalten wird kriminalisiert?

Diese Fragen beinhalten zugleich auch die Frage nach den Grenzen normaler Sexualität. Historisch gesehen wurden diese Fragen zum ersten Mal gegen Ende des 19. Jahrhunderts aufgeworfen. Vor allem v. Krafft-Ebing bemühte sich in seinem Werk „Psychopathia sexualis" (v. Krafft-Ebing 1906) um Grenzziehungen und um die Beschreibung der psychiatrischen und psychopathologischen Auffälligkeiten abweichenden Sexualverhaltens. Nach seiner Auffassung ist normale Sexualität eindeutig mit der Fortpflanzung verbunden. Er schreibt: „In der Befriedigung dieses Naturdranges ergeben sich nicht nur Sinnengenuss und Quellen körperlichen Wohlbefindens, sondern auch höhere Gefühle der Genugtuung, die eigene vergängliche Existenz durch Vererbung geistiger und körperlicher Eigenschaften in neuen Wesen über Zeit und Raum hinaus fortzusetzen." Es galt also nur jene Sexualität als normal, welche dem Fortpflanzungszweck diente. Schorsch (1971) kritisierte nachdrücklich diesen Ansatz der Sexualpathologie, da hier von der gesellschaftlichen Norm abweichendes Sexualverhalten pathologisiert wird und damit gesellschaftliche Normabweichung und Krankheit gleichgesetzt werden.

Einen wesentlichen Impuls erhielt die Betrachtung sexueller Deviationen durch die anthropologische Psychiatrie, deren Definition normaler Sexualität durch Reflexionen über den Sinn von Sexualverhalten bestimmt wird. Nach Gebsattel (1962) führt Sexualität zur „Sinnerfüllung des liebenden In-der-Welt-Seins". Auf dieser gedanklichen Ausrichtung fußt auch die Arbeit von Giese (1963). Nach seiner

Definition dient gesunde Sexualität der „Wir-Bildung", der Erzeugung personaler Partnerschaften. Auch neuere sexualmedizinische Arbeiten, z. B. Beier (1995), stellen diese Sinngebung der Sexualität in den Mittelpunkt. Beier prägte für eine Reihe von sexuellen Deviationen in Analogie zur Dissozialität den Begriff *Dissexualität*, worunter er ein sich *im Sexuellen ausdrückendes Sozialversagen* versteht.

Die wohl entscheidendsten Neuerungen des Verständnisses von Sexualität und ihrer Abweichungen kamen von Kinsey et al. (1948; 1953), die auf rein empirischer Basis Sexualverhalten erforschten. Kinsey sah in der Sexualität lediglich eine Verhaltensmöglichkeit, deren faktischer Realität und deren Variationen er durch anonyme Befragungen nachging. Er löste sich damit von der Orientierung an gesellschaftlichen Normen und von der Frage nach dem Sinn sexuellen Verhaltens. Wenngleich durch derartige deskriptive Erfassungen sexuellen Verhaltens in allen seinen Variationen Erkenntnisse über die Ursachen von abweichendem Sexualverhalten nicht gewonnen werden können, bedeutet ein solches Vorgehen doch einen wesentlichen Schritt, um die Sexualpathologie von normativen Vorstellungen zu lösen und unabhängig von der Norm die Frage nach den krankhaften Sexualabweichungen zu stellen. Immerhin geben bei anonymen Befragungen 50% der Männer an, verschiedene Formen „nichtnormaler" Sexualität praktiziert zu haben (Templeman u. Stinnet 1991).

Bei den Erklärungen der Ursachen von abweichendem Sexualverhalten fanden die Forscher je nach ihrer wissenschaftlichen Herkunft sehr unterschiedliche Antworten. Während in den Anfängen der Sexualpsychiatrie Sexualdeviationen ebenso wie kriminelles Verhalten oder psychiatrische Erkrankungen als Folgen eines Degenerationsprozesses galten (v. Krafft-Ebing 1885), versuchte Freud abweichendes Sexualverhalten durch Fehlentwicklungen der kindlichen Trieborganisation zu erklären, bei der es aufgrund von Beziehungsstörungen und (Kastrations-)Ängsten zu einer Fehlbesetzung von Objekten kommt. In Anlehnung an die ethologische Forschung versuchte Leonhard abweichendes Sexualverhalten durch Prägungserlebnisse in der Pubertät zu verstehen. Sowohl nach verhaltensbiologischen Vorstellungen als auch nach sexualmedizinischen Konzepten prägen die bei den ersten sexuellen Regungen gemachten Erfahrungen und die dabei entwickelten Vorstellungen das weitere Sexualverhalten (Quinsey 2003). In der Pubertät dient die Masturbation dazu, die eigene Sexualität zu erfahren und gedanklich den späteren Handlungsablauf der intimen sexuellen Beziehungen vorwegzunehmen und zu erproben (Beier et al. 2005). Auf diese Weise wird die zunächst ungerichtete Sexualität durch Vorstellungsbildung in eine Richtung kanalisiert, was durch sexuelle Erregung und Befriedigung wiederum verstärkt wird. Die meisten Pubertierenden orientieren sich dabei an den Gepflogenheiten von Vorbildern, an Anregungen aus dem Kameradenkreis, an Filmen und Büchern, an Aufklärung oder werden durch Verführung in ihre individuellen Bahnen gelenkt.

Ward u. Beech (2006) haben versucht, eine *integrale Theorie* über die Entstehung und Aufrechterhaltung sexueller Übergriffe zu entwickeln, in der genetisch-biologische Disposition, erlerntes Verhalten und Verstärkerkreisläufe, bei denen sexuelle Gratifikation eine wesentliche Rolle spielt, zusammenwirken, um Sexualverhalten zu prägen und diese Prägung aufrecht zu erhalten (siehe ▶ Abb. 12.2).

Die Interpretation devianten sexuellen Verhaltens kann auch eine neurobiologische Herangehensweise erleichtern. Demnach werden die im Verlauf der Kindheits- und Jugendentwicklung erfahrenen ethisch-moralischen Normen über limbische Vermittlung als Inhalte des Langzeitgedächtnisses in höheren kortikalen Assoziationsarealen niedergelegt, wobei dem Frontalhirn eine besondere Bedeutung zukommt. Organische Schädigungen des Frontalhirns sowie mesiotemporaler limbischer Schlüsselstrukturen sind deshalb häufig mit einem Verlust sozial angepassten Verhaltens mit Enthemmung, Gewalt- und Sexualdelinquenz verbunden.

Die Verständigung über Normalität und Pathologie von Sexualverhalten wird zudem dadurch erschwert, dass unterschiedliche Begriffe die gleiche Bedeutung erhalten und gleiche Begriffe von verschiedenen Autoren mit unterschiedlicher Definition verwendet werden. Um im Folgenden eine solche Begriffsverwirrung möglichst zu vermeiden, sollen die wesentlichen Begriffe zunächst erläutert werden. Am umfassendsten erscheint der Begriff *„psychosexuelle Störungen"*. Hierunter werden nicht nur abweichendes Sexualverhalten und Störungen der sexuellen Präferenz, sondern auch sexuelle Funktionsstörungen, wie Anorgasmie und

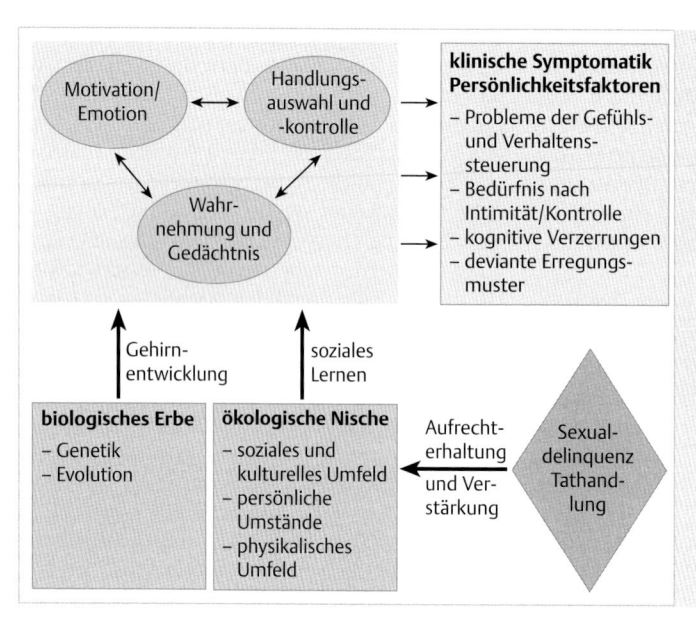

Abb. 12.2 Zusammenwirken der verschiedenen Bedingungsfaktoren in einer integrativen Theorie zur Entstehung und Aufrechterhaltung von Sexualdelinquenz (nach Ward u. Beech 2006; übersetzt aus Beech et al. 2009).

Impotenz, sowie die mit den Störungen der Sexualität verbundenen psychischen Belastungen oder psychischen Veränderungen eines Menschen zusammengefasst. Wenngleich der Terminus „Störungen der Sexualität" nahezu den gleichen Katalog von Einzelstörungen aufweist, wird hier die Sexualität doch eher losgelöst von der Gesamtpersönlichkeit und ohne Auswirkungen auf die psychische Befindlichkeit gesehen. Unter „sexueller Devianz" sind alle beobachtbaren Formen abweichenden Sexualverhaltens zu verstehen, unabhängig von ihrer Häufigkeit und unabhängig von der Vorliebe eines Menschen für eine bestimmte sexuelle Verhaltensweise. Dabei muss berücksichtigt werden, dass deviante Elemente auch bei den meisten „normalen" sexuellen Betätigungen vorkommen.

Der Begriff „Paraphilie" entspricht der Störung der sexuellen Präferenz und wird von vielen Autoren mit dem Begriff „sexuelle Devianz" oder „sexuelle Perversion" gleichgesetzt (Peters 1990). Von anderen Autoren werden jedoch Differenzierungen vorgenommen. Bei der Paraphilie handelt es sich um eine chronische Vorliebe für eine sexuelle Praktik, die nicht der Fortpflanzung dient und die entweder in der Fantasie oder durch sexuelle Betätigung ausgelebt wird. Nach DSM-IV-TR sind darunter wiederholte starke sexuelle Impulse und sexuell erregende Fantasien zu verstehen, die sich auf ungewöhnliche Objekte, Aktivitäten oder Situationen beziehen und in klinisch bedeutsamer Weise Leiden oder Beeinträchtigungen in sozialen, beruflichen oder anderen wichtigen Funktionsbereichen verursachen.

Der Begriff der „sexuellen Perversion" wird in der Regel in Anlehnung an Giese (1963) verwendet, wenn es sich um ein krankhaftes Abweichen des Sexualverhaltens handelt. Dabei wird Krankheitswertigkeit von Giese und anderen Autoren (z.B. Schorsch 1971 oder Glatzel 1985) durch verschiedene Kriterien definiert: Austauschbarkeit der Partner, Anonymität und Promiskuität, Ausbau von Fantasie, Praktik und Raffinement, süchtiger Charakter des Verhaltens, Ritualisierung, Ichbezogenheit, Entlastung nichtsexueller Schwierigkeiten durch Sexualität und Gestaltzerfall, indem das Objekt sexueller Begierde aus dem personalen Beziehungsrahmen gelöst wird.

Den Paraphilien und sexuellen Perversionen stehen die *sexuellen Impulshandlungen* gegenüber. Sie zeichnen sich durch ein Fehlen von sexuell abweichenden Fantasiebildungen oder wiederholten Praktiken abweichenden Sexualverhaltens aus. Darunter fällt eine Reihe von *sexuellen Aggressionshandlungen*.

ICD-10 unterscheidet bei den psychosexuellen Störungen die Störungen der Geschlechtsidentität (ICD-10 F 64.x), die Störungen der Sexualpräferenz (Paraphilien) (ICD-10 F 65.x) und psychische und Verhaltensstörungen in Verbindung mit der sexuellen Entwicklung und Orientierung (ICD-10 F 66.xx). DSM-IV-TR trennt zwischen Sexuellen Funktionsstörungen (DSM-IV-TR 302.xx), worunter u. a. Störungen der sexuellen Appetenz und der Erregung, Orgasmusstörungen und sexuell bedingte Schmerzen (Dyspareunie) fallen, Paraphilien (DSM-IV-TR 302.xx) und Geschlechtidentitätsstörungen (DSM-IV-TR 302.85). In der forensischen Psychiatrie haben die Paraphilien (Kap. 12.10.1), die Störungen der Geschlechtsidentität (Kap. 12.10.5) und die sexuellen Impulshandlungen (Kap. 13.2) die größte Bedeutung.

12.10.1 Paraphilien oder Störungen der Sexualpräferenz

DSM-IV-TR führt unter dem Begriff „Paraphilien" die in ▶ Tab. 12.29 genannten Formen der psychosexuellen Störungen auf. Diese entsprechen weitgehend den sexuellen Präferenzstörungen der ICD 10.

Darüber hinaus gibt es eine Reihe weiterer Verhaltensabweichungen, wie Erotophonie, Nekrophilie, Partialismus, Sodomie, Koprophilie, Klysmaphilie oder Urophilie.

Die Konzeption von *DSM-V* ersetzt die Pädophilie durch die Pedohebephilie. Sie unterscheidet einen pädophilien Typ (präpubertäre Kinder jünger als 11), einen hebephilen Typ (pubertäre Kinder zwischen 11 und 14 Jahren) und einen pedohebephilen Typ.

Aus forensischer Sicht sind vorwiegend jene Auffälligkeiten relevant, deren Ausübung strafbar ist, wobei nicht übersehen werden darf, dass Störungen der Sexualität in vielen Verhaltensbereichen zu Auffälligkeiten führen können und dass Sexualstörungen selbst Symptome einer wesentlich umfassenderen Störung sein können, welche die ganze Persönlichkeit der Betroffenen erfasst. Insofern ist die Einvernehmlichkeit von sexuellen Handlungen von besonderem Gewicht.

Angaben zur Prävalenz und Ausprägung paraphiler Neigungen stützen sich in der Regel auf Selbstauskünfte, die mit Hilfe von Fragebogenuntersuchungen erhoben wurden. Die Prävalenz von „Akzentuierungen der Sexualpräferenz" wurde in einer nicht-klinischen Stichprobe von 466 Männern zwischen 40 und 79 Jahren aus der Berliner Allgemeinbevölkerung mithilfe einer Querschnittsfragebogenerhebung untersucht (Ahlers 2010). Diese Zahlen können einen orientierenden Überblick über die Häufigkeit paraphiler Neigungen in der Allgemeinbevölkerung geben. Dabei bejahten 40% der Männer eine sexuelle Ansprechbarkeit durch voyeuristische Reize, 34% durch fetischistische Reizmuster und präpubertäre Mädchenkörper, 24% durch sadistische, 19% durch masochistische, 15% durch frotteuristische Reizmuster, 10% durch präpubertäre Mädchenkörper, 8% durch transvestitisch-fetischistische Reizmuster und durch jugendliche Jungen, 7% durch außergewöhnliche sexuelle

Tab. 12.29 Störungen der Sexualpräferenz (ICD-10) oder Paraphilien (DSM-IV).

	Störungen der Sexualpräferenz	Paraphilien
Exhibitionismus	F65.2	302.4
Fetischismus	F65.0	302.81
Frotteurismus	F65.8	302.89
Pädophilie	F65.4	302.2
Masochismus	F65.5	302.83
Sadismus	F65.5	302.84
transvestitischer Fetischismus	F65.1	302.3
Voyeurismus	F65.3	302.82
Paraphilie (NNB)	F65.9	302.9

Praktiken (Luftabschnüren, Fesselung, Einbeziehung von Urin und Kot), 4 % durch exhibitionistische Reize, 3 % durch präpubertäre Jungen, 1 % durch außergewöhnliche Partner (Tiere, Leichen, Babies).

Im Folgenden werden die einzelnen Formen abweichenden Sexualverhaltens, soweit sie für die Begutachtung und für die forensische Therapiebemühungen relevant sind, dargestellt. Anschließend werden Überlegungen für die Schuldfähigkeits- und Prognosebegutachtung aufgezeigt.

12.10.1.1 Exhibitionismus

Der Begriff Exhibitionismus wurde 1877 von Lasègue geprägt. Seither wird darunter ein sexuell motiviertes, dranghaftes Vorzeigen der entblößten männlichen Geschlechtsteile in Gegenwart weiblicher Betrachter verstanden. Die Prävalenz exhibitionistischer Akzentuierung wird mit 4 % angegeben (Ahlers 2010). Homosexueller Exhibitionismus kommt praktisch nicht vor. Das Zurschaustellen weiblicher Geschlechtsmerkmale ist forensisch nicht relevant, wenngleich es auch gelegentlich als Exhibitionismus bezeichnet wird. Unter Strafe gestellt ist nur das Zurschaustellen des männlichen Geschlechtsteils (§ 183 StGB). Opfer von Exhibitionisten sind häufig Kinder und jugendliche Mädchen. Die meisten Exhibitionisten sind sozial relativ gut integriert und psychopathologisch weitgehend unauffällig. Der psychodynamische Hintergrund besteht zum einen in einer Demonstration von Potenz und Männlichkeit, was oft zur Kompensation von Angst und eigener Ohnmacht dient. Darüber hinaus finden sich bei den Tätern häufig auch aggressive Tendenzen mit dem Ziel, die Frau zu erschrecken und zu beeindrucken. Vor allem bei Minderbegabten können exhibitionistische Handlungen auch als unbeholfenes Kontaktangebot gesehen werden. Schorsch (1971) hat drei Gruppen von Exhibitionisten unterschieden:

1. Der typische Exhibitionist des mittleren Lebensalters, der aus Kränkungen, Ärger und Frustrationen mit einer Exhibition sein männliches Selbstwertgefühl stärken will.
   Sie machten in der Untersuchung von Beier (1995) mit 40 % den größten Anteil der Stichprobe von Exhibitionisten aus.
2. Der jugendliche Exhibitionist, der eher scheu, einzelgängerisch und kontaktarm ist.
   Bei ihm spielen häufig Selbstunsicherheit und Unbeholfenheit eine Rolle.
3. Der instabile, sozial randständige Exhibitionist, der häufig auch aggressive Züge zeigt.
   Bei ihm kommt es nicht so häufig wie bei den anderen Exhibitionisten zu dranghaften, kaum steuerbaren Durchbrüchen exhibitionistischen Handelns. Beier (1995) bezeichnet ihn als atypischen Exhibitionisten.

Während der jugendliche Exhibitionist bei Beier (1995) nicht erscheint, findet sich dort ein pädophil orientierter Tätertyp, der vorwiegend Kinder als Opfer auswählt.

Exhibitionismus ist das *zweithäufigste Sexualdelikt* und macht ca. 20 % aller Sexualdelikte aus. Wenngleich Schorsch es als das harmloseste aller Sexualdelikte beschreibt, zeigen andere Untersuchungen (Sugarman et al. 1994), dass ca. ein Viertel aller Exhibitionisten im Verlauf ihrer weiteren Entwicklung auch tätlich wird. Die Autoren nennen folgende Risikofaktoren: Verhaltensauffälligkeiten in der Kindheit, Eigentumsdelikte, übermäßige Libido, Homosexualität, Exhibitionismus an verschiedenen Orten, Bedrängung, Verfolgung und Berührung des Opfers beim Exhibitionieren.

12.10.1.2 Fetischismus

Unter dem 1887 von Binet geprägten Begriff wird heute der Gebrauch einzelner, meist unbelebter Objekte zur Erregung und Befriedigung sexueller Wünsche verstanden. Fetische stellen einen Ersatz für den menschlichen Körper dar; häufig sind es Kleidungsstücke, Schuhe, aber auch andere Gegenstände, die einen gewissen Symbolcharakter haben. Eine Einteilung ist angesichts der Vielzahl und kulturellen Wandelbarkeit der fetischistisch besetzten Gegenstände kaum sinnvoll, obwohl Begriffe wie „Nekrophilie", „Koprophilie" oder „Schuhfetischismus" deskriptiv eingängig sind und in der Praxis auch verwendet werden. In aller Regel ist bei dem Einzelnen das sexuelle Interesse auf einen oder wenige Fetische begrenzt. Der Fetisch kann der besonderen Stimulation bei der Selbstbefriedigung, aber auch beim sexuellen Kontakt mit anderen dienen.

Die forensische Relevanz des Fetischismus beschränkt sich meist auf das Entwenden von Gegenständen, die als Fetisch dienen. Gelegentlich werden jedoch auch relativ dramatische Formen, wie das Entwenden von Leichenteilen oder die Fixierung auf bestimmte Körperteile beobachtet. Allerdings können auch fetischistische Orientierungen progredient verlaufen, weitere Objekte einbeziehen und auch zu gefährlicheren Delikten führen (Nedopil et al. 2008).

12.10.1.3 Pädophilie

Der Begriff Pädophilie ist eine Sammelbezeichnung, die alle sexuell betonten Neigungen zu Kindern umfasst. Die Klassifikationssysteme unterscheiden zwischen heterosexueller, homosexueller und bisexueller Pädophilie. Sexuelle Zuwendung zu Knaben wird auch als Päderastie bezeichnet. Der gesellschaftliche Umgang mit diesem Phänomen ist großen Wandlungen unterworfen. Während Pädophilie bis in die Romantik hinein nicht als moralisch verwerflich angesehen wurde (Brongersma 1984), führt sie heute zu einer massiven gesellschaftlichen Stigmatisierung (West 2000), die in Haftanstalten besonders ausgeprägt ist. Dort stehen Pädophile auf der untersten Stufe der Häftlingshierarchie. Pädophilie *ist die häufigste der inkriminierten sexuellen Abweichungen* und macht 25–30% aller Sexualdelikte aus (Schorsch u. Pfäfflin 1994). Das im Gesetz festgeschriebene Schutzalter beträgt 14 Jahre. Diese normative Grenze sagt jedoch weder etwas über die tatsächliche Schädlichkeit pädophiler Handlungen für die Opfer noch über die Pathologie der Täter aus. Verallgemeinernd kann man sagen, dass die Beziehung um so weniger pathologisch und der Täter um so unauffälliger ist, je reifer, älter und erwachsener das Kind und je geringer der Altersunterschied zwischen Täter und Opfer ist. Je jünger das Kind ist, desto auffälliger ist auch der Erwachsene (Berner et al. 1986). Bei pubertierenden Opfern besteht in nahezu der Hälfte der Fälle eine erotische, emotional getragene Beziehung. Erotische und sexuelle Neigung zu pubertierenden Knaben wird als Ephebophilie bezeichnet. Wenngleich bei etwa 40% der sexuellen Handlungen mit Kindern Zwang oder Gewalt ausgeübt wird, stehen aggressive Akte an Kindern psychologisch der Vergewaltigung näher als der Pädophilie (Schorsch u. Pfäfflin 1994). In der Allgemeinbevölkerung wird die Prävalenz sexueller Ansprechbarkeit auf präpubertäre Mädchen mit 10%, die auf präpubertäre Jungen mit 3% angegeben (Ahlers 2010). Beier gibt die Prävalenz der Pädophilie nach DSM-IV-TR-Kiterien mit etwa 1% der männlichen Bevölkerung an (Beier et al. 2010). Pädophilie ist kein rein männliches Phänomen, wenngleich entsprechende Handlungen durch Frauen, auch durch Mütter, in der Gesellschaft bislang kaum problematisiert und eher bagatellisiert (eine erfahrene Frau führt den unerfahrenen Jungen in die Sexualität ein) werden. Den Opfern weiblicher Übergriffe fällt es dabei möglicherweise noch schwerer, den Missbrauch einzugestehen. Schätzungen gehen von 3–6% sexueller Missbrauchshandlungen durch Frauen aus (Fiedler 2004). Pädophilie ist kein einheitliches Phänomen. Verschiedene Autoren (Beier 1995; Glasser 1990; Schorsch 1971; Wille 1967; Witter 1972a; Groth et al. 1982; Knight u. Prentky 1990) haben Typologien der Pädophilie entwickelt, die sich zum Teil überlappen. Bewährt hat sich auch in der Gutachtenspraxis die Typologie von Schorsch (1971). Dessen Einteilung fußt auf einer Auswertung von 183 Gutachten über Fälle von „Unzucht mit Kindern" zwischen 1945–1971 nach familiärem Hintergrund, sozialem Werdegang, sexueller Entwicklung, medizinischen, kriminologischen und Persönlichkeitsdaten. Er unterscheidet:

1. *Kontaktarme, retardierte Jugendliche:*
   Sie sind meist einzelgängerisch, scheu, unerfahren und unsicher in der sexuellen Rollenerwartung. Derartige Jugendliche fühlen sich meist bei Kindern wohler als bei Gleichaltrigen. Aus dem Bedürfnis nach Zuwendung und nach sexueller Erfahrung kommt es zu den pädophilen Handlungen. Die Delikte sind Ausdruck einer lebensphasischen Krise. Wenn diese Krise überwunden wird, ist die Prognose günstig (Wille 1967; Beier 1995).
2. *Sozial randständige Jugendliche:*
   Sie entstammen meist unteren sozialen Schichten und sind intellektuell schwach. Die pädophilen Delikte entstehen aus mangelnder sozialer Bindung. Die sexuellen Handlungen werden zum Teil aggressiv ausgeübt. Bei diesen Jugendlichen ist Pädophilie oft ein Zeichen von Disharmonie in der Entwicklung und muss nicht in jedem Fall als pathologisch bewertet werden. In ihren Familien fehlt es häufig an emotionalen Äußerungsmöglichkeiten; die Jugendlichen lernen nicht, Gefühle zu verbalisieren oder mit Gefühlen umzugehen. Ihre Fähigkeit, zwischen emotionaler Zuwendung und sexueller Triebbefriedigung zu unterscheiden, ist gering.
3. *Sozial Desintegrierte im mittleren Lebensalter:*
   Bei vielen dieser Pädophilen kann die Diagnose einer dissozialen Persönlichkeitsstörung gestellt werden, häufig bewegen sich die Täter im randständigen Milieu. Aus diesem Milieu stammen

oft auch die Opfer. In vielen Fällen spielt Alkoholmissbrauch bei den Tätern eine große Rolle.

4. *Erotisierte pädagogische Beziehungen:*
Es handelt sich um Männer, die einen berufsmäßigen Umgang mit Kindern haben, wie z. B. Lehrer, Geistliche oder Jugendleiter. Aufgrund ihres Engagements finden sie Anklang bei den Kindern und pflegen zunehmend auch privaten Umgang mit ihnen. Dieser private Umgang wird mehr und mehr erotisiert; die Täter erliegen allmählich den sexuellen Stimuli, die für sie von den Kindern ausgehen.

5. *Alterspädophilie:*
Ihre Delikte machen nach Schorsch u. Pfäfflin (1994) ein Viertel aller pädophilen Handlungen aus und erscheinen in vielen Fällen involutionsbedingt, ohne dass schon krankheitswertige hirnorganische Veränderungen feststellbar sein müssen. Den Tätern fehlen häufig der Mut und die Gelegenheit, adäquate sexuelle Beziehungen aufzunehmen, sie wenden sich Kindern zu, um selber Zuwendung und Zärtlichkeit zu erlangen. Im Verlauf dieser Zuwendung entsteht sexuelle Appetenz und sexuelle Annäherung. Schulte hat diese sexuellen Entwicklungen als „Sexualität der Schwäche" charakterisiert.

Beier (1995) fand in seiner Nachuntersuchung folgende Tätertypen: jugendliche, sexuell unerfahrene Täter, dissoziale Täter, Täter mit pädophiler Hauptströmung (Kernpädophilie), Täter mit pädophiler Nebenströmung und schwachsinnige Täter. Die Rückfallrate lag bei den Tätern mit pädophiler Haupt- und Nebenströmung deutlich höher als bei den anderen Tätertypen.

Rehder (1996a) unterschied bei den wegen sexuellen Kindesmissbrauchs Inhaftierten depressive (neurotische), nach Autonomie strebende, sozial randständige und sozial angepasste Täter.

Das Zwei-Achsen-System nach Knight u. Prentky (1990) aus den USA und Kanada ist die empirisch am besten belegte Einteilung. Einbezogen wurden 177 Kindesmissbraucher mit Opfern unter 16 Jahren. Es wurden 10 Tätertypen unterschieden nach dem **Ausmaß der sexuell devianten Fixierung** (Fixiertheitsgrad im Sinne einer Pädophilie; degree of fixation) und der **Häufigkeit von Kontakten mit Kindern** (sexueller und nicht-sexueller Art; Zeit).

Menschen, die sexuelle Handlungen an Kindern vornehmen, bedürfen der psychiatrischen Abklärung. Allerdings ist nicht die Handlung als solche psychiatrisch als Dekulpierungsgrund oder Behandlungsindikation relevant. Erst wenn die Deviation einen erheblichen Leidensdruck zur Folge hat, wenn deviante Verhaltensweisen zu einer Persönlichkeitsveränderung führen, Folge einer organischen Wesensänderung oder einer alkoholbedingten Depravation sind oder wenn Jugendliche durch die Disharmonie in ihrer eigenen Entwicklung und durch das Fehlen stützender familiärer Strukturen überfordert sind, ist die Frage nach einer pathologischen Veränderung des Sexualverhaltens, die forensisch relevant werden könnte, gerechtfertigt.

12.10.1.4 Sadismus und Sadomasochismus

Die Begriffe Sadismus und Masochismus stammen von Krafft-Ebing, der in Bezug auf die Schriften von Marquis de Sade (1740–1814) die Sucht zu quälen als Sadismus und in Bezugnahme auf den Schriftsteller Leopold von Sacher-Masoch (1836–1895) die sexuelle Befriedigung durch schrankenlose Unterwerfung als Masochismus bezeichnete. Während Masochismus allein bei der Begutachtung praktisch keine Rolle spielt, ist das Vorliegen von Sadismus und Sadomasochismus relativ häufig zu klären. Da sexuelle Stimulationen durch geringe Schmerzzufügung oder durch ein gewisses Maß an Unterwerfung relativ häufig praktiziert werden, sollten die Begriffe nur verwendet werden, wenn entsprechende Praktiken als hauptsächliche Quellen der Erregung oder Befriedigung unerlässlich sind. Dabei ist das fehlende Einverständnis des Partners Voraussetzung für eine forensische Relevanz der Sexualpraktiken. Sadismus zielt auf eine totale Beherrschung des Sexualpartners und dessen ohnmächtiges Ausgeliefertsein ab, wobei die Sexualität des Sadisten häufig mit Omnipotenzgefühlen verbunden ist. Wenngleich es durchaus komplementäre sadistisch-masochistische Paare gibt und sadistische Praktiken in bestimmten Zirkeln ritualisiert ausgeübt werden, bergen die sadistische Erniedrigung und Beherrschung des Partners auch extreme Gefahren. Die am hilflosesten ausgelieferten Partner sind Partner, die tot sind (Storr 1990). Einige der „*Serienmörder*" der Vergangenheit sind offensichtlich aufgrund sadistischer Impulse immer wieder zu Tätern geworden. Der Marschall Gilles de Rais (1400–1440) soll zur Befriedigung sadistischer Triebe 140–300 Kinder getötet haben (Peters 1977). Peter Kürten, der in den 1920er Jahren 9 Frauen und Kinder tötete, berichtete seinem Gutachter Prof. Berg, dass er beim Drosseln und Erstechen seiner Opfer zum Orgasmus gelangt sei. Peter Sutcliff, der 13 Frauen tötete, hatte sich wiederholt an sadomasochistischen Filmen erregt (Burns 1984). Derartige Serientaten sind – zumindest in Europa – extrem selten, sie prägen aber das Bild des sadistischen Sexualdelinquenten in der Öffentlichkeit und stellen auch exemplarisch das Gefährlichkeitsrisiko von Menschen dar, bei denen Aggressionen mit sexueller Triebbefriedigung verknüpft sind. Allerdings finden sich bei einer Reihe von Gewaltdelikten sadistische Aspekte in Tatausführung oder Täterpersönlichkeit, die besonderer gutachterlicher Beachtung bedürfen, da sie ein Indikator für eine höhere Rückfallwahrscheinlichkeit sein können (Geberth u. Turco 1997; MacCulloch et al. 2000; Stone 1998). Hierzu eignet sich die Einteilung von Knight u. Prentky (1990), die hier in der Übersetzung von Kraus u. Berner (2000) wiedergegeben wird (siehe ▶ Tab. 12.30).

Tab. 12.30 Verdacht auf sadistische Tatmotivation (nach Knight u. Prentky 1990).

Kriterien A
Ein Kriterium genügt für eine positive Diagnose von Sadismus: • Fantasien von gleichzeitig aggressivem und sexuellem Inhalt   • Steigerung der sexuellen Erregung durch Furcht oder Schmerz des Opfers   • symbolisch-sadistische Handlungen   • drehbuchartig ritualisierte Gewalt in den Delikten   • sexueller Verkehr mit dem toten Opfer   • Verstümmelung erogener Zonen getöteter Opfer
Kriterien B
Vorliegen von zwei Kriterien zur Diagnosestellung notwendig: • Gewalt gegen erogene Zonen   • Zufügen von Verbrennungen   • sexueller Verkehr mit bewusstlosem Opfer   • schmerzhaftes Einführen von Gegenständen in Vagina oder Anus des Opfers   • Verwendung von Fäzes und/oder Urin zur Erniedrigung des Opfers

12.10.2 Behandlung

Die Behandlung von sexuellen Deviationen ist eine Aufgabe der sexualmedizinischen Psychotherapie und des Maßregelvollzugs. Bei weitem nicht alle Sexualdelikte werden gerichtlich bekannt; viele, die gegen die entsprechenden Normen verstoßen, suchen Therapeuten auf, bevor sie angezeigt werden. Ein Großteil der Sexualdevianten leidet unter der Störung oder zumindest unter den Folgen der Handlungen und ist häufig angesichts drohender rechtlicher Konsequenzen auch zu gravierenden Maßnahmen, wie einer Androcurbehandlung oder unter Umständen sogar zu einer Kastration, bereit. Obwohl die Möglichkeiten therapeutischer Interventionen manchmal gering sind, sollte derart drastischen Wünschen der Patienten nicht vorschnell nachgegeben werden, da sie häufig unter dem Druck einer bevorstehenden Verhandlung geäußert und später entweder bereut werden oder nicht durchgehalten werden können. Auch wenn der forensische Psychiater und Psychotherapeut nur einen geringen Teil der Sexualdevianten sieht, ist es dennoch erforderlich, dass er umfassend über die therapeutischen Möglichkeiten in diesem Bereich informiert ist. Gerade bei sexuellen Präferenzstörungen sind fundierte Kenntnisse aus Psychiatrie, Psychotherapie, forensischer Psychiatrie, Sexualmedizin, Kriminologie und Jurisprudenz erforderlich. Sowohl im Interesse zukünftiger potenzieller Opfer wie auch zum Wohl des sexuell Devianten kommt es darauf an, die Störung frühzeitig zu erkennen, geeignete Hilfsangebote zu machen und erforderlichenfalls rechtzeitig zu intervenieren. Die sexualmedizinischen Gesellschaften haben in ihre Ausbildungsgänge auch eine forensische Psychotherapie von Sexualdeviationen mit aufgenommen. Die allgemeinen Prinzipien einer medizinischen und psychotherapeutischen Behandlung von Sexualstraftätern sind in Kapitel 13.2.3 dargestellt.

12.10.3 Delinquenz

Delikte aufgrund abweichenden Sexualverhaltens sind relativ häufig. Ihr relativer Anteil ist bei den einzelnen Abweichungsformen dargestellt. Darüber hinaus gibt es jedoch eine nicht genau abgrenzbare Zahl von Straftaten, die sich zwar durch sexuelle Übergriffe ausdrücken, denen aber keine sexuelle Verhaltensabweichung zugrunde liegt. Inzest, Vergewaltigungen, sexuelle Nötigungen und Tötungen nach sexuellen Übergriffen sind meist nicht Folge einer definierten psychosexuellen Störung; oft ist bei den Tätern ein Motivationsbündel zu erkennen, bei dem die Sexualität letztendlich nur eine geringe Rolle spielt. Diese Delinquenz ist in Kapitel 13.2 beschrieben.

12.10.4 Begutachtung

Bei der Begutachtung von Menschen mit sexuellen Verhaltensabweichungen werden die Beantwortung der strafrechtlichen Fragen nach Schuldfähigkeit und Prognose und außerdem die Beurteilung nach dem Transsexuellengesetz gefordert. Zivilrechtliche und sozialrechtliche Fragestellungen ergeben sich bei den Störungen des Sexualverhaltens praktisch nicht, allerdings kann die Beurteilung des Umgangs- und Sorgerechts devianter Eltern erforderlich werden.

12.10.4.1 Strafrecht

Unter forensischen Gesichtspunkten können die Störungen des Sexualverhaltens in die strafbaren und nicht strafbaren Formen sexueller Handlungen eingeteilt werden. Die strafbaren sind in den §§ 173–184 des StGB aufgelistet (siehe ▶ Tab. 12.31).

Der Strafrahmen für Sexualdelikte wurde bei der Strafrechtsnovellierung 1998 erheblich erhöht. Bei der Begutachtung von Sexualdelinquenten reicht es oft nicht aus, nur der Phänomenologie des Verhaltens nachzugehen. Es geht vielmehr darum, den Stellenwert des abweichenden Sexualverhaltens im Leben des Betroffenen zu erkunden und aufzuzeigen. Die meisten sexuellen Verhaltensabweichungen – selbst sadomasochistische Vorlieben – können befriedigt werden, ohne dass die Betreffenden delinquent werden müssen. Auch von Menschen, die keine Störung der sexuellen Präferenz haben, wird verlangt, dass sie ihre sexuellen Wünsche und Bedürfnisse unterdrücken, wenn deren Ausübung gegen die Selbstbestimmung von anderen verstößt. Die Diagnose einer psychosexuellen Störung allein bedeutet noch nicht, dass der Betreffende bei der Ausübung seiner Sexualpraktik in seiner Steuerungsfähigkeit erheblich vermindert ist. Aus psychiatrischer Sicht kann die *Steuerungsfähigkeit* unter folgenden Bedingungen beeinträchtigt sein:

Tab. 12.31 Strafrechtlich verfolgtes Sexualverhalten.

- § 173 Beischlaf zwischen Verwandten
- § 174 sexueller Missbrauch von Schutzbefohlenen
- § 176 sexueller Missbrauch von Kindern
- § 177 sexuelle Nötigung und Vergewaltigung
- § 179 sexueller Missbrauch Widerstandsunfähiger
- § 180 Förderung sexueller Handlungen Minderjähriger
- § 182 Verführung
- § 183 exhibitionistische Handlungen
- § 183a Erregung öffentlichen Ärgernisses
- § 184 Verbreitung pornografischer Schriften

- wenn abweichendes Sexualverhalten als Symptom einer anderen Störung auftritt, z.B. einer organischen Erkrankung, einer Schizophrenie oder einer Manie,
- wenn die Sexualität als Ausdruck eines neurotischen Konflikts Symptomcharakter annimmt, d.h. wenn die neurotischen Konflikte in sexuellen Handlungen ausgetragen bzw. abgewehrt werden,
- wenn Sexualpraktiken zu einer eingeschliffenen Verhaltensschablone werden, die sich durch abnehmende Befriedigung, zunehmende Frequenz, durch Ausbau des Raffinements und durch eine gedankliche Einengung auf diese Praktiken auszeichnet.

Bei der forensischen Beurteilung des Steuerungsvermögens wurde dem *Süchtigkeitskonzept* von Giese (1963) die größte Bedeutung beigemessen, obwohl dieses nur bei wenigen Fällen, z.B. bei 12,7% der von Schorsch (1971) untersuchten Sexualstraftäter, belegt werden konnte. Der BGH wiederholt die Formulierung zur Abgrenzung der „schweren anderen seelischen Abartigkeit" bei Triebstörungen, dass sie „derart stark ausgeprägt sein muss, dass der Täter selbst bei Aufbietung aller ihm eigenen Willenskräfte dem Trieb nicht ausreichend zu widerstehen vermag oder dass sie – infolge ihrer Abartigkeit – den Täter in seiner gesamten inneren Grundlage und damit im Wesen seiner Persönlichkeit so verändert, dass er zur Bekämpfung seiner Triebe nicht die erforderlichen Hemmungen aufbringt" (BGH 1997, NStZ 1998, S. 30–31) oder wenn abweichende Sexualität Suchtcharakter annimmt und die Persönlichkeit

des Täters insgesamt verändert (BGH 1999, NStZ 1999, S. 611–612). Dabei hat sich das Gericht auch mit der Entwicklung des Täters, mit seinem Charakterbild und mit den der Tat zugrunde liegenden Motiven auseinanderzusetzen (BGH 1998, NJW 1998, S. 2753). Auch bei den sexuellen Verhaltensauffälligkeiten ist – wie bei den meisten psychopathologischen Störungen – eine mehrdimensionale Betrachtungsweise anzuwenden, die neben biologischen, entwicklungsgeschichtlichen und sozialen Bedingungen auch intentionale und situative Faktoren berücksichtigt. Der Gutachter hat dem Gericht demnach bei der Analyse der Persönlichkeit des Täters, seiner Devianz und der Motivation seiner Tat zu helfen. Die Grenzziehung zwischen zumutbarer Beherrschung und erheblich verminderter Steuerungsfähigkeit ist jedoch gerade bei sexuellen Handlungen weit mehr von normativen Vorstellungen als von empirisch begründbarem Wissen abhängig. Nach empirischen Untersuchungen (Schorsch u. Pfäfflin 1994) können *vier Intensitätsstufen devianten Verhaltens* abgeleitet werden:
- deviantes Verhalten als sporadischer Impuls aus besonderem Anlass,
- deviante Reaktion als habituelles Konfliktlösungsmuster (tritt nur in bestimmten Situationen auf),
- Sexualität ist ohne Devianz nicht erlebbar,
- stabile deviante Entwicklung.

Auswirkungen auf die *Steuerungsfähigkeit* eines Probanden sind lediglich dann anzunehmen, wenn die *vierte Intensitätsstufe in eine progrediente Entwicklung* übergegangen ist und dies zu einer Änderung der Persönlichkeitsstruktur geführt hat [GS St-7, S. 73 ff.].

Die Arbeitsgruppe beim BGH, die *Mindestanforderungen* bei der Schuldfähigkeitsbegutachtung erarbeitet hat, hat zur Beurteilung der Schuldfähigkeit bei Paraphilien einen Kriterienkatalog aufgestellt. Zur sachverständigen Einordnung einer Paraphilie als schwere andere seelische Abartigkeit bedarf es der Prüfung
- des Anteils der Paraphilie an der Sexualstruktur,
- der Intensität des paraphilen Musters im Erleben,
- der Integration der Paraphilie in das Persönlichkeitsgefüge,
- der bisherigen Fähigkeit des Probanden zur Kontrolle paraphiler Impulse.

Aufgrund dieser Prüfung können u. a. folgende Gründe für die Einstufung einer Paraphilie als schwere andere seelische Abartigkeit sprechen:
- Die Sexualstruktur ist weitestgehend durch die paraphile Neigung bestimmt.
- Eine ich-dystone (ich-fremde) Verarbeitung führt zur Ausblendung der Paraphilie.
- Eine progrediente Zunahme und „Überflutung" durch dranghafte paraphile Impulse mit ausbleibender Satisfaktion beherrschen zunehmend das Erleben und drängen zur Umsetzung auf der Verhaltensebene.
- Andere Formen soziosexueller Befriedigung stehen dem Beschuldigten aufgrund von (zu beschreibenden) Persönlichkeitsfaktoren und/oder (zu belegenden) sexuellen Funktionsstörungen erkennbar nicht zur Verfügung.

Eine relevante Beeinträchtigung der Einsichtsfähigkeit allein durch die Symptome einer Paraphilie kommt in der Regel nicht in Betracht, und selbst wenn eine schwere andere seelische Abartigkeit vorliegt, muss geprüft werden, ob ein Zusammenhang zwischen Tat und Paraphilie besteht. Die Beurteilung der Steuerungsfähigkeit erfordert eine detaillierte Analyse der Tatumstände (u. a. Verhalten vor, während und nach der Tat, Beziehung zwischen Täter und Opfer, handlungsleitende Motive).

Eine forensisch relevante Beeinträchtigung der Steuerungsfähigkeit kann bei Vorliegen folgender Aspekte diskutiert werden:
- konflikthafte Zuspitzung und emotionale Labilisierung in der Zeit vor dem Delikt mit vorbestehender und länger anhaltender triebdynamischer Auswegslosigkeit,
- Tatdurchführung auch in sozial stark kontrollierter Situation,
- abrupter, impulshafter Tatablauf, wobei jedoch ein paraphil gestaltetes und zuvor (etwa in der Fantasie) „durchgespieltes" Szenario kein unbedingtes Ausschlusskriterium für eine Verminderung der Steuerungsfähigkeit ist, sofern dieses Szenario der (den) diagnostizierten Paraphilie(n) entspricht und eine zunehmende Progredienz nachweisbar ist,
- archaisch-destruktiver Ablauf mit ritualisiert wirkendem Tatablauf und Hinweisen für die Ausblendung von Außenreizen,
- konstellative Faktoren (z. B. Alkoholintoxikation, Persönlichkeitsstörung, eingeschränkte Intelli-

genz), die u. U. auch kumulativ eine erheblich verminderte Steuerungsfähigkeit bedingen können. Aus den psychischen Auffälligkeiten und Mechanismen, die Einschränkungen der Steuerungsfähigkeit bedingen, lassen sich auch jene Faktoren ableiten, welche die Prognose bei Sexualdeviationen beeinflussen. Neben den Kriterien, die für die Risikoeinschätzung im Allgemeinen zu berücksichtigen sind (siehe Kap. 15.2), müssen bei der *Rückfallprognose bei Paraphilien* folgende Gesichtspunkte zusätzlich berücksichtigt werden:

- das Ausmaß der Determiniertheit des abweichenden Sexualverhaltens,
- dessen bisherige Progression,
- die Objektbezogenheit der Impulse,
- die Intensität des abweichenden Verhaltens,
- die Verarbeitung der Deviation (ich-synton vs. ich-dyston),
- ihre Abhängigkeit von spezifischen Lebenskrisen.

Die Risikoeinschätzung bei anderen Sexualstraftätern ist in Kapitel 13.2.4 ausführlich dargestellt.

12.10.5 Begutachtung bei Transsexualität

Unter Transsexualität versteht man eine Störung der Geschlechtsidentität, bei der körperliches Geschlecht und subjektiv empfundene Geschlechtszugehörigkeit nicht übereinstimmen. Der von den Betroffenen mitunter als veraltet und abwertend kritisierte Begriff Transsexualismus wurde diesbezüglich im wesentlich differenzierter gestalteten DSM-IV durch *Geschlechtsidentitätsstörung* ersetzt. Transsexuelle, die genetisch oder körperlich männlich sind, fühlen sich als Frauen und wünschen sich weibliche Attribute; sie streben sozial und meist auch in zwischenmenschlichen Beziehungen eine weibliche Rolle an (*Mann-zu-Frau-Transsexualität*). Bei umgekehrtem Sachverhalt handelt es sich um eine *Frau-zu-Mann-Transsexualität*. Die Zahl erwachsener Transsexueller wird in Deutschland auf 2000–4000 geschätzt (Sigusch 1997). Osburg u. Weitze (1993) gaben bezüglich der Anwendung des Transsexuellengesetzes (TSG) eine 10-Jahres-Prävalenzrate von 2,1 : 100 000 an. Dabei fanden sich 2,3-mal mehr genetische Männer als genetische Frauen. Heute nähert sich das Geschlechtsverhältnis in Deutschland allmählich 1 : 1 (Sigusch 1997), wobei im internationalen Vergleich erhebliche Unterschiede gesehen werden (Loue 1996). DSM-IV-TR gibt Prävalenzdaten von 1 : 30 000 bei biologischen Männern und 1 : 100 000 bei biologischen Frauen an. Die Zahlen scheinen sich wenig zu ändern (Becker 2004; Pfäfflin 2004). Viele Transsexuelle streben heute eine Namensänderung, eine Änderung des Personenstands (etwa 120 pro Jahr in Deutschland, Pfäfflin 2004) und eine operative Geschlechtsumwandlung an. Die rechtlichen Grundlagen für diese Eingriffe sind durch das Transsexuellengesetz geregelt.

12.10.5.1 Klinik

Der Wunsch, dem anderen Geschlecht anzugehören, tritt bei den meisten Transsexuellen erstmals in der Pubertät und Adoleszenz nachhaltig auf. Andere bemerken zumindest eine Unstimmigkeit in ihrer Geschlechterrolle schon in der Kindheit. Zwei Entwicklungspfade im Sinne einer primären und einer sekundären Transsexualität können unterschieden werden: *Primäre Transsexualität* ist durch ein frühes, bereits im Kindesalter auffälliges Interesse an nicht geschlechtsrollenkonformen Verhaltensweisen gekennzeichnet. Die Betroffenen fühlen sich in der Geschlechterorientierung zum gleichen biologischen Geschlecht hingezogen. In Abgrenzung zum fetischistischen Transvestitismus erfüllt für sie das Tragen von Kleidungsstücken des anderen Geschlechts keine erotische Funktion. In der Regel verfolgen diese Personen sehr früh und entschieden die geschlechtsangleichende Operation. Bei der *sekundären Transsexualität* tritt das Zugehörigkeitsgefühl zum anderen Geschlecht später und weniger deutlich auf. Die Betroffenen können über viele Jahre hinweg in der sozialen Rolle des biologischen Geschlechts gelebt, u. U. auch geheiratet und Kinder bekommen haben. Es werden allerdings häufig erhebliche Rollenkonflikte angegeben. Ungeachtet dieser Prägnanztypen sind die Verläufe der transsexuellen Entwicklung und die Ausprägung der angestrebten Geschlechtsrollenannäherung individuell sehr unterschiedlich und reichen von der Vornamensänderung, über die Einbeziehung hormoneller und kosmetischer Maßnahmen letztlich bis hin zur Personenstandsänderung und geschlechtsangleichender Operation (Fiedler 2004). Frühes Einsetzen der Symptomatik, Progredienz und Stabilisierung des Befindens im Alltagstest und eine stabile Persönlichkeitsstruktur in der neuen Geschlechtsrolle sprechen für eine stabile Identitäts- und Rollenfindung im angestrebten Geschlecht. Später Beginn, Fluktuationen der transsexuellen Orientierung, Minderbegabung, Psychosen, instabile Persönlichkeitsstruktur, Abhängigkeitserkrankungen, Straffälligkeit, Unselbstständigkeit, mangelnde Unterstützung durch die Familie, starkes sexuelles Verlangen und körperliche Statur, die nicht zur neuen Geschlechtsrolle passt, sprechen eher dagegen (Walinder et al. 1978). Die meisten Transsexuellen sind mit Anpassungs- oder Selbstheilungsversuchen gescheitert, bevor sie sachkundige Therapeuten aufsuchen. Sie haben sich häufig über Selbsthilfe- und Betroffenengruppen sowie die Laienpresse informiert und wissen häufig auch über die gesetzlichen Regelungen Bescheid. Die gesetzlich vorgeschriebene Begutachtung wird seitens der Betroffenen in der Regel als Gängelung und unsinnige Verzögerung erlebt. Der Arzt erlebt die Betroffenen oft als drängend und fühlt sich durch Auftreten und Ansinnen gelegentlich unter Druck gesetzt. Manche der Betroffenen stehen bereits unter gegengeschlechtlicher Hormonbehandlung, sodass der Phänotyp in Haar- und Bartwuchs, Stimme und Brustwachstum zum Teil bereits deutlich dem angestrebten Geschlecht angenähert ist, wenn sie sich zur gutachtlichen Untersuchung vorstellen. Andere drohen für den Fall einer Ablehnung mit einer im Ausland unproblematisch zu organisierenden Operation.

Umso notwendiger ist gerade bei diesen Menschen eine zwar einfühlsame, aber sachliche Distanz, um eine sorgfältige diagnostische Abklärung zu ermöglichen und die entsprechenden medizinischen und juristischen Konsequenzen nicht vorschnell zu ziehen.

Für die Diagnose „Transsexualität" (ICD-10 F 64.0) müssen die folgenden Kriterien erfüllt sein:
- Es muss der Wunsch bestehen, als Angehöriger des anderen Geschlechts zu leben und anerkannt zu werden.
- Dieser geht meist mit dem Gefühl des Unbehagens oder der Nichtzugehörigkeit zum eigenen Geschlecht einher.
- Es besteht der Wunsch, nach hormoneller und chirurgischer Behandlung, um den eigenen Körper dem bevorzugten Geschlecht soweit wie möglich anzugleichen.
- Die Störung muss zwei Jahre lang bestehen und darf nicht Folge einer anderen Störung oder genetischen Anomalien sein.

Dieser Kriterienkatalog ist im Diagnosemanual DSM-IV in der Rubrik „Geschlechtsidentitätsstörung" (DSM-IV-TR 302.85) wesentlich präziser gefasst. Dort sind die folgenden Kriterien erforderlich:
- Ein starkes und andauerndes Zugehörigkeitsgefühl zum anderen Geschlecht. Die Symptome der Manifestation im Kindesalter (z. B. Tragen von Kleidung des anderen Geschlechts, Neigung zum Auftreten als Angehöriger des anderen Geschlechts in Fantasie und Rollenspielen, Verlangen nach Freizeitbeschäftigungen, die für das andere Geschlecht typisch sind) werden von den Symptomen bei Jugendlichen und Erwachsenen (häufiges Auftreten als Angehöriger des anderen Geschlechts, Überzeugung die typischen Gefühle und Reaktionsweisen des anderen Geschlechts aufzuweisen) unterschieden (A-Kriterium).
- Des Weiteren wird ein anhaltendes Unbehagen im Geburtsgeschlecht gefordert oder das Gefühl, dass die Geschlechtsrolle nicht die richtige ist. So werden bei Kindern Penis und Hodensack als abstoßend erlebt, bei Mädchen wird das Brustwachstum aversiv erlebt. Jugendliche und Erwachsene sind eingenommen von den Gedanken, die primären und sekundären Geschlechtsmerkmale loszuwerden (B-Kriterium).
- Das Störungsbild darf nicht von einem somatischen Intersexsyndrom begleitet werden (C-Kriterium) und
- verursacht in klinisch bedeutsamer Weise Leiden oder Beeinträchtigung (D-Kriterium).

Auch die sexuelle Orientierung bei Geschlechtsidentitätsstörung ist unterschiedlich. So können bei Mann-zu-Frau-Transsexuellen, deren Störung in der frühen Adoleszenz beginnt und die sexuell eher auf Männer orientiert sind *(androphil)*, von jenen abgegrenzt werden, bei denen sich der Wunsch nach weiblicher Geschlechtszugehörigkeit später manifestiert und die sexuell vorwiegend auf Frauen *(gynäphil)* oder auf die eigene weibliche Person *(autogynäphil)* orientiert sind. Unter letzteren finden sich einige mit einer Reihe von sozialen Schwierigkeiten und Besonderheiten (Becker 2004) und auch mit Dissozialität und kriminellen Karrieren (Beier et al. 2005).

Differenzialdiagnostisch müssen anderweitige psychische Störungen, insbesondere Psychosen, Persönlichkeitsstörungen und Anpassungsprozesse abgegrenzt werden. Bedeutsam ist inbesondere der *Transvestitismus*, wenn lediglich das Tragen von weiblicher Kleidung gewünscht wird (cross-dressing).

Effektive Behandlungsformen der Transsexualität wurden in der Psychiatrie nicht entwickelt und werden seitens der Betroffenen in der Regel auch von diesem Fach nicht gewünscht. Die Aufgabe des Psychiaters beschränkt sich auf den Ausschluss relevanter Differenzialdiagnosen, auf die Begutachtung, gegebenenfalls auf die Empfehlung hormoneller und operativer Behandlungen zur Geschlechtsumwandlung und auf die Stützung der Betroffenen und die Hilfe bei sekundären Störungen, wie Anpassungsstörungen, Substanzmittelmissbrauch und -abhängigkeit, Depressionen, Suizidalität. Die diagnostische Klärung sollte allerdings eine psychotherapeutische Stützung umfassen, die dem Betroffenen eine gereifte und autonome Entscheidung ermöglicht. Psychiatrisch-psychotherapeutisches Anliegen sollte auch sein, den Umwandlungsprozess zu begleiten und in der Realerprobung (Alltagstest) Hilfestellung zu geben.

12.10.5.2 Standards der Diagnostik und Begutachtung

Die *Begutachtungsrichtlinien* internationaler Fachgesellschaften, z.B. der Harry-Benjamin-International-Gender-Dysphoria-Association, wurden seit 1979 immer wieder überarbeitet (Langer u. Hartmann 1997). Sie reichen aber für die Begutachtung nicht aus. Deshalb wurden von einer von der Deutschen Gesellschaft für Sexualforschung einberufenen Expertenkommission Standards der Behandlung und Begutachtung von Transsexuellen erarbeitet (Becker et al. 1997). Vorausgegangen waren Warnungen, dass mit den gesetzlichen Vorgaben, z.B. der Frage der Vornamensänderung, allzu beliebig umgegangen (Langer u. Hartmann 1997) und zu wenig berücksichtigt wurde, dass die Namensänderung von den Betroffenen als Vorstufe angesehen werde, der die operative Geschlechtsumwandlung nahezu zwangsläufig folgen müsse (Langer 1995).

Die Standards der Diagnostik verlangen vom Psychiater eine Erhebung der biografischen Anamnese mit den Schwerpunkten sexuelle Identitätsentwicklung und psychosexuelle Entwicklung, eine körperliche und genitale Untersuchung und eine psychiatrisch-psychologische Untersuchung, bei der das Strukturniveau der Persönlichkeit, das psychosoziale Funktionsniveau, neurotische Dispositionen und Konflikte, Abhängigkeit und Missbrauchsverhalten, Suizidalität, Paraphilien und Perversionen, Psychosen, hirnorganische Störungen und Minderbegabungen abgeklärt werden müssen. Dabei müssen vor allem folgende Diagnosen ausgeschlossen werden: partielle und passagere Störungen der Geschlechtsidentität, Transvestismus und Fetischismus, Ablehnung einer eigenen homosexuellen Orientierung und schwere Persönlichkeitsstörungen.

Die Stimmigkeit und Konstanz der Geschlechtsrolle, mit der sich der Betroffene identifiziert, und deren individuelle Ausgestaltung, die Lebbarkeit der gewünschten Geschlechtsidentität, die realistische Einschätzung der Möglichkeiten und der Grenzen der somatischen Behandlungen sind in einer psychotherapeutischen Begleitung zu klären, wobei die Therapie bezüglich des Ergebnisses neutral gestaltet werden soll. In dieser Phase sind sowohl die Symptomatik als auch die möglicherweise zugrunde liegenden Konflikte zu erkennen. Neben den psychosozialen Problemen ist auch das Verhalten und Erleben des Betroffenen in der von ihm angestrebten Geschlechtsrolle zu erfassen und zu bearbeiten. In einem solchen „Alltagstest", in dem die Transsexuellen ihr gewünschtes Geschlecht auch äußerlich zeigen und in der angestrebten Geschlechterrolle leben sollen, können sie Reaktionen ihrer Umwelt, wie Zurückweisung oder Anerkennung, und eigene Gegenreaktionen erfahren und austesten, ob sie den auf sie zukommenden Belastungen gewachsen sind oder sich von ihnen überfordert fühlen. Die Psychotherapie sollte so lange dauern, bis eine stimmige Klärung erreicht ist und der Therapeut das eindeutige Vorliegen der diagnostischen Kriterien beurteilen und die genannten Differenzialdiagnosen ausschließen kann.

Frühestens nach einem einjährigen *Alltagstest* kann mit einer *hormonellen Behandlung* begonnen werden, die ihrerseits etwa sechs Monate lang durchgeführt werden muss, bis eine Entscheidung über eine *operative Geschlechtsumwandlung* erfolgen kann. Zu jedem Zeitpunkt der diagnostischen Abklärung kann das Bedürfnis nach weiterem Voranschreiten des Umwandlungsprozesses erlöschen, sodass die definitive Umwandlungsentscheidung nicht am Anfang steht, sondern im Verlauf des diagnostisch-therapeutischen Prozesses jeweils neue Entscheidungen über das Vorgehen notwendig werden. Eine vorschnelle Festlegung für oder gegen eine Operation oder das Wechseln der Therapeuten, um eine angestrebte operative Umwandlung rascher zu erreichen, birgt letztendlich ein hohes Risiko für Fehlentscheidungen und Behandlungsprobleme (Soyka u. Nedopil 1995). Pfäfflin (1994) berichtete, dass weniger als die Hälfte der von ihm betreuten 616 Transsexuellen operiert wurde. Ca. ein Drittel gab den ursprünglichen Wunsch nach geschlechtsumwandelnder Operation endgültig auf, der Rest wechselte den Therapeuten oder befand sich noch in der Vorbereitungsphase. Der Wunsch nach Rückumwandlung trat selten und nur bei ungenügend vorbereiteten Probanden auf. Bei sorgfältiger Indikationsstellung und erfolgreicher Operation scheinen die soziale Integration und die subjektive Zufriedenheit der Betroffenen relativ stabil und besser zu sein als bei den nicht Operierten (Hepp et al. 2002; Michel et al. 2002). Als Indikatoren für ungünstige Entwicklungen gelten: höheres Alter bei Antragstellung, ausgeprägtes Erscheinungsbild entsprechend dem biologischen Geschlecht, Wahl eines heterosexuellen Partners vor der Umwandlung, die später zu einem homosexuellen Paar führt, psychische Instabilität, kriminelle Vorgeschichte, Selbstverletzungen, Substanzmissbrauch.

Das Gutachten zur Operationsindikation muss folgende Punkte erläutern:
- Bestätigung der Diagnose mit stabilem Identitätsgefühl im anderen Geschlecht und dauerhafter Übernahme der Geschlechtsrolle,
- Charakterisierung von Erscheinungsbild, Verhalten und Erleben des Betroffenen,
- biografische Anamnese mit besonderer Darstellung der transsexuellen Entwicklung,
- Verlauf der Behandlung mit zeitlicher Beschreibung von Alltagstest und Anträgen nach dem Transsexuellengesetz,
- körperliche Gegebenheiten mit Auswirkungen der Hormonbehandlung auf Körper und Befinden,
- subjektive Einstellung zur Operation und deren Folgen und Risiken,
- Prognose zur Auswirkung der Operation auf soziale Integration, Beziehungs- und Arbeitsfähigkeit.

12.10.5.3 Das Transsexuellengesetz (TSG)

Das Transsexuellengesetz vom 10.09.1980 – in Kraft getreten am 01.01.1981 – regelt die *Änderung der Namensgebung* (Vornamensänderung) und des *Personenstands* (Geschlechtsbeschreibung). Personenstandsänderungen sind bei verheirateten Antragstellern nicht möglich. Fragen der medizinischen Behandlung werden von dem Gesetz nicht berührt. Anträge auf Änderung von Vornamen oder Personenstand können Volljährige formlos beim Amtsgericht stellen. Das Amtsgericht entscheidet aufgrund der Kenntnis zweier unabhängig voneinander zu erstellender Gutachten und nach persönlicher Anhörung des Antragstellers.

In dem vom Gericht angeforderten Gutachten muss vom Sachverständigen zunächst die Frage beantwortet werden, ob sich die betroffene Person aufgrund ihrer Transsexualität nicht dem eingetragenen, sondern dem anderen Geschlecht zugehörig fühlt. Diagnostisch gilt es also, andere Störungen auszuschließen und die Diagnose „Transsexualität" abzusichern. Hierzu wird von den Fachleuten eine mehrmalige ambulante Untersuchung empfohlen, die auch eine fachkundige Beratung des Begutachteten einschließen sollte.

Darüber hinaus muss gutachterlich dargelegt werden, dass die betroffene Person seit mindestens 3 Jahren „unter dem Zwang steht, ihren Vorstellungen entsprechend zu leben". Mit „Zwang" ist hier nicht eine Diagnose im psychiatrischen Sinn gemeint, sondern ein innerer Wunsch, dem der Transsexuelle keinen Widerstand entgegenzusetzen vermag. Mit dieser Vorgabe ist auch nicht eine drei Jahre dauernde Verpflichtung zum „Alltagstest" gemeint, wenngleich die Formulierung darauf hindeuten könnte. Der Alltagstest dient vielmehr der Erstellung einer somatischen Behandlungs- und Operationsindikation.

Die Prognose, nämlich ob sich dieses Zugehörigkeitsempfinden zum anderen Geschlecht mit hoher Wahrscheinlichkeit nicht mehr ändern wird, setzt eine fixierte Transsexualität voraus.

Gutachten sind auch erforderlich für die *Kostenübernahme der geschlechtsumwandelnden Behandlungen*. Grundsätzlich sind die Anforderungen im TSG und jene für die Behandlung zwar ähnlich, jedoch geht es im TSG lediglich um Namen und Personenstand. Die gutachterliche Empfehlung, dem Antrag auf Vornamensänderung zu entsprechen, ist keinesfalls eine Indikationsempfehlung für eine somatische Behandlung. Da die Behandlung irreversible Folgen hat, bedarf sie nämlich einer noch genaueren Abwägung und einer besonders überzeugenden Identifikation der Betroffenen mit der gewünschten Rolle, mit dem veränderten Körper und den sozialen Folgen dieser Änderungen. Während die Feststellungen für das TSG im Gutachten erarbeitet werden können, müssen die Aussagen für die Indikation zu den jeweiligen somatischen Behandlungsschritten in dem beschriebenen langfristigen therapeutischen und diagnostischen Prozess erarbeitet werden.

12.11 Intelligenzminderung

Intelligenzminderung wird zwar in ICD-10 und DSM-IV wie schon in den früheren Klassifikationssystemen als eigene Kategorie aufgeführt, um eine Krankheit im engeren Sinn handelt es sich dabei jedoch nicht. In der Konzeption des *DSM-V* werden die Intelligenzminderungen neben anderen Störungen im Kapitel „Neurodevelopmental Disorders" aufgeführt, und zwar als intellektuelle Entwicklungsstörung. Der Schweregrad der Beeinträchtigung wird nicht mehr vom Intelligenzquotienten abhängig gemacht.

Die Gesamtprävalenz der geistigen Behinderung wird in Deutschland mit etwa 0,6 % angegeben, in der internationalen Literatur ergeben die stark schwankenden Angaben einen Durchschnittswert von etwa 3 %. Im Kerndatensatz werden für das Jahr 2009 intellektuelle Minderbegabungen bei beinahe 10 % der *Maßregelvollzugspatienten* angegeben. Menschen mit Intelligenzminderungen sind sowohl somatisch als auch psychisch vulnerabler, sodass die Komorbiditätsraten mindestens etwa 3–4-mal so hoch sind wie die der Durchschnittsbevölkerung. Deutlich im zweistelligen Bereich erhöht ist die Rate der Komorbidität mit Anfallsleiden, Hör- oder Sehstörungen, und das Auftreten von eigen- und fremdaggressivem Verhalten.

Intelligenzminderungen haben verschiedene Ursachen und gehören zum Spektrum der breit verteilten Variationen intellektueller Ausstattung. Allerdings haben Intelligenzminderungen unabhängig von ihrer Ursache erhebliche soziale und unter Umständen auch rechtliche Konsequenzen, sodass eine eigene Darstellung unter forensischen Gesichtspunkten sinnvoll erscheint.

Intelligenz ist nicht eindeutig definiert und hängt von einer Reihe von Fertigkeiten ab, z. B. von Kognition, Sprache, Merkfähigkeit, Gedächtnis, Übersichtsfähigkeit, von motorischen und sozialen Fertigkeiten. Bei Intelligenzminderungen können alle Fertigkeiten oder nur einzelne Teilbereiche beeinträchtigt sein.

Intelligenz wird mit verschiedenen psychologischen Testverfahren (z. B. Hamburg-Wechsler-Intelligenztest oder Raven-Test) gemessen. Der dabei errechnete *Intelligenzquotient (IQ)* ergibt sich aus einem Vergleich des jeweils erzielten Testergebnisses mit den Durchschnittswerten einer Population gleichen Alters. Ursprünglich wurde durch die Testung ein Intelligenzalter (IA) festgelegt, dieses Alter wurde durch das Lebensalter (LA) geteilt und mit 100 multipliziert. Waren Intelligenzalter und Lebensalter gleich, ergab sich ein IQ von 100. Ein IQ von 100 bedeutet, dass der Betreffende über die gleiche Intelligenz verfügt wie der Durchschnitt seiner Altersgenossen. 50 % von ihnen sind weniger intelligent, sein Prozentrang ist somit 50. Die Menschen sind bezüglich ihrer Intelligenz normal verteilt, wobei Abweichungen vom Mittelwert üblicherweise in Standardabweichungen angegeben werden. Eine Standardabweichung nach oben und eine Standardabweichung nach unten decken zusammen 68 % der Population ab, zwei Standardabweichungen in beiden Richtungen beinhalten 95,5 %. 2,25 % der Bevölkerung liegen jeweils unterhalb bzw. oberhalb der zweiten Standardabweichung. Bei den gebräuchlichsten Intelligenztests entspricht eine Standardabweichung einem Wert von 15 IQ-Punkten. Ein IQ von 115 kennzeichnet somit einen Menschen, der eine Standardabweichung über dem Mittelwert liegt, ein IQ von 70 bedeutet, dass sich der Betreffende 2 Standardabweichungen unter dem Mittelwert befindet. Menschen, deren IQ unter 70 liegt, werden in ICD-10 als intelligenzgemindert, in DSM-IV als geistig behindert bezeichnet.

12.11.1 Klinische Einteilung

Die Einteilung der Intelligenzminderungen orientiert sich weitgehend am Intelligenzquotienten (siehe ▶ Tab. 12.32), obwohl in den Diagnosesystemen darauf hingewiesen wird, dass eine Reihe anderer Aspekte bei der Diagnostik berücksichtigt werden muss.

In DSM werden keine exakten Grenzwerte für die Zuordnung angegeben, sondern Grenzbereiche von 5 Punkten, was aufgrund der schwierigen Messprobleme gerade in den unteren IQ-Bereichen durchaus gerechtfertigt scheint. 0,5 % der Bevölkerung leiden an einer mittelgradigen und 0,25 % an einer schweren und schwersten Intelligenzminderung. Die Begriffe erscheinen allerdings etwas euphemistisch, sie sind auch entstanden, um die Stigmatisierungstendenzen der früheren Begriffe zu vermeiden (siehe Kap. 2). Die Beschreibungen in den Klassifikationssystemen lassen auch erkennen, dass Menschen mit einer „leichten Beeinträchtigung der geistigen Entwicklung" zu einer eigenständigen Lebensführung nur in Ausnahmefällen in der Lage sind.

Die alleinige Ausrichtung der Diagnose „Intelligenzminderung" am gemessenen IQ wirft Probleme auf, weil es sehr wohl Menschen mit niedrigem IQ gibt, die spezielle Fähigkeiten oder Geschicklichkeiten aufweisen, z. B. ein gutes visuelles Gedächtnis, und andere, die trotz eines hohen IQ spezifische Einbußen aufweisen, z. B. im sprachlichen Bereich oder in der Fähigkeit, unterschiedliche Informationen zu verknüpfen. Die Beurteilung minderbegabter Menschen darf sich somit nicht auf die Feststellung eines niedrigen IQ beschränken, sondern muss soziale Fertigkeiten oder Teilleistungsschwächen berücksichtigen.

Leicht Minderbegabte können sich in aller Regel selbst versorgen und einfachen Arbeiten unter Anleitung nachgehen. Sie sind jedoch meist nicht in der Lage, die Hauptschule abzuschließen und einen Beruf auf dem allgemeinen Arbeitsmarkt zu erlernen. Ihre Sprachentwicklung ist in der Regel verzögert.

Mittelgradig intelligenzgeminderte Menschen können meist ihr Leben nicht selbstständig führen oder einer geregelten Tätigkeit nachgehen. Sie sind jedoch in der Lage, selbstständig zu essen, sich zu kleiden und weitgehend für ihre Körperhygiene zu sorgen. In beschützender Umgebung finden sie sich somit einigermaßen zurecht.

Schwer Intelligenzgeminderte benötigen dagegen ständige Aufsicht. Die Verständigungsmöglichkeiten mit ihnen sind drastisch eingeschränkt, sodass sie intensiver Zuwendung und Fürsorge bedürfen.

Als Ursachen der Intelligenzminderung kommen verschiedene Faktoren in Betracht. Lässt sich keine klare Ursache feststellen und besteht die Intelligenzminderung von Geburt an, spricht man von genuiner Intelligenzminderung. In 90 % der Fälle handelt es sich dabei um eine leichte Intelligenzminderung, wobei eineiige Zwillinge in 80 %, zweieiige nur in 8 % konkordant sind (Möller 1993). Genetische Störungen und in der Frühschwangerschaft einwirkende exogene Ursachen bedingen meist schwerere Formen der geistigen Behinderung. Zu nennen sind Chromosomenanomalien, z. B. Down-Syndrom (Trisomie 21), Klinefelter-Syndrom (XXY-Konstellation), Stoffwechselstörungen aufgrund genetisch bedingter Enzymdefekte, z. B. Phenylketonurie, Ahornsirupkrankheit, Gargoylismus, Gangliosidosen (obsolet: amaurotische Idiotie), Wilson-Krankheit, oder perinatale Störungen, z. B. Erkrankungen

Tab. 12.32 Einteilung der Intelligenzminderungen.

Beeinträchtigung der geistigen Entwicklung (ICD-10)	Geistige Behinderung (DSM-IV-TR)	IQ (ICD)	Weitere Begriffe bzw. frühere Nomenklatur
F70 leichtere	317. leichte	50–69	leichte Oligophrenie, Debilität
F71 mittelgradige	318.0 mittelschwere	35–49	mittelgradige Oligophrenie, Imbezillität
F72 schwere	318.1 schwere	20–34	schwere Oligophrenie
F73 schwerste	318.2 schwerste	unter 20–25	schwerste Oligophrenie, Idiotie

der Mutter in der Schwangerschaft, Geburtsschädigungen, frühkindliche Asphyxie.

Intelligenzminderungen fallen meist schon in der frühen *Kindheit*, spätestens mit dem Schulbeginn auf. Eine frühzeitige Diagnostik ermöglicht am ehesten eine Förderung, die den Möglichkeiten der Kinder entspricht und sie vor Überforderungen durch die Erwartungshaltung ihrer Umgebung bewahrt. Epidemiologische Untersuchungen zeigen, dass Menschen mit Intelligenzminderung etwa dreimal so häufig wie die übrige Bevölkerung an weiteren psychischen Störungen erkranken. Darüber hinaus ist die Gefahr, dass sie ausgenützt oder körperlich und sexuell missbraucht werden, relativ groß. Sie bedürfen daher des besonderen Schutzes der Gesellschaft.

Teilleistungsschwächen bzw. umschriebene Beeinträchtigungen der geistigen Entwicklung (ICD-10 F80–F83; DSM-IV-TR: Lesestörung 315.0; Rechenstörung 315.1) kommen zwar relativ häufig vor (Schätzungen reichen von 1–5% aller Kinder), haben in der forensischen Psychiatrie jedoch kaum eine Bedeutung. Gegebenenfalls muss die Auswirkung auf das Sozialverhalten im Allgemeinen und auf Übersicht und psychische Belastungsfähigkeit im Besonderen geprüft werden.

12.11.2 Behandlung und Betreuung

Die Behandlung bei Intelligenzgeminderten ist symptomatisch ausgerichtet, wobei eine adäquate Förderung und funktionelle Übungsbehandlungen erforderlich sind, um die Defizite auszugleichen, und spezielle verhaltenstherapeutische Verfahren eingesetzt werden, um zusätzliche Beeinträchtigungen oder Verhaltensauffälligkeiten, wie Selbstverletzung oder Impulsivität, zu minimieren. Entscheidend ist darüber hinaus die Beratung von Betreuungspersonen, um auch bei ihnen einen den jeweiligen Möglichkeiten des Betroffenen angemessenen Forderungs- und Förderungsrahmen auszuschöpfen.

12.11.3 Delinquenz

Um die Jahrhundertwende wurde ein Großteil der Kriminalität auf niedrige Intelligenz zurückgeführt (Reid 1990). In verschiedenen Untersuchungen wurde festgestellt, dass die mittlere Intelligenz unter Strafgefangenen niedriger ist als in der Gesamtbevölkerung. 1972 stellte Witter (1972b) bei Häftlingen einen durchschnittlichen IQ von 87 fest, Goydke u. Specht (1976) ermittelten bei Jugendlichen, die Fürsorgeerziehung erhielten, einen mittleren IQ von 93, wobei der Handlungs-IQ, der sich auf praktische Fertigkeiten bezieht und weniger bildungsabhängig ist, im Durchschnitt bei 97,5 lag. Der Anteil der Intelligenzgeminderten war niedriger als in der Bevölkerung. 1,9% der untersuchten Jugendlichen hatten einen IQ unter 62. Dieser IQ entspricht in der Wechsler-Einteilung einem Prozentrang von 2,2. Demgegenüber betrug der Anteil Jugendlicher, die einen IQ unter 90 hatten, 44,1%. Nach Wechsler bedeutet ein IQ von 90 einen Prozentrang von 25. Aus dieser Untersuchung ist zu schließen, dass Menschen mit der klinischen Diagnose einer Intelligenzminderung zumindest nicht häufiger delinquent werden, als es ihrem Anteil an der Gesamtbevölkerung entspricht. Die im Vergleich zur Gesamtbevölkerung geringere Durchschnittsintelligenz der Strafgefangenen ist eher darauf zurückzuführen, dass Menschen mit hoher und sehr hoher Intelligenz seltener straffällig und noch seltener inhaftiert werden und der Anteil der knapp unterdurchschnittlich Intelligenten in Haftanstalten überproportional groß ist. Schwer Intelligenzgeminderte sind aufgrund ihres geringen Aktionsradius und der erforderlichen Betreuung und Beaufsichtigung kaum in der Lage, straffällig zu werden. Bei den leicht Intelligenzgeminderten gibt es allerdings einige relativ typische Delikte. Sie entstehen oft aus der Diskrepanz zwischen eigenen Wünschen und Zielen und den im Vergleich zur Umwelt reduzierten Möglichkeiten und Fertigkeiten. Eine Folge ist das wiederholte Erleben eigenen Versagens, was aufgrund der reduzierten Frustrationstoleranz zu überschießenden, unangemessenen Reaktionen führen kann. Die Unfähigkeit, sich verbal zu verteidigen, das Unvermögen, sexuelle Bedürfnisse sozial angemessen auszudrücken, und die eingeschränkte Übersichtsfähigkeit, die es erschwert, die Folgen eigenen Handelns einzuschätzen, sind weitere Faktoren, welche zu strafbaren Handlungen führen können. Intelligenzgeminderte Probanden werden im Vergleich zur Allgemeinbevölkerung häufiger wegen sexueller Übergriffe und Missbrauchshandlungen an Kindern auffällig. Dies mag damit zusammenhängen, dass ihnen ein gesellschaftlich akzeptables Annäherungsverhalten oft nicht gelingt und dass Differenzierungsgrad und Intelligenzalter ihnen die Kinder häufig als adäquate und angstfrei erlebbare Kontaktpersonen erscheinen lassen. Diese in diesem Sinne reziproke Beziehung wird durch die wesentlich entwickeltere Sexualität des älteren Minderbegabten einseitig und durch sexuelle Handlungen für Kinder riskant.

Minderbegabte sind in der sozialen Interaktion mit Normintelligenten verführbar. Sie beugen sich in unübersichtlichen und affektiv besetzten Situationen der überlegenen Fähigkeit von Intelligenteren, komplexe und unübersichtliche Situationen zu strukturieren. Bei komorbid bestehendem Alkohol- oder Drogenkonsum ist die Verführbarkeit Minderbegabter auch zu delinquenten Handlungen erhöht, da dann auch deren Fähigkeit, sich von Aufforderungen und Handlungsanweisungen abzugrenzen stärker herabgesetzt ist. Die Komorbidität mit anderen psychischen Störungen, insbesondere mit Schizophrenien oder mit dissozialen Persönlichkeitsstörungen, erhöht das Risiko aggressiver Verhaltensweisen erheblich (Dankwarth 1998).

Die *häufigsten Straftaten* von geistig Behinderten sind *Sexualdelikte*, wobei pädophile Handlungen, Exhibitionismus und sexuelle Nötigung besonders oft vorkommen. *Brandstiftungen* haben bei diesen Tätern oft Appellcharakter oder entstehen aus Frustration und Verärgerung und können in Einzelfällen nahezu schablonenhaft wie Reiz-Reaktions-Folgen ablaufen. Aggressionstaten basieren gelegentlich auf der Unfähigkeit, sich verbal zu wehren oder angemessen auf Hänseleien oder andere Kränkungen zu reagieren. Da „schwachsinnige" Täter im Falle einer Verurteilung meist in psychiatrischen Krankenhäusern untergebracht werden, spiegelt die Deliktverteilung der geistig behinderten Maßregelvollzugspatienten weitgehend die Häufigkeitsverteilung der von ihnen begangenen Delikte wider. In der Gesamterhebung von Leygraf (1988) lagen bei den 121 Patienten mit „intellektueller Behinderung" die Sexualdelikte ohne Gewalt mit 36,4% an der Spitze, gefolgt von Sexualdelikten mit Gewalt mit 14%, den Brandstiftungen mit 13,2% und den Tötungsdelikten mit 12,4%. Diese Daten decken sich auch mit Untersuchungen aus dem Ausland. Walker u. McCabe (1973) fanden sowohl bei weiblichen wie bei männlichen minderbegabten Patienten, die strafrechtlich untergebracht wurden, dass Sexualdelikte deutlich überrepräsentiert waren. Ein Drittel der in einem Jahr in einer forensischen Klinik aufgenommenen männlichen Patienten war intelligenzgemindert, wobei diese Patienten für 59% der Sexualdelikte verantwortlich waren. Weibliche Patienten fielen vor allem durch unerlaubte Prostitution und Inzest auf, waren aber diesbezüglich nahezu ebenso häufig Opfer wie Täterinnen.

12.11.4 Begutachtung

Ein Großteil der gutachterlichen Fragestellungen bei intelligenzgeminderten Personen sind von *Kinder- und Jugendpsychiatern* zu beantworten, da die sozialrechtlichen Probleme der Eingliederung (§ 39 Abs. 1 BSHG), des Schutzes, der Förderung in einer Sonderschule für Lernbehinderte, der Unterbringung in einer beschützenden Werkstatt, der Pflegebedürftigkeit u.Ä. bereits in der Kindheit relevant werden.

Bei Erwachsenen werden die Fragen der Betreuung, der strafrechtlichen Schuldfähigkeit und gelegentlich auch die Frage nach einer Sterilisation gestellt. Zur Abklärung des Ausmaßes an intellektuellen Einbußen ist eine psychologische Untersuchung unerlässlich. Ihre Aufgabe ist nicht nur die Messung des Intelligenzquotienten, sondern auch die Erstellung eines Leistungsprofils, aus dem Teilleistungseinbrüche, aber auch spezifische Fertigkeiten hervorgehen können. In komplizierten Fällen, z.B. bei Fragen nach der Prognose, kann auch eine (sozial)pädagogische Stellungnahme hilfreich sein, insbesondere wenn konkrete Förderungsmaßnahmen vorgeschlagen werden müssen. Aufgabe des Psychiaters ist es, über die Einschätzung der Intelligenzminderung und deren Folgen für rechtliche Fragestellungen hinaus auch eventuelle Begleitstörungen und deren Auswirkungen auf die Begutachtung zu erkennen.

Bei der *forensischen Beurteilung* Intelligenzgeminderter ist es oft hilfreich, ihr geistiges Niveau und ihre soziale Kompetenz mit dem Entwicklungsstand von Kindern und Jugendlichen zu vergleichen. Man muss sich dabei vergegenwärtigen, dass Kinder unter 7 Jahren geschäftsunfähig sind, vor dem 14. Lebensjahr nicht strafrechtlich belangt werden können und Jugendliche erst mit 18 Jahren voll geschäftsfähig und strafmündig sind. Aus humanwissenschaftlicher Sicht sind die Entwicklung von Normvorstellungen und der Erwerb sozialer Kompetenz beim Heranwachsenden natürlich weit differenzierter. Dennoch können die gesetzlich festgelegten Altersgrenzen und ihre implizierten Reifeforderungen manchmal der Veranschaulichung dienen.

Ein besonderes Problem bei der Begutachtung – wie oft auch bei der Behandlung und pädagogischen Betreuung – stellt der Umgang mit den Eltern dar. Besonders bei exogen bedingten Intelligenzminderungen erlebt man wiederholt Schuldzuweisungen an offizielle Stellen. Perinatale Schäden werden nicht mehr wie früher als schicksalsgegeben hingenommen; heutzutage werden oft Verantwortliche gesucht und auf Kompensation gedrängt, z. B. auf Übernahme von Pflegekosten. Wenngleich manche Ansprüche sicher berechtigt sind, gewinnt man gelegentlich den Eindruck, als ob die Kinder zum Faustpfand im Kampf gegen die Behörden werden. Geistig behinderte Kinder bedürfen ständiger Umsorgung und beanspruchen sehr viel Aufmerksamkeit, wobei sie und ihre Eltern auf betreuende Einrichtungen angewiesen sind. Bei Konflikten wird für Fehlverhalten der Kinder gelegentlich von den Eltern die Betreuungseinrichtung und von der Einrichtung die mangelnde Kooperation der Eltern verantwortlich gemacht. Opfer derartiger Schuldzuweisungen und der daraus entstehenden Spannungen sind oft die behinderten Kinder, die eine aus solchen Spannungen resultierende Ambivalenz nicht aushalten. Von den Eltern wie von den Institutionen werden Gutachter manchmal als Schiedsrichter in die Auseinandersetzungen einbezogen. Vor dieser Rolle sollte man sich jedoch hüten, zumal meist keine passenden Lösungen zur Verfügung stehen und die Betroffenen unter den gleichen Bedingungen weiter zusammenarbeiten müssen wie vor der Begutachtung. Neben der nüchternen Klärung und Beantwortung der Gutachtenfrage kann es daher bestenfalls Aufgabe der Gutachter sein, Verständnis aufzubringen und – soweit möglich – Spannungen abzubauen.

12.11.4.1 Strafrecht

Das im § 20 StGB aufgeführte Merkmal des *Schwachsinns* ist jenen Formen der Intelligenzminderung vorbehalten, deren Ursachen nicht eindeutig bekannt sind. Auf bekannte Krankheiten zurückführbare Intelligenzminderungen und sekundäre Intelligenzeinbußen bei hirnorganischen Erkrankungen oder demenziellen Prozessen sind unter dem Merkmal der „krankhaften seelischen Störung" zu subsumieren.

Für die Zuordnung zum Merkmal „Schwachsinn" sind nicht allein die Höhe des Intelligenzquotienten ausschlaggebend, sondern auch das Spektrum der vorhandenen Fähigkeiten und die Art des Delikts. Affektive Zuspitzungen und unklare situative Verhältnisse belasten Minderbegabte oft wesentlich stärker als durchschnittlich Intelligente; geistig Behinderte sind zudem Verführungssituationen mehr ausgeliefert. So mag beispielsweise ein Minderbegabter mit einem IQ von 70 vermindert steuerungsfähig sein, wenn er von einem anderen dazu überredet wird, einen gefälschten Scheck einzureichen, während er bei einem Handtaschenraub, den er allein durchführt, als voll schuldfähig erachtet werden kann.

Das Merkmal Schwachsinn kann, obwohl es von allen Merkmalen noch am einfachsten quantifizierbar ist, *nicht schematisch* angewandt werden. Gute Anhaltspunkte für die Beurteilung der Schuldfähigkeit bieten die nachfolgenden Vorschläge von Specht (1999), die allerdings in der Neuauflage des Lehrbuchs von Venzlaff u. Foerster (2004), in der Günter (2004) dieses Kapitel bearbeitete, nicht mehr übernommen wurden. Specht (1999) gab folgenden Orientierungsrahmen vor:
1. schwere und schwerste geistige Behinderung: fehlende Einsicht in das Unrecht strafbarer Handlungen (§20 StGB)
2. mittelgradige geistige Behinderung: In den meisten Fällen liegen die Voraussetzungen für die Anwendung des § 20 StGB vor, je nach Umständen der Tat wegen Einsichts- oder wegen Steuerungsunfähigkeit
3. leichtere geistige Behinderung: bei komplexen Tatumständen meist fehlende Einsichtsfähigkeit; bei einfacheren Tatverhältnissen je nach Tatsituation und Begleitstörungen aufgehobene oder erheblich verminderte Steuerungsfähigkeit

4. unterdurchschnittlicher Grenzbereich: abhängig von zusätzlichen Beeinträchtigungen meist erhebliche Beeinträchtigung der Steuerungsfähigkeit
5. umschriebene Entwicklungsstörungen: abhängig von sekundären Entwicklungsbeeinträchtigungen, u. U. erhebliche Beeinträchtigung der Steuerungsfähigkeit

Günter (2004) hebt mehr auf die spezifischen Funktionsbeeinträchtigungen und deren soziale Auswirkungen, auf Komorbiditäten und auf die Besonderheit der Tat oder Taten ab.

Gerade bei leicht Intelligenzgeminderten oder Probanden, die im unterdurchschnittlichen Grenzbereich liegen, sind oft die zusätzlichen Beeinträchtigungen für die Beurteilung der Voraussetzungen der §§ 20 und 21 StGB ausschlaggebender als die Minderbegabung. Nach heutigem psychiatrischem Vorgehen werden mehrere, gleichzeitig vorliegende Störungen im Sinne einer *Komorbidität* nebeneinander diagnostiziert. In die forensische Praxis umgesetzt bedeutet dies, dass neben dem Merkmal Schwachsinn andere Eingangsmerkmale des § 20 StGB aufgeführt werden können. Für die Beurteilung der Steuerungsfähigkeit ist jedoch nicht die Anzahl der Störungen, sondern ihr spezifisches Zusammenwirken zum Zeitpunkt der Tat entscheidend. Das *Bedingungsgefüge*, welches zur Annahme einer verminderten Steuerungsfähigkeit oder einer ungünstigen Kriminalprognose führt, lässt sich keinesfalls durch ein einfaches Nebeneinanderstellen von Eingangsmerkmalen verständlich machen.

Die Rückfallprognose intelligenzgeminderter Rechtsbrecher ist – abstrakt gesehen – meist ungünstig, da sich der Zustand, der die Anwendung der §§ 20 oder 21 rechtfertigt, kaum ändern wird. Insofern liegen in den meisten Fällen die medizinischen Voraussetzungen für die Anwendung des § 63 StGB vor, die rechtlichen Voraussetzungen hingegen wesentlich seltener, da es sich bei den Delikten Minderbegabter oft nicht um schwerwiegende Straftaten handelt. Aber selbst wenn erhebliche Straftaten Anlass für die Begutachtung waren, kann häufig eine Unterbringung im Maßregelvollzug vermieden werden, wenn das Risiko weiterer Straftaten durch die Aufnahme in eine geeignete Betreuungseinrichtung mit entsprechender Beaufsichtigung minimiert wird. In diesem Fall kann eine Unterbringung im Maßregelvollzug unter den entsprechenden Auflagen zur Bewährung ausgesetzt werden. Ein solches Vorgehen ist allerdings *nicht* möglich bei vermindert Schuldfähigen, die neben der Unterbringung zu einer mehr als zweijährigen Freiheitsstrafe verurteilt werden, da eine solche Freiheitsstrafe nicht zur Bewährung ausgesetzt werden kann.

Ein weiteres gutachterliches Problem stellt bei Intelligenzgeminderten die Frage nach ihrer *Aussagetüchtigkeit* dar. Ihre Fähigkeit, als Zeugen aufzutreten, ist begrenzt. Besonders schwierig wird es, wenn Minderbegabte selber zu Opfern werden. Fälle, bei denen minderbegabte Kinder oder Frauen Opfer von Inzest und sexuellem Missbrauch werden, sind nicht allzu selten. Einerseits ist das Dunkelfeld in diesem Bereich relativ groß, da Intelligenzgeminderte als Opfer die Bedeutung einer solchen Handlung oft nicht erkennen (Specht 1999), andererseits sind diese Mädchen und Frauen auch leichter zu Aussagen zu verleiten, deren Bedeutungsgehalt sie nicht verstehen. Sie sind vor Gericht, aber auch bei Begutachtungen zur Glaubwürdigkeit leicht suggestiv zu Falschaussagen zu bewegen, da sie unter Umständen nicht über die gleichen Möglichkeiten der Abgrenzung und Realitätskontrolle verfügen wie normal Intelligente. In England hat die Verurteilung eines intelligenzgeminderten Jungen, der sich fälschlicherweise selber einer Tötung bezichtigt hat, dazu geführt, dass besondere Vorsichtsmaßnahmen bei der Befragung geistig Behinderter vorgeschlagen wurden (Coid 1981). Dazu gehört, dass Befragungen durch Polizei, Gutachter und Justiz nur in Anwesenheit eines weiteren, dem Befragten bekannten Erwachsenen durchgeführt werden dürfen. In Deutschland könnte die frühzeitige Beiordnung eines Prozesspflegers eine gewisse Gewähr vor selbstschädigenden Falschaussagen bieten.

12.11.4.2 Zivilrecht

Zivilrechtliche Fragen werden bei Intelligenzgeminderten vorwiegend aufgeworfen, wenn sie 18 Jahre alt und somit dem Gesetz nach geschäftsfähig werden. In aller Regel besteht bei diesem Personenkreis eine Betreuungsbedürftigkeit wegen geistiger Behinderung. Dabei gelten die gleichen Grundsätze wie im Betreuungsrecht allgemein, nämlich, dass der rechtliche Eingriff in die Autonomie der zu Betreuenden möglichst gering sein soll und dass die Maßnahmen nur zu ihrem Wohl durchgeführt werden dürfen.

Ob *Geschäftsunfähigkeit* anzunehmen ist, hängt sowohl vom globalen Ausmaß der Intelligenzminderung als auch von den spezifischen Defiziten der geistigen Entwicklung ab. Mittelgradige und schwere Intelligenzminderungen bedingen meist Geschäftsunfähigkeit; bei leichter Intelligenzminderung ist in vielen Fällen eine generelle Geschäftsunfähigkeit nicht anzunehmen, obwohl bei manchen Handlungen im Nachhinein davon ausgegangen werden muss, dass im konkreten Fall Geschäftsunfähigkeit vorlag. Eine solche Annahme ist nicht von der Schwierigkeit des Rechtsgeschäfts abhängig, sondern z. B. davon, ob dieses Rechtsgeschäft unter massiver Einflussnahme Dritter zustande kam. Die Einrichtung eines Einwilligungsvorbehaltes kann bei diesen Personen sehr hilfreich sein, damit sie nicht allzu leicht Opfer ihrer größeren Verführbarkeit werden.

Die *Einwilligungsfähigkeit* in ärztliche Behandlungen ist demgegenüber differenzierter zu sehen. Sie hängt von der Komplexität, von den zu erwartenden Risiken und von den Konsequenzen des Eingriffs ab. In leicht verständliche diagnostische und therapeutische Maßnahmen ohne großes Risiko, z. B. eine Blutentnahme, können auch mittelgradig Intelligenzgeminderte einwilligen. Komplexere Eingriffe bedürfen jedoch der Zustimmung der Betreuer. Allerdings behalten auch schwerst Intelligenzgeminderte ein Vetorecht bei Sterilisationen und bei ärztlichen Heilversuchen, die ohne ihre Zustimmung nicht durchgeführt werden dürfen, auch wenn Arzt und Betreuer dies für sinnvoll erachten.

12.11.4.3 Sozialrecht

Bei einer Intelligenzminderung handelt es sich um eine Behinderung im Sinne des Sozialrechts. Nach dem Bundessozialhilfegesetz haben die Betroffenen Anspruch auf *Eingliederungshilfe*, wenn die geistige Behinderung „wesentlich" ist, d. h. wenn „infolge der Schwäche ihrer geistigen Kräfte die Fähigkeit zur Eingliederung in die Gesellschaft in erheblichem Umfang beeinträchtigt ist" (Eingliederungshilfeverordnung). Sie haben darüber hinaus Anspruch auf den Besuch einer Schule, die ihre Eingliederung erleichtern soll. Kinder, die durch den Besuch einer Schule für Lernbehinderte überfordert werden, besuchen eine Sonderschule für geistig Behinderte. Mittelgradig Intelligenzgeminderte werden in aller Regel nie erwerbsfähig. Auch für einen Teil der leicht Intelligenzgeminderten bleibt der Arbeitsmarkt auf Dauer verschlossen. Fragen der Arbeitsunfähigkeit oder der Berufsunfähigkeit stellen sich bei diesen Personen nicht. Werden Intelligenzgeminderte in Werkstätten für Behinderte beschäftigt und gehen sie dort einer geregelten Tätigkeit nach, so werden sie in der Kranken- und Rentenversicherung versichert. Sie erwerben einen Rentenanspruch, der entweder beim Erreichen der Altersgrenze oder bei Erwerbsunfähigkeit, die eine weitere Tätigkeit in beschützter Umgebung verhindert, zu einer Berentung führt. Sie sind auch durch die gesetzliche Unfallversicherung geschützt. Minderbegabung allein kann aber kaum je einen Anspruch auf Berentung oder auf Zahlungen aus der gesetzlichen Unfallversicherung rechtfertigen. Es ist jedoch zu bedenken, dass die Anfälligkeit für weitere psychische Krankheiten und die Kompensationsfähigkeit bei Traumata oder psychischen Belastungen bei Minderbegabten deutlich geringer sind als bei durchschnittlich Intelligenten.

Der *Grad der Behinderung* nach dem Schwerbeschädigtengesetz richtet sich ebenfalls nicht nur nach dem Ausmaß der Intelligenzminderung, sondern erfasst auch deren Auswirkungen auf die Persönlichkeitsentwicklung im affektiven und sozialen Bereich (siehe ▶ Tab. 12.33), wobei ggf. auch die Reaktionen der Umwelt, die das Wohlbefinden und die Leistungsfähigkeit dieser Menschen beeinträchtigen, zu berücksichtigen sind. Teilleistungsschwächen, z. B. eine Legasthenie ohne wesentliche Beeinträchtigung der Schulleistungen, werden mit einem GdB von 0–10, im Fall von Beeinträchtigungen von 20–30, bei seltenen besonders schweren Ausprägungen mit 50 eingestuft.

12.11.4.4 Fahreignung

Intelligenzgeminderte scheitern in aller Regel schon bei der Fahrprüfung und bedürfen meist keiner psychiatrisch-psychologischen Untersuchung der Fahreignung. Leichtere Intelligenzmängel beeinträchtigen die Fahreignung nicht. Erst bei einem Intelligenzquotienten unter 70 muss mit fehlender Fahreignung gerechnet werden, allerdings wird auch bei Probanden, deren IQ knapp über 70 liegt, eine erhöhte Anzahl von Unfällen registriert (Muggler-Bickel 1988). Neben der Intelligenzmessung kommt es bei der Beurteilung dieser Personen auch auf ihre sozialen Fähigkeiten und Fertigkeiten, wie Zuverlässigkeit oder die Fähigkeit zum optimalen Einsatz der vorhandenen Leistungsfähigkeit

Tab. 12.33 Aus den versorgungsmedizinischen Grundsätzen.

Beeinträchtigung der geistigen Entwicklung	Schwerbehindertengesetz: GdB (%) Soziales Entschädigungsrecht: GdS (%)
Teilleistungsschwächen, je nach Ausprägung	0–40, in seltenen Ausnahmefällen 50
• IQ von 60–70	
• wenn ein Ausbildungsberuf unter Nutzung der Sonderregelungen für Behinderte erreicht werden kann	30–40
• wenn der behinderte Mensch wegen seiner Behinderung trotz beruflicher Fördermöglichkeiten (z. B. in besonderen Rehabilitationseinrichtungen) nicht in der Lage ist, sich auch unter Nutzung der Sonderregelungen für behinderte Menschen beruflich zu qualifizieren	50–70
• IQ unter 60	
• bei relativ günstiger Persönlichkeitsentwicklung und sozialer Anpassungsmöglichkeit	80–90
• bei hochgradigem Mangel an Selbstständigkeit und Bildungsfähigkeit, Beschäftigung nur in einer Werkstatt für Behinderte	100

GdB: Grad der Behinderung, GdS: Grad der Schädigung

u. a., an. Die Begutachtungsleitlinien zur Kraftfahrereignung (Lewrenz 2000) weisen besonders auf die Komorbidität mit Persönlichkeitsstörungen hin und fordern eine sorgfältige Untersuchung der Persönlichkeitsstruktur und des Leistungsvermögens. Bei der Fahrerlaubnis für die Klasse D und für die Fahrgastbeförderung sind noch höhere intellektuelle Anforderungen zu berücksichtigen.

12.12 Störungen des Kindes- und Jugendalters

F. J. Freisleder

Epidemiologische Studien kommen weitgehend übereinstimmend nach wie vor zu dem Ergebnis, dass bei etwa 20 % aller Kinder und Jugendlichen im Laufe ihrer Entwicklungszeit psychische Störungen oder umschriebene krankhafte Verhaltensauffälligkeiten bestehen. Während man vor etwa 25 Jahren davon ausging, dass es sich bei einem guten Viertel davon um bedeutendere, längerfristig behandlungsbedürftige psychische Störungen handelte (Steinhausen 1988), benötigt heute entsprechend den Resultaten der Bella-Studie von 2006 ungefähr die Hälfte von diesen 20% auffälligen Kindern und Jugendlichen eine nachhaltige Therapie.

Die zuständige medizinische Disziplin für dieses Störungsspektrum ist die Kinder- und Jugendpsychiatrie und -psychotherapie. Ihr Aufgabengebiet umfasst die Erkennung, nichtoperative Behandlung, Prävention und Rehabilitation bei psychischen, psychosomatischen, entwicklungsbedingten und neurologischen Erkrankungen oder Störungen sowie bei psychischen und sozialen Verhaltensauffälligkeiten im Kindes- und Jugendalter. Über eine eigene Weiterbildung zum Facharzt für Kinder- und Jugendpsychiatrie verfügen nahezu alle europäischen und entwickelten außereuropäischen Länder. Seit 1968 ist die Kinder- und Jugendpsychiatrie in Deutschland eine eigenständige ärztliche Fachdisziplin. Obwohl die Kinder- und Jugendpsychiatrie wegen der möglichen vielfältigen juristischen Verflechtungen ihrer Patientenklientel fast schon zwangsläufig über eine gewisse Gutachtensroutine und -tradition verfügt, scheint sie erst in den letzten Jahren auch ein eigenes, breit gefächertes forensisches Profil zu entwickeln. Im deutschen Sprachraum gab es zu dieser Thematik für lange Zeit nur ein umfassenderes Lehrbuch (Lempp 1983). Ende der 1990er Jahre wurde dieses Pionierwerk in erweiterter und aktualisierter Form neu herausgegeben (Lempp et al. 1999). Erwähnenswert ist in diesem Zusammenhang auch eine weitere, umfassende handbuchartige Publikation, die die Entwicklung der forensischen Kinder- und Jugendpsychiatrie des letzten Jahrzehnts aus unterschiedlichen Blickwinkeln darstellt (Warnke et al. 1997). Die Jugendforensik findet aber immer wieder in Kapiteln von ursprünglich für den Erwachsenenbereich konzipierten Fachbüchern eine bemerkenswerte Beachtung, wobei sich aus teilweise gegensätzlichen Standpunkten interessante Diskussionen zwischen Erwachsenen- und Jugendpsychiatern ergeben haben und auch Forschungsanstöße resultieren. Gerade im letzten Jahrzehnt hat die Kinder- und Jugendforensik einen beachtlichen Aufschwung erlebt. An einigen europäischen Kliniken, etwa in Deutschland, den Niederlanden oder Großbritannien, haben kinder- und jugendpsychiatrische Kliniken auf dem Begutachtungs- bzw. Versorgungssektor Schwerpunkte mit forensischen Akzenten gebildet. Hervorzuheben ist in diesem Zusammenhang das 2004 erschienene englischsprachige Lehrbuch „Adolescent forensic psychiatry", das aus angloamerikanischer und europäischer Perspektive Historie und aktuelle Entwicklungstendenzen dieses multiprofessionellen Faches darstellt (Bailey u. Dolan 2004). 2011 erschien in Deutschland das „Praxishandbuch Forensische Psychiatrie des Kindes-, Jugend- und Erwachsenenalters", in dem Experten aus der Kinder- und Jugendpsychiatrie und Erwachsenenpsychiatrie, aus der Sexualmedizin und Psychologie ausführlich den aktuellen Wissensstand zu allen wesentlichen kinder- und jugendforensischen Themenbereichen präsentieren (Häßler et al. 2011).

Speziell im strafrechtlichen Bereich richtet sich der Blick inzwischen nicht erst auf die bereits strafmündigen jugendlichen Täter. Von besonderem forensisch-psychiatrischem Interesse sind in jüngerer Zeit vielmehr auch präventive Maßnahmen im Hinblick auf Risikokinder aus Problemfamilien sowie Strategien zur Früherkennung und therapeutischen Intervention bei dissozialen und kriminellen Verhaltensmustern im Kindesalter.

12.12.1 Klassifikation kinder- und jugendpsychiatrischer Störungen und Erkrankungen

Schon seit längerer Zeit gehört es zum Standard der Kinder- und Jugendpsychiatrie, die psychischen Störungen des Kindes- und Jugendalters in einem multiaxialen Klassifikationssystem abzubilden. Bei der Klärung der Entstehungsbedingungen eines psychiatrischen Syndroms des sich in einem fortlaufenden Entwicklungsprozess befindenden jungen Patienten wird eine mehrdimensionale Betrachtungsweise angewendet. Ein psychisch kranker Jugendlicher muss dabei auf folgenden Achsen beschrieben werden:
1. klinisch-psychiatrisches Syndrom
2. umschriebene Entwicklungsstörungen
3. Intelligenzniveau
4. körperliche Symptomatik
5. aktuelle abnorme psychosoziale Umstände
6. Globalbeurteilung der psychosozialen Anpassung

Die beiden letzten Abschnitte des psychiatrischen Kapitels von ICD-10 definieren Störungsgruppen, deren Auftreten in spezifischer Weise mit Kindheit bzw. Jugendalter verknüpft ist. Diese beiden Gruppen werden als „Entwicklungsstörungen" (F8) und „Verhaltens- und emotionale Störungen mit Beginn in der Kindheit und Jugend" (F9) bezeichnet. Eine Vielzahl der anderen, unter F0–F7 aufgelisteten, psychiatrischen Störungen kann natürlich auch – mit einer kindheits- bzw. adoleszenztypischen Färbung – vor Erreichen des Erwachsenenalters auftreten. Prinzipiell müssen deshalb die dort aufgeführten diagnostischen Kriterien dieser Störungsgruppen, also z. B. der Schizophrenie oder der affektiven Störungen, für *alle* Altersgruppen Anwendung finden.

12.12.1.1 Jugendspezifische Besonderheiten bei psychischen Störungen

In diesem Kapitel werden nur schlaglichtartig jugendpsychiatrische Besonderheiten bzw. differenzialdiagnostische Schwierigkeiten bei wichtigen psychiatrischen Erkrankungen betrachtet, die insbesondere bei der strafrechtlichen Begutachtung relevant sein können.

Ein *postenzephalitisches Syndrom* (F07.1) oder ein *organisches Psychosyndrom* nach Schädel-Hirn-Trauma (F07.2) können gerade im Kindes- und Jugendalter zu intellektuell-kognitiven Einbußen und Sozialverhaltensproblemen mit Störungen der Impulskontrolle führen und damit eine Grundlage für aggressive Delikte bilden.

Psychische und Verhaltensstörungen durch psychotrope Substanzen (F1) gewinnen in den letzten Jah-

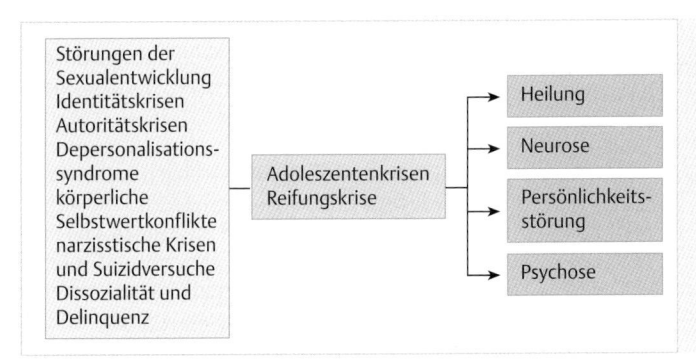

Abb. 12.3 Die sog. Adoleszentenkrisen und ihr möglicher Ausgang.

Störungen der Sexualentwicklung
Identitätskrisen
Autoritätskrisen
Depersonalisationssyndrome
körperliche Selbstwertkonflikte
narzisstische Krisen und Suizidversuche
Dissozialität und Delinquenz
→ Adoleszentenkrisen Reifungskrise →
- Heilung
- Neurose
- Persönlichkeitsstörung
- Psychose

ren bei Jugendlichen und sogar bei Kindern eine immer größere Bedeutung. Das Einstiegsalter in den Alkohol- und Drogenkonsum sinkt, immer früher tendiert eine bestimmte Gruppe Jugendlicher dazu, einen polyvalenten Missbrauch zu betreiben, wobei in Großstädten neuerdings vor allem Designer-Drogen, wie Ecstasy, sehr in Mode kommen. Während körperliche Abhängigkeit, etwa bei Alkohol- oder Opioidkonsum, mit typischen Entzugssymptomen zumindest bei jüngeren Jugendlichen nur ausnahmsweise auftritt, sind psychische Symptome, wie Antriebsverlust, affektive Abstumpfung oder Enthemmung bis zur Induktion psychotischer Störungen – z.B. bei Cannabinoiden –, häufigere Phänomene. Erfahrungsgemäß müssen bei der gutachterlichen Einschätzung der Steuerungsfähigkeit eines alkoholisierten jugendlichen Täters mit noch fehlender Toleranzentwicklung – vor allem im Hinblick auf eine numerische Tatzeit-Blutalkoholkonzentration (BAK) – unter Umständen geringere Blutalkoholmesswerte als bei Erwachsenen berücksichtigt werden. Entscheidend sind auch hier in erster Linie die psychopathologischen Anknüpfungskriterien während des Tatgeschehens.

Psychotische Störungen: Während im Kindesalter endogene Psychosen eine Seltenheit sind, begegnet man ihnen etwa vom 12. Lebensjahr an in steigender Häufigkeit. Bei einem Viertel aller an Schizophrenie Erkrankten liegt der Störungsbeginn vor dem 20. Lebensjahr. Schizophrene Psychosen manifestieren sich in diesem Lebensabschnitt – oft nach einer unspezifischen Vorpostensymptomatik – nicht immer schubförmig mit floriden Krankheitszeichen, sondern initial manchmal in Form unscharfer, wenig prägnanter und dabei fluktuierender Symptomkonstellationen. Durch entwicklungstypische Verhaltensakzentuierungen können diese in der Adoleszenz eine besondere Tönung erhalten (Freisleder 2002). Wegen der daraus resultierenden diagnostischen Unsicherheit ist es vor allem in der Erwachsenenpsychiatrie üblich geblieben, für Heranwachsende mit derartigen blanden und schwer eingrenzbaren psychiatrischen Störungsbildern ohne eindeutig schizophrenen Charakter die auf eine nosologische Zuordnung verzichtende Bezeichnung „Adoleszentenkrise" (siehe ▶ Abb. 12.3) zu wählen. Dieser unspezifische Störungsbegriff, der ja letztlich für jede sich kritisch zuspitzende seelische Entwicklungsabweichung verwendet werden könnte, blieb aber, vor allem in der Kinder- und Jugendpsychiatrie, nicht unumstritten.

Wenn sich derartige psychopathologische Auffälligkeiten im Laufe der Reifung nicht zurückbilden, münden sie später in neurotische Entwicklungen, in Persönlichkeitsstörungen oder – wie Langen und Jäger schon 1964 in einer retrospektiven Studie zeigten – in einem Drittel der Fälle in eine Schizophrenie vorwiegend hebephrenen Verlaufstyps. Weit häufiger als im Erwachsenenalter kann es in der Adoleszenz bei psychotischen Syndromen vor allem am Erkrankungsbeginn zu diagnostischen Unterscheidungs- und Abgrenzungsschwierigkeiten zwischen den schizophrenen und affektiven Psychosen kommen. Das trifft vor allem deshalb zu, weil altersbedingt störungsspezifische Anamnesen noch fehlen (Freisleder u. Linder 1994). Charakteristische phasische oder schubförmige bzw. nichtremittierende chronische Verlaufseigengesetzlichkeiten der beiden endogenen Psychoseformen können aus diesem Grund diagnostisch oft erst nach einer ausreichend langen Krankheitsdauer als differenzialdiagnostische Kriterien herangezogen werden. Verlaufsbeobachtungen ha-

Tab. 12.34 Jugendtypische und unspezifische Symptombildungen, die einer Schizophrenie vorausgehen können, aber nicht zwangsläufig in sie münden müssen.

- depressive Entwicklungen
- ängstlich-phobische Syndrome
- Borderline-Störungen
- therapieresistente anorektische Syndrome
- Zwangssyndrome (gelegentlich mit katatoniformen Bewegungsmustern)
- Mutismus
- Entfremdungserlebnisse (Depersonalisation und Derealisation)
- oneiroide Syndrome (traumartige Zustände mit fantastischen Innenerlebnissen)
- schizotype Störungen mit sozialem Rückzug und exzentrischem Verhalten

ben ergeben, dass 20–50 % der zunächst ausgeprägten phasischen Verstimmungszustände der erkrankten Jugendlichen später in eine Schizophrenie übergingen (Nissen 1975; Strunk 1989; siehe ▶ Tab. 12.34). Während einerseits manche maniformen Zustandsbilder nach der zweiten Episode die Verlaufsgestalt einer Hebephrenie annehmen, kann andererseits die erste manische Phase einer Zyklothymie durchaus einmal ein hebephrenes Gepräge haben. Dieser jugendtypische Befund führt nicht nur ausnahmsweise zu einem Diagnosewechsel zwischen der ersten und zweiten Krankheitsepisode (Freisleder et al. 2003). Bei der Begutachtung emotional ausgeprägt auffälliger jugendlicher Delinquenten muss sich der Sachverständige fast regelmäßig mit der Frage auseinandersetzen, ob sich hinter den kriminellen Handlungen eines vordergründig dissozial anmutenden Täters oder den schwer verständlichen aggressiven Reaktionen eines Jugendlichen diagnostisch möglicherweise eine präpsychotische Vorbotensymptomatik verbirgt oder seine Taten Ausdruck einer beginnenden Psychose sind.

Sehr zurückhaltend gehen Kinder- und Jugendpsychiater mit der diagnostischen Kategorie „Persönlichkeits(- und Verhaltens-)störungen" um. Einerseits beginnen diese Störungen definitionsgemäß bereits in Kindheit und Adoleszenz und dauern bis ins Erwachsenenalter an. Andererseits erscheint aufgrund noch nicht überschaubarer längerer Lebensentwicklungen eine zu frühe diagnostische Festlegung auf eine Persönlichkeitsstörung unangemessen und problematisch.

Obwohl sich Persönlichkeitsstörungen in ihren unterschiedlichen Erscheinungsbildern sicherlich schon in Kindheit und Jugend ausformen und sich dem Sachverständigen beim Umgang mit jungen Delinquenten nicht selten gerade solche Wesensakzentuierungen und psychopathologische Auffälligkeiten präsentieren, die die Diagnose einer Persönlichkeitsstörung nahelegen, ist – insbesondere vor dem 16. Lebensjahr – Zurückhaltung geboten. Denn es ist immer auch mit noch unvorhersehbaren entwicklungsabhängigen Persönlichkeitsausformungen und -veränderungen zu rechnen. Terminologisch bietet sich hier alternativ der von Spiel 1976 geprägte, besser passende Begriff Persönlichkeits*entwicklungs*störung an, der vor allem auf das Reifungsmoment hinweist und prognostisch weniger festgelegt ist. Klassifikatorisch sinnvoll ist bei dissozialen jugendlichen Straftätern und entsprechenden Symptomkonstellationen oft die Einordnung in die Kategorie einer Störung des Sozialverhaltens mit erhaltenen oder fehlenden sozialen Bindungen, evtl. kombiniert mit einer Störung der Emotionen. Die im Kapitel der ICD-10 genannten diagnostischen Operationalisierungen beschreiben entwicklungstypische psychische Auffälligkeiten beim Kind und beim Jugendlichen oft auch treffender als die Kapitel über neurotische und somatoforme Störungen. Die Diagnose einer Persönlichkeitsstörung oder neurotischen Störung kann und sollte aber auch bei Minderjährigen verwendet werden, wenn die erforderlichen Definitionskriterien erfüllt sind. Dies ist z. B. bei Zwangs- und Konversionsstörungen nicht selten.

Die *Diagnosestellung einer Borderline-Störung* hat mittlerweile auch in der Kinder- und Jugendpsychiatrie zunehmend an Bedeutung gewonnen (Nissen 1989). Mit ihr muss sich der Sachverständige in einem Jugendstrafverfahren gelegentlich auseinandersetzen, wenn er einen impulsiven und affektiv instabilen jungen Probanden zu beurteilen hat. Erforderlich ist dies vor allem dann, wenn – etwa bei gefährlichen Körperverletzungen oder Tötungsdelikten – der motivisch-psychologische Tathintergrund undurchsichtig erscheint und die Anamnese des Jugendlichen schon von früher Kindheit an auf häufige und abrupte Beziehungsabbrüche hinweist. Konträre, nicht mehr miteinander verknüpfbare Beziehungserfahrungen scheinen bereits bei Kindern und Jugendlichen zum Abwehrmechanismus der Spaltung zu prädestinieren. Der plötzliche Wechsel von einer Erfahrungsmöglichkeit in die andere kann dann – z. B. in einer affektiv aufgeschaukelten und sozial überfordernden Tatsituation – beim Betroffenen dazu führen, dass aggressive Impulse in raptusartige Handlungen umgesetzt werden, weil die sonst wirksamen Orientierungen und Kontrollen vorübergehend außer Kraft gesetzt werden (Specht 1994).

Die psychopathologischen Auffälligkeiten derart gestörter Jugendlicher können das ganze Spektrum von phasenweise weitgehend unauffälligem Verhalten bis zu psychotischen Symptomen umfassen. Die Diagnose „Borderline-Störung" allein lässt aber noch keinen Rückschluss auf die Beeinträchtigung oder Aufhebung der Steuerungsfähigkeit zu. Entscheidend bleibt auch hier die psychopathologische Analyse im Einzelfall. Wenngleich gerade diese Störung viele psychodynamische Erklärungsmodelle und Spekulationen für ein spezifisches Täterverhalten anbietet, so besagen diese Interpretationen wenig über das Ausmaß der Steuerungsfähigkeit zum Tatzeitpunkt. Für die forensische Beurteilung entscheidend bleiben die psychopathologischen Besonderheiten, die sich sowohl bei der Tatbegehung wie auch in anderen kritischen Lebenssituationen zeigen müssen.

Ferner sind Diebstahlshandlungen und Brandlegungen meistens Teil des Verhaltensrepertoires Jugendlicher mit *Störungen des Sozialverhaltens*. Sie kommen aber auch bei schweren Lernbehinderungen bzw. bei geistig Behinderten vor. Während bei wiederholten Ladendiebstählen in der Regel die persönliche Bereicherungsabsicht handlungsleitend ist, können scheinbar motivlose Brandstiftungen von schwer neurotisch gestörten Jugendlichen Signalcharakter in einer subjektiv ausweglosen Situation besitzen und zur Spannungsabfuhr aggressiver Impulse dienen.

Aus der Gruppe der *Störungen der Sexualpräferenz* ist die *Pädophilie* erwähnenswert. Während Jugendliche und insbesondere Kinder in der Mehrzahl Opfer sexuellen Missbrauchs sind, kommen minderbegabte oder entwicklungsretardierte, gehemmte Jugendliche oder Heranwachsende mit pädophilen Tendenzen auch als Täter infrage. Oft sind derartige Handlungen passagere Phänomene einer sexuellen Reifungskrise, manchmal aber auch Ausdruck einer schweren neurotischen Fehlentwicklung und – bei entsprechenden Tatausgestaltungen – Vorboten einer später fixierten Pädophilie mit aggressiv-sadistischen Verhaltensmustern.

Zwar trifft man unter kriminellen Jugendlichen häufig unterdurchschnittlich Begabte und Lernbehinderte an. Es ist aber eher eine Seltenheit, dass es sich dabei um *Intelligenzminderungen* (F7) im Sinne eines strafrechtlich relevanten Schwachsinns handelt. Gutachterlich muss sich der Sachverständige mit diesem Personenkreis häufiger bei der Beurteilung der Notwendigkeit von Hilfe- und Therapiemaßnahmen nach dem Bundessozialhilfegesetz (BSHG) befassen.

12.12.1.2 Entwicklungsstörungen und Verhaltens- und emotionale Störungen mit Beginn in der Kindheit und Jugend

Aus forensischem Blickwinkel implizieren die diversen *Entwicklungsstörungen* (siehe ▶ Tab. 12.35), die meistens schon in früher Kindheit, spätestens aber während der ersten Grundschuljahre auftreten, vor allem sozial- und zivilrechtliche Fragestellungen (z. B. Hilfemaßnahmen nach dem KJHG oder Eingliederungshilfe gemäß § 39 BSHG, evtl. Deliktfähigkeit gemäß § 828 BGB).

Bei den *Entwicklungsstörungen* unterscheidet man auf der einen Seite zwischen den sog. *umschriebenen*, also auf eine spezielle Funktion begrenzten Beeinträchtigungen (= Teilleistungsstörung) und *kombinierten Formen*, wobei die altersgemäße Grundintelligenz im Allgemeinen durchschnittlich ist. Einschränkungen oder Verzögerungen beim Erlernen bestimmter Fertigkeiten sind hier mit einer retardierten biologischen Reifung des Zentralnervensystems eng verknüpft, ihre Therapie ist häufig durchaus Erfolg versprechend. Auf der anderen Seite zählen zu den Entwicklungsstörungen auch sog. tief greifende Entwicklungsstörungen, die ein betroffenes Kind vielschichtig und nachhaltig beeinträchtigen, sodass ein psychosozialer Entwicklungsprozess oft nur begrenzt möglich ist und man von einem chronischen Zustandsbild mit eher ungünstiger Prognose ausgehen muss.

Tab. 12.35 Entwicklungsstörungen.

Art der Störung	ICD-10	DSM-IV-TR (Achse II)
umschriebene Entwicklungsstörungen des Sprechens und der Sprache	F80.XX	315.XX
umschriebene Entwicklungsstörungen schulischer Fertigkeiten	F81.XX	315.XX
umschriebene Entwicklungsstörungen der motorischen Funktion	F82	315.XX
kombinierte umschriebene Entwicklungsstörung	F83	315.XX
tiefgreifende Entwicklungsstörungen	F84	299.XX
• frühkindlicher Autismus	F84.0	
• atypischer Autismus	F84.1	
• Rett-Syndrom	F84.2	
• andere desintegrative Störung des Kindesalters	F84.3	
• hyperkinetische Störung mit Intelligenzminderung und Bewegungsstereotypien	F84.4	
• Asperger-Syndrom	F84.5	

Umschriebene Entwicklungsstörungen des Sprechens und der Sprache können zum einen die Artikulation, also Lauterwerb und Bildung einzelner Laute, tangieren. Zum anderen ist bei einer expressiven Sprachstörung die Entwicklung der gesprochenen Sprache in ihrer gesamten Breite deutlich verzögert, bei der rezeptiven Sprachstörung vor allem das Sprachverständnis. Die häufigste umschriebene Entwicklungsstörung *schulischer Fertigkeiten* ist die Lese- und Rechtschreibstörung (*Legasthenie*), bei der trotz ausreichender Intelligenz und adäquater Beschulung das Leseverständnis und die Fähigkeit, gelesene Worte wiederzuerkennen, deutlich beeinträchtigt ist. Auslassen, Ersetzen und Verdrehungen von Buchstaben und Wörtern sind typisch, Rechtschreibprobleme die Folge. In ähnlicher Weise kann eine ausgestanzte Beeinträchtigung der Fertigkeiten im rechnerischen Umgang mit Zahlen im Sinne einer Rechenstörung (Dyskalkulie) vorliegen.

Die tief greifenden Entwicklungsstörungen sind eine Gruppe von kinderpsychiatrischen Krankheitsbildern, die durch qualitative Einschränkungen in sozialen Interaktionen und Kommunikationsmustern sowie durch ein reduziertes, stereotypes Repertoire von Interessen und Aktivitäten charakterisiert sind. Prototyp ist der *frühkindliche Autismus*, der bereits vor dem 3. Lebensjahr in Erscheinung tritt. Betroffene Kleinkinder zeigen erhebliche Kontaktstörungen gegenüber ihren Bezugspersonen, ältere Kinder bieten auffällige emotionale Reaktionsmuster, Spracheigentümlichkeiten mit Wortneuschöpfungen und eine Neigung zu repetitiv-ritualisierten Handlungsabläufen. Die Prognose autistischer Kinder, die meistens auch deutlich intelligenzgemindert sind, ist eher schlecht: 75 % werden später in Heimen stationär betreut, nur ausnahmsweise kommt es zu überraschenden Entwicklungsfortschritten. Eine mildere Variante des Autismus ist das seltenere *Asperger-Syndrom*. Vorwiegend betroffen sind männliche, nicht entwicklungsverzögerte, normal begabte Jugendliche mit leichten motorischen Defiziten und der Tendenz zu Sonderinteressen sowie Introvertiertheit.

Unter Verhaltens- und emotionalen Störungen des Kindes- und Jugendalters (F9) wird eine große, sehr heterogene Gruppe von Verhaltensauffälligkeiten (siehe ▶ Tab. 12.36) zusammengefasst, die der Jugendpsychiater als Sachverständiger in verschiedenen Rechtsbereichen antrifft.

Kriminologisch von Bedeutung können die hyperkinetischen Störungen werden, vor allem wenn sie mit den unterschiedlich akzentuierten Störungen des Sozialverhaltens kombiniert sind. Symptomatologisch steht beim Hyperkinetischen Syndrom (HKS), dem ursächlich sehr wahrscheinlich überwiegend genetisch bedingte leichte hirnorganische Funktionsstörungen und daraus folgende Dysba-

Tab. 12.36 Verhaltens- und emotionale Störungen mit Beginn in der Kindheit und Jugend.

Art der Störung	ICD-10	DSM-IV-TR
hyperkinetische Störungen bzw. ADHS	F90	314.01
Störung des Sozialverhaltens	F91	312.8
kombinierte Störung des Sozialverhaltens und der Emotionen	F92	
Störungen sozialer Funktionen mit Beginn in der Kindheit und Jugend	F94	
elektiver Mutismus	F94.0	313.23
Ticstörungen	F95	307.20–23

lancen vor allem im Dopaminstoffwechsel zugrunde liegen, ein Aufmerksamkeitsdefizit, meistens verbunden mit einer motorischen Hyperaktivität und einem impulsiven Verhaltensstil, im Vordergrund. In den letzten Jahren hat sich die diagnostische Bezeichnung Aufmerksamkeitsdefizit-/Hyperaktivitätsstörung (ADHS) durchgesetzt. Verhaltenstherapeutische Maßnahmen, eventuell in Verbindung mit Pharmakotherapie (Stimulanzien, neuerdings auch Atomoxetin), erweisen sich als hilfreich. Überzufällig häufig sieht man bei der Begutachtung vor allem von Aggressions- und Gewaltdelikten Jugendliche und jüngere erwachsene Straftäter, die in ihrer Kindheitsanamnese Hinweise für eine ADHS bieten. Ähnliches gilt übrigens auch für Teilleistungsstörungen, vor allem eine umschriebene Lese- und Rechtschreibstörung (Legasthenie). Da offenbar bei mindestens 30% der ADHS-Fälle des Kindes- und Jugendalters eine Persistenz bis ins Erwachsenenalter – wenn auch gelegentlich mit symptomatologischen Akzentverschiebungen – besteht (Wender 1995), hat sich in den letzten Jahren auch das Interesse der Allgemeinpsychiatrie zunehmend auf dieses Störungsbild gerichtet (Krause et al. 1998). Obwohl sich ADHS definitionsgemäß bereits im früheren Kindesalter manifestiert, wird die Diagnose nicht nur ausnahmsweise erst beim Erwachsenen gestellt. Auch in diesem Lebensalter gibt es eine hohe psychiatrische Komorbidität etwa mit Depressionen, bipolaren Störungen, aber ebenso mit Substanzmissbrauch oder antisozialer Persönlichkeitsstörung mit dem impliziten Risiko von kriminellen Handlungen.

Die *Störungen des Sozialverhaltens* umschreiben unterschiedliche Erscheinungsformen jugendlicher Dissozialität. In Abhängigkeit vom sozialen Kontext und dem Bindungsverhalten des Symptomträgers lassen sich weitere Unterformen differenzieren. Orientiert man sich an der ICD-10, dann ist die Kategorie „Kombinierte Störung des Sozialverhaltens und der Emotionen" eine häufige Diagnose, die auf psychisch auffällige junge Delinquenten zutrifft. Aggressives, dissoziales oder aufsässiges Verhalten paart sich bei diesen Tätern mit ausgeprägten Symptomen von Depressivität oder Angst. Reine emotionale Störungen mit Prägnanzsymptomen wie Trennungsangst von den Bezugspersonen, spezifischen Phobien, sozialer Überempfindlichkeit oder überzeichnetem Rivalisieren mit den Geschwistern sind typisch für Kindheit und Adoleszenz. Traditionellerweise werden emotionale Störungen in der Kinder- und Jugendpsychiatrie von den klassischen Neurosen unterschieden, weil – trotz gewisser Überlappungen – viele emotionale Auffälligkeiten eine besondere Entwicklungsbezogenheit besitzen und die Mehrheit dieser Kinder im Erwachsenenalter symptomfrei wird. Von den Störungen sozialer Funktionen verdient der *elektive Mutismus* aus forensischer Sicht deshalb Erwähnung, weil er ein jugendtypisches Phänomen ist, das z. B. bei kindlichen Misshandlungsopfern oder bei Zeugen von Gewalttaten auftreten kann. Während ein generalisiertes, akut aufgetretenes mutistisches Syndrom auf ein traumatisierendes Ereignis hindeutet, handelt es sich beim elektiven Mutismus um eine ausgeprägte, emotional bedingte Selektivität der Sprachbereitschaft, die von bestimmten Situationen und Kontaktpersonen abhängt. Diese Mutismusform ist in der Regel mit längerfristig wirksamen, diversen Ängsten und Widerständen verbunden.

12.12.2 Besonderheiten kinder- und jugendpsychiatrischer Behandlung

Kinder- und jugendpsychiatrische Therapie findet im voll- und teilstationären bzw. im ambulanten Setting statt. Nach wie vor bestehen in Deutschland regionale, insbesondere im Hinblick auf die niedergelassenen Fachkollegen teilweise erhebliche Versorgungsengpässe. Die Aufgabe des Kinder- und Jugendpsychiaters bei der Behandlung psychisch kranker Kinder und Jugendlicher erschöpft sich nicht allein darin, sich selbst als ärztlicher Therapeut einzubringen. Er muss vielmehr *fallbezogen* ein *multiprofessionelles Behandlungsteam* leiten und koordinieren, das wesentlich breit gefächerter als in der Erwachsenenpsychiatrie ist. Neben den Ärzten und dem Pflege- und Erziehungspersonal im stationären bzw. tagesklinischen Bereich gehören dazu unterschiedliche Berufsgruppen, wie klinische Psychologen, Beschäftigungs-, Tanz- und Sport-, Musik- und Kunsttherapeuten, Logopäden, Sozialarbeiter sowie die an einer Klinikschule beschäftigten Lehrerinnen und Lehrer.

Folgende Behandlungsmethoden psychischer Störungen spielen im Entwicklungsalter eine zentrale Rolle:
1. die *Elternberatung*, die regelmäßig eine Erziehungs- und häufig auch eine Paarberatung einschließt, als Basis;
2. die immer mehr an Bedeutung gewinnende, oft in spezifischen Behandlungs- und Trainingsprogrammen konzipierte *Verhaltenstherapie*;
3. die *tiefenpsychologisch orientierte Psychotherapie* des Kindes in Form einer Einzel- oder Gruppentherapie, falls indiziert auch seiner Eltern;
4. die *systemische Familientherapie*;
5. die *Heilpädagogik* (vorwiegend bei intelligenzgeminderten Patienten);
6. die *Psychopharmakotherapie* (supportiv bei ausgewählten Störungsbildern).

▶ Abb. 12.4 zeigt Schwerpunkte und Synergismen der wichtigsten Behandlungsmethoden im Hinblick auf die unterschiedlichen kinder- und jugendpsychiatrischen Störungsbilder (Nissen u. Trott 1995).

In der Psychotherapie des Kindes- und Jugendalters zeigen sich, fußend auf neueren Forschungsergebnissen, einige neue Tendenzen: So ist bei der Planung und Durchführung psychotherapeutischer Maßnahmen stärker als bisher die *Entwicklungsdimension* zu berücksichtigen. Psychotherapie wird nur dann zum gewünschten Erfolg führen, wenn entwicklungspsychopathologische Besonderheiten, etwa bei Angstsyndromen, depressiven Störungen oder bei aggressivem Verhalten, nicht vernachlässigt werden. Unverzichtbar ist in diesem Zusammenhang auch die Einbeziehung von Elementen der *Therapieevaluation* und *Qualitätssicherung*, wobei bei der Beurteilung eines Behandlungsresultates neben der Einschätzung der Therapeuten auch das subjektive Urteil der Patienten bzw. der Sorgeberechtigten von Bedeutung ist.

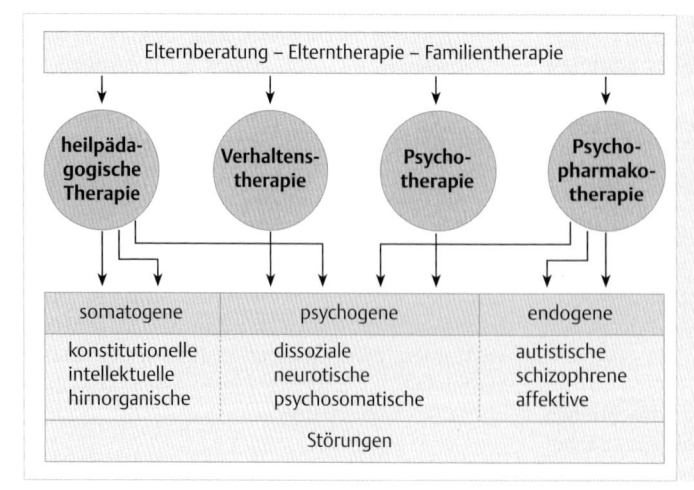

Abb. 12.4 Die wichtigsten Behandlungsmethoden in der Kinder- und Jugendpsychiatrie.

Es hat sich gezeigt, dass *störungsspezifische Behandlungsformen* mit einem definierten und auf das individuelle Krankheitsbild zugeschnittenen Vorgehen den universellen, in mehr oder weniger gleicher Weise bei allen seelischen Störungen angewandten Verfahrensweisen überlegen sind.

Breit anerkannt und etabliert im kinder- und jugendpsychiatrischen therapeutischen Mehrebenenkonzept ist mittlerweile auch die Psychopharmakotherapie (Nissen u. Trott 1995). So sind seit vielen Jahrzehnten die Stimulanzien (insbesondere Methylphenidat) neben Verhaltens- und Milieutherapie eine bedeutende Säule bei der Behandlung eines *ausgeprägten hyperkinetischen Syndroms* (ADHS). *Neuroleptika* besitzen zumindest phasenweise einen hohen Stellenwert bei den bereits in der Adoleszenz floride auftretenden *schizophrenen Psychosen*. In der Zwischenzeit hat sich auch bei jugendlichen Psychosepatienten das im Hinblick auf extrapyramidalmotorische Begleiteffekte nebenwirkungsärmere *atypische Neuroleptikum Clozapin* (aber: beachte Blutbildkontrollen!) behauptet (Freisleder u. Mannhart 1997). Erste Erfahrungen existieren auch zu anderen atypischen Neuroleptika, wie z. B. Olanzapin, Risperidon, Quetiapin oder Aripiprazol. Positive Behandlungsresultate gibt es ebenso für niederpotente Neuroleptika, die neben dem primär antikonvulsiven Carbamazepin bzw. dem Phasenprophylaktikum Lithium supportiv vor allem bei hirnorganisch mitbedingter *Aggressivität* bzw. bei *Impulskontrollstörungen* versuchsweise indiziert sein können (Freisleder u. Mannhart 1997). *Antidepressiva* sind auch bei *schweren depressiven Syndromen* des Jugendalters wirksam. *Suizidale Zustandsbilder* machen gelegentlich die passagere Verordnung eines *Tranquilizers* (z. B. Lorazepam) erforderlich. Moderne Antidepressiva, z. B. *selektive Serotonin-Wiederaufnahmehemmer* (z. B. Fluoxetin), scheinen bei jugendlichen Patienten, ähnlich wie bei Erwachsenen, ebenso effizient, jedoch nebenwirkungsärmer als ihre klassischen Vorläufer zu sein (Emslie et al. 1997; Keller 1998). Immer ist beim Einsatz von Psychopharmaka im Jugendalter neben einer sehr sorgfältigen Indikationsstellung und gewissenhaften Therapiekontrollen zu bedenken, dass – von Notfällen abgesehen – außer der Kooperation des minderjährigen Patienten das Einverständnis seiner sorgeberechtigten Eltern unabdingbar ist. Das gilt insbesondere dann, wenn auch bei Jugendlichen bereits bewährte, aber für diesen Altersbereich von der Herstellerfirma nicht ausdrücklich zugelassene Substanzen im Rahmen eines *individuellen Heilversuchs* verordnet werden.

12.12.3 Delinquenz

Die Kinder- und Jugendpsychiatrie umschreibt mit dem ursprünglich juristisch-kriminologischen Terminus *Delinquenz* im weiteren Sinn ein Spektrum von dissozialen Handlungen, die mit unterschiedlichen gesellschaftlichen Kontrollinstanzen in Konflikt kommen. Mit entsprechenden Verhaltensweisen eines Jugendlichen muss nicht unbedingt eine gesetzlich verankerte Strafandrohung verbunden sein, etwa wenn Schulbehörde oder Jugendamt bei chronischem Schuleschwänzen mit unterschiedlichen Maßnahmen intervenieren. Der Begriff des delinquenten Verhaltens wird auch bei noch strafunmündigen Kindern unter 14 Jahren angewandt, wenn in dieser Altersstufe im Prinzip strafbare Handlungen, wie z. B. Stehlen, Sachbeschädigung oder Brandstiftung, im Rahmen eines dissozialen Syndroms bei sozialer Vernachlässigung bzw. Verwahrlosung ausgeführt werden.

Die Erscheinungsformen von *Dissozialität und Verwahrlosung* unterscheiden sich bei Jungen und Mädchen sowohl im Hinblick auf das Manifestationsalter als auch auf die Symptomatik. Während Jungen bereits um das 6. Lebensjahr zur Zeit der Einschulung einen ersten Häufigkeitsanstieg von Verwahrlosungssymptomen und weitere jeweils um das 9., das 11. und 14. Lebensjahr zeigen, treten vergleichbare dissoziale Erscheinungsbilder bei Mädchen in akzentuierter Form gewöhnlich erstmals um das 11. und später nochmals um das 13. und 15. Lebensjahr auf. Eigentumsvergehen, Schuleschwänzen, Herumtreiben, Trinkexzesse und aggressive Handlungen kennzeichnen phänomenologisch bei den männlichen Jugendlichen dissoziale Verhaltensmuster. Frühsexuelle Betätigungen mit häufig wechselnden Partnern treten in diesem Zusammenhang bei weiblichen Heranwachsenden öfter auf als Eigentumsdelikte, Schulverweigerung und Vagabundieren. Diverse kinder- und jugendpsychiatrische Studien kamen zu dem Ergebnis, dass die Prognose einer dissozialen Symptomatik umso persistenter und ungünstiger ist, je frühzeitiger sie bei einem Kind bzw. Jugendlichen auftritt (Remschmidt 1987). Wie Robins (1974) in einer großen Längsschnittuntersuchung zeigte, kommt die Hälfte der im Kindesalter als antisozial diagnos-

Tab. 12.37 Kinder- und Jugenddelinquenz 1984–2009.

	1984	1994	2004	2007	2008	2009
tatverdächtige Kinder	66 309	100 077	115 770 (davon 29,4 % weiblich)	102 012 (davon 28,0 % weiblich)	101 398 (davon 28,2 % weiblich)	96 627 (davon 28,3 % weiblich)
prozentualer Anteil an der Gesamtrate	5,3 %	4,9 %	4,9 %	4,4 %	4,5 %	4,4 %
davon Anteil nicht deutscher Kinder	22,4 %	20,7 %	17,7 %	17,3 %	16,8 %	16,1 %
tatverdächtige Jugendliche	157 360	223 551	297 087 (davon 26,2 % weiblich)	277 447 (davon 27,5 % weiblich)	265 771 (davon 28,2 % weiblich)	248 702 (davon 29,1 % weiblich)
prozentualer Anteil an der Gesamtrate	12,5 %	11,0 %	12,5 %	12,1 %	11,8 %	11,4 %
davon Anteil nicht deutscher Jugendlicher	14,9 %	23,9 %	17,0 %	16,6 %	16,9 %	17,3 %

tizierten jungen Patienten („early starters") in der Folgezeit mit dem Strafgericht in Kontakt, 5 % werden Alkoholiker, über 20 % leiden später an neurotischen Störungen, und nur ein Drittel ist unauffällig. Diese Ergebnisse wurden 1993 von Moffit und 2001 in der Mannheimer Längsschnittstudie tendenziell bestätigt (Laucht 2001; siehe auch Kap. 22.2.3).

Im engeren Sinn sind mit Jugendlichendelinquenz *kriminelle Handlungen* gemeint, die zur Strafverfolgung durch Polizei und Jugendgerichte führen. Während Einbruch, Raub und Totschlag keine unbedingt adoleszenztypischen Straftatbestände sind, war in den letzten Dekaden in Deutschland, aber auch in anderen Staaten, eine quantitative und qualitative Zunahme von Straftaten vor allem jugendlicher Gewaltdelikte festzustellen. Seit etwa fünf Jahren scheint es – statistisch gesehen – immerhin zu einer leicht rückläufigen Tendenz gekommen zu sein (▶ Tab. 12.37). In der Bundesrepublik erhielten vor dem Hintergrund der durch die politische Wiedervereinigung insbesondere im Ostteil des Landes bedingten sozialen Veränderungen und einer allgemein gestiegenen Antipathie gegenüber ausländischen Mitbürgern aggressive Exzesse jugendlicher Täter oft eine rechtsextremistisch-fremdenfeindliche Tönung. Häufige Straftaten im Jugendalter sind neben den Aggressionsdelikten vor allem Diebstahl, Sachbeschädigung, Verstöße gegen das Betäubungsmittelgesetz, Leis-

tungserschleichung, ferner unerlaubtes Fahren mit dem Kraftfahrzeug und Prostitution. Das Straftatenspektrum 2004 (▶ Tab. 12.38) entspricht in etwa den aktuellen Verhältnissen. 2009 waren in Deutschland von den knapp 2,2 Mio. Tatverdächtigen 4,4 % Kinder und 11,4 % Jugendliche. Rechnet man die Heranwachsenden noch dazu, waren insgesamt gut 26 % aller Tatverdächtigen 2009 jünger als 21 Jahre (▶ Abb. 12.5). Besonders bei der psychiatrisch zu begutachtenden Jugendlichenklientel fällt auf, dass Drogen- und Alkoholeinfluss bei vielen Gesetzesübertretungen, vor allem Gewalthandlungen, eine oft wesentliche bahnende Rolle spielen. Daneben begegnet der jugendpsychiatrische Sachverständige nicht selten jungen Sexualdelinquenten und Brandstiftern.

Bei der *Bewertung der Jugendkriminalität* ist – auch im Zusammenhang mit ihrer psychiatrischen Relevanz – zu berücksichtigen, dass die überwiegende Mehrzahl aller Jugendlichen beiderlei Geschlechts, vor allem zwischen dem 13. und 16. Lebensjahr, aus sämtlichen sozialen Schichten wiederholt Handlungen begeht, die zwar gegen strafrechtliche Normen verstoßen, jedoch nicht entdeckt werden. Dunkelfelderhebungen haben ergeben, dass in diesem Altersbereich der Prozentsatz von nicht registrierten Straftaten, insbesondere von weniger schwerwiegenden Delikten, wesentlich höher ist als die repräsentativen Kriminalitätsbelastungszahlen. Dabei handelt es sich oft um Bagatelldelik-

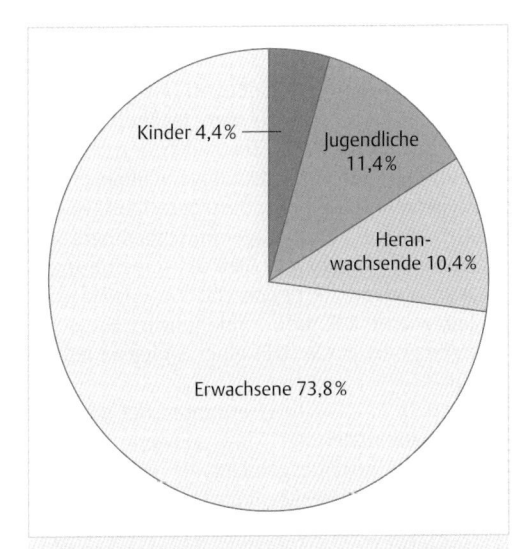

Abb. 12.5 Tatverdächtige aller Altersgruppen bei Straftaten im Jahr 2009. Quelle: Bundesministerium des Innern, 2010.

Kinder 4,4%
Jugendliche 11,4%
Heranwachsende 10,4%
Erwachsene 73,8%

gruppe darstellt, z. B. sind vorurteilsbedingte Benachteiligungen ausländischer tatverdächtiger Jugendlicher nicht unbedingt eine Seltenheit. So haben das Anzeigeverhalten der Öffentlichkeit und die sich anschließende Tatbewertung und -aufklärung durch Polizei und Staatsanwaltschaft letztlich einen entscheidenden Einfluss auf die Größe der schließlich resultierenden Kriminalitätsbelastungszahlen vor allem bei der Subgruppe der jugendlichen und heranwachsenden Straftäter.

12.12.4 Begutachtung

12.12.4.1 Strafrecht

An ein jugendpsychiatrisches Gutachten über einen Straftäter werden meistens umfangreichere und differenziertere Anforderungen als im Erwachsenenstrafrecht gestellt. Bei Minderjährigen wird nämlich nicht nur eine *Stellungnahme zur Schuldfähigkeit* (§§ 20, 21 StGB), sondern auch explizit eine *Beurteilung der individuellen Reife* (§§ 3, 105 JGG; siehe Kap. 9.2.1), seines *sozialen Umfeldes*, der *Entwicklungsprognose* und eine Empfehlung von adäquaten *pädagogischen bzw. therapeutischen Maßnahmen* postuliert. Die vom Gesetzgeber erwartete aktivere Rolle des jugendpsychiatrischen Gutachters im strafprozessualen Geschehen leitet sich auch aus einer Formulierung des Bundesgerichtshofes ab. Dort heißt es: „Der psychiatrische Sachverständige im Jugendstrafverfahren hat dem Gericht den Tatsachenstoff zu unterbreiten, der nur aufgrund besonderer sachkundiger Beobachtungen gewonnen werden kann. Er hat das wissenschaftliche Rüstzeug zu vermitteln, das dem Richter eine entsprechende Auswertung ermöglicht" (BGHSt 7, 239).

te, wie z. B. „Schwarzfahren" in öffentlichen Verkehrsmitteln. Dies sollte als Hinweis darauf interpretiert werden, dass Gesetzesübertretungen, zumindest in einem gewissen Rahmen und Ausmaß, auch als natürliche Entwicklungsphänomene angesehen und nicht generell und zu früh zu einer Kriminalisierung eines Jugendlichen führen sollten. Auch werden in den meisten westlichen Ländern für Jugendliche und Heranwachsende höhere Kriminalitätsbelastungszahlen festgestellt als für die restliche Bevölkerung. Hierbei muss allerdings bedacht werden, dass die Anzahl der als tatverdächtig ermittelten Jugendlichen nicht den Anteil der tatsächlichen Täter in der entsprechenden Altersgruppe darstellt, z. B. sind vorurteilsbedingte

Tab. 12.38 Kinder- und Jugenddelinquenz nach Straftaten im Jahr 2004 (Bundesministerium des Innern 2005).

	Tatverdächtige Kinder	Tatverdächtige Jugendliche
Ladendiebstahl	50 304 (43,4%)	67 979 (22,9%)
Körperverletzung	18 660 (16,1%)	63 616 (21,4%)
Sachbeschädigung	20 428 (17,6%)	46 908 (15,8%)
Diebstahl unter erschwerenden Umständen	8 260 (7,1%)	34 381 (11,6%)
Verstöße gegen das Betäubungsmittelgesetz	2 502 (2,2%)	26 791 (9,0%)
Leistungserschleichung	–	19 744 (6,6%)
Raub, räuberische Erpressung und räuberischer Angriff	–	11 774 (4,0%)
Gesamt	115 770	297 087

Nicht wenige Kinder- und Jugendpsychiater verspüren in der Funktion des Sachverständigen im Strafgericht einen Rollenkonflikt: Einerseits sollen sie als professionelle, unvoreingenommene Gehilfen des Richters zur psychologischen Aufhellung der Täterpersönlichkeit und der Tatumstände beitragen, andererseits aber gleichzeitig auch – ihrem Berufsverständnis entsprechend – als ärztliche Therapeuten den Hilfsansprüchen ihrer Probanden gerecht werden. Auch wenn keine exakten Zahlen darüber vorliegen, wie häufig in deutschen Jugendstrafverfahren ein psychiatrischer Sachverständiger hinzugezogen wird, kann entsprechend einer nicht repräsentativen Umfrage bei Jugendrichtern davon ausgegangen werden, dass dies höchstens in jedem zehnten Verfahren der Fall ist (Freisleder 1991). Während der letzten Jahre ist allerdings eine Steigerungsrate der Gutachtensnachfrage vonseiten der Jugendgerichte zu registrieren.

Folgende Sachverhalte stellen die *Hauptindikation für die Einholung eines jugendpsychiatrischen Gutachtens* dar:
- kinder- und jugendpsychiatrische Vorerkrankungen
- länger anhaltende psychische Entwicklungsproblematik
- Anhaltspunkte für Minderbegabung
- neurologische Vorerkrankungen (z. B. Schädelhirntrauma, Epilepsie)
- Verdacht auf aktuelle psychotische Störung
- Verdacht auf Alkohol- bzw. Drogeneinfluss zur Tatzeit
- triebhafte Handlungen (vor allem Sexualdelinquenz)
- Hinweise auf Amnesie zur Tatzeit
- sozial problematisches familiäres Umfeld
- psychiatrisch auffällige Familienanamnese
- Wiederholungstäter
- Kapitaldelikte (Mord, Totschlag)

Aus jugendpsychiatrischer Perspektive ist von den vier Schuldfähigkeitskriterien gemäß §§ 20, 21 StGB im Grunde nur der *Schwachsinn*, auch mittels testpsychologischer Zusatzuntersuchung, einigermaßen objektiv abzugrenzen und diagnostisch zu fassen. Die übrigen drei Störungsbegriffe überlagern sich in weiten Bereichen und sind nicht ohne weiteres mit diagnostischen Kriterien der klinischen Kinder- und Jugendpsychiatrie in Einklang zu bringen. Trotzdem haben sich hier im Hinblick auf jugendliche und heranwachsende Straftäter in der Rechtsprechung einige besondere *Einordnungsrichtlinien* entwickelt:

1. Unter dem forensischen Begriff „*krankhafte seelische Störung*" werden vom Jugendpsychiater akute und chronische Zustandsbilder von psychotischer Qualität, wie endogene und exogene Psychosen, subsumiert. Dazu gerechnet werden auch alkohol- bzw. drogenrauschbedingte sog. zentralnervös-toxische Bewusstseinsstörungen oder ausgeprägte organische Wesensänderungen, wie sie z. B. nach frühkindlicher Hirnschädigung oder im Verlauf einer Epilepsie auftreten.

2. Mit dem forensischen Terminus „*tief greifende Bewusstseinsstörung*" sind schwere affektive Ausnahmezustände gemeint, die nicht im engeren Sinn krankheitsbedingt sind und natürlich auch im Jugendalter, vor allem bei raptusartigen Gewaltdelikten, beobachtet werden können. Typische Kennzeichen für diese Form einer Bewusstseinsstörung ist eine spezifische Tatvorgeschichte mit einer problematischen Täter-Opfer-Beziehung, beispielsweise in einem chronischen Vater-Sohn-Konflikt. Im Übrigen sind hier jedoch ähnliche Beurteilungsgrundlagen anzuwenden wie bei Erwachsenen (siehe Kap. 13.1).

3. Unter einem *forensisch relevanten Schwachsinn*, der vor allem die Einsichtsfähigkeit beeinträchtigen kann, versteht man bei einem jugendlichen Täter eine nicht oder nur in Grenzen veränderbare, zumindest leichte Intelligenzminderung entsprechend der ICD-10 mit IQ-Werten unter 70. Aber nicht allein der numerische Intelligenzquotient, sondern die individuellen intellektuellen Voraussetzungen und Kompetenzen eines minderbegabten jugendlichen Täters in einer spezifischen Tatsituation sind ausschlaggebend für die Einschätzung seiner Schuldfähigkeit.

4. Der Störungsbegriff der sog. „*schweren anderen seelischen Abartigkeit*" impliziert ohne Zweifel den Charakter des Endgültigen und grundsätzlich Devianten. Obwohl sein semantischer Gehalt gerade in der Jugendpsychiatrie sicherlich sehr problematisch ist, muss der Gutachter in diese Kategorie die natürlich auch schon im Jugend- und Heranwachsendenalter anzutreffenden schweren neurotischen Fehlentwicklungen, die ausgeprägten Persönlichkeits(entwicklungs)störungen, die sexuellen Triebanomalien und schließlich die manifesten Suchtformen

einordnen. Gerade junge Abhängige, die in Betäubungsmitteldelikte, wie direkte oder indirekte Beschaffungskriminalität, verwickelt sind, werden möglicherweise unter diesem Gesichtspunkt ex- oder dekulpiert. Da der antiquierte psychiatrische Terminus „Abartigkeit" bei allen Verfahrensbeteiligten bereits reflexhaft prognostischen Pessimismus und therapeutischen Nihilismus auslösen kann, sollte der Jugendpsychiater mit ihm behutsam und kritisch umgehen. Er sollte in einem entsprechenden Fall bei seiner Stellungnahme darauf verweisen, dass hier bei seiner noch im Entwicklungsprozess befindlichen Altersklientel nicht per se von fixierten, irreversiblen Störungen ausgegangen werden muss.

Grundsätzlich muss der jugendpsychiatrische Sachverständige im Umgang mit den Schuldfähigkeitsparagraphen – gerade bei neurotisch gestörten und dissozialen Jugendlichen – berücksichtigen, dass schon das psychiatrische Etikett einer eingeschränkten Schuldfähigkeit zu einer Stigmatisierung führen kann. Denn eine attestierte Einschränkung der Schuldfähigkeit kann auch das *Risiko einer narzisstischen Kränkung* in sich bergen. Zum einen können sich dadurch beim jugendlichen Delinquenten ohnehin oft vorhandene Selbstwertkrisen verschärfen, zum anderen werden durch Ausstellen eines psychiatrischen „Freibriefes" bereits vorhandene ungünstige Entwicklungstendenzen sogar weiter verfestigt. Unabhängig vom Schuldfähigkeitsaspekt kann auch bei vorhandener strafrechtlicher Verantwortlichkeit ein jugendpsychiatrischer Interventionsbedarf bestehen. Der Sachverständige wird dann im Rahmen des Handlungsspielraumes des Jugendgerichtsgesetzes z.B. eine ambulante, jugendpsychiatrisch unterstützte Betreuungsmaßnahme oder die Platzierung in einem heilpädagogisch-psychotherapeutisch ausgerichteten Heim anregen und, in besonders gelagerten Fällen, auch einmal eine Therapiemaßnahme in der Haftanstalt empfehlen.

Bei *de- oder exkulpierten Probanden* steht theoretisch die gesamte Palette ambulanter und stationärer jugendpsychiatrischer Therapieformen zur Verfügung. Einerseits sollte psychische Auffälligkeit gerade bei Jugendlichen keinesfalls automatisch zu einer De- oder Exkulpierung führen, andererseits wird bei einer Begutachtung nicht selten eine die Schuldfähigkeit tangierende psychiatrische Störung überhaupt erst entdeckt. Beim Kranken kann dann die erforderliche Therapie veranlasst werden. Aber nicht nur bei ihm, sondern auch beim psychisch im Wesentlichen gesunden jugendlichen Delinquenten kann der Kontakt mit dem Gutachter zum ersten Mal einen Prozess der Selbstreflexion in Gang bringen, dadurch in manchen Fällen bei allen Verfahrensbeteiligten zum besseren Verständnis der bestehenden Problematik führen und das Gericht zu „maßgeschneiderten" Urteilen inspirieren (Freisleder u. Trott 1997).

12.12.4.2 Jugendliche und Heranwachsende im Maßregelvollzug

Befürwortet der jugendpsychiatrische Sachverständige wegen einer psychiatrischen Erkrankung die §§ 21 oder 20 StGB eindeutig, muss er sich – auf der Grundlage des § 7 JGG – auch zu den Voraussetzungen der Maßregelvollzugsparagraphen 63 und 64 StGB äußern. Dass die nach den §§ 63 und 64 StGB im Maßregelvollzug behandelten psychisch kranken Straftäter generell in ihrer Außenseiterposition gleichsam das Schlusslicht der Psychiatriepatienten abgeben, ist wohl unbestritten. Im besonderen Maß trifft das für die Jugendlichen und Heranwachsenden zu. Da es für diese Altersgruppe in Deutschland – von wenigen Ausnahmen abgesehen – keine speziellen klinischen Einrichtungen gibt, müssen betroffene junge Straftäter gemeinsam mit Erwachsenen betreut werden. Jugendliche und heranwachsende gemäß § 63 bzw. 64 StGB untergebrachte Delinquenten weisen meistens erhebliche emotionale Entwicklungsrückstände auf. Häufig verfügen sie über keinen regulären Schulabschluss oder sie sind schon im Ansatz in ihrer Berufsausbildung gescheitert. Für sie bedeutet die Einweisung in den Maßregelvollzug, dass sie oft in einem sozialen Rahmen therapiert werden, der ihrer spezifischen Krankheits- und Entwicklungssituation nicht gerecht werden kann. Deshalb ist auf diesem Sektor dringend planerischer Handlungsbedarf geboten (Freisleder u. Rüth 1995).

12.12.4.3 Glaubwürdigkeitsbegutachtung von Kindern und Jugendlichen

Im Strafrecht muss der Kinder- und Jugendpsychiater oder der jugendforensisch erfahrene Psychologe auch zu Aussagefähigkeit und Glaubwürdigkeit von minderjährigen Probanden Stellung nehmen. Dies ist vor allem in solchen Deliktkonstellationen indiziert, wenn Kinder Zeugen oder Opfer von Gewalttaten werden (Trott et al. 1997). Vor einer Überprüfung der speziellen Glaubwürdigkeit (Erstaussage, Aussagebeständigkeit) muss sich der Sachverständige mit der allgemeinen Glaubwürdigkeit (intellektuelle Ausstattung, Suggestibilität, Konfabulationsneigung) auseinandersetzen.

Fragestellungen im Hinblick auf die Glaubwürdigkeit minderjähriger Zeugen bzw. die Glaubhaftigkeit ihrer Aussage werden von der Justiz zunehmend bei *Verdacht auf sexuellen Missbrauch* erhoben. Während dieses Phänomen in der Gesellschaft über lange Zeit ein eher tabuisiertes Thema war, sind der sexuelle Missbrauch von Kindern und Jugendlichen und seine Folgen für ihre psychische Entwicklung in den letzten Jahren immer mehr in den Fokus des allgemeinen Interesses gerückt. Immer häufiger bekannt gewordene sexuelle Missbrauchshandlungen im unmittelbaren sozialen Umfeld eines Kindes, aber auch die Aufdeckung einer gelegentlich international gesteuerten, in dieser Form oft erst durch die neuen Medien (Internet) ermöglichten Kriminalität (Kinderpornografie-Ringe, organisierter „Kindersex-Tourismus") haben Öffentlichkeit und Gesetzgeber alarmiert. In diesem Zusammenhang gab es in jüngerer Vergangenheit in Deutschland und anderen EU-Staaten einige spektakuläre Gerichtsverfahren, in deren Verlauf es sich wiederholt gezeigt hat, welche eminente Bedeutung einer professionellen Glaubwürdigkeitsbegutachtung kindlicher Zeugen bzw. Opfer beizumessen ist.

Vor diesem Hintergrund ist ungefähr seit Beginn der 1990er Jahre in Deutschland in vielen Begutachtungsfällen über den Verdacht des sexuellen Missbrauchs ein neues qualitatives Element enthalten, das die fragwürdige Folge von möglicherweise übersensibilisierten Vorermittlern ist. Gemeint ist hier eine vorausgegangene *suggestive Aufdeckungsarbeit*, die *nicht* auf einer Bekundung von Kindern über selbst erlebte Missbrauchserfahrungen basiert, sondern an die Ausdeutung angeblich missbrauchstypischer Signale des Kindes anknüpft (z. B. sexualisierte Sprache, sozialer Rückzug, Distanzlosigkeit, Vorhandensein oder Fehlen bestimmter Details in Kinderzeichnungen).

Die Interpretation von unspezifischen Beobachtungen als Indikatoren sexueller Missbrauchserfahrungen bei Kindern und die nachfolgend methodisch fehlerhafte Aufdeckungsarbeit mit der möglichen Konsequenz „falsch positiver" Diagnosen eines sexuellen Missbrauchs kann heute nicht mehr als ein zu vernachlässigendes Problem abgetan werden. Sie kann zu *schwerwiegenden Fehlentscheidungen* führen, die sich gleichermaßen nachteilig auf einen fälschlich beschuldigten Erwachsenen wie auch auf das durch eine inflationäre Missbrauchsdiagnostik alterierte Kind auswirken. Erschwert werden kann durch suggestive Aufdeckungsarbeit natürlich auch die positive Feststellung des Realitätsgehaltes von Kinderaussagen über sexuelle Missbrauchserfahrungen. Zu fordern ist deshalb für *eine gerichtlich verwendbare gutachterliche Inhaltsanalyse* von Kinderaussagen, dass keine tendenziellen Beeinflussungen während der Aussageentwicklung stattgefunden haben, sondern der Gutachter sich vielmehr vor dem Hintergrund der individuellen Voraussetzungen seines Probanden und der Entstehungsbedingungen einer Aussage auf *bewährte Glaubwürdigkeitskriterien* (sogenannte „Realkennzeichen"), wie z. B. aussagebezogene Darstellungsmerkmale oder motivationale bzw. deliktspezifische Inhalte, stützen kann (Steller 1997; siehe Kap. 17).

Sehr kontrovers wird aktuell, auch in anderen Staaten, die Frage diskutiert, welche Rolle einem mutmaßlich misshandelten Kind in einem Strafprozess zugemutet und wie dabei eine sekundäre Traumatisierung durch wiederholte Befragungen vermieden werden kann. Die frühzeitige Einbeziehung eines auf diesem Gebiet erfahrenen Kinder- und Jugendpsychiaters bei der behördlichen Vernehmung eine Kindes ist ein neuer Schritt in diese Richtung („Aschaffenburger Modell"; Trott et al. 1997). Eine später ebenso in foro einführbare Videoaufzeichnung der Erstvernehmung kann einem kindlichen Opfer eine wiederholte Befragung ersparen. Auch eine simultane Videoübertragung einer kindlichen Zeugenaussage während der Hauptverhandlung aus einem Nebenraum schützt das durch die Vorgeschichte psychisch ohnehin oft schwer belastete Kind vor einer unmittelbaren Konfrontation mit dem mutmaßlichen Täter, ohne dass dadurch dessen prozessualen Rechte maßgeblich eingeschränkt würden (Zeugenschutzgesetz 1998).

Besondere Fragestellungen an die forensische Psychiatrie

13	Besonderheiten bei der Beurteilung und Behandlung delinquenten Verhaltens	*279*
14	Begutachtung bei speziellen Syndromen	*329*
15	Rückfallprognosen	*346*
16	Behandlung psychisch gestörter Rechtsbrecher	*368*
17	Glaubhaftigkeit von Zeugenaussagen	*391*
18	Begutachtung und Behandlung von Opfern	*396*
19	Gefängnispsychiatrie	*400*
20	Gutachtenerstellung	*406*
21	Sachverständigenvergütung	*427*
22	Entwicklungstendenzen und Forschungsrichtungen	*429*
23	Forensische Psychiatrie in Österreich	*448*
24	Forensische Psychiatrie in der Schweiz	*462*

Es gibt eine Reihe von Gutachtensaufträgen an die forensische Psychiatrie, die nicht mit Hilfe des klinischen Wissens allein bearbeitet werden können. Sie kommen meist von der Strafjustiz und beinhalten u.a. Fragen zur Sexualdelinquenz, zu bestimmten Tötungsdelikten, zu den Behandlungsmöglichkeiten und -konzepten bei Kriminellen und zur Rückfallprognose straffällig gewordener Menschen. Einige Psychiater haben die Meinung vertreten, dass es weder in den Kompetenzbereich der Psychiatrie falle, noch dass es sich mit dem Berufsbild und der Ethik des Arztes vertrage, zu solchen Fragen Stellung zu nehmen (Förster 1979; Stone 1984). Derartige Fragen sind auch zum Anlass genommen worden zu empfehlen, dass die Psychiatrie sich gänzlich aus dem forensischen Bereich zurückziehen solle, zumindest was das Strafrecht betrifft. Es gibt jedoch gewichtige Gründe, sich von psychiatrischer Seite dieser Fragen, die sonst in irgendeiner Form ohne Hilfe der Psychiatrie gelöst werden müssten, anzunehmen:

Bei der Beurteilung delinquenten Verhaltens stößt man sehr häufig auf Grenzbereiche, in denen die Abgrenzung von gesellschaftlich definierter Normabweichung und psychischer Gestörtheit sehr schwierig ist. Die Erkundung dieses Grenzbereichs ist für Fachleute, die sich mit psychischen Störungen befassen, eine wichtige und oft auch lohnende Aufgabe.

Aus dem psychiatrischen Wissen können sich therapeutische Impulse ergeben, auch wenn die Betroffenen nicht in den engeren Bereich der Psychiatrie fallen. Ein Beispiel dafür ist die Einrichtung sozialtherapeutischer Abteilungen für Sexualstraftäter in Haftanstalten.

Bei einigen Tätern ist ihre Straftat ein erstes Zeichen einer psychischen Erkrankung, bei anderen wird eine bestehende Krankheit erstmals bei einer Begutachtung festgestellt.

Die humanwissenschaftliche Betrachtung eines Menschen unterscheidet sich grundsätzlich von der juristischen. Gerade in schwerwiegenden oder in schwer lösbaren Problemfällen kann die ergänzende humanwissenschaftliche Perspektive eine sinnvolle Hilfe sein, um der Realität eines Strafgeschehens näher zu kommen. Darüber hinaus geht das Wissen der forensischen Psychiatrie in manchen Bereichen über die Kenntnisse, die Psychiater im Laufe ihrer klinischen Ausbildung erwerben, hinaus. Der Kompetenzbereich der forensischen Psychiatrie unterscheidet sich von jenem der Kliniker und umfasst zusätzlich kriminologische Erkenntnisse und einige juristische Denkansätze.

Ob einem Straftäter eine Haftstrafe oder eine Maßregel auferlegt wird, hängt nicht zuletzt auch von juristischen Erwägungen ab. Studien belegen eine im Vergleich zur Bevölkerung mehrfach erhöhte Prävalenz psychischer Störungen bei Haftinsassen.

Behandlungs- und damit auch Rückfallprognosen sind zentraler Inhalt einer jeden Maßregelbehandlung, seit dem Urteil des Bundesverfassungsgerichts vom 04.05.2011 auch der Sicherungsverwahrung. Aussagen zu Gefährlichkeit, Bewährungsverhalten und Therapier- bzw. Führbarkeit gehören damit zum Aufgabengebiet des forensisch tätigen Therapeuten.

Mit Einführung der forensischen Institutsambulanzen werden auch Haftentlassene zur Mitbeurteilung und gegebenenfalls Mitbehandlung vorgestellt. Wenngleich die Behandlung nach einer Haft nicht in das Kerngebiet der Forensischen Institutsambulanz (FIA) fällt, haben sich in verschiedenen Ländern Kooperationsmodelle etabliert. Dies umso mehr, als psychisch kranke Straftäter nach ihrer Entlassung ebenso wie die aus der Haft entlassenen „psychisch gesunden" Straftäter in Modelle wie KURS bzw. HEADS einbezogen sind.

13 Besonderheiten bei der Beurteilung und Behandlung delinquenten Verhaltens

Für die forensisch-psychiatrische Beurteilung delinquenten Verhaltens sind neben dem klinischen Wissen auch *kriminologische Kenntnisse* erforderlich. Bei der Beurteilung von Affekttaten, Sexualdelinquenz, Aggressionsdelikten, Tötungen in der Kernfamilie, Brandstiftungen und Altersdelinquenz geht es oft um die Frage, ob Menschen, die psychisch nicht erkennbar gestört sind, durch momentane Überforderungen oder Überlastungen zum Zeitpunkt der Tat in ihrer Steuerungsfähigkeit beeinträchtigt waren. Für die Beurteilung ist es erforderlich, die von Psychiatrie, Psychologie und Kriminologie gefundenen „typischen" Konstellationen und die in der Rechtsprechung entwickelten Konventionen näher zu betrachten. Darüber hinaus wird die Frage der Prävention und der Risikoeinschätzung bei Aggressions- und Sexualdelikten zunehmend bedeutsamer. In diesem Bereich sind die wissenschaftlichen Erkenntnisse in den letzten Jahren gewachsen, gleichzeitig hat sich das öffentliche Interesse diesem Bereich mit berechtigter Sorge, aber auch mit übertriebenen Ansprüchen zugewandt.

13.1 Affektdelikte

Unter Affektdelikten versteht man in der juristischen Literatur jene Straftaten, bei denen die Täter ihr Handeln nur sehr eingeschränkt willentlich steuern können, weil sie, von Gemütsbewegungen getrieben, nahezu passiv zum Objekt von Funktionsabläufen werden (Wegener 1981). Gemeint sind damit solche Delikte, bei denen *hochgradige Erregungen* das Handeln wesentlich beeinflusst haben. Die juristische Kommentierung bemerkt jedoch auch kritisch, dass der Affekt kein spezifisches Merkmal ist und dass affektbedingte Schuldminderungen zu den *Ausnahmefällen* gehören sollten (Tröndle u. Fischer 2005). Während die juristische Definition noch relativ unproblematisch erscheinen mag, gerät man bei der Betrachtung des konkreten Einzelfalls bald in Schwierigkeiten. Kröber (1993) geht davon aus, dass jede Definition von Affektdelikten in die Sackgasse führt. Bei jedem Handeln – zumal bei jedem verbotswidrigen Handeln – spielen Affekte eine nicht unwesentliche Rolle. Welche Art von Affekten und welches Ausmaß an Gemütsbewegung müssen gefordert werden, um forensisch relevant zu sein? Da diese Fragen nicht allgemein verbindlich entschieden werden können, gehört die Beurteilung von Affektdelikten zu den schwierigsten Aufgaben im Rahmen von Schuldfähigkeitsbegutachtungen [GS St-6, S. 59 ff.].

Historisch betrachtet ist eine Strafmilderung wegen hochgradiger affektiver Erregung keineswegs neu. Bereits zur Zeit Justinians wurden im Römischen Recht Gewalttaten milder beurteilt, wenn sie im Affekt begangen wurden – eine Tendenz, die sich durch die Jahrhunderte über die Constitutio Criminalis Carolina zu den 1635 vom deutschen Strafrechtslehrer Benedikt Carpzow verfassten „Practica nova criminalis" und den ersten forensisch-psychiatrischen Lehrbüchern bis in die Gegenwart fortsetzte (Witter 1960). Für die Beurteilung von Affektdelikten wurden erst relativ spät psychiatrische oder psychologische Sachverständige hinzugezogen. Zuvor war es den Gerichten allein überlassen, die Bedeutung eines Affekts für das Handeln der Täter einzuschätzen. Gewisse Affekte, z. B. Verwirrung, Furcht oder Schrecken, d. h. die sog. „asthenischen Affekte", werden weiterhin ohne Sachverständige von Gesetzgeber und Gericht unter bestimmten Umständen, z. B. beim Notwehrexzess (§ 33 StGB), als Strafmilderungsgründe gewertet.

Affektdelikte führen zur psychiatrischen oder psychologischen Begutachtung, wenn wegen der Affekte eine *tief greifende Bewusstseinsstörung* im Sinne des § 20 StGB vermutet wird und dadurch bei der Tat die Steuerungsfähigkeit aufgehoben oder vermindert gewesen sein könnte. Bereits 1934 hat Hoche festgestellt, dass es für die forensische Relevanz eines Affekts nicht eines krankhaften Befundes bedarf. Es handelt sich bei derartigen Affekten also um Gefühlsveränderungen, die auch Gesunde betreffen können. Sie sind somit nicht spezifisch für eine psychische Krankheit oder Störung. Deshalb wurde die Frage, ob es sich bei der Beurteilung von Affektdelikten überhaupt um ein empirisch zu lösendes Problem oder mehr um eine normativ zu wertende Frage handelt, sehr intensiv diskutiert. Eine Gruppe von Autoren problematisiert dabei, bis zu welchem Grad ein Mensch seine Affekte beherrschen müsse. Insofern verwundert nicht, dass die psychiatrische Literatur zu diesem Thema immer wieder auf BGH-Entscheidungen zurückgreift und Psychiater sich so immer wieder dem Vorwurf aussetzen, juristische Vorgaben in psychiatrische Terminologie umzuformulieren (Glatzel 1986). Diese Tendenz besteht weiterhin. Vergleicht man die Formulierungen für die Beurteilung von Affektdelikten, wie sie von Saß (1983) aus der Literatur gesammelt wurden, mit den Formulierungen in Urteilen des BGH, so wie sie von Theune (1999) zitiert und der forensisch-psychiatrischen Literatur gegenübergestellt wurden, so findet man immer wieder die gleichen Begriffe, die ohne größeren Erkenntnisgewinn wiederholt werden. Zu Recht weist deshalb Ziegert (1998) darauf hin, dass es einer juristischen Beurteilungsgrundlage bedürfe, welches Ausmaß an affektiver Belastung dem Menschen in welcher Situation zumutbar ist. Der Psychiater kann dazu lediglich psychopathologisch beschreibende und motivationsaufhellende Anhaltspunkte liefern. Der BGH fordert bei dem Verdacht auf eine affektbedingte Beeinträchtigung jedoch regelmäßig eine psychiatrische Begutachtung ein (BGH 07.01.1997, NStZ 1997, S. 296).

Demgegenüber wird von anderen Autoren hervorgehoben, dass gerade Psychiater aus ihren therapeutischen Erfahrungen jene affektiven Ausnahmezustände kennen, die in besonderen Krisen oder unter speziellen Belastungen auftreten können und z. B. als psychogene Reaktion, als posttraumatische Belastungsreaktion oder als dissoziative Störung diagnostiziert werden (Meyer 1981). Saß (1983) kam aufgrund einer Literaturübersicht zu der Auffassung, dass bei Kapitaldelikten in 25% (Krümpelmann 1988) bis 39% (Steigleder 1968) eine Affekttat in Betracht gezogen wird. Die Dekulpierungsrate nahm bei diesen Affekttätern ständig zu und betrug 1978 laut Schreiber (1981) 57%. Empirische Untersuchungen und neuere Zahlen zum Umfang affektbedingter tief greifender Bewusstseinsstörungen fehlen. Allerdings entsteht der Eindruck, dass die Annahme von Affektdelikten als Grundlage für eine Minderung der Schuldfähigkeit seltener geworden ist. Auch aus dem Ausland, wo vergleichbare Sachverhalte sehr viel zurückhaltender diskutiert werden, sind empirische Daten nicht bekannt. Das Phänomen wird allenfalls anhand von Kasuistiken diskutiert (McSherry 1998).

Eine *tiefgreifende Bewusstseinsstörung* zeichnet sich in der Praxis durch zwei weitere Besonderheiten aus:
1. Während bei den übrigen Merkmalen des § 20 StGB mit der Diagnosestellung zunächst noch nichts über die psychische Funktionsbeeinträchtigung bei der Tat ausgesagt ist, wird die Feststellung einer tief greifenden Bewusstseinsstörung nahezu automatisch mit der Annahme einer verminderten oder – sehr selten, zuletzt BGH 12.12.1996, NStZ 1997, S. 232 – aufgehobenen Steuerungsfähigkeit verbunden (Schüler-Springorum 1983b; Theune 1999).
2. Während bei der Annahme der Voraussetzungen des § 21 StGB vom Gutachter in aller Regel auch die Frage nach der Kriminalprognose und der Unterbringung im Maßregelvollzug nach den §§ 63 und 64 StGB diskutiert werden muss, stellt sich diese Frage bei der Diagnose einer tief greifenden Bewusstseinsstörung selten, da es sich gerade nicht um ein überdauerndes Leiden, welches ein erneutes Delinquenzrisiko birgt, handelt.

Die Beurteilung der Affekte und ihrer Folgen wird auch deswegen so kontrovers diskutiert, weil psychiatrische Laien den Eindruck haben, Affekte beurteilen zu können, und daher die psychopathologisch auffälligen Affektstürme vor dem Hintergrund eigenen Erfahrungswissens interpretieren. Bei Gericht schleicht sich so häufig unreflektiert die Frage ein, ob dieser Affektsturm gerechtfertigt war. Wird die Frage vor dem eigenen Erfahrungswissen beantwortet, wird man öfter zu verschiedenen Ergebnissen kommen, als wenn sie in psychiatrischer Kenntnis der Täterpersönlichkeit beantwortet wird.

In der Praxis zeigt sich, dass ein Gericht weitaus eher bereit ist, eine tief greifende Bewusstseinsstörung zu akzeptieren, wenn das Tatopfer durch chronisches Fehlverhalten, z. B. durch Quälerei oder Tyrannei, eine „laien-psychologisch" verständliche Wut und Verzweiflung auf sich gezogen hat, als wenn ein Täter durch besondere persönliche, lebensgeschichtlich begründete Betroffenheit in einen *Affektsturm* gerät. Zwar wird in beiden Fällen ein kriterienorientiertes Vorgehen (s. u.) zur Begründung der tief greifenden Bewusstseinsstörung bemüht. Wie doppeldeutig die Kriterien jedoch interpretiert werden und wie verschiedenartig jeder einzelne Abschnitt einer Tat gesehen werden kann, hat schon Rasch bemerkt, der die Kriterien bei ihrer Benutzung im Einzelfall wie Sand in der Hand zerbröckeln sah (Rasch 1986). Während das Gericht somit in einem eher normativen Sinn prüft, ob ein Affektsturm berechtigt war, ist es Aufgabe der Psychiatrie zu erkennen, ob die Affekte in Anbetracht des Persönlichkeitsbildes eines Täters und in Übereinstimmung mit dem psychopathologischen Wissen über akute Belastungsstörungen zu Einbußen der kognitiven, mnestischen und voluntativen Funktionsfähigkeit geführt haben.

In der forensisch-psychiatrischen und in der juristischen Literatur wurden verschiedene Vorgehensweisen vorgeschlagen, mit deren Hilfe das Ausmaß einer affektiven Beeinträchtigung bei einer Tat erfasst werden soll. Von diesem Ausmaß hängt es ab, ob die Annahme einer tief greifenden Bewusstseinsstörung gerechtfertigt ist oder nicht [GS St-6, S. 56 ff.].

Auf der einen Seite werden mehr die *dynamischen Faktoren im Tatvorfeld* gesehen, die zu einem Circulus vitiosus von Kränkungen und Demütigungen, Hoffnungen und Enttäuschungen, Wut und Beherrschung führen. Im Verlauf dieses Prozesses treten meist aggressive Vorgestalten auf und werden wieder verworfen; es kommt zu einer zunehmenden Einengung des Denkens und Planens und zum sozialen Rückzug. Die grundlegende empirische Arbeit zu diesen psychischen Auffälligkeiten stammt von Rasch (1964). Er identifizierte bei der Analyse der Entwicklung zu einer affektbedingten Partnertötung 3 Phasen:
1. Partnerschaftskonflikt
2. Entwicklung eines aversiven Affekts mit zunehmender Veränderung der Befindlichkeit des Täters
3. Tatentladung, die häufig in Situationen erfolgt, die in ähnlicher Form schon früher aufgetreten sind, zu deren Beherrschung aber jetzt nicht mehr ausreichend Kraft zur Verfügung steht

Von den Vertretern einer dynamischen Position wird darauf hingewiesen, dass es auch ohne spezifische Partnerbeziehung und Vorgeschichte zu Affektdelikten kommen kann und dass für die Beurteilung der Steuerungsfähigkeit Charakteristika des Tatablaufs mitberücksichtigt werden müssen. Rasch nennt den „nahezu *rechtwinkligen Affektimpuls*" als wesentliches Merkmal einer tief greifenden Bewusstseinsstörung.

Von einigen Autoren (z. B. Bernsmann 1989) wird die *Täter-Opfer-Beziehung* in den Vordergrund gestellt. Die für das Affektdelikt typische Partnerkonstellation besteht demnach in einem den späteren Täter beherrschenden oder gar tyrannisierenden Opfer und einem gequälten und gedemütigten Täter, der letztendlich durch Provokationen des Opfers zur Tat hingerissen wird. In den allermeisten Affektdelikten ist der Täter der Schwächere und Unterlegene in einer Partnerschaft (Rasch 1964).

Andere Autoren heben die *psychopathologischen Auffälligkeiten im Umfeld der Tat* für die Beurteilung des Ausmaßes der Affektdelikte besonders hervor. Mende (1986) betonte die Parallelen zwischen den organischen Bewusstseinstrübungen, z. B. den Dämmerzuständen, und den affektbedingten Bewusstseinsänderungen. Zu den Symptomen gehören neben den Gedächtnisstörungen, die nicht nur in einer Gedächtnislücke, sondern auch in Erinnerungsverfälschungen oder lediglich inselhaften Erinnerungen bestehen können, eine *Einengung des Bewusstseinsfeldes*, sodass nur noch bestimmte, durch den Inhalt der Affekte gefilterte Erlebnisreize wahrgenommen werden. Diese Einengung lässt auf eine Abkehr der Aufmerksamkeit von der Umwelt schließen. Auch ein betroffenes Innehalten während des Handlungsablaufs, ein Einleiten von Hilfsmaßnahmen umgehend nach der Tat sowie Fassungslosigkeit und Verzweiflung mit ihren entsprechenden physiologischen Begleitreaktionen sprechen für eine tief greifende Bewusstseinsstörung. Die *vegetativen Begleitphänomene* heftiger Affekte sind Teil des medizinischen Erfahrungswissens und können dementsprechend fachkundig exploriert werden. Große Bedeutung kommt nach Mende auch den *konstellativen Faktoren* zu, welche zur Bahnung der Affekte oder zur Enthemmung beitragen, wie z. B. ein diskretes hirnorganisches Psychosyndrom oder eine mäßiggradige Alkoholisierung. Sie würden für sich allein genommen noch nicht zu einer nachweisbaren Beeinträchtigung der Steuerungsfähigkeit führen, im Zusammenhang mit der affektiven Belastung können sie jedoch forensisch relevant werden.

Saß (1983) hat in einer Literaturübersicht die Besonderheiten zusammengetragen, die von verschiedenen Autoren als charakteristisch für Affektdelikte beschrieben worden sind. Sie sind im Folgenden nach ihrer Auftretenshäufigkeit aufgeführt:
1. spezifische Vorgeschichte und Tatanlaufzeit
2. affektive Ausgangssituation mit Tatbereitschaft
3. psychopathologische Disposition der Persönlichkeit
4. konstellative Faktoren
5. abrupter, elementarer Tatablauf ohne Sicherungstendenzen
6. charakteristischer Affektaufbau und Affektabbau
7. Folgeverhalten mit schwerer Erschütterung
8. Einengung des Wahrnehmungsfeldes und der seelischen Abläufe
9. Missverhältnis zwischen Tatanstoß und Reaktion
10. Erinnerungsstörungen
11. Persönlichkeitsfremdheit
12. Störung der Sinn- und Erlebniskontinuität

In einer späteren Arbeit modifizierte er diese Liste auf 10 Merkmale, wobei er die Merkmale 9–12 wegließ, dafür aber die Merkmale „Enger Zusammenhang Provokation – Erregung – Tat" und „Vegetative, psychomotorische und psychische Begleiterscheinungen heftiger Affekterregung" hinzufügte (Saß 1985b).

Diesen Merkmalen stellt er eine Reihe von Tatmerkmalen gegenüber, die gegen das Vorliegen eines Affektdeliktes sprechen sollen:
1. aggressive Vorgestalten in der Fantasie
2. Ankündigen der Tat
3. aggressive Handlungen in der Tatanlaufzeit
4. Vorbereitungshandlungen für die Tat
5. Konstellierung der Tatsituation durch den Täter
6. fehlender Zusammenhang zwischen einer Provokation, der affektiven Erregung und der Tat
7. zielgerichtete Gestaltung des Tatablaufs vorwiegend durch den Täter
8. lang hingezogenes Tatgeschehen
9. komplexer Handlungsablauf in Etappen
10. erhaltene Introspektionsfähigkeit bei der Tat
11. exakte detailreiche Erinnerung
12. zustimmende Kommentierung des Tatgeschehens
13. Fehlen von vegetativen, psychomotorischen und psychischen Begleiterscheinungen heftiger Affekterregung

Auch diese Liste wurde 1985 verkürzt (Saß 1985b).

Die Autoren, die vorwiegend auf die psychopathologischen Besonderheiten des Tatablaufs hinweisen, sehen diese nicht als Kriterien, die es abzuhaken gilt, sondern als Phänomene, die auf eine psychische Störung zurückzuführen sind, welche sich wiederum auf das Tatverhalten auswirkt (Saß 1985b, 1993). Auch in der modifizierten Form handelt es sich überwiegend nicht um psychopathologische Phänomene. Vielmehr findet sich eine Reihe von kriminologischen Besonderheiten, zu deren Beurteilung es keines psychiatrischen Sachverstandes bedarf.

Von *psychologischer Seite* wurde auf Unterschiede zwischen normalpsychologisch organisierten Handlungsentwürfen und Affekthandlungen hingewiesen (Steller 1986). Während bei einer normalpsychologischen Handlung üblicherweise Zielsetzung, Zielplanung, Handlungsplanung und Handlungsausführung aufeinanderfolgen, können bei Affekthandlungen diese Schritte nicht mehr nachvollzogen werden. Sie stehen teilweise im Widerspruch zueinander und zu den ursprünglichen Intentionen. Es kommt zu Übersprungshandlungen und zu Handlungen, die der ursprünglichen Zielsetzung nicht mehr entsprechen. Der Nachweis eines normalpsychologisch organisierten Handlungsentwurfs spricht demnach gegen das Vorliegen eines Affektdelikts.

2006 griff Marneros das Thema wieder auf und setzte zwei neue Akzente. Zum einen stellte er wieder die *psychopathologischen Aspekte* in den Vordergrund, zum anderen unterscheidet er zwischen *Affekt- und Impulstaten*. Den Grundsätzen der Schuldfähigkeit entsprechend fordert er auch bei den Affektdelikten das Stellen einer psychiatrischen Diagnose. Er sieht nur dann eine weiterführende forensisch-psychiatrische Erörterung einer affektbedingten Beeinträchtigung der Steuerungsfähigkeit für sinnvoll an, wenn zunächst die diagnostischen Kriterien für eine *schwere akute Belastungsreaktion* nach ICD-10 oder DSM-IV-TR (hier akute Belastungsstörung) erfüllt sind. Diese Forderung lenkt das Augenmerk des Psychiaters auf die psychophysiologischen Phänomene bei der Affektregulation und auf deren Auswirkungen auf Wahrnehmung und Verhalten. Nach ICD-10 ist die akute Belastungsreaktion definiert als vorübergehende Störung, die sich bei einem psychisch nicht manifest gestörten Menschen als Reaktion auf eine außergewöhnliche körperliche oder seelische Belastung entwickelt und im Allgemeinen innerhalb von Stunden oder Tagen abklingt. Unter der außergewöhnlichen Belastung wird eine ernsthafte Bedrohung für die Sicherheit oder körperliche Unversehrtheit des Betroffenen oder einer geliebten Person (z. B. Naturkatastrophe, Unfall, Krieg, Verbrechen, Vergewaltigung) oder eine ungewöhnlich plötzliche und bedrohliche Veränderung der sozialen Stellung und/oder des Beziehungsnetzes des Betroffenen verstanden. Dabei spielen für das Auftreten weitere Faktoren, wie körperliche Erschöpfung oder organische Beeinträchtigungen, insbesondere aber die individuelle Vulnerabilität und die zur Verfügung stehenden Bewältigungsmechanismen eine Rolle. Von entscheidender Bedeutung sind die persönliche Relevanz der Ereignisse für den Betroffenen und das Vorhandensein von Vulnerabilität, Persönlichkeitslabilisierung und Abschwächung der Bewältigungsmechanismen. Nach DSM-IV-TR müssen für die Diagnose einer akuten Belastungsstörung mindestens drei der folgenden Kriterien erfüllt sein:

- subjektives Gefühl von emotionaler Taubheit, von Losgelöstsein oder Fehlen emotionaler Reaktionsfähigkeit
- Beeinträchtigung der bewussten Wahrnehmung der Umwelt (z. B. wie betäubt sein)
- Derealisationserleben
- Depersonalisationserleben
- dissoziative Amnesie (z. B. Unfähigkeit, sich an einen wichtigen Aspekt des Traumas zu erinnern)

Vor dem Hintergrund des psychiatrischen und neuropsychologischen Wissens über die Zusammenhänge zwischen einer Persönlichkeit und den situativen Veränderungen, welche diese Persönlichkeit infrage stellen, kann der Sachverständige Erleben und Verhalten des Untersuchten in sein Diagnosesystem einordnen und überprüfen, welche „außergewöhnliche seelische Belastung" zur affektiven Dekompensation führte. Nach Marneros (2006) kommt der *Erschütterung der Selbstdefinition* bzw. der *Zerstörung des Selbstkonzepts* des späteren Täters in der spezifischen Täter-Opfer-Beziehung eine besondere Bedeutung zu. Daraus resultieren Persönlichkeitslabilisierung und Orientierungslosigkeit bezüglich des Selbstkonzepts, die bisher angewandten Bewältigungsstrategien stehen nicht mehr zur Verfügung, normative Vorstellungen werden enttabuisiert, und die Zeit für die Entwicklung von Gegenvorstellungen ist zu kurz. Aufgabe des psychiatrischen Gutachters ist es somit, die Selbstdefinition und das Selbstkonzept des Täters darzustellen, die In-Frage-Stellung, Erschütterung und Zerstörung von Selbstdefinition und Selbstkonzept zu belegen und schließlich aufzuzeigen, ob daraus eine schwere akute Belastungsreaktion entstanden ist.

Marneros macht auf die Notwendigkeit aufmerksam, bei der Beurteilung der tiefgreifenden Bewusstseinsstörung Affekttaten von Impulstaten abzugrenzen, wobei letztere ebenfalls viele Kriterien aus der von Saß (1983, 1985b) zusammengestellten Liste aufweisen. Bei den *Impulstaten* fehlen die Erschütterung und Zerstörung des Selbstkonzepts. Vielmehr steht bei ihnen der Verlust des Gleichgewichts zwischen Impulsen und Impulskontrolle im Vordergrund (Herpertz 2001). Auch daraus können sich u. U. unter dem Merkmal der tiefgreifenden Bewusstseinsstörung Beeinträchtigungen der Steuerungsfähigkeit ableiten lassen. Diese Feststellung macht deutlich, dass nicht aus dem Auge verloren werden darf, dass das zweite Merkmal des § 20 StGB „tief greifende Bewusstseinsstörung" heißt und nicht auf Beziehungs- und Affektdelikte beschränkt ist, selbst wenn diese die häufigsten Fallkonstellationen sind, bei denen das Merkmal angenommen wird.

Schiffer (2007a) korrelierte Kriterien des *Vulnerabilitäts-Stress-Modells* mit den Gerichtsentscheidungen hinsichtlich der Schuldfähigkeit bei Affektdelikten. Insbesondere die Kriterien Bahnung der Tat vor dem Selbst (mangelnde soziale Kompetenz, Inkonstanz/Inkohärenz von Selbstbild bzw. Identität, Störung der Sinn- und Erlebenskontinuität, aggressives Vorgestalten in der Fantasie), Überzeugungen und Erwartungen (dysfunktionaler Attributionsstil, externale Kontrollüberzeugung, mangelnde Selbstwirksamkeitserwartung), interaktionales Konfliktmanagement (Interaktionsregeln in Beziehungen, fehlender Zusammenhang von Provokation – Erregung – Tat, spezifische Vorgeschichte der Tat, dysfunktionaler Bindungsstil, Missverhältnis von Tatanstoß – Reaktion), Problemlösung und Coping (Abwehrniveau und Vorstellungsverzerrungen, dysfunktionale Coping-Strategien, rigider Problemlösemodus), unterwürfiges, misserfolgsorientiertes Verhalten (Misserfolgsorientierung, mangelnde soziale Unterstützung, mangelnde Sinn- und Zielorientierung) sowie Herausforderung (Herausforderung, Persönlichkeitsfremdheit der Tat) korrelierten hochsignifikant mit den Gerichtsentscheidungen. Dem Autor zufolge können die Kriterien des Vulnerabiltäts-Stress-Modells als Ergänzung zu den Saß-Kriterien die Beurteilungsqualität verbessern.

Jedem einzelnen der dargestellten Ansätze wurde in der Vergangenheit mit Kritik begegnet. Jedes einzelne Symptom, welches von einem Autor als charakteristisch für ein Affektdelikt und für eine tief greifende Bewusstseinsstörung beschrieben wurde, wurde von anderen entweder als unzutreffend oder nicht reliabel erhebbar verworfen. Am nachhaltigsten geschah dies mit Beschreibungen wie „Persönlichkeitsfremdheit einer Tat" oder „Sinnlosigkeit der Handlung" (Rasch 1980; Ritzel 1980). Immer wieder wurde auch die Wertigkeit von Amnesien und Erinnerungsstörungen bezweifelt, da sie einerseits häufig als Schutzbehauptungen vorgebracht würden und auch nicht von einer nachträglichen Verdrängung unterscheidbar seien, andererseits auch nicht mehr zwingend für die Annahme einer tief greifenden Bewusstseinsstörung gefordert werden (Venzlaff 1994b). Erinnerungsstörungen – selbst organisch bedingte – können auch nach Abschluss einer Handlung auftreten. Sie sagen somit nicht unbedingt etwas über das ursprüngliche Handlungskonzept der Täter und über ihre Steuerungsfähigkeit bei der Tat aus. Während die Rechtsprechung bis etwa 1997 die Erinnerungsstörung als eines der tragenden Kriterien für die Annahme einer tief greifenden Bewusstseinsstörung aufgefasst hat, gilt sie heute als nicht beweisbares und damit auch nicht bewiesenes Einzelindiz, dem allenfalls in der Zusammenschau aller psychopathologischen Auffälligkeiten Bedeutung zukommt (Maatz 2001). Die Aussage von Rasch, dass die Kriterien zerbröckeln, sobald man sich ihrer zu bedienen versucht, behält somit weiterhin eine gewisse Gültigkeit. Rösler (1991) konnte in einer ausführlichen statistischen Analyse zeigen, dass es hinsichtlich der vorhandenen Kriterien große *Überlappungsbereiche zwischen den als schuldfähig und den als vermindert schuldfähig erachteten Probanden* gab und dass weder pathognomonische Einzelkriterien noch Summenbildungen zu einer sinnvollen Grenzziehung führen können. Andererseits hat Rösler faktorenanalytisch eine Kombination von Kriterien errechnet, denen als Affektsyndromen eine gewisse forensische Bedeutung zukommen soll. Auch eine Zusammenstellung der Literatur bis 1993 (Saß 1993) zeigt, wie unterschiedlich die Einzelkriterien gewichtet werden können und wie verschiedenartig sie interpretiert werden. Die eher dynamischen Ansätze werden kritisiert, weil sie der subjektiven Entscheidungsfindung der Gutachter zu viel Platz einräumen und klar nachvollziehbare Entscheidungsgrundlagen fehlen.

Im Konzept von Marneros (2006) ist die zeitliche Dimension problematisch. Die von Marneros geforderte klinische Symptomatik entwickelt sich definitionsgemäß im Anschluss an die Belastung und hält dann Stunden bis Tage an. Die im entsprechenden vulnerablen Intervall einer Belastungsstörung begangenen Straftaten wären somit im Zusammenhang mit dem vierten Eingangsmerkmal zu beurteilen. Die tiefgreifende Bewusstseinsstörung entspringt aber der Einbuße der Affektkontrolle bei der Traumatisierung, also zeitgleich mit dem Ursprung der geforderten Bewusstseinsstörung. Ob sich diese in den folgenden Stunden und Tagen letztlich tatsächlich entwickelt, hängt von verschiedenen weiteren Faktoren ab, z. B. individueller Vulnerabilität, Coping-Strategien, zeitnahe Hilfe, nicht notwendigerweise jedoch von der erlebten akuten affektiven Belastung. Allerdings treten auch im Anschluss an eine typische Affekttat asthenische Affekte mit Erschütterung des Persönlichkeitsgefüges auf, die auch bei einer Belastungsstörung vorkommen. Insofern muss sich der Nutzen dieses Konzepts noch erweisen (Saß 2008b).

Das Konzept von Schiffer hebt die Bedeutung auffälliger oder dysfunktionaler Persönlichkeitseigenschaften hervor, die einerseits rückblickend erhoben wurden. Dies macht eine tiefgreifende Bewusstseinsstörung bei wenig auffälligen, integrierten Personen weniger wahrscheinlich. Insofern werden auch hier tiefgreifende Bewusstseinstörungen eher auf dem Boden einer prädisponierenden Persönlichkeit gesehen und kaum mehr als eine in Extremsituationen auftretende Ausnahmereaktion eines ansonsten nicht beeinträchtigten Menschen.

Bei der Schwierigkeit, das Merkmal „tiefgreifende Bewusstseinsstörung" psychopathologisch und psychiatrisch auszufüllen, erscheint eine *Zusammenschau* sinnvoll, die es ermöglicht, Täter und Tatgeschehen aus unterschiedlichen Blickwinkeln zu betrachten. Bei der psychiatrischen und psychologischen Begutachtung von Affekttätern kommt es aber nicht nur auf eine möglichst detaillierte Erfassung und Analyse von Tatvorfeld, Tatablauf und Nachtatverhalten an, vielmehr sind gerade hier sorgfältige Erhebungen zur Persönlichkeitsentwicklung, zur früheren Belastbarkeit, zum Umgang mit Konflikten, zu vorbestehenden Empfindlichkeiten, zu besonderen Kränkungen und den entsprechenden Reaktionen des Probanden erforderlich.

Viele Autoren stimmen überein, dass es *eine typische Persönlichkeitsvariante* bei den Affekttätern nicht gibt (Foerster u. Venzlaff 2004; Kröber 1993; Marneros 2006). Allerdings betonte Venzlaff (1985) die Angst der Täter vor Verlust und Trennung, ihre geringe Frustrationstoleranz, ihre Unterlegenheitsgefühle, eine geringe Flexibilität ihrer Reaktionen sowie ihre soziale Angepasstheit. Glatzel (1993) kennzeichnete diese Persönlichkeit als Typ 1 und charakterisierte darüber hinaus einen Typ 2 mit narzisstischem Charakter, dessen labiles Selbstwertgefühl durch Deformitäten der Beziehung in eine narzisstische Krise gerät, woraus die Tatbereitschaft erwachse. Rasch (1986) hat zu Recht darauf hingewiesen, dass bei den meisten Affektdelikten *Schwächen in der Persönlichkeitsentwicklung* erkennbar sind, die unter Umständen auch die Zuordnung der Probanden zum 4. Merkmal des § 20 StGB ermöglichen. Dependente und narzisstische Persönlichkeitsmerkmale sind zwar häufig bei Affekttätern erkennbar, Persönlichkeitsakzentuierungen und Asymmetrien der Beziehung allein sind aber keine notwendigen Bedingungen, um ein Affektdelikt zu begründen. Es kann auch bei gleichwertigen Partnern zu affektiven Aufladungen und deletären Spannungen kommen. Zudem muss auch nicht unbedingt ein längerer Partnerkonflikt im Vorfeld des Delikts nachgewiesen werden. Es kann zum plötzlichen Ausbruch destruktiver Affekte kommen, wenn im Rahmen des Konflikts *besondere Empfindlichkeiten* (Idiosynkrasien) oder frühere Traumata berührt werden.

Aufgabe des psychiatrischen Sachverständigen ist es, die Persönlichkeit des Täters, seine Selbstidentität, sein Selbstkonzept und seinen Lebensentwurf, seine Schwächen, Empfindlichkeiten, Kränkbarkeiten und Traumatisierungen, seine Bewältigungsstrategien und deren Grenzen, seine Unzulänglichkeiten und sein Versagen so exakt wie möglich zu beschreiben.

Wenngleich von den Gerichten ein *kriterienorientiertes Vorgehen* bei der Beurteilung von Affektdelikten bevorzugt wird (Salger 1989), ist aus psychiatrischer Sicht eine *integrative Zusammenschau* der wechselseitigen Bedingungsebenen des affektbedingten Handelns zu fordern. Nur wenn die Wechselwirkungen zwischen der biografischen Anamnese und der Persönlichkeit des Täters, der Täter-Opfer-Beziehung, den situativen Umständen der Tat und den psychopathologischen Phänomenen der Täter vor, während und nach der Tat berücksichtigt werden, erscheint eine einigermaßen realitätsnahe und verlässliche Beurteilung der Affekttäter möglich. Angesichts der Schwierigkeiten und der mangelnden Reliabilität bei der Beurteilung von tief greifenden Bewusstseinsstörungen (Steller 1986) ist es kaum gerechtfertigt, lediglich einem der beschriebenen Denkansätze zu folgen. Die Sicherheit der Beurteilung dürfte zunehmen, wenn sowohl aus dynamischer wie aus phänomenologischer Sicht das Vorliegen eines Affektdelikts naheliegt, wenn die Persönlichkeit jenen Verlust an Selbstidentität und an Selbstkonzept hinnehmen musste, der sein Persönlichkeitsgefüge erschüttert hat, und jene Idiosynkrasien aufweist, die für die Tatauslösung entscheidend waren, und wenn der Handlungsablauf jene Auffälligkeiten zeigt, die mit einer rationalen Zielplanung nicht mehr vereinbar sind, und die Diagnose einer schweren Belastungsreaktion gestellt werden kann.

Das Erkennen dieser Zusammenhänge bedarf der klinischen Erfahrung und des Vergleichs mit jenen Reaktionsweisen in Krisensituationen, die nicht vor Gericht enden. Im Gutachten erleichtert eine chronologische Darstellung das Verständnis einer solchen Einschätzung, wenn Schritt für Schritt

1. die Persönlichkeitsentwicklung, das Selbstkonzept der Persönlichkeit und deren Bewältigungsstrategien,
2. die Entwicklung der Täter-Opfer-Beziehung unter besonderer Berücksichtigung der identitätsstiftenden oder -stabilisierenden und der identitätssabotierenden Beziehungsgestaltung,
3. das Tatvorfeld mit dem Aufzeigen des Verlusts der Selbstkontrolle und der Bemühungen um deren Wiedergewinnung sowie des Zeitraums, der hierfür zur Verfügung stand,

4. der Tatablauf, wobei sowohl die objektive wie die subjektive Seite des Verhaltens und Erlebens des Täters erfasst und auf ihre psychologische und psychopathologische Stimmigkeit überprüft werden sollten,
5. das Nachtatverhalten, wobei v. a. die Reaktion des Täters auf die Bewusstwerdung des Geschehenen beachtet werden muss,

aufgezeigt und analysiert werden.

Dennoch bleibt die Beurteilung von Affektdelikten oft unbefriedigend. Die Beurteilung eines nur bei der Tat und in deren besonderem Umfeld vorhandenen Affekts kann selbst dem Erfahrenen auch deswegen große Schwierigkeiten bereiten, weil häufig der Täter als einzige Informationsquelle zur Verfügung steht. Die psychopathologischen Auffälligkeiten sind im Gegensatz zu anderen Störungen, bei denen die Symptome wesentlich zeitstabiler sind, bei der Untersuchung nicht mehr so leicht feststellbar.

Die oben genannten Probleme bei der Beurteilung, insbesondere der große Ermessensspielraum bei der Abwägung der Kriterien, die Widersprüchlichkeiten zwischen verschiedenen Informationsquellen im Einzelfall und die unscharfe psychiatrische Zuordnung, verleiten leicht zu Überschreitungen der jeweiligen Kompetenz. Für die Psychiater besteht die Gefahr darin, dass sie unreflektiert eine Beweiswürdigung vornehmen. Solange sie sich auf die Berichte der Probanden und auf daraus abgeleitete Beschreibungen denkbarer innerpsychischer Vorgänge beschränken und dies dem Gericht deutlich machen, verlassen sie ihr Fachgebiet sicher nicht. Man muss allerdings damit rechnen, mit Widersprüchen aus Zeugenaussagen oder anderen Beweismitteln konfrontiert zu werden, was oft die Bereitschaft erfordert, die Schlussfolgerungen, die aus den subjektiven Darstellungen gezogen wurden, zu revidieren. Wurden die Angaben der Untersuchten nicht für stichhaltig gehalten oder wurde von vornherein von anderen, sich aus den Akten ergebenden Tatsachen ausgegangen, so wird bereits eine Beweiswürdigung vorgenommen, die zum Vorwurf der Befangenheit führen könnte.

Um diesem Problem auszuweichen, erscheint es sinnvoll, sich auf alternative Beurteilungsmöglichkeiten vorzubereiten, sofern sich diese aufgrund der vorgefundenen Anknüpfungs- und Befundtatsachen ergeben. Die Entscheidung, welche Voraussetzungen plausibler erscheinen, bleibt dann der Beweiswürdigung des Gerichts überlassen. Prinzipiell gibt es dabei drei Denkmöglichkeiten:
1. Wird von den subjektiven Angaben des Probanden ausgegangen, erhält man am ehesten Einblick in dessen innerpsychische Vorgänge im Umfeld der Tat – allerdings sind intentionale Verfälschungen oft nicht auszuschließen.
2. Ausgehend von den dazu widersprüchlichen und ebenfalls oft subjektiv gefärbten (Foerster u. Venzlaff 2004) Angaben von Zeugen kann sich eine entgegengesetzte Beurteilung ergeben, deren Richtigkeit aber oft auch nicht geprüft werden kann.
3. Geht man von den Umständen aus, wie sie rekonstruierbar sind, ohne dass Täter- und Zeugenaussagen berücksichtigt werden, bleiben wenige Merkmale übrig, deren quantitative Abgrenzungen eher normativ gesetzt als empirisch begründet sind. Zu ihrer Einschätzung bedarf es aber keiner besonderen psychopathologischen Fachkenntnis.

13.2 Sexualdelinquenz

Sexualdelinquenz setzt sich aus einem sehr heterogenen Spektrum von Verhaltensweisen und Tätern zusammen. Was für delinquent gehalten wird, hängt vorwiegend von gesellschaftlichen Normvorstellungen, von kulturell bedingten Sozialisationsprozessen und von der Entwicklung strafrechtlicher Vorschriften ab. Auch die Medizin ist nicht frei von der Übernahme normativer Vorgaben in diagnostische Prozesse, was exemplarisch am Umgang mit Homosexualität verdeutlicht werden kann. Sie war bis 1975 nach § 175 StGB strafbar und erschien bis 1978 in den psychiatrischen Lehrbüchern und Klassifikationssystemen als Störung. Auch andere sexuelle Verhaltensweisen haben einen Wandel erfahren. Pädophilie und Inzest sind erst relativ spät strafrechtlich sanktioniert worden. Die Grenzziehung dessen, was eine Vergewaltigung ist, erfolgt in Gesetzgebungen und Rechtsprechungen verschiedener Länder unterschiedlich und unterliegt auch einem Wandel. So wird in Deutschland erst seit 1998 die Vergewaltigung von Ehepartnern als Straftat aufgefasst. Der Sozialisationsprozess westlicher Kulturen bestimmt, dass Sexualität nur dann ohne Normverstoß praktiziert werden darf, wenn die jeweiligen Partner damit *einverstanden* sind. Das Einverständnis muss sich auch auf die angewandten Sexualpraktiken beziehen.

Die psychiatrische Begutachtung von Sexualstraftätern hat sich somit zunächst auf die Feststellung zu beschränken, ob sie in der Lage waren, *die geltenden Normen einzusehen* und sich entsprechend diesen Normen zu verhalten oder ob sie aufgrund einer psychischen Störung über diese Fähigkeit nicht verfügten. Selbst wenn Devianz aufgrund gesellschaftlicher Normen definiert wird, führt die Diskrepanz zwischen Normerwartung und Verhalten zu sozialen und manchmal auch zu gesundheitlichen Schwierigkeiten. Psychiatrische Aufgabe ist es nicht, Normen zu ändern, sondern die Hintergründe dieser Diskrepanz aufzudecken und daraus gutachterliche Schlussfolgerungen zu ziehen und eventuell therapeutische Hilfe anzubieten. Dazu erscheint es jedoch erforderlich, die wesentlichen gutachterlichen Problemstellungen und den derzeitigen Wissensstand über Sexualdelinquenz zu kennen.

Die Grundlagen für die Beurteilung von Sexualdelinquenten, die an einer definierten Störung der Sexualpräferenz leiden, wurden in Kap. 12.10 dargestellt. Im Folgenden soll auf die Sexualdelikte eingegangen werden, bei denen eine psychiatrisch definierte Störung des Sexualverhaltens nicht im Vordergrund steht. Es handelt sich dabei vor allem um *sexuelle Aggressionsdelikte*, wie Nötigung, Vergewaltigung, sexuellen Missbrauch und *sexuell motivierte Tötungsdelikte*. Darüber hinaus wird auf Inzest und sexuellen Missbrauch von Kindern im familiären Nahbereich eingegangen.

Aggressive Sexualdelikte beschränken sich nicht auf Vergewaltigungen, sexuelle Nötigungen oder sexuell motivierte Tötungshandlungen. Auch bei Pädophilen und Exhibitionisten kommt es in 10–30% der Fälle gelegentlich zum Einsatz körperlicher Gewalt im Rahmen des sexuell devianten Verhaltens. Wenngleich die Zahl der wegen schwerer Sexualdelikte Angezeigten oder Verurteilten in den letzten Jahren nicht zugenommen hat (PKS 2010), ist die öffentliche Aufmerksamkeit, die den Tätern und auch den Opfern zuteil wird, seit 1996 merklich gestiegen (Rüther 1998). Das öffentliche Interesse hat nicht nur zu einer Verschärfung der Gesetzeslage für eine Vielzahl von Tätern geführt, sondern auch den Druck auf die Gutachter und Therapeuten von Sexualdelinquenten merklich erhöht (Nedopil 1999a).

13.2.1 Aggressive Sexualdelikte

Es ist kaum zulässig, verallgemeinernde Aussagen über aggressive Sexualdelinquenten zu machen. Viele aggressive Sexualdelikte entstammen nicht einer sexuellen Deviation im engeren Sinne, sondern sind Reaktionen auf Kränkungen und Ängste; sie entspringen dem Hass auf Frauen oder der verzweifelten Wut über die eigene Ohnmacht und das eigene Versagen. Häufig lösen Impotenzerlebnisse, Impotenzängste, Zurückweisung oder Spott die aggressiven sexuellen Impulse aus. Der Wunsch, durch Sexualität zu beherrschen und zu demütigen, zu unterwerfen und sich anderer zu bemächtigen, ist bei Vergewaltigern und Probanden mit sexuellen Tötungsdelikten häufiger zu explorieren als das Verlangen, sexuelle Erregung abzureagieren.

In der Vergangenheit wurden sowohl biologische als auch psychoanalytische und verhaltenspsychologische Modelle herangezogen, um sexuelle Aggression zu erklären. Bei einer Reihe von Tätern wurden erhöhte Testosteronspiegel gemessen (Prentky 1985), woraus auf eine hormonell bedingte vermehrte Triebhaftigkeit und eine damit verbundene erhöhte Aggressionsbereitschaft als Ursache für das delinquente Verhalten geschlossen wurde. Während Freud u. a. unterdrückte Homosexualität als Ursache aggressiven Sexualverhaltens annahm, wird heute eher eine *Unsicherheit in Bezug auf die männliche Identität* postuliert. Grundlage sind häufig frühkindliche Konflikte und Traumatisierungen, die besonders zur Zeit der männlichen Identitätsbildung einsetzen. Häufig fehlen den Kindern männliche Identifikationsfiguren, und die Mütter werden als übermächtig und Angst auslösend erfahren. Frauen werden von solchen Männern leicht als überlegen, gefährlich und einengend erlebt. Aus einer solchen Konstellation ableitbare sexuelle Aggressionshandlungen wurden von Revitch (1965) als chiffrierter Matrizid bezeichnet. Auch am Gutachtenmaterial der eigenen Abteilung konnte diese Konstellation wiederholt belegt werden (Weber 1993).

Quinsey (1984) hat basierend auf Verhaltensbeobachtungen an Tieren und kulturvergleichenden Betrachtungen dargelegt, welch hohe Anpassungsleistung ein westlich zivilisierter Mensch vollbringt, wenn er sich unabhängig von biologischen Rhythmen ausschließlich auf Sexualität beschränkt, die zum gleichen Zeitpunkt von beiden Partnern gewünscht wird. In der evolutionären Entwicklung stehen männliche Sexualität, Dominanz und Aggression in enger neuronaler und Verhaltensbeziehung (Eibl-Eibesfeldt 1970). Das gemeinsame Auftreten von sexueller Erregung und Aggression, das Durchsetzen von männlicher Dominanz mit Hilfe der Sexualität ist auch, wie der Blick in andere Kulturen zeigt, dem Menschen nicht fremd. Daraus ist zu schließen, dass sich in westlichen Ländern vor allem solche Männer sexuell aggressiv durchsetzen, deren *Sozialisationsprozess nicht ausreichend gelungen ist*. Aufgrund von Sozialisationsdefiziten haben sie oft nicht sozial angemessene Schuldgefühle entwickelt und „verantwortliche" Rollenvorbilder nicht in ausreichendem Maß integriert. Aus diesen Überlegungen wird verständlich, dass dissoziale Personen neben anderen Delikten gehäuft auch Vergewaltigungen und sexuelle Nötigungen begehen. Aggression in Zusammenhang mit weiblichem Sexualverhalten ist in der forensischen Praxis nicht relevant.

Holmstrom u. Burgess (1980) haben *vier unterschiedliche Motive für sexuell aggressives Verhalten* aufgeführt:
1. Ausübung von Macht und Kontrolle
2. Ausdruck von Ärger und Hass
3. Gruppendynamik bei einer Vergewaltigung durch mehrere Täter
4. sexuelle Bedürfnisse im eigentlichen Sinn

Schorsch u. Becker (1977) haben den Ausdrucksgehalt des sexuell aggressiven Agierens untersucht und daraus folgende Faktoren abgeleitet:
1. Demonstration männlicher Macht
2. Ausweichen vor genitaler Zuwendung
3. Wut und Hass
4. oppositioneller Ausbruch
5. Omnipotenzwünsche
6. Ausfüllen innerer Leere
7. identifikatorische Wunscherfüllung

Omnipotenzwünsche und das Ausfüllen innerer Leere können Hinweise auf eine schwere Persönlichkeitsstörung sein. Das Ausmaß der Störung ist darüber hinaus an der Intensität der sexuellen Präokkupation, am Stellenwert des abweichenden Verhaltens im Alltag des Betroffenen und an der Ich-Nähe der Devianz abzuschätzen. Das Spektrum reicht von sporadischen Impulshandlungen, die ich-fremd und schuldhaft erlebt werden, bis zu ausgebauten Sexualritualen, mit deren Ausfeilung die Betroffenen in ihrer Fantasie nahezu durchgängig beschäftigt sind.

13.2.1.1 Sexuelle Nötigung und Vergewaltigung

Sexuelle Nötigung und Vergewaltigung werden seit 1998 in einem Paragraphen (§ 177 StGB) abgehandelt; für beide Delikte gilt der gleiche Strafrahmen, wobei für Vergewaltigungen eine Mindeststrafe von zwei Jahren festgelegt wurde. Die frühere Unterscheidung war nach heutigen Vorstellungen auch kaum noch gerechtfertigt, zumal die Auswirkungen für die Opfer von anderen Faktoren abhängen als von der vollzogenen oder nicht vollzogenen vaginalen Penetration. Die Zahl der angezeigten Delikte hat in den Jahren von 1990 kontinuierlich zugenommen und 2004 etwa 9000 Fälle im Jahr erreicht, seither kam es zu einem Rückgang auf etwa 7000 Fälle im Jahr (PKS 2009). Dabei wurde durch verschiedene Gesetzesnovellierungen der Tatbestand ausgeweitet und z. B. 2002 die Vergewaltigung in der Ehe in das Gesetz mit aufgenommen. Es ist deshalb schwer beurteilbar, ob es zu einer tatsächlichen Zunahme der Delikthäufigkeit gekommen ist oder ob andere Faktoren, wie gestiegene Anzeigenbereitschaft oder Änderungen von Gesetzen, die Zahlen beeinflussen. Die Zahl der wegen dieses Delikts Verurteilten schwankt über die Jahre seit 1971 relativ konstant zwischen ca. 1500 und ca. 2100. 2002 waren es 1983 Verurteilte (Beier et al. 2005). Die Verurteiltenziffern zeigen, dass der Altersgipfel bei den Tätern zwischen 18 und 21 Jahren liegt (ca. 20–26 Verurteilte je 100 000 Männer der Altersgruppe). Die Verurteiltenziffern nehmen bei den über 40-Jährigen stark ab (1–4 Verurteilte je 100 000) und betragen bei über 50-Jährigen weniger als 1 je 100 000. Daraus lassen sich auch prognostische Schlüsse ziehen. Sexualdelinquenz und auch Rückfälle mit Sexualdelikten lassen ab einem Alter von 50 Jahren stark nach, eine Beobachtung, die sich auch bei systematischen Nachuntersuchungen von entlassenen Sexualstraftätern bestätigen ließ (Fazel et al. 2006).

Vergewaltigungen haben gewisse *Häufigkeitsgipfel*. Bezüglich der Jahreszeit sind sie in den Monaten Mai bis August, bezüglich der Woche an den Wochenenden und bezüglich der Tageszeit zwischen 20 Uhr und 2 Uhr am häufigsten. In 50% der Vergewaltigungen kannten sich Täter und Opfer vor der Tat (Berner et al. 1986).

Verschiedene deutschsprachige Autoren (z. B. Volk et al. 1985; Schorsch u. Pfäfflin 1994; Wille u. Kröhn 1990; Rehder 1996a, b) haben versucht, unterschiedliche Typen von Vergewaltigern zu definieren, ohne dass ein einheitliches Muster einer *Typologie* erkennbar wäre. Dies ist insofern nicht verwunderlich, als den Typologien unterschiedliche Ordnungsbedürfnisse zugrunde liegen. Aus juristischer Sicht wird eine Unterscheidung nach der Ausprägung kriminell aggressiver Anteile bevorzugt (Kockott 1991), während sexualwissenschaftliche und soziologische Studien Auffälligkeiten des Sexualverhaltens oder der Persönlichkeit als Grundlage ihrer Taxonomie verwenden. Unterschiede in den Typologien ergeben sich auch, weil einige Autoren Begutachtungsmaterial (Beier 1995; Wille u. Kröhn 1990), andere Daten aus Strafverfahren oder aus Untersuchungen in Haftanstalten (Rehder 1996a, b) als Grundlage ihrer Differenzierung verwenden. Bei aller Unterschiedlichkeit finden sich in den Typologien drei Grundtypen wieder:

- neurotisch-aggressionsgehemmte und depressive Täter
- dissoziale egozentrische Täter
- sexuell deviante (oft sadistisch veranlagte) Täter

International durchgesetzt hat sich die Typologie des Massachusetts-Treatment-Centers (Knight u. Prentky 1990; Kraus u. Berner 2000; Prentky u. Burgess 2000), die neun verschiedene Typen beschreibt:

- opportunistisch
  - geringe soziale Kompetenz (Typ 1)
  - hohe soziale Kompetenz (Typ 2)
  - wütend oder rachsüchtig (pervasively angry; Typ 3)
- sexuell motiviert, nicht sadistisch
  - geringe soziale Kompetenz (Typ 4)
  - hohe soziale Kompetenz (Typ 5)
- sexuell motiviert, sadistisch
  - geringe soziale Kompetenz (Typ 6)
  - hohe soziale Kompetenz (Typ 7)
- aggressiv Macht ausübend (vindictive)
  - geringe soziale Kompetenz (Typ 8)
  - hohe soziale Kompetenz (Typ 9)

Betrachtet man diese Typologie genauer, so unterscheidet sie zwei Ebenen, nämlich einmal die *Ebene der sozialen Kompetenz* und zum anderen jene der *Motivation*. Dabei lassen sich vier verschiedene Motive erkennen: Rache, Machtstreben, sexuell deviante Triebbedürfnisse und das Ausnutzen von Gelegenheiten (z. B. sog. date-rapes). Aber auch diese Typologie wird der Heterogenität der sexuellen Gewalttäter nicht ganz gerecht (Prentky u. Burgess 2000).

Übereinstimmend wird berichtet, dass die Gruppe der sadistischen Vergewaltiger relativ klein ist. In der Untersuchung von Wille u. Kröhn (1990) wurde ihr Anteil mit 10% beziffert, wobei unter ihnen allerdings die meisten Wiederholungstäter zu finden sind. Die Gruppe der Dissozialen ist hingegen am größten. Bei ihnen sind Alkoholmissbrauch häufiger und die Bereitschaft zu aggressivem Verhalten und zur allgemeinen Delinquenz größer als bei den anderen Tätertypen (Egg 1999, 2000; Elz 2002) [GS St-9, S. 100 ff.]. Aus allen Untersuchungen geht hervor, dass, unabhängig vom Tätertyp, Alkohol bei Begehung der Tat eine wesentliche Rolle spielt.

13.2.1.2 Sexueller Kindesmissbrauch

Sexueller Missbrauch von Kindern ist in den letzten Jahren zunehmend in das Blickfeld der Öffentlichkeit gerückt. Der öffentliche Druck nach einigen brutalen Straftaten an Kindern hat wesentlich dazu beigetragen, das Gesetz zur Bekämpfung von Sexualdelikten und anderen gefährlichen Straftaten vom 26.01.1998 zu verabschieden, wobei nach Auffassung des Autors (Nedopil 1998a) und anderer Fachleute (Boetticher 1998; Schöch 1998a; Schüler-Springorum 1998a) der Gesetzgebungsprozess etwas überstürzt erfolgte und die Folgen zu wenig bedacht wurden. 2010 führten die u. a. in der Odenwaldschule und in den Kirchen bekannt gewordenen Missbrauchsfälle zu einer intensiven gesellschaftlichen Diskussion. Im Rahmen der Auseinandersetzung mit den Missbrauchshandlungen wurden ein interdisziplinärer „Runder Tisch" gegründet, Kompensationsleistungen für Opfer beschlossen, Verfahrensregeln im Umgang mit bekanntgewordenen Verdachtsfällen geändert und mehrere großvolumige Forschungsprojekte ausgelobt.

Die Häufigkeit des sexuellen Kindsmissbrauchs hat bei großer Variabilität in den letzten Jahren erkennbar abgenommen. Wenn man den langfristigen Verlauf betrachtet, schwankten die Zahl der angezeigten Fälle zwischen 10 000 (1985) und fast 18 000 (1960), im Jahr 2002 waren es 15 988, 2009 etwa 12 000 (PKS 2009). Die Zahl der Verurteilungen bewegte sich zwischen 1418 (1985) und 4339 (1955); seit 1997 waren es ohne große Variabilität ungefähr 2200 Verurteilungen im Jahr, 2009 wurden 2242 Menschen wegen sexuellen Kindsmissbrauchs verurteilt. Der Altersgipfel der Täter lag bei den 30- bis 40-Jährigen, bei Tätern über 50 Jahre wurde ein deutlicher Abfall der Verurteilungshäufigkeit registriert. Kinder werden somit nicht typischerweise die Opfer von sexuellem Missbrauch alter Männer, selbst wenn es durchaus solche Fälle gibt (Beier et al. 2005).

Kinder werden einerseits Opfer von Pädophilen, die ihre geschlechtliche Befriedigung wegen ihrer Störung der sexuellen Präferenz ausschließlich oder vorwiegend durch kindliche Sexualpartner finden (siehe Kap. 12.10.1.3); andererseits vergreift sich eine Reihe von Menschen an Kindern, die sich zwar nicht durch pädophile Sexualpräferenzen auszeichnen, die in Phasen der eigenen Frustration oder Schwäche aber Kinder wegen deren Unerfahrenheit, deren vermuteter Widerstandsunfähigkeit oder deren Unterlegenheit als Sexualobjekt aussuchen. Auch diese Täter sind keinesfalls einheitlich. Verschiedene Typologien wurden entwickelt, um diagnostische, therapeutische oder prognostische Schlussfolgerungen zu erleichtern. Die Tätertypologien, die von Beier (1995) und Rehder (1996a) bei Pädophilen erstellt wurden, sind in Kapitel 12.10.1.3 aufgeführt.

Eine neue Typologie bei Kindesmissbrauchenden, die dem Täterprofiling (siehe Kap. 22.2.5) gelten soll, haben Canter et al. (1998) entwickelt, indem sie die Beziehungsmuster der Täter zu ihren Opfern analysierten. Sie fanden Täter, welche die Nähe des Kindes suchten, andere, die sich den Kindern mit Drohungen und Gewalt näherten, und eine dritte Gruppe, die eher ihren opportunistischen, kriminellen Lebensstil auch auf den Umgang mit den kindlichen Opfern ausdehnte.

13.2.1.3 Inzest

Die strafrechtlichen Bestimmungen des § 173 StGB verstehen unter Inzest nur den Beischlaf unter leiblichen Verwandten in auf- und absteigender Linie. Dieser Begrenzung liegen weniger erbbiologische Argumente (Schorsch u. Pfäfflin 1994) zugrunde, sie geht eher auf ein in nahezu allen Kulturkreisen verbreitetes Inzesttabu (Beier et al. 2005; Gunn u. Taylor 1993) zurück. Dabei wird die Frage, ob diese rechtsdogmatische Forderung im Fall von Inzest zwischen Erwachsenen den verhaltensbiologischen Gegebenheiten entspricht, nur vereinzelt diskutiert, wenngleich sie ein gutes Beispiel für die Auseinandersetzung des Rechts mit biologischen Erkenntnissen liefert (Schubarth 1999). In der forensischen Praxis werden Inzesttaten relevant, wenn ein Beteiligter ein kindliches oder jugendliches Opfer ist. Aus psychiatrischer Sicht ist festzuhalten, dass für die Opfer die leibliche Verwandtschaft zum Täter von nachrangiger Bedeutung ist. Sexuelle Handlungen von Stiefvätern, anderen Familienmitgliedern oder unverheirateten Lebenspartnern der Mütter haben meist ähnliche Folgen für die kindlichen Opfer wie Missbrauch durch die leiblichen Väter.

Die Zahl der wegen Inzest Verurteilten ist gering. Zur Anzeige kommen meist Vater-Tochter-Inzestereignisse aus der sozialen Unterschicht. Daten aus epidemiologischen Untersuchungen (Mullen 1990) und aus der therapeutischen Praxis legen jedoch nahe, dass Inzest in allen sozialen Schichten (Hirsch 1990; Krück 1991) vorkommt und dass auch Mütter ihre Söhne sexuell missbrauchen (Finkelhor 1986).

Als *Ursache inzestuösen Verhaltens* werden in begrenztem Umfang pädophile Neigungen der Täter, vorwiegend aber pathologische Familienbeziehungen angenommen. Beier (1995) fand in seinen Nachuntersuchungen von 64 Inzesttätern, dass 18 % pädophil motiviert waren. Wesentlich häufiger fanden sich Konstellationstäter, die in scheinbar unauffälligen Familien lebten und auch normale Sexualität praktizierten. 22 % der Täter zeichneten sich durch ein geringschätziges Frauenbild aus und neigten häufiger zur Promiskuität.

Inzest ist häufig ein sexualisierter Ausdruck nicht sexueller Schwierigkeiten. Er beschränkt sich meist nicht auf eine dyadische Täter-Opfer-Beziehung, sondern betrifft die ganze Familie, wobei die Generationsgrenzen häufig verwischt sind. Der erwachsene Teil sucht in seinem Opfer einen Ersatzpartner oder ein Objekt, dem gegenüber er seine Machtbedürfnisse ausleben kann. Die Mütter sind meist passive und überforderte Frauen, die zum Teil früher selbst Opfer sexueller Übergriffe gewesen sind. Ihr Beitrag zum Inzestgeschehen reicht vom „Übersehen" auffälliger Verhaltensweisen über das „Dulden" oder „Verleugnen" der inzestuösen Beziehung (Goodwin 1982) bis hin zu deren Förderung. Die familiären Bedingungen können jedoch sehr unterschiedlich und im Einzelfall komplex sein, sodass Verallgemeinerungen nur mit größter Vorsicht gerechtfertigt sind.

Inzest ist nicht Symptom einer spezifischen Störung. Bei *Schuldfähigkeitsbegutachtungen* der Täter sind die gleichen Grundsätze anzuwenden wie bei den meisten anderen Delikten. Besondere Sorgfalt bei der Abklärung eventueller Störungen ist jedoch erforderlich, wenn besonders junge Opfer gewählt werden, wenn die Opfer misshandelt werden oder wenn ein homosexueller Missbrauch vonseiten eines Elternteils vorliegt. Pädophilie, Sadismus, ausgeprägte Persönlichkeitsdepravationen oder Persönlichkeitsstörungen müssen als Ursache des sexuellen Missbrauchs ausgeschlossen werden, zumal bei solchen Probanden oft nicht nur das familiäre Nahfeld gefährdet ist. In den anderen Fällen ist die Kriminalprognose jedoch meist günstig, wenn die Täter von ihren Familien getrennt werden. Eine Gefährdung der Allgemeinheit ist nur in wenigen Fällen zu befürchten (Gunn u. Taylor 1993; Elz 1999). Die Rückfallrate ist jedoch vermutlich höher, wenn man sich nicht nur auf Anzeigen verlässt, sondern die Täter selbst befragt (Studer et al. 2000).

Aus psychiatrischer Sicht müssen bei Inzest besonders die Folgen für die Opfer bedacht werden. Sexueller Missbrauch durch eine Vertrauensperson bedeutet für die Opfer ein unmittelbares Ohnmachtserleben. Dieses Ohnmachtserleben wird durch Drohungen und Schweigegebote noch verstärkt, zumal die Kinder meist auch von anderen Personen keine Unterstützung und keinen Schutz erhalten. Darüber hinaus kann eine übermäßige, altersinadäquate sexuelle Stimulierung der Kinder unabhängig von der Person des Täters nachteilige Folgen haben (Yates 1982).

Das *Ausmaß der Schädigung* der Opfer hängt von folgenden Faktoren ab:
- vom Alter bei Beginn des sexuellen Missbrauchs
- von der Dauer des sexuellen Missbrauchs
- von der Art der mit dem Missbrauch verbundenen Drohungen oder Gewaltanwendungen
- vom Fehlen einer stützenden Vertrauensperson
- von der Gestörtheit der Familie

Offensichtlich ist es für die Folgen bei den Opfern relativ unerheblich, ob es nur zur genitalen Stimulation oder zum Beischlaf gekommen ist (Finkelhor 1986; Mullen 1990). Die unmittelbaren Folgen bei den Opfern bestehen in einem Nachlassen der schulischen Leistungen, in übertriebenen Sexualisierungen, Angstzuständen und in depressiven Verstimmungen. Als langfristige Folgen werden Promiskuität, Prostitution, Substanzmissbrauch, sexuelle Funktionsstörungen und Sexualdelikte gesehen (Gunn u. Taylor 1993). In einer systematischen Untersuchung von Mullen et al. (1988) hatten 20% der Opfer sexuellen Missbrauchs später psychische Störungen gegenüber 6% in der Kontrollgruppe, wobei depressive, ängstliche und phobische Symptome im Vordergrund standen. Allerdings gibt es keine Störung, die beweisend oder auch nur typisch für das Erdulden von sexuellem Missbrauch wäre oder eine direkte Kausalität nahelegen würde.

13.2.1.4 Sexuell motivierte Tötungen

Sexuell motivierte Tötungen sind relativ selten, erregen aber aus unterschiedlichen Gründen große Aufmerksamkeit. Dies ist aus forensischer Sicht nicht unberechtigt, da bei einem Teil dieser Täter die Wiederholungsgefahr besonders groß ist, und einige Serienmörder zur Befriedigung sexueller Bedürfnisse töten. Schorsch u. Pfäfflin (1994) unterscheiden bei diesen Tätern sadistisch-perverse Entwicklungen und Impulshandlungen als Durchbruch einer destruktiven Dynamik. Eine FBI-Studie (Ressler et al. 1986), die auf der Analyse von 36 verurteilten Sexualmördern basiert, teilt die Täter in „organized" und „disorganized" auf. Die in die Untersuchung einbezogenen 25 Serientäter gehörten überwiegend der Kategorie „organized" an. Ihre Herkunftsfamilien wurden als schwierig beschrieben, wobei Alkohol- oder Drogenmissbrauch, Kriminalität oder psychische Störungen eines Familienmitgliedes als Schwierigkeiten genannt wurden.

Die Familien waren meist von der Gemeinschaft isoliert, die Väter wenig präsent und die Täter als Kinder physischem oder sexuellem Missbrauch ausgesetzt. Sie wurden als Einzelgänger ohne schulischen oder beruflichen Erfolg beschrieben. Sie hatten wenig sexuelle Erfahrungen und zogen autoerotische Praktiken vor. Viele ergingen sich in extrem sadistischen Fantasien. 20 der untersuchten Täter hatten bereits vor ihrem 18. Lebensjahr ausgeprägte Vergewaltigungsfantasien. Diese empirischen Untersuchungen bestätigten die aus Fallschilderungen gewonnenen Erkenntnisse, dass es sich bei den sadistischen Mördern um einsame, scheue Menschen handelt, die Frauen gegenüber feindlich eingestellt sind und lange Zeit vor der Tat von ausgeprägt sadistischen Fantasien beherrscht werden. Dieser Persönlichkeitstyp wurde von Brittain (1970) als *sadistische Persönlichkeit* beschrieben und auch in DSM-III-R, jedoch nicht mehr in DSM-IV als sadistische Persönlichkeitsstörung eingeführt. Er beschrieb diese Männer als zurückgezogen, einzelgängerisch, zwanghaft, sauber und höflich. Psychopathologisch fielen sie als eitel, egozentrisch, selbstbemitleidend und hypochondrisch auf. Sie erschienen ihrer Außenwelt als prüde, in Bezug auf Sexualität gaben sie sich zurückhaltend und vermeidend und äußerten sich als Saubermänner, während ihr Innenleben durch ein unbefriedigendes Sexualleben und Impotenz, durch fehlende oder unbefriedigende Partnerschaft und besonders durch Gewalt- und Grausamkeitsfantasien bestimmt war. Einige erproben Teile ihrer Fantasien, bevor es zu einer sexuell motivierten Tötung kommt. Revitch (1965) hat darauf hingewiesen, dass Fetischismus, sadistische Fantasien und kleinere Angriffe auf Frauen wichtige Prädiktoren der künftigen Gefährlichkeit sein können. Die Entwicklung von *Tötungsfantasien* wird nach Schorsch u. Pfäfflin (1994) von den Tätern oft wie etwas Zwanghaftes, das Töten selbst ritualisiert, rauschhaft und ich-fremd erlebt. Zum Delikt kommt es, wenn die steuernden Ich-Funktionen, die ein soziales Funktionieren dieser Menschen ermöglichen, zusammenbrechen und die Trennung zwischen sadistischen Fantasien, Triebimpulsen und sozialer Realität nicht mehr aufrechterhalten werden kann. Sozialer Rückzug, Angepasstheit und Ordnungsliebe bis hin zur Zwanghaftigkeit können Ausdruck des krampfhaften Bemühens sein, die notwendige Trennung von Fantasie und Realität aufrechtzuerhalten. Neuere Untersuchungen haben gezeigt, dass diese Persönlichkeitsstörung zwar extrem selten ist, sie jedoch bei Männern, die mehr als ein sexuell motiviertes Tötungsdelikt begangen hatten, erstaunlich häufig vorkam (Kraus et al. 2004; MacCulloch et al. 2000).

Sexuell-destruktive Impulshandlungen werden dagegen eher von *dissozialen Persönlichkeiten* begangen, deren Aggressionshandlungen oft abgewehrten Bindungsängsten entsprechen. Die Täter sind Borderline-Persönlichkeiten sehr ähnlich, ihr Mutter- und Frauenbild unterliegt einer ausgeprägten Spaltung in Gut und Böse. Sie schwanken zwischen Überidealisierung und Verdammung ihrer Bezugspersonen sowie eigenen Größenfantasien und Selbstentwertung; unter Belastung kann es zu paranoidem Erleben kommen. Starke Kränkungserlebnisse können bei diesen Menschen destruktive Impulse freisetzen, die zu Vergewaltigungen und Tötungshandlungen führen können.

Tötungen nach oder im Rahmen einer Vergewaltigung werden von Tätern oft als unbeabsichtigt dargestellt. Es sei versehentlich dazu gekommen beim Versuch, die Gegenwehr zu durchbrechen, oder aus Panik, weil man gestört wurde. Von Gerichten wird häufig unterstellt, dass die Tötung dazu diente, die vorherige Vergewaltigung zu decken. Beide Sichtweisen mögen zwar in Einzelfällen vorkommen, sie entsprechen aber oft eher nachträglichen Rationalisierungen als dem tatsächlichen Motivationsgefüge (Schorsch 1986). Die Ritualisierung und die Impulshaftigkeit sexueller Tötungen haben meist eine Eigendynamik, die viele Täter selbst kaum akzeptieren können. Untersuchungen aus England haben gezeigt, dass – selbst wenn diese Fälle sehr selten sind – Täter, die im Zusammenhang mit einem Sexualdelikt töten, eine deutlich höhere Rückfallrate mit Tötungsdelikten haben als die Gesamtheit der Mörder und Totschläger (Francis u. Soothill 2000), insbesondere wenn Paraphilien oder sadistische Merkmale bei dem Täter und den Taten eine Rolle spielten (Hill et al. 2006). Auch ADHS (siehe Kap. 12.1.1.3) scheint die Rückfallwahrscheinlichkeit bei aggressiven Sexualdelikten zu erhöhen (Kafka u. Hennen 2004).

13.2.2 Besonderheiten bei der Untersuchung aggressiver Sexualstraftäter

Die Exploration von Sexualdelinquenten im Rahmen einer Begutachtung ist schwierig, weil die Probanden einerseits in diesem Rahmen nahe liegende Ziele vor Augen haben, sich andererseits oft ihrer Verhaltensabweichungen schämen und versuchen, ihr eigenes Verhalten rationalisierend zu erklären. Aufschlussreiche Informationen erhält man eher nach einer Verurteilung, insbesondere wenn eine Therapie schon einen gewissen Fortschritt erbracht hat. Wegen der Rationalisierungs-, Verdrängungs- und Verschleierungstendenzen sind manchmal konfrontative Explorationstechniken notwendig. Die Aufdeckung verdrängter Gefühle und Konflikte birgt jedoch die Gefahr der psychischen Dekompensation bis hin zur Suizidalität. Deswegen ist gerade bei konfrontativen Befragungen die Belastbarkeit des Untersuchten sorgfältig zu beachten.

Bei der Begutachtung von Sexualstraftätern ist es nicht ausreichend, eine Sexualanamnese zu erheben, in der lediglich die Daten der ersten Masturbation, des ersten Intimkontakts und der Häufigkeit sexueller Betätigung enthalten sind. Folgender Fragenkatalog ist – ohne Anspruch auf Vollständigkeit – als Orientierungsrahmen für die ergänzende Erhebung der Sexualanamnese bei Sexualdelinquenten gedacht:

- Mit welchem Sozialverhalten werden Bekanntschaften eingeleitet?
- Welche Abfolge von Verhaltensweisen wird praktiziert, um Sexualkontakt zu initiieren?
- Was wird unternommen, um eine sexuelle Beziehung aufrechtzuerhalten?
- Mit welchen Vorstellungen oder Ereignissen beginnt sexuelle Erregung?
- Was sind die Präferenzen, durch die Erregung erzielt wird?
- Welche Fantasien oder Tagträume führen zu sexueller Erregung?
- Welche Verhaltensweisen dienen der Steigerung der sexuellen Stimulation?
- Welche Reaktionen erfolgen, wenn die Erregung unterbrochen wird?
- Durch welche Vorstellungen wird der Orgasmus verzögert oder beschleunigt?
- Wie wird die eigene Sexualität im Vergleich zu der „vorgestellten" Sexualität der Geschlechtsgenossen gesehen?
- Unter welchen Bedingungen treten am ehesten Gefühle, wie Zuneigung, Schuld, Frustration, auf?
- Welche Konsequenzen könnte das eigene Sexualverhalten haben?

Da trotz ausführlicher Exploration viele Unsicherheiten bestehen bleiben, werden häufig bei Sexualstraftätern projektive Testverfahren angewandt, die weniger leicht zu durchschauen und zu manipulieren sind als einfache Frage-und-Antwort-Sequenzen. Rückschlüsse sind aber nur zulässig, wenn sich die Ergebnisse von Exploration und Testung weitgehend decken. Ergeben sich Widersprüche, sollte dies Anlass zu einer neuen Befragung sein und nicht zu einem Methodenstreit führen. In den USA und in Kanada wird bei der Untersuchung Sexualdelinquenter gelegentlich auch eine Penisplethysmografie durchgeführt (Quinsey 1990). Bei dieser Methode wird das Volumen des männlichen Gliedes in Abhängigkeit von unterschiedlichen Reizen gemessen. Dadurch will man z. B. vom Probanden geleugnete sexuelle Präferenzen erkennen. Die Ergebnisse sind jedoch nicht so überzeugend, dass sie vor Gericht als Beweismittel in Betracht kämen (Marshall 2005). Der Aufwand derartiger Untersuchungen ist zudem so groß, dass er in keinem Verhältnis zu den derzeit erzielbaren Resultaten steht.

13.2.3 Behandlung und Rückfallverhütung

Die Gesetzesänderungen vom 26. Januar 1998 haben die Bedeutung der Behandlung von Sexualstraftätern unterstrichen und großen Druck sowohl auf die Täter, sich einer Behandlung zu unterziehen, als auch auf die Justizverwaltungen, therapeutische Möglichkeiten zu schaffen, ausgeübt. § 9 StVollzG sieht die Therapie nicht mehr als Möglichkeit, sondern als Soll und seit 2003 als Vorschrift für Sexualdelinquenten an. Auch nach einer Haftentlassung kann eine Therapie mit Androhung der verlängerten Führungsaufsicht nachdrücklich gefordert werden.

Die Aussichten für Behandlung und Rückfallverhütung bei Sexualstraftätern werden sowohl in der Öffentlichkeit wie in einigen Fachpublikationen eher pessimistisch eingeschätzt (Nedopil 1999a, United States General Accounting Office 1996). Andererseits hat mittlerweile eine Reihe von Untersuchungen nachgewiesen, dass bestimmte Behandlungsformen bei Sexualstraftätern zu einer Verringerung der Rückfallhäufigkeit in delinquentes Verhalten beitragen. Katamnestische Untersuchungen konnten bei nahezu zwei Dritteln der entlassenen Täter keinen Rückfall in Sexualdelinquenz nachweisen. Bei Rückfällen war darüber hinaus die Schädigung der Opfer meist geringer als beim ursprünglichen Einweisungsdelikt (Berner et al. 1986; Schorsch 1986). Die häufig zitierte Metaanalyse von Hall (1995), die 12 Vergleichsuntersuchungen zusammenfasst, berechnete eine allgemeine Effektrate, welche die Unterschiedlichkeit der verschiedenen Therapieformen unberücksichtigt lässt, von 0,1, d.h. behandelte Täter hatten eine 10 % niedrigere Rückfallwahrscheinlichkeit als unbehandelte. 19 % der Behandelten und 27 % der Unbehandelten hatten in den jeweils untersuchten Zeiträumen, die von Studie zu Studie unterschiedlich waren, einen Rückfall. Die höchsten Effektraten von 0,3 (= 30 %) hatten hormonelle und kognitiv-verhaltenstherapeutische Behandlungen. In späteren Studien reichten die Berechnungen und Schätzungen, welche Effektraten durch Therapie zu erzielen sind, von 0 bis 0,4 (Nuhn-Naber et al. 2002) d.h. von Ineffektivität oder Wirkungslosigkeit bis zu einer Wirksamkeit, die jener der Antibiotika bei Entzündungskrankheiten vergleichbar ist. Die neuesten Übersichten haben einen bescheidenen Effekt von 0,1 bestätigt (Egg et al. 2001; Hall 1995) oder, wie Schmucker (2004) es aufgrund einer umfassenden Metaanalyse verdeutlicht, eine Chance, das Verhältnis Rückfall : Legalbewährung von 50 : 50 auf 30 : 50 zu senken.

13.2.3.1 Medizinische Behandlung

Historisch gesehen wurden und werden z.T. chirurgische Kastration, stereotaktische Hirnoperationen und pharmakologische Behandlungen mit Antiandrogenen zur Behandlung von Sexualdeviationen eingesetzt. Die Hoffnungen, die in der Zeit von 1960–1980 in triebdämpfende Behandlungen gesetzt wurden, sind größtenteils enttäuscht worden. Operative und medikamentöse Behandlungen reduzieren zwar die Triebintensität, ändern jedoch nichts an der Triebrichtung. Die von Langelüddeke (1963) publizierte geringe Rückfallrate von 2–5 % nach einer Kastration wurde auch in neueren Untersuchungen nicht widerlegt (Wille u. Beier 1989). Wegen der Irreversibilität des Eingriffs, der nicht auszugleichenden Nebenwirkungen und der weniger als therapeutische Intervention, sondern als Schutz- und Vergeltungsmaßnahme anzusehenden Operation werden Kastrationen heute jedoch kaum noch durchgeführt. Die Genehmigung einer Kastration zum Zweck der Triebdämpfung ist nach dem *Kastrationsgesetz* an hohe rechtliche Anforderungen gekoppelt. Die Entscheidungen werden von einem Kastrationsausschuss auf Länderebene gefällt. Hierzu sind zwei psychiatrische oder sexualmedizinische Gutachten erforderlich. Kastration kann heute auch deswegen nicht mehr als absolut sichere Methode gelten, da männliche Sexualhormone und wirkungsäquivalente hormonelle Anabolika, mit denen der psychosexuelle Kastrationseffekt rückgängig zu machen ist, ohne größere Mühe erhältlich sind. Stereotaktische Hirnoperationen sind wegen mangelnder Wirksamkeit, gravierender Nebenwirkungen und nicht zuletzt wegen berechtigter ethischer Bedenken völlig verlassen worden.

Das Schwergewicht der *medikamentösen Therapie* von Sexualstraftätern liegt bei den sog. antiandrogenen Substanzen, welche die zentralen und/oder peripheren Wirkungen der männlichen Sexualhormone blockieren und zur Verringerung oder zum Verlust von Erektions- und Ejakulationsfähigkeit und sexuellem Verlangen führen. Die längsten Erfahrungen liegen mit Cyproteronacetat (Androcur, dem einzigen auf dem deutschen Markt befindlichen Antiandrogen) vor, dessen rückfallprophylaktische Wirksamkeit mit etwa 70–80 % angegeben wird (Wille 1990). Die Behandlung mit diesen Substanzen entspricht einer medikamentösen, reversiblen Kastration. Cyproteronacetat blockiert kompetitiv die Androgenrezeptoren und führt dosisabhängig zu einer Abnahme der Bildung von Samenzellen, zur Herabsetzung von Libido, Potenz und Orgasmusfähigkeit. Das Medikament kann oral und mittels Depotinjektion verabreicht werden. Die Dosierung beträgt bei oraler Verabreichung 100 mg bis 200 mg pro Tag, bei intramuskulärer Depotgabe 300–600 mg alle 10–14 Tage. Die psychische Wirkung besteht in einer leichten Beruhigung und Sedierung und in einem Stimmungsausgleich. Eine anfängliche Euphorisierung kann später in Niedergeschlagenheit umschlagen. Die Nebenwirkungen sind reversibel; sie bestehen in einer Hodenatrophie, Brustwachstum, Veränderung des Fettansatzes und des Behaarungstyps und – bei sehr hohen Dosierungen – in Leberfunktionsstörungen. Bei vorbestehenden Lebererkrankungen ist eine Behandlung nicht möglich.

Seit etwa 1990 werden auch hypophysenhormonähnliche Substanzen und gelegentlich Psychopharmaka bei Sexualdeviationen verordnet. Besonders für Tätergruppen mit hohem Gewaltrisiko gibt es jedoch bislang keine methodisch überzeugenden Studien. Über einige neuere, namentlich den hypothalamischen Hormonen vergleichbare Substanzen, wie z. B. die Agonisten des Gonadotropin-Releasing-Hormons (GnRH) *Triptorelin und Goserelin* oder den LHRH-Agonisten (Releasing Hormon des Luteotropen Hormons) Leuprolid finden sich vielversprechende Erfahrungsberichte (z. B. Thibaut et al. 1996; Richer u. Crismon 1993; Rösler u. Witztum 1998), jedoch noch keine Langzeitstudien, die zuverlässige Aussagen über eine langfristige Rückfallprophylaxe ermöglichen würden. Die Medikamente werden wegen ihrer besseren Verträglichkeit bevorzugt, obwohl sie in Deutschland mit Ausnahme von Triptorelin (Salvacyl) nicht für dieses Indikationsgebiet zugelassen sind. Die Verabreichung von hormonsenkenden Medikamenten ist aus medizinischen (Nebenwirkungsprofil), juristischen (freiwillig oder zwangsweise) und ethischen (Veränderung des Menschen) Erwägungen problematisch. Während in Deutschland die Gabe triebdämpfender Medikamente an strikte Auflagen gebunden ist, kann sie in Polen zwangsweise auferlegt werden. Dabei ist zwar die libidosenkende Wirkung belegt, ebenso Verringerung von Dranghaftigkeit sexueller Impulse und Fantasien, der Nachweis einer spezifischen rückfallsenkenden Wirkung steht indes aus (Eher 2010). Die antiandrogene Behandlung von Sexualstraftätern erfolgt vor dem Hintergrund der aktuellen Wirksamkeitsforschung und der kriminologischen Realität. Bei niedrigeren Rückfallraten unter 5 % binnen 3–4 Jahren, einer nicht bewiesenen Wirksamkeit und starken Nebenwirkungen ist der Einsatz kritisch abzuwägen. Dagegen weisen Berner und Briken (Briken u. Berner 2010) auf den Stellenwert auch *medikamentöser Therapieverfahren* hin (Briken et al. 2003). In einer Zusammenstellung von sieben offenen Studien zur Behandlung von Sexualstraftätern mit GnRH-Agonisten fand Thibaut nur bei einem der Behandelten einen Rückfall mit einem Sexualdelikt. Unter klinisch-therapeutischen Aspekten sind GnRH-Agonisten unter Beachtung der Indikation, des Nebenwirkungsprofils und der zu erwartenden Wirksamkeit durchaus eine wichtige und hilfreiche Option, welche die Psychotherapie fördern und die sexuelle Triebspannung und damit bei manchen Patienten auch einen Leidensdruck wirksam senken kann. Eine Änderung der Präferenzstörung leistet die medikamentöse Behandlung allerdings nicht.

Durch den Einsatz triebdämpfender Medikamente allein ist die Rückfallprognose nur begrenzt zu verbessern, es ist immer die gleichzeitige psychotherapeutische Behandlung und ein adäquates Risikomanagement erforderlich. Die spezifische rückfallprophylaktische Wirkung ist bislang nur unzureichend untersucht, weil Arzneimittelstudien mit untergebrachten Patienten in Deutschland nach dem Arzneimittelgesetz verboten sind. Gerade bei einer solchen relativ neuen Behandlung erscheint eine wissenschaftliche Überprüfung der Wirksamkeit sowohl im Interesse der betroffenen Patienten als auch der das Risiko mittragenden Öffentlichkeit unverzichtbar.

Grundsätzlich können Medikamente *nicht als alleinige Therapieoption* bei Sexualstraftätern gelten, ihr Einsatz kann in Einzelfällen gerechtfertigt sein, sofern der Patient einverstanden und kooperativ ist und die Behandlung in ein integratives psychotherapeutisches Konzept eingebettet ist. Das Ziel einer Behandlung darf sich nicht auf die Triebdämpfung beschränken, vielmehr muss durch die medikamentöse Behandlung die sexuelle Präokkupation des Patienten vermindert und eine breiter angelegte Psychotherapie ermöglicht werden. Die medikamentöse Behandlung ist bei Patienten indiziert, die wegen ihrer sexuellen Fantasien und Praktiken kaum noch Interessen an anderen Aktivitäten entwickeln können. Ohne zusätzliche Psychotherapie und/oder Soziotherapie sind triebdämpfende, operative oder medikamentöse Behandlungen mit größter Skepsis zu betrachten, da die Therapie sexueller Störungen und sexueller Aggressionshandlungen nach heutiger Anschauung immer auf den gestörten Menschen in seiner Gesamtheit ausgerichtet sein sollte.

Zur Krisenintervention im Rahmen von Psychotherapien werden auch Serotonin-Wiederaufnahmehemmer (SSRIs) verwendet. Diese antidepressiv wirkenden Substanzen unterstützen die Impulskontrolle und führen darüber hinaus als Nebenwirkung zu Libidoreduzierung und Triebdämpfung (Berner et al. 2004).

13.2.3.2 Psychotherapeutische Behandlungsmöglichkeiten

Die klinische Psychiatrie hat für diese Personengruppe keine Behandlungsformen entwickelt. Die früheren therapeutischen Überlegungen kamen aus der Psychoanalyse (Berner 1999; Pfäfflin et al. 1998; Schorsch 1982). Viele Sexualstraftäter sind aber wegen ihrer begrenzten intellektuellen Fähigkeiten kaum in der Lage, eine Psychoanalyse im engeren Sinn durchzuhalten. Die meisten Maßregelvollzugseinrichtungen haben einen eher pragmatischen Weg beschritten und eigenständig eklektizistische Therapieformen entwickelt. Mittlerweile haben sich jedoch sowohl im Maßregelvollzug wie auch in den Sozialtherapeutischen Abteilungen des Justizvollzugs Methoden der kognitiven Verhaltenstherapie durchgesetzt, die sich in einer Vielzahl von Studien und Metaanalysen als effektivste Behandlungsform zur Rückfallreduzierung von Sexualstraftaten erwiesen haben (Hall 1995; Schmucker 2004). Nach heutiger Anschauung ist ein an individueller Kompetenz und individuellen Defiziten orientierter, die allgemeinen Prinzipien forensischer Psychotherapie (Andrews et al. 1990; siehe Kap. 16.3.1) berücksichtigender Therapieansatz am Erfolg versprechendsten. Hierzu ist eine diagnostische Differenzierung der Täter erforderlich. Therapeutische Erfolge sind eher bei neurotisch-aggressionsgehemmten und depressiven Tätern zu erwarten, während es für dissoziale, egozentrische und sadistisch veranlagte Täter nur begrenzte oder gar keine erprobten Therapiekonzepte gibt.

Bei Berner et al. (1998) und bei Hall (1996) finden sich weitere typologische Ansätze, die einen Bezug zu Therapie und Prognose haben. Berner stellt die Persönlichkeitsstruktur als wichtigstes Kriterium der Differenzierung in den Mittelpunkt. Hall fokussiert seine Aufmerksamkeit auf die wesentlichen Defizite, die mit verhaltenstherapeutischen Methoden zu modifizieren sind:
- Täter mit psychischen Defiziten (z. B. Erregbarkeit durch deviante Stimuli)
- Täter mit gestörter Wahrnehmung und Einstellung (z. B. unrealistische Erwartungen an Frauen)
- Täter mit affektiven Besonderheiten (z. B. Wut und Rachegefühle gegenüber Frauen)
- Täter mit Persönlichkeitsstörungen

Inbesondere unter therapeutischen Aspekten hat sich das Fünf-Pfade-Modell nach Ward u. Siegert (2002) bewährt.

Ward und Siegert hoben als pathogenetisch wirksame Faktoren bei der Entwicklung einer Präferenzstörung insbesondere „Intimitätsdefizite", „sexuelle Erregungsmuster", „Antisozialität", „emotionale Dysregulation" und „multiple Dysfunktion" hervor. Unter therapeutischen Aspekten eignet sich Psychotherapie insbesondere bei der Behandlung der „Intimitätsdefizite", die medikamentöse Behandlung bei paraphilen sexuellen Erregungsmustern. Bei „Antisozialität", „emotionaler Dysregulation" und „multiplen Dysfunktionen"

Vergewaltigung, Kindesmissbrauch

Intimitäts-defizite	deviante sexuelle Erregungs-muster (scripts)	antisoziale Kognition	emotionale Dys-regulation	dysfunk-tionale Mecha-nismen
Psycho-therapie	Psycho-therapie + Medikation	Psycho-therapie + Medikation	Medikation + Psycho-therapie	Medikation + Psycho-therapie

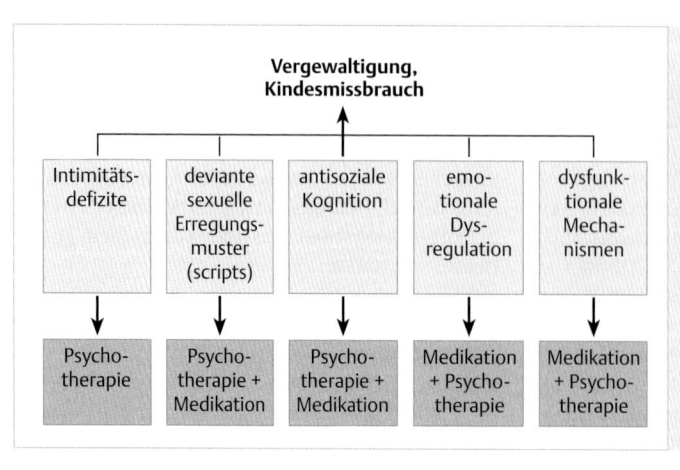

Abb. 13.1 Ätiologie sexueller Delinquenz. Fünf-Pfade-Modell nach Ward u. Siegert (2002; modifiziert nach Briken u. Berner 2010).

diskutieren Berner und Briken die Kombination aus Medikation und Psychotherapie (Briken u. Berner 2010).

Defizitanalyse und Bearbeitung der Defizite gehören danach zu den wesentlichen Methoden der Behandlung von Sexualstraftätern. Psychotherapie von Sexualstraftätern sollte sich neben den allgemeinen Persönlichkeitsdefiziten zudem auf die speziellen dynamischen Risikofaktoren für sexualdelinquentes Verhalten (siehe Kap. 13.2.1) konzentrieren. Diese dynamischen Risikofaktoren sind einerseits Indikatoren für eine Rückfallgefährdung, andererseits sollten sie als Ansatzpunkte der Therapie ständig im Auge behalten werden (siehe auch Kap. 15.2). Zunehmend finden auch ressourcenorientierte Ansätze Anwendung (Good Lives Model; Ward u. Laws 2010).

13.2.3.3 Therapieeinrichtungen für Sexualstraftäter

▶ **Maßregelvollzug.** Nach Leygraf (1988) waren 12,7 % der im Maßregelvollzug Untergebrachten wegen Sexualdelikten ohne Gewalt und 14 % wegen Sexualdelikten mit Gewalt verurteilt worden. Die durchschnittliche Unterbringungsdauer der Sexualstraftäter ohne Gewalt war nach der Untersuchung von Leygraf mit 9,4 Jahren überdurchschnittlich lang. Sie hat sich zwischenzeitlich verkürzt und unterscheidet sich nicht mehr von der durchschnittlichen Unterbringungsdauer aller Patienten (Müller-Isberner u. Jöckel 1994). Die Zahl der Sexualstraftäter im Maßregelvollzug hat sich in den Jahren von 1996–1998 erheblich erhöht (Seifert u. Leygraf 1997), im Bezirkskrankenhaus Haar bei München sogar verdreifacht (Steinböck 1999a, b). Dem in verschiedenen Bundesländern erhobenen Kerndatensatz zufolge lag der Anteil der Sexualdelinquenten bei den psychiatrischen Maßregelvollzugspatienten 2008 im Duchschnitt bei 28,4 % bei allerdings deutlichen Differenzen zwischen den Bundesländern (18–36 %).

Die Therapie von Sexualdelinquenten im Maßregelvollzug erscheint dabei nach empirischen Untersuchungen durchaus erfolgversprechend (Eucker u. Moritz 2005). Die Rückfallrate ist deutlich niedriger als bei Sexualdelinquenten, die aus der Strafhaft entlassen werden (Jockusch u. Keller 2001; siehe auch Kap. 13.2.4), wofür nicht nur die Behandlungsformen, sondern vor allem auch die Entlassungsmodalitäten und die Nachbetreuung dieser Patienten verantwortlich sein dürften.

▶ **Haftanstalten.** Seit dem 01.01.2003 ist die Behandlung von Sexualstraftätern, die zu mehr als zwei Jahren Freiheitsstrafe verurteilt worden sind, nach § 9 Abs. 1 StVollzG vorgeschrieben. Allerdings sollten sich die Therapeuten und die Verantwortlichen, die Therapiezwang für Sexualstraftäter in den Haftanstalten einführen und durchsetzen wollen, der Grenzen und der möglichen Ressourcenvergeudung bei Nichtbeachtung dieser Grenzen bewusst bleiben (Bosinski et al. 2002; Nedopil 2004b; Nuhn-Naber et al. 2002). Gerade in Haftanstalten ist der Beginn einer Therapie schwierig, weil viele Sexualstraftäter ihr gestörtes Verhalten zunächst leugnen. Dieser Verleugnungsprozess wird dort zudem verstärkt, weil nicht nur Missbilligung vonseiten des Personals, sondern auch Verachtung und unter Umständen Belästigungen durch Mithäftlinge befürchtet werden müssen. Die Behandlung von Sexualstraftätern in Strafvollzugseinrichtungen erfolgt deshalb am besten in *Sondereinrichtungen* oder auf *speziellen Therapiestationen*, wo das Personal zur Verschwiegenheit verpflichtet ist. In solchen Anstalten sollte so weit als möglich dafür gesorgt werden, dass haftspezifische subkulturelle Normen und Verhaltensweisen vermieden werden, sodass der Einzelne Schwächen zugeben kann, ohne befürchten zu müssen, deswegen verspottet, ausgenutzt oder denunziert zu werden. Es gibt mittlerweile in Deutschland 45 Sozialtherapeutische Abteilungen mit mehr als 1600 Plätzen in den Haftanstalten. Eine wissenschaftliche Aufarbeitung der Behandlungen und ein Vergleich zwischen Therapien im Maßregelvollzug und in der Haft ist bislang nur begrenzt erfolgt (Egg et al. 2001; Rehder et al. 2004). Schwierig ist auch die *Evaluation des Therapieerfolges*, da viele Sexualdelinquente außer dem abweichenden Sexualverhalten wenig psychopathologische Auffälligkeiten zeigen. Zudem sind sie in geschlossenen Einrichtungen kaum Versuchungssituationen ausgesetzt, sodass Durchbrüche ihres Fehlverhaltens in der Haft so gut wie gar nicht befürchtet werden müssen. Es ist deshalb sehr schwer zu erkennen, ob ein Therapieerfolg stabil genug ist, um einen Sexualdelinquenten aus einer gesicherten Umgebung zu entlassen. Aggressive Sexualdelikte sind zudem – auch bei entsprechend gestörten Menschen – selten auftretende Ereignis-

se; deshalb darf aus einer mehrmonatigen Unauffälligkeit nicht zwangsläufig auf eine Heilung geschlossen werden. Aus diesen Besonderheiten lassen sich einige *Forderungen für die Therapie* von Strafgefangenen mit Sexualdelinquenz ableiten:
- Schweigepflicht für therapeutisches Personal ist eine Grundvoraussetzung jeder Therapie. Dieser Grundsatz muss auch in geschlossenen Einrichtungen so weit wie möglich – allerdings nicht unbegrenzt – berücksichtigt werden.
- Bei einer Therapie unter geschlossenen Bedingungen sollten auch Frauen mitwirken.
- Wird eine Therapie in geschlossenen Einrichtungen begonnen, müssen anschließend eine längere Erprobungsphase unter halb offenen Bedingungen und eine ambulante Anschlussbehandlung erfolgen, um einen Therapieerfolg unter veränderten, risikoreicheren Umständen aufrechtzuerhalten.
- Wann immer rechtlich möglich und therapeutisch vertretbar, sollte eine ambulante Therapie angestrebt werden. Die Bereitschaft von Psychotherapeuten zur Behandlung dieser Klientel sollte gestärkt werden. Mittlerweile gibt es eine Reihe von Rückfallvermeidungsprogrammen, die jedoch auch nach einer Entlassung aus gesicherten Einrichtungen weiter trainiert werden müssen (Mann u. Thornton 1998; Pfäfflin 2001).
- Behandlung von Sexualstraftätern ist immer mit einer engmaschigen Risikoeinschätzung und dem adäquaten Risikomanagement verbunden. Hierfür erscheint ein strukturiertes professionelles Vorgehen hilfreich (Eucker u. Moritz 2005; Marshall u. Pithers 1994; Witt 2002).

Die Behandlung muss nicht notwendigerweise eine Heilung des Betroffenen oder die Abkehr von paraphilen Sexualvorstellungen zum Ziel haben. Vielmehr erscheint es in vielen Fällen sinnvoll, dass der Sexualdeviante lernt, seine Bedürfnisse zu kontrollieren, sie sozial verträglich auszuleben und sich der Kontrolle von Außeninstanzen anzupassen – eine Zielrichtung, die in Holland unter dem Stichwort „no cure but control" erfolgreich erprobt wurde (Kroeger 1999).

13.2.4 Risikoeinschätzung und Risikominimierung

In der öffentlichen Diskussion werden Sexualstraftäter weitgehend einheitlich und kaum differenziert gesehen. Tatsächlich handelt es sich aber um eine sehr heterogene Gruppe von Delinquenten, die sich aus Teilgruppen mit ausgeprägtem bis geringem Störungsgrad, hohem bis niedrigem Rückfallrisiko sowie guter bis schlechter Behandelbarkeit auszeichnen. Es gibt bei den Sexualdelinquenten erhebliche Unterschiede hinsichtlich Phänomenologie, Ätiologie und der Art und des Ausmaßes begleitender psychopathologischer Auffälligkeiten (z.B. Saleh u. Guidry 2004). Um die Heterogenität der Sexualdelinquenten auch für die prognostische Einschätzung sinnvoll zu erfassen, haben sich, wie auch in der psychiatrischen und forensisch-psychiatrischen Diagnostik, mehrdimensionale Betrachtungsweisen durchgesetzt (Dittmann 1996; Nedopil u. Graßl 1988).

Auch die groß angelegte Metaanalyse von Hanson u. Bussière (1998), in die Daten aus 61 Nachuntersuchungen von insgesamt 23 393 Sexualstraftätern einbezogen wurden, untermauert einen mehrdimensionalen Ansatz zur Risikoeinschätzung. In dieser Studie betrug die Rückfallrate in Bezug auf Sexualdelinquenz innerhalb einer durchschnittlichen Beobachtungszeit von 4–5 Jahren 13,4%. Die Autoren unterschieden zwischen Merkmalen, die mit genereller krimineller Rückfälligkeit korrelierten, solchen, die mit Rückfälligkeit in nichtsexueller Kriminalität korrelierten, und solchen, die mit Rückfällen in sexuelle Delinquenz zusammenhingen. Für diese Delinquenz ergaben sich über die Merkmale für allgemeine kriminelle Rückfälligkeit hinaus die in ▶ Tab. 13.1 zusammengestellten signifikanten Korrelationen.

Vergleichbare Unterschiede bei den Rückfallraten zwischen Vergewaltigern und Kindsmissbrauchern sind den Veröffentlichungen von Elz (2001, 2002) zu entnehmen. Die Rückfallrate betrug unter 77 Tätern mit sexuellem Kindsmissbrauch 31% für einschlägige Delikte und 22% für sonstige Straftaten innerhalb von sechs Jahren. Bei einer Gruppe von 181 Tätern mit sexuellen Gewaltdelikten fanden sich demgegenüber 19,3% Täter mit einschlägigen Rückfällen und 49,2% mit anderen nichtsexuellen Rückfalldelikten (Elz 2002, S. 217). Hinsichtlich der

Tab. 13.1 Korrelation spezifischer Merkmale mit Rückfälligkeit in Sexualdelinquenz (Metaanalyse von Hanson u. Bussiere 1998).

Merkmal	Korrelation (r)
pädophile Sexualpräferenz	0,32
erhebliche psychosoziale Fehlanpassung	0,25
deviante Sexualpräferenz	0,22
einschlägige Vordelinquenz	0,19
Abbruch früherer Therapien	0,17
negative Mutterbeziehung	0,16
fremdes Opfer	0,15
antisoziale Persönlichkeit	0,14
niedriges Alter	0,13
frühere allgemeine Delinquenz	0,13
früher Beginn der Sexualdelinquenz	0,12
nie verheiratet	0,11
männliche Opfer	0,11

Ein methodisches Problem vieler Untersuchungen, die auch in die Metaanalysen Eingang fanden, sind die unzureichend langen Beobachtungszeiträume. Deshalb lässt sich das tatsächliche Rückfallrisiko nur begrenzt einschätzen. Führt man nämlich *Langzeituntersuchungen* durch, erkennt man, dass Sexualstraftäter auch noch nach sehr langer Zeit rückfällig werden können. Wenn lange Beobachtungszeiträume von bis zu 25 Jahren erfasst wurden, zeigte sich, dass einzelne Vergewaltiger und Täter, die Kinder sexuell missbrauchten, nach bis zu 15 oder 20 Jahren rückfällig wurden (Beier 1995; Prentky et al. 1997). Ein weiterer möglicher Grund für die häufige Unterschätzung der Rückfälle in dieser Tätergruppe ist das *Dunkelfeld* (Beier 1995; Hanson et al. 2003). Bereits in einer früheren Metaanalyse über behandelte Sexualstraftäter waren Hanson u. Thornton (2000) zu dem Ergebnis gekommen, dass sich etwa die Hälfte aller beobachteten einschlägigen Rückfälle in den ersten sieben Jahren ereignete. Die zweite Hälfte verteilte sich etwa gleichförmig auf den anschließenden Zeitraum bis zu 24 Jahre nach der Entlassung.

Von Hanson u. Thornton (2000) wurde auch berichtet, dass wahrscheinlich das Alter der Täter bei Entlassung aus der Unterbringung einer der wichtigsten Risikofaktoren für erneute Sexualstraftaten ist. Diese Einschätzung wurde in einer Studie von Barbaree et al. (2003) mit 468 aus der Haft entlassenen Sexualstraftätern bestätigt. Die Autoren kamen zu dem Ergebnis, dass die Häufigkeit von einschlägiger Rückfalldelinquenz von Sexualstraftätern linear mit zunehmendem Alter bei der Entlassung absinkt. Dem Risikofaktor „junges Alter" bzw. dem protektiven Faktor „hohes Alter" wurde dementsprechend im Static 2002 ein besonderes Gewicht gegeben.

Vorstrafenbelastung für (auch) einschlägige Delikte unterschieden sich die Tätergruppen dagegen nicht wesentlich. Sie betrug unter 87 Tätern mit sexuellen Missbrauchsdelikten 17 % und unter 201 Tätern mit sexuellen Gewaltdelikten 18,9 %. Allerdings war die Vorstrafenbelastung der sexuellen Gewalttäter für sonstige nichtsexuelle Delikte mit 52,2 % deutlich höher als bei den Missbrauchstätern mit 40 %. Die Rückfallraten von Sexualstraftätern, die längere Zeit in Haft oder im Maßregelvollzug untergebracht gewesen sind, sind relativ hoch, wobei die von Nowara (2001) berichtete Rate von 35 % innerhalb von drei Jahren bei ehemaligen Maßregelvollzugspatienten in Nordrhein-Westfalen deutlich höher liegt als jene anderer Untersuchungen. Bei eigenen Untersuchungen an 134 Sexualstraftätern (Stadtland et al. 2004b), die durchschnittlich 108 Monate (1–340 Monate) nach einer Haftentlassung oder Begutachtung beobachtet wurden, begingen 15,7 % nicht gewalttätige und 5,2 % nicht sexuelle, aber gewalttätige Rückfälle. 9 % begingen erneute, aber nichtgewalttätige Sexualstraftaten, und 27,6 % begingen erneut gewalttätige Sexualstraftaten. 42,5 % der Täter wurden im Beobachtungszeitraum nicht rückfällig.

Hanson u. Bussière (1998) schlagen folgende Dimensionen für die prognostische Beurteilung von Sexualdelinquenten vor:
- *krimineller Lebensstil*: Vordelinquenz, antisoziale Persönlichkeit, hoher PCL-R-Wert (Psychopathy Checkliste, Hare 1990)
- *sexuelle Devianz*: frühere Sexualdelinquenz, verschiedenartige Sexualdelikte, Fremde als Opfer, männliche Opfer, deviante Sexualinteressen und -fantasien
- *psychosoziale Fehlanpassung*: Depression, Angst, geringes Selbstwertgefühl, Substanzmissbrauch, mangelnde Selbstsicherheit

- *ungünstige Selbstdarstellung beim Untersucher:* negativer klinischer Eindruck, Verleugnung oder Abspaltung des Delikts, fehlende Motivation für eine Behandlung
- *Fehlschläge bisheriger Behandlungen*

Die mehrdimensionale Betrachtungsweise bezieht sich ausschließlich auf den Zusammenhang von Merkmalen mit einem Rückfall. Sie besagt jedoch nichts darüber, bei welchen Tätern die Rückfallwahrscheinlichkeit verringert werden kann. Die Antwort auf diese Frage wird ermöglicht, wenn die einzelnen Prognoseaspekte daraufhin überprüft werden, ob es sich um stabile Parameter oder *statische* Risikofaktoren handelt, die durch Therapie nicht mehr änderbar sind, wie z. B. „Jugenddelinquenz", oder um änderbare und durch Therapie beeinflussbare Parameter, d. h. *dynamische* Risikofaktoren, z. B. „psychosoziale Fehlanpassung" (siehe Kap. 15.2).

Barbaree et al. (1996) fanden in einer Untersuchung über den Umgang der Behörden mit über 200 Sexualstraftätern, dass sich bei der Einschätzung des Rückfallrisikos das Gewicht der Prädiktoren im Laufe von Haft und Behandlung änderte, dass jedoch die statischen Prädiktoren durchgehend die Entscheidungen beeinflussten. Die wesentlichen Bereiche oder Dimensionen, die für eine ungünstige Prognose ausschlaggebend sind, und die ihnen zugeordneten Merkmale werden in ▶ Tab. 13.2 dargestellt. Dabei wird in jedem Bereich zwischen statischen und dynamischen Faktoren unterschieden.

Tab. 13.2 Dimensionen und Merkmale einer ungünstigen Rückfallprognose.

Beurteilungsbereich	Statische Faktoren	Dynamische Faktoren
krimineller Lebensstil	kriminelle Vorgeschichte	hoher PCL-R-Wert, kriminogene Bedürfnisse, d. h. Einstellung, Wahrnehmung, Verhalten bez. Arbeit, Erziehung, Kameradenkreis, Autoritäten, zwischenmenschliche Beziehungen, die zu Konflikten mit Gesetzen führen, kriminelle Umgebung
	• früher Beginn der Delinquenz	
	• früher Beginn von Gewalttätigkeiten	
	• frühere Delikte unter Alkoholmissbrauch	
	• polytrope Kriminalität	
	persönliche Vorgeschichte	
	• dissoziales Herkunftsmilieu	
	• Broken-Home-Situation in der Kindheit	
Ausmaß der sexuellen Devianz	massive Gewaltanwendung bei Sexualdelikt(en), geplante und vorfantasierte Taten, sadistische Sexualpraktiken bei Vordelikt(en), unterschiedliche Sexualdelikte, unangemessenes Alter der Opfer, Fremde als Opfer, männliche Opfer	Verinnerlichung devianter Sexualpraktiken, Progredienz devianter Sexualfantasien, sexuelle Abreaktion von Verärgerung und Frustration, negative Einstellung gegenüber Opfer, Schuldverschiebung auf Opfer, Berechtigung zu sexueller Bedürfnisbefriedigung, Probleme mit zwischenmenschlichen Beziehungen und Intimität
psychosoziale Fehlanpassung	Broken-Home-Situation in der Kindheit, Intelligenzmängel	Substanzmissbrauch, Persönlichkeitsstörung, Mangel an Selbstwertgefühl und Selbstsicherheit, Fehlen von Coping-Strategien bei Frustration und Verärgerung
negativer klinischer Eindruck	Abbruch früherer Therapien	mangelnde Therapiemotivation, Verleugnung oder Bagatellisierung des Delikts

Anhand einer solchen Übersicht kann systematisch überprüft werden, welche Risikofaktoren bei einem Sexualstraftäter vorliegen und wie ihr Gewicht in Bezug auf therapeutische Interventionsmöglichkeiten und auf Rückfälligkeit eingeschätzt werden muss.

Mittlerweile ist eine Reihe von Instrumenten zur Risikoeinschätzung von Sexualstraftätern entwickelt worden. Von Rice u. Harris (1997) wurde in Anlehnung an den Violence-Risk-Appraisal-Guide – VRAG an der gleichen Stichprobe ein Instrument für die Beurteilung der Rückfallwahrscheinlichkeit bei Sexualstraftätern entwickelt, der SORAG (Sex-Offender-Risk-Appraisal-Guide). Von dem Autorenteam um Chris Webster (Boer et al. 1997) entstand, von den gleichen Grundgedanken wie beim HCR-20 geleitet, der SVR-20 (Sexual-Violence-Risk), der wie der HCR-20 von Müller-Isberner und Mitarbeitern ins Deutsche übersetzt wurde. Beide Instrumente dienen der Vorhersage sexueller Gewalttaten, nicht aber anderer Sexualdelinquenz. Der Static 99 wurde von Karl Hanson und David Thornton (1999) zur Einschätzung des Rückfallrisikos bei Sexualstraftätern anhand von Metaanalysen einer Vielzahl von Verlaufsuntersuchungen aus verschiedenen Institutionen in Kanada, den USA und Großbritannien insbesondere an Straftätern, die wegen Vergewaltigung oder wegen Kindsmissbrauchs inhaftiert waren, entwickelt. Diese Instrumente und die Ergebnisse, die mit ihnen erzielt wurden, sind bei Nedopil (2005) ausführlich dargestellt.

In eigenen Untersuchungen an 134 männlichen Sexualstraftätern, die durchschnittlich 108 Monate (1–340 Monate) nachbeobachtet wurden, war der Static 99 das Instrument mit der größten prädiktiven Validität. Demgegenüber fanden Harris et al. (2003) den SORAG als überlegenes Instrument im Vergleich zum Static 99. Auch Sjöstedt u. Grann (2002) und Barbaree et al. (2001) fanden keine eindeutige Überlegenheit eines Instruments, wobei die unterschiedliche Wahl eines Zielkriteriums (z. B. Wiederverhaftung, schwerwiegendes Sexualdelikt oder aber nicht sexuelles Aggressionsdelikt) die unterschiedlichen Ergebnisse erklären könnte. Dennoch erbrachten alle Instrumente gute bis sehr gute Vorhersagegauigkeiten.

Fasst man die Erkenntnisse aus der wissenschaftlichen Literatur, aus eigenen Untersuchungen und aus den praktischen Erfahrungen zusammen, so erscheint eine integrative, mehrdimensionale und multiaxiale Beurteilung von Sexualstraftätern (siehe ▶ Tab. 13.2) die geeignetste Methode, um das Rückfallrisiko und die Aussichten auf Behandlungserfolg abzuschätzen. Bei einer solchen Beurteilung werden einerseits die statischen und dynamischen Parameter und andererseits die verschiedenen Lebensbereiche, die nach empirischem Wissen für die Rückfälligkeit entscheidend sind, berücksichtigt. Je mehr statische Prädiktoren für eine ungünstige Prognose sprechen, desto unwahrscheinlicher wird es, dass eine Therapie erfolgreich durchgeführt werden kann. Darüber hinaus kommt es darauf an, ob die dynamischen Faktoren durch Therapie, sozialpädagogische Maßnahmen oder Strukturierung des Umfelds angegangen, verändert und kontrolliert werden können. Allerdings sprechen auch einige dynamische Prädiktoren dagegen, dass Behandlungserfolge erreicht werden können, z. B. ein hoher PCL-R-Wert (Hare 1990) oder ein Abstreiten oder eine Abspaltung der eigenen sexuellen Devianz oder Delinquenz. Exemplarisch können durch die kombinierte Anwendung des Static 99 bzw. des Static 99 R, des „Stable" und des „Acute", die statischen, die fixierten dynamischen und die aktuellen dynamischen Risikofaktoren erfasst werden.

Neben diesem kriterienorientierten, strukturierten Vorgehen haben sich in der Praxis zunehmend auch interdisziplinäre Konzepte bewährt, bei denen Vertreter verschiedener Berufsgruppen, von denen jeder über ausreichende eigene praktische Erfahrungen im Umgang mit Sexual- und Aggressionsdelinquenten verfügt, wie z. B. aus Justiz, Straf- und Maßregelvollzug, Sozialarbeit, Pädagogik, Psychologie, forensischer Psychiatrie und Psychotherapie, in gemeinsamen Konferenzen einen Fall beurteilen (Dittmann 2000; Fuller u. Cowan 1999).

13.3 Aggressionsdelikte

13.3.1 Psychopathologische Erfassung, Entstehung und Prophylaxe aggressiven Verhaltens

Aggressionsforschung ist in der klinischen und in der forensischen Psychiatrie in Deutschland immer noch ein weitgehend vernachlässigtes Thema. Die Psychiatrie hat Aggression meist als uniformes Phänomen aufgefasst, ebenso beschreiben Psychoanalyse und Verhaltensforschung nur ein relativ einförmiges, mehr oder minder triebtheoretisches Konzept der Aggression.

Während die Psychoanalytiker Freud (1920) und später Fromm (1977) in der Gewalttätigkeit eine Ableitung von Energien des Todestriebes nach außen sahen, wodurch Autodestruktion verhindert wird, erhielt der Aggressionstrieb in der Ethologie (Lorenz 1984) eine für die Arterhaltung und für die biologische Selektion wichtige Funktion. Gefährlich wird der Aggressionstrieb für den Menschen nach Lorenz unter anderem deshalb, weil die im Tierreich angeborenen Mechanismen zur Aggressionshemmung, z. B. das Erkennen von Unterwerfungsgesten, beim Menschen durch Sozialisationsvorgänge überformt sind.

Dem Verständnis von Aggression als Instinkt stehen zwei ebenfalls uniforme Theorien aggressiven Verhaltens auf behavioristischer Grundlage gegenüber: Die von Dollard et al. (1939) konzipierte „Frustrations-Aggressions-Theorie" geht davon aus, dass Frustrationen dann entstehen, wenn eine angestrebte oder „instingierte" Zielreaktion verhindert wird. Die Frustration führt zu Aggression, wobei die aggressive Energie proportional zum Ausmaß der Frustration ist. Demgegenüber nahm Bandura (1979) an, dass Aggression durch Imitation und Verstärkung erlernt wird. Aggressive Vorbilder in der Familie und in der Gruppe der Gleichaltrigen, Verstärkung durch Erfolge mit eigener Aggression und Modellfunktionen der Medien sind seiner Auffassung nach die wichtigsten kausalen Faktoren für die Gewalttätigkeit von Jugendlichen und Heranwachsenden.

Die biologisch orientierte Forschung entwickelte aufgrund von Tierversuchen und humanphysiologischen Untersuchungen Konzepte über aggressives Verhalten und definierte aufgrund dieser Modelle unterschiedliche Aggressionsformen – instrumentale vs. hostile (Feshbach 1964), defensive vs. offensive, direkte vs. indirekte, verbale vs. körperliche (Buss 1961), spontane vs. reaktive (Selg et al. 1988), reaktive vs. instrumentelle Aggression (Filley et al. 2001).

Die wichtigste Unterscheidung aus forensisch-psychiatrischer Sicht resultiert aus der Frage, ob Aggression Ausfluss einer psychopathologisch relevanten Störung ist oder Ausdruck normalpsychologischer Intention oder Reaktion.

13.3.1.1 Aggression bei psychischen Störungen

Aggression wird als Symptom einer Reihe psychischer Störungen beschrieben und ist in DSM-IV-TR bei der Persönlichkeitsänderung aufgrund eines medizinischen Krankheitsfaktors (aggressiver Typ), bei Intoxikationen mit Alkohol, Sedativa, Hypnotika, Anxiolytika, Amphetamin, Phencyclidin, bei der antisozialen Persönlichkeitsstörung und der Borderline-Persönlichkeitsstörung als diagnostisches Kriterium aufgeführt. Die meisten Untersuchungen bestätigten eine erhöhte Aggressionsbereitschaft bei Frontal- und Temporalhirnschädigungen (Golden et al. 1996; Nedopil 2000c; Grafman et al. 1996; Müller 2010a), jedoch nicht bei allen hirnorganischen Psychosyndromen; auch Schizophrenien und Abhängigkeitserkrankungen führen zu einem erhöhten Aggressionsrisiko.

Die früheren Arbeiten über Zusammenhänge zwischen psychischen Störungen und Aggression wurden mittlerweile als unzureichend kritisiert (Angermeyer u. Schulze 1998; Beck u. Wencel 1998), weil ihre Methoden nur sehr begrenzte Aussagen zuließen. Sie basierten auf Untersuchungen über die Gewalttaten von stationär behandelten Patienten, von Patienten, die festgenommen wurden, oder auf psychiatrischen Untersuchungen an Gefängnisinsassen. Demgegenüber wird heute gefordert, dass die Daten entweder an epidemiologisch repräsentativen Stichproben in natürlichem Setting, an repräsentativen Stichproben von Verurteilten oder an repräsentativen Stichproben von psychisch Kranken erhoben werden.

Untersuchungen, die diesen Kriterien entsprachen, erbrachten durchaus aufschlussreiche Ergebnisse. Die Epidemiologic-Catchment-Area-Study (Swanson et al. 1990) fand bei 10–12 % der schizophrenen und affektiven Psychosen selbst berichtete Gewalttätigkeiten, während in der Vergleichsbevölkerung nur 2 % Gewalttätigkeiten festgestellt wurden; allerdings machten die Gewaltverbrechen der psychisch Kranken nur 3 % aller Gewaltdelikte in den untersuchten Gemeinden aus. Steadman et al. (1998) untersuchten 951 Patienten, die aus psychiatrischen Kliniken in drei verschiedenen Städten der USA entlassen wurden, und verglichen sie mit 519 Gesunden aus den gleichen Gegenden. Bei 4,5 % der Patienten wurden Gewalthandlungen (Schlagen, Beißen, Stoßen, was zu Verletzungen führte, oder Gebrauch von Waffen) offiziell registriert. Durch die Befragung der Betroffenen wurden Gewalthandlungen jedoch bei 23,7 % der Patienten bekannt, durch Befragung von Bezugspersonen stieg der Anteil sogar auf 27,5 %. Die gewalttätigen Patienten hatten im Mittel 2,12 Gewalthandlungen in einem Jahr begangen.

Substanzmissbrauch war ein sehr viel wichtigerer Faktor bei der Entstehung der aggressiven Delinquenz als eine Psychose (siehe ▶ Tab. 13.3).

Repräsentative Stichproben von Verurteilten zeigten vergleichbare Ergebnisse. In Finnland wurde ein Großteil der Mörder und Totschläger psychiatrisch untersucht. Bei den männlichen Tätern war der Anteil von Schizophrenen 6,5-mal höher als in der Allgemeinbevölkerung, bei den weiblichen 15-mal höher. Der Anteil von affektiv gestörten Tätern war 1,8-mal so hoch. Der Anteil der Täter mit Alkoholabhängigkeit und jener mit der Diagnose antisoziale Persönlichkeitsstörung lag noch deutlich höher als jener der Schizophrenen (siehe ▶ Tab. 13.4; Eronen et al. 1996a). Diese Daten wurden in einer weiteren Untersuchung derselben Autoren bestätigt (Eronen et al. 1996b).

Bei einer Untersuchung einer dänischen Geburtskohorte mit fast 360 000 Menschen fanden Brennan et al. (2000) ebenfalls erhöhte Raten von Gewaltdelikten für Patienten mit Schizophrenien, organischen Psychosen und affektiven Störungen. Diese Erhöhung war – mit Ausnahme der affektiven Störungen – weder ganz durch den evtl. zusätzlichen Substanzmissbrauch noch durch die Zugehörigkeit der Patienten zu niedrigen sozialen Schich-

Tab. 13.3 Zusammenhang zwischen psychischer Störung und Aggression (nach Steadman et al. 1998).

Population	Anteil von Gewalttätigen (%)
Patienten mit Psychosen ohne Substanzmissbrauch	17,9
Patienten mit Psychosen und Substanzmissbrauch	31,1
andere psychiatrische Patienten mit Substanzmissbrauch	43
Vergleichsgruppe mit Substanzmissbrauch	11,1
Vergleichsgruppe ohne Substanzmissbrauch	3,3

Tab. 13.4 Tötungsdelikte durch psychisch Kranke in Finnland (Eronen et al. 1996a).

Diagnose	Risikoerhöhung (Odds Ratio, OR)
Schizophrenie	8,0
Alkoholabhängigkeit	10,7
antisoziale Persönlichkeitsstörung	11,7
Major Depression	1,6
Schizophrenie und Alkoholabhängigkeit	17,0

Tab. 13.5 Gewaltdelikte durch psychisch Kranke in einer dänischen Jahrgangskohorte (Brennan et al. 2000).

Diagnose	Risikoerhöhung (Odds Ratio, OR)	
	Männer	Frauen
Schizophrenie	4,6	32,2
organische Psychose	8,8	16,6
affektive Störung	2,0	3,9

ten ganz zu erklären, beide Faktoren hatten aber einen Einfluss. Diese Autoren fanden ebenso wie Eronen et al. (1996b), dass psychische Störungen bei Frauen einen wesentlich größeren Einfluss auf Gewalttätigkeiten hatten als bei Männern (siehe ▶ Tab. 13.5), ein Ergebnis, wodurch die Hypothese gestützt wird, dass psychische Krankheiten in gewaltgeneigten Populationen weitaus geringere Bedeutung haben als in Populationen, die eher gewaltarm leben.

Kritisch wurde zu den Studien angemerkt, dass sie sich mehr auf die Personen, die Gewaltdelikte begangen haben, konzentrierten, und über den Kontext, in welchem die Gewalt entsteht, immer noch zu wenig bekannt wäre (Stuart 2003). Durch eine systematische Erfassung von Kontextvariablen wäre es auch möglich, weitergehende Präventionsmethoden zu entwickeln. Studien der letzten Jahre haben aber vermehrt darauf abgehoben, wie bereits bei psychiatrischen Patienten, die noch nicht gewalttätig geworden sind, die Gefahr künftiger Gewalt vorhergesagt werden kann (Schanda u. Taylor 2001; Skeem et al. 2002; Soyka et al. 2004a; Steinert 2002) und wie bei diesen Patienten sowohl im stationären wie anschließend im ambulanten Bereich eine Verwirklichung der Risiken verhindert werden kann. Verschiedene Untersuchungen legen nahe, dass etwa 5% der psychisch Kranken wiederholt gewalttätig werden (Quinsey 2000; Skeem et al. 2002; Watts et al. 2003). Diese zeichnen sich durch folgende Merkmale aus:

- junge Patienten
- frühere Gewalttätigkeit
- Komorbidität Psychose – Substanzmissbrauch
- Hostilität
- ausgeprägte Denkstörungen
- akute Intoxikationen
- mangelnde Compliance

Im Kapitel über die einzelnen Störungen (siehe Kap. 12) wurde auf das jeweilige Delinquenz- und Aggressionsrisiko des Störungsbildes eingegangen. Wenngleich ein Teil der psychischen Störungen mit einem gewissen Risiko zu aggressivem Verhalten verbunden ist, rechtfertigen es weder die veröffentlichten Zahlen noch die eigenen Erfahrungen mit Aggressionstätern, psychisch Kranke allgemein oder Kranke mit bestimmten Diagnosen von vornherein als besonders gefährlich einzuschätzen. Es ist auch nicht möglich, aufgrund einer bestimmten Gewalttat oder aufgrund der Art ihrer Durchführung auf die Diagnose einer psychischen Erkrankung zu schließen. Der weitaus überwiegende Teil psychisch Kranker ist nicht gewalttätig, und der weitaus überwiegende Teil der Gewalttaten wird von Menschen begangen, bei denen keine psychiatrische Diagnose gestellt wird. Ausgenommen hiervon sind Menschen mit der Diagnose einer dissozialen Persönlichkeitsstörung. Das Risiko zur Gewalttätigkeit ist bei dieser Personengruppe jedoch schwierig zu interpretieren, weil normabweichendes Verhalten zu den Kriterien gehört, welche die Diagnose „dissoziale Persönlichkeitsstörung" begründen.

13.3.1.2 Aggressionsformen und Tätertypen

Quantitativ wesentlich bedeutsamer als gewalttätige psychisch Kranke sind Aggressionstäter, bei denen keine psychiatrische Diagnose im engeren Sinn gestellt wird, die aber unter bestimmten situativen Bedingungen in ihrer Steuerungsfähigkeit beeinträchtigt sein können. Auch bei ihnen stellt sich die Frage, ob eine sinnvolle Differenzierung möglich ist. Zur Einteilung aggressiven Verhaltens wurden dabei zwei Wege beschritten, die sich nur zum Teil überlappen und gedanklich nicht immer klar getrennt werden. Einerseits können beim einzelnen Individuum in unterschiedlichen Situationen unterschiedliche Formen der Aggression ausgelöst werden; andererseits gibt es unterschiedliche Tätertypen, die sich durch unterschiedliche, aber spezifische Reaktionsmuster aggressiven Verhaltens auszeichnen. Es gilt, Tätertypen von Aggressionsformen zu trennen, wenngleich im Einzelfall beides berücksichtigt werden muss.

Unterschiedliche Aggressionsformen sind in der Tierphysiologie dadurch gekennzeichnet, dass sie durch unterschiedliche physiologische Reize induziert werden und experimentell durch Stimulation von unterschiedlichen Hirnkernen auslösbar sind, dass jeweils unterschiedliche Muskelgruppen innerviert und jeweils andere Verhaltensweisen aktiviert werden. So senkt z.B. ein Hirsch im Brunftkampf sein Geweih, im Verteidigungskampf schlägt er mit den Hufen. Moyer (1976) hat bei Tieren je nach Art des auslösenden physiologischen Reizes acht verschiedene Arten von Aggression definiert: auf Beute gerichtete Aggression, territoriale, instrumentelle, durch Sexualität induzierte, durch Angst induzierte, mütterlich-protektive Aggression, kompetitive Aggression unter männlichen und soziale Aggression unter weiblichen Tieren. Eine Übertragung dieser Aggressionsformen auf den Menschen erscheint zwar nicht ohne Weiteres gerechtfertigt, da aggressives Verhalten durch kognitive Prozesse, durch frühere Erfahrungen, Sozialisationsprozesse und individuelle Einstellungen weitgehend modifiziert wird und direkte Stimulus-Reaktionseinheiten nicht herstellbar sind; nichtsdestoweniger erscheint auch beim Menschen eine Differenzierung aggressiven Verhaltens möglich und sinnvoll. Inwieweit diese Unterscheidung in Aggressionsformen für die Beurteilung der Steuerungsfähigkeit oder der Rückfallprognose oder auch bei der Prophylaxe künftiger Gewalttätigkeit anwendbar ist, wurde bislang noch kaum erforscht.

In der Kriminologie besteht seit langem die Tendenz, Gewalttäter zu klassifizieren. Steigleder (1968) unterschied zwischen rational handelnden und Affekt- und Triebtätern. Blackburn (1968) teilte die Täter in konformistische, paranoid-aggressive, depressiv-gehemmte und psychopathische Aggressionstäter auf. Von Warren (1971) stammt eine relativ *differenzierte Typologie*, nach der die Täter in 6 Kategorien aufgeteilt werden können:
1. asoziale Täter
2. neurotische Täter
3. konformistische Täter
4. antisozial-manipulierende Täter
5. sich mit der Subkultur identifizierende Täter
6. situationsabhängige Täter, die sich durch keine besonderen Persönlichkeitszüge auszeichnen

Megargee (1966, 1984a) hat auf der Grundlage von Persönlichkeitsprofilen im MMPI und anderer psychologischer Tests, die bei Aggressionstätern in Haftanstalten in den USA durchgeführt wurden, eine Differenzierung von Aggressionstätern vorgenommen. Er kam, ohne ein theoretisches Modell zu verfolgen, in verschiedenen Untersuchungen zu einer Differenzierung in vorwiegend zwei Tätertypen, nämlich einen *unterkontrollierten* Tätertyp mit einer verminderten Impulskontrolle und einen *überkontrollierten* Tätertyp. Diese Aufteilung konnte in einer Analyse von 334 Gutachten über Aggressionstäter, die in zwei Stichproben untersucht wurden, bestätigt werden (Nedopil 1991). Überkontrollierte Täter fallen durch folgende Persönlichkeitsmerkmale auf: abweisendes, ängstliches Verhalten, Insuffizienzgefühle, passiv-depressive Tendenzen, Schüchternheit, Antriebsarmut, Hoffnungslosigkeit, Affektstarrheit, Jammern, Leidensdruck, Misstrauen und Unselbstständigkeit. Die Probanden waren auch öfter vereinsamt, introvertiert, realitätsfremd, kränkbar und ohne Durchsetzungsfähigkeit.

Unterkontrollierte Probanden lassen sich dagegen folgendermaßen beschreiben: sozial umtriebig, mangelnde Bindungsfähigkeit, fordernd, egoistisch, verbale Drohungen, früheres aggressives Verhalten ohne Sanktionen, frühere Suizidversuche, Verhaltensauffälligkeiten in der Kindheit und Promiskuität. Auch waren vermehrt Jugendstrafen ausgesprochen worden.

Eine weitere Typologie von extrem *aggressiven Wiederholungstätern* verdient besondere Erwähnung, weil die Datengewinnung sehr sorgfältig erfolgte. Toch (1992) untersuchte Aggressionstäter über Mithäftlinge, welche die Sprache der Täter besser verstehen als Wissenschaftler, um Hintergründe rezidivierender Gewalttätigkeiten zu erfragen. Nach seiner Auffassung gibt es zwei Grundstrukturen wiederholter Gewalt: die Verteidigung des aggressiven Selbstbildes und die Erniedrigung anderer.

Diejenigen Täter, die das Selbstbild verteidigen, wurden nach ihren Bedürfnissen folgendermaßen differenziert:
- Aufbau eines gewalttätigen Image
- Aufrechterhaltung der Selbstachtung, die sie ständig bedroht sehen
- Verteidigung ihrer vermeintlichen Reputation als Gewalttäter
- Abreagieren eines inneren psychischen Drucks

Bei Tätern, die Aggression zur Erniedrigung anderer einsetzen, wurden folgende Untergruppen definiert:
- Durchsetzen parasitären Verhaltens
- Befriedigung sadistischer Bedürfnisse
- Verteidigung gegen eine vermutete allgegenwärtige Bedrohung
- gewaltsames Durchsetzen ihrer Privilegien in der Subkultur
- „Ersatzpolizisten", die sich stets einmischen, um als gewaltsam vermutete Normverstöße zu regeln

Derartige kriminologische Typologien haben für die forensische Psychiatrie allerdings nur begrenzten Wert, da sie sich nur sehr selten mit extrem aggressiven Wiederholungstätern auseinandersetzen muss. Den heutigen Sichtweisen der Psychiatrie entsprechend erscheint auch bei der Betrachtung aggressiven Verhaltens ein mehrdimensionaler Ansatz, der heute als biopsychosoziales Modell der Aggression (Elliott 2004) bezeichnet wird, eher Erfolg versprechend. Demnach wirken genetische oder biologische Disposition, entwicklungsbedingte Faktoren, ein aggressionsförderndes Umfeld und

Tab. 13.6 Entstehungsbedingungen aggressiven Verhaltens.

Ätiologische Faktoren	Beispiele	Psychische Auffälligkeiten	Zusätzliche Faktoren
biologische Faktoren	reduzierte serotonerge Aktivität, erhöhte Testosteronspiegel	verminderte Impulskontrolle, aggressives Sexualverhalten	Krankheit
entwicklungsbedingte Faktoren	aggressive Vorbilder, Alkoholmissbrauch der Eltern, Peergroup, Anabolikamissbrauch	Dissozialität, Mangel an Empathie	Alkohol, Drogen
aggressionsförderndes Umfeld	Crowding, Isolation, autorisierte Aggression	„Sensation Seeking", Angst, Ärger	Alkoholisierung, Benzodiazepine, Amphetamine
situative Faktoren	Beleidigung, Kränkung, günstige Gelegenheit	Wut, Hilflosigkeit, Ohnmacht	Alkohol, Drogen

situative Reize zusammen und führen je nach Gewicht der Einzelfaktoren zu unterschiedlichen Formen der Aggression (siehe ▶ Tab. 13.6).

13.3.1.3 Entstehungsbedingungen aggressiven Verhaltens

Frühere biologische Hypothesen, welche die Entstehung von Gewalttätigkeit allgemein erklären wollten, z.B. eine Erhöhung des männlichen Geschlechtshormons Testosteron oder eine Veränderung der chromosomalen Struktur (XYY-Chromosomensatz), konnten in größeren Untersuchungen nicht bestätigt werden (Prentky 1985). Derartige Hypothesen mögen jedoch für Teilgruppen der Aggressionstäter zutreffen. Eine Reihe von Publikationen beschreibt erniedrigte 5-Hydroxyindolessigsäurespiegel bei Probanden und Patienten, die sich durch wiederholte Aggressionsdelikte auszeichnen, aber auch bei Patienten, die durch Suizidversuche, insbesondere durch harte Suizidversuche (z.B. Erschießen, Erhängen), auffallen (Asberg et al. 1987). 5-Hydroxyindolessigsäure ist das intrazerebrale Abbauprodukt des Serotonins. Linnoila et al. (1983) haben gezeigt, dass lediglich bei impulsiven Gewalttätern ein erniedrigter 5-Hydroxyindolessigsäurespiegel festzustellen ist. Diese Ergebnisse ließen sich in weiteren Untersuchungen wiederholen (Virkunnen et al. 1994). Die Trias aus erniedrigter 5-Hydroxyindolessigsäurekonzentration im Liquor, Suizidversuchen in der Vorgeschichte sowie impulsiv-aggressivem Verhalten wird als *Low Serotonine Syndrome* zusammengefasst. Darüber hinaus werden Dissozialität, wiederholte Suizidversuche, früh beginnender Alkoholmissbrauch und Alkoholismus bei direkten Vorfahren mit verminderter serotonerger Aktivität in Verbindung gebracht (Coccaro u. McNamee 1998). Mit Hilfe von serotonergen Challenge-Untersuchungen kann eine verminderte Stimulierbarkeit präfrontaler Hirnregionen bei impulsiv-aggressiven Probanden abgebildet werden (New et al. 2002; Siever 2008a). Bei den von uns untersuchten unterkontrollierten Probanden (Nedopil 1991) fand sich signifikant häufiger ein Alkoholmissbrauch sowohl bei den Probanden als auch in ihrer Primärfamilie. Bei diesen Probanden wurde auch häufiger ein Missbrauch illegaler Drogen registriert. Die psychopathologischen und anamnestischen Daten sprechen somit dafür, dass sich eine Gruppe von Aggressionstätern durch jene Kombination von Symptomen auszeichnet, die in der Literatur mit einem erniedrigten Serotoninstoffwechsel in Verbindung gebracht wird. Diese Probandengruppe machte bei den begutachteten Aggressionstätern jedoch nur eine relativ kleine Untergruppe aus.

Ein funktionelles Serotonindefizit wird auch bei einer Reihe von anderen Störungen, z.B. Depressionen, Phobien und Störungen der Impulskontrolle, diskutiert. Die Heterogenität der Symptomatik wird einerseits damit begründet, dass es eine Reihe unterschiedlicher Serotoninrezeptoren gibt, deren Ansprechen zu unterschiedlichen Auswirkungen auf der Verhaltensebene führen könnte, andererseits damit, dass das funktionelle Serotonindefizit eine grundlegende Disposition bedingt, die dann durch die Sozialisation und das Lernen des Individuums unterschiedliche Verhaltensweisen zur Folge hat. Ängstlichkeit, Impulsivität und Reizhunger könnten der Disposition entsprechen (Heinz 1999b). Aggression wäre dann ein Verhalten, welches durch diese Disposition mitbedingt, aber nicht verursacht wird.

Weitere wichtige aggressionsfördernde Faktoren sind aus entwicklungspsychologischen Untersuchungen abzuleiten. Broken-home-Familien, sexueller, gewalttätiger oder emotionaler Missbrauch des Kindes, Familien, in denen der Vater als aggressives Vorbild dient oder die Mutter sich als unzuverlässig erweist, Aufwachsen mit nur einem Elternteil, eine Sozialisation in einer aggressiven oder dissozialen Peergroup und ein Mangel an Selbstwertgefühl, welcher durch Schul- und Berufsversagen bestätigt wird, sind wesentliche entwicklungsbedingte Einflussfaktoren, die bei Aggressionstätern, insbesondere bei Wiederholungstätern mit Gewaltdelikten häufig zu beobachten sind (Kratzer u. Hodgins 1996; Lösel u. Bender 1998; Barnow 2001; Koskinen et al. 2001; Tarter et al. 2002; Ullrich et al. 1999). Bei Jugendlichen und Heranwachsenden, die mit Gewalttaten auffallen, finden sich häufigere Schulwechsel und instabile Ausbildungsverhältnisse, häufigere Arbeitslosigkeit und ein Umfeld, welches in ähnlichen Schwierigkeiten lebt (Christoffersen et al. 2003). Die *Sozialisationsdefizite im Jugendalter* verstärken die Belastungsfaktoren, die durch die familiären Bedingungen geschaffen wurden, und sind offenbar bessere Prädiktoren für fortgesetzte Delinquenz als die frühkindlichen und familiären Defizite (Lay et al. 2001).

Daneben sind für die Entstehung von Gewalttätigkeiten auch *besondere Umfeldbedingungen* zu berücksichtigen. Hierzu gehört sowohl nach psychologischen als auch nach tierphysiologischen Forschungen das „crowding". Darunter versteht man Phänomene, die sich aus zu großer Nähe ergeben, wenn z. B. Menschen- oder Tiermassen zusammengepfercht sind und der individuelle Freiraum unter ein bestimmtes Maß sinkt. Sowohl in Haftanstalten wie auch in psychiatrischen Kliniken kann man beobachten, dass durch ein großzügiges Raumangebot die Anzahl aggressiver Auseinandersetzungen abnimmt. Eine weitere Umweltbedingung, welche die Hemmschwelle für aggressives Verhalten senkt, ist die Isolation (Heinz 1999a). Beim Menschen sind weitere wichtige Faktoren gefunden worden, welche die Bereitschaft, schädigende Reize auszuüben, erhöhen. Dies ist einmal die Distanz zwischen Opfer und Täter: Je anonymer das Opfer, desto bereiter ist der Mensch offensichtlich, schädigende Reize auszuteilen. Das Milgram-Experiment (Milgram 1974) hat sowohl diese Hypothese belegt wie auch jene, dass sich die Aggressionsbereitschaft dann erhöht, wenn der Aggressor vermutet, dass die Aggression autorisiert ist. Die *Autorisierung von Aggression* gilt als aggressionsfördernder Faktor nicht nur für Soldaten, die sich auf den Befehlsgehorsam berufen, sondern z. B. auch für subkulturelle Gruppen, wie Punker, Rocker, Fanclubs und terroristische Vereinigungen, wenn sich diese bei Anwendung von Gewalt auf die Order ihrer Führung oder auf gemeinsame „höhere" Ziele berufen.

Im Einzelfall müssen auch bestimmte *pharmakologische Einflüsse* berücksichtigt werden, wie z. B. der Genuss von Anabolika oder anderen Dopingmitteln. Der wichtigste pharmakogene Aggressionsfaktor ist sicher der *Alkohol* (siehe Kap. 12.1.3).

Die psychologische Aggressionsforschung hat die Auswirkung von Frustrationen auf das Zustandekommen aggressiver Durchbrüche relativ intensiv untersucht. Andere Auslöser bestehen in Schlüsselreizen, wie z. B. dem Gewahrwerden eines früheren Gegners, eines Polizisten oder eines Uniformierten. Solche Schlüsselreize spielen bei der Auseinandersetzung von Fanclubs, insbesondere bei den Hooligans, eine große Rolle. Dabei ist für das Zustandekommen aggressiver Auseinandersetzungen die Polarisierung zwischen den Aggressoren oder zwischen Täter und Opfer entscheidend. Mehr oder minder rasch, manchmal über Jahre hinweg, manchmal innerhalb von Minuten, kommt es zu einer sich zuspitzenden Polarisierung. Für den Umgang mit Aggression spielt es dabei eine große Rolle, dass diese Polarisierung nicht nur auf von außen beobachtbare Situationen beschränkt bleibt, sondern im Sinne der Feldtheorie von Lewin (1963) auch zu einer *Mobilisierung innerpsychischer Vorgänge* führt, was beispielsweise daran zu erkennen ist, dass es nach aggressiven Durchbrüchen häufig noch Nachspiele gibt. Oft sind dann auch unbeteiligte Personen oder Gegenstände betroffen. Es muss also berücksichtigt werden, dass die Bereitschaft zur Aggression noch nicht beendet sein muss, wenn die spezifische Situation bereits bereinigt erscheint.

13.3.1.4 Jugendliche Aggressionstäter

F. J. Freisleder

Die Fähigkeit, in situationsangemessener Form auch einmal aggressiv agieren und reagieren zu können, gehört einerseits zum Verhaltensrepertoire eines psychisch normal entwickelten Jugendlichen, der in der Lage ist, sich selbst zu behaupten und auch in Bedrängnis seinen Standpunkt verantwortungsvoll zu vertreten. Im forensisch-kriminologischen Kontext muss jedoch andererseits konzediert werden, dass bis vor kurzem in Deutschland bei Jugendlichen, Heranwachsenden und sogar bei Kindern ein deutlicher, bisher *kaum gebremster Anstieg aggressiv getönter Delikte* zu verzeichnen war. Obwohl sich für die Gewaltkriminalität im Jugendalter statistisch gesehen nach jahrelangem Anstieg offenbar leicht rückläufige Tendenzen andeuten, kommt es in der Gegenwart anscheinend gehäuft, bevorzugt im öffentlichen Raum von Metropolen (U- und S-Bahnbereich) zu brutalen aggressiven Übergriffen durch jugendliche Täter mit erniedrigter Hemmschwelle, die medial große Resonanz finden. 2010 beschäftigten sich zwei Publikationen des deutschen Buchmarktes mit dem Problem Jugendgewalt, landeten über Monate in den Bestsellerlisten und lösten teilweise heftige politische Diskussionen aus (Kirsten Heisig: „Das Ende der Geduld – konsequent gegen jugendliche Gewalttäter" und Thilo Sarrazin: „Deutschland schafft sich ab – Wie wir unser Land aufs Spiel setzen").

Bezogen auf ihren Anteil an der Gesamtbevölkerung sind Jugendliche und Heranwachsende bei der Gewaltkriminalität stark überrepräsentiert. Orientiert man sich an der Tatverdächtigen-Belastungsziffer, dominierten hier zahlenmäßig in den 1990er Jahren männliche deutsche Jugendliche aus den neuen östlichen Bundesländern. Bezieht man sich auf aktuelle Berichte in den Medien, so scheinen während der zurückliegenden Jahre auch in der alten Bundesrepublik im Bereich der Jugendkriminalität vor allem Gewaltdelikte in beunruhigender Weise zugenommen zu haben. Im Raum München etwa wuchs nach Angaben des dortigen Amtsgerichts von März 2005 die Zahl junger Menschen, die sich strafbar gemacht haben, deutlich. 2003 wurden 5350 Jugendliche und Heranwachsende zwischen 14 und 21 Jahren angeklagt, ein Jahr später bereits 5.900. Ganz im Vordergrund standen hier auch in ihrer Ausführung immer brutaler anmutende Aggressionstaten. Bemerkenswert ist in diesem Zusammenhang ebenso, dass offensichtlich auch Mädchen und strafunmündige Kinder zunehmend als Gewalttäter in Erscheinung treten.

Ebenfalls stärker vertreten zu sein scheinen ausländische Jugendliche. Eine Analyse der polizeilichen Kriminalstatistik (PKS) deutete insgesamt darauf hin, dass nicht die Jugendlichen allgemein gewalttätiger geworden sind, sondern vielmehr eine kleine Gruppe mehrfach belasteter Jugendlicher Probleme bereitet (Lösel u. Bliesener 1998). Diesen pessimistischen Daten widersprechen allerdings etwas die Einschätzungen von Pfeiffer (2005), der gerade in den letzten Jahren einen leicht rückläufigen Trend bei der Jugendgewalt in Deutschland registriert haben will. Dafür sprächen eine seit 1991 abnehmende Zahl von polizeilich festgestellten Tötungs- und Raubdelikten bei Jugendlichen und – entsprechend den Daten des Bundesverbandes der Unfallkassen von Mai 2005 – ein Rückgang tätlicher Auseinandersetzungen von Schülern. Alarmierende Entwicklungen im Sinn einer entlang ethnischer Grenzen verlaufenden Gewalt werden von Pfeiffer dagegen innerhalb von sozialen Randgruppen und Subkulturen festgestellt, speziell im Umfeld von schlecht eingegliederten Ausländern und neuen Einwanderern, wie etwa jungen Türken, Russlanddeutschen oder vom Balkan stammenden Jugendlichen.

Ein aktuelles Beispiel für das Phänomen einer solchen, sich kaskadenhaft ausbreitenden Jugendgewalt waren im Herbst 2005 die flächendeckend in Brand gesetzten Autos und Gebäude in Frankreich, wo sich hauptsächlich bei unterprivilegierten Jugendlichen soziale Unzufriedenheit in einer nur wenig integrationsfähigen Einwanderungsgesellschaft aggressiv entladen hat. An dieser Stelle sei aber daran erinnert, dass es in der jüngeren Geschichte immer wieder einmal gesellschaftliche Perioden mit ansteigender Gewaltbereitschaft unter Jugendlichen und Heranwachsenden gegeben hat: z. B. die sich bekämpfenden Banden und „Blasen" in den deutschen Großstädten der Nachkriegszeit oder die mancherorts in Europa in Gewaltexzessen eskalierenden Studentenrevolten der späten 1960er Jahre, aus deren fanatischen Ablegern zum Teil auch die politische Terrorismusszene hervorging.

Statistisch gesehen eine *Rarität* sind in unserem Land nach wie vor von Kindern und Jugendlichen ausgeführte *gravierende Aggressionsdelikte*, wie vor allem Tötungshandlungen, die nahezu regelmäßig von der Vielzahl der Medien spektakulär aufbereitet werden. Eine bestimmte Form der dramatisierenden medialen Darstellung leistet damit zum einen ihren Beitrag zu einer zusätzlichen Verunsicherung der Bevölkerung. Zum anderen gibt es Anhaltspunkte dafür, dass die rasche und globalisierte Informationsverbreitung sensationeller, von jugendlichen Altersgenossen verschuldeter Kriminalfälle durch Presse und Fernsehen gerade psychisch labile, geltungssüchtige jugendliche Täter nach dem *Motto „Wie komme ich ins Fernsehen?"* zur Nachahmung animieren kann. Dieses neuartige Phänomen ist vergleichbar mit dem speziell in der Kinder- und Jugendpsychiatrie schon lange bekannten „Werther-Effekt", wonach es als Folge eines in der Öffentlichkeit bekannt gewordenen Selbstmordes zu *Imitationssuiziden* kommt. So ereignete sich einige Monate nach dem auch für amerikanische Verhältnisse beispiellosen *Attentat von Littleton* an der Columbine High School, bei dem zwei Jugendliche vor ihrem Suizid 14 Mitschüler und Lehrer ermordet hatten, im Herbst 1999 im oberbayerischen Bad Reichenhall eine in dieser Form in Deutschland einmalige Amoktat. Dabei erschoss ein 16-Jähriger mit der Waffe seines Vaters vor seinem Suizid vier Menschen und verletzte weitere Personen. In der Folgezeit kam es in verschiedenen Regionen Deutschlands zu von Schülern vollendeten bzw. geplanten Mordanschlägen, die sich in erster Linie gegen Lehrer richteten. So erschoss im oberbayerischen Freising im Februar 2002 vor seinem Selbstmord ein 22-Jähriger zunächst zwei Arbeitskollegen und schließlich den Direktor seiner früheren Berufsschule. In diese neue Erscheinungsform erruptiver Jugendgewalt reihten sich in der jüngeren Vergangenheit neben anderen Schulamokläufen zwei ähnlich spektakuläre Vorfälle mit katastrophalem Ausgang ein: Im April 2002 tötete in Erfurt der 19-jährige Schüler Robert Steinhäuser in seinem ehemaligen Gymnasium erst 16 Menschen und dann sich selbst. Im März 2009, nur einen Tag nach einem Amoklauf in Alabama, erschoss der 17-jährige Tim Kretschmer in seiner früheren Realschule und anschließend auf der Flucht 15 Menschen, darunter Schüler und Lehrer, und verletzte weitere Personen schwer. Vor dem Zugriff der Polizei tötete sich der Jugendliche, der Sohn eines Sportschützen war und Zugang zu Waffen hatte, selbst. Nach beiden Amoktaten, die über Tage die Medien beherrschten, wurden z. B. im Münchner Heckscher-Klinikum bis zu 20 Jugendliche vorgestellt, die selbst mehr oder weniger ernsthaft gegenüber ihrer Umgebung Amokabsichten geäußert hatten und deshalb einer psychiatrischen Abklärung bzw. Therapie bedurften.

In diesem Zusammenhang ursächlich neben anderen Aspekten auch einen durch reißerische Berichterstattung angestoßenen „*Trittbrettfahrer-*" oder „*Dominoeffekt*" zu erwägen scheint nicht ganz von der Hand zu weisen zu sein.

Für die Entstehung von Gewaltdelinquenz bei jugendlichen und heranwachsenden Tätern ist jedoch meistens das *Zusammenwirken mehrerer Faktoren* erforderlich. Genetische und neurohormonelle Einflussgrößen, die für *konstitutionelle Vulnerabilitäten*, wie z. B. Intelligenzmangel, ein hyperkinetisches Syndrom, Defizite im Bereich der Aufmerksamkeit und der kognitiven Verarbeitung bzw. Impulskontrollschwäche, prädestinieren können, verschränken sich oft in interaktiven Prozessen mit *ungünstigen Sozialisationserfahrungen*, etwa einem oft schon lange tradierten aggressiven innerfamiliären Umgangsstil. Derartige Voraussetzungen ebnen einem gefährdeten Jugendlichen wiederum den Weg zum Anschluss an Peergruppen, die sich im Hinblick auf *Gewaltbereitschaft* wiederum modellhaft als Verstärker auswirken. *Situative Faktoren*, z. B. die Verfügbarkeit gefährlicher Waffen oder alkoholtoxische Effekte, erhöhen schließlich das Risiko für eine aggressive Handlung. Die *bedeutende Rolle der Medien* als Vorbild bei der Entstehung von Gewaltkriminalität wurde schon angesprochen, sollte andererseits aber auch nicht allzu sehr überschätzt werden. Gewaltdarstellungen in Filmen und deren gewohnheitsmäßiger Konsum sind in aller Regel nur ein *Kofaktor*, der sich bei jugendlichen Risikopersonen einem bereits vorhandenen Ursachenbündel für eine erhöhte Gewaltneigung aufpfropft. Mehr noch als einen *potenziellen Nachahmeffekt* scheint die häufige Betrachtung von Gewalt- und Horrorvideos bzw. die Beschäftigung mit brutalen Computerspielen („Killerspiele") bei entsprechend labilisierten Heranwachsenden eine *emotionale Abstumpfung* und den *Erwerb aggressiver Reaktionsmuster* auszulösen. Fatal ist auch, dass gefährdete Jugendliche im Zusammenhang mit Filmen, aber auch im Alltag, leider immer wieder die Erfahrung machen, dass ein egozentrisch-aggressiver Handlungsstil positive Konsequenzen nach sich zieht („*Gewalt lohnt sich*"). Mit großer Wahrscheinlichkeit wird nach heutigem Kenntnisstand jedoch nur ein sehr kleiner Kreis von labilisierten und entsprechend prädisponierten Jugendlichen durch den exzessiven Konsum derartiger Computerspiele maßgeblich zu realen Gewalt- und Tötungshandlungen angestoßen. Vermutlich ist diese Form der Freizeitbeschäftigung beim Großteil der jugendlichen Konsumenten relativ harmlos und dient allenfalls einer „sportlichen" Spannungsabfuhr im virtuellen Raum. Dennoch ist aus der Sicht des forensisch tätigen Jugendpsychiaters die auch von politischer Seite immer wieder formulierte Absicht zu begrüßen, „Killerspiele" nicht nur für Jugendliche, sondern aus präventiven Gründen generell zu verbieten (Freisleder 2006).

Im Rahmen einer Analyse der Ursachen und Entstehungsbedingungen vom Gewaltdelinquenz junger Täter wird neuerdings das Konzept der „*Theory of Mind*" (ToM) diskutiert. Gemeint ist mit diesem Konstrukt die neurobiologisch fundierte, prozesshafte Entwicklung des intuitiv erworbenen psychologischen Wissens eines Menschen in seiner frühen Kindheit. Entsprechend dem Theory-of-Mind-Konzept ist der Erwerb dieser spezifischen kognitiven Kompetenz, die sich im Jugend- und Erwachsenenalter weiterentwickelt, wichtige Voraussetzung für eine angemessene Erkennung, Interpretation und auch Voraussage des eigenen und fremden Erlebens und Verhaltens im sozialen Zusammenleben. Es gibt Hinweise dafür, dass bei Patienten mit autistischen Syndromen, Schizophrenie und auch ADHS organisch begründbare Mängel bei der individuellen Verfügbarkeit der ToM vorliegen könnten. Gerade diese hypothetische Kausalverbindung zwischen einer Beeinträchtigung der ToM und der Entstehung von ADHS, einer Symptomatik, der der psychiatrische Gutachter häufig als einer in der Kindheit durchgemachten oder noch im Erwachsenenalter persistierenden Störung speziell bei Aggressionstätern begegnet, könnte auch forensisch durchaus von Interesse sein. Sind doch schließlich Egozentrizität, Gefühlskälte, fehlendes Empathievermögen und Einschränkungen im antizipatorischen Denken typische psychische Kennzeichen, die uns bei jugendlichen Gewalt- und Sexualdelinquenten immer wieder auffallen. Dabei handelt es sich um Persönlichkeitsmerkmale, die zumindest theoretisch mit einem früh angelegten ToM-Defizit zusammenhängen können (Freisleder 2010).

Bei der strafrechtlichen Begutachtung jugendlicher Gewaltdelinquenten begegnet der Jugendpsychiater insbesondere *zwei Tätertypen*:

Zahlenmäßig im Vordergrund stehen jugendliche Aggressionstäter, deren oft in Gruppen ausgeführtes Deliktverhalten als Teilsymptom einer gelegentlich schon im Grundschulalter begonnenen *Sozialverhaltensstörung* einzuordnen ist. Klassischerweise sind bei diesen Probanden immer wieder *defizitäre erzieherische Aufwuchsbedingungen*, eine eher *geringe intellektuelle Ausstattung, diskrete hirnorganische Auffälligkeiten*, anamnestische Hinweise auf ein *hyperkinetisches Syndrom* (ADHS) und *Teilleistungsschwächen* (Legasthenie, Sprachentwicklungsstörungen) zu eruieren. Überzufällig häufig findet sich auch ein *schädlicher Gebrauch* vor allem von *Alkohol*. Solche Personen entwickeln im Erwachsenenalter oft eine *antisoziale Persönlichkeitsstörung*.

Ein zweiter, seltener anzutreffender jugendlicher Gewalttätertyp kommt vor allem für solche aggressiven Handlungen infrage, die sich für die Umgebung des Täters überraschend ereignen und manchmal zunächst scheinbar unerklärlich sind. Hier handelt es sich auf den ersten Blick oft um wenig auffällige, jedoch *gehemmte, sensible* und *leicht kränkbare* Jugendliche, die eher *zurückgezogen* und *einzelgängerisch* leben und manchmal sogar als *ängstlich* und *niedergeschlagen* imponieren. Vor allem haben sie aber große Probleme damit, in adäquater Weise mit ihren aggressiven Impulsen umzugehen. Im Gleichaltrigenkreis wird solchen Außenseiterpersonen bevorzugt die Rolle des „Sündenbocks" attribuiert. Erlebt ein derartiger *aggressiv-gehemmter* bzw. *überkontrollierter* Heranwachsender, eventuell in einer affektiv aufgeschaukelten Situation, eine plötzliche Kränkung oder Provokation, kann er zu einer heftigen, unerwarteten aggressiven Entladung, im Extremfall auch zu einem Tötungsdelikt, in der Lage sein. Bei der Gutachtensuntersuchung lassen sich in derartigen Fällen nicht nur ausnahmsweise eine narzisstische Veranlagung und *lang anhaltende ungelöste emotionale Konflikte* des Täters feststellen, in die oft auch sein *Opfer*, möglicherweise als *Projektionsobjekt*, involviert war.

Im Rahmen der Begutachtung geht der jugendpsychiatrische Sachverständige natürlich nach den üblichen Kriterien vor. Bei der ersten skizzierten *Tätergruppe (dissoziale Aggressionstäter)* wird er trotz der Attestierung einer Sozialverhaltensstörung im Regelfall keine Anhaltspunkte für eine Einschränkung von Einsichts- und Steuerungsfähigkeit finden können. Oft müssen in diesem Zusammenhang aber gutachterlich zentralnervös-toxische Effekte als Folge einer Alkoholisierung und ihre möglichen Auswirkungen auf die Steuerungsfähigkeit diskutiert werden. Problematischer wird die Begutachtung eines jugendlichen Gewalttäters, der der Gruppe der „*Aggressionsgehemmten*" zuzuschreiben ist, die zur Diagnose einer bisher möglicherweise unerkannten psychiatrischen Störung, also einer schweren neurotischen Fehlentwicklung, einer Persönlichkeits-(entwicklungs)-störung oder, in seltenen Ausnahmefällen, einer bisher blanden schizophrenen Psychose führen kann. Täterdiagnose und situative Tatumstände sind dann handlungsleitend bei der gutachterlichen Analyse der Frage, ob Einsichts- bzw. insbesondere Steuerungsfähigkeit in erheblichem Ausmaß eingeschränkt waren.

13.3.2 Behandlung und Prävention bei Aggressionstätern

Bei der Behandlung und Prophylaxe gewalttätiger Menschen muss zwischen der Prävention unmittelbar drohender Gewalt in einer Klinik oder Haftanstalt und der Therapie zur langfristigen Verhaltensmodifikation mit dem Ziel, zukünftige Gewaltdelinquenz zu verhindern, unterschieden werden. Störungsinhärente Risiken wie akute psychische Dekompensation, möglicherweise mit konstellativem Alkohol- oder Drogenkonsum und fremdmotivierte Aufnahmeindikation treffen bei psychiatrischen Akutaufnahmen auf aggressionfördernde situative Bedingungen wie beengte Raumverhältnisse, enger und kaum vermeidbarer Kontakt mit weiteren Patienten, deren Coping-Strategien ebenfalls beeinträchtigt sind, und führen zu konflikthaften Konfrontationen, die das Personal autoritativ und für Ordnung sorgend bereinigen muss. 10% der in einer New Yorker Klinik aufgenommenen Patienten waren in den vorangegangenen zwei Wochen gewalttätig gegen andere gewesen, bei einer anderen Studie sogar 40% (Garza-Trevino 1994). 40% der Psychiater waren mindestens einmal Opfer eines Angriffs. Größere Studien im deutschsprachigen Raum berichten über tätlich aggressive Handlungen bei 2% der in psychiatrischen Krankenhäusern aufgenommenen Patienten. Werden auch Drohungen und Aggressionen gegen Gegenstände einbezogen, steigt die Zahl auf 7–8% (Steinert u. Bergk 2008).

13.3.2.1 Prävention unmittelbarer Aggression

Die meisten Patienten in forensisch-psychiatrischen Einrichtungen und in psychiatrischen Krankenhäusern sind nicht gewalttätig, dennoch muss in diesen Einrichtungen ebenso wie in Haftanstalten mit Aggressionen, Drohungen und Handgreiflichkeiten und ganz selten auch mit massiven Übergriffen gerechnet werden. Erfahrungsgemäß wird die Mehrzahl der aggressiven Patienten ein- oder zweimal gewalttätig, einige jedoch öfter, wobei in einer kanadischen Untersuchung 60% der Gewalt von 5% der Patienten ausging, diese 5% jedoch wegen des negativen Selektionsprozesses relativ lange in der Klinik blieben (Rice et al. 1987; Rice et al. 1985). Aggressionsprävention in Kliniken kann in drei Schritte aufgeteilt werden:

1. *Primäre Prävention* umfasst die *Identifikation möglicher Risikopatienten*, das Ausfüllen des Tagesablaufs mit sinnvollen Aktivitäten und die Schulung des Personals im Umgang mit bedrohlichen Situationen. Jüngeren Patienten, Patienten mit affektiven Beteiligungen an Wahn und Halluzinationen, mit Akathisie, mit suizidalem oder selbstverletzendem Verhalten, mit geringer Verbalisationsfähigkeit, mit niedriger sozialer Funktionsfähigkeit und Patienten, die schon einmal gewalttätig waren, ist als Risikopatienten besondere Aufmerksamkeit zu widmen. Von seiten des Personals sind Verweigerungshaltung, Rückzug und soziale Vernachlässigung der Patienten Risikofaktoren, die Aggression in Behandlungseinrichtungen fördern. Wenn Mitarbeiter allein sind, wenn sie unerfahren sind und wenn sie sich auf Spott oder Provokation einlassen, werden sie eher zum Opfer körperlicher Auseinandersetzungen. Schutzfaktoren sind hingegen Stabilität und Zusammenhalt des Personals und der Mitarbeiter, die an den Patienten interessiert sind und Stellung nehmen, die ihre eigenen emotionalen Reaktionen kon-

trollieren können und die – wo erforderlich – zu konsequenter Grenzsetzung bereit sind. Vor allem aber gilt es, Aufmerksamkeit zu bewahren, auch wenn nichts passiert. Zur primären Prävention gehört auch, dass die Einrichtung übersichtlich ausgestattet ist, dass es Raum gibt, um Abstand zu halten, dass die Fluchtwege offen bleiben und nicht vom Aggressor versperrt werden können und dass Waffen, Drogen und Alkohol ferngehalten werden (Quinsey 2000).

2. Unter *sekundärer Prävention* ist die Begrenzung von Ausmaß und Dauer der Aggression zu verstehen. Hierzu gehören das rechtzeitige Erkennen bedrohlicher Situationen und deren Entschärfung, die frühzeitige Intervention bei Eskalation von Gewalt und das Unterbrechen körperlicher Auseinandersetzungen. Bedrohliche Situationen entstehen durch Konkurrenzverhalten von Männern, durch gegenseitiges Eindringen in die Privatsphäre (räumlich und verbal), durch Bedrohungen, die sowohl reaktiv im Rahmen affektiver Zuspitzung als auch instrumentell durch kalte Berechnung sein können. Bei affektiven Zuspitzungen muss versucht werden, durch *Deeskalationstechniken* die Spannung und Aggressionsbereitschaft zu vermindern. Solche Techniken bestehen u.a. darin, dass körperlich Abstand gewahrt wird, dass man viel mit dem aggressiven Patienten spricht, um Dampf und Spannung wegzunehmen („talking down"), auch eine Überdosis von Zustimmung, ohne Regeln zu verletzen, und unerwartete Verhaltensweisen, wie Freundlichkeit und Humor, werden als Strategien eingesetzt. Wenig sinnvoll ist es, über die Berechtigung von Aggressionen zu debattieren, vielmehr sollten Alternativen vorgeschlagen werden, wie ein Konflikt zu lösen oder wie seine Entstehung zu verhindern ist. Bei instrumenteller Bedrohung ist es erforderlich, Motivation und Ziel des Aggressors herauszufinden und adäquatere Lösungen als die Gewalt vorzuschlagen. Bei jeder Art von Deeskalation ist es wichtig, dem Aggressor zu ermöglichen, sein Gesicht zu wahren. Fehlreaktionen des Personals, z.B. Wegschauen, Einfrieren oder Überreagieren, sollten vermieden werden. Physische Interventionen mit Fixierung und Absonderung des Aggressors sollten lediglich als letztes Mittel dienen. Wenn ein solches Vorgehen erforderlich ist, sollte es prompt, ohne zu zögern, ohne weitere Diskussion, mit Übermacht, aber sachlich und freundlich, kontrolliert und unter Beherrschung der Situation und in Anwesenheit des für die Entscheidung Verantwortlichen durchgeführt werden. Es soll klar sein, dass derartige Maßnahmen so kurz wie möglich sein müssen und dem Schutz aller Beteiligten, einschließlich des Aggressors, und nicht der Bestrafung dienen. Unabdinglich ist die genaue Dokumentation der Zwangsmaßnahme, ihrer Erforderlichkeit, Art, Dauer und Überwachung.

3. Die *tertiäre Prävention* dient der *Minimierung der Langzeitfolgen* von Aggressionshandlungen. Sie besteht in einer verständnisvollen und mitfühlenden Rekapitulation der Ereignisse, wobei Unterstützung und Hilfe signalisiert, Vorwürfe und disziplinarische Folgen hinten angestellt werden, in einem Training zur Vermeidung künftiger Risiken, in einem Angebot zur Unterstützung und einer Förderung des Zusammenhalts des Personals. Aggressive Zwischenfälle und die darauf folgenden Reaktionen bedürfen nicht nur wegen der möglicherweise erforderlichen rechtlichen Aufarbeitung, sondern auch wegen der Auswirkungen auf Klinikpolitik, der Aus- und Weiterbildung des Personals und der künftigen Sicherheit der Einrichtung einer sorgfältigen Dokumentation. Es gibt mittlerweile eine Reihe von Instrumenten zur Dokumentation aggressiven Verhaltens in klinischen Einrichtungen (Steinert u. Gebhardt 1998). Das englische Broadmoor-Hospital hat hierfür elaborierte Dokumentationsbögen für den forensischen Bereich entwickelt, deren Adaption an deutsche Verhältnisse durchaus sinnvoll sein könnte.

Für den Arzt, der einen Patienten in einer Klinik aufnimmt oder ihn ambulant betreut, geht es darum, das Aggressions- und Gewalttätigkeitsrisiko von Patienten möglichst genau zu erfassen und Aggressionshandlungen schon im Vorfeld vorzubeugen. Risikopatienten und Risikosituationen müssen vorhersehend identifiziert werden. Hierzu kann die Exploration folgender Problembereiche hilfreich sein:

- Aggressionshandlungen in der Vorgeschichte
- Polizeikontakte in der Vorgeschichte
- Verurteilungen in der Vorgeschichte
- Verhaltensprobleme zu Hause
- Verhaltensprobleme in der Schule
- Verhaltensprobleme auf der Straße
- Substanzabusus
- Institutionalisierung vor dem 18. Geburtstag

- Erziehungsschwierigkeiten
- Diagnose „Störung des Sozialverhaltens" als Jugendlicher
- akute Intoxikation

Bei der Erfassung des akuten Aggressionsrisikos von psychisch Kranken finden sich viele Parallelen zur Erfassung des Suizidrisikos. Es ist zu prüfen,

- wie weit das Denken des Betroffenen auf eine gewalttätige Lösung eingeengt ist,
- ob Aggression zu den habituellen Konfliktlösungsstrategien gehört,
- ob Bereitschaft besteht, Gewalt zu bewundern,
- ob die Impulskontrolle früher beeinträchtigt war (z. B. Suizidimpulse),
- ob Waffen zur Verfügung stehen und ob Übung im Umgang mit Waffen besteht,
- ob Depravationserscheinungen zu einem Zusammenbruch verinnerlichter normativer Werte geführt haben,
- ob der Betreffende Fähigkeit und Bereitschaft besitzt, Hilfsangebote anzunehmen,
- ob aktuell eine psychotische Symptomatik besteht,
- inwiefern noch Coping-Mechanismen verfügbar sind.

Bei der Untersuchung ist auf Zeichen von Angst oder Spannung, auf die Bereitschaft, Handlungsalternativen zu diskutieren oder therapeutische Kontrakte einzugehen, zu achten. Die Analyse von ärztlichen Gesprächen mit Aggressionstätern, die unmittelbar vor einer Gewalttat standen, hat häufig ein spezifisches Reaktionsmuster gezeigt. Zunächst wurde die fachliche Kompetenz des Untersuchers oder dessen Bereitschaft zu helfen, in Zweifel gezogen, anschließend der Untersucher beschimpft und das Gespräch abgebrochen. Bei Annahme eines Gewalttätigkeitsrisikos sollte dennoch ebenso wie bei Annahme eines Suizidrisikos auf eine möglichst baldige Wiedervorstellung gedrängt werden. Rüesch et al. (2003) kamen zu dem Schluss, dass aggressives Handeln im stationären psychiatrischen Bereich weniger auf mangelnder Erfassung von Warnsignalen beruht, sondern eher auf dem Fehlen von Strategien und Ressourcen, mit denen aggressives Verhalten verhindert werden kann.

13.3.2.2 Pharmakologische Behandlung

Sowohl bei der akuten Prävention wie bei langfristigen Verhaltensmodifikationen von aggressiven Patienten werden Psychopharmaka erfolgreich eingesetzt. Einerseits sollte dabei keine unspezifische „antiaggressive" medikamentöse Behandlung erfolgen. Diese sollte sich vielmehr nach der zugrunde liegenden Störung richten. Andererseits hat sich eine Reihe von Medikamenten als besonders wirksam herausgestellt und ist gelegentlich auch außerhalb ihres klassischen Indikationsgebietes anwendbar (Fava 1997; Hodgins u. Müller-Isberner 2000; Hollweg u. Nedopil 1997; Hummer et al. 2006; Pabis u. Stanislav 1996). Bei der akuten Intervention bleiben weiterhin sedierende Neuroleptika Mittel der ersten Wahl, wobei Clozapin sowohl bei der Akutbehandlung wie auch bei der längerfristigen Behandlung aggressiver schizophrener Patienten effektiver ist als die meisten klassischen Neuroleptika, allerdings wegen der notwendigen Laborkontrollen und wegen der in der Akutsituation besonders fraglichen Compliance problematisch ist. Olanzapin und Risperidon eignen sich als rasch resorbierbare orale Neuroleptika der zweiten Generation und die kurzwirksamen Neuroleptika Olanzapin und Ziprasidon zur intramuskulären Verabreichung (Battaglia 2005; Hummer et al. 2006). Auch kurz wirksame Benzodiazepine können sinnvoll sein. Ihre Verabreichung bedarf jedoch einer sorgfältigen Indikationsstellung, da paradoxe Reaktionen auftreten können und die anxiolytische Wirkung dieser Substanzen auch zur Steigerung der Gewaltbereitschaft beitragen kann. Lithium, Antiepileptika wie Carbamazepin und Valproinsäure, Betablocker und Serotonin-Wiederaufnahmehemmer wurden bei aggressiven Menschen, die nicht durch spezifische psychiatrische Störungen auffielen, z. B. bei hyperaktiven Kindern und Jugendlichen, persönlichkeitsgestörten Patienten, Minderbegabten oder Hirngeschädigten (Nedopil 2000c) erfolgreich erprobt. Die Auswahl des Medikaments sollte sich dabei nicht nur am Ausmaß des Aggressionsrisikos, sondern vorwiegend an etwaigen Begleitsymptomen orientieren. So profitieren Patienten, die unter stärkeren Stimmungsschwankungen leiden, eher von Lithium, während Patienten mit EEG-Auffälligkeiten eher mit Antiepileptika behandelt werden sollten. In der Praxis werden meist Kombinationsbehandlungen durchgeführt, dabei ist einerseits die Wirksamkeit der Einzelsubstanzen schlecht beurteilbar, andererseits verstärken Kombinationen oft deren antiaggressive Wirkung.

Eine medikamentöse Therapie allein ist kein Schutz gegen weitere Aggressionshandlungen der Patienten. Bei vielen Aggressionstätern ist eine längerfristige Medikamenteneinnahme auch nicht zu erwarten, da sie die Nebenwirkungen als unangenehm und ihr Verhalten nicht als Störung empfinden.

13.3.2.3 Langfristige Verhaltensmodifikation bei Aggressionstätern

Psychotherapeutische Verfahren bedienen sich bei Aggressionstätern der gleichen Methoden und Wirkungsprinzipien wie bei anderen Störungen (siehe u. a. Kap. 12.7.2; 12.8.3; 13.2.3; 16.3). Mehr als bei anderer Klientel findet die Behandlung jedoch nahezu ausschließlich im Maßregelvollzug und in Haftanstalten statt und muss den dortigen Bedingungen Rechnung tragen. Mehr auch als bei anderen Patienten ist bei Aggressionstätern die Sicherheit von Personal und Mitpatienten zu bedenken, die oberstes Gebot bleiben muss.

Bei chronisch aggressiven Menschen und Gewalttätern werden meist verhaltenstherapeutische Konzepte eingesetzt, bei denen Affekt- und Ärgerkontrolle (anger control) sowie die Entwicklung alternativer Verhaltensstrategien und eine Veränderung des aggressiven Selbstkonzepts im Mittelpunkt stehen.

Vorbedingung für eine adäquate psychotherapeutische Behandlung von Aggressionstätern ist eine sorgfältige Analyse der bisherigen Gewalttätigkeit, ihrer Auslösefaktoren und der subjektiven psychischen und physischen Reaktionen im Vorfeld, während und nach der Gewaltausübung sowie eine klare und differenzierte Festlegung der Therapieziele. Derartige Ziele wurden u. a. von Tardiff (1996) formuliert: Analyse der Motivation für den Behandlungswunsch; unvoreingenommene Verbalisierung von Problemen und Konflikten und Hilfestellung für Formulierungen ohne Feindseligkeit; Förderung der Selbstkontrolle; Fähigkeit, Übertragungs- und Gegenübertragungsgefühle zu beachten; Fähigkeit, Empfindungen wahrzunehmen; Entwicklung von Einsicht; Verbesserung der Fähigkeit, die Folgen eigenen Handelns vorherzusagen und emotional zu bewerten; Aufbau eines sozialen Empfangsraums, der Aggression verhindert. Methodisch werden dabei üblicherweise sowohl Einzel- wie Gruppensitzungen angewandt, in denen die Klienten Selbstbeobachtung und Bewusstwerdung aggressiver Verhaltensmuster erfahren sollen und angeleitet werden, ihre Denkmuster und die ihnen zugrunde liegenden Einstellungen zu restrukturieren. In den Gruppensitzungen sollen sich die Aggressionstäter ihr Verhalten gegenseitig widerspiegeln, indem Übertragungs- und Gegenübertragungsgefühle gefahrlos geäußert und alternative Strategien des Umgangs mit den dadurch entstehenden problematischen Situationen erprobt werden. Ein wesentlicher Aspekt der Behandlung ist das Erlernen von *Ärgerkontrolle und Empathie*. Der für die Aggressionsausübung wesentliche Affekt ist Ärger: Er führt einerseits zu einer selektiven Interpretation externer Reize, was andererseits eine weitere Verstimmung und Anspannung nach sich zieht. Darüber hinaus tragen mangelnde soziale Kompetenz und Kommunikationsprobleme zur Aggressionsbereitschaft bei. Therapeutische Interventionen versuchen, den Betroffenen diese Zusammenhänge erkennbar zu machen und den durch sie bedingten Circulus vitiosus zu durchbrechen (Novaco 1997).

Täter, die habituell durch Aggression bedingte Anspannungen im Sinne des „sensation-seeking" benötigen, um ihr Bedürfnis nach „affektivem Arousal" zu befriedigen, unterscheiden sich durch erhöhte Ärgerbereitschaft und geringere Nachhaltigkeit des ärgerlichen Affekts (Möller et al. 1999). Ihre Fähigkeit, von einer Ärgerkontrolle zu profitieren, dürfte gering sein.

Emotionale Defizite, Unfähigkeit zum Perspektivwechsel und Empathiemangel sind häufige Charakteristika von Gewalttätern und Risikofaktoren für weitere Gewalttätigkeiten. Um die Auswirkungen des eigenen destruktiven Handelns emotional zu erfahren und diese Gefühle zu ertragen, werden in verschiedenen Therapieprogrammen im Rollenspiel Opferrollen eingenommen oder durch Konfrontationen mit Opfern deren Situation verständlich gemacht. Täter-Opfer-Ausgleich oder symbolische Wiedergutmachung sind Teilaspekte, an denen die Wirksamkeit einer Veränderung abgeschätzt werden kann.

Sozialtherapie zum Erlernen sozialer Fertigkeiten, Entspannungsübungen, Sporttherapie und kreative Therapieformen ergänzen in unterschiedlicher Weise die jeweiligen Behandlungskonzepte.

In den letzten zehn Jahren ist eine Reihe ausgefeilter Therapieprogramme entwickelt und veröffentlicht worden, z. B. das Reasoning & Rehabilitation Program (R & R; Eucker 1998a), das Therapeutische Intensivprogramm gegen Gewalt und Aggression (T. I. G. A.; Wolters 1998) oder das Antigewalttraining (AGT; Hansen u. Römhild 1998).

13.3.3 Sonderfälle von Gewalttaten

13.3.3.1 Mord und Totschlag

Die Zahl der polizeilich erfassten Tötungsdelikte und deren Versuche hat in Deutschland seit 1995 kontinuierlich abgenommen. Während es 1995 3928 Versuche waren, wurden 2009 nur noch 2277 registriert. Vollendete Tötungsdelikte sanken im selben Zeitraum von 1011 auf 628 (PKS). Der größte Teil der Täter wird psychiatrisch begutachtet. Im Jahr 2000 wurden 9,2 % aller Abgeurteilten für schuldunfähig angesehen, von ihnen wurden 88 % in den Maßregelvollzug nach § 63 StGB eingewiesen. 30,6 % wurden als vermindert schuldfähig angesehen, 7,6 % von ihnen erhielten eine Einweisung in ein psychiatrisches Krankenhaus. 13,4 % wurden in eine Entziehungsbehandlung gemäß § 64 StGB eingewiesen. Der Anteil psychisch Gestörter ist bei den Tötungsdelikten also relativ hoch. Diese Feststellung gilt auch für andere Länder mit vergleichbarer Häufigkeit von Gewaltdelinquenz (siehe ▶ Tab. 13.4). In Ländern mit höheren Häufigkeitszahlen für Gewalttaten (z. B. USA) ist der Anteil psychisch Gestörter unter den Mördern und Totschlägern niedriger, in Ländern mit niedrigeren Häufigkeitszahlen (z. B. Japan) ist er höher. Ebenso ist bei Frauen, die etwa 10 % aller Tötungsdelikte begehen, also sehr viel weniger häufig massive körperliche Gewalt ausüben, der Anteil der an einer Psychose Erkrankten deutlich höher als bei Männern. In einer dänischen Untersuchung betrug der Anteil psychotischer Gewalttäterinnen 44 % (Gottlieb et al. 1987), in einer finnischen Studie 28 % (Putkonen et al. 1998). In beiden Ländern liegt der Anteil psychotischer Mörder bei Männern mit 6–10 % sehr viel niedriger (siehe auch Kap. 13.3.1.1). Die Opfer von Frauen stammen zum größten Teil aus dem familiären Nahbereich, weniger als ein Zehntel von ihnen tötet einen Unbekannten. Bei Männern sind demgegenüber nahezu ein Viertel der Opfer Fremde. Männer, die töten, sind viel häufiger vorbestraft und zeichnen sich durch anderweitige dissoziale Tendenzen aus als die Täterinnen (Oberlies 1997).

Der größte Teil der Tötungsdelikte wird von Menschen begangen, die nicht im klinischen Sinn psychisch krank oder gestört sind. Dennoch zeigt eine Vielzahl dieser Täter Auffälligkeiten; die meisten von ihnen haben sowohl dissoziale Tendenzen als auch ausgeprägte narzisstische Züge mit leichter Kränkbarkeit, überhöhter Anspruchshaltung und ausbeuterischem Umgang mit ihren Mitmenschen. Diese Charakterisierung trifft nur zum Teil auf Männer zu, die ihre Partnerin töten. Bei ihnen finden sich seltener dissoziale, dafür häufiger passiv-abhängige Persönlichkeitszüge (Dutton u. Kerry 1999). Nicht nur für die forensische Psychiatrie sind Täter, die mehrfach töten, von besonderer Bedeutung. Üblicherweise bezeichnet man Menschen, die mehr als zwei Menschen bei einer Tat töten, als *Massenmörder*, jene, die in mehr oder weniger großem Abstand töten, als *Serienmörder*. Ihre Serie wird in aller Regel durch die Festnahme unterbrochen. Wenngleich bei diesen vergleichsweise sehr seltenen Vorkommnissen kaum statistische Untersuchungen möglich sind, wird oft mit großem Aufwand versucht, derartige Täter möglichst genau zu charakterisieren, weil bei ihnen ein großes Rückfallrisiko besteht. Der weitaus größte Teil der Serienmörder hat hohe Werte auf der Psychopathie-Checkliste (siehe Kap. 12.8.2; Geberth u. Turco 1997) oder/und ausgeprägte sadistische Persönlichkeitsanteile (Berner et al. 2004; Stone 1998). Bei sexuell motivierten Tötungen findet sich bei den Tätern oft auch eine Reihe anderer Paraphilien (Hill et al. 2006). Die Unterwerfung und das Quälen des machtlosen Opfers, seine Entmenschlichung, durch welche sich der Täter einem möglichen Einfluss entzieht, und die damit verbundenen Omnipotenzgefühle führen zu einer kurzfristigen Befriedigung, die den Täter zu einer ritualisierten Wiederholung des Tatgeschehens treibt (Claus u. Lidberg 1999).

Das größte prognostische Problem besteht bei Tätern, die nach ihrem ersten Delikt gefasst und verurteilt werden, die dennoch nach einer Entlassung aus dem Strafvollzug wieder mit einem Tötungsdelikt rückfällig werden (Recidivistic Single-Victim Homicide). Ihr Anteil wird in verschiedenen Studien mit 1 % bis 3,5 % aller Mörder und Totschläger angegeben (Bjorkly u. Waage 2005). Es gibt nur sehr wenig Studien, die versuchen, diese Menschen näher zu erfassen, und sie kamen zu widersprüchlichen Ergebnissen; allerdings zeigte sich, dass die Taten eher impulsiv als geplant waren und der Modus Operandi sich eher aus der Situation als aus der Person des Täters ableiten ließ.

13.3.3.2 Gewaltdelikte von Frauen

In den letzten Jahren haben sich die forensisch-psychiatrische Forschung und Datenerhebung vermehrt mit weiblichen Delinquenten befasst (Coid et al. 2000a,b; Goodwin 2003; Lamott u. Pfäfflin 2001; Putkonen et al. 2001; Short 2004; Warren et al. 2002; Weizmann-Henelius et al. 2004). Nach der Kriminalstatistik finden sich etwa bei 12,8 % der Tötungsdelikte, 9 % der Raubdelikte, 14 % der gefährlichen und schweren Körperverletzungen, 21,2 % der Brandstiftungen und 1 % der sexuellen Gewaltdelikte Frauen als Tatverdächtige (PKS 2009). Diese Anteile blieben in den letzten 5 Jahren relativ konstant. Eine signifikante Zunahme ihres Anteils an der Gewaltkriminalität ist entgegen manchen Behauptungen nicht zu belegen. Allerdings wird in Nordamerika eine Zunahme der Delikte, die von Mädchen und jungen Frauen begangen wurden, berichtet (Odgers u. Moretti 2002). Zwar lassen sich einige der Erkenntnisse, die an männlichen Gewaltdelinquenten gewonnen wurden, auf Frauen übertragen, z. B., dass Persönlichkeitsstörungen des Clusters B nach DSM-IV-TR, Substanzmissbrauch und Gewalterfahrungen in Kindheit und Jugend bei Frauen, die Gewaltdelikte begangen haben, häufiger vorlagen als bei der nicht gewalttätigen Vergleichsgruppe. Der Vergleich mit den männlichen Gewalttätern zeigt aber, dass Frauen häufiger Beziehungstaten begehen, im näheren Umfeld agieren, seltener in Gruppendelinquenz verwickelt sind (Schepker 2002) und eine deutlich geringere Rückfallwahrscheinlichkeit haben. Sie sind öfter psychotisch, werden häufiger de- und exkulpiert und bleiben trotz der Delikte oft besser in ihrem sozialen Umfeld integriert als Männer mit vergleichbaren Straftaten (Steck et al. 2002). Mit den für Männer entwickelten Merkmalslisten gelang es nicht, zuverlässige Rückfallprognosen bei Frauen abzugeben (Bonta et al. 1995; Stadtland et al. 2006). Frauen im Maßregelvollzug sind seltener vorbestraft als ihre männlichen Mitpatienten, waren aber häufiger als jene in psychiatrischen Behandlungen. Die Diagnose Borderline-Persönlichkeitsstörung dürfte die häufigste Diagnose bei den weiblichen Maßregelvollzugspatienten sein, wenn man den Substanzmissbrauch nicht berücksichtigt (Coid et al. 2000a). Auch in den Haftanstalten dürfte der Anteil persönlichkeitsgestörter Frauen relativ hoch sein (Eckert et al. 1997; Parsons et al. 2001). Von vielen Autoren werden deshalb spezielle Einrichtungen und Behandlungsprogramme für Frauen gefordert (Coid et al. 2000a; Nicholls et al. 2004).

13.3.3.3 Gewalt in der Familie

Auseinandersetzungen unter Familienangehörigen führen am zweithäufigsten dazu, dass Menschen Opfer von Aggression und Gewalttätigkeit werden. Nur Streitigkeiten unter Jugendlichen und Heranwachsenden haben noch häufiger Körperverletzungen oder Todesfälle zur Folge. Die Dunkelziffer ist bei familiärer Gewalt vermutlich relativ hoch, da Streitigkeiten innerhalb der Familie oder Verwandtschaft meist erst offiziell registriert werden, wenn erhebliche Schäden aufgetreten sind. Gewalt in der Familie wurde erst in den letzten 30 Jahren durch die Frauenbewegung und durch Kinderschutzinitiativen in das Blickfeld öffentlichen Interesses gerückt.

Die *häufigsten Opfer familiärer Gewalt sind Kinder*, wobei Jungen häufiger betroffen sind als Mädchen. Mädchen werden öfter Opfer sexueller Übergriffe (siehe Kap. 13.2.1.2). Die Definition von Gewalttätigkeit im Umgang mit Kindern innerhalb von Familien ist problematisch. Nach einer englischen Studie werden Kinder zwischen 10 und 14 Jahren am häufigsten geschlagen; berücksichtigt man aber nur jene Gewalttaten, die mit ärztlich registrierten Verletzungen einhergehen, sind Kinder bis zum 5. Lebensjahr am meisten gefährdet (Creighton 1985). Dabei ist statistisch die Gefährdung bei der Geburt (Neonatizid) und im ersten Lebensjahr (Infantizid) am höchsten, um dann mit zunehmendem Alter allmählich abzunehmen (Friedman et al. 2005a). In dieser Altersgruppe sind auch die meisten Todesfälle als Folge von Gewalt zu verzeichnen. Nach einer Untersuchung von Sessar (1979) betrifft in Deutschland jedes fünfte

Tötungsdelikt das Eltern-Kind-Verhältnis. 17% aller Tötungsdelikte wurden von Eltern an ihren Kindern, 3% von Kindern an ihren Eltern begangen.

Am *zweithäufigsten sind Frauen Opfer familiärer Gewalt*. Auch in diesem Zusammenhang ist die Definition von Gewalt schwierig. Während leichtere Formen körperlicher Auseinandersetzungen von Männern und Frauen etwa gleich häufig initiiert werden (Strauss 1985), gehen schwerere körperliche Angriffe häufiger von Männern aus. Frauen werden ca. siebenmal häufiger Opfer tödlicher familiärer Auseinandersetzungen als Männer.

Künftig muss wohl auch *Gewalt gegen ältere Familienmitglieder oder Schutzbefohlene* bei der Diskussion über Gewalt in der Familie berücksichtigt werden. Überforderungen bei der Pflege, körperliche Gebrechlichkeit der Angehörigen, psychische Störungen oder Substanzmissbrauch der Betreuungsperson können zu Gewaltanwendungen und gelegentlich auch zu Tötungen führen.

Aggressionstaten in der Familie führen häufiger zu Begutachtungen als andere Aggressionsdelikte. In der Abteilung für forensische Psychiatrie der Universität München machten die Gewaltdelikte gegen Familienangehörige etwas mehr als ein Viertel aller Begutachtungen wegen Aggressionsdelikten aus. Gewalt gegen Familienangehörige legt vielfach den Verdacht einer psychischen Störung nahe, wobei dieser Verdacht anhand unseres Materials statistisch nicht belegt werden konnte (Nedopil et al. 1989). Es gibt eine Reihe von anderen plausiblen Gründen, warum Gewalt in der Familie unverhältnismäßig häufig vorkommt. Die Gründe lassen sich in Anlehnung an Gelles u. Cornell (1985) folgendermaßen zusammenfassen:

- Interaktionen (und dabei auch konflikthafte Interaktionen) zwischen Menschen finden am häufigsten innerhalb der Familie statt. Wenngleich die Varianz sehr groß ist und stark vom Lebensabschnitt abhängt, wird doch die meiste Zeit, in der konflikthafte zwischenmenschliche Auseinandersetzungen stattfinden, in der Familie verbracht.
- Die Interaktionen innerhalb der Familie umfassen sehr viel weitere Bereiche als Interaktionen im Rahmen anderer sozialer Kontakte.
- Innerhalb der Familie ergeben sich besondere Kommunikationsmuster, Allianzen, Abgrenzungsbedürfnisse und Empfindlichkeiten. Interaktionen sind somit häufig unausweichbar; die emotionale Beteiligung an Interaktionen ist intensiver.
- Viele Konflikte sind vorprogrammiert, da es selbst bei alltäglichen Entscheidungen um Gewinn und Verlust und um innerfamiliäre Machtpositionen geht.
- Die Familienmitglieder beanspruchen das Recht, Wertvorstellungen, Einstellungen und Verhalten der anderen Familienmitglieder zu beeinflussen.
- Die Familie ist der primäre Austragungsort für den Generationen- und Geschlechterkonflikt.
- Die Rollenzuschreibung in der Familie basiert traditionell auf Geschlecht und Alter – nicht auf Interesse und Kompetenz.
- Die Familie ist durch eine Privatsphäre geschützt, die unter Umständen eine von der Beobachtung, Kontrolle und von den Normen der Gemeinschaft abgehobene Entwicklung erlaubt.
- Familienmitgliedschaften sind weitestgehend unfreiwillig und unauflösbar. Bei Konflikten ist eine Flucht oder ein Rückzug extrem schwierig.
- Häufig beeinflussen Veränderungen und Belastungen das innerfamiliäre Gleichgewicht: Geburten, Wegzug oder Tod von Familienangehörigen, Arbeitslosigkeit oder Invalidität eines Familienmitglieds können die Beziehungsmuster innerhalb der Familie umstrukturieren und sich als sehr konfliktträchtig erweisen.
- Das Wissen um Stärken, Schwächen und Empfindlichkeiten der anderen ist innerhalb der Familie besonders groß. Es kann dazu dienen, den anderen zu schützen und zu unterstützen, aber auch dazu, ihn im Konfliktfall besonders nachhaltig zu verletzen.

Gunn (1991) postulierte, dass innerfamiliäre Gewalt auf einem Verlust des Gleichgewichts von Macht und Verpflichtung zwischen den einzelnen Familienmitgliedern beruht, wobei der von Machtverlust Bedrohte Gewalt anwendet, um die alte Machtbalance wiederherzustellen.

Zur forensisch-psychiatrischen Begutachtung gelangen derartige Fälle meist erst, wenn es zu massiven Körperverletzungen oder zu Todesfällen aufgrund innerfamiliärer Gewaltausübung gekommen ist. Bei der Beurteilung von Probanden, die ihren Lebenspartner verletzt oder getötet haben, sind – sofern nicht eine psychische Störung im engeren Sinn vorliegt – die gleichen Gesichtspunkte wie bei den Affektdelikten (siehe Kap. 13.1) zu berücksichtigen. Auch bei Verletzung und Tötung von Kindern durch einen Elternteil oder von Eltern durch ihre Kinder sind die affektiven Belastungen besonders zu erforschen. Darüber hinaus ergeben sich einige weitere historische und rechtliche Besonderheiten.

▶ **Tötung des Partners.** Die Tötung eines Partners ist das *häufigste intrafamiliäre Tötungsdelikt*. Bei der Begutachtung wird in solchen Fällen oft ein Affektdelikt diskutiert. Die Darstellung dieser Problematik findet sich deshalb auch unter Kapitel 13.1 (Affektdelikte).

▶ **Tötung eines Elternteils.** Der allgemeine Begriff *Parrizid* bedeutet Tötung eines Elternteils und kann unterteilt werden in *Matrizid* (Tötung der Mutter) und *Patrizid* (Tötung des Vaters). Derartige Delikte sind relativ selten und umfassen ca. 2–3% aller Tötungsdelikte (Baxter et al. 2001; Bumby 1994), in Kanada immerhin 6,3% (Millaud et al. 1996). Bis zu 60% aller Elterntötungen werden von psychotischen Kindern begangen, und 20–34% aller Tötungen von *Psychotikern* betreffen ein Elternteil. Wegen des religiös und kulturell bedingt starken Schutzprivilegs der Eltern in unserer Tradition ist zu erwarten, dass die Hemmschwelle für aggressive Handlungen gegen die Eltern besonders hoch ist. Umso mehr erschrecken Tötungshandlungen an den eigenen Eltern und lassen nach psychischen Störungen fahnden, durch welche die Hemmschwelle gegen den Angriff auf die Eltern unterminiert wurde. Das Strafrecht hat die Vatertötung bis in das Strafgesetzbuch von 1871 besonders hoch sanktioniert, und erst in der ersten Hälfte des 20. Jahrhunderts wurde die besondere Situation der Täter von den Gerichten entsprechend berücksichtigt und die Prüfung eines entschuldigenden Notstands oder einer psychischen Beeinträchtigung zum Zeitpunkt der Tat angeregt (Schaffstein 1979). Obwohl 85% der Täter, die einen Elternteil töten, Männer sind, unterscheiden diese sich in vielen Bereichen deutlich von der Großzahl anderer – besonders jugendlicher – Gewalttäter. Während Letztere oft durch verschiedenartige Formen von Delinquenz, durch Verwahrlosung oder dissoziale Verhaltensweisen auffallen, haben die meisten, die einen oder beide Elternteile töten, keine Vorverurteilungen und kaum dissoziale Verhaltensweisen in ihrer Vorgeschichte. Ihre Bildung ist im Mittel besser, und sie stammen meist aus höheren sozialen Schichten als der Großteil delinquenter Jugendlicher und Heranwachsender. Bezüglich Matrizid und Patrizid finden sich im Detail unterschiedliche motivationale Zusammenhänge, meist findet man jedoch für beide Formen ein *Motivationsbündel aus Angst, Rache und Flucht- bzw. Befreiungswünschen.* Selbst bei psychotisch motivierten Parriziden sind diese Motivationszusammenhänge häufig zu explorieren. Wenngleich die Opfer psychotischer Täter häufig aus dem familiären Nahbereich stammen und Schizophrene somit auch bei Parriziden deutlich überrepräsentiert sind (Baxter et al. 2001), ist der Großteil der Kinder, die ein Elternteil töten, nicht psychotisch (Gunn u. Taylor 1993).

Nachvollziehbar sind am ehesten jene Fälle, wo ein *Vater*, der sich über Jahre als Familientyrann gebärdet, von einem verzweifelten Sohn, der sich in die Rolle des Beschützers gedrängt fühlt und keine andere Möglichkeit zu sehen glaubt, sich selbst, die Mutter oder die Familie von den Quälereien des Vaters zu befreien, getötet wird (Weber 1987). Von Mende u. Mende (1986) wurden Kasuistiken publiziert, in denen die Kommunikation zwischen Eltern und Kind durch „double-bind" (Überprotektion und Bevormundung bei gleichzeitiger Ablehnung und Zurückweisung) und Unberechenbarkeit derart gestört ist, dass angemessene Ausweichmöglichkeiten und Konfliktlösungen für die Kinder nicht mehr erkennbar sind und eine gewaltsame Lösung als einziger Ausweg erscheint. In seltenen Fällen wird das Kind auch zum Erfüllungsgehilfen eines Elternteils missbraucht (Eggers 1996). Am häufigsten finden sich jedoch körperlicher Missbrauch der Kinder durch einen Elternteil und die Unfähigkeit des anderen Elternteils, das Kind vor den Übergriffen zu schützen. Daraus resultieren eine sich über lange Zeit aufbauende Spannung sowie Gefühle von Ohnmacht, Wut und Angst gegenüber dem als tyrannisch und quälend erlebten Elternteil (Bumby 1994). Der zweite Elternteil – meist die Mutter – wird gelegentlich ebenfalls zum Opfer, wenn die Jugendlichen bei der Tat ertappt werden und ihre Entdeckung vermeiden wollen. Einige Studien finden, dass Tötungen von Vätern häufiger vorkommen als jene von Müttern (Daly 1993), die meisten sehen jedoch keinen Unterschied (Baxter et al. 2001; Marleau et al. 2003; Millaud et al. 1996). Von den von Baxter et al. (2001) untersuchten psychisch Kranken, die einen Elternteil getötet hatten, hatten 40% ihr späteres Opfer schon zuvor körperlich attackiert. Die Nachuntersuchung der Täter nach der Entlassung ergab eine Rückfallrate mit Gewalttaten von 3,8%. Sie lag deutlich niedriger als jene der Vergleichsgruppe von Tätern, die Fremde getötet hatten, die bei 11,8 % lag (McCarthy et al. 2001).

Ein *Matrizid* hat neben etwaigem Missbrauch durch die Mutter, massiven Kommunikationsstörungen und dem Aufrechterhalten von Doublebind-Situationen häufig auch sexuelle Motive, die sich bei den Tätern als Eifersucht, Abhängigkeit oder Inzestwunsch äußern können. Green (1981) fand in einer Stichprobe von 58 Muttermördern im englischen Broadmoor-Hospital, dass die meisten Täter alleinstehend waren, geringe und oft unreife sexuelle Erfahrungen hatten und sich übermäßig für das Sexualleben der Mutter interessierten. Die hohe Zahl schizophrener Muttermörder (74 %) in seiner Untersuchung ist zum Teil durch die Auswahl der Stichprobe bedingt, weist aber auf das große Konfliktpotenzial zwischen psychotischen Patienten und ihren Müttern und das damit verbundene Risiko hin.

Die forensisch-psychiatrische Beurteilung von Parriziden verlangt eine gründliche Erfassung der Täterpersönlichkeiten. Die Schuldfähigkeitsbeurteilung kann nicht allein auf der Analyse der Tat beruhen; Tatplanung und Tatdurchführung sagen in diesen Fällen oft wenig über das Ausmaß an Handlungskonzept und über Denkalternativen, die den Tätern zur Verfügung standen, aus. Auch die gestörte Beziehung zwischen Opfer und Täter kann nicht als Grundlage für die Beurteilung der Steuerungsfähigkeit ausreichen. Entscheidend sind insbesondere die psychopathologischen Beeinträchtigungen im Vorfeld der Tat. Liegen psychotische Störungen vor, ist die Beurteilung nicht schwierig. Bei missbrauchten Kindern finden sich häufig Symptome einer posttraumatischen Belastungsstörung (siehe Kap. 12.7.1.3); manchmal werden auch Persönlichkeitsstörungen erkennbar. Erst die Zusammenschau aus konkreter Tathandlung, prädeliktischer Persönlichkeit und eventuellen psychopathologischen Auffälligkeiten erlaubt vor dem Hintergrund einer spezifischen Täter-Opfer-Beziehung eine einigermaßen fundierte Beurteilung dieser meist noch recht jungen Menschen.

▶ **Kindstötung.** Kindstötungen werden aufgeteilt in *Neonatizide*, wobei die Tötung eines Neugeborenen innerhalb der ersten 24 Stunden nach der Geburt gemeint ist, *Filizide*, worunter alle späteren Tötungen der eigenen Kinder zu verstehen sind, und *Infantizide*, ein Begriff, der von manchen Autoren synonym mit Kindstötungen verwendet wird (Pitt u. Bale 1995), von anderen aber als Tötung des Kindes im ersten Lebensjahr definiert wird (Friedman et al. 2005b). Die Tötung der Kinder im ersten Lebensjahr ist fünfmal so häufig wie jene von älteren Kindern (Dean 2004). Die Dunkelziffer ist hier besonders hoch (Stanton u. Simpson 2002). In den USA waren von allen getöteten Kindern unter fünf Jahren 61 % von den eigenen Eltern, 30 % von den Müttern, 30 % von den Vätern umgebracht worden (Hatters-Friedman et al. 2005). Dagegen wurden in einer retrospektiven finnischen Studie 59 % der Filizide von den Müttern, 39 % von den Vätern begangen (Kauppi et al. 2010). Die Opfer der Väter waren mit 5,6 Jahren signifikant älter als die mütterlichen Opfer mit 1,6 Jahren. Die Häufigkeit wird zwischen den Ländern und den Einschlusskriterien stark schwankend mit bis zu 8/100 000 angegeben (Bätje et al. 2010).

Historisch waren *Neonatizide* in Griechenland und im Römischen Reich bis 315 n. Chr. ein legitimes Mittel der Bevölkerungskontrolle. Auch in späteren Jurisdiktionen wurden Neonatizide als weniger gravierend angesehen und geringer bestraft als andere Tötungen. Bis 1997 war auch im deutschen Strafrecht der Neonatizid durch die eigene, nicht mit dem Vater verheiratete Mutter in § 217 StGB eigens kodiert und mit einer geringeren Strafe bedroht als die übrigen Tötungsdelikte. Dieser Paragraph wurde 1998 aufgehoben. In Zeiten unsicherer Empfängnisverhütung und starker Stigmatisierung unverheirateter Mütter waren die Belastungen lediger Frauen durch eine ungewollte Schwangerschaft besonders groß. Schwangerschaften wurden häufig verdrängt, die Geburt kam unvorbereitet, die Neugeborenen wurden beseitigt, nahezu ohne dass sie bewusst wahrgenommen wurden. Wenngleich die Belastungen für junge Frauen durch Kontrazeptionsmöglichkeiten und veränderte soziale Einstellungen heute weit geringer sind, werden Neugeborene gelegentlich von ihren Müttern getötet. Typischerweise werden die Babys in Toiletten oder in Hotelzimmern geboren und in die Toilette oder in den Abfalleimer geworfen. Auch heute noch sind die meisten Täterinnen junge, unreife, einfach strukturierte, unwissende und naive Frauen, zumeist Erstgebärende (Mendlowicz et al. 1998; Putkonen et al. 1998). Oft behaupten sie, von der Schwangerschaft nichts gewusst zu haben. Tatsächlich zeigen einige Untersuchungen, dass sich ein Teil der Mütter nach ihrer Entbindung in einem dissoziativen Zustand befunden hatte (Marks 1996; Spinelli 2001). Beeinträchtigungen der Steuerungsfähigkeit im Sinne der §§ 20 und 21 StGB setzen jedoch eine weitergehende psychische Störung, die einem der Eingangsmerkmale des § 20 StGB zuzuordnen sein muss, voraus. Schwerwiegende psychiatrische Erkrankungen werden bei diesen Frauen selten festgestellt (Friedman et al. 2005a). Psychotisches Erleben während oder kurz nach der Geburt ist zwar ein seltenes, aber in der Psychiatrie nicht unbekanntes Ereignis (Resnick 1970).

Beim *Filizid* folgt das Täterbild nicht der typischen Geschlechterverteilung von Aggressionsdelikten. Die meisten Studien zeigen, dass diese Straftat weitaus häufiger von Müttern als von Vätern begangen wird (Bourget u. Gagné 2002, 2005; Friedman et al. 2005a; Mendlowicz et al. 1998). In der Münchner Universitätsklinik wurden andererseits ebenso viele Frauen wie Männer wegen eines Filizids untersucht (Weber 1987). Nach Resnick (1969), D'Orban (1979), Pitt u. Bale (1995) und Scott (1973) lassen sich die Motive für Kindstötungen folgendermaßen einteilen:
- Beseitigung eines ungewollten Kindes
- Tötung aus Mitleid (altruistische Kindstötung, weil man es vor einem unerträglichen Schicksal bewahren will)
- psychotische Motivation
- Verschiebung von Aggressionen, die außerhalb entstanden sind (z. B. Verlust von Beruf und Ansehen oder Trennung des Partners), auf das Kind
- direkte Aggressionen gegen das Kind (z. B. bei Nichtfolgen, Schreien oder Stören bei der Verfolgung eigener Ziele: meist zunächst Misshandlungen, die dann tödlich enden)

Von Guileyardo et al. (1999) wurde eine etwas differenziertere *Typologie* entwickelt, die sich auch bei Tötungsdelikten an Kindern, die nicht von den Eltern begangen wurden, anwenden lassen soll (Schläfke u. Häßler 2008). Sie klassifizierten folgende Fallkonstellationen:

▶ **1. Altruismus.** Diese Tötungsform entspringt häufig dem *erweiterten Suizid/Suizidversuch*. Bekannte Motive sind der Wunsch, zusammen in den Himmel zu kommen, zusammen im Sarg zu liegen, das Kind nicht zurück zu lassen, dem Kind eine befürchtete Krankheit zu ersparen u. ä. Das Motiv für Tötung variiert stark, abhängig vom Suizidmotiv des Elternteils. Gelegentlich handelt es sich auch um wahnhafte Motive, die zum erweiterten Suizid führen.

▶ **2. Euthanasie.** Euthanasie wird hier als *Töten aus Mitleid* definiert, wenn das Kind an einer schweren Erkrankung leidet. Beim handelnden Elternteil gibt es keine Hinweise für psychotische Gedankenbeeinflussung. Eine Beziehung zur altruistischen Kategorie besteht, es gibt aber keine egoistischen Motive. Ein Suizidversuch der Eltern kann folgen. Folgesuizide sind jedoch auch bei anderen Filizidarten nicht selten und deuten nicht immer auf altruistische Motive hin.

▶ **3. Akute Psychose.** Das Motiv zur Tötung ist auf wahnhafte Phänomene oder befehlende Stimmen zurückzuführen. Es findet sich kein anderes Motiv und keine Verbindung zu kriminellen Intentionen. Es gibt auch keine Hinweise auf altruistische Beweggründe.

▶ **4. Psychische Störungen post partum.** Hierbei handelt es sich um Filizide, die infolge psychischer Krankheiten, insbesondere depressiver, manischer und schizophrenieähnlicher Syndrome, *im Wochenbett* (bis vier Wochen nach der Geburt) verübt werden. Neben suizidalen Gedanken bei depressiven Störungen kommen auch psychotische Vorstellungen, z. B. der Besessenheit des Kindes oder von besonderen Kräften des Kindes, oder befehlende Stimmen oder zwanghafte Ideen über eine Kriminalität des Kindes, vor.

▶ **5. Unerwünschtes Kind.** Als Motiv lässt sich der *elterliche Egoismus* erkennen; die eigenen Interessen werden über die des Kindes gestellt. Zum Teil sind es Kinder mit chronischen Störungen, Deformierungen oder Verhaltensstörungen, die abgelehnt werden, in einigen Fällen ist es auch das Geschlecht des Kindes. Auch Nichtanerkennung der Vaterschaft, das Bestreben, Unterhaltszahlungen zu vermeiden oder Versicherungszahlungen zu kassieren, gehören als Motiv in diese Kategorie.

▶ **6. Unerwünschte Schwangerschaft.** Die *unerwünschte oder verleugnete Gravidität* ist der typische Hintergrund bei Neonatiziden durch die Mutter innerhalb von 24 Stunden nach der Geburt infolge einer Vernachlässigung des Kindes oder einer aktiven Gewaltausübung. Es handelt sich in der Regel um junge, oft unverheiratete Mütter, die keine Vorsorge getroffen und keine Schwangerschaftshilfen aufgesucht hatten und unter der Geburt in Panik verfallen.

▶ **7. Kindesmissbrauch.** In dieser Kategorie werden jene Fälle zusammengefasst, bei denen im Vorfeld der Tötung *wiederholte Gewaltanwendung gegen das Kind* stattfand. Die gewalttätigen Übergriffe sind oft verbunden mit überstrenger Erziehung oder der Reaktion auf kindliche Verhaltensauffälligkeiten in Form von langem Schreien, Inkontinenz etc., wobei nicht selten geringere Erkrankungen des Kindes auslösend sind. Bei den Eltern finden sich oft soziale Konflikte (Arbeitslosigkeit, finanzielle Probleme, Delinquenz) sowie Alkohol- und Drogenmissbrauch. Manche suchen anschließend ärztliche Hilfe für das Kind, berichten aber bezüglich des Werdegangs der Krankheitszeichen die Unwahrheit. Die Tötung ist in der Regel die Folge eines weiteren aggressiven Ausbruchs. Suizidversuche der Eltern nach der Tat sind selten.

▶ **8. Rache gegen den Partner.** Das Motiv dieser Täter ist es, über die Kindstötung *den Partner/die Partnerin zu quälen* oder zu bestrafen. Es handelt sich um die als „Medea-Komplex" beschriebene Konstellation: Untreue eines Partners oder der Streit um das Sorgerecht sind gewöhnlich die Auslöser. Möglicherweise folgt der Tötung ein Suizidversuch des Täters, ohne dass altruistische Motive vorliegen („Du kannst das Kind nicht haben"). Auch die Ausweitung auf die Tötung mehrerer Familienmitglieder ist möglich.

▶ **9. Sexueller Missbrauch.** Die sexuellen Aktivitäten sind direkt gegen das Kind gerichtet, verbunden mit *körperlichen sexuellen Attacken* wie Strangulation oder sekundären Verletzungen (Peritonitis). Auch eine Verdeckung einer schon im Kleinkindalter begonnenen Sexualdelinquenz durch die Tötung wird dieser Kategorie zugeordnet, wenn das nun ältere Kind sich wehrt oder mit Information anderer droht.

▶ **10. Münchhausen-by-proxy-Syndrom.** Bei dieser Störung dienen die Aktivitäten der Eltern dazu, *Aufmerksamkeit durch die Krankheit/den Tod der Kinder* bei medizinischem Personal oder der Familie zu erhalten. Die Manipulationen am Kind führen entweder unabsichtlich zum Tod oder (selten) das Kind wird absichtlich getötet, um die Sympathie und Mitleid (Aufmerksamkeit) zu erheischen.

▶ **11. Gewalt gegen ältere Kinder.** In dieser Fallkonstellation fallen physische Auseinandersetzungen zwischen Eltern und älteren Kindern (Teenager), die oft unter Alkohol- oder Drogeneinfluss stehen und Waffen verwenden. Im Sinne einer Eltern-Notwehr kommt es zur tödlichen Verletzung des Kindes, zum Teil mit dessen Waffen. Diese besondere Form wird auch als „später Filizid" bezeichnet oder der häuslichen Gewalt zugerechnet.

▶ **12. Vernachlässigung/Fahrlässigkeit.** Der Tod des Kindes ist in dieser Kategorie eine Folge des *Unterlassens von Versorgung*, welche verantwortungsbewusste Personen leisten würden oder wie es dem allgemeinen Fürsorgestandard entspricht. Dazu gehören Todesfälle als Folge fehlender Beaufsichtigung beim Baden, als Folge falscher Medikation oder medikamentöser Sedierung. Auch unzureichende Nahrungs- oder Flüssigkeitszufuhr kann zum Tod durch Vernachlässigung führen.

▶ **13. Sadistische Bestrafungen.** Diese Todesfälle sind die Folge von isolierten Episoden oder von lang andauerndem wiederholten Missbrauch. Als Motive sind Schmerzverursachung und überzogene Bestrafung anzusehen. Anlass ist häufig eine subjektiv empfundene Störung durch das Kind. Beispiele derartiger Bestrafungen sind: Pfeffer in den Mund geben, Salzingestionen, Verbrennungen zuführen, Nahrungs- und Flüssigkeitszurückhaltung, lang anhaltende Zwangsmaßnahmen und absichtliche Quälereien. Auch hier gibt es Übergänge zu den Kategorien „Vernachlässigung" und „Kindesmissbrauch".

▶ **14. Drogen- und Alkoholmissbrauch.** Dieser Aspekt wird im Sinne eines konstellativen Faktors bei verschiedenen der o.g. Kategorien angesehen. Im Rahmen einer Intoxikation oder einer speziellen Entzugssymptomatik kann diese Kategorie eigenständig auftreten.

▶ **15. Epilepsie.** In dieser Kategorie werden sehr seltene Fälle zusammengefasst, in denen es zum tödlichen Unfall für das Kind infolge eines Anfalls eines Elternteils oder anderen Betreuers kommt, mit nachfolgender Amnesie bei diesem.

▶ **16. Unbeteiligtes Opfer.** In dieser Kategorie werden Fälle aufgeführt, in welchem ein Elternteil den Partner zu töten versucht und das Kind zufällig oder gewollt zum Opfer wird.

Viele Studien assoziieren Filizide mit psychiatrischen Störungen der Eltern, insbesondere mit Depression und Schizophrenie. Reviews bestätigten übereinstimmend den hohen Anteil psychischer Störungen und fanden bei bis zu 85 % der Mütter und bis zu 56 % der Väter Schizophrenien oder depressive Episoden. In einem hohen Prozentsatz fanden sich auch Alkohol- bzw. Drogenmissbrauch oder -abhängigkeit. Häufig hatten die Täter eine Anamnese mit Suizidversuchen. In 60 % der Tötungen von Kindern zwischen 11 und 17 Jahren beging der beschuldigte Elternteil anschließend Suizid. Suizide nach einem Filizid unternahmen 16–55 % der Täterinnen und 40–60 % der Täter. Einem vom Vater begangenen Filizid ging häufiger eine Vorgeschichte innerfamiliärer Gewalt, insbesondere auch gegen die Kinder, voraus (Bourget et al. 2007; Friedman u. Resnick 2011; Putkonen et al. 2009).

Nach einer finnischen Untersuchung (Kauppi et al. 2010) litten die Mütter vor der Tat unter psychischem Stress, dem Fehlen von Unterstützung und unter Eheproblemen. Dagegen wurden bei den väterlichen Tätern Eifersucht, Persönlichkeitsstörungen (67 %), Alkoholmissbrauch (45 %) und Gewalt gegen die Partnerin gehäuft beobachtet. Bei Müttern und Vätern wurden schwere Lebenskrisen, soziale Isolation und das Fehlen sozialer Unterstützung sowie eine eigene Vorgeschichte mit Missbrauchserfahrungen in der Kindheit beschrieben, darüber hinaus ein niedriger sozioökonomischer Status, Beschäftigungslosigkeit und niedriger Bildungsstatus, finanzielle Schwierigkeiten und bevorstehendes Auseinanderbrechen der Ehe oder Trennungsangst. Studien zur strafrechtlichen Verantwortlichkeit der Täterinnen und Täter zeigen unterschiedliche Ergebnisse: 76 % der Mütter, aber nur 18 % der Väter wurden in Finnland für schuldunfähig erachtet. In einer deutschen Untersuchung von 48 Gutachten wurde in 27 Fällen eine erheblich verminderte bzw. aufgehobene Schuldfähigkeit angenommen. In 30 % der Fälle hatten die Täter und Täterinnen vor der Tat Kontakt zu Ärzten aufgenommen (Bätje et al. 2010).

- Besonders *altruistische* Motive, wie Mitleidstötungen, und psychotische Motive, z. B. im Rahmen von schweren depressiven Störungen, die zum erweiterten Suizid führen, sind bei Frauen häufiger als bei Männern. Bei Männern finden sich häufiger „Verschiebungen von Aggression", insbesondere aber Misshandlungen, die tödlich enden. Opfer sind oft auch nicht die leiblichen Kinder, sondern jene, die von ihren Müttern in die Partnerschaft mitgebracht worden sind (Stanton u. Simpson 2002). Dabei kann die Fehlinterpretation kindlichen Verhaltens als ablehnend, zurückweisend oder missachtend zu überschießenden gewalttätigen Reaktionen eines Elternteils führen, die dann tödlich enden. Nicht selten haben die Mütter die Misshandlungen ihrer Partner geduldet oder sich gezwungen gefühlt, an ihnen mitzuwirken (Oberman 2003). Für die Beurteilung der *Einsichts- und Steuerungsfähigkeit* sind die Motive von untergeordneter Bedeutung, wohl aber die Frage, ob diese Motive krankheitsbedingt oder normalpsychologisch nachvollziehbar sind. Bei Frauen, die ihre Kinder im ersten Lebensjahr töten, finden sich häufig Depressionen und Psychosen (Bourget u. Gagné 2002), viele von ihnen haben Signale der Dekompensation und des Hilfesuchens ausgesendet, die jedoch oft nicht ausreichend beachtet wurden (Friedman et al. 2005b).

13.4 Brandstiftung

Brandstiftung hat sowohl in der Sprache wie in der Kriminologie und in der forensischen Psychiatrie eine große symbolische und „mythologische" Bedeutung. Feuer wird mit Leidenschaft, Hass, dem Wunsch nach Macht, Zerstörung und Wiederherstellung in Verbindung gebracht. Schon vor Freud wurde Brandstiftung auf sexuelle Wurzeln zurückgeführt. Ende des 18. Jahrhunderts wurde das Phänomen vor allem psychisch und geistig behinderten Mädchen aus der Landbevölkerung zugeschrieben, die den Belastungen der Pubertät nicht gewachsen wären. Sie wurden als zurechnungsunfähig erachtet (Platner 1797). Der heute noch in DSM-IV-TR aufgeführte Begriff der *Pyromanie* stammt aus der Monomanienlehre von Esquirol (1832), der einen krankhaften Brandstiftungstrieb beschrieb. 1838 wurde Pyromanie im französischen Strafrecht als Exkulpierungsgrund aufgeführt (Soothill 1990). Bereits im 19. Jahrhundert wurde sowohl an der Monomanienlehre wie am Begriff der Pyromanie Kritik geübt. Die Fragen der pathologischen Brandstiftung und der sexuellen Motivierung von Brandlegungen beschäftigen die forensische Psychiatrie jedoch weiterhin (Hollweg 1994; Rechlin u. Weis 1992). Die klassische psychiatrische Literatur geht von einem Überwiegen psychisch gestörter und retardierter Brandstifter aus (siehe auch Hollweg 1994). Zumindest bei Jugendlichen hat sich diese Auffassung auch in jüngeren Untersuchungen bestätigt (Häßler 2000). Die Grundlage dieser Erkenntnisse sind allerdings Täter, die zur Begutachtung zugewiesen wurden, und nicht epidemiologische Daten aus Polizeiermittlungen oder Verurteilungen. Bei der Auswertung von Gutachten über Brandstifter fanden einige Autoren depressive Verstimmungen, Autoaggression und Suizidalität, kombiniert mit Impulskontrollstörungen (Lange u. Kirsch 1989; Rechlin u. Weis 1992). Viele Täter waren bei der Brandlegung alkoholisiert (Laubichler et al. 1996). Die meisten Brandstifter wurden auch in diesen Untersuchungen als labil beschrieben und zeigten sich auch als in anderer Weise delinquent. Nur etwa 5–10% litten an Psychosen, und Epileptiker, die früher öfter mit Brandstiftung in Verbindung gebracht wurden (Mende 1960), waren in den systematischen Untersuchungen nicht zu finden. Im eigenen Untersuchungsmaterial zeigten 60 Brandstifter (51 Männer und 9 Frauen) viele Gemeinsamkeiten mit Untersuchten, die andere Aggressionsdelikte begangen hatten: unvollständige oder gestörte Familien, häufigen Alkoholmissbrauch, Instabilität in Beruf und Partnerschaft. Die Brandstifter hatten jedoch häufiger psychiatrisch auffällige Familienanamnesen, sie waren öfter Schulversager und wurden häufiger als unreif, selbstunsicher, labil und gleichzeitig als impulsiv und reizbar beschrieben. In der Anamnese wurden bei ihnen Suizidversuche dreimal so häufig erwähnt wie bei Mördern und Totschlägern (Schindler 1999). Ein Vergleich der systematischen Arbeiten mit publizierten Meinungen über Brandstifter zeigt, wie dramatische Einzeltaten, Kasuistiken besonderer Einzelfälle und „mythologische" Vorstellungen die forensische und öffentliche Einstellung zu einem bestimmten Delikt prägen können.

Zunehmend wird jedoch infrage gestellt, ob der Brandstiftung eine bestimmte Psychopathologie oder überhaupt psychopathologische Beeinträchtigungen zugrunde liegen. Systematische Untersuchungen legen schon seit geraumer Zeit nahe, dass Brandstifter zwar im Vergleich zur Normalbevölkerung vermehrt psychologische Auffälligkeiten aufweisen, dass sie sich als Gruppe jedoch nicht von der Gesamtheit der Straftäter unterscheiden (Lester 1975). Brandstifter zeichnen sich durch *geringe Impulskontrolle* und *vermehrtes Ausagieren* aus. Die Brandlegung entspringt dabei häufig aggressiven Impulsen, wenngleich Aggressionen gegen Personen bei Brandstiftern eher seltener und Eigentumsbeschädigungen eher häufiger als bei anderen dissozialen Persönlichkeiten vorkommen (Soothill 1990). In seiner Untersuchung in England und Wales waren über 50% der Brandstifter alkoholisiert. Derselbe Autor fand bei einer Nachuntersuchung im Jahr 2000 eine Veränderung der Brandstifter dahingehend, dass zuletzt mehr Frauen Feuer gelegt hatten, dass die Täter im Vergleich zu früher älter waren und längere kriminelle Vorgeschichten hatten (Soothill et al. 2004). Aus der Literatur und aus der polizeilichen Kriminalstatistik ist erkennbar, dass Brandstiftung schon von relativ jungen Menschen (< 14 Jahre) verhältnismäßig häufig begangen wird und die Altersverteilung der Täter homogener ist als bei anderen Aggressionsdelikten. In einer finnischen Studie an 90 Wiederholungstätern fanden Lindberg et al. (2005), dass 68% der Brandstifter alkoholisiert waren, dass psychotische und minderbegabte Brandstifter monotrop rückfällig wurden, während Persönlichkeitsgestörte auch mit anderen Delikten straffällig geworden waren. Nur drei der Täter erfüllten die Diagnose einer Pyromanie nach DSM-IV-TR.

Vreeland u. Levin (1980) sahen folgende Gründe für wiederholte Brandstiftungen, die z. T. auch in der aktuellen Literatur bestätigt werden:
1. Feuer ist ein stimulierendes Phänomen für „Sensation Seeker", welches durch den Menschenauflauf, die Feuerwehr und die damit verbundenen Aktionen noch verstärkt wird.
2. Die Brandstifter sind oft nicht in der Lage, soziale Konflikte in gesellschaftlich akzeptabler Weise zu lösen. Sie vermeiden Auseinandersetzung mit dem Konfliktverursacher und suchen sich ein Ersatzobjekt, an dem sie ihre Aggression durch Brandlegung abreagieren können (Chen et al. 2003). Auch heute noch ist Brandstiftung ein Delikt, welches überzufällig häufig von Minderbegabten begangen wird (Barron et al. 2004).
3. Darüber hinaus finden sich Täter, die mit geringem Aufwand großen Schaden aus der Anonymität heraus verursachen wollen.

Allumfassende Theorien lassen sich im Einzelfall oft nicht belegen. Vielmehr erscheint es sinnvoll, Brandstifter aufzugliedern und Untergruppen zu definieren, denen der Einzelfall zugeordnet werden kann. Das Wissen über solche Untergruppen kann unter Umständen auch die forensisch-psychiatrische Beurteilung des Einzelfalls erleichtern. Zunächst erscheinen dabei drei grundsätzliche Unterscheidungen sinnvoll:

1. *Geschlecht:* Der Großteil der Brandstifter ist männlich. Brandstifterinnen entstammen gehäuft einem nicht intakten Elternhaus und wurden als Mädchen öfter missbraucht; ihre sexuellen Beziehungen sind häufig gestört. Darüber hinaus kommt es offenbar in Kulturen, die dem Feuer eine große mythologische Bedeutung zuschreiben, häufiger zu Brandstiftungen durch Frauen (Bradford 1982).
2. *Kinder und Jugendliche:* Kinder entwickeln relativ früh Interesse an Feuer und am Zündeln. Dieses Interesse nimmt vom 4. bis zum 8. Lebensjahr ab, wenn sich die Kinder der Gefahren des Feuers zunehmend bewusst werden. Einige Kinder, die als besonders abenteuerlustig, aggressiv, impulsiv und mutig gelten, behalten das Spiel mit dem Feuer bei, und einige davon werden zu Brandstiftern (Kafry 1980): Dabei ist das Spiel mit dem Feuer eine von mehreren Arten, Abenteuer zu erleben und mit Risiken zu spielen. Kinder, die Brände gelegt haben, werden häufig als verwahrlost, weniger intelligent und in ihrer Impulskontrolle behindert beschrieben (Foust 1979). Auch bei ihnen symbolisiert Feuer eine extreme Form von Macht und Zerstörungsgewalt. In einer englischen Studie waren 33% aller mutwilligen Feuerlegungen von Kindern unter 13 Jahren begangen worden (Gunn u. Taylor 1993). Nach der polizeilichen Kriminalstatistik sind 2004 18,2% der vorsätzlichen Brandstiftungen von Kindern unter 14 Jahren begangen worden.
3. *Erwachsene Männer:* Verschiedene Untersucher wählten die Motive der Brandlegungen als Grundlage einer Typologie erwachsener männlicher Brandstifter. Dabei lässt sich typischerweise eines der folgenden Motive finden (Gunn u. Taylor 1993):
   ○ aggressive Rache
   ○ Spannung und Erregung:
     – Held spielen
     – Feuerteufel
     – erotische Motive
   ○ Rücksichtslosigkeit und Zufall, Gewinn (Versicherung, Verdeckung einer anderen Straftat)
   ○ pathologische Motivation bei psychotisch und organisch Kranken in der Reihenfolge der Häufigkeit:
     – Schizophrenie
     – organische Wesensänderung
     – Alkoholismus
     – Demenzen
   ○ Suizidalität
   ○ politische Motive

Die *Rückfallwahrscheinlichkeit* ist je nach Motiv und Tätertyp sehr unterschiedlich. Nachuntersuchungen in England haben allgemein eine Rückfallrate von 2% in 5 Jahren, aber von über 20% bei Tätern, die schon wiederholt Brände gelegt hatten, ergeben (Soothill 1990; Kocsis u. Cooksey 2002). Alkoholmissbrauch, wiederholte Suizidversuche, Lebensunzufriedenheit und soziale Desintegration sind bei Brandstiftern die bedeutsamsten Risikofaktoren für Rückfälligkeit (de Jong et al. 1992; Kocsis u. Cooksey 2002; Lindberg et al. 2005; Schindler 1999; Soothill et al. 2004).

Das heutige Wissen über Brandstifter und die aus den Typologien hervorgegangenen motivischen Hintergründe zeigen, *dass Brandstiftungen selten auf ein spezifisches psychiatrisches Problemfeld zurückzuführen sind.* Brandstifter als Gesamtgruppe sind anderen Straftätern wesentlich ähnlicher als psychisch Kranken. Die gutachterliche Beurteilung darf auch bei dieser Tätergruppe das Delikt nicht zur alleinigen Grundlage machen. Eine Pyromanie als Störung der Impulskontrolle ist eine seltene Diagnose, deren forensische Relevanz zwar im Einzelfall zu prüfen, jedoch wohl nur in Ausnahmefällen gerechtfertigt ist.

13.5 Stalking

Stalking ist ein Begriff, der Ende der 1980er Jahre des 20. Jahrhunderts in der Presse aufkam, als verschiedene Show-Stars von Verehrern verfolgt wurden und im Juli 1989 Rebecca Shaffer von einem Mann, der ihr nachgestellt hatte, getötet wurde (McGuire u. Wraith 2000). Es ist wohl vor allem Paul Mullen zuzuschreiben, dass der Begriff in die Psychiatrie eingeführt wurde (Mullen et al. 2000a; Mullen et al. 1999; Purcell et al. 2004). Mittlerweile wird das Phänomen auch in Deutschland mit diesem Begriff bezeichnet. Die Debatte um häusliche Gewalt und den Schutz vor Übergriffen im häuslichen Bereich oder von ehemaligen Partnern hat auch bei uns das Bewusstsein für diese Verhaltensauffälligkeiten geschärft. Das am 01.01.2002 in Kraft getretene „Gesetz zur Verbesserung des zivilrechtlichen Schutzes bei Gewalttaten und Nachstellungen" (Gewaltschutzgesetz) wurde als zivilrechtliche „Antistalking-Maßnahme" eingeführt. Im April 2007 wurde der § 238 (Nachstellung) in das Strafgesetzbuch aufgenommen, der ein unbefugtes Aufsuchen der räumlichen Nähe, eine unbefugte Kontaktherstellung mit elektronischen Medien, Telekommunikation oder Post, die missbräuchliche Verwendung personenbezogener Daten für die Bestellung von Waren oder Dienstleistungen, die Bedrohung oder vergleichbare Handlungen unter Strafe stellt. Stalking beschränkt sich nicht auf Menschen von öffentlichem Interesse oder auf den häuslichen Bereich, vielmehr kommt es am Arbeitsplatz (Robinson u. Abrams 2004) vor und trifft manche Berufsgruppen – u. a. Psychiater – ganz besonders (Borski et al. 2005; Krammer et al. 2007). Stalkingverhalten ist nicht auf Männer beschränkt, wenngleich 80% der Täter Männer sind (Purcell et al. 2001) und zwei Drittel der Opfer Frauen (Spitzberg 2003; Dressing et al. 2005).

Stalking kommt aus dem Englischen und heißt wörtlich übersetzt „pirschen" bzw. „jagen". Im forensischen Kontext wird darunter das *willentliche, wiederholte Verfolgen oder Belästigen einer Person, deren physische und psychische Unversehrtheit und Sicherheit dadurch bedroht werden,* verstanden. Die Handlung ist gewollt (intentional) und enthält eine explizite oder implizite Bedrohung. Die Folgen beim Opfer sind in der Regel Furcht/Angst. Die Phänomene, die heute unter dem Begriff Stalking zusammengefasst werden, sind jedoch keineswegs neu. Frühere Begriffe, die einen Teil des Verhaltensspektrums beschrieben, waren *Erotomanie (Paranoia erotica, De-Clérambault-Syndrom), obsessives Verfolgen* von (potenziellen) Beziehungspartnern, Belästigungssyndrom.

Zu den typischen Verhaltensweisen von Stalkern gehören nach einer Metaanalyse von Spitzberg (2003):
- Suche nach übermäßiger Intimität und ein exzessives Interesse an einer Beziehung
- unerwünschte Annäherung, Beobachtung und Nachfolgen
- unerwünschtes Betreten des Privatgeländes oder der Wohnung, was von uns als „Invasion" bezeichnet wurde
- Ausspionieren von Angehörigen und Bekannten
- Verängstigen und Belästigen
- Bedrohung, das Ausüben von Kontrolle und Druck (psychisch und physisch)
- Ausübung von Aggression und Gewalt (physisch und sexuell)

Am häufigsten wurden Botschaften hinterlassen oder Briefe geschrieben. In der Reihenfolge der Häufigkeit des belästigenden Verhaltens folgten dann die unerwünschte Erklärung von übertriebenen Gefühlen (z. B. Liebeserklärungen), der Diebstahl oder die Beschädigung von Gegenständen, die dem Belästigten gehörten, die Bedrohung mit einer Waffe, die Überwachung oder Verfolgung des Opfers, sexuelle Übergriffe, die Verletzung mit einer Waffe, das Ausspionieren privater Informationen, die Drohung mit Selbstverletzung oder Selbstmord, Entführung oder Geiselnahme und das Hinterlassen unerwünschter Geschenke, Fotos, Videos etc.

Bei den Opfern von Stalking wurden an psychiatrisch zu behandelnden Symptomen Depression, Verzweiflung, Misstrauen und Wahnvorstellungen, das Gefühl ausgeprägter Hilflosigkeit, Selbstmordgedanken, Panikattacken in Erwartung des nächsten Zusammentreffens, Konzentrationsstörungen, bei einigen auch körperliche Verletzungen und andauernde Kopfschmerzen berichtet. Viele litten unter einer Verunsicherung, Schlaf- und Appetitstörungen. Die meisten änderten ihre Alltagsgepflogenheiten und nahmen Sicherheitsvorkehrungen vor. Sie gaben an, ängstlicher, reizbarer und unzufriedener geworden zu sein. Bei einer Befragung in Mannheim fanden sich depressive Episoden, Panik-, Angst- und somatoforme Störungen bei Stalkingopfern signifikant häufiger als in der Vergleichspopulation derselben Stadt (Kuehner et al. 2007).

Stalking wird von den Fachleuten *nicht als einheitliches Phänomen* gesehen. Es gibt unterschiedliche Typen von Stalkern. Die bekannteste Typologie, die auch in Deutschland veröffentlich wurde (Dressing u. Gass 2002), stammt von Mullen et al. (2000a). Er unterscheidet folgende Typen:
1. „Rejected stalker" (der abgewiesene Stalker): Es handelt sich meist um narzisstische und selbstunsichere Täter; ihre Opfer sind meist frühere Intimpartner/-innnen, wobei Rache und/oder Aussöhnung als hauptsächliche Motive ihres Verhaltens gelten.
2. „Intimacy seeking stalker" (der Nähe suchende Stalker): Diese Menschen sind meist scheu und übernachhaltig; ihr Motiv ist die Suche nach

Nähe, Liebe und Zuneigung; häufig besteht ein Liebeswahn (Erotomanie, De-Clérambault-Syndrom).
3. „Incompetent stalker" (der unfähige Stalker, dem es an Kompetenz mangelt): In der Regel sind es intellektuell gering begabte Menschen mit ungenügender sozialer Kompetenz.
4. „Resentful stalker" (der verärgerte, verbitterte, übel nehmende Stalker): Es handelt sich um gekränkte, verärgerte und wütende, öfter auch paranoide Menschen, die nach einem vermeintlichen oder tatsächlichen Unrecht den mutmaßlichen Verursachern Angst und Schrecken einjagen wollen. Oft sind Ärzte oder Rechtsanwälte nach vermeintlicher Falschbehandlung oder -beratung ihre Opfer. (Bei ihnen wäre früher öfter ein sog. Belästigungssyndrom festgestellt worden.)
5. „Predatory stalker" (der räuberische – auf Beute ausgehende Stalker): Sie beobachten und verfolgen ihre Opfer und versuchen, durch ihre Nachstellungen Kontrolle, Macht und/oder sexuelle Befriedigung zu erlangen. Dabei gehen sie oft sehr planvoll vor, um ihr Ziel zu erreichen. Gelegentlich handelt es sich um paraphile Täter.

Diese Typologie wurde vorwiegend an Männern entwickelt. Bei Frauen fanden sich vorwiegend die „Nähe suchenden" Stalker, die oft Menschen belästigen, von denen sie Hilfe erwarten (Purcell et al. 2001). Während sich die Motive der weiblichen Stalker von denen der männlichen unterscheiden, ist dies bei den Auswirkungen auf die Opfer nicht der Fall.

Stalking ist *kein psychiatrisches Störungsbild*, wenngleich das Verhalten bei psychisch Gestörten vermutlich häufiger vorkommt als in der Gesamtbevölkerung. Es ist eher ein gesellschaftlich und juristisch neu bewertetes Verhalten. Die forensisch-psychiatrische Beurteilung bei Stalking erfolgt somit nach den allgemeinen Grundsätzen der Schuldfähigkeitsbegutachtung, d. h. dass zunächst eine definierte psychiatrische Störung diagnostiziert werden muss, die ggf. so ausgeprägt sein kann, dass ein Eingangsmerkmal des § 20 erfüllt ist. Erst dann kann geprüft werden, ob Stalking symptomatisch auf die Störung zurückgeführt werden kann und ob die Störung die Steuerungsfähigkeit in Bezug auf das Verhalten erheblich beeinträchtigt oder gar aufgehoben hat. Dies dürfte bei einem Liebeswahn eher der Fall sein als bei einem „räuberischen" Stalker, der sein Verhalten instrumentell zur Durchsetzung seiner persönlichen Macht- und Beherrschungsbedürfnisse einsetzt. Dressing et al. (2007) haben einen multiaxialen Ansatz vorgeschlagen, bei dem Psychopathologie, Stalker-Opfer-Beziehung und Motivation des Täters unabhängig voneinander beurteilt werden, um so ein abgerundetes Bild des Stalkers, seiner Defizite, seiner Bedürfnisse und seines Risikos zu gewinnen. Bei der *Prognosebeurteilung* kann Stalking von Bedeutung sein, da eine Reihe von Opfern von Gewalt- und Sexualdelikten zuvor von den Tätern bedroht, verfolgt und belästigt wurde. Dies gilt wohl mehr für die „abgewiesenen", „räuberischen" und „verärgerten" Stalker. Abgesehen von Einzelfällen fehlt allerdings bislang ein empirischer Beleg für derartige prognostische Beurteilungen.

13.6 Altersdelinquenz

Bedingt durch eine höhere Lebenserwartung und den Geburtenrückgang ist der Anteil alter und sehr alter Menschen in der Bevölkerung stark angestiegen. Während 1980 noch 15,5 % der Einwohner Deutschlands über 65 Jahre alt waren, wird ihr Anteil im Jahre 2040 voraussichtlich 22,6 % betragen. Wegen der im Vergleich zu Männern höheren Lebenserwartung von Frauen ist eine deutliche Überrepräsentanz von älteren Frauen in der Bevölkerungsstatistik erkennbar.

Für die forensisch-psychiatrische Praxis ergibt sich aus dieser Entwicklung eine relativ hohe Zahl von Begutachtungen zu zivilrechtlichen Fragen der Betreuung, der Geschäftsfähigkeit und der Testierfähigkeit.

Strafrechtliche Fragen treten wegen der geringen Kriminalitätsbelastung alter Menschen quantitativ in den Hintergrund. Dennoch ist die Beschäftigung mit Menschen, die im Alter erstmalig delinquent werden, aus kriminologischer und forensisch-psychiatrischer Sicht notwendig, da es bei Strafverfolgung und Begutachtung einige Besonderheiten gibt. Von kriminologischer Seite wurde darauf hingewiesen, dass der Verurteilung alter Menschen kaum ein generalpräventiver Aspekt zukommt (Kreuzer u. Hürlimann 1992). Nach der allgemeinen Kriminalstatistik sind diese Menschen in wesentlich größerer Gefahr, Opfer von Kriminalität denn selber kriminell zu werden. Noch größer ist allerdings ihre *Furcht vor einer Viktimisierung* (Kühne 1992). Statistisch gesehen werden ältere Menschen seltener Opfer eines Delikts als jüngere. Während z. B. insgesamt im Mittel 42 von 100 000 Menschen im Jahr Opfer eines Raubes oder einer räuberischen Erpressung werden und 110 von 100 000 Opfer einer gefährlichen oder schweren Körperverletzung, betragen die entsprechenden Zahlen für Menschen, die älter als 60 Jahre sind, 36 für Raub und 16 für Körperverletzung (Kreuzer u. Hürlimann 1992). Die mangelnde Wehrhaftigkeit und die zunehmende Isolierung werden als Ursachen für die weitgehend unbegründete Zunahme der *Kriminalitätsfurcht* alter Menschen angegeben. Es sollte allerdings nicht übersehen werden, dass die Kriminalitätsfurcht und das damit verbundene Risikovermeidungsverhalten zu der statistisch geringeren Viktimisierungsrate alter Menschen beitragen könnten.

Nach der polizeilichen Kriminalstatistik waren 2010 7% aller Tatverdächtigen über 60 Jahre alt; 2004 waren es noch 6,4% und 2009 6,7%, sodass eine geringfügige Zunahme der Altersdelinquenz erkennbar wird. Der Anteil der Älteren schwankt aber erheblich, wenn man unterschiedliche Delikte betrachtet. Aussagekräftiger ist die *Tatverdächtigenbelastungszahl*, die angibt, wie viele Täter es pro 100 000 Menschen des entsprechenden Bevölkerungsanteils gibt. Sie betrug 2009 für alle Deliktformen bei Jugendlichen 9391, bei Heranwachsenden 10 722, bei Erwachsenen insgesamt 3273 und bei den über 60-Jährigen 107, also etwa 11,7% der Zahl, die bei Jugendlichen errechnet wurde. Bei Raub, dem Delikt, bei dem die Altersgruppe der 16- bis 18-Jährigen mit ca. 460 die höchste Tatverdächtigenbelastungszahl hatte, betrug diese Zahl für die über 60-Jährigen 7 und somit über 50-mal niedriger als bei Jugendlichen; Raub wurde bei über 60-jährigen Frauen gar nicht registriert. Diese Unterschiede zwischen den alten Menschen und den Jugendlichen und Heranwachsenden finden sich für alle Aggressionsdelikte, nicht ganz so ausgeprägt für gewaltfreie Sexualdelikte. Die wenigen Aggressionsdelikte betreffen bei Tätern in dieser Altersstufe weit mehr als in der Gesamtpopulation der Straftäter das nahe soziale Umfeld und insbesondere die eigene Familie (Fazel et al. 2007).

Straßenverkehrs-, Eigentums- und Betrugsdelikte sind die häufigsten Delinquenzformen im Alter. 50% aller Delikte von Männern über 60 Jahren sind Straßenverkehrsdelikte, wobei alte Menschen aber nur 3–4% aller Straßenverkehrsdelikte begehen. Ladendiebstähle kommen gelegentlich bei älteren Frauen erstmalig vor. Ein altersspezifischer Häufigkeitsgipfel ist jedoch auch für dieses Delikt nicht erkennbar, wenngleich es das zweithäufigste Delikt alter Menschen ist (Kreuzer u. Hürlimann 1992). An dritter Stelle stehen Betrugsdelikte. *Typische Altersdelinquenz* gibt es nicht.

Der *Alterspädophilie* kommt historisch und bei der Begutachtung eine gewisse Bedeutung zu. Pädophile Handlungen sind jedoch bei jüngeren Männern weitaus häufiger als bei älteren. Kindsmissbrauch kann somit nicht als typisches Sexualdelikt des älteren Mannes gelten, wie dies früher angenommen wurde. Die angeklagte Alterspädophilie ist ebenso wie die Gesamtzahl pädophiler Delikte in den letzten 40 Jahren stark zurückgegangen. 1954 wurden 20 von 100 000 der über 50-jährigen Männer wegen Pädophilie angezeigt, 1988 waren es nur 3. Man muss trotz dieses Rückgangs im Auge behalten, dass im Alter sowohl eine Diskrepanz zwischen Libido und Potenz als auch sexuelle Funktionseinbußen mit daraus resultierenden Versagensängsten dazu führen können, dass sich ältere Menschen jugendlichen, unerfahrenen Partnern zuwenden, die weniger fordernd erscheinen und bei denen ein sexuelles Versagen weniger kränkend erlebt wird (Wille 1992). Immerhin wurden 0,5% aller Tatverdächtigen über 60 Jahre wegen sexuellen Kindsmissbrauch angezeigt, während dieses Delikt bei allen Anzeigen nur 0,4% ausmacht (Laue 2009). Dieser Unterschied ist jedoch eher auf eine Abnahme der alten Tatverdächtigen insgesamt als auf eine Zunahme dieser besonderen Delinquenzform zurückzuführen.

Während in der allgemeinen Kriminalstatistik ältere Menschen – wenn überhaupt – vorwiegend in wenig schadensintensiven Bereichen erscheinen, werden Begutachtungen meist dann durchgeführt, wenn gravierende Delikte angeklagt werden. Die Gutachtenspopulation alter Menschen ist somit nicht für deren Delinquenzrisiko repräsentativ. Gerade bei älteren Menschen – insbesondere bei Ersttätern über 50 Jahren – wäre jedoch eine psychiatrische Klärung wünschenswert, da ein Delikt nicht nur ein Hinweis auf *Involutionsvorgänge*, sondern auch ein erstes Signal einer beginnenden psychiatrisch relevanten Störung sein kann. Im Gutachtenmaterial der Psychiatrischen Klinik der

Universität München wurden 21,5% der über 50-jährigen Probanden – das ist der größte Teil von ihnen – wegen eines Gewaltdelikts begutachtet. Ladendiebstahl stand mit 14,8% an dritter Stelle und Sexualdelikte mit 10,9% an fünfter Stelle der Häufigkeitsverteilung (Weber 1992). Bei 26% der Täter wurde ein organisches Psychosyndrom diagnostiziert. Dies war die häufigste Diagnose und zeigt die Bedeutung, die der psychologischen, quantifizierenden Klärung bei diesen Probanden zukommt. Bei Tätern, die im Alter von über 50 Jahren zum ersten Mal straffällig werden, sollte eine *frontotemporale Demenz* abgeklärt werden, da Patienten mit dieser Störung gehäuft erstmals durch ihre Delinquenz auffallen (Diehl et al. 2006; Mychack et al. 2001). Die Betroffenen sind unbekümmerter, distanzloser und enthemmter, risikobereiter und oberflächlicher. Vor diesem Hintergrund kommt es zu Beleidigungen, Diebstahlshandlungen und u.U. zu sexuell unpassendem und störendem Verhalten. Für die Begutachtung sind jedoch nicht nur die altersspezifischen kognitiven und intellektuellen Defizite, sondern mehr noch die mit der Involution verbundenen Veränderungen der Persönlichkeit und der sozialen Umgebung der Menschen ausschlaggebend. Akzentuierungen ursprünglicher Persönlichkeitszüge, mangelnde Flexibilität und soziale Vereinsamung führen zu Änderungen des Selbstbildes und der Reaktionsweisen. So empfinden sich alte Menschen häufiger gesundheitlich gestört, neigen dazu, sich selbst und ihre subjektiven Erfahrungen überzubewerten und sind dem eigenen Verhalten gegenüber weniger kritisch (Littmann 1992). Dieser Mangel an Selbstkritik kann unter Umständen auch forensisch relevant werden. Die Ex- und Dekulpierungsrate lag im Material der Münchner Klinik mit 68% nur geringfügig über dem damaligen für alle Schuldfähigkeitsbegutachtungen errechneten Wert. Dies steht im Gegensatz zu anderen Untersuchungen, die über eine Ex- und Dekulpierungsrate von nahezu 100% bei Altersdelinquenten berichteten (Rösler 1988).

Laue (2009) findet in seiner Übersicht kaum neue Erkenntnisse im Vergleich zu früheren Untersuchungen (Kreuzer u. Hürlimann 1992) und stellt zusammenfassend fest:
1. Altersdelinquenz hat in den letzten 20 Jahren (nur sehr) geringfügig zugenommen.
2. Menschen über 60 Jahre bleiben in allen Deliktkategorien unterrepräsentiert.
3. Gewaltdelikte sind in dieser Altersklasse sehr selten, relativ gehäuft kommen Ladendiebstahl, Betrug und (fahrlässige) Brandstiftung vor.
4. In dieser Altersklasse ist der relative Anteil weiblicher Tatverdächtiger am höchsten (45% von ihnen wegen Ladendiebstahls).
5. Eine spezifische *Kriminalität der Schwäche* lässt sich aus der Kriminal- und Verurteilungsstatistik nicht ableiten.

Häufiger als bei jüngeren stellen sich bei alten Menschen auch Fragen der *Verhandlungs- und der Haftfähigkeit* [GS St-2, S. 27 ff.]. Diese Fragen werden meist wegen internistischer Erkrankungen aufgeworfen und gehören nicht zum Kompetenzbereich der forensischen Psychiatrie. Aus psychiatrischer Sicht können massive intellektuelle Einbußen die Verhandlungsfähigkeit und akute Suizidalität die Haftfähigkeit beeinträchtigen. In den Maßregelvollzug werden alte Menschen nur relativ selten aufgenommen. Nur 2,2% der in Hessen hospitalisierten Maßregelvollzugspatienten waren bei Aufnahme über 60 Jahre alt; 9,6% waren 50 Jahre und älter. Die meisten dieser Patienten können nicht mehr nach Hause entlassen werden, sondern allenfalls in weiter betreuende offene Einrichtungen (Lietz 1992), häufig fehlt auch ein sozialer Empfangsraum für diese Menschen (siehe Kap. 12.1.3). Vergleichbare Zahlen (2% der Gesamtaufnahmen in gesicherten forensischen Einrichtungen) wurden auch aus England berichtet (Coid et al. 2002). In dieser Arbeit wurde auch darauf hingewiesen, dass es für die alten Patienten weniger gesicherter Einrichtungen bedürfte, weil bei ihnen die Krankheit und nicht die Kriminalität im Vordergrund steht und die Entweichungsrisiken wesentlich geringer sind.

14 Begutachtung bei speziellen Syndromen

14.1 Begutachtungsprobleme bei Suizidalität und Autoaggressivität

Suizidalität ist in der klinischen Psychiatrie das Paradigma des Notfalls, da der Suizid die häufigste Todesursache psychisch Kranker ist und nach jedem Suizidversuch und nach jedem gelungenen Suizid die Frage nach dessen Vermeidbarkeit oder Verhinderung mehr oder weniger laut gestellt wird. In der forensischen Psychiatrie haben *Suizidalität* und *autoaggressives Verhalten* große Bedeutung, weil
- damit immer ethische und rechtliche Fragen aufgeworfen werden und
- beides bei forensisch-psychiatrischen Patienten und Häftlingen besondere Probleme mit sich bringt (siehe Kap. 19).

Begutachtungen werden in diesem Zusammenhang gefordert:
- von der Staatsanwaltschaft, wenn der Verdacht der mangelnden Sorgfaltspflicht bei der Behandlung des Suizidalen auftaucht;
- von Zivilgerichten, wenn Haftungsansprüche gegen die behandelnden Ärzte geltend gemacht werden;
- von Lebensversicherungen, wenn bei Verstorbenen, die weniger als drei Jahre lang versichert waren, bezweifelt wird, ob sie sich zum Zeitpunkt ihres Suizids „in einem die freie Willensbestimmung ausschließenden Zustand krankhafter Störung der Geistestätigkeit" befunden haben (§161 Abs. 1 Versicherungsvertragsgesetz VVG);
- im Arbeitsrecht, wenn nach einem Suizidversuch Lohnfortzahlungen wegen krankheitsbedingter Arbeitsunfähigkeit gefordert werden oder wenn wegen fortgesetzter Suizidalität die Betriebssicherheit gefährdet sein könnte;
- im Sozialrecht, wenn die Frage auftaucht, ob ein Suizid ein Arbeitsunfall war, weil die betrieblichen Umstände den Betroffenen in den Suizid getrieben haben.

14.1.1 Suizidprävention versus Sterbehilfe

Ärzte verschiedener Spezialitäten stehen häufig vor dem Dilemma, wie sie mit Patienten, die aufgrund sehr unterschiedlicher Motive ihr Leben beenden wollen, umgehen sollen oder dürfen. Dieser Umgang hat sich im Laufe der Geschichte von einem absoluten „Suizidverbot" und einer Ächtung der durch Selbsttötung Verstorbenen hin zu einer gesellschaftlich akzeptierten Todesart verändert, für die auch ärztliche Hilfe gewünscht wird. Über 70 % der deutschen Bevölkerung sollen sich gemäß einer Umfrage des Instituts für Demoskopie Allensbach im Frühjahr 2001 für die Zulässigkeit aktiver Sterbehilfe bei unheilbaren und qualvollen Leiden ausgesprochen haben. In *Holland* trat am 01.04.2002 ein Euthanasie-Gesetz in Kraft, ein noch weitergehendes Gesetz wurde am 16.05.2002 in *Belgien* verabschiedet.

In Deutschland sind die ethischen und rechtlichen Grundsätze, die ärztliches und pflegerisches Verhalten am Ende des Lebens oder bei schwerwiegenden dauerhaften Bewusstseinsstörungen, dem sog. Wachkoma, leiten sollen, einem ständigen Wandel und einer kontinuierlichen Diskussion unterworfen. Die Empfehlungen der Bundesärztekammer zur Sterbehilfe wurden immer wieder überarbeitet und zuletzt am 21.01.2011 als *Grundsätze der Bundesärztekammer zur ärztlichen Sterbebegleitung* verabschiedet (Dt. Ärzteblatt, S. 346 ff.). Darin wird festgehalten, dass die Mitwirkung des Arztes bei der Selbsttötung keine ärztliche Aufgabe ist, dass die Tötung eines Menschen auch dann strafbar ist, wenn sie auf Verlangen dieses Menschen erfolgt, dass aber ansonsten der würdevolle, dem Willen des Betreffenden entsprechende Sterbevorgang nicht durch lebensverlängernde Maßnahmen hinausgezögert oder beeinträchtigt werden soll. Der BGH hat in seinem Urteil vom 25.06.2010 (BGH 2010; 2 StR 454/09) festgehalten, dass ein Behandlungsabbruch, wenn er auf dem Wunsch des Patienten beruht, auch dann bindend ist, wenn der Betreffende seinen Willen nicht mehr äußern kann und ein Behandlungsabbruch auch vom Betreuer durchgesetzt werden kann. „Eine nur an den Äußerlichkeiten von Tun und Unterlassen orientierte Unterscheidung der straflosen Sterbehilfe vom strafbaren Töten des Patienten wird dem sachlichen Unterschied zwischen der auf eine Lebensbeendigung gerichteten Tötung und Verhaltensweisen nicht gerecht, die dem krankheitsbedingten Sterbenlassen mit Einwilligung des Betroffenen seinen Lauf lassen." In Zweifelsfällen sollte aber dem Betreuungsgericht die letzte Entscheidung überlassen bleiben.

Zunächst sollen die wichtigsten Begriffe in diesem Zusammenhang definiert werden:
- *Suizid* (Selbsttötung) ist die bewusste intentionale Handlung, nach welcher beim Handelnden der Tod eintritt.
- Als *Suizidversuch* wird jenes Handeln bezeichnet, das eine suizidale Intention hat, die Handlung wird im Glauben durchgeführt, dass sie zum Tod führt (Schmidtke 2002).
- *Suizidalität* ist die Summe aller Denk- und Verhaltensweisen von Menschen, die in Gedanken, durch aktives Handeln, Handelnlassen oder passives Unterlassen den eigenen Tod anstreben bzw. als mögliches Ergebnis einer Handlung in Kauf nehmen (Wolfersdorf 2000).
- *Parasuizidale Gesten* sind Suizidversuche oder Selbstschädigungen, bei denen von den Betreffenden auch der Tod beabsichtigt oder zumindest nicht ausgeschlossen wird (z. B. Unfälle mit der Absicht, „Schicksal zu spielen").
- *Aktive Sterbehilfe* oder *aktive direkte Sterbehilfe* ist die intendierte und (von einem Arzt) aktiv herbeigeführte vorzeitige Beendigung des Lebens durch vorsätzliche Verabreichung lebensbeendender Substanzen.
- *Passive Sterbehilfe* beinhaltet den Behandlungsverzicht beim sterbenden Patienten oder die aktive Beendigung lebenserhaltender Maßnahmen.
- *Indirekte Sterbehilfe* ist die Verabreichung einer gebotenen schmerzlindernden Medikation, wodurch der vorzeitige Tod des Patienten in Kauf genommen, aber nicht beabsichtigt wird (BGHSt 37, 376).
- *Euthanasie* wird in dem niederländischen Gesetz verstanden als absichtlich das Leben beendende Handlung durch eine andere als die betreffende Person auf deren ausdrückliche Bitte hin (Odunku u. Eisenmenger 2002) und ist dem Begriff der aktiven Sterbehilfe vergleichbar. Im Deutschen ist der Begriff *Euthanasie* weiter gefasst und beschränkt sich nicht auf die Bitte der Person.

Während Sterbehilfe in der Regel diskutiert wird, wenn eine zum Tode führende Krankheit mit subjektiv unerträglichen Schmerzen oder Qualen verbunden ist, denken die meisten Menschen bei Suizid an psychisch Kranke oder von Schicksalsschlägen getroffene Menschen, deren natürlicher Tod noch nicht vorhergesehen werden kann. Dennoch geht es bei beiden Handlungen um sehr ähnliche medizinische und juristische Aspekte, und die forensisch-psychiatrischen Fragen sind bei beiden Problembereichen fast gleich. In Holland und Belgien wird aktive Sterbehilfe auch bei psychisch Kranken erwogen und praktiziert, deren natürlicher Tod noch nicht vorhersehbar ist (Hinterhuber u. Meise 2005). In Deutschland muss sowohl beim Suizid wie bei passiver Sterbehilfe oder bei Abbruch einer Behandlung die Frage, ob der Wunsch zu sterben einer freien Willensbildung entspringt, geprüft werden. Wenn sie verneint wird, kann passive Sterbehilfe nicht erfolgen und der Suizidale muss (möglicherweise mit Zwangsmaßnahmen) von seinem Vorhaben abgehalten werden. Verhält sich ein Arzt nicht entsprechend diesen Vorgaben, kann er strafrechtlich und zivilrechtlich belangt werden. Er bewegt sich in derartigen Situationen immer auf unsicherem Terrain.

Die Eckpfeiler des derzeitigen Diskussionsstands (Reiter 1997; Odunku 2002; Storr 2002; Strätling et al. 2003; Tolmein 1997; Schöch u. Verrel 2005; Bundesärztekammer 2011) lassen sich folgendermaßen zusammenfassen:
- *Aktive Sterbehilfe bleibt in Deutschland verboten*, selbst wenn ein Patient einen entsprechenden Wunsch äußert.
- Der Wille des entscheidungsfähigen Patienten, sein *Selbstbestimmungsrecht*, ist auch am Ende des Lebens und zur Beendigung des Lebens zu respektieren.
- Kann der Patient seinen Willen nicht mehr äußern, so ist der *mutmaßliche Wille* des Patienten ausschlaggebend. Patientenverfügungen zur Beendigung einer Behandlung sind bindend, wenn sie auf die Situation zutreffen. Willenserklärungen und Vorsorgevollmacht (siehe Kap. 5.4.1.1 und 5.4.3) sind wichtige Anhaltspunkte, die den mutmaßlichen Willen erkennen lassen. Die letz-

te Entscheidung hat in Zweifelsfällen der Betreuungsrichter.
- Bei Unterlassung von Maßnahmen, die lediglich der Verzögerung des Todeseintritts dienen (*passive Sterbehilfe*), darf auf eine Basisversorgung, die der Würde des Menschen gerecht wird, nicht verzichtet werden.
- Ökonomische Gesichtspunkte dürfen bei der Entscheidung zur Lebensverlängerung oder zum Abbruch von lebensverlängernden Maßnahmen keine Rolle spielen.

Besondere Probleme ergeben sich im Grenzbereich zwischen indirekter und passiver Sterbehilfe und bei Suizidabsichten psychisch Kranker. Die Abgrenzungsproblematik lässt sich an der Schmerzbehandlung verdeutlichen. Diente die verabreichte Dosis des Analgetikums lediglich der Schmerzbehandlung oder sollte sie das Ableben beschleunigen? Aus ärztlicher Sicht ist zum einen darauf hinzuweisen, dass die Dosen, die erforderlich sind, um Schmerzen effektiv zu bekämpfen, interindividuell sehr unterschiedlich sind. Das Handeln des Arztes am Ende des Lebens seines Patienten sollte aber von dem Ziel einer effektiven Schmerzbekämpfung und nicht von der Angst vor einer richterlich zu hoch angesehenen Medikamentendosis geleitet werden. Aus forensischer Sicht ist es erforderlich, dass die Befunde, die Medikation und die Überlegungen, die zu einer bestimmten Dosis und zu einer Dosiserhöhung geführt haben, *sorgfältig dokumentiert* werden. Diese Überlegungen haben mittlerweile auch die Rechtsprechung des BGH bestimmt (BGH StR, 37, S. 376).

Bei Suizidalität, insbesondere von psychisch Kranken, gerät der Arzt immer in das *Dilemma zwischen der Respektierung des Willens, der ärztlichen Fürsorgepflicht und der Beihilfe zur Körperverletzung und zum Totschlag*. Das Dilemma wird noch verschärft, da Sterbehilfevereinigungen sich auch psychisch Kranker annehmen und ihnen Hilfestellung zum Suizid geben (Frei et al. 1999; Strnad et al. 1999). Bei psychisch Kranken ist weit intensiver als bei anderen zu prüfen, ob die Entscheidung zur Lebensbeendigung seiner persönlichen Autonomie oder einem krankheitsbedingten Einfluss entspringt. Die in Kapitel 5.4.3 dargestellten Kriterien zur *Prüfung der Einwilligungsfähigkeit* können auch in diesem Zusammenhang hilfreich sein. Sowohl diese Kriterien wie auch der Alternativentwurf zur Sterbehilfe (Baumann et al. 1986) setzen ein zweistufiges Prüfschema voraus, bei dem nicht der geäußerte Wille als solcher, sondern nur die aufgrund einer Störung beeinträchtigte Willensbildung zu rechtlichen Konsequenzen führen kann. Für die rechtliche Absicherung erscheint es sinnvoll, zwischen Suizidalität und begonnenem Suizidversuch zu unterscheiden. Während im ersten Fall die Vorbeugungsmaßnahmen Zwang nicht erforderlich machen, ist im zweiten Fall ein Fortsetzen der Handlungen auch unter Zwangsmaßnahmen zu verhindern (Schöch 2005a).

Suizidalität ist der häufigste Grund, um geschlossene Behandlung im Rahmen der Unterbringungsgesetze und PsychKGs (siehe Kap. 7) und bei Betreuungen (siehe Kap. 5.4.1) einzuleiten. Da bei der Suizidalität die Konsequenzen entweder irreversibel oder zumindest z. T. mit massiven Eingriffen in die Persönlichkeitsrechte des Betroffenen verbunden sind, sind eine besonders sorgfältige Prüfung und Dokumentation der Entscheidungsgründe erforderlich.

Werden Psychiater bei drohender Suizidgefährdung um gutachterliche Äußerungen gebeten, gilt es nicht nur die individuelle Gefährdung der Suizidalen zu beurteilen, sondern auch weitere Risiken abzuschätzen, die mit Suizidalität verbunden sind, z. B. die Gefährdung anderer bei erweiterter Suizidalität oder das erhöhte Risiko von Verkehrsunfällen bei Suizidversuchen im Straßenverkehr oder bei *parasuizidalen Gesten*.

Die *Beurteilung des psychischen Zustandes und der Geschäftsfähigkeit nach vollendeten Suiziden* gehört zu den schwierigsten Begutachtungsaufgaben. Sie muss nach Aktenlage oder nach Befragung von Bezugspersonen erfolgen, sodass die eigentliche Kompetenz der Psychiater, ihre Untersuchungs- und Explorationstechnik, nicht eingesetzt werden kann. Es ist deshalb besonders wichtig, die Erkenntnisse der Suizidforschung zu berücksichtigen und zu prüfen, ob daraus abgeleitete Erfahrungssätze auf den Einzelfall zutreffen [GS St-15, S. 145 ff.]. Die Beurteilung hat aber nicht retrospektiv aufgrund des gelungenen Suizids zu erfolgen, vielmehr hat sich der Beurteiler in die Situation dessen zu versetzen, der prospektiv eine vergleichbare Entscheidung treffen muss. Als *strafrechtliche relevante Versäumnisse* gelten (Schöch 2005a),
- wenn der Arzt das Suizidrisiko nicht erkennt, obwohl er es hätte erkennen müssen,

- wenn er das Suizidrisiko erkennt, aber keine entsprechende Abklärung oder Intervention durchführt.

Entscheidend sind für die nachträgliche Beurteilung oft die gut dokumentierte Befunderhebung, Diagnosestellung und Therapie- und Interventionsplanung.

14.1.2 Grundlagen für die Beurteilung der Suizidalität

14.1.2.1 Epidemiologische Daten

In den alten Ländern der Bundesrepublik Deutschland starben in den 1980er Jahren pro Jahr ca. 13 000 Menschen durch Suizid (Haenel 1989). Im Jahr 2000 waren es im gesamten Bundesgebiet 11 079 (Schmidtke 2002) und 2007 noch 9402 (Bronisch u. Hegerl 2011). Die Suizidrate, d. h. die Zahl der Suizide pro 100 000 Einwohner, blieb in den Jahren seit 1972 bis Mitte der 1980er Jahre trotz verbesserter medizinischer und psychiatrischer Versorgung mit 25 pro 100 000 Einwohner und Jahr relativ konstant. Seither sind die Suizidraten langsam gefallen. Während die Suizidrate den Zahlen des statistischen Bundesamtes zufolge 1985 in den alten Bundesländern bei Männern 29/100 000 und bei Frauen 12/100 000 betrug, sank sie bis 1995 auf 21/100 000 bei Männern und auf 8/100 000 bei Frauen. Die vergleichbaren Zahlen betrugen in den neuen Bundesländern 1985 für Männer 43/100 000 und 21/100 000 für Frauen. Die Raten lagen 1995 bei 28/100 000 für Männer und 10/100 000 für Frauen. Im Jahr 2000 betrugen die Zahlen für die Bundesrepublik ca. 20/100 000 bei Männern und 7/100 000 bei Frauen und 2007 17,4/100 000 bei Männern und 5,7/100 000 bei Frauen. Das Suizidrisiko steigt bei Männern ab dem 60. Lebensjahr stark an und beträgt bei über 80-Jährigen mehr als 70/100 000. Auch bei Frauen gibt es im Alter einen Anstieg der Suizidraten, der allerdings mit ca 15/100 000 nicht so dramatisch ist wie bei Männern (Bronisch u. Hegerl 2011). Die Bemühungen zur Verhinderung von Suiziden durch therapeutische Maßnahmen haben zwar begrenzte Erfolge erzielt, dennoch ergibt sich aus der Untersuchung großer Kollektive, dass Suizide letztendlich nicht verhindert werden können (Bronisch 1999). Ob diese Aussage für einen Einzelfall in einer spezifischen Situation gerechtfertigt ist, scheint aber fraglich, sodass sie nicht als allgemeiner Entschuldigungsgrund nach einem Suizid gerechtfertigt ist.

Das Verhältnis zwischen gelungenen Suiziden und Suizidversuchen wird in der Literatur unterschiedlich mit 1 : 10 bis 1 : 50 angegeben (Robins 1985a; Schmidtke 2002). Dieses Verhältnis ist bei Männern ungefähr dreimal ungünstiger als bei Frauen, wobei sich diese Verteilung zuungunsten der Männer mit zunehmendem Alter noch verstärkt (Henseler 1980). Die geschätzte Suizidversuchsrate betrug 2004 bei Männern 116/100 000 und bei Frauen 185/100 000 (Schmidke et al. 2005). Die hohe Zahl von Suizidversuchen im Vergleich zu den gelungenen Suiziden zeigt, dass es extrem schwierig ist, nach einem Suizidversuch das weitere Suizidrisiko vorherzusagen. Bei ca. 25 % der Patienten mit Suizidversuchen kommt es zu weiteren suizidalen Handlungen (Pino et al. 1979) und etwa 5–10 % der Patienten versterben innerhalb von zehn Jahren durch Suizid (Pöldinger 1982). Beide Untersuchungen geben das Risiko im ersten Monat nach einem Suizidversuch als besonders hoch an. Dies zeigt, dass trotz aller Schwierigkeiten bei der Vorhersage künftiger Suizidalität therapeutische Interventionen und Suizidprophylaxe gerade in diesem Zeitraum nicht vernachlässigt werden dürfen.

14.1.2.2 Bedingungsfaktoren bei Suizidalen

Bei der *nachträglichen Beurteilung der freien Willensbestimmung* und einer etwaigen Vernachlässigung der ärztlichen Sorgfaltspflicht bei Suizidhandlungen muss oft eine abstrakte, vom Einzelfall losgelöste Einschätzung des Suizidrisikos erfolgen. Dabei kann zunächst festgestellt werden, ob die betreffende Person zu einer Gruppe mit einem relativ hohen Risiko gehört. Im zweiten Schritt können zusätzliche Risikofaktoren, die sich aus der jeweiligen Situation des Einzelnen ergeben, und Leitsymptome, die bei Suizidenten besonders häufig sind, eruiert werden. Die Suizidforschung hat neben den Risikodiagnosen und epidemiologisch gefundenen Risikogruppen durch „psychologische Autopsien" und Längsschnittuntersuchungen den Prozess näher beschreiben können, der möglicherweise mit einem Suizid endet.

Die älteste wissenschaftliche Hypothese stammt von Ringel (1953), der das *präsuizidale Syndrom* in drei Phasen einteilte. In der ersten Phase findet sich eine gedankliche Einengung, eine negative Weltsicht, Passivität und Isolierung des Betroffenen. Der Suizidale isoliert sich und verhindert auch dadurch eine Korrektur seiner Weltsicht. Die zweite Phase ist durch aggressives und v. a. autoaggressives Verhalten geprägt. Gelegentlich wirken die Betroffenen ruhig und gelassen, was u. U. als psychopathologische Besserung fehlinterpretiert werden kann. Die dritte Phase ist durch Realitätsflucht, Fantasien und Tagträume bestimmt, wobei auch Todes- und Selbsttötungsfantasien eine zunehmende Rolle spielen. An ihrem Ende steht der Suizid.

1996 beschrieben Ahrens u. Linden ein *suizidales Syndrom*, welches weitgehend unabhängig von den zugrunde liegenden psychiatrischen Erkrankungen relativ konstante Phänomene zeigt, nämlich Grübeln, sozialen Rückzug, Hoffnungslosigkeit und Pessimismus. Die Autoren weisen darauf hin, dass Hoffnungslosigkeit und Pessimismus Persönlichkeitszüge sind, die bei diesen Menschen während des ganzen Lebens erkennbar sind und bei Krisen, auch bei psychiatrischen Erkrankungen, in Suizidalität bzw. in das suizidale Syndrom münden können.

Mann et al. (1999) entwickelten aufgrund empirischer Untersuchungen ein *Diathese-Stress-Modell*, nach welchem Impulsivität und Aggressivität als Persönlichkeitsdisposition und nicht der Schweregrad einer psychiatrischen Erkrankung das Suizidrisiko bestimmen.

Van Heeringen (2001) integrierte diese Ansätze in ein Modell des *suizidalen Prozesses,* bei welchem Menschen mit einer genetischen und biologischen Vulnerabilität durch Stressoren in suizidale Krisen geraten. Die Krisen und die durch die Disposition bedingten Reaktionsmöglichkeiten prägen sich im Gedächtnis ein, wodurch spätere Reaktionsbereitschaften geformt und gleichzeitig eingeschränkt werden. Bei erneuten Stresssituationen verstärkt die eingeschränkte Reaktionsmöglichkeit die suizidalen Impulse, sie können sich dann in einer passenden Gelegenheit verwirklichen. Die genetische und biologische Disposition sind gekennzeichnet durch geringe Abhängigkeit von Belohnung (reward dependence) im Sinne Cloningers (siehe Kap. 12.8), durch eine Neigung zu sozialem Rückzug, durch Impulsivität und Aggression, aber auch durch Ängstlichkeit und die Tendenz, sich als Verlierer zu sehen, verbunden mit Hoffnungslosigkeit, Pessimismus und der Unfähigkeit, positive Perspektiven zu entwickeln. Bei einer solchen Vulnerabilität werden *spezifische Stressfaktoren* als bedrohlich empfunden und münden in ein suizidales Syndrom. Als Hauptbedrohung wird offenbar der befürchtete oder tatsächliche Statusverlust in dem individuellen sozialen System wahrgenommen, z. B. Verlust des Arbeitsplatzes, Zerbrechen der Partnerschaft, krankheitsbedingte Ausgrenzung. Auch eine psychische Krankheit ist ein solcher Stressor. Im Verlauf des suizidalen Prozesses, der sich wellenförmig über einen kürzeren oder längeren Zeitraum hinzieht, kommt es zu suizidalen Signalen, zu Suizidversuchen und zu bewussten und unbewussten Todeswünschen. Dabei prägen die Stressoren und deren Verarbeitung das Gedächtnis und damit die kognitiven Prozesse, die das künftige Verhalten beeinflussen. Sie erhöhen im Laufe der Zeit die Vulnerabilität für ähnliche und neue Stressoren, sie unterminieren die Ausweichmöglichkeiten für subjektiv empfundene Belastungssituationen und schränken das Reaktionsspektrum ein. Epidemiologische Daten zeigen, dass jeder vorhergehende Suizidversuch das relative Risiko für einen späteren gelungenen Suizid um 32 % erhöht (Leon et al. 1990). Die schon von Ringel beobachtete gedankliche Einengung wird subjektiv zunehmend als Auswegslosigkeit wahrgenommen, die in den Suizid mündet, sofern sich die Gelegenheit dazu bietet. Gleichzeitig muss aber auch festgehalten werden, dass ca. 60 % aller Suizide ohne vorherige von außen erkennbare Warnsignale erfolgen (van Heeringen 2001).

Das *Suizidrisiko ist bei psychisch Kranken um ein Vielfaches höher als in der Allgemeinbevölkerung* (Flechtner et al. 1997). Nach einer Metaanalyse von Bertolote et al. (2004) weisen 98 % aller Suizidalen eine psychiatrische Diagnose auf. In der Literatur wird es bei folgenden Personengruppen in absteigender Reihenfolge für besonders hoch gehalten:
- Bei Patienten mit depressiven Störungen ist das Suizidrisiko am größten. Unter ihnen ist die Gruppe der *früher als endogen depressiv bezeichneten Patienten* am stärksten suizidgefährdet. Der Anteil der endogen Depressiven, die an Suizid versterben, wird in der Literatur mit 4–20 %

(Althaus u. Hegerl 2004; Wolfersdorf 2000) angegeben. Bei 20,8 % der Patienten, die sich in einer Klinik erfolgreich suizidiert hatten, wurde die Diagnose einer affektiven Störung gestellt (Mortensen et al. 2000), wobei der Beginn und das Abklingen einer depressiven Phase, depressive Wahninhalte, wie ein Krankheits- oder Versündigungswahn, aber auch ein Verarmungswahn, der den finanziellen Ruin der eigenen Person und der Familie zum Inhalt hat, besondere Risikofaktoren darstellen. Geäußerte Hoffnungslosigkeit gilt ebenfalls als Risikofaktor. Von Armbruster (1986) wird gerade für diese Patienten die Überforderung der Eigenverantwortlichkeit und Selbstständigkeit im Krankenhaus und/oder durch die Familie als zusätzlicher Indikator für akute Suizidgefährdung beschrieben.

- Abhängigkeitserkrankungen, Alkoholismus, Drogenmissbrauch, Medikamentenmissbrauch und Polytoxikomanie sind die Diagnosen mit dem zweithöchsten Suizidrisiko. Depressionen und Abhängigkeitserkrankungen sind in den USA bei 70 % der Patienten, denen ein Suizid gelungen ist, als Diagnose angeführt (Robins 1985a). Bei Alkoholabhängigkeit ohne Komorbidität sterben ca. 15 % der Betroffenen durch Suizid (Schmidtke 2002).
- Schizophrenien stehen an dritter Stelle der Diagnosen mit erhöhter Suizidgefährdung, wobei davon ausgegangen werden muss, dass bei 5 % der erfolgreichen Suizide eine schizophrene Störung vorlag. Die Öffnung der Psychiatrie und die Überweisung in gemeindenahe Versorgungssysteme haben gerade bei diesen Patienten zu einer Erhöhung der Suizidraten geführt (Flechtner et al. 1997).

Neben der klinischen Diagnose sind *weitere statistisch signifikante Risikofaktoren* zu berücksichtigen, um Gruppen von suizidgefährdeten Personen zu identifizieren:

- Bei Männern um das 50. Lebensjahr und Männern über 70 Jahren ist ein Tod durch Suizid wesentlich häufiger als in anderen Altersgruppen und auch doppelt so häufig wie bei gleichaltrigen Frauen. Die Suizidhäufigkeit ist bei alleinstehenden Männern zusätzlich erhöht.
- Darüber hinaus gibt es bestimmte Berufsgruppen und soziale Gruppen, die sich durch ein erhöhtes Suizidrisiko auszeichnen, z. B. Ärzte (Bämayr u. Feuerlein 1984), Studenten und Häftlinge (Becker 1977; Frühwald et al. 1998).
- Das Suizidrisiko ist auch erhöht, wenn Blutsverwandte durch Suizid verstorben sind (Mitterauer 1987).

Weitere Risikofaktoren sind Trennung vom Partner, gleichzeitiges Vorhandensein mehrerer chronischer Konflikte, die drohende Entlassung aus einer stationären Behandlung und die Zeit unmittelbar nach einer stationären Behandlung in einer psychiatrischen Klinik, ebenso wie Wiederaufnahmen kurzfristig nach einer Entlassung und gescheiterte Rehabilitationsversuche.

Als *Leitsymptome*, die bei Patienten mit akuter Suizidgefährdung nahezu regelmäßig auftreten, gelten unabhängig von der diagnostischen Zuordnung Äußerungen von Hoffnungslosigkeit, Sorgen über Leistungseinbußen und finanziellen Ruin sowie Suiziddrohungen und frühere Suizidversuche. Neuner et al. (2008) fanden bei Kliniksuiziden regressionsanalytisch unabhängig von der Diagnose vier signifikante Risikofaktoren:

- Therapieresistenz bei Psychopharmakatherapie
- frühere Suizidversuche
- schwere Nebenwirkungen von Psychopharmakatherapie
- Vorbehandlung mit supportiver Psychotherapie

14.1.2.3 Suizidalität und autonome Entscheidung

Für die nachträgliche Beurteilung, ob dem Suizid eine Aufhebung der autonomen Willensentscheidung vorlag, ist – wie bei allen vergleichbaren Beurteilungen zunächst zu prüfen, ob eine diagnostizierbare psychische Störung vorlag; diese braucht jedoch nicht das Ausmaß einer Geisteskrankheit im engeren Sinn angenommen zu haben (OLG Karlsruhe, Vers. Recht 2003, S. 977 f.). Allerdings sind bloße Verstimmungen, Willensschwäche, Erschöpfungszustände und auch Persönlichkeitsstörungen nicht zu den krankhaften Störungen der Geistestätigkeit zu rechnen, die als Ursache für die Aufhebung der freien Willensbestimmung in Betracht kommen (Cording u. Saß 2009). Wenn eine relevante psychische Störung diagnostiziert wurde, ist zu prüfen, ob diese bei der Suizidhandlung eine psychopathologische Auffälligkeit bedingte, die zu einer Aufhebung der persönlichkeitsbedingten Willensbildung führten. Cording u. Saß (2009) haben dafür folgende Fallkonstellationen beschrieben:

1. Bei Depressiven, wenn ein wahnhafter Verlust des Realitätsbezugs besteht, z. B.
   - durch affektive Einengung des Bewusstseinsfeldes und affektiver Vereinseitigung dieser Fähigkeit zur Relativierung oder zum Perspektivenwechsel,
   - durch Abschottung gegen korrigierende Einflussnahme wohlmeinender Dritter,
   - durch Überzeugung eigenen Versagens, eigener Unfähigkeit oder Schuld und dadurch bedingter Perspektivlosigkeit.

2. Bei Schizophrenen,
   - wenn Wahn, Halluzinationen oder Ich-Störungen den Bezug zur Umwelt und das Erleben gravierend verändern,
   - wenn formale Denkstörungen und Unfähigkeit zu logisch konsequentem Denken die persönliche Sinnkontinuität unterbrechen,
   - wenn Residualzustände mit Anhedonie, Affektverflachung oder Depression das Erleben des Patienten bestimmen.

3. Bei Substanzabhängigen,
   - wenn schwerste oder pathologische Rauschformen, Delirien oder ausgeprägte Entzugssymptomatik zum Zeitpunkt des Suizids vorlagen,
   - wenn Eifersuchtswahn, Halluzinosen oder anderweitige Realitätsverkennungen das Handeln bestimmten.

4. Die psychopathologischen Kriterien für eine Aufhebung der freien Willensbestimmung können in Ausnahmefällen auch bei Suiziden von Borderline-Persönlichkeitsstörungen oder schweren narzisstischen Krisen vorgelegen haben.

5. Auch demenzielle Prozesse führen zur Aufhebung der freien Willensbestimmung. Bei diesen Patienten wird sich die Frage der Begutachtung für den Versicherungsfall kaum stellen, allerdings u. U. für die Verletzungen der Fürsorgepflicht bei der Betreuung dieser Patienten.

Mittmeyer u. Filipp (1997) haben aus der Betrachtung eines erfolgten Suizids folgende *Indikatoren* zusammengestellt.

Für freie Willensbestimmung sprechen:
- Arrangement des Suizidmittels und der Umgebung
- Vorbereitung zur Vermeidung frühzeitiger Entdeckung
- weiche Suizidmethode
- längere Vorbereitungszeit
- Abschiedsbrief
- Ausschluss psychischer Störungen

Dagegen sprechen:
- zufällige Mittel- und Ortswahl für den Suizid
- keine Vorkehrungen gegen Entdeckung
- harte Suizidmethoden, fehlender Abschiedsbrief
- psychische Störungen [GS St-15, S. 145 ff.]

14.1.3 Interventionsformen

Während in der Literatur bis zur Mitte der 1970er Jahre gefordert wurde, alle Patienten nach einem Suizidversuch stationär-psychiatrisch zu behandeln (z. B. Böcker u. Häfner 1973), ist man seither von dieser Forderung weitgehend abgerückt. Bereits 1977 hielt Feuerlein eine routinemäßige Überweisung von Patienten nach Suizidversuchen in psychiatrische Kliniken für ungerechtfertigt. Ob eine solche Überweisung im Einzelfall erforderlich ist, hängt nicht nur von dem angenommenen Suizidrisiko des einzelnen Patienten, sondern auch von der psychosozialen Versorgungsstruktur und den therapeutischen und kustodialen Möglichkeiten der jeweiligen Kliniken ab sowie von der Struktur und den protektiven Möglichkeiten des sozialen Umfelds.

Der überwiegende Teil der Patienten wird nach einem Suizidversuch auf einer *medizinischen Intensivstation* behandelt. Wedler (1984) schätzte, dass zwischen 200 000 und 250 000 Patienten jährlich in den alten Bundesländern wegen eines Suizidversuchs auf eine medizinische Intensivstation aufgenommen wurden. Nur ein geringer Teil, der nach Köhler (1972) 21 % und nach Blunk (1976) 30 % beträgt, wird in eine psychiatrische Weiterbehandlung überwiesen. Um suizidale Patienten in einem Allgemeinkrankenhaus sinnvoll behandeln zu können, bedarf es neben einer positiven Einstellung gegenüber den Suizidpatienten auch einer entsprechenden Schulung des Personals und der Möglichkeit einer nahezu kontinuierlichen Betreuung, damit die von Ringel (1953) erhobene und auch heute noch gültige Forderung, den Patienten nie allein zu lassen, erfüllt werden kann.

Von allgemein klinischer, aber auch von psychotherapeutischer Seite wird gelegentlich angenommen, dass die umgehende Überweisung eines Patienten in eine psychiatrische Klinik, insbesondere aber die Anwendung von *Maßnahmen gegen den Willen eines Patienten* den therapeutischen Zugang zum Patienten erschweren oder sogar verhindern können (Henseler 1980). Eine Unterbringung gegen den eigenen Willen kann für viele Patienten ein nicht zu unterschätzendes Trauma darstellen. Gleichzeitig darf nicht übersehen werden, dass Suizide auch auf geschlossenen Abteilungen psychiatrischer Kliniken nicht gänzlich verhindert werden können. Auf der anderen Seite kann eine Aufnahme in eine geschlossene psychiatrische Einrichtung eine Entlastung bedeuten, da der Patient nun nicht mehr allein für sein Leben verantwortlich ist, sondern diese Verantwortung zumindest teilweise an die Klinik und an die ihn behandelnden Ärzte delegieren kann. Eine solche Entlastung wird von vielen suizidalen Patienten als hilfreich empfunden (Haenel 1989).

Nach heutiger Auffassung sollte ein Suizidversuch nicht zwangsläufig zu einer Behandlung in einer psychiatrischen Klinik führen; nur in den wenigsten Fällen muss eine Einweisung auf die geschlossene Station einer psychiatrischen Klinik erfolgen. Es ist vielmehr ein gestuftes, *vom jeweiligen Suizidrisiko abhängiges therapeutisches Vorgehen* erforderlich, bei dem jedoch einige grundsätzliche, für die Behandlung aller Suizidgefährdeten *verbindliche Regeln* zu beachten sind (Bronisch u. Hegerl 2011). Wichtig ist für alle, die mit Suizidalen zu arbeiten haben, den Prozess, der zum Suizid führt, zu verstehen, um adäquat auf den Betroffenen eingehen zu können (siehe Kap. 14.1.2.2).

Ärztliche Aufgabe im akuten Notfall ist es zunächst, die Gelegenheit zum Suizid möglichst zu verhindern. Dazu gehört, dass Suizidgefährdete möglichst nicht allein gelassen werden, dass gefährliche Gegenstände, die unter Umständen Selbsttötungswünsche induzieren können, z.B. Seile, spitze Messer oder offene Rasierklingen, vom Patienten entfernt und ferngehalten werden und den Suizidgefährdeten der Zugang zu hohen Gebäuden, Brücken, offenen Fenstern oberer Stockwerke oder Ähnlichem erschwert wird. Das Verständnis für den suizidalen Prozess erleichtert es, die Ernsthaftigkeit des Suizidrisikos und die Dauer der Suizidalität abzuschätzen und individuell angemessene Strategien zur Behandlung dieses Syndroms zu entwickeln.

Eine vernünftige, auch der üblichen Praxis entsprechende Interventionsstrategie in drei Sicherungsstufen wurde von Bohle (1990) publiziert: Danach sind in der ersten Sicherungsstufe therapeutische Gespräche und regelmäßige Kontrollen erforderlich. In der zweiten Sicherungsstufe erfolgt eine Verlegung in ein Zimmer im Erdgeschoss, das Sichern von Fenstern und Türen, die Entfernung von mittelbar gefährdenden Gegenständen und unter Umständen auch die Betreuung durch eine Sitzwache. In der höchsten Sicherheitsstufe ist eine lückenlose Überwachung in gesicherten Räumen und gegebenenfalls eine medikamentöse Behandlung, die zur Sedierung und damit zur Handlungsunfähigkeit führt, erforderlich.

Bei jedem Suizidenten ist darüber hinaus auch immer wieder das *Thema Suizidalität anzusprechen*, wobei möglichst ein Versprechen des Patienten, sich nichts anzutun, eingeholt werden sollte (Anti-Suizid-Pakt). Dies dient nicht nur zur Absicherung und Beruhigung der Therapeuten. Die persönliche Bindung und das gegebene Wort bedingen auch eine Erhöhung der Hemmschwelle gegen suizidale Impulse und ermöglichen einen Aufbau von Perspektiven gegen die subjektiv empfundene Ausweglosigkeit. Eine solche Versicherung stellt trotzdem nur einen bedingten Schutz gegen weitere Suizidversuche dar. Aus einer Untersuchung von Metzger u. Wolfersdorf (1988) geht hervor, dass 50% der Suizidanten in einem psychiatrischen Krankenhaus zuvor versichert haben, sich nichts anzutun.

14.1.4 Strafrechtliche Sonderfälle: Parasuizidale Geste und erweiterter Suizid

Strafrechtliche Bedeutung haben *parasuizidale Gesten*, die gelegentlich delinquente Handlungen, z.B. Ladendiebstähle (siehe Kap. 12.6.3 und 12.9.1) oder Verkehrsgefährdungen, mit einschließen, und erweiterte Suizide. Die Zahl der Verkehrsunfälle, die aus Suizidabsicht oder „um Schicksal zu spielen" verursacht wird, kann nur schwer abgeschätzt werden, liegt jedoch nach Meinung von Suizidforschern relativ hoch (Pohlmeier 1994).

Als *erweiterter Suizid* wird eine Selbsttötung bezeichnet, der die Tötung eines anderen, meist eines nahen Familienangehörigen, vorausgeht. Die Selbsttötungsabsicht muss vor der Tötung der anderen Person(en) entstanden sein. Häufig sind Schuld- und Versündigungsmotive bei schwer depressiven Menschen der Grund für einen erweiterten Suizid; sie beabsichtigen, schwächer erlebte Angehörige vor dem Unglück der Welt, an dem sie sich oft schuldig wähnen, zu bewahren. Bei einigen bestimmen auch Kränkungs- und Rachegedanken das Geschehen, wenn z.B. im Rahmen von Sorgerechtsstreitigkeiten der Unterlegene sich und seine Kinder tötet.

Vom erweiterten Suizid muss eine Selbsttötung, die als Reaktion auf die Tötung eines anderen erfolgt, abgegrenzt werden. Suizidversuche oder suizidale Gesten sind im Anschluss an Affektdelikte, wenn sich die Täter in einer Überlastungs- und Zermürbungssituation befinden, nicht allzu selten (siehe Kap. 13.1).

14.2 Selbstverletzungen

Selbstverletzungen und Suizidalität hängen eng miteinander zusammen; beides kann unter dem Oberbegriff autoaggressives Verhalten zusammengefasst werden. Die beiden Phänomene sind jedoch getrennt zu betrachten, da die meisten Selbstverletzungen nicht in suizidaler Absicht beigebracht werden. Etwa 4% der Allgemeinbevölkerung verletzt sich innerhalb von 6 Monaten absichtlich, bei Jugendlichen und Heranwachsenden ist die Prävalenz nahe doppelt so hoch (Petermann u. Nitkowski 2008). Selbstverletzungen sind für die forensische Psychiatrie unter anderem deswegen von Bedeutung, weil sie bei der Klientel des Fachs überproportional häufig vorkommen, weil autoaggressives und fremdaggressives Verhalten bei bestimmten Menschen, z.B. Patienten mit Borderline-Persönlichkeitsstörungen, häufiger gemeinsam vorkommen und weil öfter auch Schädigungsfolgen und ihre sozialrechtlichen Auswirkungen nach Selbstschädigungen zu beurteilen sind.

Eine nicht zu unterschätzende Zahl von Häftlingen und von Maßregelvollzugspatienten verletzt sich selbst. Toch (1992) gab den Anteil der sich selbstverletzenden Häftlinge mit 7,5% an. Dabei wird dieses Verhalten bei antisozialen Persönlichkeitsstörungen noch häufiger beobachtet. Virkunnen (1979) bezifferte den Anteil der Selbstverletzer bei dieser Diagnose mit 24%. Bei Patienten, die wegen Fremdaggressionen in eine psychiatrische Klinik eingewiesen wurden, waren 35% mit Selbstschädigungen und 15% durch Suizidversuche aufgefallen (Steinert et al. 1991).

Selbstverletzungen zeigen häufig ein *spezifisches Wund- oder Narbenmuster:* Die Schnitte verlaufen z.B. parallel, meist quer an den Armen, längs an den Beinen, sie geben Hinweise auf die Schnitthand, die Kleidung wird selten beschädigt; Verätzungen und Verbrennungen sind meist kleinflächig (Zigarettenverbrennungen). Favazza (1998) teilte Selbstverletzungen in schwere, stereotype und oberflächliche bis mittelschwere ein. Schwere Verletzungen lassen den Verdacht auf eine psychische Krankheit aufkommen. Bei 60% aller schweren Selbstschädigungen liegen schizophrene Störungen vor, häufiger werden außerdem affektive Psychosen und Minderbegabung bei Selbstverletzern diagnostiziert, bei letzteren findet sich gehäuft stereotypes Selbstverletzungsverhalten. Leichtere Selbstverletzungen sind bei *Borderline-Persönlichkeitsstörungen* häufig, sie gehören dort auch zu den diagnostischen Kriterien, kommen aber auch öfter bei dissozialen Persönlichkeitsstörungen und bei Patienten mit Essstörungen vor, gelegentlich auch als Folge von Missbrauch.

Funktional dienen Selbstverletzungen meist der Affektregulierung, um Spannungszustände, Verzweiflung oder Angst abzubauen, was auch kurzfristig – vermutlich durch eine Aktivierung des endogenen Opiatsystems (Petermann u. Winkel 2005) – gelingt, bei einigen Patienten dann aber zu einem eingeschliffenen Reaktionsmuster wird.

In den *Haftanstalten* werden Selbstbeschädigungen oft durch Verschlucken von Metallteilen oder durch Schnittverletzungen durchgeführt, einerseits um Protest gegen disziplinarische Maßnahmen oder bei Kränkungen zu demonstrieren, andererseits um Hafterleichterungen durch Verlegungen in Krankenanstalten durchzusetzen. Ein spezielles Krankheitsbild, bei welchem die Patienten durch Selbstverletzungen ärztliche Hilfe und Betreuung zu erlangen suchen, ist das *Münchhausen-Syndrom* (siehe Kap. 12.7.5).

Als Hintergrund für Selbstverletzungen werden folgende Motive in der Literatur angegeben (Nijman et al. 1999):
- Reduktion von Spannung und Schmerzen
- Ausdruck von Angst, Ärger, Scham oder Schuld
- manipulatives Verhalten, um Vergünstigungen oder Entschädigungen zu erhalten

Bei psychiatrischen Patienten werden häufig Gewalt- und Missbrauchserfahrungen aus der Kindheit und Jugend angegeben; sie erleben häufig dissoziative Zustände, die sich z. B. durch Verlust von Schmerzempfinden und das Gefühl der eigenen Entfremdung kennzeichnen lassen (Nijman et al. 1999).

Strafbar sind Selbstverletzungen nur dann, wenn sie bewusst eingesetzt werden, um den Wehrdienst zu vermeiden, oder wenn sie einem Versicherungsbetrug dienen sollen. 1995 wurden 8073 derartige Fälle angezeigt (Möllhoff u. Schmidt 1998). Selbstverletzungen haben aber schwerwiegende sozialrechtliche Folgen. Aufwendungen für die Behandlungen und für die Unfallfolgen werden dann nicht erstattet, wenn eine Selbstschädigung vorliegt. Um Zahlungen zu verweigern, muss die Versicherung aber die Selbstschädigung nachweisen. Dieser Nachweis fällt üblicherweise in das Gebiet der Rechtsmedizin. Aus forensisch-psychiatrischer Sicht ist zu prüfen:
- Liegt eine psychische Störung vor, die eine Selbstschädigung als Symptom im Rahmen der psychopathologischen Auffälligkeiten wahrscheinlich macht?
- Liegt eine Simulation einer psychischen Störung vor?
- Diente die Selbstbeschädigung der Durchsetzung bewusster Ziele, z. B. der Hafterleichterung, Entschädigung durch eine Versicherung, Berentung?

Bei Personen, bei denen psychische Störungen vorliegen, oder bei Personen, die unter staatlicher Fürsorgeverpflichtung stehen (z. B. Häftlinge oder Maßregelvollzugspatienten), sind entsprechende Interventionsstrategien zu empfehlen, da derartige Handlungen wiederholt werden können, wenn sie entweder durch positive Verstärker belohnt oder durch falsche Reaktionen den Selbstverletzer zur Eskalation seines Verhaltens bringen.

14.3 Störungsbilder, die bislang empirisch noch nicht zugeordnet werden konnten

In den letzten Jahren ist die Zahl der sozial- und zivilrechtlichen Begutachtungen bei verschiedenen Syndromen, die früher unter den Oberbegriff „psychosomatisch" gefallen wären, die heute aber z. T. eigenständigen Störungen zugeordnet werden, gewachsen. Zu ihnen gehören das *Chronic Fatigue Syndrome*, das *Multiple-chemical-Sensitivity-Syndrom*, das *Sick-Building-Syndrom* und das *Fibromyalgiesyndrom*. Diese Krankheiten sind einerseits durch eine Reihe angeblich spezifischer Symptome, andererseits durch die Annahme einer spezifischen Ätiologie gekennzeichnet. Den verschiedenen postulierten Ätiologien ist zumindest gemeinsam, dass es sich nicht um psychische Störungen oder Krankheiten handelt, sondern dass Umweltfaktoren oder organische Fehlsteuerungen für die Symptomatik verantwortlich gemacht werden. Die meisten Patienten übernehmen dieses Konzept und sind psychotherapeutischen Hilfen und den ihnen zugrunde liegenden Entstehungs- und Behandlungskonzepten wenig zugänglich. Sie stehen deshalb auch einer psychiatrischen Begutachtung oft skeptisch gegenüber. Dennoch gelangen sie meist nach einer Reihe organmedizinischer Untersuchungen zum psychiatrischen Sachverständigen, der sich deshalb zwangsläufig mit den Störungsbildern auseinandersetzen muss.

Das **Chronic Fatigue Syndrome** (CFS) ist durch folgende Symptome gekennzeichnet: Gedächtnis- und Konzentrationsstörungen, Halsschmerzen, empfindliche oder vergrößerte axilläre oder zervikale Lymphknoten, Muskelschmerzen, Kopfschmerzen, nicht erholsamer Schlaf und Zunahme der Symptomatik bei Belastung. Das CFS wurde erstmals 1988 von dem U.S.-amerikanischen Center of Disease Control and Prevention (CDC) als Diagnose akzeptiert und operationalisiert, nachdem zuletzt 1984 epidemieartig nach Infekten vergleichbare Symptomenkomplexe beobachtet wurden. Schon davor wurden wiederholt derartige Störungsbilder nach Infektionswellen beobachtet, und es wurde eine jeweils unterschiedliche virale (Herpes, Epstein Barr) oder bakterielle (Brucellose)

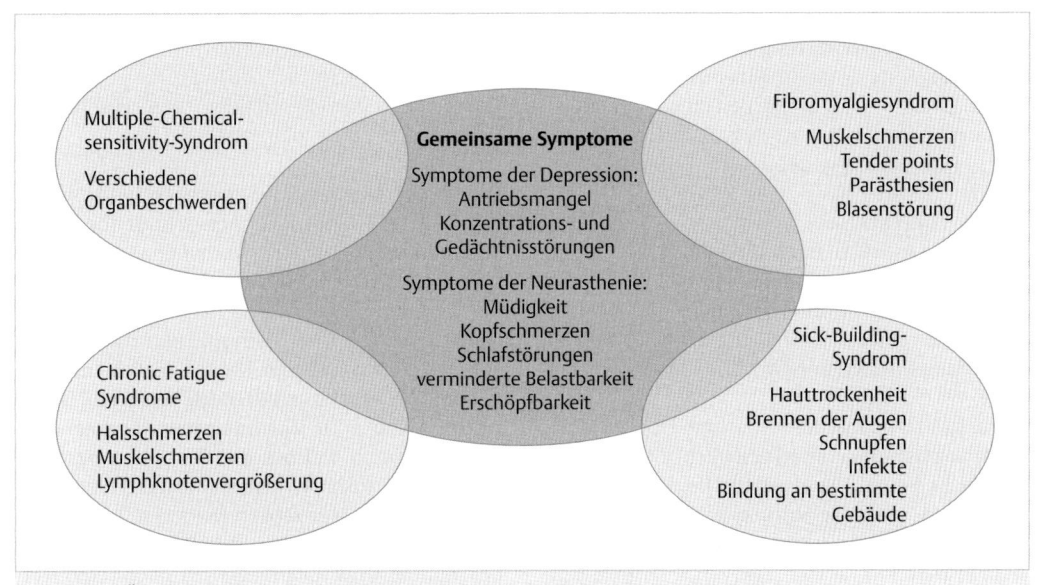

Abb. 14.1 Überlappungsbereich der Symptomatik bei den noch nicht klassifizierten Störungen.

Diagramm-Inhalte:

- **Multiple-Chemical-sensitivity-Syndrom**: Verschiedene Organbeschwerden
- **Chronic Fatigue Syndrome**: Halsschmerzen, Muskelschmerzen, Lymphknotenvergrößerung
- **Gemeinsame Symptome**:
  - Symptome der Depression: Antriebsmangel, Konzentrations- und Gedächtnisstörungen
  - Symptome der Neurasthenie: Müdigkeit, Kopfschmerzen, Schlafstörungen, verminderte Belastbarkeit, Erschöpfbarkeit
- **Fibromyalgiesyndrom**: Muskelschmerzen, Tender points, Parästhesien, Blasenstörung
- **Sick-Building-Syndrom**: Hauttrockenheit, Brennen der Augen, Schnupfen, Infekte, Bindung an bestimmte Gebäude

---

Genese angenommen, ohne dass bislang ein Beweis für eine organische Ursache der Störung erbracht wurde. Die Überlappung der Symptomatik mit der klassischen Neurasthenie, die in ICD-10 (F 48.0) operationalisiert ist, erscheint verblüffend (siehe ▶ Abb. 14.1), und viele Autoren sehen in dem CFS auch die frühere Neurasthenie mit einem neuen Namen wieder auftauchen. Wie bei der Neurasthenie bedarf es bei dem CFS einer sorgfältigen Abklärung organischer Ursachen, um ein sog. Pseudoneurasthenisches Syndrom, bei welchem zehrende Krankheiten oder massive körperliche Eingriffe und Belastungen zu einer besonderen Erschöpfbarkeit führen, nicht zu übersehen (Hausotter 1996a; Lieb et al. 1996).

Für das **Fibromyalgiesyndrom** sind generalisierte Muskelschmerzen und eine besondere Empfindlichkeit über 11 von 18 sog. „tender points" charakteristisch. Darüber hinaus klagen viele Patienten über Müdigkeit, Schlafstörungen, Konzentrationsstörungen, Magen-Darm-Störungen, Kopfschmerzen, Parästhesien, Blasenstörungen und Frauen über Dysmenorrhöen. Bei vielen Patienten finden sich Zeichen vegetativer Labilität, wie Hyperhidrosis der Hände, Dermografismus, Kälte der Akren, orthostatische Dysregulation und Tremor (Häuser 2002c). Der Beginn ist meist schleichend. Wegen der Symptomatik sehen manche Autoren eine Nähe zu den affektiven Störungen (Stärk 1999). Frauen sind von dieser Störung siebenmal häufiger betroffen als Männer. Die Diagnose wird immer noch sehr kontrovers diskutiert. Die meisten Betroffenen und viele Ärzte halten Fibromyalgie für eine ausschließlich organische Erkrankung, andere sehen sie als Verlegenheitsdiagnose an und halten den Begriff für entbehrlich. Dabei wird aber häufig übersehen, dass allen chronischen Schmerzzuständen letztendlich ein multifaktorielles Bedingungsgefüge aus Disposition der Persönlichkeit, schmerzauslösenden Reizen, individuellen Verarbeitungsmechanismen und Reaktionen der Umwelt zugrunde liegt. Ein solches biopsychosoziales Krankheitsmodell kann auch auf die Fibromyalgie angewandt werden, bei der aus psychosomatischer Sicht spezielle Verarbeitungsmechanismen für Stress und Belastungen postuliert werden (Egle et al. 2004). Die Befürworter eines eigenständigen Krankheitskonzepts gehen davon aus, dass die Fibromyalgie nicht heilbar ist, dass aber psychotherapeutische und physiotherapeutische Maßnahmen, Medikamente und Trainingsprogramme bei einem Teil der Patienten zu einer Besserung führen (Offenbächer et al. 2001; Pongratz 2004). Häuser

(2002c) empfiehlt eine sozialrechtliche Begutachtung analog der Bewertung rheumatischer Krankheiten. Gerichte und Sozialmediziner sehen dies jedoch kritischer und empfehlen oft eine multiprofessionelle Begutachtung, wobei der psychiatrischen Untersuchung besondere Bedeutung beikommt (Breckner et al. 2002; Knipping 2004). Die Therapie und auch die gutachterliche Beurteilung sollten den Aspekten des multifaktoriellen Geschehens der Störung Rechnung tragen und die psychosozialen Auswirkungen nicht außer Acht lassen. Nach vorherrschender Meinung bleibt Fibromyalgie bislang eine organisch nicht fassbare Erkrankung, bei der häufig eine Reihe von psychischen Störungen zu beobachten ist. Angst, Depressionen, Spannungszustände und Persönlichkeitsstörungen sind nicht selten. Die zugrunde liegende oder die begleitende seelische Störung kann u. U. zu einer rentenrelevanten Leistungsminderung führen (Suchenwirth et al. 2000). Als Vergleichsmaßstäbe kommen, laut einem Urteil vom 28.07.2005 (Bay. LSG – L15 SB 114/02), bei einem Fibromyalgiesyndrom, wie auch bei anderen Krankheitsbildern (z. B. chronisches Müdigkeitssyndrom, Multiple Chemical Sensitivity, s. u.) mit vegetativen Symptomen, gestörter Schmerzverarbeitung, Leistungseinbußen und Körperfunktionsstörungen, denen kein primär organischer Befund zugrunde liegt, am ehesten die unter Punkt 3.7 der versorgungsmedizinischen Grundsätzen unter „Neurosen, Persönlichkeitsstörungen, Folgen psychischer Traumen" genannten *psychovegetativen oder psychischen Störungen mit Einschränkungen der Erlebnis- und Gestaltungsfähigkeit und evtl. sozialen Anpassungsschwierigkeiten* in Betracht. Für die Begutachtung nach dem Schwerbehindertengesetz wird demnach für die chronischen Schmerzen mit vorwiegenden vegetativen Begleiterscheinungen, wie Erschöpfbarkeit und Schlafstörungen, ein GdB von 10–20 empfohlen. Bei stärkeren psychischen Störungen kann analog den psychovegetativen Störungen ein GdB von 20 gerechtfertigt sein (Hausotter 2001), bei nachweisbaren stärkeren Einschränkungen im Alltagsleben auch ein GdB von 30–40. Liegen tatsächlich außergewöhnliche Schmerzen mit Erfordernis einer adäquaten schmerztherapeutischen Behandlung vor, kann in sehr seltenen, begründeten Ausnahmefällen ein GdB von 50 erwogen werden. Es kann sich hier allerdings jeweils nur um Anhaltspunkte handeln, die im individuellen Fall individuell gewichtet werden müssen.

Die Prognose ist wie bei allen Schmerzsyndromen und einer Reihe psychosomatischer Störungen von verschiedenen Faktoren abhängig, die zusammenfassend bei der Beurteilung von chronischen Schmerzsyndromen dargestellt werden.

Das **Multiple-chemical-Sensitivity-Syndrom** ist ebenfalls mit Müdigkeit, Abgeschlagenheit, Verwirrtheit und Schmerzen verbunden, darüber hinaus mit verschiedenen Organbeschwerden, die in der Literatur jedoch nicht näher charakterisiert werden (Nowak 1999). Einzelne Betroffene ziehen sich aus ihrem früheren Umfeld zurück und entwickeln oft skurril anmutendes Vermeidungsverhalten, wozu auch Wohnungsrenovierungen u. a. gehören, durch welches die Exposition von vermeintlichen Noxen, welche oft nicht exakt definiert werden können, vermieden werden soll. Eine Leistungsminderung ist bei der Störung selten zu begründen, wobei allerdings ein phobisches Vermeidungsverhalten manche Betroffene von der Fortsetzung bislang gewohnter Tätigkeit, bei welchen sie Expositionen befürchten, abhält.

Bei dem **Sick-Building-Syndrom** werden Hauttrockenheit, Trockenheit und Brennen der Augen, Kopfschmerzen, Müdigkeit, Schnupfen und wiederkehrende Infekte sowie Konzentrations- und Gedächtnisstörungen als Symptome genannt, die beim Aufenthalt in bestimmten Gebäuden auftreten und sich wieder bessern, wenn der Patient das Gebäude verlässt. Auch bei den meisten dieser Patienten werden ärztlicherseits zusätzliche psychische Störungen oder Substanzmissbrauch festgestellt (Bornschein et al. 2000; Brand et al. 2005; Nix 2001).

Mobbing als subjektiv angenommene Ursache psychischer oder psychosomatischer Störungen erleben Gutachter nicht allzu selten. Unter Mobbing wird ein Konflikt in der Arbeitswelt verstanden, bei dem Kollegen oder Vorgesetzte durch kränkende Maßnahmen versuchen, den Betroffenen aus dem Arbeitsplatz zu drängen. Als *psychische Folgen* werden Schlafstörungen, Selbstzweifel, Niedergeschlagenheit, Konzentrationsstörungen, Ängste und Suizidalität beschrieben. Daneben werden Atembeklemmungen, Pulsrasen, Appetitmangel und Muskelverspannungen als Symptome genannt. Allerdings eignet sich der Begriff Mobbing nicht, um Ansprüche an Versicherungen des Sozialsystems zu stellen. Entscheidend für solche Ansprüche sind eine klinische Diagnose und deren Auswirkungen, nicht aber eine vermutete Ursache (Peters 2001). Dem subjektiven Gefühl, Mobbing ausgesetzt zu sein, kommt aber insofern Bedeutung zu, als durch die dadurch mögliche Fremdattribution die Prognose der Symptomatik beeinträchtigt werden kann und Anspruchsdenken deren Verlauf mit bestimmen kann. Eine ähnliche Einschätzung ist bei der *Posttraumatischen Verbitterungsstörung* (Linden et al. 2004) gerechtfertigt. Auch bei dieser Störung führt eine Fehlverarbeitung beruflicher (und auch privater) Kränkungen zu pathologischen Auffälligkeiten, welche die Leistungsfähigkeit der Betroffenen beeinträchtigen und deren Ressourcen zur Überwindung der Kränkungen binden.

Kapfhammer (2011) hat ein *psychosomatisches Modell* entworfen, welches zum Verständnis dieser Störungen beitragen kann: Demnach treffen psychosozialer, somatischer oder traumatischer Stress oder vergleichbare Belastungen auf Menschen, deren Persönlichkeit sich durch eine begrenzte Wahrnehmung eigener Gefühle (Alexithymie), durch eine hohe Bereitschaft und Fähigkeit zur Verdrängung, durch frühere Sensibilisierungen, eine geringe Schmerzschwelle und einen unemotionalen, Gefühle nicht mitteilenden Kommunikationsstil auszeichnen, häufig besteht auch eine geringe Verbalisierungsfähigkeit. Die mit den Belastungen verbundenen unangenehmen und oft schmerzlichen Gefühle, wie Depression, Angst, Aggression, Verbitterung und emotionale Ablehnung, werden nicht wahrgenommen, nicht verarbeitet und nicht überwunden und führen gleichwohl zu innerer Anspannung. Diese drücken sich in Reaktionen des Unwohlseins aus, welche sich entsprechend der individuellen Krankheitskonzepte äußern. Die Krankheitskonzepte des Menschen wiederum hängen von dessen Einstellungen und Erfahrungen, von kulturellen Normen aber auch von ärztlich vermittelten ätiologischen Konzepten ab. Insofern ist es nicht verwunderlich, dass Betroffene nach einer langen Patientenkarriere, in welcher sie jene Ärzte aufgesucht haben, die ihren eigenen Vorstellungen und Bedürfnissen am meisten entgegenkommen, oft ein chronifiziertes und häufig auch nicht mehr korrigierbares Krankheitsbild präsentieren, das den schulmedizinischen Krankheitskonzepten kaum noch entspricht.

Die *unklare Ätiologie* dieser Syndrome, die bislang empirisch noch nicht zugeordnet werden konnten, und die divergierenden Ansichten zu den Störungen sollten nicht dazu führen, dass die Betroffenen und ihr Leiden nicht ernst genommen werden. Bei den meisten gutachterlichen Fragestellungen kommt es nicht auf die Ursache der Störung, sondern auf das Ausmaß der Symptomatik und auf deren Auswirkungen auf die berufliche und soziale Leistungsfähigkeit und die Lebensqualität an. Allerdings fällt es Gutachtern gerade bei diesen Störungen oft schwer, zwischen realem und nachvollziehbarem Leiden und daraus resultierenden Beeinträchtigungen und finalen Präsentationen durch die Begutachteten zu unterscheiden. Insofern begegnen sie diesen Patienten oft kritischer als jenen mit bekannten und psychiatrisch akzeptierten Störungen.

14.4 Schmerzsyndrome

Chronische Schmerzen sind ein sehr häufiges Phänomen. In Deutschland leiden rund 8 % der Erwachsenen (5 Millionen Menschen) unter Schmerzen, welche die Lebensqualität beeinträchtigen. Es wird geschätzt, dass es bei rund 600 000 Patienten zu einer Ausbreitung des Schmerzes über mehrere Schmerzgebiete kommt. Diese Gruppe zeigt neben einer vermehrten Inanspruchnahme von ambulanten und stationären Behandlungsangeboten auch *psychosoziale Beeinträchtigungen*. In 81 % der neurologisch-psychiatrischen Begutachtungen zu sozialrechtlichen Fragen stehen chronische Schmerzsyndrome im Vordergrund der Begutachtung (Häuser 2002a).

Sie haben sowohl im Leben der Betroffenen große psychosoziale Auswirkungen als auch für Versicherungen und das Sozialwesen insgesamt erhebliche wirtschaftliche Konsequenzen. Die psychosozialen Folgen sind:
- Arbeitsunfähigkeit und evtl. Arbeitslosigkeit
- Änderung der familiären Beziehungsmuster
- Schmerzmittel- und Alkoholmissbrauch
- depressive Entwicklungen
- sozialer Rückzug
- Suizidalität
- vorzeitige Invalidisierung
- hohe Inanspruchnahme des medizinischen Versorgungssystems

Die Begutachtung von Schmerzsyndromen ist deswegen besonders schwierig, weil objektivierende

Untersuchungsmöglichkeiten meist fehlen und weil Schmerz nicht ein monosymptomatisches, monokausales Geschehen ist. Oft klaffen objektiver Schmerzreiz und individuelles Schmerzgefühl weit auseinander. In der Mehrzahl der von Schulte (1999) ausgewerteten Gutachten für die LVA konnte keine oder keine ausreichende organische Ursache für die Schmerzen gefunden werden.

Probanden mit chronischen Schmerzsyndromen nach Unfällen kommen oft nach vielen chirurgischen, orthopädischen und neurologischen Vorbegutachtungen zum psychiatrischen Sachverständigen. Bis zu diesem Zeitpunkt hat sich die Symptomatik meist durch eine Vielzahl von Interaktionen mit der Familie, mit Ärzten und Therapeuten, mit Versicherungen und mit Gutachtern chronifiziert. Viele der Betroffenen fühlen sich nicht ernst genommen, sind vom bisherigen Umgang der Behörden und ihrer Mitarbeiter gekränkt und sehen den Gutachtensauftrag an den Psychiater als weitere Kränkung an. Gleichzeitig muss berücksichtigt werden, dass sich das Spektrum der zu untersuchenden Syndrome zwischen zwei Polen bewegt. Auf der einen Seite stehen chronische, unbehandelbare Schmerzen, auf der anderen Seite Begehrenshaltungen und Entschädigungswünsche. Schmerzen eignen sich noch mehr als andere psychische Symptome, um tatsächliche oder vermeintliche Ansprüche durchzusetzen. Soyka (1988) formulierte treffend: „Der Schmerz ist ein von der Gesellschaft akzeptiertes Krankheitssymptom und damit nicht zuletzt wegen seiner ungenügenden Objektivierbarkeit ein beliebtes rentenneurotisches Symptom geworden. Wer Schmerzen hat, hat Anspruch auf Therapie, auf Rücksicht, ggf. auch auf Entschädigung oder Rente."

Am häufigsten wird über Schmerzen im Kopf oder im Gesichtsbereich geklagt, an zweiter Stelle folgen Schmerzen des Halte- und Bewegungsapparates (Hausotter 1996a). Dabei spielt gerade das Symptom Rückenschmerzen eine große Rolle. Rückenschmerzen sind seit Jahren die häufigste Ursache einer Berufsunfähigkeit. Im Jahre 2001 erfolgten 343 144 Behandlungen wegen dieser Symptomatik; das waren 42% aller Behandlungsfälle der Rehabilitationskliniken. 97 279 oder 12% aller stationären Rehabilitationsfälle erfüllten die Diagnose ICD-10 M54 (Rückenschmerzen ohne nachweisbares organisches Korrelat); bei ihnen ist eine psychogene Ursache abzuklären. Bei ihnen prägt häufig auch die gewählte oder verordnete Behandlungsform das Krankheitskonzept der Betroffenen: Klagt ein Patient über „Rückenschmerzen" und erfolgt eine Behandlung z. B. in einer orthopädischen Rehabilitationsklinik, wird dort in aller Regel, je nach Ausmaß der festgestellten Veränderungen der Wirbelsäule, eine organmedizinische Diagnose gestellt und eine entsprechend ausgerichtete Behandlung durchgeführt. Ist eine Klinik aber rheumatologisch orientiert oder „modernen" Diagnosen gegenüber aufgeschlossen, erhält derselbe Patient mit denselben Beschwerden aber u. U. die Diagnose „Fibromyalgie". Ein Umweltmediziner dagegen könnte geneigt sein, als Ursache der Schmerzen, zumindest bei entsprechenden Hinweisen einer Umwelt- oder Chemikalienbelastung, eine „Multiple Chemical Sensitivity (MCS)" oder ein „Sick-Building-Syndrom (SBS)" zu diagnostizieren. Derartige diagnostische Zuschreibungen fixieren möglicherweise *das individuelle Krankheitskonzept* des Patienten und damit auch die Einstellung zu Therapie, Behandlung und Prognose.

Eine psychiatrische, psychosomatische oder psychotherapeutische Klinik würde bei fehlendem organischem Korrelat dagegen in aller Regel zu der Diagnose Somatisierungsstörung kommen oder bei primärem Vorhandensein anderer psychischer Symptome eine andere psychiatrische Diagnose stellen, z. B. Somatisierte Depression; Anpassungsstörung bei Zustand nach Unfall (Stadtland et al. 2003).

Eine herausragende Rolle bei der Begutachtung von Schmerzsyndromen spielen die Folgen von *Beschleunigungstraumata der Halswirbelsäule*. Die Literatur hierzu ist nahezu unüberschaubar. Es gibt aber gute Übersichten, derer sich v. a. die spezialisierten Anwälte bedienen (Schmidt et al. 2004). Anhand dieser Störungen wird die multifaktorielle Genese von Schmerzsyndromen besonders deutlich. Viele Studien zeigen einen Zusammenhang zwischen den Spätschäden einer Beschleunigungsverletzung der Halswirbelsäule und psychischen sowie sozialrechtlichen Kofaktoren. In Litauen, wo es keine Insassenunfallversicherung gibt, traten Beschwerden nach Auffahrunfällen nicht häufiger auf als in der unfallfreien Vergleichspopulation. In Griechenland und Neuseeland werden Folgeschäden nach HWS-Schleudertraumen fast nie registriert, was mit einer erheblich erschwerten Entschädigung in Zusammenhang gebracht wird

(Schrader et al. 1996). Eine experimentelle Untersuchung an 21 freiwilligen Versuchspersonen zeigte die psychogene Komponente der Traumaverarbeitung. Die Versuchspersonen nahmen an einem simulierten Auffahrunfall in einem vorgeschädigten Auto teil. Die Beschädigungen waren allerdings durch Abdeckungen von Heck und Heckscheibe nicht sichtbar und den Versuchspersonen unbekannt. Ihnen waren an Kopf, Halswirbelsäule und Brust Beschleunigungsmesser angebracht, ein heulendes Motorgeräusch, ein lauter Krach und eine leichte Erschütterung simulierten den Unfall. Anschließend wurden die beiden beschädigten Pkws, die dicht hintereinander standen, und die am Boden liegenden Glassplitter den Versuchspersonen gezeigt. Obwohl keine mechanische Ursache vorlag, klagten 20% der Versuchspersonen in den ersten 4 Wochen über Schmerzen und Beschwerden. Dieser Prozentsatz ist dem Anteil der Personen, die nach Auffahrunfällen über Beschwerden klagen, vergleichbar.

Die Untersuchungen zeigen, wie schwierig die Beurteilung von Schmerzsyndromen bei Rentenverfahren und im Entschädigungsrecht ist. Eine empirische Begründung für einen Kausalzusammenhang ist nur dann gerechtfertigt, wenn bestimmte Schäden tatsächlich *überzufällig häufig nach bestimmten Traumatisierungen* auftreten, nicht aber, wenn in der Vergleichsbevölkerung, die nicht traumatisiert ist, das Syndrom in der gleichen Häufigkeit vorkommt. Die Begutachtung von Schmerzsyndromen muss sich also auf eine breite Datenbasis stützen, die sowohl den natürlichen Verlauf von Schmerzsyndromen als auch die pathologischen Besonderheiten in typischen Fallkonstellationen erfassten. Zu einer kunstgerechten psychiatrischen Beurteilung chronischer Schmerzsyndrome ist es somit nicht nur erforderlich, die *Schädigungsmechanismen* und ihre pathophysiologischen Auswirkungen zu erfassen, vielmehr ist es ebenso wichtig, die *prämorbide Persönlichkeit* und ihre früheren Reaktionen auf Belastungen zu beschreiben und die *Bewältigungsstrategien* und einen evtl. *Krankheitsgewinn* zu bewerten. Die Rechtsprechung geht derzeit davon aus, dass die Vulnerabilität, also die persönlichkeitsgebundene Disposition, überschießend oder besonders nachhaltig zu reagieren, oder die Dekompensation eines Menschen, der bislang an der Grenze seiner Belastbarkeit gelebt und gearbeitet hat und durch ein geringes Trauma aus dem Gleichgewicht geraten ist, nicht zu Lasten des Geschädigten gehen dürfen (OLG Schleswig, 1996, NZV 1996, S. 353 ff.). Gerichtsentscheidungen, welche die posttraumatischen Bewältigungsmechanismen in ihre Überlegungen einbeziehen, sind derzeit nicht bekannt, wenn man davon absieht, dass wiederholt darauf hingewiesen wurde, dass eine bewusste Begehrenshaltung nicht zu einer Entschädigung oder Berentung führen kann. Unklar ist, wie die oben beschriebenen pathologischen Bewältigungsmechanismen – insbesondere wenn sie nicht auf persönlichkeitsgebundene Bewältigungsstrategien, sondern auf familiäre oder berufliche Konstellationen zurückzuführen sind – juristisch gewertet werden.

Zur quantitativen Erfassung von Schmerzsyndromen und ihren psychosozialen Auswirkungen hat sich der *Mainzer Stadienindex der Schmerzchronifizierung* (Häuser 2002a) bewährt. Er erfasst auf vier Achsen die Beeinträchtigungen durch Schmerzen. Auf der Achse 1 werden die zeitlichen Aspekte Auftretenshäufigkeit, Dauer und Intensitätswechsel der Schmerzen operationalisiert beurteilt. Die Achse 2 beschreibt die räumliche Ausbreitung des Schmerzbildes von monolokulär bis multilokulär. Auf Achse 3 werden das Einnahmeverhalten und die Entzugserscheinungen in Bezug auf Schmerzmittel beschrieben. Achse 4 erfasst die Patientenkarriere der Betroffenen, bezüglich Arztwechsel, Krankenhausaufenthalte, Operationen und Rehabilitationsmaßnahmen.

Die meisten Therapie- und Begutachtungsstudien zeigen, dass ein erheblicher Anteil der Schmerzpatienten gleichzeitig an psychischen Störungen leidet. Chronische Schmerzen führen einerseits verständlicherweise zu psychischen Beeinträchtigungen, andererseits sind psychische Störungen bei Schmerzpatienten einer der bedeutsamsten Faktoren, die einen ungünstigen Verlauf der Schmerzsymptomatik nahelegen. Folgende weitere Aspekte sprechen für eine *schlechte Prognose:* Alter über 50, Unzufriedenheit mit der Arbeit, Arbeitsplatzkonflikte oder längere Arbeitsunfähigkeit, Chronizität der Schmerzsymptomatik trotz ausreichender ambulanter und stationärer Behandlung (Häuser 2002b). Prognostisch ungünstig erscheinen im Rentenverfahren externe Attribuierung und Verstärkung der Erwartungshaltung durch die Umwelt, insbesondere durch den Arbeitgeber (Stadtland et al. 2004), aber auch eine resignative

14 Begutachtung bei speziellen Syndromen

Grundhaltung und Angst vor Veränderungen sowie ein schwebendes Rentenverfahren (Hausotter 1996b).

Mittlerweile gibt es eine Reihe von Empfehlungen, wie bei der Begutachtung von Schmerzsyndromen vorzugehen ist (Foerster 2002; Widder et al. 2002). Wie bei allen anderen Störungen gilt auch für Schmerzsyndrome bei der Frage der Invalidisierung der Grundsatz „Rehabilitation vor Berentung" [GS V-17, S. 161 ff.]. 2008 wurde die *S2-Leitlinie Begutachtung von Schmerzen* (Arbeitsgemeinschaft der Wissenschaftlichen Fachgesellschaften AWMF; www.awmf.com) veröffentlicht (zusammengefasst bei Widder et al. 2007; Widder 2011). Demnach ist zu unterscheiden zwischen:

1. Schmerz als Begleitsymptom einer körperlichen Störung (Leitsymptom einer Gewebeschädigung)
   a. übliche Schmerzen
   b. außergewöhnliche Schmerzen (z. B. komplexe regionale Schmerzsyndrome, Phantomschmerzen, Thalamusschmerz)
2. Schmerz bei Gewebeschädigung mt psychischer Begleitstörung (z. B. Depression, Angststörung, Abhängigkeit)
3. Schmerz als Symptom einer psychischen Störung
   a. anhaltende somatoforme Schmerzstörung (F45.40)
   b. chronische Schmerzstörung mit somatischen psychischen Faktoren (F45.41)

Die Beurteilung von Schmerzsyndromen hat sich wie bei allen psychosomatischen Störungen mit zwei Fragen auseinanderzusetzen, nämlich:

1. Liegen die geklagte Symptomatik und die darauf beruhenden Einschränkungen tatsächlich vor oder gibt es hierfür begründbare Zweifel?
2. Sind die Beeinträchtigungen oder Funktionseinbußen zumindest zum Teil willentlich überwindbar?

Letzteres wird oft dann angenommen, wenn der Betreffende trotz seiner Symptomatik ihm angenehme Tätigkeiten (z. B. Urlaub, Freizeitgestaltung) noch ausübt, sich im Arbeitsleben aber für nicht mehr einsetzbar hält.

Die Abklärung dieser Fragen erfordert eine *sorgfältige Anamneseerhebung und Untersuchung*, bei der darauf geachtet werden muss, dass die Einzelerhebungen untereinander und mit den geklagten Beschwerden konsistent sind: Erhoben werden:

- Schmerzanamnese
- Behandlungsanamnese
- Einschränkungen bei Aktivitäten im täglichen Leben
- Einschränkungen der Teilhabe in verschiedenen Lebensbereichen
- Selbsteinschätzung
- Verhalten bei der Untersuchung
- körperliche Befunde
- psychische Befunde
- Selbsteinschätzungsskalen
- Beschwerdenvalidierungskalen
- Medikamentenspiegelmessungen (einschließlich Abbauprodukte)

Berücksichtigt werden muss, dass Bewertungen üblicher Schmerzen bereits mit der sozialrechtlichen Bemessung des körperlichen Schadens vorgenommen werden. Eine eigenständige Berücksichtigung der psychischen Komponente der Einschränkungen ist aber gerechtfertigt, wenn die Schmerzen oder deren Folgen über das übliche Maß hinausgehen und eine spezielle Behandlung erfordern.

Die *Prognose einer Rehabilitation* und des weiteren Verlaufs hängt dabei u. a. von folgenden Faktoren ab:

Für eine günstige Prognose spricht:
- frühzeitige, adäquate therapeutische Intervention
- Leidensdruck und Therapiemotivation des Betroffenen
- individuelle Perspektive, die zu individuellen positiven Verstärkern führt
- Fehlen von Begleiterkrankungen
- Akzeptanz und Durchhalten von Therapievorschlägen

Gegen eine günstige Prognose spricht:
- höheres Alter
- psychiatrische Komorbidität
- längere Arbeitslosigkeit
- externale Attribuierung der Störung
- fixiertes Krankheitskonzept
- Resignation
- fehlende Bereitschaft zu Änderungen (fehlende Flexibilität)
  - Fehlen eines alternativen Verhaltensrepertoires
  - erheblicher Krankheitsgewinn

Die Unsicherheiten bei der Begutachtung von Schmerzsyndromen sollten Anlass sein, im Gutachten die jeweiligen Zusammenhänge möglichst exakt darzulegen und es dem Gericht zu überlassen, die jeweiligen Wertungen vorzunehmen [GS Z-14, S. 134 ff.].

Bei der individuellen Beurteilung kann eine Systematik hilfreich sein, die folgende Fragen schrittweise beantwortet:
1. Was sind die wesentlichen Befunde?
2. Wie gestaltete sich die Symptomentwicklung?
3. Welche Vulnerabilitäts- und/oder Kompensationsfaktoren lagen vor? (Wie kann die Biografie unter diesen Gesichtspunkten analysiert werden?)
4. Welche Bewältigungsstrategien wurden eingesetzt?
5. Welche Folgen hatte das Leiden für die zwischenmenschlichen Interaktionen (Belastung und Krankheitsgewinn)?
6. Welche klinischen und wissenschaftlichen Erkenntnisse gibt es zu dem angegebenen Syndrom (Häufigkeit, Symptomatik, Verlauf, funktionelle Einbußen)?
7. Welche Symptome wären nach den wissenschaftlichen Erkenntnissen zu erwarten?
8. Gegebenenfalls: Wie unterscheidet sich die Symptomatik des Untersuchten von den zu erwartenden Symptomen?
9. Gegebenenfalls: Welche Erklärung gibt es für die Symptomatik des Untersuchten und für den Unterschied zwischen erwarteten und angegebenen Symptomen?
10. Welche Diagnose lässt sich daraus ableiten?
11. Welche Auswirkungen haben die Diagnose und die spezifische Symptomatik auf die Leistungsfähigkeit des Betroffenen
    a. im zwischenmenschlichen Bereich,
    b. in der Tagesstrukturierung,
    c. im Arbeitsumfeld,
    d. in der Freizeitgestaltung?

Diese Fragen sollten auch im schriftlichen Gutachten beantwortet werden. Darüber hinaus ist es sinnvoll, eine zusammenfassende Wiederholung der Fragestellung des Gutachtens und der aktenkundlichen Entwicklung, warum und wie es zu dieser Fragestellung gekommen ist, voranzustellen. Am Ende des Gutachtens muss die detaillierte Beantwortung des Fragenkatalogs (der neuerdings oft mehrere Seiten lang ist) erfolgen. Dabei ist es hilfreich, wenn auf jede einzelne Frage kurz eingegangen wird, selbst wenn die Antwort manchmal evident ist. Pauschale Beantwortungen können verwirrend sein und gelegentlich dazu führen, dass wichtige Aspekte übersehen werden.

15 Rückfallprognosen

Die Entscheidung, ob eine Maßregel angeordnet wird oder nicht oder ob ein Untergebrachter aus dem Maßregelvollzug entlassen wird, kann das Gericht in aller Regel nicht allein aus eigener Kompetenz treffen. Juristen verfügen nicht über die wissenschaftlichen Grundlagen, um bei psychisch Kranken oder Abhängigen eine Prognose stellen zu können, ob der Betreffende mit einer Straftat rückfällig wird. Ebenso wie bei einer Unterbringung in oder einer Entlassung aus einer psychiatrischen Klinik oder einer Entziehungsanstalt fordert die Strafprozessordnung auch bei der Anordnung einer Sicherungsverwahrung und bei einer vorzeitigen Entlassung aus lebenslanger Haft die Anhörung eines Sachverständigen. Seit der Gesetzesnovellierung vom 26.01.1998 wurde eine Reihe weiterer Gesetzesänderungen verabschiedet, die sachverständige prognostische Beurteilungen erfordern. Kapitel 4.2 gibt eine Übersicht über die wesentlichen Fragestellungen, wie sie aus rechtlicher Sicht gefordert werden. Obwohl das Bundesverfassungsgericht in seinem Urteil vom 04.05.2011 (2 BvR 2365/09 und 6 weitere AZ) die meisten der seit 1998 eingeführten Gesetze in diesem Bereich für verfassungswidrig erklärt hat, können diese bis Mai 2013 angewandt werden. Aus den in den Kapiteln 4.2.1 bis 4.2.3 aufgeführten Fragen ist ersichtlich, dass die Anforderungen an die prognostische Sicherheit nicht in allen Fällen gleich sind. Die höchsten Anforderungen an die Verlässlichkeit der Vorhersage der „Ungefährlichkeit" werden bei einer Entlassung aus dem Maßregelvollzug gestellt. Hier sollte das Gericht nach § 67 d II StGB feststellen, dass keine Gefahr mehr von dem Untergebrachten zu erwarten ist. Demgegenüber muss es bei vorzeitiger Entlassung aus der Haft lediglich davon ausgehen, dass diese Entlassung unter Berücksichtigung der Sicherheitsinteressen der Allgemeinheit verantwortet werden kann. Bei zeitlich begrenzten Freiheitsstrafen ist die Hinzuziehung psychiatrischer und psychologischer Sachverständiger zur Prognoseerstellung von zweifelhaftem Wert, da sie kaum zusätzliche Sicherheit (siehe auch Kröber 2000) und meist nur eine Verzögerung der Entlassungsvorbereitungen bedingt (Volckart 1999) [GS St-9, S. 100 ff.].

Bei der 2004 in das Gesetzbuch aufgenommenen nachträglichen Sicherungsverwahrung werden, ebenso wie bei der Verlängerung der Sicherungsverwahrung über 10 Jahre hinaus, besondere Anforderungen an die Verlässlichkeit der prognostischen Aussage, dass eine Rückfallgefahr besteht, gestellt. Prognosebegutachtungen werden seit Juli 2007 auch gesetzlich alle fünf Jahre zur Qualitätskontrolle von Therapie und Verlauf bei Maßregelvollzugspatienten verlangt, die nach § 63 StGB untergebracht sind (§ 463 Abs. 4 StPO in Verbindung mit § 67e StGB). Die Zahl der erforderlichen Prognosegutachten hat sich durch die Gesetzesänderungen vervielfacht. Inwieweit diese vielen Prognosegutachten sinnvoll sind oder unnötigerweise die Kapazität der ohnehin begrenzten Zahl ausgebildeter und erfahrener Sachverständiger überfordern (Leygraf 2009), soll hier nicht weiter diskutiert werden.

Die Prognosebeurteilung ist nicht nur durch die Fragen der Auftraggeber (siehe Kap. 4.2.1), sondern auch durch die in den letzten 20 Jahren erarbeiteten wissenschaftlichen Erkenntnisse und Methoden ein komplexes Thema geworden, welches mittlerweile in eigenen Fachbüchern behandelt wird (Dahle 2005; Nedopil 2005a; Kröber et al. 2006).

15.1 Geschichte der Prognoseforschung

In der Vergangenheit wurde immer wieder gefragt, wie solche Prognosen zu erstellen sind, wer sie abgeben soll und wie zuverlässig sie sind. Empirische Forschung in diesem Bereich begann in den 1920er Jahren. Seither gab es verschiedene Phasen, in welchen sich optimistische und pessimistische Einschätzungen zum Sinn von Kriminalprognosen und zur Mitwirkung von forensischen Psychiatern bei der Erstellung von Kriminalprognosen abwechselten. Eine der ersten Merkmalssammlungen wurde von Burgess (1928) in den USA veröffentlicht.

Die erste deutsche Prognosetafel stammt von Schiedt (1936) aus dem Jahre 1936. Nach dem zweiten Weltkrieg bis in die 1970er Jahre wurden große Datenmengen analysiert, um potenzielle Straftäter zu charakterisieren (Glueck u. Glueck 1950; Wolfgang et al. 1972; Hartmann 1977; Böker u. Häfner 1973). Derartige Kriteriensammlungen nahmen ganz unterschiedliche Umfänge an. Sie reichten von drei Merkmalen, nämlich Bettnässen, Tierquälerei und Brandlegung (Hellman u. Blackman 1966) bis zu Merkmalslisten mit mehr als 80 Items (Dietz 1985).

Die klassische Literatur, z. B. Leferenz (1972), kennt drei unterschiedliche Methoden, mit welchen die Prognose erarbeitet werden kann:
- *Die intuitive Methode:* Ihrer bedienen sich die Richter, die aufgrund ihres theoretischen Allgemeinwissens und ihrer subjektiven Erfahrung in kurzer Zeit entscheiden müssen, welche Strafe oder welche Art der Strafverschonung aufgrund des Delikts und der Persönlichkeit eines Täters gerechtfertigt oder sinnvoll erscheint.
- *Die statistische Methode:* Sie basiert auf empirischen Untersuchungen, die jene Faktoren ermitteln, die statistisch mit hoher Rückfälligkeit korrelieren oder von Experten als Indikatoren für hohe Rückfälligkeit angesehen werden.
- *Die klinische Methode:* Bei ihr wird aufgrund der sorgfältigen biografischen Anamneseerhebung, einschließlich der Krankheits- und Delinquenzanamnese, von der Vergangenheit über die derzeitige Situation auf die Zukunft extrapoliert.

Unter forensischen Psychiatern wurde die sog. klinische Kriminalprognose bevorzugt, die eine individualprognostische Erfahrung des Gutachters und eine möglichst sorgfältige individuelle Exploration und Untersuchung in den Vordergrund stellte (Leferenz 1972).

Ab den 1970er Jahren wurden die Fähigkeiten der Humanwissenschaftler, insbesondere der Psychiater, Kriminalprognosen zu erstellen, kritisch hinterfragt. Dabei wurde zunächst aufgrund der Nachuntersuchungen der wegen des Grundsatzurteils in Sachen Baxtrom (Steadman 1973) und anderer Patienten (Thornberry u. Jacoby 1979), die trotz der von ihren Behandlern angenommenen Gefährlichkeit entlassen werden mussten, darauf verwiesen, dass sich Psychiater bei der Abgabe von Prognosen dreimal häufiger irrten, als sie recht behielten (Steadman 1983). Vergleichbare Schlussfolgerungen können auch aus einer neueren Untersuchung aus Deutschland gezogen werden (Rusche 2003).

Die Entwicklung verlief jedoch anders, als sich aus der skeptischen Einstellung, die Anfang der 1980er Jahre des vorigen Jahrhunderts geäußert wurde, hätte ableiten lassen. Weder waren die Gerichte bereit, auf humanwissenschaftlich begründete Kriminalprognosen zu verzichten, noch fanden sich andere Berufsgruppen, die in der Lage waren, bessere Kriminalprognosen abzugeben als Psychiater und Psychologen. Trotz der Kritik entstanden neue Forschungsaktivitäten, die versuchten, unter Berücksichtigung der methodischen Schwächen der Untersuchungen der 1950er und 1960er Jahre den Zusammenhängen zwischen Gewalttätigkeit und psychischen Krankheiten nachzugehen (Menzies u. Webster 1995; Monahan 1996; Monahan u. Steadman 1994; Quinsey 1995; Swanson 1994; Zusammenfassung bei Monahan 1996; Nedopil 2005a). Aufgrund dieser Untersuchungen und der dabei entwickelten Instrumente wurden die Vorhersagetechniken verfeinert und jenen Risikovorhersagen angeglichen, die z. B. im Versicherungswesen Anwendung finden. Sie heißen aus diesem Grunde auch „actuarial predictions". Damit sind kriterienorientierte Vorhersagetechniken gemeint, bei denen nicht nur die einzelnen Variablen zuverlässig erhebbar sein müssen, sondern darüber hinaus die Abschätzung der verschiedenen Variablen einer sorgfältigen und methodisch ausgefeilten Abwägung und Verrechnung unterworfen wird, um zu einem Vorhersagemodell zu gelangen.

Während früher die Fragen der Risikoeinschätzung lauteten „Wer wird rückfällig?", „Mit welcher Wahrscheinlichkeit wird der Rückfall eintreffen?" und „Welche Risikofaktoren können wir im Einzelfall identifizieren?", sollte heute die Frage differenzierter folgendermaßen formuliert werden: *„Wer wird wann, unter welchen Umständen, mit welchem Delikt rückfällig, und wie können wir es verhindern?"*

Die Differenzierung besteht darin, dass sowohl *individuelle Merkmale* (wer?) zu berücksichtigen sind, die sich z. B. in persönlichkeitsgebundenen Risikofaktoren, wie Dissozialität, Krankheit, krimineller Vorgeschichte, ausdrücken, als auch *zeitliche Dimensionen* (wann?). Ist der Rückfall z. B. unmittelbar nach einer Entlassung oder nach vielen Jahren zu erwarten? Darüber hinaus umfasst die Frage auch die *situative Bedingtheit* eines potenziellen Rückfalls (unter welchen Umständen?), ob dieser bereits in der Einrichtung oder schon bei Lockerungen befürchtet werden muss oder erst, wenn sich der Betreffende ganz sich selber überlassen ist, oder etwa nur in spezifischen Krisensituationen. Letztendlich muss auch die Frage der adäquaten Intervention zur Rückfallvermeidung aufgeworfen werden. Welche *Art der Therapie* und *welches Ausmaß an Kontrolle* reichen aus, um einen möglichen Rückfall zu verhindern?

Die Entwicklung verlief von einer *Risikoeinschätzung*, wie sie von Monahan (1981) gefordert wurde, zu einem möglichst professionell durchgeführten *Risikomanagement*, welches sich nicht auf Querschnittserhebungen beschränkt, sondern die „Risikopatienten" in einem kontinuierlichen Prozess auch langfristig begleiten kann. Wesentliche Elemente dieses Prozesses sind die Risikoerfassung, die Risikoformulierung und Risikokommunikation, die Risikobewertung und das Risikomanagement, welches sich in Therapie und präventive Intervention im Vorfeld einer sich anbahnenden Risikoverwirklichung unterscheiden lässt.

15.2 Konzepte zur Risikoerfassung

Die differenzierte Fragestellung hat auch eine differenzierte Methodik der Begutachtung zur Folge. Bei einer solchen Methodik kann zwischen drei verschiedenen Konzepten unterschieden werden:
- einem **idiografischen Konzept**, bei welchem eingeschliffene individuelle Verhaltensmuster, die ein Wiederauftreten des Verhaltens wahrscheinlich machen, zur Grundlage der Beurteilung gemacht werden. Derartige eingeschliffene Verhaltensweisen, die zu oft wiederkehrendem Fehlverhalten führen, sind allerdings selten. Häufig wird deswegen
- ein **nomothetisches Konzept** verfolgt, bei dem empirische Erkenntnisse aus einer Vielzahl von Untersuchungen auf den Einzelfall angewandt werden. Dieses Konzept ist die Grundlage der heute gängigen empirisch begründeten Prognoseinstrumente. Dieses Konzept allein reicht jedoch häufig nicht aus und ermöglicht kaum eine Individualprognose. Hierzu kann
- ein **hypothesengeleitetes Konzept** dienen, das auf der Entwicklung einer individuellen Hypothese zur Delinquenzgenese beruht. Dabei müssen die spezifischen Risikofaktoren, die der Hypothese zugrunde liegen, identifiziert werden. Hierzu bieten die Prognoseinstrumente eine wertvolle Hilfe. Anschließend müssen das Fortbestehen der Risikofaktoren im Einzelfall, ihre aktuelle Relevanz und ggf. ihre Kompensation durch protektive Faktoren überprüft werden. Damit wird die Prognoseerarbeitung zu einem Prozess, der auch die Anwendung empirischen Wissens für den Einzelfall möglich macht. Mittlerweile gibt es eine Reihe von operationalisierten Merkmalslisten, die diese Risikofaktoren erfassen (Übersicht bei Nedopil 2005a; Otto u. Douglas 2010).

Dabei muss berücksichtigt werden, dass es Risikofaktoren gibt, die veränderbar sind, und andere, die stabil bleiben. Andrews u. Bonta (1994) haben die stabilen Parameter als statische Prädiktoren, die änderbaren als dynamische Prädiktoren bezeichnet (Nedopil 1997). Hanson (1998) hat die dynamischen Prädiktoren unter therapeutischen Gesichtspunkten weiter in fixierte und akute dynamische Prädiktoren aufgeteilt. Etwas plakativ kann man sagen, dass sich die Risikofaktoren aufteilen lassen in
- *statische Risikofaktoren*; sie setzen sich aus anamnestischen Daten, persönlichkeitsgebundenen Dispositionen und kriminologischen Faktoren zusammen und sind unter Punkt A. und B. in der Integrierten Liste der Risikofaktoren (▶ Tab. 15.7) aufgeführt; sie bilden die Grundlage der aktuarischen Risikoeinschätzung und sagen, *um wen* man sich Sorgen machen muss, und
- *dynamische Risikofaktoren*; diese werden weiter unterschieden in:
  - *fixierte dynamische Risikofaktoren*; sie beinhalten Fehlhaltungen und -einstellungen sowie risikoträchtige Reaktionsmuster und entsprechen den klinischen Variablen (Punkt C und z. T. Punkt D der Integrierten Liste der Risikofaktoren in ▶ Tab. 15.7). Sie erlauben eine Einschätzung der Behandlungsmöglichkeiten und besagen, *bei wem* Änderungen möglich und erreichbar sind, und
  - *aktuelle, sich ändernde Risikofaktoren*; sie bestehen aus klinischer Symptomatik, Einstel-

lung und Verhalten in verschiedenen Situationen, z.B. dissozialem Verhalten in einer Einrichtung, Beschwerden über Personal („Nicht ich bin das Problem, sondern die Institution"), Bestreiten oder Verleugnen früherer Gewalttaten, Fehlen von Schuld und Reue, unrealistischen Zukunftsplänen, aktuellem Alkoholmissbrauch, aktueller psychotischer Symptomatik, fehlender Compliance; sie ermöglichen eine klinische Risikoeinschätzung und sagen, *wann* man sich Sorgen machen muss.

15.2.1 Methodische Voraussetzungen

Bevor Prognoseinstrumente angewendet werden können, ist allerdings einiges Vorwissen über Prognosen im Allgemeinen erforderlich, und es ist eine Reihe von Vorbedingungen zu erfüllen, ohne deren Berücksichtigung gravierende Fehlschlüsse aus einer Anwendung von Prognoseinstrumenten gezogen würden.

Mit keiner Prognosemethode lassen sich Probanden, die rückfällig werden, ganz von jenen, die nicht rückfällig werden, trennen. Es besteht immer ein mehr oder weniger großer Überlappungsbereich (siehe ▸ Abb. 15.1 schattiert), d.h. auch Probanden mit vielen Risikofaktoren werden nicht rückfällig und solche mit wenigen Risikofaktoren haben Rückfälle.

Jede Prognose leidet im Prinzip unter zweierlei Irrtümern: Einmal gibt es jene, bei denen das erwartete Verhalten eintrifft, obwohl es nicht vorhergesagt wurde (*falsch Negative*), und zum anderen jene, bei denen das erwartete Verhalten nicht eintrifft, obwohl es vorhergesagt wurde (*falsch Positive*). Je nachdem, wo man die Trennlinie zwischen den beiden Gruppen (den Rückfälligen und den Nicht-Rückfälligen) zieht, d.h. je nachdem, wo man den Cut-off-Wert eines Instrumentes definiert, ändert sich die Zahl der falsch Positiven und die Zahl der falsch Negativen. Die beste Trennung und die höchste Trefferquote erreicht man in dem Beispiel von ▸ Abb. 15.1 bei einem Cut-off-Wert von 16 (durchgezogene Linie). Man wird dann immer noch eine Reihe von Fehleinschätzungen in Kauf nehmen müssen. Das Verhältnis von richtigen Einschätzungen zu Fehleinschätzungen wird in Vier-Felder-Tafeln verdeutlicht. Dabei werden jene, bei denen man das zu untersuchende Ereignis (z.B. den kriminellen Rückfall) vorhersagt, als (für Rückfall) positiv (= „p") bezeichnet, diejenigen, bei denen man ihn nicht vorhersagt, als negativ (= „n").

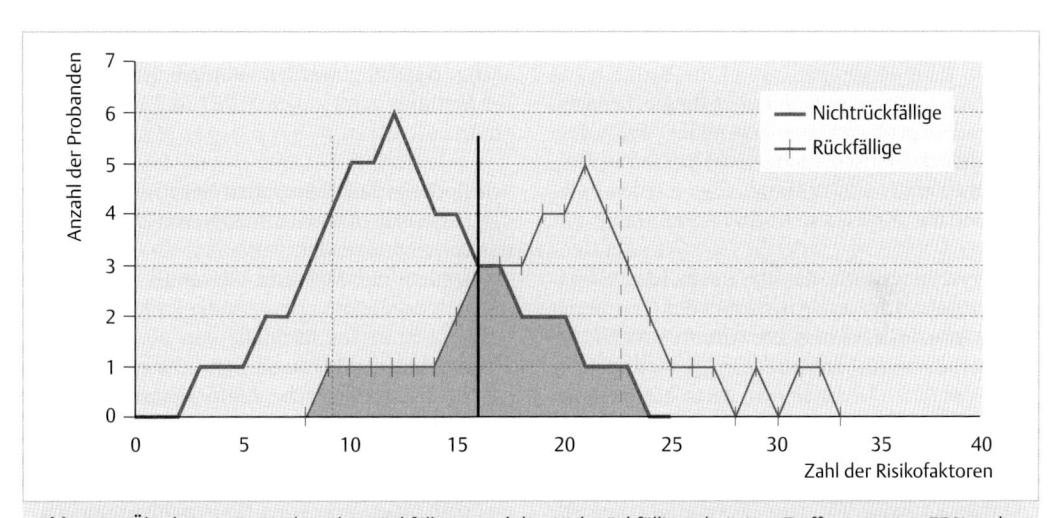

Abb. 15.1 Überlappung zwischen den Rückfälligen und den Nichtrückfälligen bei einer Trefferquote von 75% und einer Basisrate der Rückfälligkeit von 40% (100 Begutachtungen). Die höchste Trefferquote besteht bei 16 Risikofaktoren; die Erläuterung der senkrecht gepunkteten und senkrecht gestrichelten Linien findet sich im Text.

15 Rückfallprognosen

Tab. 15.1 Methodische Grundlagen der Rückfallprognose – Vierfeldertafel.

Prognose	Reale Entwicklung		
	kein Rückfall	Rückfall	Summe
kein Rückfall	tn	fn	tn + fn
Rückfall	fp	tp	fp + tp
Summe	tn + fp	fn + tp	Gesamtsumme

Trefferquote: (tp + tn)/Gesamtsumme
Fehlerquote: (fp + fn)/Gesamtsumme
Sensitivität: tp/(fn + tp)
Spezifität: tn/(tn + fp)

Diese Vorhersage kann sich als richtig erweisen (true = „t"), oder als falsch (false = „f"). Es gibt also folgende vier Möglichkeiten (siehe ▶ Tab. 15.1):

- Das Ereignis wird vorhergesagt und trifft auch ein (true positives = tp).
- Das Ereignis wird vorhergesagt, trifft aber nicht ein (false positives = fp).
- Das Ereignis wird nicht vorhergesagt und trifft auch nicht ein (true negatives = tn).
- Das Ereignis wird nicht vorhergesagt, trifft aber dennoch ein (false negatives = fn).

Da bei den meisten Prognosemethoden die Treffsicherheit nicht über einen bestimmten Grad hinaus verbessert werden kann, muss man sich entscheiden, welchen Anteil von falsch positiven und falsch negativen Entscheidungen man in Kauf nimmt. Üblicherweise werden falsch positive Entscheidungen dann in Kauf genommen, wenn die dadurch bedingte Last oder der dadurch bedingte Schaden nicht allzu groß ist. Demgegenüber wird man falsch positive Entscheidungen vermeiden wollen, wenn die daraus resultierenden Lasten schwerwiegend und die Konsequenzen gravierend sind.

Die Beurteilungsgröße, die sich auf die falsch Negativen bezieht, wird als *Sensitivität* oder Sensibilität einer Methode bezeichnet. Sie wird mit der Formel *Sensitivität* = tp/(fn + tp) berechnet. Je niedriger der Anteil der falsch Negativen ist, desto höher ist die Sensitivität der Methode. Ist der Anteil der falsch Negativen „0", nimmt die Sensitivität einen Wert von 1 an. Die Beurteilungsgröße, die sich auf die falsch Positiven bezieht, wird als *Spezifität* bezeichnet. Sie berechnet sich nach der Formel *Spezifität* = tn/(tn + fp). Je niedriger der Anteil der falsch Positiven, desto spezifischer ist die Methode. Ist dieser Anteil „0", nimmt die Spezifität einen Wert von 1 an. Wollte man im Beispiel von ▶ Abb. 15.1 fordern, dass nur einer fälschlicherweise wegen einer günstigen Prognose entlassen und später als „falsch negativ" rückfällig wird (gepunktete Linie in ▶ Abb. 15.1), blieben 48 Personen eingesperrt, obwohl sie nicht rückfällig würden (falsch positiv). Die Sensitivität betrüge dann 0,977, die Spezifität aber nur 0,226.

Je höher aber die Spezifität eines Verfahrens gewählt wird, desto größer ist das Risiko, dass es zu falsch negativen Prognosen kommt (gestrichelte Linie in ▶ Abb. 15.1). Dabei würde eine Rückfallgefahr nicht erkannt, obwohl einige Untersuchte tatsächlich rückfällig werden. Wollte man im obigen Beispiel fordern, dass nur einer fälschlicherweise eingesperrt bleibt, so würden 31 Täter entlassen, die später rückfällig werden würden. Die Spezifität der Methode beträgt dann 0,987 und die Sensitivität 0,1.

Wie hoch der Anteil der falsch Negativen und jener der falsch Positiven sind, hängt von der *Basisrate* des vorherzusagenden Verhaltens ab und von der *Trefferquote* der Methode. Bei einer Anwendung realistischer Zahlen zeigt sich die Problematik: Bei einer Basisrate für Rückfälle von 20% und einer Trefferquote der Methode von 75% ergäben sich bei 100 Begutachtungen 5 Fehlprognosen zu Lasten der Allgemeinheit und 20 Fehlprognosen zu Lasten der Verurteilten. Eine Erhöhung der Sensitivität, sodass nur eine Fehlprognose zu Lasten der Allgemeinheit (fn) gestellt wird, führt zu 68 Fehlprognosen, die von den Verurteilten zu tragen sind (fp) (siehe ▶ Tab. 15.2).

Tab. 15.2 Methodische Grundlagen der Rückfallprognose.

Prognose	Reale Entwicklung		
	kein Rückfall	Rückfall	Summe
kein Rückfall	60 (12)	5 (1)	65 (13)
Rückfall	20 (68)	15 (19)	35 (87)
Summe	80	20	100

)(: Veränderung der Zahlen bei Inkaufnahme eines Rückfalls bei 100 Begutachtungen bei einer Basisrate für Rückfälligkeit von 20 %

Tab. 15.3 Methodische Grundlagen der Rückfallprognose.

Prognose	Reale Entwicklung		
	kein Rückfall	Rückfall	Summe
kein Rückfall	15 (1)	20 (1)	35 (2)
Rückfall	5 (19)	60 (79)	65 (98)
Summe	20	80	100

)(: Veränderung der Zahlen bei Inkaufnahme eines Rückfalls bei 100 Begutachtungen bei einer Basisrate für Rückfälligkeit von 80 %

Damit hat die Basisrate eines vorherzusagenden Ereignisses einen entscheidenden Einfluss auf die Prognosefehler. Je niedriger die Basisrate für Rückfälligkeit, desto höher wird die Zahl der falsch Positiven, also jener, die in der Praxis untergebracht bleiben, obwohl sie nicht rückfällig werden würden, und desto ungünstiger das Verhältnis zwischen true positives und false positives: Während bei einer Basisrate für Rückfälle von 20 % 19 von 87 mit ungünstiger Prognose tatsächlich rückfällig werden und 68 von ihnen nicht, das Verhältnis also 0,28 beträgt, führt eine Basisrate von 80 % zu einem Verhältnis von 79 zu 19, also zu 4,16 (siehe ▶ Tab. 15.3).

Statistische Überlegungen zeigen auch, dass eine Methode keinen Zuwachs an Erkenntnis bringt, wenn die Basisrate niedriger ist als die Trefferquote (Faust u. Nurcombe 1989; Gouvier 1998). Man würde im Vergleich zur Anwendung einer Methode mit einer Trefferquote von 75 % ein statistisch besseres Ergebnis erzielen, wenn man bei einer Basisrate für Rückfälligkeit von 20 % (siehe ▶ Tab. 15.2) alle entlassen und bei einer Basisrate von 80 % (siehe ▶ Tab. 15.3) alle untergebracht halten würde.

Zwischenzeitlich wurden Basisraten für Rückfälligkeit bei vielen Delikten errechnet (Groß u. Nedopil 2005; Jehle et al. 2010). Ihre Interpretation bleibt aber schwierig, weil die Daten von einer Vielzahl von Faktoren, z. B. der Anzeigen- und Aufklärungsquote für ein Delikt, dem Geschlecht oder dem Alter der Täter, einer psychischen Störung u. a., abhängen und weil derzeit für die meisten Delikte nur Schätzgrößen zur Verfügung stehen. Einige dieser Schätzgrößen sind in ▶ Tab. 15.4 aufgeführt.

Wie hoch die Zahl der falsch Positiven tatsächlich ist, konnte lange nicht beantwortet werden, weil Nachuntersuchungen über die Gültigkeit prognostischer Einschätzungen nur bei jenen Tätern durchgeführt werden konnten, die aufgrund einer günstigen Prognose entlassen wurden (siehe Menzies u. Webster 1995; Weber 1985). In letzter Zeit sind jedoch auch in Deutschland Arbeiten erschienen, die dieser Frage nachgingen (Dahle 2005; Nedopil 2005a; Stadtland et al. 2005; Stadtland u. Nedopil 2005a). Der Anteil der falsch Positiven ist zwar nicht so hoch wie in den früheren Arbeiten von Steadman (1973) und Thornberry u. Jacoby (1979), wo er über 80 % betrug, er ist aber mit etwas über 60 % immer noch beträchtlich.

Die genannten methodischen Überlegungen sollen darauf hinweisen, welche Problematik und welche *Fehlermöglichkeiten* man sich bei der Prognosestel-

Tab. 15.4 Basisraten (Näherungswerte) für Rückfälligkeit (Analyse der Literatur, Rückfallraten beziehen sich auf einen Zeitraum von 2–6 Jahren; ausführlicher bei Groß u. Nedopil 2005).

Delikte mit Rezidivraten über 50 %
- Straßenverkehrsdelikte
- Drogendelinquenz
- Sexualdelikte bei homosexueller Pädophilie

Delikte mit Rezidivraten zwischen 25 und 50 %
- Körperverletzung
- Eigentumsdelinquenz
- Exhibitionismus
- Sexualdelikte bei Pädophilie

Delikte mit Rezidivraten zwischen 10 und 25 %
- Raub
- Brandstiftung
- Vergewaltigung und sexuelle Nötigung

Delikte mit Rezidivraten zwischen 3 und 10 %
- Inzest
- Gewaltdelikte bei Pädophilie

Delikte mit Rezidivraten zwischen 0 und 3 %
- Mord und Totschlag

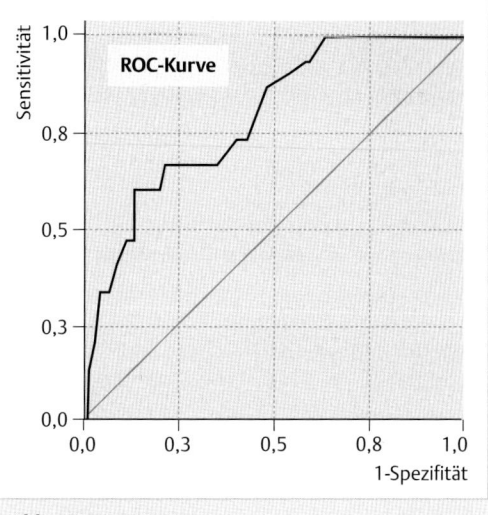

Abb. 15.2 ROC-Kurve.
ROC-Kurve. Als Beispiel Psychopathy-Checklist-Revised (PCL-R) und gewalttätige Rückfälle.

lung vor Augen zu halten hat. Dadurch soll der Satz, dass Prognose immer das Risiko eines Irrtums bedeutet und dass Fehlprognosen nicht ganz zu vermeiden sind, verständlich werden.

Wie hoch die Sensitivität und die Spezifität für den Eingriff Freiheitsentzug zur Verhinderung eines delinquenten Rückfalls sein müssen, ist eine juristische Entscheidung, die aber nirgendwo wirklich quantitativ festgelegt ist.

Neben den bereits beschriebenen Messgrößen zur Erfassung der Treffsicherheit von Prognosen, wie *Trefferquote* und *Fehlerquote*, *Sensibilität* und *Spezifität*, werden weitere statistische Prüfgrößen verwendet, um die Qualität prognostischer Aussagen zu quantifizieren. Dabei spielen neben *Korrelationen*, *Odds-Ratios* und *relativen Risiken* vor allem *Receiver Operating Characteristics (ROC)* eine Rolle. Letztere werden verwendet, um die Genauigkeit von Prognoseinstrumenten zu prüfen (Mossman 1994). Die ROC-Kurve ist die Funktion der „Trefferrate" oder der Rate der richtig Positiven (Sensitivität) zur Rate falscher Alarme (oder 1-minus-Spezifität; siehe ▶ Abb. 15.2).

Die ROC-Kurve zieht durch die Koordinaten (0/0) und (1/1). Anhand der Fläche unter der Kurve („area under the curve" = AUC) kann die Treffsicherheit oder Validität eines Prognoseinstruments beurteilt werden: Je größer die AUC, desto größer ist die Differenz an jedem Punkt zwischen der „Trefferrate" und der „Falscher-Alarm-Rate" und desto besser ist das Vorhersagemodell. Die positive Diagonale ist eine Linie, an der die „Trefferrate" gleich der „Falscher-Alarm-Rate" ist (Sensitivität = 1-Spezifität). An den Punkten der Diagonale kann der Test nicht zwischen Rückfälligen und Nicht-rückfälligen unterscheiden, die AUC beträgt 50. Der Vorteil von ROCs ist, dass sie weitgehend unabhängig von der Basisrate und vom Niveau des Grenzwertes zur Klassifizierung von Rückfälligkeit sind (Rice u. Harris 1995).

15.2.2 Prognoseinstrumente

Während in Deutschland zunächst eher typologische Ansätze zur Beschreibung rückfallgefährdeter Täter entwickelt wurden (Bischof 1988; Göppinger 1984), wurden im angloamerikanischen Raum und

Tab. 15.5 Prognoseinstrumente und ihre Indikationen.

Instrument zur Risikoeinschätzung/Autor	Indikation
Psychopathy Checklist Revised (PCL-R) Hare (1990, 2003)	Straftäter allgemein
Violence Risk Assessment Guide (VRAG) Harris et al. (1993)	Gewalttaten allgemein
Level of Service Inventory – Revised (LSI-R) Andrews u. Bonta (1994)	Straftäter, die nicht psychisch krank sind
Historical, Clinical and Risk Variables (HCR-20) Webster et al. (1995, 1997)	psychisch kranke Gewalttäter
Integrierte Liste von Risikovariablen (ILRV) Nedopil (1997)	psychisch kranke Rechtsbrecher
Kriterien zur Beurteilung des Rückfallrisikos besonders gefährlicher Straftäter Dittmann (1998)	Gewalttäter mit Zusatz für Sexualstraftäter

Tab. 15.6 Spezielle Instrumente zur Risikoeinschätzung für Sexualstraftäter.

Instrument zur Risikoeinschätzung/Autor	Indikation
Sex Offender Risk Appraisal Guide (SORAG) Rice u. Harris (1997)	sexuelle Gewalttaten
Sexual Violence Risk 20 (SVR 20) Boer et al. (1997)	sexuelle Gewalttaten
Static-99/R bzw. Static-2002/R http://www.static99.org/index.html	Sexualdelikte allgemein (statische Risikofaktoren)
STABLE-2000 and STABLE 2007 Anderson u. Hanson (2010)	Sexualdelikte allgemein (dynamische Risikofaktoren)

insbesondere in Kanada übergreifende Risikofaktoren für die Rückfallgefahr erarbeitet, die zu Prognoseinstrumenten zusammengefasst wurden. In den letzten 20 Jahren wurden über 450 solcher Instrumente entwickelt (Chambers et al. 2009), und die Vorhersagetechniken wurden verfeinert.

Die Merkmalskataloge, aufgrund derer delinquentes und insbesondere aggressives oder sexuell deviantes Verhalten prognostisch besser eingeschätzt werden sollten, sind kaum mehr überschaubar (Boer et al. 1997; Bonta 2002; Browne u. Howells 1996; Goldstein u. Keller 1987; Hanson 2000; Harris et al. 1993; Hodge 2002; Lewis u. Webster 2004; Nuffield 1982; Rehder 2001; Weber 1995). Allerdings zeigt sich, dass viele von ihnen, z. B. der Violence Risk Appraisal Guide (VRAG) von Harris et al. (1993), der HCR-20 von Webster u. Eaves (1995, 1997), die Prädiktorenlisten der „Mc-Arthur-Risk-Study" (Monahan u. Steadman 1994), der Kriterienkatalog von Dittmann (1998) für das Strafvollzugskonkordat der Nordwest- und Innerschweiz und der überarbeitete Merkmalskatalog des Autors (Nedopil 1997), einen großen Überlappungsbereich haben. Klinische Erfahrungen und empirische Untersuchungen gelangen zumindest in weiten Bereichen zu vergleichbaren Prädiktoren. In vielen Prognoseinstrumenten ist die PCL-R von Hare (1990, 2003) enthalten. In nahezu allen Instrumenten haben die anamnestischen und die objektiv feststellbaren Daten, also *statische Risikovariablen*, ein Übergewicht. In ▶ Tab. 15.5 sind die wichtigsten Prognoseinstrumente und ihre Indikationen für Straftäter allgemein und in ▶ Tab. 15.6 jene für Sexualstraftäter zusammengefasst.

Darüber hinaus gibt es für bestimmte Populationen, z. B. Jugendliche (SAVRY – Structured Assessment of Violence Risk in Youth; Rieger et al. 2009) oder Frauen (Kjelsberg et al. 2009), und für bestimmte Fallkonstellationen, z. B. Gewalt in Partnerschaften (SARA – Spousal Assault Risk Assessment; Kropp et al. 1999), eigens konstruierte Erhebungsinstrumente, für andere, z. B. ältere Menschen, fehlt es noch an empirischen Daten und daraus abgeleiteten Instrumenten (Wolf 2009). Die der Entwicklung von Prognoseinstrumenten zugrunde liegenden Konzepte sind relativ unterschiedlich, ebenso wie die Methodik, mit welcher die in den Instrumenten enthaltenen Merkmale gefunden wurden. Beispielsweise wurden der VRAG auf der Grundlage einer Einzelstichprobe, der HCR-20 aufgrund einer Literaturanalyse, der Static-99 nach einer Metaanalyse empirischer Arbeiten und die ILRV aus der Analyse von Expertenwissen konstruiert. Auch die Zielsetzung für die Anwendung ist nicht einheitlich. So dienen manche Instrumente, z. B. die ILRV, zur systematischen Erfassung der wichtigsten Aspekte für die Rückfallprognose bei psychisch kranken oder gestörten Rechtsbrechern, andere, z. B. der VRAG, dienen der Zuordnung des einzelnen Täters zu einer Risikogruppe von Gewalttätern, deren Rückfallwahrscheinlichkeit in Zahlen ausgedrückt werden kann. Vergleichbares gilt auch für den Static-99/R in Bezug auf Sexualstraftäter (Stadtland et al. 2006; Noll et al. 2006).

Bei der Anwendung und der Interpretation der Ergebnisse von Prognoseinstrumenten sollte man das *theoretische Konstrukt, die Möglichkeiten der Anwendung, die Zielrichtung der Fragestellung und die Grenzen der Aussagemöglichkeiten des Instrumentes* kennen und berücksichtigen.

Hierzu erscheint es sinnvoll, die Prognoseinstrumente zu unterteilen in solche, die einer *aktuarischen Risikoeinschätzung* dienen, und jene, die eine systematische Risikoerfassung im Einzelfall erlauben und einem konkreten Risikomanagement dienen sollen. Die aktuarische Risikoeinschätzung dient dazu, den Einzelnen einer Gruppe von Straftätern zuzuordnen, deren Rückfallrisiko bekannt ist. Daraus darf nicht auf die Rückfallwahrscheinlichkeit im Einzelfall geschlossen werden, aber sie erlaubt eine Verankerung des Einzelfalls in einer Risikogruppe, über die es empirische Daten gibt. Zu den prominenten Vertretern dieser Instrumente gehören der VRAG, der SORAG und der Static-99/R. Durch ihre Anwendung können die bekannten deliktspezifischen Basisraten ergänzt, relativiert und modifiziert werden. Demgegenüber dienen Instrumente wie der HCR-20, die ILRV, der SVR-20, das LSI-R, die Kriterienliste von Dittmann et al. einer systematischen Erfassung der wesentlichen aus Literatur und empirischen Untersuchungen gewonnenen Risikofaktoren. Zwar gilt auch in Bezug auf diese Instrumente generell, dass das Risiko umso höher einzuschätzen ist, je mehr Risikofaktoren im Einzelfall vorhanden sind, und es lassen sich empirisch in Stichprobenuntersuchungen Zusammenhänge zwischen der Zahl der Risikofaktoren und der Häufigkeit von Rückfällen finden, dennoch sind diese Instrumente nicht für Additionsalgorithmen entwickelt worden und auch nicht dafür geeignet. Vielmehr dienen sie dazu, den Beurteiler auf die wichtigsten Risikofaktoren aufmerksam zu machen und ihn aufzufordern, das Gewicht jedes dieser Risikofaktoren einer professionellen Wertung im Kontext der Entwicklung des Klienten, seiner Verhaltensdisposition und seiner vorhersehbaren Risikosituationen zu unterziehen. Dabei mag ein einziger Risikofaktor eine Einschätzung dominieren, selbst wenn andere Risikofaktoren nicht erkennbar sind. Diese strukturierte professionelle Gewichtung und Bewertung findet sich auch in dem hypothesengeleiteten Vorgehen des Risikomanagements (siehe Kap. 16.3.2). Dieses Vorgehen wird vom Autor als hypothesengeleitetes und von Dahle als klinisches Prognosekonzept bezeichnet, international hat es sich als *Structured Professional Judgement* (SPJ) durchgesetzt (Heilbrun et al. 2010; Pedersen et al. 2010a; Webster et al. 2002). Die Integrierte Liste der Risikovariablen (ILRV) führt die wichtigsten Risikofaktoren und protektiven Faktoren auf, die bei einem hypothesengeleiteten Konzept oder einer strukturierten professionellen Einschätzung nicht unberücksichtigt bleiben sollten. Im Gegensatz zu anderen Instrumenten sind bei der ILRV nicht nur *Risikofaktoren*, sondern auch *protektive Faktoren* enthalten. Da Instrumente das Denken ihrer Anwender beeinflussen, hätte nach Ansicht des Autors eine Liste, die ausschließlich Risikofaktoren enthält, zwar die Beachtung dieser Risikofaktoren gefördert, gleichzeitig aber dazu geführt, dass protektive Faktoren übersehen werden (Nedopil 2000a). Diese Einschätzung hat sich mittlerweile als zutreffend erwiesen, sodass in den letzten Jahren den protektiven Faktoren auch international wieder mehr Bedeutung beigemessen wurde (siehe Kap. 15.2.3).

Die Merkmale der ILRV sind in ▶ Tab. 15.7 aufgelistet. Sie sind, wie bei Instrumenten des SPJ, operationalisiert (Nedopil 2005a) und mit Codierungsanweisungen versehen. Dadurch sollen Missverständnisse vermieden und eine reliable Beurteilung ebenso wie eine quantitative Analyse der ILRV für wissenschaftliche Untersuchungen ermöglicht werden. Die PCL-R wurde als getrenntes Instrument der ILRV hinzugefügt, nicht aber integriert, weil sie in den damaligen Untersuchungen die anderen Prognosekriterien bei Weitem an Bedeutung übertraf.

Additionen von Punkten sollten aber bei der praktischen Anwendung nicht durchgeführt werden. Um nicht falschen Vorstellungen weiter Vorschub zu leisten, muss betont werden, dass die aufgeführten Merkmale nicht Prognoseparameter, sondern *Risikofaktoren* sind. Erst wenn beim untersuchten Probanden ein Risikofaktor bislang mit Delinquenz verknüpft ist, lassen sich daraus prognostische Schlussfolgerungen ziehen [GS St-8, S. 87 ff.].

Der Einsatz aller derartigen Kriterienkataloge bedarf bei der Beurteilung der Einzelkriterien wie bei deren Gewichtung im Gesamtzusammenhang einer *psychiatrischen Ausbildung und Erfahrung* sowie einer *intensiven Schulung*. Die Instrumente können keinesfalls von Laien angewandt werden, sie können jedoch auch dem Laien dazu dienen, Prognosegutachten zu analysieren und auf ihre Transparenz und Plausibilität zu überprüfen.

Eine Vielzahl von Veröffentlichungen weist darauf hin, dass durch aktuarische Prognosemethoden eine größere Treffsicherheit bezüglich krimineller Rückfälle erreicht werden kann als mit klinischen Methoden (z.B. Steadman et al. 2000). Solche Aussagen verkennen allerdings die tatsächlichen Gegebenheiten: Klinische Prognosen werden abgegeben, um das vorhergesagte Verhalten zu verhindern. Die *Risikofaktoren* dienen im klinischen Kontext zur *Indikationsstellung für Interventionen* und können deshalb nicht mehr mit der vorhergesagten Gefährlichkeit korrelieren. Es ist zu erwarten, dass Variablen, die heute als aktuarische Risikofaktoren in Prognosebeurteilungen einfließen und als Indikatoren für Interventionsbedarf angesehen werden, in späteren Untersuchungen ebenfalls nicht

Tab. 15.7 Integrierte Liste der Risikovariablen (ILRV).

A Ausgangsdelikt
- statistische Rückfallwahrscheinlichkeit
- Bedeutung situativer Faktoren für das Delikt
- Einfluss einer vorübergehenden Krankheit
- Zusammenhang mit einer Persönlichkeitsstörung
- Erkennbarkeit kriminogener oder sexuell devianter Motivation

B Anamnestische Daten
- (H1) frühere Gewaltanwendung
- (H2) Alter bei 1. Gewalttat
- (H3) Stabilität von Partnerbeziehungen
- (H4) Stabilität in Arbeitsverhältnissen
- (H5) Alkohol-/Drogenmissbrauch
- (H6) psychische Störung
- (H8) frühe Anpassungsstörungen
- (H9) Persönlichkeitsstörung
- (H10) frühere Verstöße gegen Bewährungsauflagen

C Postdeliktische Persönlichkeitsentwicklung (klinische Variablen)
- Krankheitseinsicht und Therapiemotivation
- selbstkritischer Umgang mit bisheriger Delinquenz
- Besserung psychopathologischer Auffälligkeiten
- (C2) pro-/antisoziale Lebenseinstellung
- (C4) emotionale Stabilität
- Entwicklung von Coping-Mechanismen
- Widerstand gegen Folgeschäden durch Institutionalisierung

D Sozialer Empfangsraum (Risikovariablen)
- Arbeit
- Unterkunft
- soziale Beziehungen mit Kontrollfunktionen
- offizielle Kontrollmöglichkeiten
- Konfliktbereiche, die rückfallgefährdende Situationen wahrscheinlich machen
- Verfügbarkeit von Opfern
- (R2) Zugangsmöglichkeit zu Risiken
- (R4) Compliance
- (R5) Stressoren

PCL-R-Wert

Die Items des HCR-20 von Webster und Eaves (1995) wurden, sofern diese besser operationalisiert und klarer waren, direkt übernommen. Diese Merkmale sind durch Klammern und eine zweite Zuordnungsbezeichnung gekennzeichnet. Die Operationalisierung der Merkmale und der Kodierungsbogen für wissenschaftliche Auswertungen finden sich bei Nedopil (2005a).

mehr mit Rückfällen oder Zwischenfällen korreliert werden, weil durch ihre Beachtung Rückfälle aktiv verhindert wurden.

15.2.3 Protektive Faktoren

Zu den wichtigsten Aufgaben der forensischen Psychiatrie gehört es auch, das Gewicht der Risikofaktoren zu verringern und die Trefferquote prognostischer Einschätzungen zu erhöhen. Bei der Risikoeinschätzung sind daher auch Faktoren zu erfassen, die im Einzelfall den Betroffenen vor einem Rückfall schützen und damit sein Rückfallrisiko mindern. Viele der gebräuchlichen Prognoseinstrumente arbeiten aus methodischen Gründen mit „Risikofaktoren", also mit „Schlechtpunkten". Protektive Faktoren werden dabei weitgehend außer Acht gelassen, obwohl sie für die Resozialisierung und Reintegration von großer Bedeutung sind. Emotionale Stabilität, Flexibilität, Anpassungsfähigkeit und die Fähigkeit zur Distanzierung sind nicht nur bei Kindern und Jugendlichen Schutzfaktoren gegen dissoziale Einflüsse (Lösel u. Bender 2003), sondern wirken auch bei Erwachsenen protektiv gegen Normüberschreitungen. Derartige Überlegungen kamen in der internationalen Literatur und der Diskussion um die Prognose bei psychisch gestörten Rechtsbrechern lange Zeit zu kurz. Sie sind aber gerade bei der Vorhersage, ob Therapie nützen kann, von großer Bedeutung. Studien aus anderen Bereichen haben gezeigt, dass protektive Faktoren für den Erfolg und die Stabilität des Erfolges von Behandlungen oft ausschlaggebend sind, z. B. bei Drogenentwöhnungstherapien (Küfner 1999) und auch bei der Fürsorgeerziehung jugendlicher Dissozialer.

Als wesentlicher Schutzfaktor wurde eine Eigenschaft beschrieben, die in der angloamerikanischen Literatur als „resilience" bezeichnet wird und am ehesten mit „Festigkeit und Stabilität" übersetzt werden könnte (siehe ▶ Tab. 15.8).

2009 wurden auch die protektiven Faktoren für die Prognosebeurteilung in einem Instrument zusammengefasst und evaluiert. Dieses Instrument (SA-PROF – Structured Assessment of PROtective Factors for Violence Risk; de Vogel et al. 2009) wurde mittlerweile auch ins Deutsche übersetzt. Es enthält fünf „internale" Merkmale: Intelligenz, sichere Bindung in der Kindheit, Empathie, Coping,

Tab. 15.8 Eigenschaften, die unter den Begriff Resilienz fallen (Küfner 1999).

- unkomplizierte, positive Lebenseinstellung, die positive Reaktionen des Umfelds hervorruft
- Fähigkeit zur Distanzierung von negativen Einflüssen, z. B. Coping-Verhalten und Fähigkeit zur Distanzierung von affektiv belastenden Ereignissen
- Fähigkeit zur Herstellung von sinnhaften Bezügen zwischen dem eigenen Verhalten und der eigenen Lebensperspektive
- Fähigkeit zu Empathie und das damit verbundene Aufrechterhalten von sozialen Beziehungen
- realistische Einschätzung der Anforderungen durch die Umwelt und der eigenen Chancen
- Fähigkeit, soziale Probleme zu lösen
- intellektuelle Fähigkeiten

Selbstkontrolle; sieben „motivationale" Items: Arbeit, Freizeitaktivitäten, Finanzmanagement, Behandlungsmotivation, Einstellung gegenüber Autoritäten, Lebensziele, Medikation (Compliance); sowie fünf „externale" Merkmale: soziales Netzwerk, Intimbeziehung, professionelle Hilfe, Wohnsituation, Aufsicht. Die Autoren weisen darauf hin, dass der SAPROF immer in Kombination mit einem Instrument, das der strukturierten professionellen Einschätzung des Risikos dient, angewandt werden muss, um eine abgewogene Entscheidung über die Prognose abgeben zu können. Aus Sicht des Autors ist in jedem Einzelfall die Gewichtung der Balance zwischen Risikofaktoren und protektiven Faktoren für Prognose und Management für die Verhütung krimineller Rückfälle entscheidend. Deshalb blieben in der ILRV (ebenso wie im SAVRY) schon immer protektive und Risikofaktoren zusammengefasst. Es konnte auch bei diesen beiden Instrumenten gezeigt werden, dass die protektiven Faktoren prognostische Bedeutung haben (Rennie u. Dolan 2010; Stadtland u. Nedopil 2004). Ullrich u. Coid (2011) fanden in einer Stichprobe von 800 Strafentlassenen, dass soziale Unterstützung, emotionale Unterstützung, Freizeitaktivitäten mit Familie oder Freunden, Engagement in religiösen Aktivitäten und emotionale Nähe zu anderen als wesentliche protektive Faktoren gegen gewalttätige Rückfälle errechnet werden konnten.

15.2.4 Unterschiedliche prognostische Fragestellungen

Ein weiterer Gesichtspunkt, der häufig zu wenig beachtet wird, ist, dass für *unterschiedliche prognostische Fragen*, die an Gutachter gestellt werden, *unterschiedliche Prognoseparameter* ausschlaggebend sind. Die prognostischen Fragestellungen, die an Gutachter gestellt werden, betreffen folgende Bereiche:
- Einweisungsprognose
  - Vorhersage der generellen Wahrscheinlichkeit eines kriminellen Rückfalls
- Behandlungsprognose vor und während der Unterbringung
  - Vorhersage, ob bei dem Betroffenen die Wahrscheinlichkeit eines Rückfalls durch eine Therapie deutlich verringert wird
- Lockerungsprognose während der Unterbringung
  - Vorhersage, ob es während Lockerungen zu (k)einem Zwischenfall kommen wird
- Entlassungsprognose nach einer Entlassung
  - Vorhersage der Unwahrscheinlichkeit eines Rückfalls

Bei jeder dieser Prognosen sind unterschiedliche Risikofaktoren zu berücksichtigen. Orientierend sind die wichtigsten Parameter in ▶ Tab. 15.9 zusammengefasst.

Risikoeinschätzung beschränkt sich nicht auf Prognosebegutachtungen zu Beginn und am potenziellen Ende einer Unterbringung, sondern begleitet systematisch jede Behandlung und jedes Risikomanagement von psychisch kranken Rechtsbrechern (Müller-Isberner et al. 2007; Nedopil et al. 2011) und auch von Straftätern, die in staatlicher Überwachung stehen. Für die dabei notwendige kontinuierliche Risikoeinschätzung wurden in den letzten Jahren ebenfalls Instrumente entwickelt, welche der systematischen Erfassung jener *dynamischen Risikofaktoren* dienen, die für die Therapie relevant sind oder die sich intramural, bei Lockerungen oder in der ambulanten Nachsorge als Vorpostensymptome oder Frühwarnzeichen vor Zwischenfällen erwiesen haben. Zu ihnen gehören der START (Webster et al. 2004), der DASA (Daffern u. Howells 2007) und der Broset (Almvik et al. 2000), sowie bei Sexualstraftätern der Acute-2000 (Hanson et al. 2007a). Der START enthält dynamische Aspekte, die je nach Vorhandensein und Ausprägung entweder als Risikofaktoren oder als protektive Faktoren gewertet werden. Beispielsweise wird das Merkmal (1) „Soziale Fertigkeiten", das sich auf Kommunikation, Manieren, soziale Aktivitäten bezieht, folgendermaßen sowohl als protektive wie als Risikovariable operationalisiert:

- **Protektiv:** u.a. höflich, gute kommunikative Fertigkeiten, beginnt Gespräche, verfügt über sozial angemessenes Verhalten, erlebt Befriedigung in sozialen Situationen.
- **Risiko:** vermeidet soziale Aktivitäten, zieht sich zurück und isoliert sich; lässt sich nicht in Aktivitäten einbinden, hat schlechte Manieren, ist unfähig sich mitzuteilen, bedrängt andere.

Die Merkmale des START werden in ▶ Tab. 15.10 aufgezählt.

Tab. 15.9 Unterschiedliche Risikofaktoren bei unterschiedlichen prognostischen Fragestellungen.

Prognostische Fragestellung	Risikofaktoren
Einweisungsprognose	statische Risikofaktoren und Basisrate für Rückfälligkeit in einer spezifischen Tätergruppe
Behandlungsprognose	fixierte dynamische (veränderbare) Risikofaktoren, protektive Faktoren,
	adäquate Therapiemethode und passendes Therapiesetting, ausreichend realistische Erprobungsmöglichkeiten
Lockerungsprognose	dynamische Risikofaktoren, vorwiegend akute dynamische Risikofaktoren?
Entlassungsprognose	abhängig vom Ausmaß der Supervision: • ohne Supervision: statische Risikofaktoren und Basisrate für Rückfälligkeit in einer spezifischen Tätergruppe • mit Supervision: dynamische Risikofaktoren

Tab. 15.10 Merkmale des START (Webster et al. 2004).

1. soziale Fertigkeiten
2. Beziehungsgestaltung
3. Einstellung zu Beruf und Ausbildung
4. Freizeitgestaltung
5. Selbstversorgung
6. kognitive Fähigkeiten
7. Gefühle und Stimmung
8. Substanzkonsum
9. Impulskontrolle
10. äußere Einflüsse
11. soziale Unterstützung
12. wirtschaftliche Grundlage
13. Einstellungen
14. Compliance mit Medikamenten
15. Konformität mit Regeln
16. Anpassung und Verhalten
17. Einsicht in eigene Fähigkeiten und Grenzen
18. Ziele und Pläne
19. Coping-Strategien
20. Behandlungsbereitschaft
21. und 22. patientenspezifische Merkmale (in Klartext zu ergänzen)

Der DASA dient demgegenüber der täglichen Erfassung von Frühwarnzeichen für intramurale Zwischenfälle. Er enthält folgende Merkmale: Reizbarkeit, Impulsivität, Nichtbefolgen von Anweisungen und Aufforderungen, Gefühl provoziert zu werden, reagiert gereizt, wenn Wünsche nicht erfüllt werden, negative Einstellungen, verbale Drohungen. Gleichzeitig werden folgende aggressive Vorkommnisse, sofern sie sich ereignet haben, aufgezeichnet: Gegen Sachen, verbal gegen Mitpatienten, verbal gegen Personal, körperlich gegen Mitpatienten, körperlich gegen Personal.

Allein durch die regelmäßige Anwendung eines solchen Instrumentes ist wegen der genaueren Registrierung eine Abnahme der Zwischenfälle zu erreichen (Nedopil 2012a).

15.3 Risikokommunikation

In der forensischen Psychiatrie entscheiden häufig nicht die Sachverständigen, die eine Risikoerfassung durchführen, darüber, welche Konsequenzen aus dieser Einschätzung abzuleiten sind und welche Entscheidung getroffen wird. Diese Entscheidung ist Gerichten, Strafvollzugsanstalten und Maßregelvollzugseinrichtungen vorbehalten. Die Risikoerfassung muss somit an ganz unterschiedliche Adressaten vermittelt werden. Dies geschieht in einem Prozess der Risikokommunikation, der erst in den letzten Jahren das Interesse der Beteiligten gefunden hat (Lundgren u. McMakin 2009). Noch 2005 schrieben Monahan et al. (2005): „Weil Risikokommunikation ein neues Feld ist, gibt es bislang keine Übereinstimmung, wie Risikoeinschätzungen am besten vermittelt werden sollten." Risikokommunikation unterscheidet sich dadurch von anderen Formen der Wissensvermittlung, dass es nicht allein um Informationen geht, sondern am Ende die Frage steht, ob man handeln muss oder nicht. Es ist ein Dialog, in den Affekte, Einstellungen und Wertungen weit mehr mit einfließen als bei jeder anderen Wissensvermittlung. Die Folgen der Risikokommunikation sind in aller Regel, dass der Adressat entweder handelt, nichts tut oder so lange weiter kommuniziert, bis er Klarheit hat. Risikokommunikation will etwas bewirken. Sie ist aber kein isolierter Prozess, sondern eingebettet in persönliche und gesellschaftliche Einstellungen und in eine Reihe von anderen Kommunikationsprozessen, an denen neben dem Sachverständigen, der die Risikoeinschätzung vornimmt, andere Mediatoren mitwirken, z. B. Presse, Fachliteratur, Voreinstellungen der Adressaten und vieles mehr.

Der Sachverständige, der seine Risikoeinschätzung vermitteln will, sollte sich dieser unterschiedlichen Kommunikations- und Einflussmöglichkeiten bewusst sein, die auch von dem jeweiligen Adressaten abhängen. Er sollte sich nicht nur fragen, was die wissenschaftliche Mitteilung, das mentale Modell der Experten, enthält, sondern auch überlegen, welche Erwartungshaltung und welches Bedürfnis der Adressat seinem mentalen Modell entsprechend hat. Daraus kann er ableiten, welche Diskrepanzen zwischen den mentalen Modellen bestehen und wie diese überwunden werden können und letztlich welche zusätzlichen Erklärungen erforder-

Tab. 15.11 Formate der Risikoformulierung.

Format der Risikoeinschätzung	Besonderheit	Grundlage	Nachteile
deskriptiv	unstrukturierte Beschreibung des Risikos ohne oder mit subjektiver Bewertung von mehr oder weniger spezifischen Risikofaktoren	Auswahl und Bewertung der Risikomerkmale bleibt dem Untersucher vorbehalten	subjektive Wertungen mit individuellen Verzerrungen
kategorisch	üblicherweise 3–5 Risikokategorien (sehr niedrig – niedrig – mäßig – hoch – sehr hoch)	kann auf Auswertung von Prognoseinstrumenten beruhen, ist leicht verständlich und erlaubt schnelle Entscheidungen	Wertungs- und Interpretationsprobleme; lediglich kustodiale Konsequenzen (Einsperren und Überwachen)
quantitativ	Wahrscheinlichkeitsangaben (%) oder numerisch (Frequenz: x von 100)	basiert auf Basisraten und auf Auswertung von Prognoseinstrumenten	Verzicht auf dynamische und kontextuelle Aspekte; keine Übertragung auf den Einzelfall möglich
Risikofaktoren u. Risikomanagement explanatorisch	Aufzeigen der individuellen Risikofaktoren und der Effektivität der Möglichkeiten, diese unter Kontrolle zu halten	versucht die Risikoentstehung individuell zu analysieren und Methoden des individuellen Risikomanagements aufzuzeigen	weitgehender Verzicht auf Vergleichszahlen und auf quantitative Einschätzung

lich sind, um dem Adressaten eine informierte Entscheidung zu ermöglichen. Einige Untersuchungen haben gezeigt, dass Laien das Ausmaß einer psychischen Störung, das Risiko und das Behandlungsbedürfnis bei Rechtsbrechern für wesentlich höher einschätzen als Psychiater und Psychologen – und sie lassen sich durch eine dramatische Wortwahl leichter von Handlungsnotwendigkeit überzeugen (Grondahl et al. 2009).

Für die Formulierung des Rückfallrisikos sind vier verschiedene Formate entstanden, ein deskriptives, ein kategorisches, ein quantitatives und ein explanatorisches. Jedes dieser Formate hat Vor- und Nachteile; sie sind in ▶ Tab. 15.11 zusammengefasst.

Untersuchungen bei Richtern und Studenten haben gezeigt, dass die quantitative Einschätzung am wenigsten beliebt ist und häufig missverstanden wird (Dolores u. Redding 2009; Kwartner et al. 2006; Nedopil u. Wittmann 2011). Sofern sie sich überhaupt an den sachverständigen Einschätzungen orientieren, ziehen Richter deskriptive und kategoriale Formate vor (Lieberman et al. 2007). Gleichwohl empfehlen alle Vereinbarungen und auch die Mindestanforderungen für Prognosebegutachtungen (Boetticher et al. 2006, 2009) eine Kombination aus quantitativer und explanatorischer Risikoformulierung. Sehr prägnant steht 2007 in einer Veröffentlichung über „Best Practice in Managing Risk" des Department of Health (England and Wales): „Risikoformulierung ist ... ein Prozess, bei welchem der Praktiker entscheidet, wie ein Risiko ausgelöst oder akut werden könnte. Er identifiziert und beschreibt die prädisponierenden (predisposing), beschleunigenden (precipitating), aufrecht haltenden (perpetuating) and protektiven (protective) Faktoren und darüber hinaus, wie diese zusammenspielen, um Risiko zu erzeugen." Diese Beschreibung „sollte zu einem individuellen *Risikomanagementplan* führen" (Lewis u. Doyle 2009). Risikokommunikation beschränkt sich nicht nur auf die juristischen Auftraggeber und die Öffentlichkeit, sondern umfasst auch den Klienten, der ebenso wie jeder andere Patient einen Anspruch hat auf die professionelle Einschätzung der Störung, deren Verlauf und über die Interventionsmöglichkeiten informiert zu werden. Die Mitwirkung des Untergebrachten am *Risikomanagement* wird kaum realistisch, wenn er von einer adäquaten Risikokommunikation ausgeschlossen ist.

15.4 Risikomanagement – Konvergenz von Prognose und Behandlung

Risikomanagement heißt das richtige Erkennen der richtigen Risikofaktoren zum richtigen Zeitpunkt und deren angemessenen Behebung oder deren Ausgleich durch protektive Faktoren.

Die Konzepte der Rückfallprognose und der Behandlung konvergieren unter dem Gesichtspunkt des Risikomanagements. Prognosebegutachtung ist externe Risikoerfassung sowie Beurteilung, Anregung und Hilfestellung für das Risikomanagement. Behandlung im Maßregelvollzug ist Risikomanagement, welches auf die richtige Erfassung der Risikofaktoren angewiesen ist. Ziel der Behandlung ist „die günstige Prognose"; Ziel der Prognosebegutachtung ist „die richtige Behandlung". Die *Vernetzung* von Begutachtung und Behandlung beginnt mit der Einweisungsprognose, die in den Maßregelvollzug führt, und sie dauert über die Entlassungsprognose hinaus.

Als Beginn und Grundlage jeder Behandlung steht ebenso wie als Ausgangspunkt der Prognoseerstellung eine sorgfältige Analyse im Mittelpunkt. Sie sollte eine strukturierte Erfassung der Defizite und der damit verbundenen Risiken enthalten, wobei sowohl die Risiken für einen Rückfall wie die Risiken für einen Zwischenfall gesondert analysiert werden müssen. Beispielhaft für eine derartige systematische Analyse bezüglich der behandlungsrelevanten Risiken für Rückfälle bei Sexualstraftätern ist der STABLE (Hanson u. Harris 2000) und für Zwischenfälle beim gleichen Klientel der ACUTE (Hanson et al. 2007b). Eine solche Analyse sollte – unter Berücksichtigung der Konvergenz von Risikoeinschätzung und Risikomanagement – schon Aufgabe des Einweisungsgutachtens sein. Hierzu ist es auch erforderlich, dass der Gutachter mit der Struktur und den Möglichkeiten der aufnehmenden Einrichtung vertraut ist.

Um in diesem Sinn ein Risikomanagement optimal zu gestalten, erscheint eine gewisse Verbindlichkeit des Behandlungs- und Beurteilungskonzeptes für alle daran beteiligten Berufsgruppen erforderlich, was am ehesten durch Gewährleistung der *Behandlungsintegrität* und durch gemeinsame und interdisziplinäre Weiterbildung und Supervision gelingt. In einem solchen Gesamtkonzept könnte die externe Begutachtung als Hilfe zur Effizienzüberprüfung entwickelt werden. Gemäß Mindestanforderungen für Prognosegutachten (siehe Kap. 15.5; Boetticher et al. 2006) haben diese nicht nur dazu Stellung zu nehmen, ob ein Patient von der Therapie profitiert hat, sondern auch, ob die Therapie indiziert und geeignet war, das Rückfallrisiko des Patienten zu minimieren. Die Konvergenz hat insofern auch Konsequenzen für die Begutachtungen – insbesondere wenn diese nicht nur dazu dienen, eine Frage des Gerichts zu beantworten, sondern, wie die Fünf-Jahres-Gutachten (§ 463, Abs. 4 StPO), eine Statusfeststellung und Evaluation enthalten sollen. Dabei sollte eine gewisse *Kohärenz zwischen Therapie und Gutachten* bestehen. Das Gutachten sollte in die Struktur der Behandlung eingebunden sein, es sollte evaluieren und Anregungen geben und nicht ohne Not die Therapie auf den Kopf stellen.

Zwar werden sich Divergenzen (Nowara 1996) und Schwierigkeiten bei prognostischen Entscheidungen und deren Integration in die Therapie nicht gänzlich vermeiden lassen, und es wird ein allgemein verbindliches Vorgehen kaum geben (Steinböck 1997). Dies kann jedoch nicht bedeuten, dass sich Prognostiker und Therapeuten über die Erkenntnisse aus den empirischen Untersuchungen hinwegsetzen und weiterhin auf ihre Intuition vertrauen (Nowara 2004). Allein die Mindestanforderungen an Prognosebegutachtungen, die eine Arbeitsgruppe beim Bundesgerichtshof verabschiedet hat (Boetticher et al. 2006), verbieten jede Beliebigkeit. Verlangt wird vom Gutachter eine *wissenschaftlich begründete Entscheidungshilfe* für die Gerichte und eine *nachvollziehbare Entscheidung bei Lockerungen* im Maßregelvollzug und vom Therapeuten eine Reflexion der im Gutachten zusammengetragenen Risiko- und protektiven Faktoren. Eine solche wissenschaftliche Begründung lässt sich nach Ansicht des Autors am ehesten erreichen, wenn man ein hypothesengeleitetes Vorgehen wählt.

Um zu wissenschaftlich begründeten Risikoabschätzungen zu kommen, bedarf es einer *wissenschaftlichen Theoriebildung* und der Entwicklung von Hypothesen zur Genese der Delinquenz des zu begutachtenden Patienten (Pollock 1990; Rubin 1972). Wenngleich eine solche Hypothesenbildung

Risikomanagement – Konvergenz von Prognose und Behandlung

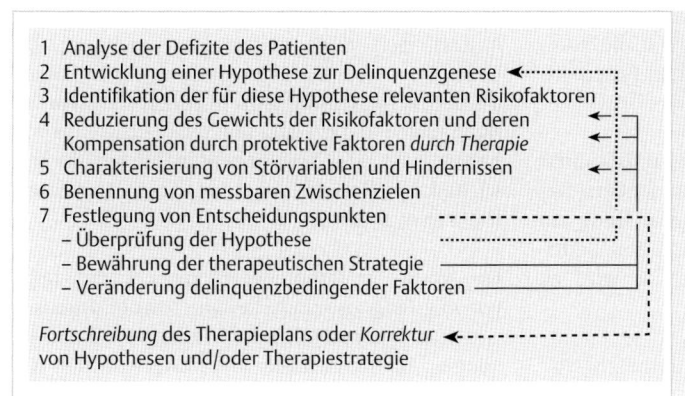

```
1  Analyse der Defizite des Patienten
2  Entwicklung einer Hypothese zur Delinquenzgenese
3  Identifikation der für diese Hypothese relevanten Risikofaktoren
4  Reduzierung des Gewichts der Risikofaktoren und deren
   Kompensation durch protektive Faktoren durch Therapie
5  Charakterisierung von Störvariablen und Hindernissen
6  Benennung von messbaren Zwischenzielen
7  Festlegung von Entscheidungspunkten
   – Überprüfung der Hypothese
   – Bewährung der therapeutischen Strategie
   – Veränderung delinquenzbedingender Faktoren

Fortschreibung des Therapieplans oder Korrektur
von Hypothesen und/oder Therapiestrategie
```

Abb. 15.3 Verknüpfung von Therapie und Prognose im Rahmen eines hypothesengeleiteten Therapieplans (siehe auch Kap. 16.3.2).

schwierig ist und auch nicht in jedem Fall gelingt, erscheint eine solche „experimentelle" Methode keineswegs aussichtslos. Sie erscheint vielmehr transparenter und nachvollziehbarer als die anderen Vorgehensweisen, die unter dem Begriff „klinisch" zusammengefasst werden.

Ein auf diesen Überlegungen aufbauendes, schrittweises Konzept könnte bei psychisch gestörten Rechtsbrechern folgendermaßen aussehen (siehe ▶ Abb. 15.3):

- In einem *ersten Schritt* werden die Defizite des Betroffenen genau analysiert. Aufgrund dieser Analyse wird eine auf den Einzelnen bezogene Arbeitshypothese zur Genese der Defizite bzw. der für die Delinquenz relevanten Störung entwickelt.
- Der *zweite Schritt* besteht also in der Formulierung einer Hypothese zur Delinquenzgenese. Ihre Berechtigung ist im weiteren Verlauf der Therapie zu verifizieren oder zu falsifizieren.
- In einem *dritten Schritt* werden die für diese Hypothese relevanten behandelbaren Risikofaktoren identifiziert.
- In einem *vierten Schritt* werden erreichbare und messbare Behandlungsziele für den einzelnen Probanden definiert.
- Aufgrund von Hypothesenbildung und Zielsetzung wird in einem *fünften Schritt* eine therapeutische Interventionsstrategie entwickelt, mit deren Hilfe individuell das Gewicht der delinquenzbedingenden Faktoren reduziert und die protektiven Faktoren gestärkt werden können.
- In einem *sechsten Schritt* wird bereits vor Beginn der Therapie versucht, den Einfluss von Störvariablen und von Hindernissen bei der Erreichung der Ziele zu erfassen, um möglichst früh Lösungsstrategien zu ihrer Bewältigung zu entwickeln.
- Im Verlauf der Therapie sind von vornherein bestimmte Entscheidungszeitpunkte festgelegt, an denen der bisherige Verlauf im Sinne einer Qualitätskontrolle analysiert wird. Aufgrund dieser Qualitätskontrolle muss entschieden werden, ob die Hypothese zur Delinquenzgenese richtig oder falsch war, ob die Risikofaktoren korrekt identifiziert wurden und ob sich bei richtiger Hypothese das therapeutische Programm bewährt hat, sodass es fortgeschrieben werden kann, oder ob Programmänderungen erforderlich sind (*siebter Schritt*).

Dabei wird Prognose zu einem Prozess, der die Behandlung begleitet und bei dem es darum geht, immer wieder zu überprüfen, ob sich die *Hypothesen zur Delinquenzgenese* bestätigen lassen und ob die Risikofaktoren, die der Hypothese zugrunde liegen, durch Therapie beseitigt, in ihrem Gewicht verringert oder durch protektive Faktoren ausgeglichen werden können. Im Laufe der Behandlung können die Hypothesen überprüft, verworfen, ergänzt oder erneuert werden. Bei jedem Entscheidungspunkt ist eine erneute Prognose abzugeben, ob durch den folgenden Therapieabschnitt Fortschritte erzielt und gegebenenfalls (weitere) Lockerungsschritte ohne Gefahr durchgeführt werden können. Lockerungen werden damit therapeutisch sinnvoll eingesetzt, da sie dazu dienen, die Richtigkeit der Hypothese ohne Risiko für andere zu überprüfen.

Die während einer Therapie ohnehin erforderliche kontinuierliche Risikoeinschätzung und die kurz- und mittelfristige Prognostik werden systematisiert und transparent gemacht.

Die Prognose wird so nicht erst zum Zeitpunkt einer geplanten Entlassung relevant, sondern begleitet „hypothesengeleitet" die Behandlung im Maßregelvollzug, aber auch in sozialtherapeutischen Abteilungen, von Anfang an; sie wird zu einem *prognostischen Prozess*.

Während der Behandlung heißt hypothesengeleitet, dass Entscheidungen nicht auf Gewissheiten und Überzeugungen basieren, sondern dass sich eine ursprünglich plausible Annahme auch als falsch erweisen und dann korrigiert werden kann, ohne dass ein Gesamtkonzept oder die Person, welche die Hypothese aufgestellt und geprüft hat, infrage gestellt werden muss. Die Überprüfung kann jeweils in dem Rahmen durchgeführt werden, der noch keine Gefährdung anderer oder des Betroffenen selbst nach sich ziehen kann. Vollzugslockerungen dienen gezielt der Hypothesenprüfung, und die Risikoeinschätzung bei der Entlassung wird zum Ergebnis mehrfach geprüfter und modifizierter Hypothesen.

Die Risikoeinschätzung zur Entlassung kann dann dezidert überprüfen, ob die Risikofaktoren, die der früheren Delinquenz zugrunde lagen, durch die Behandlung an Gewicht verloren haben und ob und in welchem Umfang sie durch protektive Faktoren kompensiert wurden.

Wird ein solches hypothesengeleitetes Verfahren im Risikomanagement eingesetzt, so geht es nicht nur darum, die Risikovariablen und die protektiven Faktoren auf ihre jeweilige Bedeutung zu überprüfen, sondern weit mehr noch Vorposten oder Frühwarnzeichen von Eskalationen zu erkennen und bereits dann Interventionsstrategien zu entwickeln und zu erproben, wenn solche Frühwarnzeichen erkennbar werden. Welche dynamischen Veränderungen als Frühwarnzeichen im Einzelfall aufgefasst werden müssen, bedarf einer sorgfältigen Analyse, bei der eine operationalisierte Erfassung dynamischer Risikofaktoren ebenso hilfreich sein kann wie die Erfassung jener Verhaltensweisen, die als deliktähnliches Verhalten (*offence paralleling behaviour*; siehe Kap. 16.3.2) bezeichnet werden, nämlich Verhaltenssequenzen mit von außen erkennbaren Verhaltensweisen, in welchen sich Auffassungen, Erwartungen, Überzeugungen, Affekte, Ziele und Verhaltensskripte wiederfinden, die den Verhaltenssequenzen früherer krimineller Handlungen ähnlich sind und die gleiche Funktion haben, nicht jedoch ähnliche Handlungen, die keine funktionelle Beziehung zur Tatsequenz haben (Daffern et al. 2010).

Ein solches hypothesengeleitetes Konzept zeigt, wie eng Prognose und Therapie sowohl praktisch wie auch methodisch miteinander verzahnt sein können. Häufig erfolgen Lockerungen in den Behandlungseinrichtungen und bedingte Entlassungen aus der Unterbringung weitgehend noch ohne explizite Hypothesenbildung. Aus diesen Darlegungen wird aber erkennbar, dass es einer *wissenschaftlichen Fundierung* der Therapie im Maßregelvollzug bedarf, um wissenschaftlich begründete Prognosen abgeben zu können. Bereits zu Beginn der Unterbringung im Maßregelvollzug muss mit der Theorienbildung und Hypothesenentwicklung begonnen werden, um darauf ein therapeutisches Konzept aufzubauen. Dies bedeutet, dass die *Prognosebegutachtungen zur Einweisung in den Maßregelvollzug* sich nicht darauf beschränken können, die Anwendung der §§ 20 und 21 und ein schwerwiegendes Delikt zu ihren wesentlichen Grundlagen zu machen. Bereits im Einweisungsgutachten muss mit einer Hypothesenentwicklung begonnen werden. Eine erste Hypothese über die Defizite, die ausgeglichen werden müssen, um eine Entlassung aus der Unterbringung zu ermöglichen, kann das therapeutische Geschehen ab dem Beginn der Unterbringung beeinflussen. Ein solches Konzept zwingt den Gutachter in der Hauptverhandlung nicht nur, die Delinquenzursachen im Einzelfall zu berücksichtigen, sondern auch die therapeutischen Möglichkeiten der jeweiligen Institution zu bedenken.

Die Notwendigkeit, Begutachtung und Behandlung aufeinander aufzubauen, wird dringlicher, wenn Unterbringung und Behandlung nicht obligate Folgen eines Gesetzes sind (wie im Fall des § 63 StGB), sondern die Behandlung von der Behandlungsprognose abhängt, wie bei der Unterbringung in einer Entziehungsanstalt oder bei der Zuweisung in eine sozialtherapeutische Einrichtung einer Haftanstalt. Gutachter haben sich bei der Einweisung mit folgenden Fragen auseinanderzusetzen:

1. Welche Risikofaktoren für künftige Delinquenz liegen vor?
2. Durch welche konkreten Maßnahmen sind diese Risikofaktoren zu beseitigen oder zu reduzieren?
3. In welchem Setting ist dies in der zur Verfügung stehenden Zeit möglich?

15.5 Grenzen von Rückfallprognosen

Trotz aller wissenschaftlichen Fortschritte werden Unsicherheiten bleiben. Die Praxis wird die Forschungsergebnisse nur in einem begrenzten Bereich umsetzen können, Fehlprognosen werden zwangsläufig zu Rückschlägen führen, und man wird trotz aller Bemühungen erkennen müssen, dass Verbesserungen nur in kleinen Schritten erreicht werden können und dass es immer ein ganz erhebliches Maß an Unsicherheit geben wird (Harris et al. 1993; Nedopil 2005a). Die Unzulänglichkeit prognostischer Entscheidungen hat vor allem wissenschaftstheoretische Gründe, auf die auch in der Vergangenheit immer wieder hingewiesen wurde (Kühl u. Schumann 1989) (siehe auch Kap. 15.2.1). Diese können auch trotz anders lautender Glaubensbekenntnisse (Urbaniok 2004a, b) nicht wesentlich korrigiert werden. Die Möglichkeiten der wissenschaftlichen Vorhersage menschlichen Verhaltens allgemein sind begrenzt und nur für überschaubare Zeiträume möglich (Arthur 1971). Seltenes menschliches Verhalten ist wie alle seltenen Ereignisse noch weit schwerer prognostizierbar (Rosen 1954; Laves 1975). Delinquenz ist meist auf das Zusammentreffen mehrerer Faktoren zurückzuführen, bei denen auch die Situation, in der sich der Täter befindet, eine große Rolle spielt. Welche situativen Konstellationen der Täter in Zukunft antreffen wird, hängt nur begrenzt mit der Persönlichkeit zusammen und ist nur mit großen Einschränkungen zu antizipieren. Darüber hinaus muss immer wieder betont werden, dass Vorhersagen menschlichen Verhaltens nur dann mit einer akzeptablen Treffsicherheit möglich sind, wenn die Vorhersagen *für bekannte Situationen und für begrenzte Zeiträume* abgegeben werden. Je kürzer die Zeiträume und je genauer bekannt die Situationen sind, für die eine Prognose abgegeben wird, desto zuverlässiger ist auch die Vorhersage. Verbesserungen der prognostischen Kompetenz der forensischen Psychiatrie in den letzten Jahren sind vor allem darauf zurückzuführen, dass durch den *Aufbau forensischer Ambulanzen* ein Beitrag zur Strukturierung des sozialen Empfangsraums geleistet wurde und dass durch diese Ambulanzen immer wieder Kurzzeitprognosen abgegeben werden können. Das rechtliche Instrumentarium zur Intervention bei veränderter Risikoeinschätzung fehlt jedoch weitgehend, sodass Frühinterventionen bei vermuteter Gefahr nur in begrenztem Umfang möglich sind (Nedopil 1998a). Ein Gesetzentwurf der Bundesregierung zur Neuregelung der Führungsaufsicht verspricht diesbezüglich jedoch verbesserte Interventions- und Kontrollmöglichkeiten – auch im Rahmen forensisch-psychiatrischer Nachbetreuung.

Gleichzeitig verurteilen die derzeit nahezu unerfüllbaren Forderungen an die Zuverlässigkeit von Vorhersagen jegliche Bemühungen um Verbesserungen der Prognosemethoden zum Scheitern oder machen Prognosebeurteilungen obsolet. Neuerdings wird sich auch die Prognoseforschung wieder der Grenzen der Vorhersagbarkeit krimineller Rückfälle bewusst, sodass diese Forschungsrichtung weiterhin aktuell bleibt, auch wenn Hodgins (2002) in Bezug auf den Forschungsbedarf meint, dass wir diesbezüglich schon eine Menge wüssten (siehe Kap. 22.2.5).

15.6 Inhalt von Prognosegutachten

Die Erstellung von Prognosegutachten erfordert nicht nur die Kenntnis der Risikofaktoren und der theoretischen Zusammenhänge zwischen Risikofaktoren und Delinquenz, sondern auch das Beherrschen der Regeln der Prognosebegutachtung. Zu diesen Regeln gehören folgende Schritte:
- Eine sorgfältige Überprüfung der verwendeten Daten und Fakten auf ihre *Validität*: Häufig gelingt das, indem sich der Gutachter auf mehrere Informationsquellen (Gerichtsakten, Krankengeschichte, persönliche Befragung) stützt und nur Fakten verwendet, die sich in den verschiedenen Informationsquellen bestätigen. Ein Verzicht auf das Aktenstudium könnte bei der Prognosebegutachtung mehr noch als bei anderen

Gutachten zu erheblichen und gefährlichen Fehleinschätzungen führen. Ein weiterer Anhaltspunkt für die Validität der Daten kann eine plausible Übereinstimmung mit bekannten diagnostischen Konzepten sein.
- Die Datenerhebung sollte eine *mehrdimensionale Analyse* des Beurteilten ermöglichen, welche bisherigen Lebensstil, bisherige Kriminalität, bisherige Krankheiten und Störungen sowie das Persönlichkeitsbild umfasst. Dabei müssen nicht alle Aspekte des Lebens in gleicher Breite erhoben werden. Ausschlaggebend sind die für die Prognose relevanten Informationen.
- Aufgrund dieser Analyse sollte der Gutachter eine *Hypothese zur Delinquenzgenese* entwickeln und überprüfen, ob und ggf. in welcher Form die delinquenzbedingenden Faktoren aus der Vergangenheit zum Zeitpunkt der Begutachtung noch vorliegen. Dabei sollte auf Allgemeinplätze, wie „Ich-Schwäche" o. Ä., verzichtet werden, vielmehr sollten möglichst detaillierte, auf die Person bezogene Aussagen, die sich auf verschiedene Lebensbereiche erstrecken, gemacht werden.

Die Prognoseinstrumente können dem Gutachter dabei helfen, die Risikofaktoren zu erkennen und sie zu benennen. Ein Vorgehen anhand der „Integrierten Liste der Risikovariablen" (ILRV) erscheint insbesondere sinnvoll, wenn die Entscheidungsfindung schwierig ist. Es können dann zu jedem der genannten Einzelpunkte das zur Verfügung stehende wissenschaftliche Material aus der Literatur, die eigene klinische Erfahrung und die *spezifische Position des zu begutachtenden Individuums im Verhältnis zur statistisch definierten Gruppe* dargelegt werden. Dem Leser ist es dadurch möglich, die individuelle Prognoseentscheidung vor dem wissenschaftlichen und klinischen Hintergrund einzuschätzen und gegebenenfalls die Schlussfolgerungen des Gutachters zu relativieren. Durch diese Begrenzungen wird das Risiko von Fehleinschätzungen auch im Einzelfall reduziert.

Aufgabe des Gutachtens ist darüber hinaus, ggf. Art und Ausmaß des prognostizierten Schadens und die Wahrscheinlichkeit des Schadenseintritts einzugrenzen. Dabei kann die Kenntnis von Basisraten hilfreich sein. Der Gutachter muss sich der *Grenzen seiner Aussagemöglichkeiten* bewusst sein und sollte diese auch in seinem Gutachten dokumentieren. Das gelingt meist am besten, indem er die Umstände, unter welchen die Prognose gelten soll, definiert. Eine Formulierung, wie sie die Gesetzestexte enthalten, ist mit empirischem Wissen nicht vereinbar. Die Erwartung, dass ein Mensch keine rechtswidrigen (oder gefährlichen) Taten im Laufe seines Lebens mehr begeht, ist mit erfahrungswissenschaftlichen Methoden nicht zu begründen.

Die abschließende Zusammenfassung im Gutachten könnte folgenden gedanklichen Aufbau haben [GS St-8, S. 87 ff.]:
- Definition dessen, was vorhergesagt werden soll
- Benennung der deliktspezifischen, der krankheits- oder störungsspezifischen und der persönlichkeitsgebundenen Risikofaktoren (*nomothetisches Vorgehen*)
- Eingrenzung auf eine möglichst homogene Untergruppe von Tätern, welche durch die Risikofaktoren definiert ist
- Aufzeigen des empirischen Wissens über das Rückfallrisiko dieser Untergruppe
- Dies bedeutet eine Einschätzung der Basisrate für Rückfälligkeit, eine Prognose von Art und Ausmaß eines evtl. eintretenden Schadens und eine Aussage zur Wahrscheinlichkeit des Schadenseintritts.
- In-Beziehung-Setzen des Untersuchten zu der Untergruppe, wobei Übereinstimmungen und Unterschiede aufgezeigt werden
- Überprüfung der daraus gewonnenen Einschätzung durch ein *hypothesengeleitetes Vorgehen*
- bei Diskrepanzen zwischen nomothetischem und hypothesengeleitetem Vorgehen: Diskussion der Diskrepanzen und der Plausibilität der jeweiligen Schlussfolgerungen
- Eingrenzung der Umstände, für welche die Risikoeinschätzung gelten soll
- Aufzeigen von Maßnahmen, durch welche die Prognose abgesichert oder verbessert werden kann

In ähnlicher Weise hat eine Arbeitsgruppe beim BGH die Mindestanforderungen für Prognosegutachten formuliert:
I. Formelle Mindestanforderungen an ein Prognosegutachten
(Unter dem Aspekt der Transparenz und Nachvollziehbarkeit orientiert sich die Vorgehensweise an folgenden Kriterien, die zum großen Teil schon in den Mindestanforderungen für Schuldfähigkeitsgutachten enthalten sind.)
I.1 Nennung von Auftraggeber und Fragestellung, ggf. Präzisierung

(Die Präzisierung ist dann erforderlich, wenn aus Sicht des Sachverständigen der Auftrag für das Gutachten nicht eindeutig ist. Es wird empfohlen, diese Präzisierung zur besseren Orientierung an den Anfang des Gutachtens zu setzen.)

I.2 Darlegung von Ort, Zeit und Umfang der Untersuchung

I.3 Dokumentation der Aufklärung
(Die Dokumentation der Aufklärung ist heute umso mehr erforderlich, weil Angaben des Probanden im Maßregelvollzug oder im Strafvollzug gegenüber dem Gutachter nicht nur für Lockerungs-, Bewährungs- und Erledigungsentscheidungen von Bedeutung sind, sondern auch für Entscheidungen über die nachträgliche Sicherungsverwahrung und die dort abzugebenden Prognosen relevant sein können.)

I.4 Darlegung der Verwendung besonderer Untersuchungs- und Dokumentationsmethoden (z. B. Videoaufzeichnung, Tonbandaufzeichnung, Beobachtung durch anderes Personal, Einschaltung von Dolmetschern)

I.5 Exakte Angabe und getrennte Wiedergabe der Erkenntnisquellen
 a. Akten
 b. Subjektive Darstellung des Probanden
 c. Beobachtung und Untersuchung
 d. Zusätzlich durchgeführte Untersuchungen (z. B. bildgebende Verfahren, psychologische Zusatzuntersuchung, Fremdanamnese)
Den Empfehlungen ist nicht die Verpflichtung zu entnehmen, bei jedem Gutachten Fremdanamnesen durchzuführen. Die Erhebung ist abhängig vom Auftrag und liegt im Ermessen des Sachverständigen. Ergeben sich verfahrensrechtliche Probleme (Belehrung, Zeugnisverweigerungsrecht etc.), sind diese dem Auftraggeber vorzutragen und von diesem zu entscheiden (siehe auch I.8).

I.6 Eindeutige Kenntlichmachung der interpretierenden und kommentierenden Äußerungen und deren Trennung von der Wiedergabe der Informationen und Befunde

I.7 Trennung von gesichertem medizinischem (psychiatrischem, psychopathologischem, psychologischem und kriminologischem) Wissen und subjektiver Meinung oder Vermutungen des Gutachters
(Die Aufzählung in der Klammer entspricht den Empfehlungen zu Schuldfähigkeitsgutachten.)

I.8 Offenlegung von Unklarheiten und Schwierigkeiten und den daraus abzuleitenden Konsequenzen, ggf. rechtzeitige Mitteilung an den Auftraggeber über weiteren Aufklärungsbedarf

I.9 Kenntlichmachung der Aufgaben- und Verantwortungsbereiche der beteiligten Gutachter und Mitarbeiter

I.10 Bei Verwendung wissenschaftlicher Literatur Beachtung der üblichen Zitierpraxis

I.11 Klare und übersichtliche Gliederung

II.1 Mindestanforderungen bei der Informationsgewinnung

II.1.1 Umfassendes Aktenstudium (auch der Vorakten, Gefangenenpersonalakten, Maßregelvollzugsakten)
Die Einsichtnahme in Gefangenenpersonalakten im Strafvollzug ist nach Maßgabe von § 182 StVollzG zulässig; die Einsichtnahme in die Maßregelvollzugsakten ist nach den Vorschriften der meisten Maßregelvollzugsgesetze möglich.

II.1.2 Adäquate Untersuchungsbedingungen

II.1.3 Angemessene Untersuchungsdauer unter Berücksichtigung des Schwierigkeitsgrades, ggf. an mehreren Tagen

II.1.4 Mehrdimensionale Untersuchung
 • Entwicklung und gegenwärtiges Bild der Persönlichkeit
 • Krankheits- und Störungsanamnese
 • Analyse der Delinquenzgeschichte und des Tatbildes

II.1.5 Umfassende Erhebung der dafür relevanten Informationen
(Herkunftsfamilie, Ersatzfamilie, Kindheit [Kindergartenalter, Grundschulalter], Schule/Ausbildung/Beruf, finanzielle Situation, Erkrankungen [allgemein/psychiatrisch], Suchtmittel, Sexualität, Partnerschaften, Freizeitgestaltung, Lebenszeit-Delinquenz [evtl. Benennung spezifischer Tatphänomene, wie Progredienz, Gewaltbereitschaft, Tatmotive etc.], ggf. Vollzugs- und Therapieverlauf, soziale Bezüge, Lebenseinstellungen, Selbsteinschätzung, Umgang mit Konflikten, Zukunftsperspektive; ausführliche Exploration, insbesondere in Bezug auf die Lebenszeitdelinquenz [Delikteinsicht, Opferempathie, Veränderungsprozesse seit letztem Delikt, Einschätzung von zukünftigen Risiken und deren Management])

Erörterung von faktischen Diskrepanzen mit dem Probanden
- Überprüfung der Stimmigkeit der gesammelten Informationen
- Ansprechen von Widersprüchen zwischen Exploration und Akteninhalt

II.1.6 Beobachtung des Verhaltens während der Exploration, psychischer Befund, ausführliche Persönlichkeitsbeschreibung

II.1.7 Überprüfung des Vorhandenseins empirisch gesicherter Risikovariablen (auch der kriminologischen), ggf. unter Anwendung geeigneter standardisierter Prognoseinstrumente

II.1.8 Indikationsgeleitete Durchführung testpsychologischer Diagnostik (sofern neuere Daten fehlen) unter Beachtung der Validitätsprobleme, die sich aus der forensischen Situation ergeben.
Indikationsgeleitete Durchführung geeigneter anderer Zusatzuntersuchungen
(Die Formulierung soll das wahllose Anwenden von Testbatterien verhindern. Nur wenn neuere Testdaten fehlen [etwa ab einem Jahr alt], sind neue Testungen angezeigt. Für Prognosegutachten sind die Geeignetheit und die Validität psychologischer Tests von besonderer Bedeutung und müssen im Gutachten dargelegt werden.)

II.2 Diagnose und Differenzialdiagnose
(Den Abschluss der Erhebung der Informationen muss aus fachpsychiatrischer Sicht nach durchgeführter Differenzialdiagnose die Erstellung einer genauen Diagnose bilden.)

II.3 Mindestanforderungen bei Abfassung des Gutachtens

II.3.1 Konkretisierung der Gutachtensfrage aus sachverständiger Sicht, z.B. Rückfall nach Entlassung, Missbrauch einer Lockerung
(Zwar gibt es keine erfahrungswissenschaftlichen Kriterien für die Beurteilung der Fluchtgefahr; davon sind jedoch die Kriterien nicht zu trennen, mit denen die Gefahr des Missbrauchs von Lockerungen zur Begehung neuer Straftaten zu beurteilen sind. Dafür gelten in der Regel die gleichen Maßstäbe wie für die Entlassungsgutachten [II.3.2 bis II.3.5].)

II.3.2 Analyse der individuellen Delinquenz, ihrer Hintergründe und Ursachen (Verhaltensmuster, Einstellungen, Werthaltungen, Motivationen)

II.3.3 Mehrdimensionale biografisch fundierte Analyse unter Berücksichtigung der individuellen Risikofaktoren
- deliktspezifisch
- krankheits- oder störungsspezifisch
- persönlichkeitsspezifisch

II.3.4 Abgleich mit dem empirischen Wissen über das Rückfallrisiko möglichst vergleichbarer Tätergruppen (Aufzeigen der Überstimmungen und der Unterschiede)

II.3.5 Darstellung der Persönlichkeitsentwicklung des Probanden seit der Anlasstat unter besonderer Berücksichtigung der Risikofaktoren, der protektiven Faktoren, des Behandlungsverlaufs und der Angemessenheit (Geeignetheit) der angewandten therapeutischen Verfahren

II.3.6 Auseinandersetzung mit Vorgutachten

II.3.7 Prognostische Einschätzung des künftigen Verhaltens und des Rückfallrisikos bzw. des Lockerungsmissbrauchs unter besonderer Berücksichtigung des sozialen Empfangsraums, der Steuerungsmöglichkeiten in der Nachsorge und der zu erwartenden belastenden und stabilisierenden Faktoren (z.B. Arbeit, Partnerschaft)

II.3.8 Eingrenzung der Umstände, für welche die Prognose gelten soll, und Aufzeigen der Maßnahmen, durch welche die Prognose abgesichert oder verbessert werden kann (Risikomanagement)

15.7 Zusammenfassung des derzeitigen Wissensstandes

Versucht man den derzeitigen Stand der Prognoseforschung zusammenzufassen und für die Praxis anwendbar zu machen, so kommt man zu folgenden Schlüssen:

1. Prognoseinstrumente haben in den letzten 30 Jahren zunehmend an Bedeutung gewonnen und sind vielfach zum wesentlichen Bestandteil von Prognosegutachten geworden.

2. Die Zahl der Prognoseinstrumente ist nahezu nicht mehr überschaubar, ihr Einsatz erfolgt häufig noch relativ unkritisch, sodass diesbezügliche Warnungen von den Anwendern zur Kenntnis genommen werden sollten (Boetticher et al. 2009).
3. Kriterienkataloge und darauf aufbauende statistische Prognoseverfahren sind überfordert und methodisch unzureichend, wenn eine Aussage über künftiges normverletzendes Verhalten bei einem einzelnen psychisch gestörten Rechtsbrecher gefordert ist (zur mathematischen Begründung (Hart et al. 2007).
4. Die Anwendung von Kriterienkatalogen für künftiges normverletzendes Verhalten hat zwar für den Einzelfall nur bedingte Relevanz, solche Kriterien tragen jedoch zu einer Erweiterung der Kenntnisse über die Einschätzung des Einzelfalles viel bei. Sie können bewirken, dass wichtige Aspekte bei der Risikoabwägung nicht übersehen werden und dass die psychiatrische Einschätzung für die Gerichte leichter nachvollziehbar wird.
5. Für eine Risikoabschätzung, die dem heutigen Wissensstand gerecht wird, erscheint es erforderlich, die dynamischen Aspekte der Entwicklung des einzelnen Patienten mit dem aufgrund von Risikofaktoren erlangten Wissen zu kombinieren (Dahle 2006).
6. Da die Prognoseentscheidung ein komplexer Prozess ist, der selbst bei Anwendung von Kriterienkatalogen sehr weitgehend von der Erfahrung und Intuition der Gutachter abhängt, ist es wichtig, eine Struktur zu finden, welche die Gedankengänge der Gutachter durchschaubar macht und erlaubt, diese Gedankengänge am allgemein klinischen und kriminologischen Wissen zu überprüfen.
7. Die forensischen Psychiater sollten sich im Einzelfall auf das Aufzeigen von Risikofaktoren künftiger Delinquenz beschränken. Sie sollten protektive Faktoren nicht übersehen, aber auch nicht überbewerten und darüber hinaus Zeitraum und Situation benennen, für die ihre Risikoeinschätzung gelten soll.
8. Sachverständige, aber auch Therapeuten sollten sich mit den Erfahrungen und Überlegungen zur Risikokommunikation auseinandersetzen und sich auf eine angemessene Risikoformulierung verständigen. Das gilt auch im Umgang mit ihrer Klientel.
9. Sie sollten darüber hinaus Interventionsstrategien und Interventionschancen und deren Konvergenz mit den Behandlungsmöglichkeiten aufzeigen.
10. Gutachterliche Schlussfolgerungen, die dem heutigen Gesetzestext folgend formuliert sind, sind nicht mit den empirisch begründeten Aussagemöglichkeiten vereinbar. Sachverständige sollten sich nicht durch die Übernahme solcher Formulierungen in die Rolle des „Richters in Weiß" drängen lassen (Schöch 1998a).

16 Behandlung psychisch gestörter Rechtsbrecher

In diesem Kapitel geht es nicht darum, Handlungsanleitungen für bestimmte Therapieformen zu vermitteln – hierzu bedarf es spezieller Ausbildung und besonderen Trainings –, sondern darum, für Gutachter und Entscheidungsträger die derzeitige Situation der Behandlungseinrichtungen und der Behandlungsabläufe, die rechtlichen Vorgaben und die Grundsätze psychiatrischer und sozialpsychologischer Behandlungskonzepte zusammenzufassen.

Die Behandlung psychisch kranker Rechtsbrecher ist in den letzten Jahren zunehmend professioneller geworden. Therapiekonzepte werden über den regionalen und nationalen Rahmen hinaus erprobt und die Zahl der Veröffentlichungen über die Behandlungsstrategien von Aggressions- und Sexualstraftätern ist sowohl international wie auch im deutschen Sprachraum enorm gestiegen (z. B. Berzins u. Trestman 2004; Bjorkly 2004; Egg et al. 2001; Greeven u. De Ruiter 2004; Häßler et al. 2002; Häßler u. Schläfke 2004; Hollin 1999; Jones u. Hollin 2004; Livesley 2001a; Nuhn-Naber et al. 2002; Schanda u. Taylor 2001; Shaw 2002; Skeem et al. 2003; Wilson u. Forrester 2002; Übersichten bei Hodgins u. Müller-Isberner 2000 und auf Deutsch in der von Müller-Isberner und Gretenkord herausgegebenen Serie „Psychiatrische Kriminaltherapie", Bauer u. Kielisch 2005; Freese 2003; Müller-Isberner u. Eucker 2009). Gleichzeitig muss angemerkt werden, dass die Evaluation der Behandlung in der forensischen Psychiatrie auf weit größere Hindernisse stößt als die Überprüfung der Therapieerfolge in anderen medizinischen Fächern. Sowohl aus ethischen Gründen wie aus Gründen der Risikovermeidung sind Doppelblindversuche oder auch nur Kontrollgruppen mit unterschiedlichen Therapiedesigns nur unter speziellen und die Sicherheit gewährleistenden Settings vorstellbar. Auch Nicht-Therapie und Wartelisten als Kontrollen können heute in der forensischen Behandlung nicht mehr verantwortet werden. Darüber hinaus ist die Interpretation von Vergleichen mit früheren Stichproben dadurch erschwert, dass sich zwischenzeitlich auch gesetzliche und administrative Vorschriften geändert haben und dadurch unterschiedliche Verläufe von psychischen Störungen oder therapierelevanten Auffälligkeiten bedingt werden. Therapiestudien sind in Deutschland limitiert. Nach dem Arzneimittelgesetz sind Arzneimittelstudien mit Untergebrachten verboten. Angesichts der Vulnerablität setzen Ethikkommissionen auch bei anderen Studien mit Maßregelvollzugspatienten hohe Standards. So werden regelhaft *besondere Schutzmaßnahmen* der Untergebrachten vorgesehen, beispielsweise darf die Teilnahme an einer Studie ebenso wenig mit Lockerungen wie mit Sanktionen verbunden werden, die Entscheidung zur Teilnahme muss frei erfolgen, die Studie darf nicht von einem Lockerungsverantwortlichen durchgeführt werden. Häufig werden spezielle Ombudspersonen gefordert, die den Probanden als externe und neutrale Ansprechpartner zur Verfügung stehen. Die Ergebnisse der Untersuchungen werden vom therapeutisch und prognostisch relevanten Prozess getrennt, um Nachteile für den Teilnehmer zu vermeiden. Ungeachtet der Brisanz der Forschung mit Untergebrachten sind methodisch saubere Studien auch bei Maßregelvollzugsbehandlungen erforderlich. Die besonderen Fragestellungen bei der Evaluation von Behandlung und Behandlungserfolg im Maßregelvollzug insbesondere im Hinblick auf die dadurch erreichte Risikominimierung machen spezifische Studien bei den Betroffenen unverzichtbar. Wiederholt wies auch das Bundesverfassungsgericht auf die Notwendigkeit hin, spezifische und individuell angepasste Therapien im Maßregelvollzug zu entwickeln.

Die Behandlung psychisch gestörter Rechtsbrecher findet überwiegend in den *Krankenhäusern des Maßregelvollzugs* statt. Daneben werden Straftäter auch im Rahmen von Behandlungsauflagen ambulant von niedergelassenen Psychiatern und Psychotherapeuten versorgt, aus dem Maßregelvollzug entlassene Patienten werden von Fachambulanzen des Maßregelvollzugs weiter betreut. Strafgefangene werden in sozialtherapeutischen Abteilungen von Haftanstalten behandelt. In den Strafvollzugsanstalten der Bundesrepublik wurden mittlerweile über 2000 Therapieplätze in 56 Abteilungen geschaffen, die zu etwa 60 % von Sexualstraftätern besetzt sind, denen durch § 9 StVollzG eine Therapie vorgeschrieben wird. Bedauerlicherweise stehen für andere Straftäter, z. B. Aggressionstäter, kaum noch Therapieplätze zur Verfügung, weil einige Haftanstalten diese ohnehin raren Plätze für Sexualdelinquenten umwidmen mussten. Inhaltlich unterscheiden sich die therapeutischen Vorgehensweisen in Maßregelvollzugseinrichtungen von jenen in sozialtherapeutischen Abteilungen durch die Einbeziehung psychiatrisch-somatischer Verfahren, die Durchführungs- und Verantwortungskompetenz für die gewährten Lockerungen, den in Stufen gegliederten Behandlungsansatz. Die rechtlichen Vorgaben für die sozialtherapeutischen Einrichtungen sind in den Strafvollzugsgesetzen (StVollzG), jene für den psychiatrischen Maßregelvollzug in den Maßregelvollzugsgesetzen der Länder enthalten.

16.1 Rechtliche Rahmenbedingungen

Die rechtlichen Grundlagen für Einweisungen in den und Entlassungen aus dem Maßregelvollzug sind in den §§ 63 und 64 sowie 67 ff. StGB festgelegt. Die Ziele des Maßregelvollzugs werden dahingehend definiert, dass sich die Behandlung nach ärztlichen Gesichtspunkten richtet und dass Heilung und Besserung angestrebt werden. Allerdings soll den Patienten, auch wenn sie nicht gebessert werden können, die nötige Aufsicht, Betreuung und Pflege zuteil werden. Die Unterbringung in einer *Entziehungsanstalt* dient dazu, den Betroffenen zumindest für eine gewisse Zeit vor einem Rückfall in den Hang zu bewahren und das Risiko von auf den Hang zurückgehenden Straftaten zu reduzieren.

16.1.1 Maßregelvollzugsgesetze

Die im Einzelfall anzuwendenden Vorschriften und Regelungen des Umgangs mit den Patienten sind z. T. in den Maßregelvollzugsgesetzen, z. T. in den Unterbringungsgesetzen der Länder festgelegt. Die jeweiligen Gesetzestexte sind zusammenfassend bei Volckart u. Grünebaum (2009) aufgeführt. Hamburg, Hessen, Mecklenburg-Vorpommern, Niedersachsen, Nordrhein-Westfalen, Rheinland-Pfalz, das Saarland, Sachsen-Anhalt und Schleswig-Holstein schufen *eigene Maßregelvollzugsgesetze*. Die anderen Bundesländer (Baden-Württemberg, Bayern, Brandenburg, Berlin, Bremen, Sachsen und Thüringen) begnügten sich damit, ihr *Unterbringungsgesetz bzw. ihr PsychKG* für den Maßregelvollzug in erweiterter Form zu adaptieren.

Diese Maßregelvollzugsgesetze, die durch Ergänzungen der Unterbringungsgesetze und der PsychKGs entstanden sind, kranken daran, dass die grundsätzlichen Regelungen ursprünglich für eine andere Klientel und für andere Behandlungsformen geschaffen wurden. Bei einem Großteil der Maßregelvollzugspatienten, die unter Anwendung der §§ 21 und 63 StGB wegen eines erhöhten kriminellen Rückfallrisikos eingewiesen wurden, wären die rechtlichen Voraussetzungen für eine zivil- oder landesrechtliche Unterbringung nicht feststellbar gewesen. Belastungserprobungen, die für Prognosestellungen und Entlassungen aus dem Maßregelvollzug sehr wichtig sind, spielen bei zivilrechtlich oder landesrechtlich untergebrachten Patienten nur eine untergeordnete Rolle. Gerade die Übergänge von geschlossenen stationären Behandlungen über Lockerungen, Ausgänge, Beurlaubungen bis hin zu ambulanten Therapien bedürfen jedoch einer rechtlichen Regelung, da sonst die therapeutischen Entscheidungen von erheblichen Rechtsunsicherheiten begleitet werden und dies ein Therapiehindernis darstellen kann (Schöch 1999). Allerdings würde eine vollständige Verrechtlichung sicher auch therapeutisch hemmend wirken (siehe auch Schöch 1994, 2004). Das Fehlen entsprechender Regelungen in jenen Ländern, die kein eigenes Maßregelvollzugsgesetz verabschiedet haben, kann jedoch gleichfalls ein Therapiehindernis darstellen (Schöch 1999). Diese Erkenntnisse gelten trotz der veränderten Gesetzeslage weiterhin. Sie gelten auch für die Behandlung in sozialtherapeutischen Einrichtungen in Haftanstalten.

Die Maßregelvollzugsgesetze regeln zunächst die Rechte der Patienten im Maßregelvollzug bezüglich Besitz, Besuch, Schriftwechsel, Empfang von Paketen und Finanzen. Sie sind jedoch vordringlich darauf ausgelegt, die Anforderungen des § 136 StVollzG inhaltlich auszufüllen und die Behandlung der Patienten zur Sicherung potenzieller Opfer zu gewährleisten. Besondere Bedeutung kommt der Ausgestaltung der Maßregelvollzugs- bzw. der Unterbringungsgesetze angesichts der vollständigen bzw. teilweisen *Privatisierung* des Maßregelvollzugs zu. Brandenburg, Hamburg, Hessen, Niedersachsen, Thüringen, Sachsen-Anhalt und Schleswig-Holstein haben Aufgaben des Maßregelvollzugs in unterschiedlichem Umfang auf private Träger übertragen. Die Privatisierung von mit Eingriffen in die persönliche Freiheit der Betroffenen verbundenen Maßnahmen und die damit einhergehende Übertragung des staatlichen Gewaltmonopols auf kommerzielle und profitorientierte Unternehmen wurde als nicht verfassungskonform kritisiert. Nach einer Klage eines hessischen Patienten hat das Bundesverfassungsgericht das hessische Modell der Übertragung hoheitlicher Aufgaben für verfassungskonform erachtet. In Niedersachsen führte die Normenkontrollklage gegen die Beleihung der Krankenhäuser zur Entscheidung über die Privatisierbarkeit hoheitlicher Aufgaben durch den Staatsgerichtshof 2008, der entschied, dass mit dem 01.01.2011 Landesvollzugsbeamte zu bestellen sind. Grundrechtseinschränkende Maßnahmen dürfen nur von Ärzten angeordnet sowie von diesen und von Pflegekräften vollzogen werden. Sie dürfen nur insoweit tätig werden, wenn sie Landesbedienstete sind oder sie durch das Fachministerium zu Verwaltungsvollzugsbeamten bestellt worden sind.

16.1.2 Rechtliche Grundlagen der Therapie

Die gesetzlichen Bestimmungen in den einzelnen Ländern sind in Bezug auf Verantwortung und Entscheidungsfreiheit der Ärzte unterschiedlich. Allerdings ist es im psychiatrischen Maßregelvollzug in den letzten Jahren zu einer zunehmenden Verrechtlichung gekommen, was zum einen zu einer Verbesserung der Rechtssicherheit sowohl bei Patienten wie bei den Verantwortlichen der Behandlungseinrichtungen und den Therapeuten beigetragen hat, zum anderen die Flexibilität der Patienten-Therapeuten-Beziehung beeinträchtigen kann. Für den Psychiater stehen vier rechtliche Problemfelder im Vordergrund:
1. Behandlung, Behandlungspflicht und Duldung der Behandlung durch den Untergebrachten
2. Verschwiegenheitspflicht und Offenbarungspflicht
3. Regelungen von Lockerungen und Beurlaubungen
4. Verantwortung bei Fehlentscheidungen

16.1.2.1 Behandlung, Behandlungspflicht und Duldung der Behandlung

Bei der Behandlung der Patienten muss zwischen der *Anlasskrankheit*, nämlich jener Krankheit, die zur Einweisung in den Maßregelvollzug geführt hat, und *sonstigen Erkrankungen* unterschieden werden. Bezüglich der Anlasserkrankung ist eine Behandlung gegen den Willen des Patienten nur dann möglich, wenn sie ärztlich erforderlich und unaufschiebbar ist und ohne Behandlung eine unmittelbare erhebliche Gefahr für den Patienten oder für andere bestünde. Mit Urteil vom 25.03.2004 (2 BvR 882/09) schränkte das Bundesverfassungsgericht medikamentöse Behandlungen gegen den Willen des Patienten deutlich ein und forderte eine gesetzliche Grundlage für *Zwangsbehandlung*en. Angesichts der in den meisten anderen Bundesländern nicht den verfassungerichtlich geforderten Bestimmungen entsprechenden Regelungen über Zwangsbehandlungen, wurden konkrete gesetzliche Regelungen für erforderlich erachtet (2 BvR 882/09 vom 23.03.2011). Bis dahin sind Zwangsbehandlungen, also Behandlungen ohne Einverständnis des Betroffenen, nur zur Gefahrenabwehr bei akuter Eigen- oder Fremdgefährdung zulässig. Entsprechend dieses Urteils sollen Zwangsbehandlungen angekündigt werden, um dem Patienten die Möglichkeit zu eröffnen, Rechtsmittel einzulegen. Es sind detaillierte Aussagen zu Indikation und Behandlung einschließlich Medikament, Behandlungsdauer und Dosierung gefordert. Die Behandlung ist zeitlich befristet mit dem Ziel, durch eine erfolgreiche Behandlung dem Patienten die Möglichkeit der freien Entscheidung zu eröffnen. Lehnt der Patient nach diesem Behandlungsintervall die weitere Behandlung ab, scheidet die weitere Behandlung aus. Dem Urteil des OLG Celle vom 03.08.2011 (1Ws 233/11) zufolge sind im Maßregelvollzug Niedersachsens Zwangsbehandlungen zur Abwehr von Gefahren für Leben und Gesundheit von Mitpatienten oder Personal nicht möglich.

Diese Urteile stärken das Recht des Betroffenen auf Kranksein, selbst wenn hierdurch eine langwierige Verwahrung ohne Perspektive auf Lockerung und Erprobung in Kauf genommen werden muss. Die ausschließliche Verwahrung grundsätzlich behandelbarer Patienten trifft auf erhebliche Bedenken bei Psychiatern: Sie gefährdet die Sicherheit von Personal und Mitpatienten, verstößt gegen den eigentlichen Auftrag der Besserung und kann Ärzte zwingen, Hilfe zu unterlassen, selbst wenn diese möglich und sinnvoll erscheint. Solche Vorgaben (Freiheitsentzug ohne Hilfestellung) sind mit *arztethischen Prinzipien* kaum vereinbar.

Wenngleich einerseits zu begrüßen ist, dass das Recht der Patienten auf Selbstbestimmung gestärkt und die Notwendigkeit klarer gesetzlicher Regelungen hervorgehoben wurden, sind die Nachteile für den Patienten gravierend: Ohne Behandlung einer mit Gefährlichkeit verbundenen Störung kann eine Entlassung nicht verantwortet werden, sodass grundsätzlich behandelbare Patienten ungelockert und in einem mit Gefährlichkeit verbundenen Zustand im psychiatrischen Krankenhaus verwahrt werden müssen. Damit wandelt sich das Krankenhaus wieder zur Verwahranstalt.

16.1.2.2 Verschwiegenheitspflicht und Offenbarungspflicht

Problematisch für das Arzt-(Therapeut-)-Patient-Verhältnis bleiben im Maßregelvollzug wie auch im Strafvollzug auch die Schweigepflicht und das Zeugnisverweigerungsrecht des Arztes. Während ein Zeugnisverweigerungsrecht nach herrschender Rechtsmeinung wohl nicht besteht, gibt es andererseits auch keine unbegrenzte Offenbarungspflicht (siehe auch Schöch 2004). Im Strafvollzugsgesetz wurde die Schweigepflicht für (interne und externe) Therapeuten in Haftanstalten ausdrücklich geregelt (§ 182 Abs. 2 StVollzG). Darin wird prinzipiell die Schweigepflicht garantiert. Offenbarungspflicht besteht nur, wenn durch das Schweigen der Klient oder andere in Gefahr geraten würden oder wenn Belange des Vollzugs ernsthaft gefährdet würden. Dieses Gesetz ist von Therapeuten heftig angegriffen worden (z. B. Stellungnahme der Deutschen Gesellschaft für Sexualforschung, Nervenarzt 1999, 70, S. 855), es entspricht aber weitgehend der gängigen Praxis in Haftanstalten und gibt darüber hinaus Rechtssicherheit, wobei die Verschwiegenheit im Gesetz als der Regelfall festgeschrieben wurde (Thorwart 1999; Wulf 1998). Auch die von einer interdisziplinären Arbeitsgruppe erarbeiteten „Sankelmarker Thesen zur Psychotherapie mit Straffälligen" (Beier u. Hinrichs 1995) sehen eine begrenzte Offenbarungsbefugnis für den Therapeuten vor. Wichtig ist, dass der Klient über die Grenzen der Schweigepflicht aufgeklärt wird. Für die Aufsichtsbehörden, insbesondere die Staatsanwaltschaft, die je nach Maßregelvollzugsgesetz beantragten Lockerungen und Beurlaubungen zustimmen muss, sind Informationen über den Behandlungsverlauf, über die dadurch erreichte Risikoverringerung und über die geplanten Aktivitäten notwendig, um über die beantragten Lockerungsschritte eigenverantwortlich entscheiden zu können. Auch den Strafvollstreckungskammern, die über Entlassungen und Reststrafenaussetzung entscheiden, müssen Inhalte und Verlauf der Therapie bekannt sein, sodass eine rigorose Einhaltung der Schweigepflicht im Maßregelvollzug weder angemessen noch zielführend sein dürfte (Schöch 2003). Aus therapeutischen Gründen ist allerdings darauf hinzuweisen, dass psychotherapeutische Maßnahmen, die eine Veränderung bewirken sollen, Offenheit und Vertrauen zwischen Therapeuten und Patienten erfordern und somit eine gewisse Diskretion des Therapeuten voraussetzen.

Der Konflikt, einerseits Therapie durch Verschwiegenheit zu ermöglichen, andererseits drohende Gefährdungsmomente zum Schutz Dritter preiszugeben, erfuhr mit der Einführung der nachträglichen Sicherungsverwahrung 2004 neue Brisanz, da die in der Therapie preisgegebenen Inhalte als sog. NOVA auch zur Anordung der nachträglichen Sicherungsverwahrung führen können. Seitens der Therapeuten wurde diese Aufhebung der *Schweigepflicht* heftig kritisiert. Ungeachtet dessen wurde mit dem Gesetz zur Reform der Führungsaufsicht (2007) die Schweigepflicht weiter ausgehöhlt und den an der ambulanten Behandlung bedingt entlassener Straftäter mitwirkenden Personen eine Offenbarungspflicht für Therapie und Prognose relevante Informationen auferlegt. Die fortschreitende Aufhebung der ärztlichen Schweigepflicht bei der Behandlung psychisch gestörter Straftäter zugunsten der Sicherheit rüttelt an der Grundlage von Behandlung und Resozialisierung. Nun hängt es letztlich von Therapeuten oder Strafvollstreckungsrichtern ab, ob eine bei der Therapie aufgedeckte sadistische Fantasie zur Verwahrung des Betroffenen führt oder aber zum Gegenstand der Therapie wird.

Eine Lösung dieser Problematik im Maßregelvollzug wie auch bei der ambulanten Therapie, welche psychisch kranke Rechtsbrecher als Bewährungsauflage im Rahmen der Führungsaufsicht erhalten, könnte sein, den Therapeuten von der Mitwirkung an Stellungnahmen zu entbinden und ihn nur zu verpflichten, einen „Supervisor" auf drohende Risiken hinzuweisen. Der „Supervisor" hätte dann die Aufgabe, aufgrund eigener Exploration und Beurteilung Stellungnahmen abzugeben oder Reglementierungsschritte einzuleiten, welche das von ihm befürchtete Risiko begrenzen. Ein ähnliches Vorgehen schlägt Schöch (2004) vor, wenn er den behandelnden Psychotherapeuten von der Berichterstattung gegenüber der Aufsichtsbehörde befreien und die Auskunftspflicht der Einrichtung auf die Einhaltung des (offenzulegenden) Therapieplanes oder gegebenenfalls der Abweichungen davon sowie auf die Formalien der Therapie beschränken will.

Die ärztliche Schweigepflicht gibt es auch bei Patienten, die nach § 126a StPO vorläufig untergebracht sind, nicht, obwohl bei ihnen die Unschuldsvermutung das Zugriffsrecht des Staates einschränkt (BGH, Recht und Psychiatrie 2002, S. 182).

Demgegenüber besteht eine ärztliche Verschwiegenheitspflicht gegenüber dem Patienten und dem von ihm betrauten Anwalt nicht. Das Bundesverfassungsgericht hat in einer Entscheidung vom 09.01.2006 (2 BvR 443/02) klargestellt, dass der Patient und der von ihm beauftragte Anwalt vollständige Einsicht in die Krankenunterlagen des Maßregelvollzugs – nicht nur in die sog. objektiven Befunde – erhalten muss, was vor allem damit begründet wurde, dass es sich bei der Maßregelvollzugsbehandlung nicht um ein privatrechtliches Arzt-Patienten-Verhältnis handelt, sondern um eines mit einem hohen Machtgefälle, welches aus den Krankenunterlagen wesentliche Vollstreckungsentscheidungen ableitet. Die Akteneinsicht ist somit für den Betroffenen ein wichtiger und verfassungsrechtlich geschützter Informationszugang.

16.1.2.3 Stufenplan, Lockerungen und Belastungserprobung

Mit dem *Konzept der Stufenpläne* hat man ursprünglich versucht, den therapeutischen Fortschritt durch Stufung in größere Freizügigkeiten zu belohnen und so den Patienten zur Mitarbeit bei der Behandlung zu motivieren. Stufenpläne haben mittlerweile eine solche Selbstverständlichkeit erreicht, dass selbst über die einzelnen Stufen, die im Laufe einer Unterbringung zu durchschreiten sind, kaum noch Dissens herrscht. In einzelnen Ländern werden Stufenpläne entweder durch Gesetze oder von den Aufsichtsbehörden vorgeschrieben und die Informationskanäle vorgegeben, die bei den verschiedenen Lockerungsschritten einzuhalten sind. In den meisten Bundesländern ist bei Lockerungen die *Zustimmung der Staatsanwaltschaft* einzuholen oder die Staatsanwaltschaft zumindest zu informieren. Lockerungen umfassen Ausführungen, Ausgänge und Beurlaubungen. Das Maßregelvollzugsgesetz in Nordrhein-Westfalen verlangt bei gefährlichen Straftätern bei Lockerungen ein Sachverständigengutachten. In Niedersachsen ist vor der erstmaligen Gewährung von Ausgang, Freigang oder Urlaub von Patienten mit besonders definierten Delikten das Votum eines Prognoseteams mit mindestens drei forensischen Sachverständigen erforderlich. In Baden-Württemberg wird bereits bei Lockerungen, mit Ausnahme der Ausführungen, die Zustimmung der Behörde verlangt. In Hessen ist bei Beurlaubungen über drei Tage das Einverständnis des Strafvollstreckungsgerichts erforderlich.

Trotz der vielen rechtlichen Vorgaben soll reflektiert werden, was Stufungen aus der Sicht der Betroffenen und der Verantwortlichen bedeuten: Von Seiten der Patienten werden Lockerungen häufig als selbstverständliche Folgen von Wohlverhalten oder langer Aufenthaltsdauer angesehen, auf die man einen Anspruch hat. Lockerungen sollten jedoch vor allem einen therapeutischen Zweck haben. Sie dienen neben der Motivierung des Patienten der Erprobung von gewachsener Autonomie, vermehrter Selbstverantwortung und erlernten prosozialen Verhaltensstrategien, der Konfrontation mit neuen, lebensnäheren Konfliktfeldern und der Bewährungserprobung von Copingstrategien in einem zunehmend weniger sicheren Schutzraum. Sie dürfen nicht Folge bisheriger Bewährung sein, sondern müssen *therapeutisch eingesetzt* werden, wenn eine gefahrenfreie Bewährung im nächsten Lockerungsschritt prognostiziert wird. Lockerungen sind in diesem Sinne nicht etwas, was „gewährt" wird, sie sind vielmehr notwendige Behandlungsschritte, die gefordert werden müssen. Allerdings bedarf es einer sorgfältigen Vorbereitung, einer reflektierten prognostischen Entscheidung und einer kontinuierlichen Nachbereitung der Belastungserprobungen. Darüber hinaus sollten sich alle Beteiligten darüber im Klaren sein, dass Lockerungen auf jeder Stufe stagnieren können und der Patient auch zurückgestuft werden kann, wenn die Voraussetzungen für die erreichte Stufe oder die Weiterstufung nicht (mehr) vorliegen.

Grundsätzlich lassen sich zwei Behandlungsformen unterscheiden: Bei dem heute meist angewandten Wohngruppenkonzept soll eine möglichst vertraute Atmosphäre im Sinn einer Milieutherapie für die Entwicklung persönlicher Bindungen und Verantwortlichkeiten sorgen und durch das Personal eine prosoziale Vorbildrolle eingenommen werden. Die Patienten bleiben – unabhängig vom Grad der ihnen zugestandenen Lockerungen – auf derselben Station. Beziehungen können so aufgebaut und gefestigt und die Beziehungsfähigkeit der Patienten kann erprobt werden. In den Wohngruppen leben Patienten mit unterschiedlichen Lockerungsstufen, sodass die weniger „Gelockerten" von den Erfahrungen der Beurlaubten profitieren, aber auch bei Lockerungswiderrufen Schlussfolgerungen für das eigene Verhalten ziehen können. Dieses Konzept entstand in Zeiten, als Rehabilitation das primäre Ziel des Maßregelvollzugs war (Rasch 1991; Schumann 1993).

Nachteilig kann sich auswirken, dass bei kleiner werdenden Kliniken sehr heterogene Patienten zusammengeführt werden. Demotivierend kann sich für die Patienten der niedrigen Stufen, die längerfristig nicht oder wenig gelockert werden, auswirken, dass andere sie beim Lockerungsprocedere überholen. Aus baulichen Gründen wird dieses Konzept wegen der immer höher werdenden Sicherungsanforderungen problematisch, da die Sicherungsanlagen der Station immer auf den Bedarf bei den hoch zu Sichernden auszurichten sind und bei einem umfassenden Wohngruppenkonzept letztlich nur hochgesicherte Stationen entstehen würden.

Dagegen ermöglicht es die *lockerungsorientierte Stationsorganisation*, höher gesicherte und weniger gesicherte Stationen auszuweisen. Die Behandlungsformen können an die spezifischen Erfordernisse und Risiken des jeweilig verbundenen Lockerungsgrads angepasst werden und das Personal entsprechend spezialisiert agieren. Wenngleich manche Patienten den Verlust an personaler Kontinuität und Vertrautheit sowohl mit den Therapeuten wie auch mit den Mitpatienten bedauern, so überwiegt doch zumeist die Motivation, sich in den mit der Stufung verbundenen größeren Freiheitgraden und in dem außenorientierteren Setting zu bewähren. Insbesondere stellt die *Außenerprobung* mit eigener Wohn- und Arbeitssituation so spezifische Anforderungen, dass sich zumindest dann eine lockerungsspezifische Spezialisierung bewährt (Nedopil et al. 2011).

Zwischenfälle bei Lockerungen haben die Öffentlichkeit sehr gegen therapeutisches Denken bei Rechtsbrechern eingenommen (Böllinger 1996; Nowara 1997). Steinböck (1997) schätzte, dass zwei bis vier Prozent der Maßregelvollzugspatienten schwerwiegende Delikte in den Einrichtungen oder bei Lockerungen begehen, wobei diese Zahl in den letzten Jahren zurückgegangen sein dürfte. Die Anzahl geringgradiger Verstöße dürfte weit höher liegen, wobei nach verschiedenen Untersuchungen (Hanson et al. 2001) der überwiegende Teil der Zwischenfälle von wenigen Patienten ausgeht und es sinnvoll erscheint, diese wenigen Patienten rechtzeitig zu identifizieren. Der Großteil der Maßregelvollzugspatienten durchlebt den Maßregelvollzug ohne Zwischenfälle oder allenfalls mit einem meist nachvollziehbaren und verständlichen kleineren Zwischenfall (Quinsey 2000). Zu vergleichbaren Ergebnissen kamen empirische Untersuchungen im deutschsprachigen Raum, wobei insgesamt die Zahl der Zwischenfälle innerhalb der Anstalt und bei Lockerungen relativ selten ist. Pollähne (1994) hat in einer Untersuchung, die sich auf die Jahre 1987 bis 1990 bezieht, bei 20 000 Ausgängen ohne Begleitung und 5000 Tagen Urlaub pro Jahr eine Entweichung je 500 Lockerungsmaßnahmen und einen schwerwiegenderen Zwischenfall pro Jahr sowie bis zu 30 gravierende Zwischenfälle pro Jahr innerhalb der Einrichtung festgestellt. Auch die Untersuchung von Nowara (1997) belegt die geringe Zahl von gravierenden *Zwischenfällen* während der Unterbringung, wobei die Zwischenfälle aber in der Zeit von 1984 bis 1997 angestiegen sind und eine damalige liberalere Unterbringungspraxis für dieses Ansteigen verantwortlich gemacht wurde. In einer jüngeren Arbeit (Mahler et al. 2000) weisen die Autoren ebenfalls darauf hin, dass die Zahl der Entweichungen gering ist, dass es bei 99 515 Lockerungen 190 Entweichungen gab, wobei jede 10. Entweichung zu einem Delikt führte. Die Rate von schweren Delikten lag bei 0,008 %. Aus diesen Studien ist ableitbar, dass das Problem der Entweichungen auf relativ wenige Patienten beschränkt ist. Vergleichbare Untersuchungen aus sozialtherapeutischen Einrichtungen oder aus dem offenen Vollzug von Haftanstalten wurden bislang nicht publiziert. In den meisten Einrichtungen ist die Zahl der Zwischenfälle bei Lockerungen seither noch weiter zurückgegangen. Für Hessen wurden zwischen 1984 und 2006 eine Reduktion der Entweichungen auf 1,4 % des Ausgangswertes und eine Abnahme der schweren Zwischenfälle von 10 auf 0 innerhalb von 4-Jahres-Zeiträumen errechnet (Müller-Isberner u. Eucker 2012).

Obwohl es in den forensischen Krankenhäusern durchaus häufiger Drohungen oder Aggressionshandlungen gibt (Gudjonsson et al. 1999, 2000), ist erstaunlicherweise die *Sicherheit des Personals* relativ wenig gefährdet. Die Sicherheit wird dabei auch durch besondere Schutzvorkehrungen und die Aufmerksamkeit des geschulten Personals gewährleistet, welches sich des Risikos des Umgangs mit einer möglicherweise aggressiven Klientel bewusst ist. Das Arbeitsplatzrisiko ist bei Industriearbeitern um ein Zehnfaches und bei Bergleuten um ein Hundertfaches höher als bei Mitarbeitern forensischer Einrichtungen (Gordon et al. 1997). Dennoch erregen Zwischenfälle in Maßregelvollzugseinrichtungen viel öffentliches Aufsehen, und der juristische Rechtfertigungsdruck ist ungleich höher, wenn Menschen durch andere Menschen verletzt oder getötet werden, als wenn sie durch Unfälle oder Unachtsamkeit ums Leben kommen. Deshalb ist es für das Personal unabdinglich, sich an die derzeitigen Sicherheitsstandards zu halten und bei Lockerungsentscheidungen ihre Entscheidungen und die ihnen zugrunde liegenden Befunde und Überlegungen ausreichend zu dokumentieren.

Die Standards sind in einem ausführlichen „Gutachten der unabhängigen Expertenkommission über Sexualstraftäter im Maßregelvollzug – Grundfragen ihrer therapeutischen Behandlung und der Sicherheit der Allgemeinheit" im Rahmen einer Konsensbildung zusammengefasst worden (Schüler-Springorum et al. 1996). Wenngleich seither empirische Erkenntnisse hinzugekommen sind und entsprechende Instrumente, wie der DASA (Dynamic Appraisal of Situational Aggression) oder der START (Short-Term Assessment of Risk and Treatability) (siehe Nedopil 2005a) oder die C- und R-Variablen des HCR-20 (Müller-Isberner 2004) oder die Merkmale der postdeliktischen Persönlichkeitsentwicklung und des sozialen Empfangsraums (Teile C und D) der ILRV (siehe Kap. 15.2), entwickelt wurden und darauf basierende Entscheidungsstrategien angewendet werden können, gelten die 1996 aufgestellten Prinzipien weiterhin: Als selbstverständlich werden bei Entscheidungen über Lockerungen und Beurlaubungen die *fachliche Kompetenz der Entscheidungsträger* und die *Ausschöpfung aller Erkenntnisquellen* vorausgesetzt. Die inhaltlichen Voraussetzungen vor Lockerungsentscheidungen umfassen die Durchführung einer störungs- und deliktspezifischen forensischen Behandlung und eine kontinuierliche Risikoeinschätzung unter Verwendung der adäquaten Prognosemethode nach dem aktuellen wissenschaftlichen Kenntnisstand. Lockerungen dürfen nur in Abhängigkeit von der Verantwortbarkeit stufenweise durchgeführt werden. Sie müssen vorbereitet, kontrolliert und bearbeitet werden. Darüber hinaus müssen für jeden Lockerungsschritt konkrete Voraussetzungen erfüllt sein. *Begleiteter Ausgang* setzt zumindest eine stabile Therapeuten-Klient-Beziehung voraus, *unbegleiteter Ausgang* darüber hinaus bereits eine ernsthafte Auseinandersetzung des Klienten mit seiner spezifischen risikoträchtigen Problematik und seine Fähigkeit und Bereitschaft, Risiken zu erkennen und zu vermeiden. Sein Verhalten muss von den Therapeuten kontrolliert und bearbeitet werden. *Beurlaubungen* bedürfen zusätzlich einer Festigung des therapeutischen Fortschritts, der Fähigkeit des Klienten, seine Zeit sinnvoll zu strukturieren, und einer tatsächlichen Strukturierung der Urlaubszeit sowie einer Außenkontrolle innerhalb des sozialen Umfelds, in dem er sich bewegt.

Die Notwendigkeit einer nachvollziehbaren Dokumentation wird dann erkennbar, wenn nach einem Zwischenfall die Verantwortung des Personals oder die Haftung der Einrichtung geprüft werden muss. Anforderungen an eine Dokumentation, die auch bei Zwischenfällen den Therapeuten oder die Einrichtung entlasten kann, sind, dass Sachverhalte objektiv und richtig beschrieben und die Argumente für die jeweiligen Entscheidungen realistisch aufgeführt werden, dass die Dokumentation regelmäßig, ohne unnötige Wiederholungen und ohne Textbausteine erfolgt und dass vollständig unter Berücksichtigung einiger Standardkriterien (z. B. Regelverstöße, Reaktion auf Lockerungen oder Veränderungen) dokumentiert wird. Wichtig ist, dass nicht nur der objektive Verlauf, wie er aus der Krankengeschichte hervorgeht, sondern auch *die Entscheidungsargumente für oder gegen Lockerungen und der Weg zu der Entscheidungsfindung* wiedergegeben werden.

16.1.2.4 Verantwortlichkeit bei Fehlentscheidungen

Fehler bei den Entscheidungen über Lockerungen können, wenn die Lockerungen zu Flucht und Straftaten genutzt werden, erhebliche Konsequenzen nach sich ziehen. Häufig kommt es zu Ermittlungsverfahren, relativ selten jedoch zu Verurteilungen. Schöch (2004) berichtet, dass es erst zu vier Verurteilungen von medizinischem Personal, jeweils im Zusammenhang mit schweren Rückfalltaten mehrfach verurteilter Sexualstraftäter, gekommen ist (zuletzt BGH, NStZ 2003, S. 151). Allerdings besteht nur dann die Gefahr einer strafrechtlichen Haftung, wenn gegen gesicherte Grundsätze der Prognosebeurteilung verstoßen wurde (Verrel 2001).

Als Fehler, die rechtlich relevant werden können, gelten
- das Ausgehen von einem unzutreffenden Sachverhalt,
- das Nicht-Berücksichtigen naheliegender Indizien, die gegen eine Lockerung sprechen,
- das Hinwegsetzen über die Grenzen des Ermessensspielraums und
- das Hinwegsetzen über allgemein verbindliche klinikinterne Regelungen.

16.2 Derzeitige Situation des Maßregelvollzugs

Die unterschiedlichen Maßregelvollzugsgesetze und die damit verbundenen politischen Einstellungen zum Maßregelvollzug sind zumindest zum Teil auch für die unterschiedliche Anzahl der im jeweiligen Bundesland untergebrachten Patienten und für die unterschiedliche durchschnittliche Aufenthaltsdauer verantwortlich. Trotz der von Leygraf (1988) beschriebenen Unterschiede lassen sich einige generelle Trends erkennen. Während von 1963–1986 die Zahl der nach § 63 StGB in psychiatrischen Krankenhäusern untergebrachten Patienten abnahm, steigt sie seither wieder an.

In den alten Bundesländern befanden sich 1965 4413 Patienten im psychiatrischen Maßregelvollzug, 1989 waren es 2454. Trotz der reduzierten Aufenthaltsdauer ist es bis 1991 wegen des Anstiegs der Einweisungen erneut zu einer geringen Zunahme der Unterbringungen auf 2473 Patienten gekommen (Gebauer u. Jehle 1994). Dieser Trend hielt bis zuletzt an. 1997 waren 3188 Patienten im psychiatrischen Maßregelvollzug untergebracht (Schöch 1999). Am 01.03.2003 befanden sich laut Statistischem Bundesamt 5118 Patienten im psychiatrischen Maßregelvollzug und am 01.03.2005 waren es 5640. Dieser Trend hält weiter an, im Jahr 2010 hat sich die Zahl der Untergebrachten in den alten Bundesländern auf beinahe 6600 erhöht (siehe ▶ Abb. 16.1).

Noch stärkere Zunahmen gab es bei den Unterbringungen in der Entziehungsanstalt nach § 64 StGB. Während diese 1965 mit 281 Patienten nur 6 % aller Untergebrachten ausmachten, waren es 1985 mit 990 Patienten 29 %, 1997 mit 1318 Patienten ebenfalls 29 %. Am 01.03.2005 betrug der Anteil der nach § 64 StGB Untergebrachten mit 2473 Patienten wiederum knapp ein Drittel aller 8113 Unterbringungen im Maßregelvollzug. Die Steigerung der Unterbringungen nach § 64 StGB betrug 88 % in den letzten 8 Jahren und 150 % in den letzten 20 Jahren. Die Entscheidung des Bundesverfassungsgerichts vom 16.03.1994, wonach die Maßregel nur dann angeordnet werden kann, wenn hinreichend konkrete Heilungs- oder Besserungsaussicht durch die Behandlung besteht, hat nur zwei Jahre lang zu einer Stagnation der Einweisungen geführt (Gerl u. Bischof 2001; Meier u. Metrikat 2003).

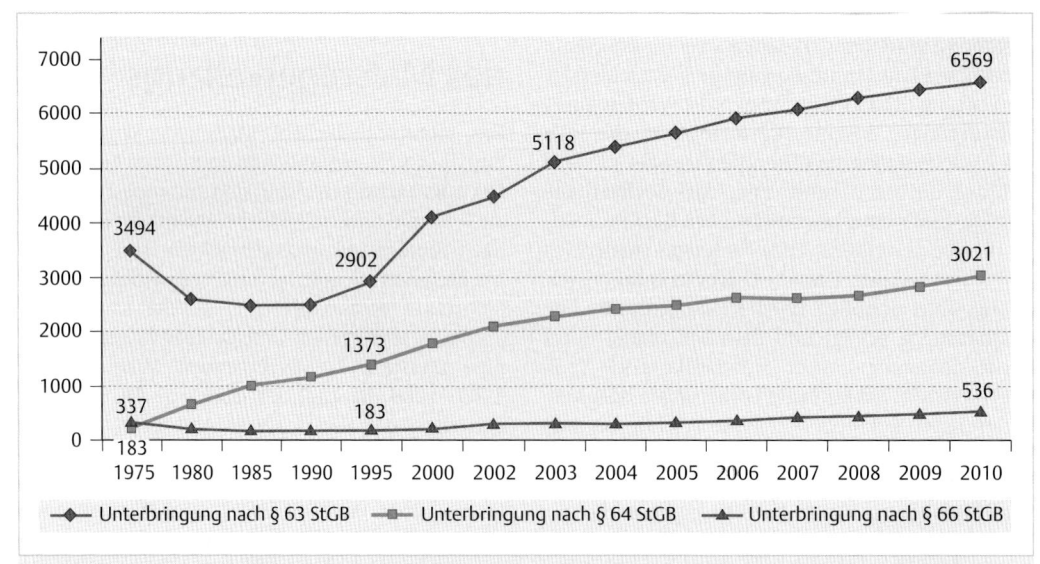

16 Behandlung psychisch gestörter Rechtsbrecher

Abb. 16.1 Entwicklung der Zahlen für die Unterbringungen in den jeweiligen Maßregelvollzügen 1975 bis 2010 (Quelle: Strafverfolgungsstatistik früheres Bundesgebiet einschl. Gesamtberlin; ab 2007: Gesamtdeutschland).

Die Zahl der Drogenabhängigen hat dabei überproportional zugenommen. Während ihr Anteil Ende der 1980er Jahre 25 % der nach § 64 StGB Untergebrachten ausmachte, waren es 1998 nahezu 40 % (Seifert u. Leygraf 1999). Heute sind es sogar etwas mehr als Alkoholabhängige (Schalast et al. 2005). Die Aufenthaltsdauer dieser Patienten beträgt im Mittel ein Jahr. Fast die Hälfte von ihnen beendet allerdings die Unterbringung wegen Aussichtslosigkeit. Den etwa 1000 Drogenabhängigen in den deutschen forensischen Entziehungsanstalten stehen etwa 2000 gegenüber, die eine Behandlung nach § 35 BtMG unter Zurückstellung einer Strafe in einer freien Einrichtung absolvieren (Schalast u. Leygraf 1999).

Zugenommen haben, wie in ▶ Abb. 16.2 dargestellt, auch die Einweisungen in den Maßregelvollzug. Obwohl die Zahl der Aburteilungen, die ein Licht auf die Gesamtkriminalität wirft, in den letzten 30 Jahren, nämlich von 1973–2003, nur um 11 % und in den letzten 20 Jahren überhaupt nicht gestiegen ist, nahm die Zahl der Einweisungen nach § 63 StGB in den 30 Jahren um 156 % und in den letzten 20 Jahren um 122 % zu. Die Zunahme bei den Einweisungen nach § 64 StGB betrug etwa 700 % in 28 Jahren, nämlich zwischen 1975 und 2003, und immer noch 220 % in den letzten 20 Jahren.

Die *Aufenthaltsdauer* der nach § 63 StGB untergebrachten Patienten ist nach 1985 in nahezu allen Bundesländern zurückgegangen. Nach Venzlaff (1994a) betrug die durchschnittliche Aufenthaltsdauer der im Maßregelvollzug nach § 63 StGB in Niedersachsen untergebrachten Patienten 1992 knapp über 4 Jahre, während sie noch 1984 bei 8 Jahren (Leygraf 1988) und 1977 bei nahezu 9 Jahren lag (Ritzel 1978). Im Bezirkskrankenhaus Haar bei München konnte nach einer Übersicht von Bischof (1985) die Aufenthaltsdauer von 7,3 Jahren im Jahre 1971 auf knapp über 4 Jahre im Jahre 1984 reduziert werden. In der zentralen Maßregelvollzugseinrichtung des Landes Hessen, der Klinik für Gerichtliche Psychiatrie in Haina, wurde die durchschnittliche Aufenthaltsdauer von 4,4 Jahren im Jahre 1990 auf 4,0 Jahre im Jahre 1992 reduziert (Nedopil u. Müller-Isberner 1995a). Vergleichbare Beobachtungen wurden auch aus Nordrhein-Westfalen berichtet (Seifert u. Leygraf 1997). Diese Tendenz hat sich jedoch seit 1996 wieder umgekehrt. Stichtagserhebungen in verschiedenen Einrichtungen haben mittlerweile wieder durchschnittliche

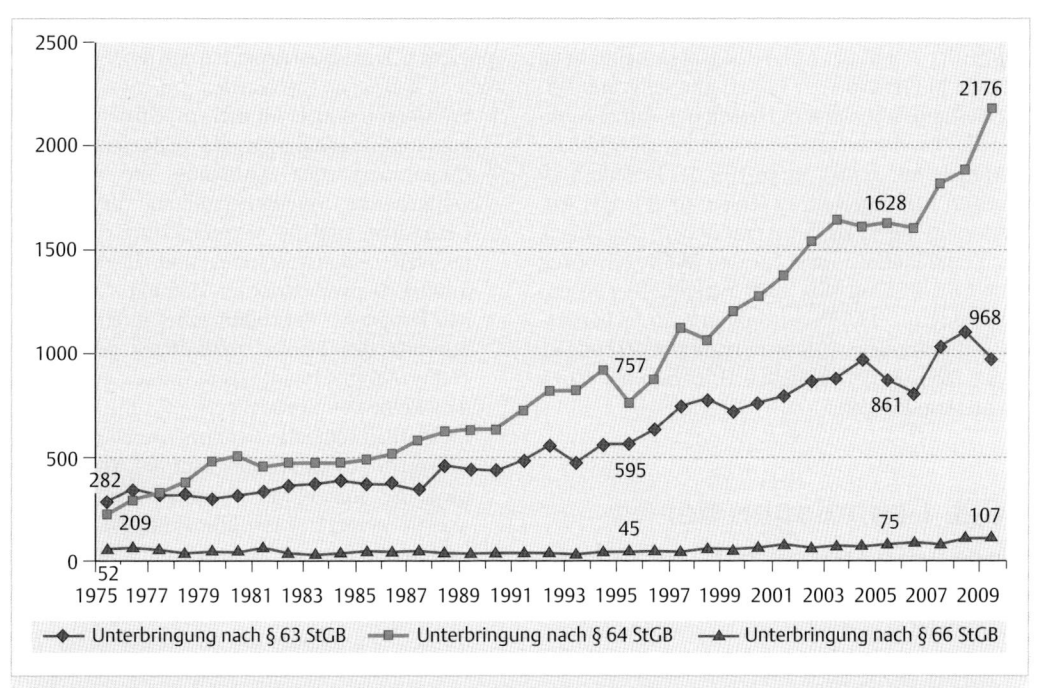

Abb. 16.2 Entwicklung der Zahlen für die Unterbringungsanordnungen/Jahr in den jeweiligen Maßregelvollzügen 1975–2010 (Quelle: Strafverfolgungsstatistik früheres Bundesgebiet einschl. Gesamtberlin; ab 2007: Gesamtdeutschland).

Aufenthaltsdauern von über 6 Jahren erbracht. In Übereinstimmung hiermit weist der von den meisten Bundesländern zusammengetragene Kerndatensatz im Jahr 2009 eine durchschnittliche Aufenthaltsdauer der Patienten im psychiatrischen Maßregelvollzug von 6,5 Jahren aus. Detaillierte Analysen, die in verschiedenen Krankenhäusern durchgeführt wurden, haben gezeigt, dass die Einweisungen heute wegen schwerer wiegender *Delikte* erfolgen als früher. In der Klinik für Gerichtliche Psychiatrie in Haina waren 1984 62% aller Patienten wegen Tötungsdelikten oder schweren oder schwersten Körperverletzungen untergebracht. 1992 betrug der Anteil dieser Deliktgruppe an der Gesamtpatientenzahl 85%. Im Bezirkskrankenhaus Haar stieg die Zahl der wegen schwerer Sexualdelikte Untergebrachten von 1996–1998 von 19 auf 54 Patienten (Steinböck 1999a). In der Klinik in Haina führten bei 28% der Patienten Tötungsdelikte, bei 27% Sexualdelikte, bei 18% Körperverletzungen, bei 12% Brandstiftungen und bei 10% Raub zur Einweisung (Müller-Isberner 2004).

Auch in der Verteilung der *Diagnosen* hat sich ein Wandel vollzogen. Leygraf (1988) fand bei seiner Bestandserhebung in den alten Bundesländern 37,9% Schizophreniekranke, 25,4% Persönlichkeitsstörungen mit Minderbegabung, 18,6% Persönlichkeitsstörungen ohne Minderbegabung, 6,3% hirnorganische Störungen, 6,1% intellektuelle Behinderungen, 4,4% Suchterkrankungen und 1,2% affektive Psychosen. Nach den aktuellen Zahlen aus verschiedenen Maßregelvollzugseinrichtungen ist der Anteil schizophrener Patienten gestiegen, während der Anteil minderbegabter Patienten abgenommen hat (Gebauer u. Jehle 1994). 1998 betrug im BKH Haar der Anteil der Schizophrenen 54%, jener der Persönlichkeitsstörungen 32%, lediglich 2,7% der Patienten waren minderbegabt. 2004 machten die Schizophrenen 55%, die Persönlichkeitsstörungen 30%, die hirnorganischen Störungen 10%, Minderbegabung und affektive Störungen jeweils knapp über 2% aus (Stübner u. Nedopil 2004). Demgegenüber nahm in Nordrhein-Westfalen der Anteil der Persönlichkeitsgestörten bis 1996 auf 51% zu (Seifert u. Leygraf 1997), der Anteil der Minderbegabten nahm auch hier ab. Müller-Isberner (2004) gibt aufgrund seiner Bestandsaufnahme in Hessen den Anteil funktioneller Psychosen und jenen von Persönlichkeitsstörungen mit je 40% an; je 10% der Patienten im dortigen Maßregelvollzug leiden an geistiger Behinderung oder an hirnorganischen Störungen. Der Kerndatensatz weist für den Maßregelvollzug nach § 63 StGB im Jahr 2009 folgende Diagnosenverteilung auf: 43,0% Schizophrenie, 15,1% Persönlichkeitsstörungen, 10% hirnorganische Störungen, 12,8% Störung der sexuellen Orientierung, 10,1% Suchterkrankungen.

16.3 Grundlagen der Therapie unter forensischen Bedingungen

Trotz aller Methodenvielfalt erscheint es sinnvoll, sich einige Grundzüge der Therapie im Maßregelvollzug zu vergegenwärtigen. Fragen nach der notwendigen Größe von Maßregelvollzugseinrichtungen, dem Ausmaß der Spezialisierung (Nedopil u. Müller-Isberner 1995b; Nedopil et al. 2011) der Regionalisierung und heimatnahen Unterbringung der Patienten oder der Einbeziehung von Prognoseentscheidungen in das therapeutische Konzept sind unverändert aktuell, wenngleich die *Zunahme der Maßregelvollzugspatienten* andere Fragen in den Vordergrund gedrängt hat. So erscheinen heute die Fragen, wo neue Einrichtungen entstehen können, wie eine neue Einrichtung gegenüber der Nachbarbevölkerung begründet werden kann, wie mit jenen Patienten umgegangen werden soll, die therapeutisch nicht erreichbar sind, vordringlicher. Bezüglich der Therapieinhalte besteht in der Praxis noch wenig Übereinstimmung. 1997 beklagte Nowara das Fehlen eines integrativen Gesamtkonzepts, welches sowohl der sozialtherapeutischen Ausgestaltung wie den inhaltlichen therapeutischen Bedürfnissen der speziellen Klientel Rechnung trägt. Die empirischen Daten belegen die Effektivität einer evidenzbasierten Therapie im Maßregelvollzug (Hollin 2001; Müller-Isberner u. Hodgins 2000).

Die Behandlung im forensischen Bereich unterscheidet sich in vielen Aspekten von jener der allgemeinen klinischen Psychiatrie:

1. Während die Ziele klinisch-psychiatrischer Behandlungsmaßnahmen die Reduzierung psychopathologischer Symptome, die möglichst weitgehende Wiederherstellung psychischer Gesundheit und die Verminderung eines subjektiven Leidenszustandes sind, liegt bei der forensisch-psychiatrischen Therapie das gesetzlich festgelegte Behandlungsziel in einer Minimierung des Risikos zukünftiger erheblicher rechtswidriger Handlungen. Daraus ergibt sich eine Reihe von Konsequenzen für die Therapie. Im Idealfall sollte das Gefährlichkeitsrisiko zwar in engem Zusammenhang mit der Krankheitsprognose stehen; die Prognoseforschung hat jedoch gezeigt, dass krankheitsunabhängige Faktoren, z. B. bisherige Delinquenz und kriminogene Tendenzen oder der soziale Empfangsraum, eine zumindest ebenso wichtige Rolle für die Rückfallprognose spielen wie der Verlauf der Krankheitssymptomatik (siehe auch Kap. 15).
2. Die Zahl forensisch-psychiatrischer Behandlungsplätze ist in der Bundesrepublik Deutschland im Vergleich zur Zahl klinisch-psychiatrischer Behandlungsplätze relativ klein. Zwar nimmt die Zahl stationärer Behandlungsplätze in psychiatrischen Kliniken ständig ab und jene in forensisch-psychiatrischen Einrichtungen zu (Priebe et al. 2005), dennoch liegt die Zahl der Betten in forensisch-psychiatrischen Einrichtungen mit über 6000 in den psychiatrischen Krankenhäusern und über 3000 in den Entziehungsanstalten deutlich niedriger als jene in allgemein psychiatrischen Einrichtungen.
3. Die mittlere Aufenthaltsdauer der Patienten im Maßregelvollzug ist mit mittlerweile über 6 Jahren ungleich länger als in allgemeinpsychiatrischen Krankenhäusern. Durch die lange Aufenthaltsdauer der Patienten, die bei ihrer Einweisung noch relativ jung sind – 60% sind zu diesem Zeitpunkt unter 30 Jahren (Leygraf 1988), Müller-Isberner (2004) gab das Durchschnittsalter bei der Einweisung mit ca. 30 Jahren an, was ebenfalls auf einen Großteil jüngerer Patienten schließen lässt – besteht die Gefahr, dass Hospitalisierungsschäden und Entwicklungsdefizite entstehen. Diese Patienten können aufgrund der langen Unterbringungsdauer an den Sozialisationsprozessen ihrer Altersgenossen nicht teilhaben.

4. Die Diagnosenverteilung der Maßregelvollzugspatienten weicht ganz erheblich von der Diagnosenverteilung in psychiatrischen Kliniken ab. Die Patienten leiden weitaus häufiger nicht nur an einer Krankheit, sondern weisen eine Vielzahl von Sozialisations- und Ausbildungsdefiziten auf, die den therapeutischen Umgang mit ihnen erschweren (Nedopil u. Ottermann 1993). Bereits 1987 fanden sich in der Stichtagsuntersuchung von Schumann bei 44% der in Eickelborn behandelten Maßregelvollzugspatienten klinisch relevante Zweitdiagnosen. In der von Leygraf (1988) untersuchten Population wurden von den einweisenden Gutachtern in 45,5% der Fälle Zweitdiagnosen gestellt. In der Klinik für Gerichtliche Psychiatrie in Haina betrug der Anteil der Patienten mit Mehrfachdiagnosen im Jahr 1993 65% (Nedopil u. Müller-Isberner 1995b). Im Bezirkskrankenhaus Haar wurden zuletzt bei 36% der Maßregelvollzugspatienten relevante Zweit- und Drittdiagnosen gestellt (Stübner u. Nedopil 2004).

Die Defizite, die bei einer Vielzahl von Maßregelvollzugspatienten festgestellt werden, ergeben sich jedoch nicht nur aus den Diagnosen. Sie umfassen darüber hinaus bei vielen Patienten Entwicklungsrückstände, Ausbildungsdefizite, Unfertigkeiten im Sozialverhalten (z.B. Selbstversorgung, Umgang mit Behörden, Kollegen, Partnern, Freizeitgestaltung) und in der Selbstwahrnehmung (z.B. Zuverlässigkeit, Abhängigkeit, Impulsivität, Anklang bei anderen). Die Defizite liegen somit auf unterschiedlichen Ebenen und machen eine differenzierte Behandlung und Aufarbeitung erforderlich.

Die Behandlung forensischer Patienten muss daher ein wesentlich breiteres Angebot an psychagogischen, pädagogischen und sozial-edukativen Maßnahmen in das therapeutische Konzept integrieren als Behandlungen von allgemeinpsychiatrischen Patienten. Die langjährige Behandlung mit unterschiedlichen Sicherungsanforderungen verlangt eine andere Unterbringungsstruktur und stellt höhere Anforderungen an die Wohnqualität der Einrichtungen. Die seit Jahren in der Klinikpsychiatrie üblichen Bemühungen um Regionalisierung werden im forensischen Bereich nur noch selten verfolgt. Die Problematik liegt vor allem darin, dass im Maßregelvollzug trotz der relativ kleinen Zahl von Patienten insgesamt ein *breiteres Behandlungsspektrum* erforderlich ist. Darüber hinaus erfordert eine optimale Behandlung psychisch kranker Rechtsbrecher zusätzliche therapeutische Spezialisierungen, die nicht von der klinischen Psychiatrie übernommen werden können. Sexualdeviante, persönlichkeitsgestörte oder minderbegabte Patienten mit Impulskontrollstörungen sind eine spezielle Klientel, für die in psychiatrischen Krankenhäusern kaum Therapiekonzepte entwickelt wurden.

Bei der Behandlung im Straf- und Maßregelvollzug hat sich das *RNR-Prinzip* (Risk-Need-Responsivity Prinzip) bewährt. Jede Behandlung eines Straftäters erfordert eine genaue Analyse des delinquenten Verhaltens, eine Analyse der Delinquenzgenese und der hieraus therapeutisch ableitbaren Konsequenzen. Mithilfe kognitiv-verhaltenstherapeutischer Vorgehensweisen wie Stimuluskontrolle und kognitiver Umstrukturierung wird versucht, falsche Belohnungserwartungen und kognitive Annahmen zu korrigieren und den Realitätsabgleich zu verbessern. Bei diesen Probanden finden sich erhebliche Verleugnungs- und Bagatellisierungstendenzen, Schuldprojektionen und -verschiebungen. Trainingsprogramme zur Verbesserung der sozialen Fertigkeiten sind sinnvoll, wobei erlebnis- und handlungsorientierte Techniken des Rollenspiels und der Videotechnik zu bevorzugen sind. Im Rahmen einer Kriminaltherapie wird untergliedert in konkrete und bewältigbare Schritte ein Bewährungsziel formuliert und die Belastbarkeit des Therapiefortschritts unter gestufter Lockerung überprüft. Dabei wird das Ausmaß der vertretbaren Lockerung von den bereits stabil erreichten Therapiefortschritten sowie vom Grad der von dem Patienten ausgehenden Gefährlichkeit abhängig gemacht. Die bei der Analyse der Delinquenzgenese erarbeiteten Risikofaktoren und -szenarien werden therapeutisch genutzt. Für spezifische Risikosituationen werden Coping-Mechanismen erarbeitet und mit dem Patienten erprobt. Dabei soll die Beziehung zwischen Behandler und Patienten kritisch-engagiert, doch auch klar abgegrenzt sein, wobei der Behandler stets die Autorität über die Behandlung behalten muss.

Mittlerweile hat auch die spezifische Nachsorge eine solche Spezialisierung erfahren, dass sie regional kaum noch geleistet werden kann und neue Versorgungsformen gefunden wurden (Egg 2004; Freese 2003, 2004b).

16.3.1 Konzepte und Tendenzen der Behandlung psychisch gestörter Rechtsbrecher

Unabhängig von dem gewählten Behandlungskonzept ist nach empirischen Studien (Hollin 1999, 2001; Lösel 1998; Lösel u. Bender 1997) eine Intervention bei Rechtsbrechern dann am ehesten Erfolg versprechend, wenn bestimmte Kriterien berücksichtigt werden, namentlich:

- Adaptation an das institutionelle Setting (z. B. stationär oder ambulant; äußerer Druck oder Eigeninitiative; niederfrequente oder hochfrequente Behandlungsstrategie),
- Integrität der Programmdurchführung: z. B. Vermeidung von Interessenkonflikten der am Programm Beteiligten (z. B. Therapie vs. Sicherheit) oder von Konflikten zwischen verschiedenen Aufgaben des Klienten (z. B. Therapie vs. Arbeit); ausgebildete Therapeuten, welche die Programmschritte und Entscheidungen abgestimmt durchsetzen,
- Fokussierung der Therapie auf kriminogene Faktoren,
- Therapieangebote, die die Klientel ansprechen,
- Klima der Institution und der Beziehungen (z. B. Motivation des Personals, Transparenz der Strukturen und Funktionen in der Einrichtung und der Therapie),
- Einbindung von Schutzfaktoren (z. B. Außenbeziehungen, Nachsorge, Angehörigenarbeit),
- aktive Rückfallvermeidung mit Kontinuität des therapeutischen Teams beim Übergang in ambulante Behandlung (z. B. aktive nachgehende Nachbetreuung, Frühintervention bei Risikoverhalten).

Darüber hinaus muss in einem forensischen Setting im Wesentlichen auf drei Aspekte geachtet werden:

1. *Bedürfnisse der Gesellschaft* mit der Frage, ob Sicherheitsaspekte oder Optimierung der therapeutischen Möglichkeiten im Vordergrund stehen:
   Unterschiede bezüglich dieser Zielrichtungen ergeben sich z. B. im Umgang mit der Schweigepflicht und der Vertraulichkeit zwischen Klient und Therapeut. Bei besonderer Berücksichtigung des Sicherheitsaspektes wird Verschwiegenheit und damit verbunden Vertraulichkeit in den Hintergrund treten. Aufdeckende psychotherapeutische Verfahren, bei denen Offenheit vonseiten des Behandelten von überragender Bedeutung ist, werden in dieser Atmosphäre nur begrenzt anwendbar sein. Berner et al. (1998) weisen zu Recht darauf hin, dass kognitiv-verhaltenstherapeutische Therapieformen weit weniger von der Vertraulichkeit und der Atmosphäre geteilter Geheimnisse abhängen als psychodynamische Verfahren. Darüber hinaus haben sich verhaltenstherapeutische Verfahren mit dem Ziel kognitiver Umstrukturierung in empirischen Untersuchungen und in Metaanalysen über Straftäterbehandlungen als am effektivsten zur Vermeidung von Zwischen- und Rückfällen erwiesen (Andrews u. Bonta 1998; Andrews et al. 1990; McGuire 2002).

2. *Bedürfnisse, Fähigkeiten und Ansprechbarkeit der Klientel:*
   Unter diesem Gesichtspunkt sind einerseits ganz banale Aspekte zu berücksichtigen, z. B. die Intelligenz des Klienten, da für Minderbegabte andere therapeutische Vorgehensweisen erforderlich sind als für durchschnittlich Intelligente oder gar Hochintelligente (Mann u. Thornton 1998). Heute besteht weitgehende Übereinstimmung darüber, dass die von Andrews et al. (1990) vorgeschlagenen Prinzipien zu den Grundvoraussetzungen für den Erfolg von Therapien im forensischen Bereich gehören:
   a. das *Risikoprinzip*, welches sich auf eine angemessene Behandlungsmodalität bezieht und den quantitativ adäquaten Behandlungsumfang vom individuellen Risiko des Täters abhängig macht,
   b. das *Bedürfnisprinzip*, welches die kriminogenen Merkmale in den Mittelpunkt stellt und verlangt, dass das therapeutische Vorgehen hauptsächlich auf die Modifikation der kriminogenen Faktoren abzielt,
   c. das *Ansprechbarkeitsprinzip*, welches bedeutet, dass die Therapie dem Kommunikationsstil und den spezifischen Lernmöglichkeiten des Klienten angepasst wird.

3. *Kompetenzen und Engagement des therapeutischen Personals:*
   Die Therapieforschung hat gezeigt, dass die Beziehung zwischen Therapeut und Klient unabhängig von der Wahl des therapeutischen Konzepts einer der wichtigsten Faktoren für den Erfolg der Therapie ist (z. B. Grawe 1998; Grawe et al. 1994). Gerade im forensischen Bereich sind der Beziehungsaufbau und das Durchhalten von Beziehungen eine der vordringlichsten the-

rapeutischen Aufgaben (Schüler-Springorum et al. 1996). Die Fähigkeit zu authentischem Handeln und das Engagement des therapeutischen Personals werden sich vor allem dann entfalten können, wenn die Kompetenzen des Personals bei der Therapie berücksichtigt und gleichzeitig neue, empirisch gesicherte Therapieformen durch Förderung der Therapeutenausbildung implementiert werden. Zu Recht hat Müller-Isberner (2004) darauf hingewiesen, dass der Auswahl der Mitarbeiter im Maßregelvollzug große Bedeutung zukommt, da diese als *Modellgeber und Vorbilder* für die Klientel, mit der sie über Jahre hinweg tätig sind, fungieren. Sie müssen in der Lage sein, ein angemessenes Verhältnis zwischen Distanz und Fürsorge und einen wohlwollenden, respektvollen und nicht wertenden Umgang engagiert durchzuhalten.

Die Behandlung psychisch kranker und gestörter Rechtsbrecher findet in einer Reihe von aufeinanderfolgenden Schritten statt, die sich zwar nach Krankheitsbildern und den sonstigen Defiziten der Patienten im Detail unterscheiden, jedoch sowohl chronologisch wie funktionell einer gewissen Grundstruktur folgen müssen. Bei vielen Patienten erfordern mangelnde Krankheitseinsicht und meist bereits seit langem bestehende Störungen, unabhängig von dem jeweiligen Konzept der Einrichtung, einen geduldigen, weiträumig geplanten Umgang mit den Patienten, im Rahmen dessen zunächst in erster Linie Motivationsarbeit geleistet werden muss. Nur wenige Patienten sind zu Beginn einer Therapie in der Lage, zu ihrer Tat zu stehen und ihre eigene Tatbeteiligung zu reflektieren (Jöckel u. Müller-Isberner 1997). Auch bei psychisch Kranken (Rechtsbrechern) entspringt meist ein Teil der Motivation den dissozialen Anteilen der Persönlichkeit. Ein nicht unerheblicher Prozentsatz der Täter streitet zu Beginn der Behandlung die Tat ab, obwohl sie bei Gericht gestanden oder das Urteil akzeptiert haben. Bei ihnen ist eine echte Therapiemotivation zur Behandlung und zur eigenen Veränderung kaum vorhanden. Bei einer Behandlung im Maßregelvollzug ist weiter zu berücksichtigen, dass die therapeutischen Fortschritte in einem geschlossenen Milieu erreicht werden, das sich von der Umwelt, in welche der Patient entlassen werden soll, grundlegend unterscheidet. Insofern ist im Laufe einer Therapie zu erproben, ob die Entwicklung des Patienten auch zu einem besseren Sozialverhalten und zu vermehrtem Wohlbefinden in jenem Umfeld führt, das nach der Entlassung maßgeblich ist. Diese Belastungserprobung ist der langwierigste und schwierigste Schritt, da die zu bewältigenden Krisen nicht täglich auf die Betroffenen zukommen. Nach den heutigen Erkenntnissen sind die Therapie und das Risikomanagement jedoch nicht mit der Entlassung aus stationären Einrichtungen beendet. Der Nachbetreuung kommt ein wesentlicher Anteil daran zu, dass die Rückfallrate von psychisch kranken Rechtsbrechern deutlich reduziert werden konnte (Egg 2004; Freese 2004a; Seifert et al. 2005; Stübner u. Nedopil 2004).

Therapie im Maßregelvollzug umfasst somit immer vier aufeinanderfolgende Schritte:
1. Motivierung
2. Therapie
3. Belastungserprobung
4. Nachbetreuung

Gleichzeitig findet Therapie im forensischen Rahmen immer unter dem Aspekt der Risikoerfassung und des Risikomanagements statt. Risikoerfassung bedeutet, dass jene *Gefährdungsaspekte*, die der Patient im jeweiligen Setting verwirklichen könnte, im Auge behalten werden. Die Risikomerkmale stellen nicht nur Hindernisse auf dem Weg zur Entlassung dar, sondern können im Fall der Verwirklichung Mitpatienten und Personal gefährden. Therapie im Maßregelvollzug ist somit immer implizit, besser aber explizit mit der prognostischen Frage von Zwischenfällen, Lockerungs- und Entlassungshindernissen verbunden. Behandlung und Prognose bleiben über weite Strecken miteinander verbunden. Die prognostischen Fragestellungen ändern sich im Laufe der Behandlungsfortschritte, können aber nie unberücksichtigt bleiben. Welche Risikoeinschätzungen bei den unterschiedlichen Schritten der Behandlung erforderlich werden, ist schematisch in ▶ Tab. 16.1 dargestellt.

Tab. 16.1 Unterbringungsmodus, diagnostische, therapeutische und Sicherungsaufgaben im Verlauf einer Maßregelvollzugsbehandlung.

Unterbringungsmodus	Diagnostische und therapeutische Aufgaben	Sicherungsaufgaben im Lauf der Rehabilitation
Aufnahme des Patienten	• Eingangsuntersuchung • diagnostische Hypothesen	Überprüfung des unmittelbaren intramuralen Gefährdungspotenzials
stationäre Eingangsbeobachtung	• Entwicklung von Hypothesen zur Delinquenzgenese • Aufstellung eines ersten Therapieplanes unter Zugrundelegung der diagnostischen Hypothesen • Korrekturen der diagnostischen Hypothesen	• Identifikation von Hochrisikopatienten • Definition von Entlassungs- und Lockerungshindernissen • Erfassung und Dokumentation intramuraler Zwischenfälle
geschlossene stationäre Behandlung	• Fortschreibung des Therapieplanes • Korrekturen der diagnostischen und therapeutischen Hypothesen • Überprüfung des Therapiefortschritts	• Überprüfung des Risikos des Patienten und der Entlassungs- und Lockerungshindernisse • Dokumentation intramuraler Zwischenfälle • Entwicklung von Hypothesen zur Erfassung von Risiken im Einzelfall • erste Lockerungsprognosen
offene stationäre Behandlung	Adaptation der Therapie an lebensnähere Bedingungen	kontinuierliche Lockerungsprognosen unter Zugrundelegung der allgemeinen und der individuellen protektiven Faktoren und Risikofaktoren
Rehabilitation	Erprobung der in der Therapie gewonnenen Fähigkeiten und Fertigkeiten, Ausdauer und Verlässlichkeit in halbstationärer, ambulanter Therapie oder in Beurlaubungen aus offener stationärer Behandlung	Fortsetzung der Lockerungsprognosen für zunehmend längere Zeiträume nach den gleichen Grundsätzen

16.3.2 Individuelle, hypothesengeleitete Therapiekonzepte

Eine wissenschaftlich orientierte Therapie erfordert eine Theorie zur Genese des Sozialversagens im Einzelfall (siehe auch Kap. 15.3). Es bedarf eines Verständnisses der Ätiologie des antisozialen Verhaltens mit ihren wechselseitigen Bedingungsfaktoren und hierzu einer sorgfältigen Analyse der Defizite des einzelnen Patienten vor dem Beginn der Behandlung. Aufgrund dieser Analyse kann eine auf die individuellen Defizite abgestimmte, hypothesengeleitete Therapieplanung erfolgen. Ein theoretisch fundiertes Therapiekonzept, welches auch empirisch gewonnene Daten berücksichtigt, wurde am Philippe-Pinel-Institut in Montreal auf der Grundlage verhaltenstherapeutischer Konzepte von Gottfredson (1984) entwickelt und in zwei Hochsicherheitseinrichtungen in Kanada erprobt (Rice et al. 1990). Dieses Konzept ist mit gewissen Abweichungen auch auf die deutsche Situation übertragbar, wie sich bei Supervisionen und in vielen Diskussionen mit Behandlern gezeigt hat. An einem solchen Konzept ist auch erkennbar, wie eng Behandlung und Prognose miteinander verknüpft sind und dass Behandlung psychisch kranker Rechtsbrecher zu jedem Zeitpunkt Risikoeinschätzung und Risikomanagement mit einschließt.

Ein auf diesen Überlegungen aufbauendes, schrittweises Konzept der Integration von Behandlung und Prognose ist in Kapitel 15.4 dargestellt (siehe ▶ Abb. 15.3). In den letzten Jahren wurde zur Überprüfung der Hypothesen zur Delinquenzgenese

Grundlagen der Therapie unter forensischen Bedingungen

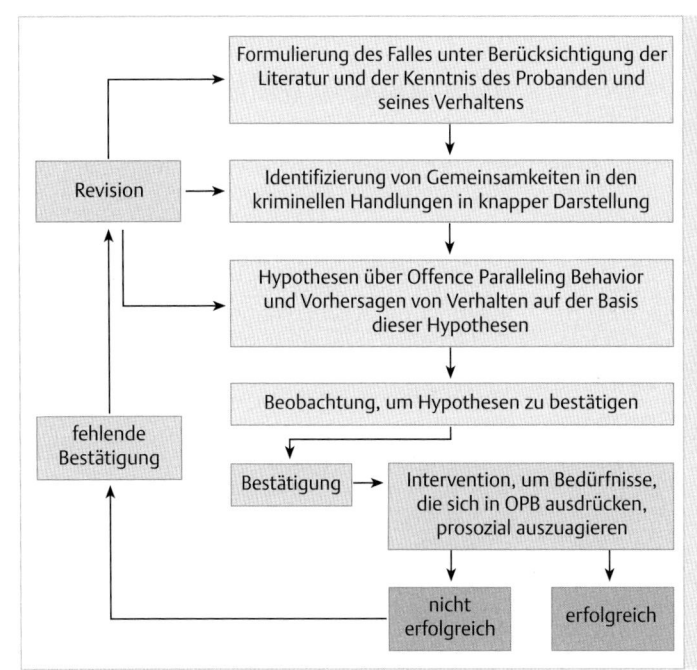

Abb. 16.3 Therapiemodell anhand von Offence Paralleling Behavior (OPD; nach Daffern et al. 2010).

und zur Beeinflussung der delinquenzbedingenden Faktoren die Analyse des *„Offence Paralleling Behavior" (OPD)* entwickelt (Daffern et al. 2010). OPD wird definiert als Verhaltenssequenz mit von außen erkennbaren Verhaltensweisen, in welchem sich Auffassungen, Erwartungen, Überzeugungen, Affekte, Ziele und Verhaltensskripts wiederfinden, die den Verhaltenssequenzen früherer krimineller Handlungen ähnlich sind und die gleiche Funktion haben (Daffern et al. 2007). Es kommt dabei weniger auf die Form (z.B. parasuizidale Geste, körperlicher Angriff) oder den Inhalt (Themen und Skript) des Verhaltens (sexuelle Bedürfnisse), sondern auf die *Funktion des Verhaltens* (z.B. Entwertung nach Kränkung) an. Auf sie ist der Fokus der Therapie gerichtet. Dabei ist eine Reihe von individuellen Aspekten zu berücksichtigen, die sich aus der zur Tat führenden Handlungssequenz ergeben, namentlich

- die Prädisposition des Täters (Bedürfnisse, Impulsivität, Kontrollvermögen, Kränkbarkeit etc.),
- die Situation der Tat (Verführungssituation, aktives Gestalten einer Situation, zufälliges Geraten in eine Situation etc.),
- die Intention des Täters (Ausmaß an gedanklicher Beschäftigung, Planung und Vorbereitung etc.),
- der Kontext der Tat (Kränkung, Frustration, Intoxikation, Selbstüberschätzung, Verführung etc.),
- die Tathandlung (plangemäß, rational, Übermaß, Kontrollverlust etc.),
- das Nachtatverhalten (undoing, Flucht, Rückzug, Bekennen, etc.) und
- die Handlungsverdeckung (Fremdbeschuldigung, Unbeteiligtsein, Alibi etc., Detection Evasion Skills – DES)

Aus diesen Überlegungen lässt sich ebenfalls ein Therapiemodell entwickeln, welches folgende Schritte umfasst (▶ Abb. 16.3):

Dieses Modell hat viele Ähnlichkeiten mit dem in Kapitel 15.4 gezeigten Konzept der **Integration von Risikomanagement und Therapie**, zeigt aber genauer, wie Hypothesen im klinischen Bereich überprüft werden können, ohne dass risikoträchtiges Verhalten tatsächlich in Kauf genommen werden muss und wie sich dies auf den Fokus der Therapie auswirkt.

Wenngleich beide kybernetischen Modelle der Behandlung und des Risikomanagements sehr viele Elemente verhaltenstherapeutischen Vorgehens enthalten, legen sie die Form der Therapie nicht fest. Die Art der Interventionsstrategien ist nicht vorgegeben, sondern orientiert sich ausschließlich an den Bedürfnissen des einzelnen Patienten und an den Möglichkeiten der Institution. Solche Modelle haben zudem verschiedene Vorteile: Sie erlauben jederzeit *Korrekturen* und ermöglichen, Fehler zu erkennen und aus ihnen zu lernen, anstatt in Unkenntnis der Fehler diese stets zu wiederholen. Da sie bewusst von *Arbeitshypothesen* ausgehen, erheben sie nicht den Anspruch auf definitive Erklärungen, sondern räumen die Möglichkeit von Irrtümern ein, womit Fehler und ihre Konsequenzen für die jeweilig Betroffenen nicht als Niederlage empfunden werden müssen. Ein darauf aufbauender Therapieplan ist für Therapeuten und Patienten sowie für Außenstehende, die als Rechtsanwälte oder Richter die Therapie verfolgen, *transparent*. Therapieevaluation und Therapieforschung werden vereinfacht. Das Wissen über den einzelnen Patienten, aber auch das Wissen um die Maßregelvollzugspatienten im Allgemeinen und ihre therapeutische Erreichbarkeit dürften sich durch ein derart organisiertes Therapiekonzept ausweiten. Anhand eines solchen Therapiekonzepts kann überlegt werden, wie viele unterschiedliche Therapiestrategien in einer Einrichtung angeboten werden müssen, um den Patienten sinnvolle Behandlungsalternativen anbieten zu können. Therapeutische und prognostische Fragen sind dabei eng miteinander verknüpft. Hypothesengeleitete Behandlung bedeutet gleichzeitig, dass Hypothesen zur kurzzeitigen oder mittelfristigen Prognose aufgestellt und überprüft werden. Die Entlassung aus dem Maßregelvollzug erfolgt dann aufgrund einer immer wieder überprüften Hypothesenbildung (siehe auch Kap. 15.4).

Es wäre allerdings vermessen zu erwarten, dass sich Maßregelvollzugspatienten einem solchen Therapiekonzept, so transparent es auch erscheinen mag, ohne Weiteres anvertrauen. Primäres Ziel der meisten von ihnen ist die Wiedergewinnung der Freiheit. In vielen Einrichtungen wird von ihnen immer noch mehr darüber diskutiert, welcher Freiraum beansprucht werden kann, als darüber, welche Behandlungsfortschritte erzielbar sind.

16.3.3 Therapeutische Spezialisierung und Differenzierung

Ein individuelles Vorgehen bedeutet nicht, dass es für jeden Patienten ein individuell ausgefeiltes und spezifisches therapeutisches Angebot geben muss. Es bedeutet aber, dass es in einer Einrichtung eine Reihe therapeutischer Differenzierungen geben muss, um den Anforderungen gerecht zu werden. Aufgrund klinischer Erfahrungen, die aus dem hessischen Maßregelvollzug stammen und aufgrund sorgfältiger Literaturanalysen entwickelt wurden, ist eine Reihe von differenzierten und auf einzelne Patientengruppen und Störungsbilder zugeschnittenen Therapiekonzepten entwickelt und erprobt worden, deren Ergebnisse Bauer u. Kielisch (2005) und Müller-Isberner u. Gretenkord (2002) im Detail veröffentlicht haben:

Müller-Isberner (2004) fasst sie folgendermaßen zusammen:
- medikamentöse Behandlung (entsprechend der jeweiligen klinischen Indikation)
- traditionelle Verhaltenstherapie aufgrund lerntheoretischer Prinzipien (insbesondere zu Beginn der Therapie zur Förderung prosozialen Verhaltens im Behandlungssetting)
- kognitive Verhaltenstherapie (zur Umstrukturierung von dissozialen oder devianten bzw. delinquenzfördernden Einstellungen und zur Übernahme prosozialer Denkmuster)
- Rückfallvermeidungsstrategien (zum Erkennen von Gefährdungssituationen mit dem Ziel des Selbstmanagements oder des rechtzeitigen Hilfesuchens)
- Psychoedukation zur Verbesserung der Compliance
- dialektisch-behaviorale Behandlung von Borderline-Persönlichkeitsstörungen
- Doppeldiagnosenbehandlung
- kognitives Training für Schizophrene
- Ergotherapie zur beruflichen Rehabilitation
- Bildungsmaßnahmen zur Verbesserung der kognitiven Fähigkeiten, zur Stabilisierung des Selbstwertgefühls und zur Verbesserung der beruflichen Chancen
- Soziotherapie zum Erwerb von sozialen Fertigkeiten, zur Verbesserung der Strukturierung von Tagesablauf und Freizeit

Therapie in forensischen Einrichtungen ist immer *Teamarbeit*, die, um eine konsequente therapeutische Haltung aller Teammitglieder zu erreichen, einheitlicher Therapieprogramme bedarf. Empirisch als wirksam haben sich Modelle erwiesen, die unter Berücksichtigung von verschiedenen psychotherapeutischen Theorien, von bekannten Wirkungsfaktoren (siehe Kap. 12.7.2) und von effektiven Behandlungsmethoden (z.B. Einzel-, Gruppensitzungen, Rollenspiel, Lernen am Modell) Komponenten integrieren. Beispiele für solche Therapieverfahren sind die kognitive Verhaltenstherapie bei Depressiven (Beck 1976), die mittlerweile auch für andere Krankheitsbilder adaptiert wurde, oder die dialektisch-behaviorale Therapie (Linehan 1996), die im Maßregelvollzug insbesondere bei weiblichen Patienten recht erfolgreich angewendet werden kann (Oermann u. Blaha-Zitterbart 2005).

In der Zwischenzeit ist eine Reihe manualisierter Therapie- und Trainingsprogramme veröffentlicht worden, die meist modular aus verschiedenen Einheiten aufgebaut sind und zumindest teilweise auch von nichtakademischen Therapeuten durchgeführt werden können. In Deutschland werden vor allem das in Kanada von Ross u. Fabiano (1988) für Straftäter entwickelte Reasoning und Rehabilitation Program (R & R-Programm) und das in England für Sexualdelinquente von Mann u. Thornton (1998) erarbeitete Sex Offender Treatment Program (SOTP) angewandt und auch in Trainingsseminaren gelehrt.

Auch unterschiedliche Sicherungsbedürfnisse und unterschiedliche Therapieziele machen eine Differenzierung erforderlich, da z.B. jene, die für eine Entlassung in eine Großstadt vorbereitet werden, nicht mit jenen rehabilitiert werden können, bei denen eine Heimunterbringung das einzige realistische Therapieziel darstellt.

Stationsaufteilungen aufgrund unterschiedlicher Sicherungsbedürfnisse und therapeutischer Differenzierungen sind mittlerweile in vielen Maßregelvollzugseinrichtungen zum Standard geworden (Steinböck 1999a). Müller-Isberner (2002) hat folgendes Schema publiziert, welches die Aufteilung der Stationen in der Maßregelvollzugseinrichtung Haina darstellt:
- *Aufnahmestation*
- *Hochsicherheitsbereich:* vier spezialisierte Stationen für Patienten mit Impulskontrollstörungen, mit Persönlichkeitsstörungen, mit floriden Psychosen, mit Psychopathy und eine Überwachungsstation
- *Bereich mittlerer Sicherheit* mit sieben Stationen für Patienten mit paranoiden Psychosen, mit Hirnschädigungen und chronischen Psychosen, mit Minderbegabung, mit komorbiden Patienten, die an Schizophrenie und Substanzmissbrauch (sog. Doppeldiagnosen) leiden, mit blanden Psychosen und Hebephrenien, mit persönlichkeitsgestörten Sexualstraftätern und mit Patienten unterschiedlicher Diagnosen
- *Wenig gesicherter Bereich* mit drei Stationen, wovon eine der Langzeitbehandlung dient und die anderen beiden Stationen Patienten mit unterschiedlichen Diagnosen beherbergen
- Vier *offene Stationen* dienen der Rehabilitation und Reintegration. Dort befinden sich Patienten mit jeweils unterschiedlichen Entlassungsperspektiven.

In den letzten Jahren haben sog. *Long-stay-Einheiten* publizistische und politische Aufmerksamkeit auf sich gezogen (Lindemann 2001; Osterheider 2002; Perik 2002; Muysers 2002).

Darüber hinaus wurden forensische Spezialabteilungen für *Frauen* aufgebaut. Dies ist besonders deswegen sinnvoll, weil gerade gewalttätige Frauen einen besonderen Schutzraum benötigen (Bland et al. 1999). Die meisten forensischen Patientinnen waren selbst Opfer von Gewalt und Missbrauch. Sie werden kaum in der Lage sein, gewaltfreien Umgang in einer Umgebung zu erlernen, in der sie sich ständig bedroht fühlen, selbst dann, wenn sie aufgrund ihrer Pathologie die Nähe von bedrohlichen Personen suchen (Adshead 1994).

Entscheidend für die Behandlung von Rechtsbrechern ist,
1. dass es nicht nur auf Verhaltens-, sondern vor allem auf Einstellungsänderungen ankommt,
2. dass die Einstellungsänderungen an objektiv erkennbaren Verhaltensweisen überprüfbar sein müssen,
3. dass psychodynamische Erklärungsmodelle nicht der Entschuldigung, sondern allenfalls dem Verständnis und der Grundlage für Einstellungsänderungen dienen,
4. dass die Therapeuten die Autorität bei der Behandlung behalten und Entscheidungen treffen,

5. dass die Therapeuten aktiv das Geschehen gestalten und nachgehend Erfolg und Misserfolg überprüfen,
6. dass erkennbar wird, welchen Beitrag (und welches Opfer) der Klient bei der Therapie wirklich bringt.

Näheres zu einzelnen therapeutischen Konzepten, wie sie auch in forensischen Einrichtungen anwendbar sind oder dort entwickelt wurden, finden sich in den Kapiteln 12, 13.2 und 13.3.

16.4 Behandlung in einer Entziehungsanstalt (§ 64 StGB)

Die Behandlungskonzepte in forensisch-psychiatrischen Entziehungs- und Entwöhnungseinrichtungen sind sehr heterogen und häufig eher an individuellen Erfahrungen der Behandler als an einem verbindlichen Behandlungsplan ausgerichtet (Müller 2011). Gerade in diesem Bereich sind Effektivitätsuntersuchungen zur Optimierung der Therapien dringend erforderlich. Auch eine sorgfältigere *Indikationsstellung* für die Einweisung in die Unterbringung oder für deren Vermeidung wäre sowohl nutzbringend wie kostensparend. Allgemein sprechen prosoziale Orientierung, Problemwahrnehmung bzw. Behandlungseinsicht, kurze Dauer der Abhängigkeit, Wahrnehmen des Zusammenhangs von Sucht und Straftat, eine therapiebezogene Zuversicht, Abstinenzvorsatz, der Vorsatz, in der Therapie mitzuarbeiten, und allgemeine Hoffnung eher für eine erfolgreich verlaufende Therapie. Dagegen sprechen zahlreiche Therapieabbrüche in der Vorgeschichte, eine sekundär entstandene Abhängigkeit, Strafzeitkalkulation, Profitinteresse durch Drogenhandel eher gegen eine hinreichend konkrete Erfolgsaussicht. Allerdings ist vor einer starren Anwendung dieser Kriterien als Checkliste zu warnen, die Beurteilung einer hinreichend konkreten Erfolgsaussicht erfordert eine *Gesamtbeurteilung von Person, Suchtverhalten und Delinquenzentwicklung* und ihrer Genese. Verschiedene Untersuchungen wiesen auf unterschiedliche Indikatoren für eine nicht erfolgreich beendete Behandlung hin.

Tab. 16.2 Indikatoren für eine nicht erfolgreich beendete Behandlung.

	Koch (1988) n = 102	Schalast (1994) n = 136	Pfaff (1998) n = 68	Berger et al. (1999) n = 103	Schalast (2000) n = 83	Pollähne u. Kemper (2007)
früher Beginn des Suchtmittelgebrauchs				0	–	0
früher Beginn sozialer Auffälligkeit	–	–	0	–	–	
Therapieabbrüche in der Vorgeschichte		–	–		–	0
abgeschlossene Berufsausbildung			+	+	+	
Schulabschluss	0	0	+	+	+	
höheres Lebensalter bei der Aufnahme	+	+	0	+	+	
Anzahl früherer Verurteilungen	0	0	0	0	0	0
Gesamthafterfahrung	*	0	0		0	
Partnerbeziehung	+	+	+		0	

+ Faktoren, die für einen eher günstigen Verlauf sprechen
– Faktoren, die für einen eher ungünstigen Verlauf sprechen
0 keine Aussagen

Aktuelle Untersuchungen erbrachten widersprüchliche Ergebnisse. Schalast et al. (2011) unterteilten 150 Patienten aus dem Maßregelvollzug nach § 64 StGB in einer prospektiven Untersuchung in drei Cluster:

- Probanden des Cluster I waren gekennzeichnet durch geringe Hyperaktivität/Impulsivität, Aggressivität und Reizbarkeit bei hoher Vorstrafenbelastung und Hafterfahrung. Weniger als 50 % hatten ein günstiges Outcome.
- Probanden des Cluster II waren gekennzeichnet durch deutlich geringere kriminologische Auffälligkeiten; sie zeigten zu knapp 60 % ein günstiges Outcome.
- Probanden des Cluster III mit Hafterfahrung, hoher Vorstrafenbelastung, Hyperaktivität und Impulsivität, Aggressivität und Reizbarkeit im Klinikalltag hatten lediglich zu 20 % einen günstigen Verlauf.

Gegenintuitive Ergebnisse erzielte Giebel (2009), der aus 125 30 Patienten den dichotomen Gruppen „Der Verlierer" (gekennzeichnet durch fehlende Zukunftsperspektive, frühen Konsum von Alkohol und Drogen, fehlende Bildung, Arbeitslosigkeit, häufig zerrüttetes Elternhaus, keinen Schulabschluss, keiner Arbeit nachgehend, Alkohol-/Drogenkonsum vor dem 18. Lebensjahr) und „Der Konforme" (charakterisiert als ein aus dem „geregelten" Leben Herausgefallener, mit späterem Konsum von Alkohol und Drogen, plötzlichen Krisen, Trennungserfahrung, erreichtem Schulabschluss, einer Arbeit nachgehend und Alkohol-/Drogenkonsum nicht explizit vor dem 18. Lebensjahr) zuordnete. Dabei hatte die Gruppe der Verlierer (n = 10) eine Abbruchrate von 30 %, die Konformen (n = 20) dagegen eine Abbruchrate 50 %.

Suchtmittelabhängige Straftaten werden häufig nicht im Zustand der aufgehobenen, sondern eher im Zustand erheblich verminderter oder auch voller Schuldfähigkeit begangen. Dementsprechend wird häufig neben der Anordnung der Unterbringung in einer Entziehungsanstalt parallel eine Freiheitsstrafe verhängt. Mit der Reform der Maßregel wurde die Vollstreckungsreihenfolge dahingehend verändert, dass zunächst die Freiheitsstrafe oder ein Teil von ihr, dann die Unterbringung in einer Entziehungsanstalt vollstreckt wird. Dies fördert die Resozialisierung, da die Bemühungen der Klinik einen sozialen Empfangsraum, eine stabile Wohn-, Arbeits-, und Lebenssituation zu erarbeiten und zu erproben, unterstützt werden.

16.5 Entwicklungstendenzen

Die in den letzten Jahren entwickelten Konzepte zur Reform und Modernisierung des Maßregelvollzugs wurden durch den Gesetzgebungsprozess des Jahres 1997 zum Teil auf den Kopf gestellt. Historisch gesehen war der Reformprozess von einer Bundestagsempfehlung ausgegangen: Im April 1989 forderte der Bundestag die Bundesregierung auf, „im Benehmen mit den Psychiatriereferenten der Länder ein Konzept zur Novellierung der Vorschriften der §§ 63 und 64 StGB zu erarbeiten und dabei sicherzustellen,… dass die Verhängung der Maßregeln der §§ 63 und 64 StGB auf wirklich gravierende Fälle beschränkt bleibt,… und dass an die Stelle der derzeit ausnahmslos unbefristeten Unterbringung eines psychisch kranken Rechtsbrechers in einem psychiatrischen Krankenhaus eine differenzierte Regelung tritt" (Porz-Krämer 1994). Anlass war, dass sich durch Fehlbelegungen und Überbelegungen, Belegungen mit Therapieunfähigen und mit Patienten, die lediglich den Ablauf ihres Strafrestes abwarteten, sich das therapeutische Klima in den Maßregelvollzugseinrichtungen verschlechterte und die therapeutische Effizienz erheblich beeinträchtigt wurde, ebenso aber, dass die zeitlich unbegrenzte Unterbringung bei weniger schweren Delikten als rechtsstaatlich problematisch angesehen wurde. Aufgrund dieser Aufforderung wurde von 1990 bis 1997 eine Reihe von Vorschlägen entwickelt, die vor allem eine *Befristung der Unterbringung im Maßregelvollzug*, eine Beschränkung der Anordnung auf gravierende Straftaten, eine gewisse *Durchlässigkeit zwischen psychiatrischem Krankenhaus und Strafvollzugsanstalt*, eine Flexibilität der Vollstreckungsreihenfolge und externe Begutachtungen bei längeren Unterbringungsdauern enthielten (Baur 1990; Horstkotte 1994; Nedopil u. Müller-Isberner 1995a; DGPPN 1996; Entwurf des BMJ 1997). Dadurch sollten die therapeutischen Einrichtungen entlastet und das günstigste Setting für die Rehabilitation gefunden werden.

Keiner dieser Vorschläge wurde in den folgenden Jahren verwirklicht. Vielmehr kehrte sich der Trend um. Die Neuregelungen, wie sie aus dem Gesetz zur Bekämpfung von Sexualdelikten und anderen gefährlichen Straftaten vom 26.01.1998 und aus dem Gesetz zur nachträglichen Sicherungsverwahrung vom 23.07.2004, in welchem auch die Erledigung der Maßregel und nachträgliche Einweisung in die Sicherungsverwahrung geregelt sind, hervorgehen, wurden in Kapitel 4.2 dargestellt. Durch sie kam es zu einer zunehmenden Belastung der forensisch-psychiatrischen Einrichtungen (siehe Kap. 16.3). Auch die in den letzten Jahren vom Bundestag verabschiedeten Gesetze und die weiteren Pläne der Bundes- und Länderregierungen zur Novellierung des Maßregelvollzugs versprechen ebenso wie verschiedene Urteile des Bundesverfassungsgerichts – sollten sie tatsächlich umgesetzt werden – eher eine Zunahme als eine Abnahme der Belastung der Maßregelvollzugseinrichtungen: Bereits 2006 hatte das Bundesverfassungsgericht für Patienten im Maßregelvollzug ein weiter reichendes (umfassendes) *Akteneinsichtsrecht* festgestellt, als es für psychiatrische Patienten allgemein rechtlich verankert ist. Mit dem Urteil des BVerfG zur Zwangsbehandlung vom 23.03.2011 forderte das Bundesverfassungsgericht eine gesetzliche Grundlage für die Zwangsbehandlung von Patienten und stärkte weiter die Rechte der im Maßregelvollzug untergebrachten Patienten. Diese grundsätzlich zu begrüßende Stärkung der Patientenrechte erweist sich bei zwangsweise auferlegten Unterbringungen in Behandlung auch als problematisch und korrespondiert mit einem zunehmend ressourcenbindenden Beschwerdewesen im Maßregelvollzug, wobei der therapeutische Anspruch auf Besserung mitunter hinter der Auseinandersetzung um Rechtspositionen zurückzutreten scheint. Ebenfalls 2011 verwarf das Bundesverfassungsgericht die Regelungen der Sicherungsverwahrung und stärkte die Rechte der Verwahrten, wobei an zentraler Position Therapie und Behandlung gefordert wurden. Auch nach der derzeitigen Gesetzeslage und Rechtsprechung kann die Sicherungsverwahrung im psychiatrischen Maßregelvollzug durchgeführt werden, wenn die Resozialisierung so besser gefördert werden kann. Nach den aktuellen Gesetzentwürfen sollen auch Straftäter, bei denen die Sicherungsverwahrung nur vorbehalten ist, ebenfalls in psychiatrische Kliniken gemäß § 63 StGB verlegt werden können.

Die Möglichkeit einer Zwangsbehandlung wurde bis zu einer gesetzlichen Neuregelung auf unmittelbare Gefahrenabwehr beschränkt. Bei Unterlassen der Behandlung einer unbehandelt mit einem Rückfallrisiko verbundenen Störung kann eine Entlassung nicht verantwortet werden, sodass grundsätzlich behandelbare Patienten ungelockert im psychiatrischen Krankenhaus verwahrt werden müssen. Inwieweit die Verpflichtung, eine grundsätzlich mögliche und zur sozialen Reintegration und Freiheit führende Behandlung entsprechend dem Patientenwillen zu unterlassen und Betroffene stattdessen langfristig zu verwahren, eine ärztliche Aufgabe und mit der ärztlichen Ethik vereinbar ist, sollte grundsätzlicher diskutiert werden, da vergleichbare Probleme aufgrund des *Patientenverfügungsgesetzes* auch in der Allgemeinpsychiatrie auftreten (siehe Kap. 5.4.1.1 und Nedopil 2012b).

Die Stärkung von Patientenrechten steht einem zunehmenden Anspruch der Öffentlichkeit auf Schutz und Sicherheit gegenüber. Dies führte zu einer restriktiven Lockerungs- und Entlassungspraxis insbesondere von Patienten mit Sexualdelikten. In der Folge erhöhte sich der Prozentsatz an Sexualstraftätern im Maßregelvollzug auf inzwischen etwa ein Drittel bei weiterhin steigender Tendenz. Eine zentrale Herausforderung der kommenden Jahre wird darin bestehen, angesichts der Stärkung der Rechte der Patienten auch die gebotene und notwendige Behandlung einvernehmlich zu ermöglichen.

Seit dem 01.01.2011 werden Sicherungsverwahrte, die wegen des Urteils des Europäischen Gerichtshofs für Menschenrechte nicht mehr in Strafvollzugsanstalten untergebracht werden dürfen und einen Anspruch auf Freiheit haben (EMGR-Urteil vom 19.11.2010), weiterhin nach dem Therapieunterbringungsgesetz (ThUG siehe Kap. 4.3) verwahrt werden. Wenngleich das Bundesverfassungsgericht mit dem Urteil vom 15.09.2011 diese Verwahrung als *dritten Weg* der strafrechtlichen Unterbringungsformen bezeichnet hat, kann sie im psychiatrischen Maßregelvollzug durchgeführt werden (Urteil des OLG Saarbrücken vom 29.09.2011). Dies wird in manchen Bundesländern auch so praktiziert.

Diese Entwicklungen legen nahe, dass der psychiatrische Maßregelvollzug erneut zu einer Verwahranstalt werden könnte, in der gefährliche oder unliebsame Straftäter untergebracht bleiben, obwohl sie weder psychisch krank noch therapiewillig oder therapiefähig sind. Die Fortschritte der Behandlung psychisch kranker Rechtsbrecher könnten dadurch in vielfacher Hinsicht sabotiert werden:

1. Die Einrichtungen müssen noch höhere Sicherungsanforderungen erfüllen.
2. Die tatsächlich psychisch Kranken müssen vor der Dominanz der gesünderen Kriminellen und vor deren Vorbildrolle und manipulativen Tendenzen geschützt werden.
3. Der psychiatrische Maßregelvollzug muss ein Disziplinierungssystem analog der Haftanstalten etablieren.
4. Der Ruf und das Selbstverständnis des psychiatrischen Maßregelvollzugs als Behandlungseinrichtung für psychisch kranke Rechtsbrecher geht verloren. Er wird durch Umetikettierung von Wiederholungstätern als „psychisch gestört" zu einer Verwahranstalt. Die Doppelstigmatisierung der bisherigen Patienten als „mad" und „bad" wird verstärkt.
5. Langfristig wird mit einem solchen Vorgehen der Position des „nothing works" (Martinson 1974) Vorschub geleistet.
6. Dieser Ruf wird sich nicht auf die forensische Psychiatrie beschränken, sondern sich auf die Gesamtpsychiatrie ausdehnen.

Die psychiatrische Fachgesellschaft DGPPN hat in drei Stellungnahmen zum ThUG, zum Urteil des BVerfG und zur Vorbereitung der Gesetzesänderung der Sicherungsverwahrung die Position des Fachs bekräftigt und der Politik beratende Unterstützung angeboten.

Trotz vieler Bemühungen ist es in den letzten Jahren nicht gelungen, die emotional geführte Debatte über den Umgang mit psychisch gestörten Rechtsbrechern und über die besten Methoden zum Schutz der Allgemeinheit vor Wiederholungstätern auf rationale Grundlagen zu stellen. Entsprechende Anstrengungen müssen dennoch fortgesetzt werden. Dabei müssen auf der einen Seite die therapeutischen und betreuend-kontrollierenden Möglichkeiten der forensisch-psychiatrischen und sozialtherapeutischen Einrichtungen, auf der anderen Seite die Grenzen von Therapie und Prognose objektiv dargestellt werden, und es ist zu fordern, dass sie bei politischen Entscheidungen berücksichtigt werden.

Aus forensisch-psychiatrischer Sicht kann man
- die Risikopopulationen frühzeitig identifizieren und Hilfsangebote für die Betroffenen entwickeln (Lösel 1995). In diesem Zusammenhang gewinnt auch die forensische Psychiatrie, die sich mit Jugendlichen und Heranwachsenden befasst (Bailey u. Dolan 2004), zunehmend an Bedeutung,
- die therapeutischen Möglichkeiten ausbauen und erweitern und
- effektivere Therapiemethoden entwickeln, vor allem die heute als effektiv bekannten Methoden systematisch anwenden (siehe auch Müller-Isberner 2009).

Therapiestudien und Metaanalysen haben gezeigt, dass Behandlung effektiv ist (Hollin 2001; McGuire 2002; Egg et al. 2001; Hall 1995) und dass die pessimistischen Äußerungen der 1970er Jahre, „nothing works" (Martinson 1974), nicht gerechtfertigt sind. Die heute richtige Überlegung und Frage müssen lauten „Was wirkt bei wem und unter welchen Bedingungen und zu welchem Ziel?" (Hollin 1999).

Derzeit lässt sich jedoch ein gegengerichteter politischer und juristischer Trend ausmachen, der sich – wie dargestellt – aus politischem Kalkül über das Wissen und die Möglichkeiten der forensischen Psychiatrie hinwegsetzt.

16.6 Ambulante forensische Therapie

Betrachtet man die Trends im internationalen Vergleich, so hat die ambulante Behandlung psychisch kranker Rechtsbrecher zunehmend Gewicht bei der Betreuung forensischer Patienten gewonnen (Freese 2003; Egg 2004; Fünfsinn 2004; Gerber et al. 2003; Knecht et al. 1996; Krupinski et al.1998; Leygraf 2004; Pozsar 2001; Seifert et al. 2005; Steinböck et al. 2004; Wolff 2005; Lee 2003). Mittlerweile wurden auch für Patienten, die nach § 64 StGB untergebracht sind, spezielle Nachsorgeformen entwickelt (Wienberg et al. 2005).

Unverändert können vor allem drei Vorteile gesehen werden (Nedopil u. Banzer 1996):
1. Für die Patienten könnte eine spezialisierte ambulante Behandlung eine frühere Entlassung und eine bessere Sicherung gegen einen Rückfall mit sich bringen.
2. Für die Maßregelvollzugseinrichtungen könnten sich kürzere Behandlungszeiten ergeben.
3. Für die Allgemeinheit könnte eine Senkung der Kosten erreicht werden.

Behandlungsstrategien für die ambulante Versorgung befinden sich heute nicht mehr in einem Versuchsstadium. Es hat sich gezeigt, dass die Arbeit dort genauso klar und konsequent strukturiert sein muss wie innerhalb von Maßregelvollzugseinrichtungen und *Risikoeinschätzung und Risikomanagement* das Arbeiten der Ambulanzen bestimmen müssen.

Die ambulante Nachsorge ist dann besonders wirkungsvoll, wenn folgende Gesichtspunkte berücksichtigt werden:
- konsequente Festsetzung und Kontrolle der Bewährungsauflagen
- intensive nachgehende Betreuung (Case Management)
- aktive Risikovermeidung
- Aufbau eines sozialen Netzwerks und psychosoziale Hilfestellung
- Kontinuität der Therapeuten
- Möglichkeiten der Krisenintervention

Freese (2003) beschreibt diesbezüglich einen systematischen, aber individuell angepassten Vorgehensplan, der die Risiken und Bedürfnisse des einzelnen Patienten, die zu erwartenden Alarmsignale und die vorgesehenen Interventionsstrategien vorausschauend festlegt und einer Art „Ampelprinzip" folgend *drei Risikostufen* festlegt: „Grün" bedeutet eine Fortsetzung des bisherigen Rehabilitationsprogramms, „Rot" eine protektive und präventive Intervention („aus dem Verkehr ziehen" – Auszeit) und „Gelb" eine verstärkte Beobachtung und Kontrolle.

Forensisch-psychiatrische Ambulanzen haben zu einem *signifikanten Rückgang der Rückfälle* beigetragen. Bei Patienten der Ambulanzen werden wesentlich häufiger kurzfristige Kriseninterventionen durchgeführt (siehe auch Luettgen et al. 1998). Dieses Vorgehen entspricht klinischen Gepflogenheiten in der Psychiatrie, durch welche Krankheitsrückfälle vermieden oder gemildert werden (Morant u. King 2003; Mueser et al. 1998). Entscheidend für den Erfolg ambulanter Nachsorge sind die umfassende Information aller Beteiligten und eine adäquate Risikokommunikation zwischen ihnen sowie eine frühzeitige Intervention bei Warnsignalen (Seifert 2003a). Derartige Behandlungsformen reduzieren bei forensischen Patienten das Gefährlichkeitsrisiko erheblich und wären auch bei Patienten der Allgemeinpsychiatrie, die als gefährlich eingeschätzt werden, sinnvoll.

16.7 Sozialtherapeutische Abteilungen

Den gesetzlichen Vorgaben entsprechend wurden seit 1998 vermehrt sozialtherapeutische Abteilungen in Haftanstalten eingerichtet. 2005 bestanden 45 solcher Abteilungen mit über 1800 Behandlungsplätzen in der Bundesrepublik. Die Erfahrungen mit Behandlungsprogrammen bei Strafgefangenen sind sowohl in Deutschland wie auch im Ausland durchaus positiv (Harris 1996; Lösel 1995; Mann u. Thornton 1998; Porporino u. Motiuk 1995). Allerdings dürfen auch hier die Erwartungen nicht zu hoch geschraubt werden (Rehn et al. 2004; Rehn et al. 2001). Angesichts der zunehmenden Möglichkeiten, durch psychiatrische, psychologische, psychoedukative und sozialtherapeutische Maßnahmen und Programme in Haftanstalten Änderungen des Verhaltens, der Einstellungen und der Befindlichkeit und damit eine Abnahme des Delinquenzrisikos eines Täters zu erreichen, sollte auch bei der Begutachtung in Grenzfällen der Überlegung Raum gegeben werden, von welcher Einrichtung der Betroffene wahrscheinlich am meisten profitiert und wo dadurch das von ihm ausgehende Gefahrenpotenzial bestmöglichst reduziert werden kann.

17 Glaubhaftigkeit von Zeugenaussagen

Die Beurteilung der Glaubhaftigkeit von Zeugenaussagen ist nur selten Aufgabe der Psychiater. Sie gehört in den meisten Fällen zu den ureigensten Kompetenzen der Richter (Fischer 1994). Lediglich in Ausnahmefällen bedarf er dazu der Sachkunde eines Humanwissenschaftlers. Die Ausnahmefälle beschränken sich auf *Aussagen von Kindern und Jugendlichen*, die Opfer oder Zeugen von Sexualdelinquenz geworden sind, und von *psychisch kranken oder gestörten Zeugen*. Grundlage der Beurteilung der Glaubhaftigkeit von Zeugenaussagen ist die Aussagepsychologie, sodass in der Mehrzahl der Fälle Psychologen mit der Begutachtung dieser Frage beauftragt werden. Von der Psychologie wurde dementsprechend auch eine Anzahl von Methoden der Beurteilung erarbeitet und ständig erweitert (Undeutsch 1967; Arntzen u. Michaelis-Arntzen 1993; Köhnken 1990; Steller u. Köhnken 1989). Durch einige Aufsehen erregende Gerichtsverfahren ist die psychologische Beurteilung der Glaubhaftigkeit insbesondere von kindlichen Zeugenaussagen in die öffentliche Diskussion geraten (Köhnken 1997; Steller u. Volbert 1997), die Grenzen gutachterlicher Meinungsbildungen und die Fehlerquellen bei Beeinflussungen und Suggestivbefragungen sind offensichtlicher geworden (Volbert 1997). Gleichzeitig wurden erneut elektrophysiologische, polygrafische Methoden propagiert, mit deren Hilfe Falschaussagen ausgeschlossen werden sollten (Undeutsch 1996). Diese Entwicklungen haben zu einer Neuorientierung bei der Glaubhaftigkeitsbegutachtung (Steller 1998, 1999) und zu entscheidenden Urteilen des BGH geführt. In einem Urteil vom 30.07.1999 hat der 1. Strafsenat die Anforderungen an ein Glaubhaftigkeitsgutachten präzisiert (BGH 1999, NJW 1999, S. 2746–2751). Dabei wurde als Maßgabe festgelegt (BGH 1 StR 618/98): „Das methodische Grundprinzip besteht darin, einen zu überprüfenden Sachverhalt (hier die Glaubhaftigkeit einer spezifischen Aussage) so lange zu negieren, bis diese Negation mit den gesammelten Fakten nicht mehr vereinbar ist. Der Sachverständige nimmt daher bei der Begutachtung zunächst an, die Aussage sei unwahr (sog. Nullhypothese). Zur Prüfung dieser Annahme hat er weitere Hypothesen zu bilden. Ergibt seine Prüfungsstrategie, dass die ‚Unwahrhypothese' mit den erhobenen Fakten nicht mehr in Übereinstimmung stehen kann, so wird sie verworfen, und es gilt dann die Alternativhypothese, dass es sich um eine wahre Aussage handelt". In einer weiteren Entscheidung des BGH (NJW 2002, 118,2 StR 354/03) führte der 2. Senat aus: „Es ist allerdings nicht Aufgabe des Sachverständigen, darüber zu befinden, ob die zu begutachtende Aufgabe wahr ist oder nicht; dies ist dem Tatrichter vorbehalten. Der Sachverständige soll vielmehr dem Gericht die Sachkunde vermitteln, mit deren Hilfe es die Tatsachen feststellen kann, die für die Beurteilung der Glaubwürdigkeit wesentlich sind." Die Frage der Aussagetüchtigkeit und der psychologischen Aussagebeurteilung hat zunehmend Eingang in den juristischen Alltag gefunden und wird häufig auch von Rechtsanwälten kompetent hinterfragt (Jansen 2012).

Psychiater müssen bei der Glaubhaftigkeitsbeurteilung von Aussagen beteiligt werden, wenn ein Zeuge an einer geistigen oder seelischen Erkrankung leidet, die sich auf seine Aussagetüchtigkeit auswirken kann (BGH 1996, NStZ 1997, S. 355 ff.). Aus diesen Gründen erscheint es auch für den Psychiater sinnvoll, die Grundzüge der Glaubhaftigkeitsbeurteilung und deren Grenzen zu kennen, auch wenn sich für sie nur bei psychisch Kranken die Frage stellt, ob deren Aussagefähigkeit durch die Krankheit beeinträchtigt sein könnte. Die Feststellung der Aussagekompetenz des Zeugen ist eine der Grundvoraussetzungen, um die Glaubhaftigkeit einer Zeugenaussage sinnvoll beurteilen zu können (Köhnken 2005). Psychiater sollten aber die Grenzen ihrer Kompetenz berücksichtigen und sich weder in die Beweiswürdigung im eigentlichen Sinn noch in die von Psychologen zu beantwortenden Fragen nach der Glaubhaftigkeit der Aussagen von Kindern und Jugendlichen einmischen. In den meisten Fällen kommen Richter bei der Beurteilung von Zeugenaussagen weiterhin ohne die Hinzuziehung von Sachverständigen aus. Lediglich für ganz spezifische Einzelfallkonstellationen, z. B. dem Fehlen jeder Anzeichen für einen Missbrauch oder familiärer Aufdeckungsarbeit vor der Anzeige, insbesondere aber dem Vorhandensein von Symptomen psychischer Störungen bei Zeugen, haben die Revisionsgerichte die Hinzuziehung eines Sachverständigen für geboten erachtet (Pfister 2008).

Die Aussage über ein Ereignis setzt dessen Wahrnehmung, dessen Speicherung im Gedächtnis und die bewusste Wiedergabe voraus, wobei *auf jeder Ebene Störungen auftreten können*.

1. Die *Wahrnehmung* erfolgt über die Sinne, wobei die meisten Menschen lediglich über optische und akustische Wahrnehmungsreize differenzierte und nachvollziehbare Auskünfte geben können, während Geruch, Geschmack und Tastempfindung wesentlich weniger exakt mitgeteilt werden können. Die Wahrnehmung ist zudem abhängig vom Interesse, von der Aufmerksamkeitszuwendung, von Affekten und von der subjektiven Einstellung gegenüber den wahrgenommenen Gegenständen oder Personen. Psychische Störungen, die zu Veränderungen dieser Funktionen führen, können auch die Wahrnehmung verändern und zu einer Beeinträchtigung der Aussagefähigkeit führen. Außer bei organischen Psychosyndromen und bei Psychosen kann die Wahrnehmung auch bei Intoxikationen mit Alkohol oder anderen hirntoxisch wirkenden Substanzen beeinträchtigt sein. Allerdings bedeutet das Vorliegen einer psychischen Störung, selbst wenn sie mit Wahrnehmungsstörungen verbunden ist, nicht grundsätzlich, dass die Aussage dieses Menschen nicht glaubhaft sein kann. Manchen Psychotikern gelingt es aufgrund ihrer „doppelten Buchführung" durchaus, real Wahrgenommenes von psychotisch Erlebtem zu unterscheiden.

2. Die einzelnen *Phasen des Gedächtnisprozesses* können ebenfalls in mehrfacher Hinsicht gestört sein. Der Vorgang der Einprägung beinhaltet schon eine Bearbeitung des Wahrgenommenen und setzt ein gewisses Verstehen der Wahrnehmungsinhalte voraus. Dieser Vorgang wird von früheren Wahrnehmungen, von der Wahrnehmungssituation, von der Vigilanz u. a. m. beeinflusst und kann durch eine Reihe von psychischen Störungen, z.B. durch Intoxikationen, Traumata, affektive Belastungen und hirnorganische Krankheiten, beeinträchtigt werden. Bei der Langzeitspeicherung erfolgen sekundäre Bearbeitungen des Gedächtnisinhaltes. Er wird von bereits vorhandenen Erinnerungen, von eigenen Bedürfnissen, Wünschen, Ängsten und Vorstellungen verändert. Der Prozess der sekundären Bearbeitung führt dazu, dass unklare Informationen zu subjektiv verständlichen Inhalten ausgebildet werden. So wird man häufig von Zeugen hören, „er war betrunken" oder „er war aufgeregt", ohne dass die Wahrnehmungsdetails, aufgrund derer die Schlussfolgerung zustande kam, wiedergegeben werden können. Veränderungen des Gedächtnisinhaltes erfolgen auch durch später hinzugekommene Informationen. Einzelne Gedächtnisinhalte werden durch Wiederholung besonders gut konsolidiert, andere werden aus dem bewussten Gedächtnis verdrängt oder gelöscht. „Vergessen" bezeichnet den Vorgang des Löschens aus dem Gedächtnis, unter „Verdrängen" und „Verleugnen" versteht man Abwehrmechanismen, die unangenehme Gedächtnisinhalte nicht bewusst werden lassen, obwohl sie nicht aus dem Gedächtnis gelöscht sind.
Eine besondere Form der Erinnerungsveränderung ist die *wahnhafte Erinnerungsfälschung*, bei der Gedächtnisinhalte lange nach der entsprechenden Wahrnehmung im Sinne eines später aufgetretenen Wahns uminterpretiert werden.

3. Die *Wiedergabe des gespeicherten Materials* kann z. B. durch organische Psychosyndrome gestört sein. Erste Zeichen einer solchen Störung sind längere Antwortlatenzen oder das Gefühl „Es liegt mir auf der Zunge". Auch bei psychotisch gestörten Menschen, die an Denkstörungen oder an einem Wahn leiden, kann die Wiedergabe von Gedächtnismaterial beeinträchtigt sein. Bei der Begutachtung ist die Wiedergabe jedoch meist intentional gestört, wobei sowohl das Bedürfnis, Belastendes und Beschämendes zu verschweigen, als auch mangelnde Kooperationsbereitschaft aus Angst oder Ablehnung von Gerichten, Sachverständigen, anderen Prozessbeteiligten oder dem sozialen Umfeld eine Rolle spielen.

Aufgabe der *Psychiater* ist es, psychische Störungen zu erkennen und deren Einfluss auf Wahrnehmung, Gedächtnis und Wiedergabe abzuschätzen und einzugrenzen. Sie können – mit Ausnahme psychotischen Erlebens – jedoch nicht zum Realitätsgehalt und kaum je zum subjektiven Wahrheitsgehalt einer Aussage Stellung nehmen.

Die *psychologischen Beurteilungen der Glaubhaftigkeit* von Zeugen- oder Opferaussagen gehen einen Schritt weiter. Sie wollen prüfen, ob Sachverhalte verheimlicht, unwahre Sachverhalte behauptet, subjektive Überzeugungen dargetan oder realistische Wahrnehmungen wiedergegeben werden. Undeutsch (1989) wies darauf hin, dass die Explorationstechnik einerseits die Vorteile wahrheitsgemäßer Aussagen und die Nachteile unwahrer Aussagen verstärken, andererseits die Vorteile unwahrer und die Nachteile wahrheitsgemäßer Bekundungen vermindern soll. Er fordert, dass der Untersucher durch seine Haltung Vertrauenswürdigkeit vermitteln, sich im Milieu der Probanden auskennen und eine gewisse Gleichartigkeit mit dem Untersuchten zu erkennen geben soll. Dadurch kann seine Fähigkeit, Unwahrheiten zu erkennen, verbessert werden. Arntzen (1970; Arntzen u. Michaelis-Arntzen 1993) hat die meisten inhaltlichen Kriterien, die für oder gegen eine wahrheitsgemäße Aussage sprechen, zusammengestellt. Die von ihm aufgestellten Merkmalskataloge wurden von einigen Autoren erweitert und ergänzt, von anderen – zum Teil heftig – kritisiert (Maisch 1974). Die Kriterien zur Beurteilung der Glaubhaftigkeit von Zeugenaussagen können formaler Art sein, z. B. die Konstanz der Aussage bei mehrfachen Befragungen, sie können den Inhalt und die Gestaltung der Aussage betreffen, und sie können auf psychophysiologischen Reaktionen des Untersuchten beruhen.

Als *Kriterien der Glaubhaftigkeit von Zeugenaussagen* wurden u. a. genannt: Konstanz, Detailgenauigkeit der Angaben, Wirklichkeitsnähe, Anschaulichkeit, inhaltlicher Zusammenhang der einzelnen Aussagedetails, Folgerichtigkeit, psychische Berührtheit von den berichteten Erlebnissen, Ungeordnetheit des Aussageverlaufs, Distanziertheit oder Belastungseifer. Auch spezifische Verhaltenskorrelate wurden als Indikatoren für unwahre Aussagen überprüft. Köhnken (1986) beschrieb, dass falsche Aussagen höhere kognitive Anforderungen stellen, sodass vermehrt Sprachstörungen auftreten, die Sprechrate verringert wird und sich vokale Verzögerungen häufen. Außerdem ist die Sprache weniger abwechslungsreich und der Satzbau weniger komplex. Auch andere Verhaltensauffälligkeiten, wie Lidzucken, Blickkontaktänderungen, Muskelanspannungen und Gesichtsverfärbungen wurden als Indikatoren für Falschaussagen angesehen. Die beobachtbaren Ausdruckserscheinungen bei einer Aussage (Mimik und Gestik) wurden zwar intensiv erforscht; diese Forschungen haben bislang jedoch keine praxisrelevanten Ergebnisse erbracht (Steller u. Volbert 1997).

Die bei Laien unter dem Stichwort „Lügendetektor" bekannten *psychophysiologischen Untersuchungsmethoden* der Glaubhaftigkeit von Aussagen, bei denen Herz- und Atemtätigkeit, Hautwiderstand und EEG gemessen werden, sind zwar den Explorations- und Testmethoden überlegen (Steller 1987), ihre Anwendung wurde aber früher für Gerichtsverfahren in Deutschland laut Urteil des Bundesverfassungsgerichts aus ethisch-rechtlichen Gründen abgelehnt (2 BvR 166/81). Sie sind durch eine neue Entscheidung dieses Gerichts wieder in die Diskussion geraten (BVerfG 1998, NStZ 1998, S. 499). Der Anwendung der Polygrafie in der Täterbeurteilung wurde nicht nur von rechtlicher, sondern auch von psychologischer Seite Kritik entgegengebracht (Rill et al. 2003). Nach einem Urteil des 1. Strafsenats vom 17.12.1998 ist die polygrafische Untersuchung zwar keine verbotene Vernehmungsmethode, die zu einem unzulässigen Zwang, sich einer Untersuchungsmethode zu unterziehen, führt oder den Willen des Befragten ausschaltet oder beeinträchtigt, sie ist aber als Beweismittel ungeeignet, da sie nicht als zuverlässig genug angesehen werden kann und dem Gericht keine Möglichkeit gibt, die Ergebnisse zu überprüfen (BGH 1998, NJW 1999, S. 657–662). Erstaunlicherweise hat diese Methode nur zur Beurteilung der Aussagen von Tätern Eingang in die Literatur gefunden (Undeutsch 1996; Steller u. Volbert 1997), nicht aber zur Beurteilung der Glaubhaftigkeit von Zeugen- oder Opferaussagen. Möglicherweise bestehen in diesem Bereich und auf dem Gebiet der Therapiekontrolle durchaus Anwendungspotenziale für diese im Prinzip interessante Untersuchungstechnik. Greuel (2000) hat neben der Aussagetüchtigkeit als weitere Konstruktebenen die *Aussagequalität* und die *Aussagezuverlässigkeit* als Beurteilungsgrundlagen eingeführt. Die Aussagequalität wird im Wesentlichen anhand der inhaltlichen Merkmale bemessen, die in ersten Ansätzen von Undeutsch (1967) als Glaubwürdigkeitskriterien aufgezeigt, von Arntzen (1970) weiterentwickelt und von Steller u. Köhnken (1989; deutsch in Steller u. Volbert 1997) als Realkennzeichen ausgearbeitet wurden. Sie sind in ▶ Tab. 17.1 zusammengefasst.

Tab. 17.1 Realkennzeichen bei der Aussagebeurteilung (Steller u. Volbert 1997).

allgemeine Merkmale
- logische Konsistenz
- ungeordnet sprunghafte Darstellung
- quantitativer Detailreichtum

spezielle Inhalte
- räumlich-zeitliche Verknüpfungen
- Interaktionsschilderungen
- Wiedergabe von Gesprächen
- Schilderung von Komplikationen im Handlungsablauf

inhaltliche Besonderheiten
- Schilderung ausgefallener Einzelheiten
- Schilderung nebensächlicher Einzelheiten
- phänomenologische Schilderung unverstandener Handlungselemente
- indirekt handlungsbezogene Schilderungen
- Schilderung eigener psychischer Vorgänge
- Schilderung psychischer Vorgänge des Angeschuldigten

motivationsbezogene Inhalte
- spontane Verbesserung der eigenen Aussage
- Eingeständnis von Erinnerungslücken
- Einwände gegen die Richtigkeit der eigenen Aussage
- Selbstbelastungen
- Entlastung des Angeschuldigten

deliktspezifische Inhalte
- deliktspezifische Aussageelemente

Empirische Untersuchungen haben gezeigt, dass diese Merkmale nach Schulung reliabel erhoben werden können (Gödert et al. 2003) und sich auch zur Identifikation von bewussten Täuschungen bewährt haben (Aufdeckung der Fantasiehypothese; Volbert 2008). Mit einer Inhaltsanalyse, die eine hohe Aussagequalität aufweist, allein lassen sich insbesondere Suggestionen nicht ausschließen. Insofern sind Kriterienkataloge, wie die Liste der Realkennzeichen bei der Glaubhaftigkeitsbegutachtung, ebenso wie in anderen forensischen Bereichen keine Messinstrumente, die mit Summenwerten eine höhere oder niedrigere Glaubhaftigkeit nahelegen. Vielmehr sind die einzelnen Kriterien vor dem Hintergrund der Persönlichkeit des Aussagenden, seiner intellektuellen und kognitiven Fähigkeiten, seiner Fantasietätigkeit, seiner Kommunikationsmöglichkeiten, seiner Motivation, seiner Suggestibilität, seiner Wertvorstellungen, seiner Einstellung gegenüber dem Beschuldigten und seiner Befindlichkeit bei dem Ereignis und bei der Befragung zu betrachten. Es ist somit nicht nur eine inhaltliche Analyse der Aussage, ihrer Konstanz und ihrer Widersprüche erforderlich, es müssen auch die kognitiven Fähigkeiten des Untersuchten, die Motive, die zur Aussage führten, die Geschichte des Aussageverhaltens (Wem gegenüber wurde die Aussage gemacht? Wodurch kam sie zur Anzeige? Wie wurde auf die Anzeige reagiert?), die Beeinflussung durch Dritte und die Reaktionen auf Konfrontation berücksichtigt werden. Darüber hinaus müssen vom Sachverständigen hypothetische Alternativen zur Entstehung der Aussagen beim Untersuchten entwickelt werden und an dessen Angaben überprüft werden. Die psychologische Literatur hat die denkbaren Möglichkeiten, die vom Gutachter als *Quellen von Falschaussagen* überprüft und erörtert werden müssen, zusammengefasst (Greuel et al. 1998; Köhnken 2005):

- Die Aussage könnte ausgedacht sein (Fantasie-[Konfabulations-, Lügen-]Hypothese).
- Die Aussage könnte in Teilbereichen ausgedacht sein (Partielle Konfabulationshypothese).
- Beobachtungen bei Dritten könnten auf die eigene Person übertragen worden sein (Wahrnehmungs-Übertragungshypothese).
- Ein in anderem Zusammenhang erlebter Sachverhalt könnte auf den Beschuldigten übertragen worden sein (Übertragungshypothese).
- Die Aussage könnte von anderen bewusst induziert worden sein (Induktionshypothese).
- Der Zeuge könnte unbeabsichtigt von Dritten beeinflusst worden sein (Suggestionshypothese).
- Die Aussage könnte die Folge einer gezielten Instruktion durch Dritte sein (Instruktionshypothese).

Untersuchungen haben gezeigt, dass die formalen Anforderungen des vom BGH 1999 geforderten Vorgehens zunehmend erfüllt wurden, dass aber die Grenzen der Methodik oft nicht ausreichend berücksichtigt werden (König u. Fegert 2006). Je jünger, je weniger intelligent, je weniger emotional belastbar und je psychopathologisch auffälliger die Zeugen sind, desto früher stößt man an diese Grenzen.

Letztendlich hängt die Qualität einer Glaubhaftigkeitsbeurteilung auch von der Erfahrung des Untersuchers ab. Auch erfahrene Psychologen werden kaum je absolut den Realitätsgehalt einer Aussage bestätigen oder verneinen, sondern müssen sich auf ein Mehr oder Weniger, auf einen geringeren oder höheren Grad der Wahrscheinlichkeit beschränken.

Psychiater sollten sich bei der Befragung und Beurteilung von Opfern und Zeugen der Dilemmata und Ambivalenzen solcher Untersuchungen bewusst bleiben. Mehr noch als bei der Täterbeurteilung geraten sie hier in die Konflikte zwischen Opferschutz und Wahrheitsfindung (Zschokelt u. Wegner 1996), zwischen empathisch-therapeutischem Agieren und sachverständiger Distanz (Müller-Luckmann 1997), zwischen Respektierung der Würde und Bedürfnisse der Untersuchten und detektivischer Aufklärungsarbeit (Moen 1996).

Diese Dilemmata treten noch akzentuierter bei dem sog. „Syndrom der falschen Erinnerung" (false memory syndrome) auf. Dieses Syndrom ist durch Pseudoerinnerungen an sexuellen Missbrauch in der Kindheit charakterisiert. Diese Erinnerungen werden zu einem wesentlichen Bestandteil der Identität solcher Frauen, führen zum Abbruch von Beziehungen mit jenen, die nicht der Überzeugung der Opfer folgen, zu Beschuldigungen und Anzeigen und zum Anspruch auf therapeutische Hilfe und Entschädigung (Hovdestad u. Kristiansen 1996). Sie sind häufig das Resultat einer Psychotherapie, in der unterdrückte Erinnerungen an Traumatisierungen in das Bewusstsein zurückgeholt werden sollen, der Therapeut die Art der Traumatisierung jedoch nahelegt (Adshead 1997). Die Konsequenzen einer solchen „recovered memory therapy" sind gelegentlich auch in der Psychiatrie oder bei der Begutachtung zu spüren und haben in Gerichtsverfahren zunehmend Bedeutung (Raitt u. Zeedyk 2003; Ost et al. 2001; Stoffels u. Ernst 2002). Die gleichen Phänomene können allerdings auch bei allzu suggestiver Befragung oder bei Aufdeckungsarbeit mit kindlichen Zeugen auftreten (Steller 1997).

18 Begutachtung und Behandlung von Opfern

Forensische Psychiatrie sollte, wenn sie ihre Aufgabe in Wissenschaft, Beratung und Behandlung im Überlappungsbereich zwischen Psychiatrie und Justiz ernst nimmt, sich nicht ausschließlich mit Tätern befassen, sondern ihr Augenmerk ebenso auf Opfer richten. Hierfür gibt es eine Reihe von Gründen:
- Opfer sind weitaus häufiger als Täter gleichzeitig psychisch gestört und mit der Justiz konfrontiert.
- Psychisch Kranke werden weitaus häufiger Opfer von Kriminalität als dass sie Täter werden (Böker u. Häfner 1973; Eisenberg 2005; Teplin et al. 2005).
- Gewalttaten und Bedrohungen und z.T. auch deren juristische Aufarbeitung führen zu psychischen Beeinträchtigungen, deren Therapie und Begutachtung (z.B. nach dem Opferentschädigungsgesetz, OEG) kriminologische und gerichtspraktische Kenntnisse und Erfahrungen voraussetzen.
- Psychische Störungen in der Folge schwerer Traumatisierungen beeinflussen die Erinnerung und die Fähigkeit zur Wiedergabe der Erlebnisse, aber einige Patienten mit psychischen Störungen begründen ihre Störung mit Traumatisierungen, die nicht der Realität entsprechen. Kenntnisse der Psychotraumatologie sind also Voraussetzungen, um Aussagen von solchen Menschen beurteilen zu können (Volbert 2004).
- Ein Teil der Opfer wird wiederholt viktimisiert (Hinrichs 1987). Frühzeitige therapeutische Interventionen könnten das Risiko einer Reviktimisierung verhindern.
- Ein großer Teil von Tätern ist in der Vergangenheit selber Opfer gewesen. Frühzeitige Risikoeinschätzung und Intervention könnten bei ihnen auch kriminalpräventive Wirkungen haben.

Zudem sollten forensische Psychiater danach trachten, einen möglichst umfassenden Erfahrungsschatz über die zu beurteilenden Situationen zu gewinnen. Dazu gehört, dass sie sich nicht nur die Darstellungen von Tätern anhören, sondern auch die Sichtweisen von Opfern erfahren – nicht wie sie bei Gericht verkürzt wiedergegeben werden, sondern wie sie sich in der psychiatrischen Exploration offenbaren. (Keinesfalls sollten aber Täter und Opfer aus einem Verfahren vom selben Sachverständigen untersucht werden.)

Opfer werden heißt, einem Trauma ausgeliefert zu sein, bei dem der Betroffene nicht mehr selber das Geschehen kontrollieren kann und fremde Eindrücke, Eingriffe und Strukturen unkontrolliert über ihn hereinbrechen und zu einem Gefühl von Ohnmacht, Ausgeliefertsein, Unkontrolliertheit, zu einem Verlust von Sicherheit und Selbstbestimmung und zu Angst und Isolation führen. Der Umgang mit dieser Situation und die Folgen sind interindividuell unterschiedlich, hängen aber u.a. von folgenden Faktoren ab:
- Ausmaß der Gewalt
- Ausmaß der subjektiv empfundenen Bedrohung
- Dauer des Traumas
- Vulnerabilität des Geschädigten (z.B. erhöhen Isolation, negatives Selbstbild und vorhergehende Traumatisierung die Vulnerabilität)
- posttraumatische Belastungen (z.B. sekundäre Viktimisierung oder Rückzug von Bezugspersonen) und Kompensationsmechanismen (z.B. Aufrechterhalten von Sozialbeziehungen, sinngebende Aktivitäten)

Weitere Faktoren, die zu einer Belastung beitragen können, sind Reaktionen der Umwelt, wenn diese – wie häufig – inadäquat, oft hilflos und gelegentlich stigmatisierend auf die Opferrolle eines Menschen reagiert (Herbert u. Dunckel-Schetter 1992). Auch fehlt es immer noch an ausreichenden und von den Opfern akzeptierten Institutionen der Opferhilfe; die vorhandenen Angebote werden von den Opfern zudem nur wenig genutzt (Wetzels 1996). Auch stellen Verbrechensopfer nur selten Anträge auf Entschädigung nach dem OEG (Doering-Striening 1998).

Die psychopathologischen Folgen bei Opfern werden heute meist unter dem Begriff der posttraumatischen Belastungsstörung (PTBS oder PTSD = posttraumatic stress disorder) zusammengefasst (siehe Kap. 12.7.1.3).

Relativ oft müssen Frauen nach Vergewaltigungen begutachtet werden, wenn eine PTSD geltend gemacht wird. Bei den meisten Vergewaltigungsopfern treffen die objektiven und subjektiven Trauma-Kriterien der posttraumatischen Belastungsstörung zu. Bis zu 90% von ihnen entwickeln Symptome einer PTSD (Bownes et al. 1991; Breslau et al. 1991; Darves-Bornoz et al. 1998). Bei nahezu der Hälfte von ihnen besteht die Störung noch nach einem Jahr. Neben dem wiederholten Wiedererleben des Traumas sind Vertrauensverlust, sexuelle Dysfunktionen, Unfähigkeit, mit Aggressionen umzugehen, Gefühl der inneren Leere, Angst davor, verlassen und missachtet zu werden, die häufigsten Symptome. Darüber hinaus entwickeln Vergewaltigungsopfer eine Reihe von anderen Störungen, v. a. somatoforme Störungen, Phobien, Depressionen und z. T. auch dissoziative Störungen. Bei 20–40% werden Selbstmordgedanken beschrieben (Sczesny u. Krauel 1996). Die Störungen treten umso eher auf, je näher die Beziehung zwischen Täter und Opfer war, je größer das Ausmaß an physischer Gewalt und der subjektiv empfundenen Bedrohung war (Foa u. Riggs 1994).

Der Begriff „PTSD" wurde sicher in den letzten Jahren zu sehr ausgeweitet; er sollte nur bei objektiv schweren Traumatisierungen angewandt werden. Aber die Folgeschäden bei Opfern von Gewalt sollten auch nicht unterschätzt oder bagatellisiert werden, auch wenn die Diagnose einer PTSD nicht immer gerechtfertigt ist; z. B. führen sexuelle Missbrauchserfahrungen im Kindesalter zu erheblichen psychosozialen Folgen, auch wenn die Kriterien der PTSD bei den Betroffenen oft nicht erfüllt sind.

Sexueller Missbrauch im Kindesalter dürfte die in unserem Kulturkreis bei Frauen *häufigste Traumatisierung* darstellen. Wissenschaftliche Literaturübersichten gehen davon aus, dass in westlichen Ländern etwa fünf Prozent der Frauen bis zu ihrem 16. Lebensjahr Opfer sexuellen Missbrauchs wurden (Dinwiddie et al. 2000; Fergusson u. Mullen 1999). Viele dieser Mädchen leiden an späteren psychischen Beeinträchtigungen, die durch geringes Selbstwertgefühl, häufige Partnerschaftsprobleme, sexuelle Dysfunktionen und Retraumatisierungen (Kendler et al. 2000) sowie durch Depression (Weiss et al. 1999) und Angststörungen (Safren et al. 2002) gekennzeichnet sind. Die Störungen sind besonders chronisch, wenn die sexuellen Übergriffe im häuslichen Milieu geschahen, weil dann die Dauer der Traumatisierung besonders lang, die Nähe zwischen Täter und Opfer meist sehr eng und der häusliche Schutzraum besonders brüchig geworden ist (siehe Kap. 13.2.1.2). In psychotherapeutischen Behandlungen sind die Betroffenen oft therapieresistenter als andere Patientinnen mit den gleichen Störungen (Peleikis et al. 2005). Die Folgen sexuellen Missbrauchs, die Möglichkeiten ihrer Behandlung und der adäquate gutachterliche und juristische Umgang mit den Betroffenen stellen ein schwieriges und in Einzelfällen sehr komplexes Gebiet dar, dessen Darstellung den Rahmen dieses Buches sprengen würde. Es bedarf einer fundierten Kenntnis, um einerseits zusätzliche Schäden zu vermeiden und andererseits ungerechtfertigten Opfervorstellungen vorzubeugen (Amann u. Wipplinger 1997).

In den letzten Jahren sind *viele Hilfsangebote* für traumatisierte Menschen entstanden, wobei sich einige speziellen Gruppen von Opfern, z. B. Flüchtlingen aus Kriegsgebieten, Vergewaltigungsopfern, Verbrechensopfern, andere eher Traumatisierten insgesamt zuwenden. Allerdings wendet sich nur ein geringer Teil der Opfer diesen Hilfsangeboten zu, und dies meist zu spät (Winkel et al. 2003). Es ist deshalb hilfreich, wenn Personen, die Erstkontakte mit den Opfern haben (z. B. Polizei und Staatsanwaltschaft), Angebote über Primärhilfen für Traumaopfer kennen, Hilfsangebote vermitteln und als Kontaktmöglichkeit weiter zur Verfügung stehen können. Kriseninterventionsdienste können im Katastrophenfall durch frühzeitiges Helfen dem Ausmaß von Spätschäden vorbeugen (Skogan et al. 1991).

Bei Therapie und Begutachtung von Gewalt- und Katastrophenopfern muss den *individuellen Bewältigungsstilen* der Betroffenen Rechnung getragen werden. Während die einen die Traumatisierung ständig wieder erinnern und sich mit ihr auseinandersetzen wollen, neigen andere dazu, sie durch Verdrängung, Verleugnung oder Abspaltung auszublenden. Erstere gewinnen leicht den Eindruck, ein Untersucher könne die Belastung nicht ertragen, wenn er nicht vertiefend nachfragt. Dies kann Anlass zu einer weiteren Isolierung geben, wenn sich die Probanden deswegen nicht verstanden oder sogar zurückgewiesen fühlen. Bei Letzteren kann hingegen eine eingehende Befragung belastende und subjektiv unbewältigbare Erinnerungen hervorrufen und zu einer sekundären Traumatisierung beitragen. Dabei werden von den Betroffenen *zu unterschiedlichen Zeitpunkten verschiedene Bewältigungsstrategien* angewandt. So versuchen auch jene, die sich anfangs intensiv mit dem Trauma auseinandergesetzt haben, nach längerer Zeit, die belastenden Ereignisse in den Hintergrund zu drängen, und jene, die anfangs verdrängt oder verleugnet haben, wollen u. U. später das Trauma und ihre eigenen Reaktionen reflektieren und verstehen. Zu berücksichtigen sind auch geschlechtsspezifische Unterschiede bei der Bewältigung von Traumatisierungen. Während Männer eher zu aggressiven Verarbeitungsstilen neigen, durch welche sie die Opferrolle verleugnen, und bei ihnen öfter süchtiges, z. T. auch delinquentes Agieren als Folge auftritt, es auch in Einzelfällen sogar zur Identifikation mit einem Aggressor kommen kann, stehen bei Frauen oft Angst, Depressionen, Substanzmissbrauch sowie autoaggressive Verhaltensweisen im Vordergrund ihrer Störung (Eckey 1999).

Das Vorgehen bei Behandlungen und Befragungen hat sich sowohl dem individuellen Bewältigungsstil als auch der jeweiligen Phase der Bewältigung anzupassen, um *sekundäre Schädigungen* zu vermeiden und den Betroffenen Stützung anbieten und zur Hilfe beitragen zu können. Zur Behandlung wird eine Reihe unterschiedlicher Psychotherapieverfahren angewandt, namentlich Verhaltenstherapie, psychodynamische Verfahren und Hypnotherapie. Häufig wird zu einem Debriefing geraten, wenn die Traumatisierung erst kurze Zeit zurückliegt, um die Bedrohlichkeit und die damit verbundenen psychophysischen Erregungen zu entaktualisieren (Frommberger et al. 1999). Nachuntersuchungen bei Opfern, die mit Debriefing behandelt wurden, erlaubten jedoch sowohl aus subjektiver Sicht der Opfer wie aus Sicht der objektiven Befunderhebung keine eindeutige Erfolgsbeurteilung dieser Methode (Arendt u. Elklit 2001). Am besten untersucht ist die kognitive Verhaltenstherapie (Foa et al. 2000; Sherman 1998). Die Eye-Movement-Desensitation-and-Reprocessing-Technique (EMDR) wird als spezifische Therapie bei PTSD empfohlen (Shapiro 1998; Pollock 2000), ist aber nicht unumstritten. Daneben werden auch trizyklische Antidepressiva, Monoaminoxidase-(MAO-)Hemmer und Serotonin-Wiederaufnahmehemmer erfolgreich bei PTSD eingesetzt (Shalev et al. 1996). Die Ergebnisse alleiniger Pharmakotherapie sind jedoch wenig überzeugend, und die medikamentöse Behandlung ist der Psychotherapie gegenüber in den meisten Fällen nachrangig (Frommberger et al. 1999).

Therapeuten müssen der gesteigerten Verletzlichkeit und dem Misstrauen der Patienten Rechnung tragen und ihnen vermitteln, dass sie deren Erlebnisse mit(er)tragen können. Darüber hinaus ist den verschiedenen therapeutischen Verfahren gemeinsam (Frommberger et al. 1999), dass
- Therapeuten den Klienten eine verlässliche Stütze sein müssen,
- sie ihnen helfen, ihre Erlebnisse realistisch zu betrachten, und
- sie unterstützen, angstinduzierende Vermeidungseinstellungen und Vermeidungsverhalten zu überwinden,
- gemeinsam ein angemessenes, realistisches und von den Klienten akzeptierbares Störungskonzept erarbeitet wird,
- Kontrolle über Symptome (z. B. Angstüberflutung, Wut, Wiedererleben des Traumas) erreicht wird,
- die Bedeutung des Traumas für das Leben, die Einstellung und das Verhalten neu interpretiert wird,
- die Klienten mit dem traumatischen Erlebnis konfrontiert werden und ihnen dabei ermöglicht wird, sich von den damit verbundenen überwältigenden Schreckenserlebnissen zu distanzieren.

Im *forensischen Bereich* muss berücksichtigt werden, dass einem Opfer bei einem Gerichtsverfahren Zweifel entgegenschlagen (u. U. auch nur, um diese auszuräumen), da nach der im Strafprozess geltenden Beweisregel „in dubio pro reo", bei Zweifel zugunsten des Angeklagten, entschieden werden muss. Allerdings sollte das Gerichtsverfahren auch den Bedürfnissen der Opfer und deren jeweiligen psychischen Befindlichkeiten und Bewältigungsstrategien Rechnung tragen (Greve u. Bilsky 1997). Auf die Situation vor Gericht sollten Opferzeugen vorbereitet werden, um den Schaden in Form einer möglichen sekundären Viktimisierung möglichst gering zu halten. Das Gerichtsverfahren und die Verurteilung eines Täters können aber auch ein wichtiger Schritt im Heilungsprozess sein, da dies als ein offizieller Abschluss einer Belastung, als Entlastung von eigenen Zweifeln und Schuldgefühlen und auch als Ausgleich für erlittenes Unrecht empfunden werden kann.

Um die möglichen nachteiligen Folgen einer ausführlichen Befragung bei einer Begutachtung zu vermeiden, sollte auf folgende Gesichtspunkte geachtet werden (die Berücksichtigung vergleichbarer Aspekte kann auch in einem Gerichtsverfahren hilfreich sein):

1. Schaffung einer möglichst wenig beängstigenden Atmosphäre
2. Berücksichtigung und Respektierung des individuellen Verarbeitungsstils und der derzeitigen Bewältigungsstrategie
3. Herstellung einer tragfähigen Arbeitsbeziehung, sie beinhaltet:
   - Aufklärung über Zielsetzung, Art und Umfang der Befragung
   - Vermeidung von Vorwürfen, Schuldzuweisungen oder Bagatellisierungen
   - Vermitteln von Sicherheit, dass der Untersucher mit den Belastungen und mit neu auftretenden kritischen Situationen umgehen kann
4. Erkennen und Berücksichtigung von Übertragung und Gegenübertragung (äußere Ähnlichkeit zwischen Untersucher und Täter oder autoritäres Auftreten, welches an früheres Täterverhalten erinnert, können zu einer belastenden Erinnerung an das Trauma und zur unbewussten Ablehnung des Gutachters führen; Misstrauen und Vorbehalte des Untersuchten wiederum zu einer wenig empathischen Befragung durch den Sachverständigen)
5. Berücksichtigung der gegenwärtigen Lebenssituation (z. B. destabilisierende Faktoren oder therapeutische Interventionen, die auch zu einer Reaktivierung der emotionalen Anteile der Erinnerung beitragen können)
6. Behutsame Auslotung der Alternativhypothese – da bei der Begutachtung auch eine Alternativhypothese geprüft werden muss (z. B. die jetzige Beeinträchtigung hat andere Ursachen als das Trauma), muss der Untersuchte auch darüber aufgeklärt werden, dass der Gutachter zur Prüfung dieser Frage verpflichtet ist und dass es nicht Intention des Sachverständigen ist, die subjektive Betroffenheit des Untersuchten in Zweifel zu ziehen
7. Stützung und Überprüfung einer eventuell erforderlichen Hilfestellung nach der Befragung (z. B. Nachfragen, ob der Untersuchte nach der Exploration allein ist oder ob ihm jemand helfend oder begleitend zur Seite steht)

Die gutachterlichen Schlussfolgerungen bei Fragen nach der Entschädigung von Opfern nach dem OEG folgen den gleichen Grundsätzen wie bei anderen sozialrechtlichen Entschädigungsfragen. Diese Grundsätze wurden in den Kapiteln 6.2, 12.7.4.3 und 14.4 ausführlich dargestellt. Inwieweit eine besondere Vulnerabilität Voraussetzung für die Entwicklung von psychischen Störungen nach Missbrauch und Vergewaltigung ist, bleibt umstritten (Stevens u. Foerster 2002; Streeck-Fischer u. Schrader-Mosbach 2003; Wächter 2000; Wölk 2001). Für die Inanspruchnahme von Leistungen aus dem OEG muss das Trauma eine *wesentliche Bedingung* für die Störung sein. Hierzu ist es erforderlich, zunächst die Störung zu diagnostizieren und zu prüfen, ob es sich um eine bei solchen Traumatisierungen typischerweise auftretende Störung handelt, welche weiteren Bedingungen für die Entstehung und Aufrechterhaltung der Störung in Betracht kommen und welches Gewicht dem Trauma in dem Bedingungsgefüge zukommt. Wenn das Trauma neben anderen Bedingungen, z. B. der Vulnerabilität, als wesentlich gewertet werden muss, dann sind die Voraussetzungen für Leistungen nach dem OEG erfüllt. Allerdings muss gerade bei Opfern von Vergewaltigungen berücksichtigt werden, dass häufig zwischen Trauma und Inanspruchnahme von Hilfs- und Versorgungsleistungen lange Zeiträume liegen und dass zwischenzeitlich eine Reihe anderer Belastungsfaktoren, sowie die spezifischen Verarbeitungsmechanismen das Störungsbild beeinflussen (Calhoun u. Atkensen 1994). Entschädigt wird nach dem OEG nicht die denkbare Beeinträchtigung der Lebensentwicklung, sondern *die von einer gegenwärtigen psychischen Störung bedingte Minderung der Leistungsfähigkeit und Lebensqualität* (Stevens u. Foerster 2002), die nach den versorgungsmedizinischen Grundsätzen zu beurteilen ist. Renten an Geschädigte werden nach dem OEG bezahlt, wenn der GdS 25 v. H. und mehr beträgt, für Traumatisierungen vor dem 15.05.1976, wenn der GdS über 50 v. H. liegt.

19 Gefängnispsychiatrie

Die psychiatrische Versorgung in den Haftanstalten hat in den letzten Jahren zunehmend an Bedeutung gewonnen. Zwar fanden sich auch schon früher vereinzelte Arbeiten über die Diagnostik und Behandlung bei Häftlingen unter den besonderen Bedingungen des Freiheitsentzugs (Binswanger 1979; Homburger 1912; Knigge 1932), diese Arbeiten haben jedoch heute nur noch begrenzte Bedeutung, weil sich die Population der Haftanstalten und die Inanspruchnahme psychiatrischer Versorgung durch Häftlinge sehr geändert haben. Derzeit findet sich eine ausgesprochene Risikopopulation in den Gefängnissen: Drogen- und Alkoholabhängige, Asylbewerber, die unter Entwurzelungssyndromen leiden, sozial Schwache, die außerhalb von kustodialen Einrichtungen keine Versorgung suchen und finden, machen einen großen Teil der Häftlingspopulation aus. Teplin et al. (1996) warnten unter den sicherlich ganz anderen Bedingungen in den USA davor, dass die Haftanstalten die psychiatrischen Einrichtungen der armen Leute werden könnten. Von ausländischen Studien werden unterschiedliche Anteile von psychisch Kranken und Gestörten unter den Häftlingen berichtet, wobei zwischen Studien unterschieden werden muss, die sich auf Untersuchungshäftlinge beziehen, und solchen, in denen Strafgefangene untersucht wurden. Während Erstere relativ ungefiltert alle erfassen, die in das Gefängnissystem eintreten, ist bei Letzteren schon ein Selektionsprozess erfolgt, der psychisch ernsthaft Gestörte in Krankenanstalten verwiesen hat. ▶ Tab. 19.1 zeigt, dass die Zahl psychisch Gestörter und auch der Anteil ernsthaft kranker und psychotischer Häftlinge relativ hoch sind und sich

Tab. 19.1 Psychische Störungen bei Untersuchungshäftlingen und Strafgefangenen.

Land	Kanada	Dänemark	Illinois, USA	Kanada	Kanada	Deutschland	Metaanalyse	Texas, USA
Autor	Coté u. Hodgins (1990)	Andersen et al. (1996)	Teplin et al. (1996)	Corrado et al. (2000)	Brink et al. (2001)	Jacobs u. Reinhold (2004)	Fazel u. Danesh (2002)	Baillargon et al. (2009)
	Anteil an der Gesamtzahl (%)							
Art der Störung				Frauen	U-Haft	Verurteilte	18- bis 23-Jährige	62 Studien	Verurteilte
Schizophrenie	6,4	8	2,4	4,9	5,0		3–7	1,4 (+2,4*)
affektive Störungen	18,2	11	19,5	10,1	21,8	27,5	10	6,8
Persönlichkeitsstörungen und Neurosen		18	4,2	88,0		65	65	
Substanzmissbrauch	66,9	53	63,6	85,9	69,8	62,5		
antisoziale Persönlichkeitsstörung	48,9	11	13,8	64,3		52,5		

* polymorph psychotische Störung

diese Situation in den letzten 15 Jahren eher verschärft als verringert hat (Arboleda-Florez 2009; Baillargeon et al. 2009). Die Anteil der Persönlichkeitsstörungen liegt je nach Studie zwischen 40 % und 65 % aller Inhaftierten, wobei insbesondere antisoziale, Borderline- und paranoide Persönlichkeiten diagnostiziert werden (Coid et al. 2009). Bei den Persönlichkeitsgestörten in Haftanstalten sind Komorbiditäten mit anderen psychischen Störungen häufiger als in anderen Populationen. Diese Klientel erfordert ein spezielles therapeutisches Vorgehen, welches jenem im psychiatrischen Maßregelvollzug ähnlicher ist als dem in der Allgemeinpsychiatrie, wo das Problem der Komorbidität nicht so ausgeprägt ist.

Besondere Aufmerksamkeit verdient die psychiatrische und psychologische Betreuung in *Jugendvollzugsanstalten*, da hier die Zahl von Menschen mit besonderem psychopathologischen Risikoprofil besonders hoch ist und sich in diesem Alter häufig psychische Störungen entwickeln.

Zudem werden Jugendliche seltener begutachtet und trotz Störungen seltener in den Maßregelvollzug eingewiesen. Screeningverfahren zur Aufdeckung von psychischen Störungen, von Suizidalität und von Behandlungsbedarf erscheinen bei diesem Klientel besonders dringlich.

Ein weiteres Problem für die Gefängnispsychiatrie wird die zunehmende Zahl alter Gefangener sein, die nicht nur wegen der verlängerten Straf- und Haftdauern und der Zunahme der Sicherungsverwahrten, sondern auch wegen der Verlängerung der Lebens- und Vitalitätsspanne zu erwarten ist (Gaydon u. Miller 2007). Mit der zunehmenden Aktivität alter Menschen wächst auch die Wahrscheinlichkeit von Kriminalität und deren Sanktionierung in späteren Lebensabschnitten.

Häftlinge, die auf die Gesundheitsversorgung durch die Haftanstalt angewiesen sind, haben einen *Anspruch auf adäquate ärztliche Versorgung*. Um eine solche Versorgung zu gewährleisten, ist es erforderlich, die tatsächliche Morbidität von Häftlingspopulationen zu kennen. In Deutschland gibt es allerdings nur wenige Daten. Sie legen nahe, dass Schizophrene hier seltener im Strafvollzug untergebracht sind, dass ansonsten jedoch nur geringe Unterschiede zu den Verhältnissen in anderen vergleichbaren Ländern bestehen. Vereinzelten Berichten (Konrad 2004a; Schleuss 1994) ist zu entnehmen, dass auch hier die psychiatrischen Einrichtungen der Haftanstalten zu einem relativ hohen Anteil von psychotischen Patienten in Anspruch genommen werden, obwohl das deutsche Strafrecht in aller Regel den Strafvollzug bei psychotischen Tätern eher verhindert, da diese als vermindert schuldfähig oder schuldunfähig in Maßregelvollzugseinrichtungen untergebracht oder anderweitig versorgt werden.

Die Häufigkeit von affektiven Störungen, von Persönlichkeitsstörungen und von Substanzmissbrauch und -abhängigkeit dürfte jedoch mit jener in anderen westlichen Ländern vergleichbar sein. Im Vergleich mit der Allgemeinbevölkerung kommen psychische Störungen in Haftanstalten mehr als dreimal so häufig vor. In einer Vielzahl von Untersuchungen (Frädrich u. Pfäfflin 2000) wurde darauf hingewiesen, dass in Häftlingspopulationen eine besondere Häufung von Persönlichkeitsstörungen zu registrieren ist, die wiederum aufgrund ihrer besonderen Empfindlichkeiten und ihrer auffälligen Verhaltensweisen Anlass für psychiatrische Interventionen sein können. Am häufigsten werden in Haftanstalten dissoziale und Borderline-Persönlichkeitsstörungen diagnostiziert (Eckert et al. 1997; Rasmussen et al. 1999). Dem Bedarf an Therapie steht allerdings nur eine begrenzte Zahl von psychiatrischen Behandlungsmöglichkeiten in den Haftanstalten gegenüber. Lediglich in Baden-Württemberg, Bayern, Berlin und Sachsen gibt es *justizeigene psychiatrische Abteilungen* (Konrad 2003), in den anderen Bundesländern erfolgt die psychiatrische Versorgung der Gefangenen durch Konsiliarärzte und externe Institutionen, z. B. auch durch Maßregelvollzugskliniken. Ein einheitliches Konzept für eine „Gefängnispsychiatrie" gibt es in Deutschland ebenso wenig wie eine einigermaßen verlässliche Analyse des Versorgungsbedarfs.

19.1 Haftreaktionen

Neben der Häufung von psychopathologischen Störungsbildern treten in Haftanstalten besondere Belastungen auf, die zu psychiatrisch relevanten Krisen führen können. Haftreaktionen entstehen häufig aufgrund von Eingewöhnungsschwierigkeiten in einer sehr beengenden Umwelt, in der man einerseits von seinen bisherigen Kontaktpersonen isoliert, andererseits zu einer räumlichen Nähe mit Unbekannten gezwungen ist, in der Ansprüche durch Repression durchgesetzt werden und in der bislang ungewohnte Hierarchien und Durchsetzungsstrategien das Leben bestimmen. Darüber hinaus tritt auch die Konfrontation mit der eigenen Tat und mit den eigenen Defiziten, die nach Inhaftierungen besonders bewusst werden, als Belastungsfaktor hinzu. Es ist deshalb nicht verwunderlich, dass Belastungsreaktionen und Anpassungsstörungen zu den häufigsten Diagnosen in Haftanstalten gehören; sie treten dort weitaus häufiger auf als in der Allgemeinpsychiatrie und im Maßregelvollzug. Corrado et al. (2000) registrierten sie bei 41% der Untersuchungshäftlinge, Brink et al. (2001) bei 17,3% der Strafgefangenen in Kanada, bei 15% der adoleszenten Häftlinge (Jacobs u. Reinhold 2004) und bei einem erheblichen Anteil der Häftlinge im Erwachsenenvollzug (Blocher et al. 2001).

Zu den typischen Haftreaktionen gehören:
- Suizidalität und Selbstbeschädigungen durch Schnittverletzungen, Fremdkörperschlucken, Fremdkörpereinführen;
- Fremdaggression mit körperlichen Angriffen oder Querulanz;
- Fantasiebildung im Sinn von Unschuldsfantasien oder delinquenten Größenfantasien;
- Rückzug.

Selten treten auch psychotische Reaktionen, wie ein Verfolgungswahn, ein Begnadigungswahn oder ein Unschuldswahn, auf (siehe auch Kap. 12.5.1.4). Seltener als früher und eher bei ausländischen Häftlingen werden Pseudodemenzen oder simulierte Psychosen gesehen [GS St-3, S. 34 ff.]. Zu den typischen Haftreaktionen, die jedoch nicht psychiatrisch behandelt werden, müssen auch Institutionalisierungsschäden, wie Überangepasstheit, Unselbstständigkeit und Fassadenhaftigkeit, gezählt werden.

19.2 Suizidalität

Wegen der besonderen Belastungen durch die Inhaftierung, der neuen Situation im Gefängnis und der Belastungen durch die Tat und deren Sanktionierung ist es nicht verwunderlich, dass unmittelbar nach einer Inhaftierung Suizidgedanken und Suizidversuche besonders häufig sind. Suizidalität ist nicht nur bei Untersuchungshäftlingen ein besonderes Risiko, obwohl, absolut gesehen, die meisten Suizide und Suizidversuche in Haftanstalten von ihnen begangen werden, sondern relativ am häufigsten (bezogen auf die jeweilige Häftlingspopulation) sind sie bei Gefangenen mit besonders langen Strafen (Frühwald et al. 1998; Fazel et al. 2008). Bei ihnen muss die Perspektivlosigkeit ihres Daseins als gewichtiger Faktor angesehen werden, der wesentlich zur Suizidalität beiträgt (DuRand et al. 1995).

Suizid ist die häufigste Todesursache in Haftanstalten. Die Europäische Strafvollzugsstatistik (SPACE-I Council of Europe 2009) zeigt, dass mehr als ein Drittel der Todesfälle in Haftanstalten durch Suizid bedingt sind. Während die Suizidrate in der Allgemeinbevölkerung in den deutschsprachigen Ländern in den letzten 30 Jahren nur geringfügigen Schwankungen unterlag, stieg sie in den Haftanstalten kontinuierlich an. Sie lag in Österreich im Fünf-Jahres-Durchschnitt von 1991–1996 mit 158/100 000 Häftlingen/Jahr nahezu dreimal so hoch wie im Zeitraum von 1967–1971 und über siebenmal so hoch wie in der Gesamtbevölkerung, wo im selben Zeitraum eine Suizidrate von 22/100 000/Jahr errechnet wurde (Frühwald et al. 1998). Vergleichbare Zahlen wurden auch in italienischen (Tatarelli et al. 1999) und kanadischen Untersuchungen gefunden (Bland et al. 1998). Letztere stellten bei Gefängnisinsassen auch eine erhöhte Rate von Suizidversuchen vor der Inhaftierung fest. In Deutschland fand Konrad (2002) eine 6,5-mal höhere Suizidrate in Gefängnissen wie in der Vergleichspopulation. Der Europäischen Strafvollzugsstatistik ist für die Zeit von 1997 bis 2007 eine mittlere *Suizidrate* von 105/100 000 inhaftierten Personen zu entnehmen, wobei erhebliche Unterschiede zwischen den einzelnen Ländern und auch von Jahr zu Jahr beschrieben werden (Rabe u. Konrad 2010). Die Vulnerabilität für Suizidalität ist bei den Persönlichkeitsstörungen, die häufig in Haftanstalten gesehen werden, besonders hoch, daneben spielen gerade bei diesen dem Cluster B zugehörigen Persönlichkeitsstörungen (siehe Kap. 12.8.1) autoaggressives und selbstverletzendes Verhalten eine besondere Rolle. Auch Drogen- und Alkoholabhängige, die in Haftanstalten ebenfalls überrepräsentiert sind, haben ein erhöhtes Suizidrisiko – insbesondere nach dem erzwungenen Absetzen ihrer Suchtmittel. Darüber hinaus finden sich in den Haftanstalten gehäuft Personen, die durch ein allgemeines Risikoprofil für Suizidalität gekennzeichnet sind, nämlich Alleinstehende ohne Arbeit und ohne festen Wohnsitz mit niedrigem Bildungsniveau (Blaauw et al. 2005). In einer Befragung von Gutachtensprobanden aus Haftanstalten gaben über 12% an, nach der Inhaftierung mit Suizidgedanken gespielt zu haben (Krupinski et al. 1997). Ähnliche Zahlen finden sich auch bei Blocher et al. (2001).

Neben den persönlichkeitsspezifischen Merkmalen sind bei der Risikoeinschätzung und Prävention von Suiziden auch anstaltsinterne typische Risikofaktoren zu berücksichtigen. Zu ihnen gehören des Fehlen einer sinnvollen Beschäftigung, Bedrohungen und körperliche Übergriffe von Mitgefangenen, Überbelegung und Isolierung (Daigle et al. 2007; Konrad et al. 2007; Leese et al. 2006). Immerhin gaben in einer Befragung von Strafgefangenen über 20% an bedroht, erpresst oderr körperlich attackiert worden zu sein (Ernst 2008).

Eine Reihe von Studien (Blaauw et al. 2001; Dahle et al. 2005; Fruehwald et al. 2003) haben versucht, Screening-Verfahren zu entwickeln, um Häftlinge mit Suizidgefährdung rechtzeitig zu identifizieren und sie einer psychologischen oder psychiatrischen Betreuung zuzuführen. Suizidideen und Suizidversuche in der gegenwärtigen Haftsituation sollten immer Anlass sein für eine solche Intervention. Darüber hinaus sind folgende Risikofaktoren identifiziert worden (Dahle et al. 2005):
- Alter über 40 Jahre
- ohne festen Wohnsitz vor Inhaftierung
- keine oder nur eine vorherige Inhaftierung
- Missbrauch von harten und weichen Drogen oder von Alkohol und Drogen gleichzeitig
- frühere Suizdversuche oder Selbstverletzungen
- keine Besuche von Bezugspersonen (Fruehwald et al. 2003)
- psychische Störungen
- Verlusterlebnis (z.B. Scheidung oder Trennung; Konrad 2004a)

19.3 Alkohol- und Drogenmissbrauch

Alkohol- und Drogenmissbrauch kommt in Haftanstalten ungeachtet aller Kontrollmaßnahmen vor (Konrad 2004a). Es mag zwar im Prinzip unterschiedliche Meinungen zur Gefährdung durch den Missbrauch abhängigkeitserzeugender und berauschender Substanzen geben (Eylmann u. Kusch 1994; Killias u. Rabasa 1998; Schneider 1994), bei Substanzmissbrauch in Anstalten ist jedoch aus mehreren Gründen mit einem erhöhten Gefährdungspotenzial zu rechnen:
1. Voraussetzung für ein einigermaßen normkonformes Verhalten in Freiheit ist die Fähigkeit, Regeln einzuhalten. Wer in der Haftanstalt nicht in der Lage ist, Regeln einzuhalten, bei dem besteht auch in Freiheit ein höheres Risiko zu Regelverstößen. Substanzmissbrauch gehört eindeutig zu den Regelverstößen in Haftanstalten.
2. Empirische Untersuchungen haben gezeigt, dass Substanzmissbrauch in der Anstalt als Entlassungshindernis angesehen werden muss (Eucker et al. 1995) und mit einer erhöhten Rückfallrate verbunden ist (Gretenkord 1994).
3. Drogenmissbrauch führt auch in Haftanstalten zu gesundheitlichen und sozialen Problemen, sodass eine entsprechende Prävention aus fürsorgerischen Aspekten sowohl eine administrative als auch eine ärztliche Aufgabe ist.

Substanzmissbrauch bedeutet bei einem Häftling zwar nicht zwangsläufig eine konkrete Gefahr für Außenstehende, jedoch einen nicht zu vernachlässigenden Risikofaktor, der von den Verantwortlichen nicht außer Acht gelassen werden darf. Lapornik u. Zapotoczky (1998) berichteten, dass bei Urinkontrollen von Häftlingen 14% positive Substanzbefunde aufwiesen. Diese Befunde unterschätzen vermutlich das tatsächliche Missbrauchsverhalten, weil in den Anstalten lediglich die Ausgang begehrenden Häftlinge einem Screening unterzogen wurden. Auffällig sind in diesen Untersuchungen die hohen Zahlen derjenigen, die Benzodiazepine missbräuchlich einnahmen. Die Arbeiten sagen nichts aus über die Bezugsquellen für diese Substanzen. Nichtsdestoweniger sollten sich ärztliches Personal und deren Mitarbeiter in Haftanstalten des Risikos eines allzu großzügigen Umgangs mit Tranquilizern bewusst sein und auch auf die haftinternen Schwarzmarktpraktiken achten.

Substanzmissbrauch kann auch ein Hinweis auf eine psychische Störung sein, die therapeutischer Intervention bedarf. Eine Abklärung, ob lediglich dissoziales Verhalten mit der Bereitschaft, sich über Normen hinwegzusetzen, zum Konsum von Alkohol, Drogen oder Abhängigkeit erzeugenden Medikamenten geführt hat, ob eine Substanzabhängigkeit vorliegt oder ob der Konsum als „Selbstmedikation" bei einer psychischen Störung oder Suizidalität erfolgte (Doctor 1997), ist eine Aufgabe des gefängnismedizinischen und -psychologischen Dienstes. Screeninguntersuchungen nach Drogen im Urin vor und nach Haftausgängen erscheinen aber als eine sinnvolle Hilfe, um einerseits Risiken rechtzeitig zu erfassen und andererseits die Hintergründe des Substanzkonsums abzuklären und gegebenenfalls Hilfe anzubieten. Sie können einen wichtigen Beitrag zur Sicherheit der Allgemeinheit, aber auch zur Hilfe für die Häftlinge darstellen, sofern sich die Untersucher und Verantwortlichen nicht darauf beschränken, den positiven Befund lediglich als Entscheidungskriterium für disziplinarische Regelungen zu verwenden, sondern dem Weg der Substanzen und den Ursachen ihres Konsums nachgehen.

19.4 Haftfähigkeit

Die Frage der Haftfähigkeit ist vor Antritt der Haft in § 455 Abs. 1–3 StPO geregelt, bei bereits inhaftierten Strafgefangenen regelt § 455 Abs. 4 StPO die Vollzugstauglichkeit. Nach § 455 Abs. 1–3 StPO ist der Anritt einer Freiheitsstrafe aufzuschieben, wenn eine „Geisteskrankheit" auftritt, wenn mit dem Antritt der Haft Lebensgefahr verbunden ist oder wenn der Verurteilte sich in einem körperlichen Zustand befindet, der mit der Vollstreckung unverträglich ist. Tritt nach Antritt der Freiheitsstrafe eine Krankheit auf, die zur Vollzugsuntauglichkeit führt, so kann nach § 65 StVollzG eine Verlegung in eine geeignete Einrichtung des Justizvollzugs oder unter Bewachung außerhalb des Vollzugs erfolgen oder der Strafvollzug wird nach § 455 Abs. 4 StPO unterbrochen. Die Überprüfung der Haft- und Vollzugsfähigkeit nach Haftantritt obliegt den Anstaltsärzten. Bei Annahme von Vollzugsuntauglichkeit ist ein entsprechendes Gutachten erforderlich. Die Entscheidung, ob eine Strafunterbrechung erfolgt, wird vom Leiter der Vollzugseinrichtung und nicht vom Arzt getroffen. Entscheidend für die Haftunterbrechung oder Verlegung ist nicht ein abstraktes oder konkretes Risiko für einen Gefangenen, sondern die Tatsache, dass dieses Risiko durch die Haftbedingungen erheblich erhöht wird (Kiesecker 1999).

Aus psychiatrischer Sicht ist Vollzugsuntauglichkeit dann anzunehmen, wenn eine nach Inhaftierung und Verurteilung aufgetretene Psychose so ausgeprägt ist, dass sie in einem Vollzugskrankenhaus nicht behandelt werden kann und zugleich dazu führt, dass der Kranke den Sinn einer Freiheitsstrafe aufgrund seiner Krankheit nicht mehr zu erfassen vermag oder Suizidalität in der Vollzugseinrichtung nicht mehr zu beherrschen ist. Letzteres dürfte allerdings eine rare Ausnahme sein. Suizidalität und Selbstbeschädigungen sind keine ausreichenden Gründe für die Annahme von Haftunfähigkeit, da diese Auffälligkeiten zu den häufigen Haftreaktionen gehören, für welche die Gefängnispsychiatrie besonders gewappnet sein sollte (siehe Kap. 19.2). Gleichzeitig wird in den meisten Fällen eine landesrechtliche Unterbringung (siehe Kap. 7) erfolgen (Schulte 1992).

Tritt eine psychische Störung, die zu Haftunfähigkeit führt, während der Untersuchungshaft, aber nach der Tat ein, so ist in aller Regel auch von Verhandlungsunfähigkeit auszugehen. Bestand die psychische Störung schon vor der Tat, ist eine weitere Inhaftierung ohnehin nicht angemessen, da eine Unterbringung nach § 126a StPO in einer psychiatrischen Klinik erfolgen sollte.

19.5 Schweigepflicht und Offenbarungspflicht

Ein besonderes Problem der Gefängnispsychiatrie ist das *Spannungsfeld zwischen Verschwiegenheits- und Offenbarungspflicht*. Es betrifft zwar im Wesentlichen die psychotherapeutischen Behandlungen in den sozialtherapeutischen Abteilungen der Haftanstalten (siehe Kap. 16.1.2.2, die dort dargestellten Grundlagen gelten auch für andere ärztliche und psychotherapeutische Maßnahmen), tangiert jedoch auch die Gefängnispsychiatrie, wenn z. B. bei Kriseninterventionen oder bei Drogenscreenings und -beratungen Informationen mitgeteilt werden, die zur Abwehr von Gefahren von

Bedeutung sind. Dies könnte z.B. bei der Aufdeckung von Nachschubwegen von Drogen vorkommen oder auch bei massiven Einschüchterungsversuchen von Mithäftlingen.

Die Vertrauenswürdigkeit des Arztes ist in solchen Fällen nicht nur davon abhängig, dass er Informationen vertraulich behandelt, sondern vielmehr auch davon, dass er sich fair und offen den Konflikten stellt, dass er sich weder zum Komplizen der einen noch zum Spion der anderen Seite machen lässt, den Patienten über die Grenzen der Schweigepflicht und die vorgeschriebene Offenbarungspflicht aufklärt und selber die dadurch vorgegebenen Grenzen einhält.

19.6 Behandlungskonzepte

Die Behandlungskonzepte müssen den Anforderungen der Klientel in den Gefängnissen angepasst sein:

1. Die weitaus wichtigste Aufgabe ist die Krisenintervention, für die entsprechend den allgemeinen psychiatrischen Vorgehensweisen ein gestuftes Konzept angewandt wird, welches von der Beratung bis hin zur Intensivbetreuung reichen soll. Die Abschätzung und Minimierung des Suizidrisikos und die Prüfung der Haftfähigkeit gehören zu den forensischen Aufgaben des Gefängnispsychiaters.
2. Die psychiatrische Behandlung von Psychosen erfolgt nach denselben Grundsätzen wie in einer psychiatrischen Klinik oder Ambulanz. In Haftanstalten sind aber, ebenso wie im Maßregelvollzug, Doppeldiagnosen (Psychose und Persönlichkeitsstörung oder Abhängigkeit) relativ häufig und bedürfen einer intensiveren Betreuung (siehe Kap. 12.5.2).
3. Die Behandlung von Entzugssyndromen und die Kontrolle des Drogenmissbrauchs sind weitere wichtige Aufgaben des psychiatrischen Dienstes in den Haftanstalten.
4. Langfristige Behandlungen von speziellen Syndromen, die zu den Konflikten mit dem Gesetz geführt haben, sollten demgegenüber Spezialabteilungen vorbehalten bleiben, etwa den sozialtherapeutischen Abteilungen oder den Abteilungen zur Behandlung von Sexualstraftätern.
5. Wenn Schutz- oder Zwangsmaßnahmen, wie Fesselungen oder Isolierungen bei psychisch Gestörten, in Haftanstalten durchgeführt werden müssen, sollten für sie dieselben Anordnungs-, Fürsorge- und Dokumentationsregeln gelten wie für Schutz- und Zwangsmaßnahmen in psychiatrischen Kliniken oder im Maßregelvollzug (siehe Kap. 13.3.2.1).
6. Zunehmende Bedeutung sollten psychiatrische Screening-Untersuchungen bei Aufnahmen in Haftanstalten erhalten, um psychische Störungen, Behandlungsbedarf, Entzugssyndrome und Suizidalität rechtzeitig zu erkennen. Dies gilt insbesondere für *Risikopopulationen* wie Jugendliche und alte Inhaftierte.

20 Gutachtenerstellung

20.1 Rechtliche Rahmenbedingungen

Zur Erstellung eines Gutachtens sind Personen (§ 407 ZPO, § 75 StPO) verpflichtet,
- die hierzu öffentlich bestellt sind, z. B. die bayrischen Landgerichtsärzte,
- welche die Wissenschaft oder das Gewerbe öffentlich zum Erwerb ausüben, z. B. niedergelassene Ärzte,
- die zur Ausübung der Wissenschaft öffentlich bestellt sind, z. B. Dozenten und Professoren,
- und diejenigen, die sich zur Erstattung eines Gutachtens bereit erklären.

Darüber hinaus gibt es im Versicherungs- und Sozialrecht (z. B. bei den Kranken- und Rentenversicherungen, den Versorgungsämtern, den Arbeitsämtern) ärztliche Dienste, die mit der Begutachtung und mit der Überprüfung von Gutachten beauftragt sind. Die Zahl der sozialrechtlichen Begutachtungen wird insgesamt auf über 400 000/Jahr geschätzt (Weiß 1999), wobei der größte Teil von klinisch oder praktisch tätigen Ärzten nebenberuflich erstattet wird. Die sozialrechtliche Begutachtung ist mehr noch als die Begutachtung im straf- und zivilrechtlichen Bereich einem erhöhten Kostendruck unterworfen. Gleichzeitig sind gerade in diesem Bereich die Qualitätsanforderungen in den letzten Jahren erheblich gestiegen (Verband deutscher Rentenversicherungsträger 2003). Die Änderung des Sozialgesetzbuches und die öffentliche Kritik am Gutachterwesen im sozialmedizinischen Bereich mit ihren nur schwer durchschaubaren Strukturen haben bei den Versicherungsträgern zu einer Neuorientierung und zu einer größeren Kooperationsbereitschaft beigetragen (Bahemann 1999) und damit auch das Selbstverständnis der sozialmedizinischen Sachverständigen, deren Bedeutung von den psychiatrischen Gutachtern allzu leicht unterschätzt wird, verändert.

Die Erstellung eines Gutachtens kann nach dem Gesetz *verweigert werden*, wenn der Begutachtete ein naher Verwandter ist oder wenn Geheimnisse, die aufgrund eines schon bestehenden Behandlungsverhältnisses der Verschwiegenheitspflicht unterliegen, offenbart werden müssen. Die Verschwiegenheitspflicht kann jedoch nicht als Grund angegeben werden, wenn die Ärzte von der Verschwiegenheitspflicht entbunden werden. Eine Begrenzung der Verpflichtung zur Gutachtenerstellung liegt in der Zumutbarkeit. In der Praxis wird kaum ein Gutachter bestellt, der entweder durch andere Verpflichtungen überlastet oder durch die Schwierigkeit des Gutachtenauftrags überfordert ist. Mit der Übernahme eines gerichtlichen Gutachtenauftrags geht er eine Verpflichtung ein, die bei Nichterfüllung sanktioniert werden kann, wobei in der Regel zunächst Ordnungsgeld angedroht wird. Welche Verpflichtung der Auftraggeber im Gegenzug gegenüber dem Sachverständigen übernimmt, bleibt unklar (Kohn 1999). Die Frage gewinnt aber zunehmend an Bedeutung, wenn man berücksichtigt, welchen Pressionen Gutachter ausgesetzt sein können (Nedopil 1999a, s. a. Der Detektiv 08.08.2010).

Foerster u. Dressing (2009) haben unter Bezugnahme auf den Sachverständigeneid (§79 StPO, § 410 ZPO), der den Sachverständigen verpflichtet, sein Gutachten unparteiisch und nach bestem Wissen und Gewissen zu erstellen, folgende Qualitäten für die gerichtliche Gutachtentätigkeit gefordert:
1. Unabhängigkeit von Erwartungshaltungen und den Pressionen eines öffentlichen und kontradiktorischen Verfahrens und Neutralität gegenüber den am Prozess Beteiligten
2. Wahrung der Kompetenzgrenzen des eigenen Faches und Zurückhaltung bei der Beantwortung allgemein gesellschaftlicher oder menschlicher Fragen
3. Beherrschung des eigenen Faches und Offenlegung der Grenzen eigenen Wissens
4. Grundkenntnisse der Rechtsgebiete, in deren Rahmen das Gutachten erstattet wird
5. Fähigkeit zur integrativen Gesamtschau und zur Fokussierung auf die in der jeweiligen Fragestellung wesentlichen Tatsachen und Schlussfolgerungen

6. Fähigkeit zur allgemeinverständlichen Darstellung auch komplexer und komplizierter medizinischer und psychologischer Sachverhalte
7. Bescheidenheit, um nicht die Grenzen der eigenen Beratungsaufgabe zu überschreiten und um auf Entscheidungskompetenz zu verzichten und sich diese auch nicht aufdrängen zu lassen
8. Vertrauenswürdigkeit sowohl in Bezug auf die fachliche Kompetenz als auch in Bezug auf die persönliche Integrität

Ein vom Gericht beauftragter Sachverständiger ist zur *persönlichen Erstellung und Erstattung* des Gutachtens verpflichtet. Hilfskräfte, z. B. Assistenzärzte oder medizinisch-technische Assistenten, können jedoch bei der Vorbereitung des Gutachtens beteiligt werden. Der beauftragte Sachverständige hat aber für deren Untersuchungen die volle Verantwortung zu übernehmen. Er hat sich ein eigenes Bild von der Richtigkeit der Befunderhebung zu machen, muss die Probanden ebenfalls explorieren, sich von den durch die Assistenten erhobenen Befunden überzeugen und deren Schlussfolgerungen nachvollziehen und verantworten. Eine Delegation des Gutachtenauftrags in die Verantwortung eines Mitarbeiters ist ebenso wenig gestattet wie die ungeprüfte Übernahme von Untersuchungsergebnissen. Aus der Unterzeichnung muss die Verantwortung des beauftragten Arztes klar hervorgehen. Dies hat der BGH erst kürzlich wieder verdeutlicht (2 StR 585/10 v. 25.05.2011): „Das Gutachten eines psychiatrischen Sachverständigen muss – jedenfalls soweit dies überhaupt möglich ist (vgl. BGHSt 44, 26, 32) – eine Exploration des Probanden durch den Sachverständigen einschließen. Dabei handelt es sich um die zentrale Untersuchungsmethode. Deren Ergebnisse kann der gerichtliche Sachverständige nur dann eigenverantwortlich bewerten, wenn er sie selbst durchgeführt oder zumindest insgesamt daran teilgenommen hat. Dies gilt erst recht, wenn bei der Exploration auch Mimik und Gestik des Probanden erfasst werden. Eine Delegation der Durchführung dieser Untersuchung an eine Hilfsperson scheidet daher aus." Die eigene Untersuchung bestätigt der beauftragte Gutachter im Allgemeinen mit der Formulierung „aufgrund persönlicher Untersuchung und eigener Urteilsbildung".

Ein Gutachten kann vom Gericht abgelehnt werden (BGH 1999, NStZ 1999, S. 630 ff.),
- wenn die Sachkunde des Gutachters zweifelhaft ist,
- wenn das Gutachten von unzutreffenden Tatsachen ausgeht,
- wenn es widersprüchlich ist oder
- wenn einem anderen Sachverständigen überlegene Forschungsmittel zur Verfügung stehen (§ 244 Abs. IV StPO).

Die Sachkunde eines Gutachters wird dann als zweifelhaft angesehen, wenn er seine Methoden nicht offenlegt, wenn er seine Meinung ohne einleuchtende Erklärung ändert oder wenn er von anerkannten oder der Rechtsprechung gebilligten wissenschaftlichen Kriterien abweicht. Dem Sachverständigen, der ein unzureichendes oder fehlerhaftes Gutachten abliefert, kann die Vergütung versagt werden.

20.1.1 Verschwiegenheitspflicht des Arztes und Aussagepflicht des Sachverständigen

Ärzte haben gegenüber ihren Patienten eine Verschwiegenheitspflicht. Verstöße gegen sie werden auf Antrag strafrechtlich verfolgt (§ 203 StGB). Gegenüber den Gerichten haben Ärzte ein Zeugnisverweigerungsrecht bezüglich der von ihnen behandelten Patienten. Wird ein Arzt beauftragt, ein Gutachten über einen gegenwärtigen oder ehemaligen Patienten zu erstellen, so ist dies nur erlaubt, wenn ihn der Patient zuvor von der Schweigepflicht entbindet. Eine Entbindung von der Verschwiegenheitspflicht ist auch notwendig, wenn ein Arzt als Zeuge aussagen soll. Trotz einer solchen Entbindung sind Zeugenaussagen von Psychiatern über ihre Patienten problematisch, weil sie die therapeutische Beziehung sehr belasten können. Ein Psychiater hat auch bei der Entbindung von der Schweigepflicht die Würde und Intimsphäre seines Patienten zu schützen.

Ein Gutachter hat gegenüber dem Auftraggeber kein Zeugnisverweigerungsrecht, eine Verschwiegenheitspflicht besteht insofern nicht. Gegenüber anderen – auch gegenüber Angehörigen – ist er jedoch zur Geheimhaltung verpflichtet.

Die Weitergabe eines Gutachtens oder von dessen Inhalten ist nur mit Zustimmung des Begutachteten und des Auftraggebers möglich. Allerdings ist eine Verwertung des Gutachtens in einem anderen Verfahren als jenem, für das es in Auftrag gegeben wurde, unter Umständen möglich. Der Gutachter hat jedoch zu berücksichtigen, dass er nur gegenüber dem jeweiligen Auftraggeber keine Verschwiegenheitspflicht hat (Cramer 1996). Auch gegenüber dem Auftraggeber hat der Gutachter verantwortlich mit den ihm mitgeteilten Informationen umzugehen.

Es besteht keine Offenbarungspflicht über alle Details der Privat- und Intimsphäre, welche der Proband dem Gutachter anvertraut (Würmeling 1990). Die für die Urteilsbildung des Gerichts erforderlichen Angaben des Begutachteten sind in der angemessenen Sachlichkeit und in Relation zu dem Gewicht der gutachterlichen Schlussfolgerungen darzulegen. Der Untersuchte sollte nicht nur über die *fehlende Verschwiegenheitspflicht* gegenüber dem Auftraggeber aufgeklärt werden, sondern gegebenenfalls auch über die *Öffentlichkeit der Hauptverhandlung*. Bei strafrechtlichen Begutachtungen sollte der Proband auch darauf hingewiesen werden, dass er als Beschuldigter dem Gutachter gegenüber ein Schweigerecht hat, ohne dass ihm aus seinem Schweigen ein rechtlicher Nachteil erwachsen darf. Der Gutachter sollte dem Probanden durch sein Auftreten und seine Befragung bereits bei der Untersuchung das Gefühl vermitteln, dass er in der Lage ist, auch Unangenehmes und Peinliches so sachlich zu beschreiben, dass sich der Proband nicht unnötig bloßgestellt fühlt. In der Hauptverhandlung kann der Sachverständige andererseits Informationen, nach denen gefragt wird, nicht zurückhalten.

20.1.2 Rechtliche Bestimmungen zur Gutachtensdurchführung

Der Auftraggeber muss dem Sachverständigen die *Anknüpfungstatsachen*, nämlich jenen Sachverhalt, von dem im Gutachten auszugehen ist, mitteilen. Meist geschieht das, indem dem Gutachter die Akten zugesandt werden. Dadurch kann dieser selbst entscheiden, welche Fakten für seine Beurteilung wichtig sind. Darüber hinaus sollte der Auftraggeber *möglichst präzise Fragen* an den Sachverständigen richten. In manchen Sozialrechtsverfahren erhält man einen mehrseitigen Fragenkatalog. Die meisten Fragen stammen entweder aus den Gesetzestexten selbst, z. B. ob zu erwarten ist, dass der Untergebrachte außerhalb des Maßregelvollzugs keine rechtswidrigen Taten mehr begehen wird (§ 67d II StGB), oder aus Grundsatzurteilen und Kommentaren. Der Sachverständige kennt dabei häufig den rechtlichen Zusammenhang, in dem die Begriffe ursprünglich verwendet wurden, nicht, was zu Missverständnissen führen kann. Insofern ist es ratsam, bei unverständlichen oder komplexen Fragen oder bei Fragen, die unbeantwortbar scheinen, vorab Kontakt mit dem Auftraggeber aufzunehmen und die Fragen zu klären.

Bei der Begutachtung erheben Psychiater die sog. *Befundtatsachen*, nämlich die Krankheitsanamnese, den körperlichen, neurologischen und psychopathologischen Befund, also Informationen, die sie aufgrund ihrer Sachkenntnis und unter Anwendung ihrer spezifischen Untersuchungstechnik gewinnen. Dies ist ihre eigentliche Aufgabe. Darüber hinaus können *Zusatztatsachen* erfahren werden, worunter man Informationen versteht, die auch ohne besondere Fachkunde erhoben werden können, die aber für das Gericht von Wichtigkeit sein können. Über *derartige Zusatztatsachen* kann der Gutachter vor Gericht *als Zeuge* vernommen werden. Sie dürfen in der Beurteilung erst verwertet werden, wenn sie als Tatsachen in das Verfahren eingeführt worden sind. Zu den Zusatztatsachen gehören etwa ein Geständnis, ein anderer als bei der Polizei angegebener Tatablauf, möglicherweise aber auch Kenntnisse aus einer Fremdanamnese. Dieses Wissen ist später jedoch unbedingt durch eine Zeugenvernehmung der Angehörigen einzubringen, da Zeugen vom Gutachter nur informatorisch befragt werden können. Angehörige müssen darüber hinaus über ihr Zeugnisverweigerungsrecht aufgeklärt werden. Wenn sie in der Hauptverhandlung nicht aussagen, können die beim Psychiater gemachten Angaben bei Gericht nicht verwendet werden, und Schlussfolgerungen, die aufgrund dieser Angaben gezogen wurden, sind nichtig.

Im *Zivilverfahren* kommt es auf Zusatztatsachen nicht an. Hier gelten nur die von den Parteien vorgetragenen Tatsachen. Informationen, die nicht zur unmittelbaren Beantwortung der Gutachtensfrage gehören, dürfen in das Gutachten nicht einfließen. Die Befragung von Familienangehörigen oder die Ermittlung von Informationen durch den Sachverständigen könnten gerade in Zivilverfahren den Verdacht der Befangenheit aufkommen lassen.

20.2 Praktische Durchführung des Gutachtenauftrags

Bei Erhalt eines Gutachtenauftrags muss sich ein Sachverständiger fragen, ob dieser Gutachtenauftrag im Rahmen der eigenen fachlichen Kompetenz erledigbar und ob ihm dies in angemessener Zeit möglich ist. Ein Gutachten kann im Strafverfahren vom Gericht selbst, von der Staatsanwaltschaft oder von einem Rechtsanwalt, im Zivilverfahren vom Gericht oder einer Partei in Auftrag gegeben werden. Unter den psychiatrischen und psychologischen Fachleuten gibt es keine einheitliche Meinung, ob *Gutachten im Auftrag von Rechtsanwälten* bearbeitet werden sollen oder nicht. Der Gutachter ist auch bei einem vom Verteidiger oder von einer Partei in Auftrag gegebenen Gutachten zu Neutralität und Sachlichkeit verpflichtet. Ein von einer Partei in Auftrag gegebenes Gutachten hat somit prinzipiell genauso viel Gewicht wie ein Gutachten für einen anderen Auftraggeber. Ein Rechtsanwalt kann selbst in Auftrag gegebene Gutachten jedoch bei ungünstigem Ausgang für seinen Mandanten zurückhalten. Es ist somit zu erwarten, dass von anwaltlicher Seite nur Gutachten ins Spiel gebracht werden, die den Erwartungen entsprechen. Insofern haben von Rechtsanwälten vorgelegte Gutachten immer den Anschein einer gewissen Parteilichkeit, weil für die vertretene Partei ungeeignete Gutachten in der Regel nicht zur Sprache kommen. Der Sachverständige könnte so seinen Ruf als neutraler und objektiver Gutachter verlieren. Darüber hinaus ist noch ungeklärt, ob die Angaben eines Probanden, der im Auftrag eines Rechtsanwalts begutachtet wurde, der Schweigepflicht unterliegen oder ob der Gutachter auch ohne Zustimmung des Probanden oder seines Anwalts vor Gericht aussagen darf. Um diesen Dilemmata zu entgehen, lehnen viele Gutachter prinzipiell eine Beauftragung durch Rechtsanwälte ab.

Wird ein Gutachtenauftrag angenommen, so empfiehlt es sich, den Auftragseingang zu bestätigen und relativ rasch die wichtigsten Informationen aus dem Gutachtenauftrag zu entnehmen. Für die *Terminplanung* kann es beispielsweise wichtig sein, ob der Proband in Haft ist oder ob bereits ein Hauptverhandlungstermin feststeht. Auch können aus den Akten ersichtliche erhebliche psychopathologische Auffälligkeiten auf eine Beschleunigung der Gutachtenerstattung drängen, damit der Proband möglichst rasch eine adäquate psychiatrische Therapie erhalten kann. Aufgrund der ersten Informationen und aufgrund der im Gutachtenauftrag gestellten Frage ist der Untersuchungsaufwand abzuschätzen. Je schwerwiegender die Konsequenzen sind, die sich aus der Begutachtung ergeben, desto sorgfältiger und umfangreicher muss die Klärung erfolgen. Die gravierendsten Konsequenzen von psychiatrischen Gutachten in Strafverfahren sind Einweisungen nach den §§ 63, 64 und 66 bzw. 66a StGB. Für diese Fragestellungen ist eine besonders sorgfältige Abwägung erforderlich. Gehen die Untersuchungen über den üblichen Rahmen hinaus oder sind besondere Zusatzuntersuchungen, wie Computer- oder Kernspintomografie (NMR), erforderlich, so empfiehlt es sich, beim Auftraggeber eine Erweiterung des Gutachtenauftrags zu beantragen und auf die erhöhten Kosten hinzuweisen. Im Zivilverfahren ist auf den von einer Partei einbezahlten Kostenvorschuss zu achten. Vor Überschreitung dieses Kostenrahmens sollte der Gutachter das Gericht um Genehmigung der vorgesehenen zusätzlichen Untersuchungen bitten.

20.2.1 Aktenstudium

Die Durchsicht der Akten bedarf einer gewissen Erfahrung, da man sich sonst bei umfangreichen Unterlagen leicht in unnötigen Details verliert. Viele Teile der Akten sind für die Begutachtung unerheblich, z.B. technische oder ballistische Gutachten, andere wiederum von großer Bedeutung, wie z.B. ärztliche Vorgutachten und Gerichtsentscheide, die medizinische Befunde enthalten, ärztliche Untersuchungen im Rahmen von Blutentnahmen, die unmittelbar nach einem Delikt durchgeführt wurden, oder Ergebnisse der BAK.

Über folgende Punkte sollte sich der Sachverständige aus den Akten informieren: Besonders wichtig sind die *Anknüpfungstatsachen*, also jene Informationen, welche die Ermittlungsbehörden, Gerichte, Parteien oder Voruntersucher über den Probanden und die spezifische Fragestellung zusammengetragen haben. Diese Informationen werden im Strafverfahren in der Haftbefehlsbegründung und in der Anklageschrift unter rechtlichen Gesichtspunkten zusammengefasst. Im Zivilverfahren wird gelegentlich im Gutachtenauftrag auf die entsprechenden Schriftsätze verwiesen. Von diesen Anknüpfungstatsachen hat der Gutachter auch bei seinen Darlegungen auszugehen. Einseitige Darstellungen einer Partei dürfen nicht als bewiesene Tatsachen ausgelegt werden.

Im Strafverfahren führt die Polizei bei schwerwiegenderen Delikten häufig auch eine *Umfeldbefragung* durch. Aus ihr kann sich der Untersucher über die soziale Situation des Probanden oder über die Täter-Opfer-Beziehung informieren. Das daraus abgeleitete Wissen ermöglicht eine vertiefte Exploration zu diesen Fragen. Auch die Details über motivationale Zusammenhänge oder über mögliche pathologische Auffälligkeiten des Täters, wie Trunkenheitszeichen u. ä., sind in der Regel den Ermittlungsprotokollen der Polizei zu entnehmen.

Bei Jugendlichen wird durch die Jugendgerichtshilfe ein Bericht erstellt, der nicht nur auf eigenen Angaben des Probanden, sondern auch auf Befragungen der Eltern und eventuell auch auf Einsichtnahme in Jugendamtsakten beruht. Auch Feststellungen in früheren Urteilen sind für die Begutachtung von Bedeutung, weil beispielsweise Anknüpfungstatsachen für Prognosebegutachtungen enthalten sein können.

Häufig beruhen Gutachtenaufträge darauf, dass der Proband selbst frühere Erkrankungen – z. B. Schädel-Hirn-Traumata, depressive Verstimmungen oder Suizidversuche – zu Protokoll gibt. Insofern sind auch *die subjektiven Darstellungen des Probanden*, der in vielen Fällen schon mehrmals vernommen wurde, zu berücksichtigen. Die wichtigsten lebensgeschichtlichen Daten sind in der Regel bereits in den Akten enthalten und können Anhaltspunkte für weitere Untersuchungen und Befragungen ergeben. Beispielsweise kann eine Testung der Intelligenz bereits geplant werden, wenn man weiß, dass der Proband eine Sonderschule besucht hat und deshalb intellektuelle Defizite ausgeschlossen werden müssen.

Verschiedene Gutachter sind der Ansicht, dass die Lektüre der Akten zu einer gewissen Befangenheit führt und die für eine psychiatrische Exploration erforderliche Empathie verhindern kann. Diese Überlegungen haben in gewissen Fällen – z. B. bei grauenerregenden Delikten – ihre Berechtigung. Andererseits erscheint eine gute Vorbereitung der Untersuchung ebenso wichtig, da ansonsten gravierende Anknüpfungspunkte für die Exploration übersehen werden können. Die Probanden gehen im Allgemeinen davon aus, dass der Psychiater den wesentlichen Akteninhalt kennt, wobei mangelndes Wissen auch als fehlendes Interesse an ihrer Person interpretiert werden kann. Einer allzu großen Voreingenommenheit wirkt entgegen, wenn man sich beim Aktenstudium auf die für die Begutachtung des Probanden wesentlichen Inhalte konzentriert und zwischen Aktenstudium und Untersuchung einen gewissen Zeitraum vergehen lässt. Darüber hinaus sollte man beim Studium der Akten eigene emotionale Reaktionen – ähnlich wie bei der Untersuchung in Form von Gegenübertragungen – bewusst registrieren.

20.2.2 Exploration und Untersuchung

Bei der Untersuchung des Probanden sind im Grunde die Regeln der psychiatrischen Explorationstechnik zu beherzigen. Das bedeutet u. a., dass man offene Fragen stellt, dem Probanden mit empathischem Interesse, ohne ihm zu nahe zu treten, zuhört und ihn lenkt. Jeder Proband hat das Recht auf eine Privatsphäre, die eines gewissen Schutzes bedarf. Es ist beispielsweise zur Abklärung der Folgen eines Schädel-Hirn-Traumas nicht erforderlich, eine detaillierte Sexualanamnese zu erheben. Man muss sich aber darüber im Klaren sein, dass man alles, wonach nicht gefragt wird, meist auch nicht erfahren wird. Gelegentlich können durch scheinbar unwichtige Fragen über Nebensächlichkeiten entscheidende Erkenntnisse über Störungen und psychodynamische Zusammenhänge zutage treten.

Für eine sorgfältige gutachterliche Untersuchung bedarf es einer gewissen Zeit und einer ungestörten Atmosphäre, in der z. B. Telefonate oder Unterbrechungen durch Mitarbeiter oder Patienten vermieden werden sollten. Man muss sich vergegenwärtigen, dass in einem Gutachten ein Bild der Persönlichkeit gezeichnet wird, welches einen erheblichen Einfluss auf die Gerichtsentscheidung und auf die weitere Zukunft des Probanden haben kann. Eine sorgfältige Beurteilung kann kaum im Rahmen einer ein- oder zweistündigen Untersuchung eines zuvor unbekannten Menschen gelingen. Auch werden die meisten Untersuchten sich nach einer so kurzen Exploration weder verstanden fühlen noch dem Sachverständigen zubilligen,

Aussagen über ihr zukünftiges Verhalten machen zu können.

Die Untersuchung kann entweder ambulant durchgeführt werden oder ist nach Beschluss des Gerichts im Rahmen einer stationären Beobachtung möglich (§ 81 StPO, § 68b Abs. 4 FGG). Stationäre Untersuchungen und Beobachtungen sind in der Regel auf maximal 6 Wochen begrenzt und bedürfen einer vorherigen psychiatrischen Stellungnahme, welche die Notwendigkeit einer Unterbringung befürwortet. Die Maßnahme einer Unterbringung muss in einem ausgewogenen Verhältnis zu den möglichen Konsequenzen des Gutachtens stehen (Verhältnismäßigkeitsgrundsatz).

Auch dritte Personen stören u. U. die erforderliche vertrauliche Atmosphäre, das gilt sowohl für Auszubildende aufseiten der Sachverständigen, als auch für Zeugen, Verwandte oder Anwälte aufseiten der Untersuchten. Beides wird jedoch gelegentlich gewünscht und erscheint in manchen Fällen auch sinnvoll. Die Anwesenheit Dritter sollte jedoch einvernehmlich besprochen und auf bestimmte Untersuchungsabschnitte beschränkt werden, und es sollte auch dann auf die Möglichkeit eines vertraulichen Vier-Augen-Gesprächs nicht verzichtet werden. Einen rechtlichen Anspruch auf die Anwesenheit Dritter haben die Untersuchten zumindest im Strafverfahren nicht (BGH 08. 08. 2002, § Str 239/02).

20.2.2.1 Aufklärung des Untersuchten

Im Gegensatz zu einer Arzt-Patient-Beziehung, die durch freiwillige Kontaktaufnahme und Behandlungswünsche oder -vorstellungen gekennzeichnet ist, betritt ein Proband das Zimmer des Gutachters selten freiwillig. Er weiß auch selten, was ihn dort wirklich erwartet. Es ist also notwendig, die Probanden von vornherein über ihre Rechte und über die Aufgaben des Gutachters aufzuklären.

Die Deklaration der World-Psychiatric-Association (WPA) von Madrid 1996 (Helmchen 1998), welche die ethischen Prinzipien psychiatrischen Handelns leiten soll, fordert, dass begutachtende Psychiater die Untersuchten über den Zweck der Untersuchung (1), die Verwendung des Befundes (2) und die möglichen Auswirkungen des Gutachtens (3) informieren und beraten sollen. Bei Berücksichtigung dieser Grundsätze ist jedoch ein Konflikt vorprogrammiert: Beratung ist eine Aufgabe des Rechtsanwaltes. Die Auswirkungen des individuellen Gutachtens können vom Gutachter nicht vorhergesehen werden, eine Beratung diesbezüglich erscheint deswegen ganz unmöglich und würde, sollte sie dennoch geschehen, wohl auch den Verdacht der Befangenheit begründen.

Nach Meinung des Autors (Nedopil 1999b; 2004a) sollte die Aufklärung bei der Begutachtung folgende Punkte umfassen:
1. Rolle des Gutachters
2. Verfahrensgang der Begutachtung
3. abstrakte Konsequenzen der Begutachtung
4. Fehlen von Schweigepflicht und Schweigerecht des Gutachters
5. Mitwirkungspflicht und Verweigerungsrecht bei der Begutachtung
6. Grenzen gutachterlicher Kompetenz

Die prinzipiellen Folgen einer psychiatrischen Begutachtung im Strafverfahren sollten dem Untersuchten durchaus deutlich gemacht werden, nämlich dass das Gericht zu einem besseren Verständnis für die persönlichen Konflikte des Untersuchten gelangen kann, dass das Gutachten möglicherweise eine Strafmilderung bewirken, aber auch eine zeitlich nicht befristete Unterbringung in der Psychiatrie zur Folge haben kann und dass das Gutachten in vielen Fällen keinen Einfluss auf die gerichtlichen Sanktionen hat.

Angehörige eines Beschuldigten oder einer Partei haben vor Gericht ein Zeugnisverweigerungsrecht, worüber sie aufgeklärt werden müssen, wenn bei der Begutachtung eine Fremdanamnese erhoben wird. In zweifelhaften Fällen – in Zivilverfahren nahezu immer – empfiehlt es sich, nicht in eigener Initiative eine Fremdanamnese zu erheben, sondern dem Gericht eine Befragung der Angehörigen nahezulegen und die Themen, über die Auskunft gewünscht wird, vorzuschlagen.

20.2.2.2 Untersuchungsablauf

Zur Gestaltung der Untersuchung gibt es verschiedene Methoden und Ansichten, wobei die Untersuchung unterschiedlich strukturierbar ist. Man kann z. B. die subjektiven Beschwerden, die Tat oder die jetzige Situation des Probanden an den Anfang stellen oder man kann mit dem Lebenslauf beginnen.

Wichtiger als der Ablauf erscheint hingegen ein zumindest gedanklicher Aufbau in zwei Stufen, nämlich in eine allgemeine Basisuntersuchung und in eine weiterführende, hypothesengeleitete Exploration (Nedopil u. Graßl 1988; Wegener u. Steller 1986; Steller 2010).

▶ **Exploration.** In der ersten Stufe werden in einer allgemeinen Untersuchung die wesentlichen biografischen und krankheitsanamnestischen Daten erhoben. Dieser Untersuchungsteil ist bei nahezu allen Probanden ähnlich und umfasst die Basisdaten der Probanden sowie alle bei einer psychiatrischen Untersuchung zu erhebenden Befunde:

1. lebensgeschichtliche Entwicklung (Herkunftsfamilie, frühkindliche Entwicklung, schulischer und beruflicher Werdegang, wirtschaftliche Verhältnisse, Partnerschaften und Familienleben, Freizeitgestaltung, biografische Konfliktsituationen und Wendepunkte, Tagesablauf, Zukunftsperspektiven)
2. körperliche und neurologische Vorerkrankungen
3. psychiatrische Vorerkrankungen und Vorbehandlungen, einschließlich der Familienanamnese
4. Substanzkonsum, -missbrauch, -abhängigkeit und deren Entwicklung
5. Sexualanamnese und sexuelle Gepflogenheiten
6. forensische Vorgeschichte (Delikte und Hafterfahrungen)
7. Angaben zu den aktuellen Fragestellungen des Auftraggebers (z. B. Tatablauf, Unfallgeschehen und Folgen, Motiv und Befindlichkeit bei einem Vertragsabschluss)

Wichtig ist bei jedem Punkt nicht nur die Aufzählung der Fakten, sondern auch die Erkundung der subjektiven Befindlichkeit und die eigene Bewertung, die Betroffenheit und die heutige Interpretation durch den Untersuchten.

Die Vertiefung der für die Begutachtung wesentlichen Aspekte erfolgt nach der gedanklichen Bildung von Hypothesen aufgrund dieser „Screening-Untersuchung", die in einem zweiten Schritt durch eine vertiefte Exploration zu verifizieren und auf ihre forensische Relevanz zu überprüfen sind (Steller 2010). Ein solches Vorgehen verhindert, dass unnötige Informationen gesammelt und letztendlich der Öffentlichkeit kundgetan werden. Auf der anderen Seite ermöglicht es die Vertiefung jener Erkenntnisse, die für die gutachterlichen Schlussfolgerungen wichtig sind.

Wird das Gespräch über weniger Belastendes, wie Lebenslauf oder Vorerkrankungen, an den Anfang gestellt, erhält der Proband die Gelegenheit, Untersuchungssituation und Gutachter ein wenig kennenzulernen und einzuschätzen. Der Untersucher signalisiert, dass er in erster Linie am Probanden und nicht an einer eventuellen Verurteilung interessiert ist. Aufgrund der dabei gewonnenen Informationen lassen sich Hypothesen über eine eventuell vorliegende Krankheit leichter entwickeln, als wenn von vornherein ein singuläres Ereignis in den Mittelpunkt gestellt wird. Bei einem solchen Vorgehen fällt es den meisten Probanden auch leichter, über den Anlass der Begutachtung zu sprechen und ihre subjektive Sicht darzulegen. Durch das Hintanstellen einer Tatexploration unterscheidet sich der Psychiater zudem von den Ermittlungsorganen. Die hypothesengeleitete ergänzende Exploration muss nicht unbedingt chronologisch nach der allgemeinen Exploration erfolgen, sondern kann dann zu einer Vertiefung führen, wenn sich dies während der allgemeinen Exploration ergibt. Eine psychiatrische Untersuchung sollte immer die jetzige Situation und die Zukunftsaussichten und -pläne des Probanden miterfassen. Neben der Informationsgewinnung signalisiert der Untersucher dadurch seine Bereitschaft, über das weitere Leben des Probanden nachzudenken, selbst wenn Letzterer sein Schicksal momentan für aussichtslos hält.

▶ **Körperliche und neurologische Untersuchung.** Wenngleich einige Sachverständige früher meinten, auf eine körperliche Routineuntersuchung verzichten zu können (Glatzel 1985), gehört nach Ansicht des Autors zu jeder psychiatrischen Begutachtung eine gründliche körperliche und neurologische Untersuchung. Einerseits können dabei – wenngleich nicht allzu häufig – Erkenntnisse gewonnen werden, die für die Begutachtung von Bedeutung sind, z. B. Einstichstellen bei Fixern, Tätowierungen, Lebervergrößerungen, Blutdruckerhöhungen, andererseits vermittelt die körperliche Untersuchung dem Probanden das Gefühl, sich beim Arzt und nicht beim Ermittlungsbeamten zu befinden. Viele Untersuchte sind für die körperliche Untersuchung dankbar, weil sich dabei häufig körperliche Gesundheit bestätigt. In einer schwedischen Untersuchung (Belfrage et al. 1997) wurde bei 92 von 563 strafrechtlichen Begutachtungen auch eine somatische Diagnose gestellt. Die meisten Autoren gehen heute ebenfalls von der Notwendigkeit körperlicher Untersuchungen im Rahmen psychiatrischer Begutachtungen aus, sofern die Probanden sich nicht anderweitig in klinischer Behandlung befinden und das Ergebnis einer körperlichen Untersuchung keinen Einfluss auf die gutachterlichen Schlussfolgerungen haben kann. Letzteres ist beispielsweise häufig der Fall, wenn Probanden aus dem Maßregelvollzug zur Rückfallprognose begutachtet werden (Foerster u. Winckler 2004).

▶ **Zusatzuntersuchungen.** Die Indikation für Zusatzuntersuchungen, wie Elektroenzephalografie (EEG), kraniale Computertomografie (CCT), Kernspintomografie (NMR), Positronen-Emissionstomografie (PET), Laboruntersuchungen und psychologische Untersuchungen, wird nicht nach klinischen Bedürfnissen oder wissenschaftlichen Interessen des Gutachters gestellt. Diese Untersuchungen sind lediglich dann durchzuführen, wenn ihr Ergebnis eine bessere Beantwortung der im Gutachtenauftrag gestellten Frage ermöglicht. Die Indikation für Zusatzuntersuchungen ist jedoch nicht an den materiellen Wert des Gutachtenanlasses gebunden, sie unterliegt in dieser Hinsicht nicht dem Verhältnismäßigkeitsgrundsatz, sondern orientiert sich am Erkenntniswert für die Beantwortung der Fragestellung [GS St-2, S. 27 ff.; St-6, S. 59 ff.].

20.2.2.3 Besonderheiten der Untersuchung im Strafverfahren

▶ **Exploration zum Delikt.** Bei der Exploration zum Delikt kann sich eine Reihe von Besonderheiten ergeben, welche die Routine des klinischen Alltags verlassen. Die Erhebung eines Tathergangs gehört nicht zu den Routineaufgaben der Psychiater. Die wesentlichen Informationen über Tatvorfeld, Tatgeschehen und Nachtatverhalten sind explorativ zu sammeln. Man sollte sich die Fakten schildern lassen, aber nicht vergessen, auch die subjektiven Empfindungen der Probanden und ihre Fähigkeit, die Umwelt und deren Reaktionen wahrzunehmen, zu hinterfragen. Die Erörterung, wie ein Proband zum Untersuchungszeitpunkt mit der Tat umgeht – ob er sie beispielsweise abspaltet, die Schuld dafür anderen zuschiebt oder ob er unter der eigenen Tat leidet – kann nicht nur für die Begutachtung von Bedeutung sein, sondern kann sich auch als Hilfe zur besseren Verarbeitung der Ereignisse erweisen [GS St1, S. 1 ff.].

Man sollte sich vergegenwärtigen, dass in einem Gutachten zur Schuldfähigkeit nicht der psychische Status zum Zeitpunkt der Untersuchung ausschlaggebend ist, sondern jener zum Tatzeitpunkt. Die spezifischen anamnestischen Angaben zum Delikt lassen sich am besten durch die o. g. gedankliche Aufgliederung in Tatvorfeld, Tatgeschehen und Nachtatverhalten erfassen. Zum Tatvorfeld gehören die Täter-Opfer-Beziehung und die Rolle von Mittätern, daneben aber auch die eigene Rollenwahrnehmung. Ferner sind die äußere Tatsituation, Örtlichkeiten, Tageszeit, situative Faktoren, wie Streit oder Intoxikation, und der Ablauf der Ereignisse zu erfragen. Psychiatrisch besonders bedeutsam sind die Schilderungen der inneren Tatsituation, der vorangegangenen Emotionen, wie Erregung, Demütigung, Ärger oder Angst, und deren subjektive Wahrnehmung durch die Probanden.

Auch beim Tatgeschehen sind zum einen die äußeren Ereignisse, wie sie von den Probanden selbst dargestellt werden, festzuhalten, jedoch mehr noch die inneren Vorgänge, insbesondere die Motive, die zur Tat geführt haben, ihre Erinnerungen an das eigene Verhalten und das Verhalten der anderen Personen, ihre Denkabläufe während des Geschehens, ihre Fähigkeit, die Umgebung und deren Details wahrzunehmen, und die subjektive Interpretation dieser Wahrnehmungen sowie die Art, wie sich die Probanden gegebenenfalls selbst wahrgenommen haben. Häufig hört man beispielsweise von Probanden, es sei gewesen, als ob sie sich selbst beobachtet hätten; sie hätten sich gefühlt wie Automaten; sie seien neben sich gestanden. Über die Motivation zur Tathandlung erfährt man häufig nichts. Gerade bei schwereren Aggressionsdelikten geben die Probanden oft an, dass sie die Tat eigentlich nicht gewollt hätten. Aus dem Nachtatverhalten kann jedoch manchmal auf die Motivation rückgeschlossen werden. Insbesondere, wenn es nach der Tat zu einer Art Ernüchterung gekommen ist, lassen sich aus den subjektiven Reaktionen – z. B. aus dem Erschrecken über das eigene Verhalten, aus Affektumschwüngen, aus dem Bedürfnis, ungeschehen machen zu wollen – Hinweise auf die ursprünglichen Intentionen gewinnen.

Das Nachtatverhalten besteht nicht nur aus dem unmittelbaren Erleben und Reagieren nach der Tat, sondern auch aus der Art und Weise des Umgangs mit dem Tatgeschehen bis zum Zeitpunkt der Untersuchung.

▶ **Geständnis.** Erhebliche Schwierigkeiten ergeben sich, wenn der Proband bislang eine Tatbeteiligung bestritten hat, beim Gutachter aber ein Geständnis ablegen will. Ein Geständnis entgegenzunehmen gehört nicht zu den Aufgaben des psychiatrischen Gutachters. Er würde dadurch zu einem Mitarbeiter der Ermittlungsbehörden. Die Tataufklärung ist Aufgabe von Polizei und Staatsanwaltschaft. Andererseits ist es aus psychiatrischen und psychologischen Gründen nachvollziehbar, wenn der begutachtende Psychiater als Vertrauensperson erlebt wird, der gegenüber man sich öffnen und die psychischen Belastungen einer verschwiegenen Tat abstreifen kann. Dies kann unter bestimmten Umständen für Probanden eine Hilfe und Entlastung sein. Der Gutachter hat im Einzelfall zu entscheiden, ob er diesem Bedürfnis eines Probanden nachgibt oder ob er sich zurückzieht und den Probanden zunächst an die Staatsanwaltschaft verweist, um erst später wieder aktiv zu werden. In jedem Fall sollte der Sachverständige in solchen Situationen erneut und nachdrücklich auf die fehlende Schweigepflicht hinweisen. Er sollte dem Begutachteten mit aller Deutlichkeit erklären, dass er diese Informationen an das Gericht weitergeben muss. Es empfiehlt sich auch, dem Probanden vor einem solchen Schritt die Möglichkeit zu geben, sich mit seinem Rechtsanwalt zu beraten. Unter Umständen ist es auch sinnvoll, den Auftraggeber – Staatsanwaltschaft oder Richter – zu informieren, dass der Proband ein Geständnis ablegen will.

▶ **Verweigerung.** Ganz anders liegen die Verhältnisse, wenn ein Proband die Begutachtung verweigert. Der Sachverständige muss wissen, dass dies das Recht eines jeden Probanden ist. Er hat sich nach dem Gesetz nur einer körperlichen Untersuchung zu unterziehen (§ 81a StPO). Er hat das Recht zu schweigen, muss sich aber unter Umständen einer stationären Beobachtung unterziehen (§ 81 StPO).

Gelegentlich wird den Probanden von ihren Verteidigern empfohlen, sich nur von einem bestimmten Gutachter untersuchen zu lassen und bei einem anderen Gutachter – sollte dieser von der Staatsanwaltschaft oder vom Gericht bestimmt werden – keine Aussage zu machen. Der Gutachter sollte eine solche Empfehlung nicht als persönliche Kränkung auffassen. Die Verteidigung hat das Recht, alles nach dem Gesetz Mögliche zu unternehmen, um das Beste für ihren Mandanten herauszuholen. Oft resultiert eine solche Empfehlung nicht aus einem Streit zwischen einem Rechtsanwalt und einem bestimmten Gutachter, sondern zwischen dem Rechtsanwalt und dem Gericht. Sie könnte auch Ausdruck dafür sein, dass ein Rechtsanwalt mit einem bestimmten Gutachter positive Erfahrungen gesammelt hat. Keinesfalls sollte sich ein Gutachter, der durch solche Empfehlungen in seiner Arbeit behindert wird, zu negativen Äußerungen über einen anderen Sachverständigen hinreißen lassen. Eine stationäre Beobachtung, die ebenfalls in Betracht kommt, falls sich ein Proband an der Exploration nicht beteiligen will, kann nur angeordnet werden, wenn dies auch in Anbetracht der zu erwartenden Konsequenzen verhältnismäßig ist.

▶ **Abbruch der Untersuchung.** Gelegentlich brechen Probanden die Exploration ab, weil sie sich durch den Gutachter oder durch die Begutachtungssituation gekränkt fühlen oder weil ihre Erwartungen an die Begutachtung nicht erfüllt werden. Häufig ist ein solcher Abbruch auch ein Zeichen einer psychischen Störung. Auch psychisch Kranke brechen in der Klinik gelegentlich eine Exploration ab, ohne dass dadurch die Verantwortung der Betreuung für den Patienten aufgehoben wird. Der Gutachter sollte sich wegen eines Abbruchs der Untersuchung durch den Probanden nicht resigniert zurückziehen, sondern erneute Versuche unternehmen, mit dem Probanden in Kontakt und ins Gespräch zu kommen. Eine gewisse Flexibilität ist dabei erforderlich. Der Gutachter befindet sich nicht in der Position des Arztes, der von leidgeprüften, Hilfe suchenden Patienten aufgesucht wird. Die Probanden werden in der Regel von der Justiz aufgefordert, sich der Begutachtung zu unterziehen. Erst wenn der Gutachter erkennt, dass ein Proband definitiv eine weitere Befragung nicht wünscht, sollte er seine Untersuchung beenden.

20.2.2.4 Intervenierende Variablen bei der Begutachtung

Der Abbruch einer Exploration muss nicht unbedingt in der Person des Gutachters begründet sein. Eine Reihe von intervenierenden Faktoren macht die Begutachtungssituation sowohl für den Probanden wie auch für den Gutachter zu einer recht komplexen Situation, in der zum einen die Erwartungshaltung des Probanden, zum anderen aber seine Ängste und auch die Nachteile, die mit der Begutachtung verbunden sein können, eine Rolle spielen.

▶ **Erwartungshaltung.** Ein Teil der Probanden sieht in der Begutachtung eine Chance auf medizinische oder psychologische Hilfe oder gar auf eine Therapie. Der Großteil erhofft sich durch das Gutachten eine gewisse Vergünstigung, sei es eine mildere Beurteilung durch das Gericht, die Gewährung einer Rente oder der Gewinn eines Rechtsstreits. Andererseits gibt es Probanden, die befürchten, durch die Vorstellung beim Psychiater bei Verwandtschaft, Nachbarschaft oder Mithäftlingen stigmatisiert zu werden, sodass sie eine Scheu entwickeln, sich der Begutachtung zu stellen. Im Strafverfahren wird die Untersuchung häufig auch als Teil der Ermittlungen gesehen. Der Gutachter wird dann mit einem gewissen Misstrauen beobachtet, die Aussagen werden besonders kontrolliert und zum Teil auch manipuliert.

▶ **Vorerfahrungen.** Einige Probanden sind bereits früher begutachtet worden. Sie haben sowohl mit Gutachtern wie mit den Folgen eines Gutachtens, z. B. einer Unterbringung in einer Maßregelvollzugseinrichtung, Erfahrungen gemacht, die ihr Verhalten beeinflussen können. Einige Probanden sind bereits früher in psychiatrischer Behandlung gewesen. Auch dies wird das Verhalten der Probanden beim psychiatrischen Gutachter beeinflussen. Darüber hinaus hinterlässt die Art der Befragungen durch Prozessparteien oder Ermittlungsorgane ihre Spuren.

▶ **Vorinformationen.** Die wenigsten Probanden kommen unbeeinflusst und ohne Vorinformation zum Gutachter. Viele haben sich von ihren Rechtsanwälten aufklären lassen, manche haben dabei konkrete Verhaltensmaßregeln mitbekommen, die sich im harmlosesten Falle dadurch kundtun, dass der Proband bei der Untersuchung sagt: „Mein Rechtsanwalt hat mir empfohlen, hierzu nichts zu sagen." Die meisten Vorinformationen erhalten die Probanden, die in Strafverfahren zu begutachten sind, durch Mithäftlinge. Die Gutachter haben in Gegenden, in denen sie oft tätig sind, einen bestimmten Ruf, der sich auch in den Haftanstalten ausbreitet. Dieser Ruf unterscheidet sich häufig von der Realität. Auch Angehörige beeinflussen die Probanden, sowohl was deren Bereitschaft zum Bekennen einer Verhaltensabweichung als auch eines Deliktes angeht. Manche trauen dem Probanden ein bestimmtes Delikt gar nicht zu oder können sich ein von ihrem Angehörigen begangenes Delikt nur in Zusammenhang mit einer psychischen Krankheit vorstellen. In anderen Fällen soll der Gutachter das einer Familie angetane Unrecht wieder gutmachen, indem er endlich dafür sorgt, dass die entsprechende Entschädigung gezahlt wird. Selten werden die Probanden auch durch die Staatsanwaltschaft oder durch das Gericht beeinflusst.

▶ **Nachteile.** Durch Begutachtungen – insbesondere wenn sie nicht am Heimatort stattfinden – entsteht auch eine Reihe von konkreten und durchaus spürbaren Nachteilen. Das gesamte Verfahren wird durch eine Begutachtung verzögert, der Proband muss zum Gutachter anreisen und muss sich in einer Klinik oder in einer fremden Haftanstalt einleben. Bei Häftlingen unterbleibt während des Transports zu einer anderen Haftanstalt (Verschubung), der wegen der Fahrpläne der Schubbusse häufig mehrere Wochen dauert, der Einkauf, der für Häftlinge eine wichtige Funktion im Wochenablauf erfüllt. Die Probanden bekommen während der gesamten Zeit keinen Besuch. Die Arbeit, die sie bereits vorher im Gefängnis verrichtet haben, wird unterbrochen. Gelegentlich verlieren die Häftlinge bei längeren Verschubungen auch ihre Arbeitsstelle.

▶ **Exploration fremdsprachiger Probanden.** Die Untersuchung fremdsprachiger Probanden ist mit mehreren Schwierigkeiten verbunden. Selbst wenn der Gutachter die Sprache des Untersuchten versteht, fällt es ihm doch meist schwer, die Zwischentöne zu erfassen und die Ausdrucksweise psychopathologisch zu interpretieren. Wird ein Dolmetscher hinzugezogen, erfolgt eine zusätzliche Filterung, da z. B. der Satzbau bei der Übersetzung i. d. R. vom Dolmetscher und nicht vom Probanden bestimmt wird. Simultane Übersetzungen, welche Wortwahl und Satzbau des Untersuchten am ehesten widerspiegeln, werden von den Probanden meist nicht verkraftet. Auch stört die Anwesenheit des Dolmetschers u. U. die Atmosphäre der Vertraulichkeit und kann ein Misstrauen nähren, insbesondere wenn z. B. derselbe Dolmetscher schon bei der polizeilichen Vernehmung eingesetzt wurde. Diesen Nachteilen kann begrenzt entgegengewirkt werden, wenn in Anlehnung an Bischoff u. Loutan (2000) folgende Maßnahmen beachtet werden:

- Vorbereitung der Exploration mit dem Dolmetscher (z. B. Hinweis auf wortgenaue Übersetzung und Einhaltung des Satzbaus)
- Aufklärung des Probanden über die Schweigepflicht des Dolmetschers und dessen Rolle bei der Untersuchung (er hat lediglich eine Umwandlungsfunktion und keine eigene Rolle bei der Untersuchung)
- direktes Ansprechen des Probanden (als wäre der Dolmetscher nicht da)
- Verwenden von einfachen, verständlichen und kurzen Formulierungen (damit der Dolmetscher nicht in die Versuchung der Simplifizierung gerät)
- genügend Zeit und Geduld
- Nachbesprechung mit dem Dolmetscher (z. B. Fragen nach einfacher oder differenzierter Wortwahl, Zwischentönen, Strukturierung der Sätze, Umgang mit Missverständnissen)

Die intervenierenden Variablen sollten bei der Begutachtung berücksichtigt werden. Die zeitliche Planung sollte so erfolgen, dass möglichst geringe Nachteile für die Probanden entstehen. Die Erwartungshaltung, die früheren Erfahrungen oder mögliche Beeinflussungen durch Dritte sollten bei der Exploration angesprochen werden. Wenn der Gutachter Verständnis für die damit verbundenen Schwierigkeiten zeigt, ist es dem Probanden häufig leichter, mit dem Gutachter in ein konstruktives Gespräch zu kommen.

20.2.2.5 Information über das Gutachtenergebnis

Ob und inwieweit die Untersuchten über das Ergebnis einer Begutachtung informiert werden dürfen oder sollen, ist nicht eindeutig geklärt (Foerster u. Winckler 2009). Unstrittig ist, dass klinische Befunde und Diagnosen mit dem Betroffenen diskutiert werden können, aber auch dass die rechtlichen Entscheidungen nicht vom Gutachter bestimmt werden. Darüber müssen die Untersuchten aufgeklärt werden. In anderen – besonders skandinavischen – Ländern entspricht es den ethischen Verpflichtungen eines Untersuchers (auch eines Gutachters), den Betroffenen über die Konsequenzen der Untersuchung, d. h. über die vorläufigen Schlussfolgerungen des Gutachtens zu informieren (Gunn u. Taylor 2012). Aus Sicht der Autoren ist das aus folgenden Gründen problematisch:

1. Beim Abschluss der Untersuchung stehen die (vorläufigen) Schlussfolgerungen häufig noch nicht fest. Sie ergeben sich oft erst nach Berücksichtigung aller Informationen, die u. U. bis zu diesem Zeitpunkt noch nicht ausgewertet worden sind, und nach gründlicher Reflektion, die oft erst mit einem gewissen Abstand zur Untersuchung erfolgen kann.
2. Dem Gewicht des Gutachtens bei der rechtlichen Entscheidungsfindung wird von vielen Seiten, insbesondere aber vom Untersuchten, zu viel Bedeutung beigemessen und kann deshalb zu ungerechtfertigten Hoffnungen und Enttäuschungen führen, die wiederum unangemessene Reaktionen nach sich ziehen können, z. B. ein Streben nach weiterer Begutachtung, um den unerwünschten Schlussfolgerungen des Sachverständigen auszuweichen.
3. Prinzipiell erhalten die Untersuchten oder ihre Anwälte das Gutachten ohnehin, sodass eine vorläufige mündliche Vorabinformation nicht wirklich schaden würde. Verschiedene Auftraggeber bestehen jedoch darauf, als erste informiert zu werden und selbst die Informationen weiter zu geben. Sie zweifeln andernfalls u. U. die Neutralität des Sachverständigen an.
4. Will ein Sachverständiger die Ergebnisse seines Gutachtens mit dem Untersuchten diskutieren, so empfiehlt es sich auf jeden Fall, dies vorher mit dem Auftraggeber zu vereinbaren und es im Gutachten zu dokumentieren.

20.2.3 Schriftliches Gutachten

Bei der Abfassung des schriftlichen Gutachtens empfiehlt sich die Einhaltung einer relativ schematischen Struktur, nicht nur um wesentliche Punkte nicht zu übersehen, sondern auch, weil es dem Leser leichter fällt, das Gutachten zu erfassen, wenn er genau weiß, wo welche Informationen zu finden sind. Ein Beispiel für eine derartige Struktur zeigt ▶ Tab. 20.1.

Tab. 20.1 Struktur eines Gutachtens.

An Auftraggeber	Signatur

Betr.: Strafsache, zivile Streitsache, Disziplinarverfahren etc.
Aktenzeichen

Auf Ersuchen des ... <Auftraggeber> vom ... <Datum> erstatten wir das folgende wissenschaftlich begründete psychiatrische Gutachten

über
Herrn/Frau ... <Personalien, sodass der Proband identifizierbar bleibt>

Das Gutachten stützt sich in der Beurteilung auf Kenntnis der übersandten Aktenunterlagen sowie auf eine
- ambulante Untersuchung in der ... <Ort> am ... <Datum>
- stationäre Untersuchung in der ... <Klinik> ... vom <Datum> ... bis <Datum>

Fragestellung: kurz das Delikt bzw. die Zusammenhangsfrage bzw. die einzelnen im Gutachtenauftrag gestellten Fragen wiedergeben

Frau/Herr ... <Name> wurde über Auftraggeber und Fragestellung des Gutachtens aufgeklärt. Sie/Er wurde bei der Untersuchung darauf hingewiesen, dass ihre/seine Angaben nicht der ärztlichen Schweigepflicht unterliegen. (Bei strafrechtlichen Begutachtungen: Sie/Er wurde darauf aufmerksam gemacht, dass der Gutachter in öffentlicher Hauptverhandlung gehört wird und dass ihm ein Schweigerecht nicht zusteht, dass aber die/der Begutachtete jederzeit ein Schweigerecht hat, ohne dass ihr/ihm aus dem Schweigen ein rechtlicher Nachteil entstehen darf.) Sie/Er erklärte sich mit der Begutachtung einverstanden.

Aktenlage

eigene Angaben (Angaben des Probanden)
- biografische Anamnese einschl. Skizzierung von Primär- und Sekundärfamilie, derzeitiger sozialer Situation und Zukunftserwartungen
- somatische Anamnese
- biologische Entwicklung
- körperliche und neurologische Erkrankungen
- Medikamenteneinnahme und Konsumverhalten hinsichtlich legaler und illegaler Suchtmittel
- psychiatrische Anamnese
- Familienanamnese
- psychische Entwicklungsauffälligkeiten
- psychiatrische Vorerkrankungen und evtl. Therapien
- Drogenanamnese
- Sexualanamnese (nur ausführlich, wenn für Gutachten relevant)
- Angaben des Probanden zum Delikt bzw. zu dem für das Gutachten maßgebenden Fragenkomplex

Befunde
- orientierender körperlicher Befund
- neurologischer Befund
- psychiatrischer Befund

Zusatzuntersuchungen
- testpsychologische Zusatzuntersuchungen
- neuroradiologische Zusatzuntersuchungen
- elektroenzephalografische Zusatzuntersuchungen
- evtl. weitere Zusatzuntersuchungen, wie laborchemische Untersuchungen oder internistische Zusatzgutachten

zusätzliche Informationen
z. B. fremdanamnestische Angaben, Berichte aus einem anderen Krankenhaus etc.

Zusammenfassung und Beurteilung

Unterschrift

Uneinheitlich wird auch von renommierten Gutachtern die Frage beantwortet, ob die Darstellung der subjektiven Angaben im Indikativ oder im Konjunktiv erfolgen soll (Rasch 1986). Auf jeden Fall ist die gewählte Form durchzuhalten. Ein Wechsel könnte unter Umständen in der Hinsicht missverstanden werden, dass der Sachverständige manche Angaben für mehr und andere für weniger zutreffend hält. Im Gegensatz zu Rasch, der eine Verwendung des Konjunktivs für sprachlich schwierig und manchmal holprig hält, ist der Autor der Meinung, dass der Konjunktiv als die grammatikalisch korrekte Form einem wissenschaftlichen Gutachten angemessen ist. Eine ähnliche Unklarheit besteht bezüglich der Verwendung von Präsens und Imperfekt. Die Verwendung des Imperfekts erscheint jedoch angemessener, da die zu referierenden Ereignisse einschließlich der Untersuchung in der Vergangenheit liegen, wenn der Adressat das Gutachten liest. Zudem helfen Formulierungen im Konjunktiv und im Imperfekt eine gewisse Distanz zum Dargestellten zu wahren.

Bei der Abfassung des Gutachtens sollte man sich aller abwertenden und verurteilenden Ausdrücke enthalten, da anderenfalls die Objektivität des Gutachters infrage gestellt ist. Der Sachverständige muss davon ausgehen, dass der Proband Einsicht in das Gutachten nimmt. Die Formulierungen sollten somit so gewählt werden, dass sich der Proband weder gekränkt noch missverstanden fühlt. Dies sollte aber nicht zu Beschönigungen oder zur Farblosigkeit der Beschreibung führen. Wörtliche Zitate können gelegentlich den Sachverhalt plastisch werden lassen, ohne zu diffamieren, sollten aber sparsam verwendet werden.

20.2.3.1 Einleitung und Formalien

Auf den ersten zwei Seiten des Gutachtens werden die „Formalien" abgehandelt. Dazu gehören die Benennung des Auftraggebers, das Datum der Auftragsvergabe, der Zeitpunkt der Untersuchung, der Ort der Untersuchung, die Personalien des Begutachteten, die Fragestellung an den Sachverständigen und der Anlass der Begutachtung. Letzteren entnimmt man am besten aus einem offiziellen Dokument, wie einem Gerichtsbeschluss, einer Antragsschrift, dem Haftbefehl oder der Anklageschrift. Gerade bei diesem Punkt ist es erforderlich, sich so neutral und distanziert wie möglich zu äußern, um nicht dem Vorwurf der Voreingenommenheit oder der Vorverurteilung ausgesetzt zu werden. Eine Formulierung wie „Laut Anklageschrift soll Herr XY am 10.12. um 14 Uhr dieses oder jenes gemacht haben", klingt anders als „Am 10.12. um 14 Uhr hat der Angeklagte folgende Straftat begangen". In der Einleitung sollte auch dokumentiert werden, dass der Proband über seine Rechte und über das Fehlen der Verschwiegenheitspflicht aufgeklärt wurde.

20.2.3.2 Aktendarstellung

Über den Umfang der Aktendarstellung im schriftlichen Gutachten gibt es unterschiedliche Auffassungen. Gerade Juristen vertreten häufig die Meinung, dass der Akteninhalt dem Auftraggeber ohnehin bekannt und ein Auszug daher unnötig sei. Gelegentlich wird das Zitieren aus den Akten sogar als „Seitenschinderei" des Gutachters bezeichnet, und dieser Teil des Gutachtens wird von manchen Gerichten nicht entschädigt (Kröber 1999). Die Darstellung eines Aktenauszugs ist jedoch aus mehreren Gründen sinnvoll:

- Der Leser kann daraus erkennen, was der Gutachter als Grundlage seiner Beurteilung verwendet hat, von welchen Anknüpfungstatsachen er ausgegangen ist, ob er den Sachverhalt richtig verstanden hat und ob er die Akten mit einer gewissen Voreingenommenheit oder sachlich distanziert gelesen hat.
- Bei der Vorbereitung des mündlichen Gutachtenvortrages für die Gerichtsverhandlung, die unter Umständen Monate nach der Untersuchung stattfindet, stehen die Akten dem Sachverständigen nicht mehr zur Verfügung. Durch den Aktenauszug verfügt der Sachverständige über eine Gedächtnisstütze, die bei der Vorbereitung hilfreich ist.
- Wenn der Sachverständige oder andere Gutachter später Gutachten vergleichen möchten oder bei einer späteren Begutachtung nach Parallelfällen suchen, gewinnt der Akteninhalt ein neues Gewicht.
- Bei wissenschaftlichen Auswertungen der Gutachten ist man häufig auch auf den Akteninhalt angewiesen. Die Akten selbst stehen dann nicht mehr zur Verfügung.
- Der Aktenauszug im schriftlichen Gutachten sollte sich jedoch nur auf die Punkte beschränken, auf die auch in der Beurteilung Bezug genommen wird.

20.2.3.3 Angaben des Probanden

Bei der Darstellung der Angaben des Probanden und der ärztlichen bzw. psychologischen Befunde sollte der Autor eines Gutachtens daran denken, dass er für einen fachfremden Leser schreibt, d. h. dass Fachausdrücke, die nicht allgemein verständlich sind, entweder gemieden oder aber erklärt werden sollten. Andererseits sollte die Darstellung so präzise sein, dass ein zweiter Fachmann, der unter Umständen eine Nachbegutachtung vornimmt, die Untersuchung nachvollziehen und gegebenenfalls auch ohne eigene Untersuchung sachverständige Schlüsse ziehen kann. Wie ausführlich die einzelnen Erhebungspunkte dargestellt werden müssen, hängt von der jeweiligen Fragestellung, von der Schwierigkeit des Sachverhaltes, aber auch von der Diagnose des Untersuchten ab. Häufig spiegelt die Darstellung der Anamnese eher das Ausdrucksverhalten der Probanden wider als den persönlichen Stil des Sachverständigen. Weitschweifige, dramatisierende, eloquente Probanden werden eher wortreich und wenig präzise beschrieben, während Gutachten über wortkarge Probanden weniger schillernd ausfallen. Die schriftliche Darstellung sollte die gutachterliche Distanz auch in der Formulierung der Angaben des Probanden widerspiegeln. Sie sollte sich auf die für die Beurteilung wesentlichen Aspekte der Anamnese und Persönlichkeitsbeschreibung konzentrieren und auf unnötige voyeuristische Darstellungen verzichten.

In jedem schriftlichen Gutachten sollten die wichtigsten Lebensdaten enthalten sein, Informationen über Eltern und Primärfamilie, der schulische, berufliche und soziale Werdegang sowie die jetzige berufliche, partnerschaftliche und familiäre Situation sollten skizziert werden. Daneben sollte das Gutachten Informationen über die Freizeitgestaltung des Probanden und auch über seine ethisch-religiösen Bindungen enthalten. Zur Krankheitsvorgeschichte gehören auch Informationen über Regelwidrigkeiten der Geburt und der frühkindlichen Entwicklung. Psychiatrische Vorerkrankungen des Probanden, aber auch psychiatrische Erkrankungen in der Familie sollten beschrieben werden. Die Frage nach Suchtmitteln, Alkohol, Nikotin, illegalen Drogen und Medikamentenmissbrauch sollte zumindest angeschnitten werden. Liegt eine Störung in diesen Bereichen vor, so müssen die anamnestischen Angaben hierzu selbstverständlich vertieft werden. Aus der Darstellung der Angaben des Probanden ist durchaus zu erkennen, ob und in welchem Umfang ein Gutachter seinen Probanden hypothesengeleitet exploriert hat.

20.2.3.4 Befunde

Von den Untersuchungsbefunden ist der psychische Status am wichtigsten. Im Gutachten sollte die Befundbeschreibung etwas ausführlicher sein als der Aufnahmebefund in einer Klinik, insbesondere sollten auch Persönlichkeitsauffälligkeiten beschrieben werden, da aus den überdauernden Persönlichkeitsmerkmalen und Verhaltensbereitschaften möglicherweise besser verstehbar wird, wie sich der Untersuchte unter den spezifischen Gegebenheiten einer Tatsituation oder zu einem anderen Zeitpunkt in seiner Lebensgeschichte verhalten hat. Ein Mensch, der in der Untersuchungssituation affektlabil, irritierbar und reizbar ist, der schnell den Überblick verliert und sich in die Ecke gedrängt fühlt, wird auch in anderen, möglicherweise mit größerer Belastung einhergehenden Situationen ähnliche Verhaltensweisen an den Tag legen. Auch das Verhalten bei der Untersuchung, z.B. Abbruch der Untersuchung, wiederholte Terminverschiebungen, Umgang mit anderen an der Untersuchung Beteiligten (Vorführbeamten, Dolmetscher), äußere Auffälligkeiten, können hier beschrieben werden.

20.2.3.5 Beurteilung

Nach der zusammenfassenden Darlegung der Ergebnisse der Zusatzuntersuchungen folgt schließlich die Beurteilung. Sie ist das eigentliche Kernstück des Gutachtens und kondensierter Ausdruck der gedanklichen Arbeit des Sachverständigen, der hier den konkreten Einzelfall mit seinen wissenschaftlichen Kenntnissen und seinem Erfahrungswissen vergleichen muss. In der Beurteilung sind die Gesichtspunkte, die in dem vorhergehenden Kapitel aufgezählt wurden, zu berücksichtigen.

Die Beurteilung verlangt zunächst eine Zusammenfassung der aus Akteneinsicht und Untersuchung gewonnenen Erkenntnisse unter den Gesichtspunkten, die für die Beantwortung der im Gutachtenauftrag gestellten Fragen relevant sind. Dabei steht neben einer gedrängten, aber verständlichen Darstellung der wesentlichen Informationen die Ableitung der medizinischen oder psychologischen

Diagnose im Vordergrund. Diese Diagnose sollte sich an eines der bekannten Klassifikationsschemata (ICD-10 oder DSM-IV) anlehnen. Sie ist in ihrer klinischen und forensischen Bedeutung für den Laien verständlich zu erklären. Die diagnostischen und differenzialdiagnostischen Schwierigkeiten sollten nicht verschwiegen werden; die Entscheidung über die Differenzialdiagnose darf jedoch nicht den Juristen überlassen werden, sondern liegt uneingeschränkt in der Verantwortung der psychiatrischen Gutachter. Gegebenenfalls kann ein anderes Diagnoseschema als die gängigen Klassifikationssysteme herangezogen werden, wenn aus der Sicht des Sachverständigen dadurch das Verhalten des Probanden oder die Prognose seiner Störung besser erklärbar oder besser verständlich wird.

Im Gutachten sollte zunächst die *Diagnose zum Zeitpunkt der Untersuchung* dargestellt werden, um dann aufgrund von Gesetzmäßigkeiten einer Erkrankung, von Auffälligkeiten der Primärpersönlichkeit und von relevanten zusätzlichen Einflüssen – z. B. Intoxikationen oder affektiven Belastungen zum Zeitpunkt des zu beurteilenden Ereignisses – auf die „Tatzeitdiagnose" rückzuschließen oder eine Prognose über künftige Beeinträchtigungen abzugeben. Dabei sollte nicht über Möglichkeiten spekuliert werden. Auch die *Tatzeitdiagnose* muss inhaltlich nachvollziehbar, plausibel und empirisch belegbar sein. Der Gutachter sollte sich davor hüten, Sicherheit vorzutäuschen, wo diese nicht vorhanden ist.

Als Regel muss bei Schuldfähigkeitsbegutachtungen berücksichtigt werden, dass die für die Tatzeitpersönlichkeit angenommenen psychopathologischen Auffälligkeiten auch in anderen Lebensbereichen als im Rahmen des verfahrensgegenständlichen Delikts nachweisbar sein sollen. Nur in den seltensten Fällen ist eine psychopathologische Symptomatik erstmalig und einmalig bei einem Delikt beobachtbar.

Die retrospektive diagnostische Einschätzung eines psychopathologischen Zustandsbildes, die auch bei der Beurteilung der Geschäftsfähigkeit und der Testierfähigkeit häufig gefordert wird, sowie die prognostische Einschätzung, die bei vielen Fragen des Sozialrechts, beim Maßregelrecht und beim Betreuungsrecht im Vordergrund stehen, sind im Gegensatz zur klinischen Querschnittsdiagnose mit größeren Unsicherheiten verbunden. Diese Unsicherheiten können einmal auf das Fehlen von Informationen zurückgehen, die für eine klinische Beurteilung notwendig wären; sie können aber auch durch unterschiedliche, sich zum Teil widersprechende Angaben von Proband und Zeugen bedingt sein. Da die Bewertung widersprüchlicher Angaben Aufgabe des Gerichts ist und der Gutachter zum Zeitpunkt der Untersuchung nicht weiß, von welcher Wertung auszugehen ist, kann es manchmal geboten sein, dem Auftraggeber die Rückschlüsse, die aufgrund verschiedener Anknüpfungstatsachen zu ziehen sind, als *Alternativbeurteilungen* anzubieten. Es scheint jedoch kein Eingriff in die Beweiswürdigung des Gerichts zu sein, wenn ein Sachverständiger die eine oder die andere der alternativen Beurteilungen in den Hintergrund stellt, weil die ihr zugrunde liegenden Angaben mit dem medizinischen Wissen kaum vereinbar sind. Letztendlich ist auch eine „Non-liquet"-Beurteilung möglich, wenn eine Schlussfolgerung aufgrund fehlender Informationen sachlich und inhaltlich nicht gerechtfertigt erscheint, wobei „non liquet" bedeutet, dass ein Sachverhalt durch Beweis und Gegenbeweis nicht geklärt werden kann.

Von den meisten Gerichten wird es als unzureichend empfunden, wenn ein Gutachten mit einer klinischen Diagnose endet. Vielmehr wird die *Umsetzung dieser Diagnose in die juristischen Begriffe*, die in dem jeweiligen Verfahren gültig sind, erwartet. Der Gutachter hat also die klinische Diagnose unter einen juristischen Krankheitsbegriff zu subsumieren. Er sollte darüber hinaus auch die rechtlich relevanten Funktionsbeeinträchtigungen, die sich aus der Diagnose ergeben, kennen. Keinesfalls aber darf er die juristischen Schlussfolgerungen ziehen.

Der Gutachter sollte sich somit im Strafverfahren zu den Auswirkungen der Tatzeitdiagnose auf die psychischen Funktionen des Probanden, insbesondere zu den Einbußen an kognitiven und an voluntativen Fähigkeiten, äußern. Ob die *Steuerungsfähigkeit* bei einem bestimmten Menschen zu einem bestimmten Zeitpunkt erheblich eingeschränkt war oder nicht, ist letztlich eine Entscheidung, die dem Gericht zusteht. Es wird sich aber kaum ein Gericht finden, das begründete Aussagen über psychische Beeinträchtigungen, welche die Steuerungsfähigkeit beeinflussen, kritisiert. Vielmehr wird umgekehrt das Fehlen einer solchen Aussage von vielen Gerichten als Unzulänglichkeit des Gutachtens interpretiert. Der Gutachter hat sich jedoch jeder Beurteilung von Schuld oder Schuldfähigkeit zu enthalten. Er beschränkt sich auf die medizinischen Voraussetzungen, die eine Beeinträchtigung der Schuldfähigkeit nahelegen. Vergleichbares gilt für die Begutachtung der Geschäfts- und Testierfähigkeit. Bei sozialrechtlichen Fragestellungen ist die Grenzziehung zwischen medizinischen Aussagen und juristischer Entscheidung nicht so streng. Aber auch hier trifft das Gericht letztendlich die Entscheidung und nicht der Gutachter. Im Strafverfahren dient das schriftliche Gutachten der Vorbereitung der Hauptverhandlung. Es enthält vorläufige Schlussfolgerungen und Beurteilungen, die durch neue Erkenntnisse bei weiteren Ermittlungen oder in der Hauptverhandlung relativiert oder ganz verändert werden können. Auf die Vorläufigkeit der Schlussfolgerungen im schriftlichen Gutachten muss der Sachverständige hinweisen.

Mit der konkreten Beantwortung der Gutachtensfrage endet das schriftliche Gutachten. Mancher Psychiater oder Psychologe mag den Wunsch haben, dem Gericht oder anderen Beteiligten, die sein Gutachten lesen, auch etwas über therapeutische Notwendigkeiten oder über wünschenswerte pädagogische oder soziale Hilfestellungen mitzuteilen. Ein Gutachten kann durchaus auch für derartige Mitteilungen geeignet sein. Gerade im Jugendgerichtsverfahren, welches bereits von der Intention des Gesetzgebers her auch durch pädagogische und therapeutische Gesichtspunkte geprägt ist, sind solche Hinweise durchaus hilfreich. Sie sollten jedoch ganz eindeutig als Überschreitung der Gutachterkompetenz gekennzeichnet sein und getrennt von der Beantwortung der Gutachtensfragen niedergeschrieben werden, um auf jeden Fall den Eindruck zu vermeiden, die Erwägung therapeutischer Gesichtspunkte habe die Beantwortung der Gutachtensfrage beeinflusst. Diese Einschränkung gilt nicht, wenn nach den Voraussetzungen einer Unterbringung im Maßregelvollzug (§§ 63, 64, 66 StGB) gefragt ist. Nach § 246a StPO ist dann nämlich konkret nach den Behandlungsaussichten gefragt (Pollähne 2005).

Eine Arbeitsgruppe beim Bundesgerichtshof hat im Jahr 2005 *Mindestanforderungen* für die Begutachtungen zur Frage der strafrechtlichen Schuldfähigkeit zusammengestellt, die den Gerichten eine Beurteilung der gutachterlichen Sorgfalt und Kompetenz erleichtern soll (Boetticher et al. 2005a).

Diese Mindestanforderungen enthalten auch formale Kriterien zum Aufbau eines Gutachtens, die im Folgenden abgedruckt werden:
- Nennung von Auftraggeber und Fragestellung
- Darlegung von Ort, Zeit und Umfang der Untersuchung
- Dokumentation der Aufklärung
- Darlegung der Verwendung besonderer Untersuchungs- und Dokumentationsmethoden (z. B. Videoaufzeichnung)
- exakte Angabe und getrennte Wiedergabe der Erkenntnisquellen
  - Akten
  - subjektive Darstellung des Untersuchten
  - Beobachtung und Untersuchung
  - zusätzlich durchgeführte Untersuchungen (z. B. bildgebende Verfahren, psychologische Zusatzuntersuchung)
- eindeutige Kenntlichmachung der interpretierenden und kommentierenden Äußerungen und deren Trennung von der Wiedergabe der Informationen und Befunde
- Trennung von gesichertem medizinischen (psychiatrischen, psychopathologischen, psychologischen) Wissen und subjektiver Meinung oder Vermutungen des Gutachters
- Offenlegung von Unklarheiten und Schwierigkeiten und den daraus abzuleitenden Konsequenzen, ggf. rechtzeitige Mitteilung an den Auftraggeber über weiteren Aufklärungsbedarf
- Kenntlichmachung der Aufgaben- und Verantwortungsbereiche der beteiligten Gutachter und Mitarbeiter
- bei Verwendung wissenschaftlicher Literatur Beachtung der üblichen Zitierpraxis
- klare und übersichtliche Gliederung
- Hinweis auf die Vorläufigkeit des schriftlichen Gutachtens

20.2.4 Teilnahme an der Hauptverhandlung

Während in Zivil-, Sozial- und Verwaltungsgerichtsverfahren ein schriftliches Gutachten als Beweismittel verwendet wird, herrscht im *Strafverfahren das Unmittelbarkeitsprinzip*, d.h. es dürfen nur Informationen verwertet werden, die in der Hauptverhandlung mündlich vorgetragen werden. Der Sachverständige muss hier also sein Gutachten mündlich vor Gericht erstatten. In den anderen

Verfahren wird der Gutachter nur in Ausnahmefällen vor Gericht geladen, um ergänzende Fragen zu beantworten. Er darf den Inhalt seines Gutachtens nicht wiederholen, sondern sollte sich auf eine möglichst präzise Beantwortung der an ihn gestellten Fragen beschränken. Seine Antworten werden in der Regel direkt ins Protokoll diktiert.

Im Strafverfahren bedeutet das Unmittelbarkeitsprinzip auch, dass die Sachverständigen wissen müssen, welche Tatsachen bislang in der Hauptverhandlung zur Sprache kamen und welche Informationen dem Gericht zusätzlich noch mündlich mitgeteilt werden müssen, damit dieses die psychiatrischen Schlussfolgerungen nachvollziehen kann. Das führt dazu, dass Gutachter in der Regel während der gesamten Hauptverhandlung bis zu ihrer eigenen Vernehmung anwesend sind, was bei mehrtägigen Verhandlungen oder bei unvorhergesehenen Verzögerungen eines Prozesses unter Umständen sehr unangenehm mit anderen Verpflichtungen kollidieren kann.

Für die psychiatrische Begutachtung sind nicht alle im Verfahren vorgebrachten Tatsachen von Bedeutung. Es kann deshalb zeitweilig auf die Anwesenheit des Gutachters verzichtet werden. Ob auf die Anwesenheit des Gutachters bei Teilen der Hauptverhandlung verzichtet wird, liegt sowohl im Ermessen des Gerichts und der Prozessbeteiligten wie auch im Ermessen des Gutachters, der entscheiden muss, welche Teile der Hauptverhandlung, insbesondere welche Zeugenaussagen, für seine Gutachtenerstattung benötigt werden und welche nicht. Bei der Vernehmung des Probanden sollte der psychiatrische Gutachter jedoch auf keinen Fall fehlen.

20.2.4.1 Verfahrensgang im Strafrecht

Von der Anzeige eines Delikts bis zur Verurteilung eines Täters findet ein anhand der StPO strukturierter Verfahrensgang statt, über den und die dabei verwendeten Begriffe der Sachverständige in groben Zügen informiert sein sollte:
- im *Ermittlungsverfahren*, in dem die Polizei im Auftrag der Staatsanwaltschaft die Hauptverhandlung gegen den „*Beschuldigten*" vorbereitet und das mit der Anklageschrift endet,
- im *Zwischenverfahren*, in dem das Gericht über die Zulassung der Anklageschrift gegen den „*Angeschuldigten*" entscheidet,
- im *Hauptverfahren* (= Erkenntnisverfahren), das mit dem Urteil über den „*Angeklagten*" endet,
- während des *Strafvollzugs* gegen den „*Gefangenen*" über das „Wie" der Strafumsetzung,
- im *Vollstreckungsverfahren*, in dem über das „Ob und wo weiter" der Vollstreckung gegen den „Betroffenen" oder des Verurteilten entschieden wird.

Sachverständige können in allen Abschnitten des Strafverfahrens herangezogen werden. Sie sollen zur Aufklärung des Sachverhalts aus ihrer, durch die empirische Wissenschaft begründeten Sicht beitragen. Um dieses Ziel zu erreichen, haben sie im Gerichtsverfahren ein Fragerecht. In der Regel dürfen sie im Anschluss an das Gericht und an die anderen Prozessbeteiligten ihre Fragen an den Probanden, an Zeugen und andere Sachverständige stellen. Sie sollten vermeiden, Fragen zu stellen, die bereits von anderen Verfahrensbeteiligten gestellt wurden, und nur fragen, wenn die Antworten für ihre Gutachtenerstattung relevant sein können. Es ist nicht Aufgabe des Sachverständigen, bei der Tataufklärung mitzuwirken. Die Verhandlungsführung und damit auch die Leitung des Sachverständigen ist allein Aufgabe des Vorsitzenden Richters. Der Gutachter hat sich dessen Weisungen zu fügen und Fragen im Zweifel an diesen zu richten. Die Gerichtssprache ist Deutsch. Während der Verhandlung darf der Sachverständige seine Fragen an einen fremdsprachigen Probanden oder Zeugen nicht in dessen eigener Sprache stellen.

Die Teilnahme an der Hauptverhandlung ermöglicht es dem Sachverständigen, auf neue Erkenntnisse, die sich in der Hauptverhandlung ergeben, flexibel einzugehen. Folgende Punkte der Hauptverhandlung erscheinen besonders wichtig, weil sie erkennbaren Einfluss auf das Gutachten haben können:
1. Wird die Anklage modifiziert, indem z. B. Teile der Anklage eingestellt werden oder neue Anklagepunkte, die bei Erstattung des schriftlichen Gutachtens noch nicht bekannt waren, hinzugefügt werden, so hat der Gutachter darauf einzugehen. Eine Stellungnahme zu nicht angeklagten Sachverhalten verbietet sich; der Einfluss einer psychischen Störung auf weitere Anklagepunkte muss jedoch erörtert werden.

2. Stellt der Proband den Sachverhalt während der Hauptverhandlung anders dar als während der Begutachtung, so ist bei der mündlichen Gutachtenerstattung von der bei Gericht vorgetragenen Version auszugehen. Dies macht gelegentlich Modifikationen der Beurteilung erforderlich.
3. Ein wichtiges Hilfsmittel bei der Begutachtung kann auch die Verhaltensbeobachtung des Probanden in der Hauptverhandlung sein. Durch die Erläuterung der in der Hauptverhandlung erkennbaren psychopathologischen Auffälligkeiten kann dem Gericht die psychiatrische Diagnostik plausibel gemacht werden. Unterschiedliche Verhaltensweisen des Probanden bei der Begutachtung und bei der Hauptverhandlung können unter Umständen auch einen Hinweis für Simulation oder für eine besondere Situationsabhängigkeit des Verhaltens liefern. Beides kann die psychiatrische Diagnostik beeinflussen.
4. Aus den Zeugenaussagen lässt sich gelegentlich eine Fremdanamnese rekonstruieren [GS St-3, S. 34 ff.]. Es können Informationen über das soziale Umfeld des Probanden und über seine lebensgeschichtliche und krankheitsanamnestische Vorgeschichte gewonnen werden. Da die Erhebung einer Fremdanamnese bei der Begutachtung häufig nicht möglich und auch rechtlich problematisch ist, sollten gegebenenfalls Informationen über Kindheitsentwicklung und frühere psychische Auffälligkeiten durch die Befragung von Bezugspersonen während der Hauptverhandlung geklärt werden. Der Sachverständige kann die Ladung der entsprechenden Zeugen bereits im schriftlichen Gutachten anregen. Manche Aussagen der Probanden über ihre Gewohnheiten – z. B. das Trinkverhalten, den Suchtmittelkonsum und unter Umständen die Sexualpraktiken – rücken so in ein anderes Licht. Die Angaben des Probanden über seine eigene Verfassung zum Tatzeitpunkt können durch die Zeugenaussagen mitunter bestätigt oder entkräftet werden. Auch über die Interaktion zwischen Opfer und Täter oder zwischen mehreren Tätern sowie zu gruppendynamischen Prozessen während einer Tat lassen sich für die Begutachtung wertvolle Informationen durch die Zeugenbefragung gewinnen.

20.2.4.2 Mündliches Gutachten

Nach Abschluss der Beweisaufnahme und gegebenenfalls nach der Verlesung von Strafregisterauszügen und früheren Urteilen haben die Sachverständigen ihr Gutachten zu erstatten. Sie werden entweder jetzt oder bereits zu Beginn der Verhandlung darüber belehrt, dass sie keine Falschaussagen machen dürfen, dass sie ihr Gutachten nach bestem Wissen und Gewissen zu erstatten haben, dass bei Falschaussagen im Falle einer Vereidigung mit erheblichen Strafen zu rechnen ist und dass auch eine uneidliche Falschaussage strafbar ist. Eine solche *Belehrung* ist in § 57 StPO vorgeschrieben und drückt kein Misstrauen des Gerichts gegenüber dem Gutachter aus.

Bevor der Sachverständige sein Gutachten erstattet, hat er die sogenannten *Generalfragen* zu beantworten, d. h. er muss Name, Vorname, Beruf, Alter und Anschrift angeben; er muss seine fachliche Qualifikation erläutern, wobei sich bei einem Arzt für Psychiatrie oder einem Arzt für Nervenheilkunde detaillierte Nachfragen zu seiner Qualifikation als Gutachter in aller Regel erübrigen. Das Gericht hat allerdings die Aufgabe, sich ein Bild über die Fähigkeiten des Gutachters zu machen. *Fragen zur Qualifikation des Sachverständigen* – etwa wie lange dieser schon psychiatrisch tätig ist oder wie viel Erfahrung er im Umgang mit Drogenabhängigen hat – sind nicht von vornherein als Zweifel an der Kompetenz des Sachverständigen aufzufassen, sondern gehören zu den Aufgaben des Gerichts.

Zuletzt hat sich der Gutachter auch zu seiner persönlichen Beziehung zu dem Probanden zu äußern, d. h. er muss angeben, dass er nicht mit ihm verwandt oder verschwägert ist, da er andernfalls von vornherein als befangen gelten kann und ihm ein Aussageverweigerungsrecht zugestanden wird.

Das Gutachten sollte in *freier, für Laien verständlicher Form* erstattet werden. Der Sachverständige kann sich im Strafverfahren nicht auf seine Ausführungen im schriftlichen Gutachten berufen und sollte es auch nicht vorlesen. Informationen aus der Hauptverhandlung sind in die Darlegungen mit einzubeziehen. Der mündliche Vortrag ist nicht so schematisch zu gliedern wie das schriftliche Gutachten; vielmehr sind punktuelle Ausführungen zu machen, die dem Gericht das psychiatrische Vorgehen und die Schlussfolgerungen des Gutachtens verständlich machen. Der Sachverständige sollte zunächst angeben, welche Fragestellung er beantworten will, warum es überhaupt zur Beauftragung gekommen ist, von welchen Anknüpfungstatsachen er ausgeht, welche zusätzlichen Informationen in sein Gutachten einfließen und wie diese Informationen gewonnen wurden. Er sollte die klinische Diagnose erläutern und erklären, durch welche Befunde diese Diagnose erhärtet wird. Er sollte angeben, wie sich eine solche Diagnose auf das Verhalten und Empfinden, auf Kognition und voluntative Fähigkeiten auswirkt und darlegen, unter welches Eingangsmerkmal des § 20 StGB die klinische Diagnose fällt. Er sollte auch ausführen, warum die anderen Eingangsmerkmale des § 20 StGB nicht zutreffen oder warum gegebenenfalls keines dieser Eingangsmerkmale beim Probanden festgestellt werden kann. Aus diesen Feststellungen ergeben sich zwangsläufig die Schlussfolgerungen, die zur direkten Beantwortung der eingangs aufgeworfenen Fragen führen. In ▶ Tab. 20.2 wird ein Gliederungsvorschlag für die mündliche Gutachtenerstattung vorgestellt.

20.2.4.3 Befragung des Sachverständigen

Nach der zusammenhängenden Erstattung des Gutachtens kann der Sachverständige, ebenso wie alle anderen Zeugen, durch das Gericht und anschließend durch die Prozessparteien befragt werden. Dabei empfiehlt es sich, auf konkrete Fragen nur konkrete Antworten zu geben und Fragen, deren Beantwortung durch empirisches Wissen nicht abgesichert ist, nicht zu beantworten. Man kann darauf hinweisen, dass die Beantwortung einer solchen Frage spekulativ wäre und mit psychiatrischem Erfahrungswissen nicht besser gelingt als mit allgemeiner Menschenkenntnis. Der Gutachter sollte aber in der Lage sein, auch Fragen, die nicht im schriftlichen Gutachten beantwortet sind, zu klären, sofern dies mit psychiatrischem Sachverstand möglich ist, und Erläuterungen zu geben, falls allgemeinpsychiatrisches Wissen von ihm erbeten wird.

Nach Abschluss der Befragung kann der Sachverständige ebenso wie alle anderen Zeugen vereidigt werden, sofern dieses von einer der Prozessparteien beantragt wird. In aller Regel wird ein solcher Antrag nicht gestellt. Nachdem das Gericht über die Vereidigung entschieden hat, wird der Sachverständige entlassen.

Er holt sich dann beim Gericht seine Entschädigungsanweisung ab oder teilt mit, dass er die Entschädigung schriftlich beantragen wird. Anschließend kann er den Gerichtssaal verlassen.

Tab. 20.2 Gliederungsvorschlag für die mündliche Gutachtenerstattung.

- Beantwortung der Generalfragen
- Fragestellung des Gutachtenauftrags
- Erkenntnisquellen
- Aussagen, die der Proband beim Gutachter zur Tat gemacht hat (Zusatztatsachen, Zeugenrolle des Sachverständigen)
- Untersuchungsbefunde (Befundtatsachen)
- körperlich und neurologisch
- Zusatzuntersuchungen, die körperliche und neurologische Befunde abklären
- psychisch (mit Verweis auf Beobachtungen in der Verhandlung und auf psychologische Testergebnisse)
- Ableitung der psychopathologisch fundierten Hypothesen
- Bestätigung durch anamnestische Angaben (Lebenslauf, Krankheitsanamnese)
- differenzialdiagnostische Überlegungen (theoretische Ausführungen zu den infrage kommenden Störungen)
- Ableitung der hypothetischen Auswirkungen auf das Tatverhalten
- Integration der Informationen aus Verhandlung und Untersuchung, um die Hypothesen zu stützen oder zu verwerfen
- Anwendung der forensischen Zuordnungsregeln

* alternative Sicherungsposition: Abklärung, ob eines der vier Eingangsmerkmale zutrifft, und Erläuterung des zutreffenden Merkmals

20.3 Fehlermöglichkeiten bei der Begutachtung

Fehlerquellen gibt es bei Begutachtungen bei jedem Schritt des Verfahrens, von der Beauftragung des Sachverständigen bis zur Integration eines Gutachtens in die rechtliche Entscheidung. Die Kenntnis dieser Fehlerquellen und der wesentlichen Literatur zu diesem Thema ist für den Psychiater deswegen entscheidend, weil er für vermeidbare Fehler haftbar gemacht werden kann. Außerdem hilft die Kenntnis der Fehlerquellen, die Ursachen für unterschiedliche gutachterliche Schlussfolgerungen besser zu analysieren.

Fehler, die Sachverständige nur indirekt mitverantworten müssen, betreffen die Auswahl der Gutachter und die an sie gerichteten Fragestellungen. Sollten Sachverständige erkennen, dass sie für die Beantwortung der an sie gerichteten Fragen nicht kompetent sind, oder sollte eine prinzipiell unbeantwortbare Frage an sie gerichtet werden, so sollten sie dies dem Auftraggeber mitteilen. Andernfalls haben sie nicht unerheblichen Anteil an den Folgen, die durch eine unzureichende Beantwortung der Frage oder auch nur durch die Verzögerung des Verfahrens entstehen.

Die wesentlichen Fehler entstehen zumeist im eigentlichen Begutachtungsverfahren. Heinz (1982) hat in einer Analyse von 67 Wiederaufnahmeverfahren die häufigsten Fehler beschrieben. In 48% der Gutachten fanden sich unvollständige Anamnesen, z.B. wurden wesentliche Vorerkrankungen nicht erhoben, die Anamneseerhebung wurde thematisch beschränkt, frühere Krankenakten oder Gutachten wurden nicht hinzugezogen. 60% der Gutachten enthielten nur unzulängliche Befunde; z.B. fehlten körperliche und neurologische Befunde, der psychische Befund war unvollständig oder widersprüchlich. Wesentliche Verbesserungen sind trotz der Einführung von Diagnose- und Dokumentationssystemen seither offensichtlich nicht feststellbar gewesen (Konrad 1996). In sozialrechtlichen Begutachtungen werden darüber hinaus vor allem die missverständliche Nomenklatur, die institutionelle Eingebundenheit der Gutachter, mangelnde Kommunikation zwischen den einzelnen im Begutachtungsprozess beteiligten Personen und allzu rigide Vorgaben der Verwaltung als Mängel identifiziert (Hennies 1998; Karstädt 1998; Rauschelbach 1998; Seger 1998).

Schon 1978 hatte Pfäfflin darauf hingewiesen, dass bei einer Reihe von Gutachten über Sexualdelinquente die Sexualanamnese fehlt und dass die zur Verfügung stehenden Untersuchungsmethoden nicht ausgenützt werden. So fehlten z.B. in 28% der Gutachten, in denen eine Minderbegabung diagnostiziert wurde, testpsychologische Untersuchungen, um den klinischen Eindruck quantitativ abzusichern.

Neben unzureichender oder fehlerhafter Anamnese und Befunderhebung birgt die Befundbeschreibung Fehlermöglichkeiten, da hier unreflektiert Vorurteile einfließen können. Wenngleich die früher häufig kritisierten „Verdammungsurteile" (Rasch 1967) heute selten vorkommen, werden Vorverurteilungen oder auch Dekulpierungen oft in fachkriminologisch verbrämter Form in die Befunddarstellung eingewoben. Es erscheint in diesem Zusammenhang wichtig, darauf hinzuweisen, dass „objektive" Beschreibung und fachliche Wertung so gut wie möglich voneinander getrennt werden sollten.

Der wertende Teil des Gutachtens enthält die meisten Fehlermöglichkeiten, die jedoch nicht so eindeutig zu definieren sind wie die Fehler bei der Anamneseerhebung und Befunddarstellung. Am häufigsten wird in der Literatur kritisiert, dass Psychiater die ihnen zustehende Rolle als „Helfer bei der Wahrheitsfindung" oder den Kompetenzbereich ihres Fachgebietes verlassen. Dies ist der Fall, wenn sie anfangen, deliktspezifisch zu ermitteln oder sich in die Rolle des Anklägers oder Verteidigers zu begeben, aber auch, wenn sie sich allzu sehr mit dem auftraggebenden Gericht identifizieren.

Je stärker sich ein Gutachter „seinem" Gericht verpflichtet fühlt oder gar finanziell von ihm abhängig ist, desto eher besteht die Gefahr, richterliche Wertungen vorzunehmen oder „den Fingerzeigen und verschlüsselten Ratschlägen des Gerichts" zu erliegen (Mende u. Bürke 1986; Staak u. Schewe 1971). An diesen Mängeln hat sich in den letzten Jahren wenig geändert, wie auch BGH-Entscheidungen immer wieder zeigen (Nedopil 2001a; Volckart 2000). Zuletzt hat sich Kröber (2011) wieder kritisch mit Gutachtenfehlern und methodischen Mängeln in Prognosegutachten befasst.

Folgende Gutachtensfehler lassen sich aus den Untersuchungen zusammenfassen:
1. Auftragsannahme trotz mangelnder Kompetenz in Bezug auf die Gutachtenfrage
2. Unkritische Durchsicht der Akten
3. Fehler bei der Erhebung der Vorgeschichte:
   - Lücken in der Biografie
   - Auslassen von wichtigen Anamneseteilen, z. B. Sexualanamnese, kriminelle Karriere, Alkohol- und Drogenmissbrauch
   - Nichteinbeziehung früherer Krankengeschichten und Begutachtungen – keine Darstellung des subjektiven Erlebens und Empfindens des Probanden
4. Fehler bei der Befunderhebung:
   - unbegründetes Auslassen von Untersuchungen, z. B. körperlicher und neurologischer Untersuchung
   - Verzicht auf Untersuchungsmethoden, die eigentlich angebracht wären, z. B. psychologische Testung bei Minderbegabung, bildgebende Verfahren bei Demenz
   - oberflächliche und schematische Schilderung des psychischen Befundes
5. Wertungsfehler:
   - Fehlen einer verbindlichen klinischen Diagnose
   - Übersehen von differenzialdiagnostischen Schwierigkeiten
   - fehlerhafte Anwendung diagnostischer Begriffe, wie Neurose, Psychopathie oder Persönlichkeitsstörung
   - keine Erörterung von Befunden oder Zeugenaussagen, die nicht zu den Wertungen passen
   - Verdecken von Widersprüchen
   - ungenügendes Wissen über den gesetzlichen Hintergrund der Fragestellung
   - Subsumptionsfehler bei der Anwendung der juristischen Krankheitsbegriffe
   - keine mehrstufige Schlussfolgerung
   - fehlende Darlegung des Zusammenhangs von diagnostizierter Störung und Gutachtensfrage
   - fehlende Alternativbeurteilung, obwohl sie geboten wäre
   - Unterlassen therapeutischer und/oder prognostischer Überlegungen, wenn solche angezeigt sind
6. Fehler bei der Darstellung:
   - fehlende Erläuterung der Fachterminologie
   - keine Trennung von Datenerhebung und Wertung
   - Charakterisierung des Probanden lediglich anhand der Tat
   - Tatbewertung (nicht aber Tatzeitpersönlichkeit) als zentraler Beurteilungsfaktor
   - wertende Darstellung der Anamnese und des Befundes
7. Interaktionsfehler:
   - Rollenkonfusion des Gutachters
   - Überidentifikation mit dem Auftraggeber

Das Vermeiden von Fehlern und die Beseitigung der häufig nicht reflektierten Mängel sind wesentliche Aspekte der Qualitätssicherung in der forensischen Psychiatrie. In letzter Zeit haben sich offizielle Stellen vermehrt darum bemüht, die Qualitätsstandards bei der Begutachtung anzuheben, indem von der Fachgesellschaft DGPPN eine Zertifizierung in Forensischer Psychiatrie eingeführt wurde (Kröber et al. 2001; Saß 2000). Darüber hinaus haben einzelne Landesärztekammern den Beschluss der Bundesärztekammer zur Einführung der Schwerpunktsbezeichnung „Forensische Psychiatrie" umgesetzt. Es bleibt zu hoffen, dass dadurch und durch die damit notwendige kontinuierliche Fortbildung (CME) eine Verbesserung der Gutachtenqualität gelingt. Gutachter sollten auch bedenken, dass seit dem 1.8.2002 die zivilrechtliche Haftung für fehlerhafte Gutachten in §839a BGB neu und stringenter geregelt ist (Lesting 2002).

21 Sachverständigenvergütung

Die Sachverständigenvergütungen durch Gerichte und öffentliche Behörden richten sich nach dem Justizvergütungs- und -entschädigungsgesetz (JVEG), Zeugen werden entschädigt, Sachverständige vergütet. Gutachten für Berufsgenossenschaften und einige Sozialversicherungsträger werden nach dem Abkommen der Ärztekammern mit den Versicherungsträgern entschädigt. Diese Abkommen enthalten in aller Regel Pauschalsätze, die bei aufwändigen psychiatrischen Begutachtungen der tatsächlichen Leistung nicht gerecht werden. Rechnet man die Pauschalsätze auf Stundensätze um, liegen diese häufig weit unter den Sätzen des JVEG. Ähnliches gilt für Gutachten, die nach der Gebührenordnung für Ärzte (GOÄ) bezahlt werden. Dies ist der Fall, wenn z. B. Arbeitsämter, Bundeswehr, Bundesgrenzschutz, das Amt für Zivildienst u. a. Auftraggeber des Gutachtens sind. Auch die Rentenversicherungsträger entschädigen meist nach eigenen Pauschalsätzen.

Nach dem JVEG wird die „erforderliche" Zeit vergütet, d. h. nicht die tatsächlich aufgewandte, sondern die von einem durchschnittlichen Sachverständigen bei durchschnittlichem Arbeitstempo benötigte Zeit (Hartmann 2004; Jessnitzer u. Ulrich 2001). Der Anfänger, der mehr Zeit benötigt, darf sich somit nicht die von ihm tatsächlich aufgewandte Zeit entschädigen lassen; der sehr Erfahrene kann die „erforderliche" Zeit unter Umständen auch einmal unterschreiten. Der Stundensatz bleibt für die Gesamtzeit gleich, auch wenn für unterschiedliche Teile der Begutachtung unterschiedliche Anstrengungen erforderlich waren. Die für die gesamte Begutachtung erforderliche Zeit wird auf halbe Stunden aufgerundet. Im Gegensatz zum früheren Gesetz über die Entschädigung von Zeugen und Sachverständigen (ZSEG), bei dem breite Ermessensspielräume über die Höhe des Stundensatzes enthalten waren, sind die Schwierigkeitsgrade und der Stundensatz, der zu vergüten ist, in einem Anhang zum Gesetz relativ genau festgelegt.

Medizinische und psychologische Gutachten werden nach den Honorargruppen M1 bis M3 vergütet.

Der Stundensatz beträgt bei M1 € 50,00, bei M2 € 60,00 und bei M3 € 85,00.

M1 (Stundensatz € 50,00) gilt für einfache gutachtliche Beurteilungen, für den Psychiater insbesondere
- zur Minderung der Erwerbsfähigkeit nach Monoverletzung
- zur Haft-, Verhandlungs- und Vernehmungsfähigkeit
- zur Verlängerung einer Betreuung

M2 (Stundensatz € 60,00) gilt für Gutachten mit durchschnittlichem Schwierigkeitsgrad, worunter Gutachten über den Ist-Zustand mit einfacher medizinischer Verlaufsprognose und ohne Erörterung spezieller Kausalzusammenhänge zu verstehen sind, für den Psychiater insbesondere:
- in Verfahren nach dem Schwerbehindertengesetz (SchwbG)
- zur Minderung der Erwerbsfähigkeit und zur Invalidität
- zu einfachen Fragen der Schuldfähigkeit ohne besondere Schwierigkeiten der Persönlichkeitsdiagnostik
- zur Einrichtung einer Betreuung
- zu Unterhaltsstreitigkeiten aufgrund einer Erwerbs- oder Arbeitsunfähigkeit
- zu neurologisch-psychologischen Fragestellungen in Verfahren nach der Fahrerlaubnis-Verordnung (FeV)

M3 (Stundensatz € 85,00) gilt für Gutachten mit hohem Schwierigkeitsgrad, u. a. Begutachtungen von speziellen Kausalzusammenhängen, Begutachtungen mit besonderen differenzialdiagnostischen Schwierigkeiten oder Gutachten der Prognose, für den Psychiater insbesondere:
- zum Kausalzusammenhang bei problematischen Verletzungsfolgen
- zu ärztlichen Behandlungsfehlern
- in Verfahren nach dem Opferentschädigungsgesetz (OEG)
- in Verfahren nach dem Gesetz über Hilfsmaßnahmen für Personen, die aus politischen Gründen außerhalb der Bundesrepublik Deutschland in Gewahrsam genommen wurden (HHG)

- zur Schuldfähigkeit bei Schwierigkeiten der Persönlichkeitsdiagnostik
- in Verfahren zur Anordnung der Maßregeln der Besserung und Sicherung (§§ 63 ff. StGB)
- zur Kriminalprognose
- zur Aussagetüchtigkeit
- zur Widerstandsfähigkeit
- in Verfahren zur strafrechtlichen Reifebeurteilung von Jugendlichen und Heranwachsenden (§§ 3, 10, 17 und 105 JGG)
- in Unterbringungsverfahren
- in Verfahren zur Sterilisation (§ 1905 BGB)
- in Verfahren nach dem Transsexuellengesetz (TSG)
- in Verfahren zur Regelung von Sorge- und Umgangsrecht
- zur Geschäfts-, Testier- und Prozessfähigkeit
- zu Berufskrankheiten und zur Minderung der Erwerbsfähigkeit bei besonderen Schwierigkeiten

Ist der Gutachtenauftrag keiner der oben genannten Kategorien zuzuordnen, so ist der Schwierigkeitsgrad durch Vergleich mit den angeführten Beispielen nach „billigem Ermessen" einer der drei Honorargruppen zuzuordnen. Der Stundensatz gilt für alle Gutachtenteile, auch wenn Einzelfragen möglicherweise einen niedrigeren Stundensatz rechtfertigen würden. Die Aufschläge, die nach dem ZSEG für Sachverständige vorgesehen waren, die ihr Einkommen überwiegend als Gutachter erzielten, sind nach dem JVEG entfallen.

Vergütet wird nach JVEG der Aufwand für folgende Leistungen, die üblicherweise auch im Vergütungsantrag getrennt aufgeführt werden müssen:
- Aktenstudium einschließlich des Studiums hinzugezogener Unterlagen, z. B. der Krankengeschichte
- Untersuchungen einschließlich der Organisation des Untersuchungsablaufs, der erforderlichen Wege und Reisen, wobei die Zeit für den Weg mit dem gleichen Stundensatz berechnet wird wie die Zeit für die anderen Leistungen
- Ausarbeitung; damit sind die gedanklichen Auseinandersetzungen mit dem Gutachtenmaterial und die Formulierungen schwieriger Passagen in Zusammenfassung und Beurteilung gemeint
- Diktat und Durchsicht

- Wahrnehmung des Gerichtstermins einschließlich der Vorbereitung des mündlichen Gutachtenvortrags. Die Vorbereitung gewinnt umso mehr an Bedeutung, je länger der Abstand zwischen schriftlichem Gutachten und mündlichem Vortrag ist und je mehr neue Informationen aus der Hauptverhandlung berücksichtigt werden müssen. Zusätzlich sind Anreisezeit zum Gerichtstermin und Wartezeiten in Rechnung zu stellen.

Bei Anfahrten mit dem eigenen PKW werden derzeit € 0,30 je gefahrenen Kilometer vergütet, ab 200 km ist die preisgünstigste öffentliche Beförderungsmöglichkeit zu wählen, wenn sie sich als preiswerter erweist als das Auto. Medizinischen Sachverständigen wird die Bahnfahrt erster Klasse ersetzt. Anreisen mit dem Flugzeug sollte man sich vorher vom Gericht genehmigen lassen, selbst wenn eine Vergleichsrechnung einen geringeren Betrag für die Flugreise ergibt. Angemessene Hotelrechnungen werden nach Vorlage vom Gericht ausgeglichen. Von den Gerichten werden die tatsächlichen Kosten bezahlt. Darüber hinaus können Auslagen, die durch notwendige Korrespondenz mit dem Gericht und mit Probanden oder durch Parkgebühren u. a. entstehen, bei Gericht geltend gemacht werden.

Die Vergütung von Schreibgebühren ist durch das JVEG im Vergleich zum ZSEG nachteiliger geworden. Jetzt werden je angefangene 1000 Anschläge € 0,75 vergütet. Für die Kopie einer Seite werden € 0,50 bezahlt. Neben den vom Gericht angeforderten Kopien wird eine Kopie für die Handakten des Sachverständigen bezahlt.

Die Vergütungen für Gutachten sind mehrwertsteuerpflichtig, und zwar für jene, welche die Rechnung für die Gutachten stellen, sofern die dadurch erzielten Einnahmen den gesetzlich vorgeschriebenen jährlichen Mindestbetrag übersteigen.

22 Entwicklungstendenzen und Forschungsrichtungen

In den letzten Jahren haben sich das Bild der Forensischen Psychiatrie, die Fragen, die an sie gestellt werden, und die Heftigkeit, mit der an ihr Kritik geübt wird, erheblich gewandelt. Die Veränderungen lassen sich folgendermaßen charakterisieren:
1. Die forensische Psychiatrie hat in den letzten Jahren bedeutende wissenschaftliche und praktische Fortschritte gemacht. Sie ist breiter und internationaler geworden (Hodgins 2002; Gunn u. Taylor 2012; Nedopil 2010a). Es reicht nicht mehr aus, sich auf seinen individuellen Erfahrungsschatz zu verlassen, man muss auch als Praktiker die internationale Fachliteratur kennen, um seiner Aufgabe gerecht zu werden.
2. Forensische Psychiatrie ist eine Wachstumsbranche: In den letzten 15 Jahren hat sich die Zahl der im Maßregelvollzug Untergebrachten verdreifacht, das im Maßregelvollzug beschäftigte Personal ist in Bayern auf mehr als das Dreifache angewachsen. Die Verhältnisse in anderen Bundesländern dürften ähnlich liegen.
3. Forensische Psychiater haben sich zunehmend spezialisiert, das Fach ist professioneller geworden.
4. In der klinischen Psychiatrie werden Tendenzen erkennbar, sich von der forensischen Psychiatrie abzugrenzen. Zwar sind wir in Deutschland von derartigen Situationen und Positionen noch weit entfernt, dennoch sind auch hier Abgrenzungstendenzen vonseiten des Hauptfaches erkennbar – und von Seiten der Politik und der Justiz die Tendenz, die Rolle des forensischen Psychiaters neu zu definieren (Nedopil 2001, 2004a, c; Gunn u. Felthous 2000; Bammann et al. 2002; Rautenberg 2001; Winslade 1990; Wilkinson 1997).

Forensische Psychiatrie hat weiterhin bezüglich Weiterbildung und Forschung mit besonderen Schwierigkeiten zu kämpfen: Das Aufgabenfeld des Faches wurde lange Zeit nur unzureichend definiert, es war lange Zeit kein eigenständiges Fachgebiet, vielmehr gehörten Begutachtung und Behandlung psychisch kranker Rechtsbrecher zu den Aufgaben von Psychiatern, die neben vielen anderen Funktionen zu erfüllen waren. Das Wissen und die Aufgaben der forensischen Psychiatrie sind jedoch gewachsen und spezieller geworden. Sie werden in der Weiterbildung zum Arzt für Psychiatrie kaum noch vermittelt. Insofern zählen die fachliche Weiterbildung, die spezifisch forensisch-psychiatrische Forschung sowie – trotz Zertifizierung und Schwerpunktarztbildung für forensische Psychiatrie – eine Verstärkung der wissenschaftlichen und praktischen Bindung zur allgemeinen Psychiatrie zu den bedeutsamsten Zukunftsaufgaben für die heutige Generation forensischer Psychiater.

22.1 Weiterbildung und Qualitätssicherung

Die Aufmerksamkeit, welche die Medien dem Fach widmen, und der damit verbundene öffentliche Druck verleihen den Forderungen der Fachleute nach hoher Qualität von medizinischen Gutachten und von Therapie im forensischen Bereich besonderen Nachdruck. Diese Forderungen wurden mittlerweile auch von Fachverbänden aufgenommen: Der Bundesärztetag beschloss 2001 die Einrichtung eines *Schwerpunktarztes für forensische Psychiatrie*. Hierfür ist eine Weiterbildungszeit von drei Jahren in einer für das Fach spezialisierten Einrichtung gefordert. Als Abschluss wird in einem kollegialen Gespräch das Erreichen der Weiterbildungsziele überprüft. Voraussetzung für den Schwerpunktarzt in forensischer Psychiatrie ist die Spezialisierung als Arzt für Psychiatrie und Psychotherapie. Ein Jahr der Weiterbildung kann in der Regel überlappend für beide Spezialisierungen angerechnet werden, wenn es in einer Einrichtung abgeleistet wurde, welche beide Fachrichtungen vertreten kann. Sinnvoll erscheint es auch, die praktische gutachterliche Erfahrung durch die Erstellung einer vorgeschriebenen hohen Zahl von Gutachten, die unter Supervision selbständig erstellt und – soweit gesetzlich vorgeschrieben – vor dem Gericht vertreten werden, zu belegen. Die psychiatrische Fachgesellschaft DGPPN verleiht seit 2003 das *Zertifikat Forensische Psychiatrie und Psychotherapie*. Dieses sieht eine dreijährige Weiterbildung nach dem Facharzt vor, einschließlich einer einjährigen Fortbildung in einer Maßregelvollzugsklinik oder einer Justizvollzugsanstalt. Weiterhin werden 240 Stunden theoretischer Weiterbildung und 70 supervidierte Gutachten gefordert.

Zur *Qualitätssicherung* in der forensischen Psychiatrie wurden darüber hinaus in Konsensusvereinbarungen Mindestanforderungen für strafrechtliche Schuldfähigkeits- und Prognosebegutachtungen (Boetticher et al. 2005a), Leitlinien oder Richtlinien für sozialrechtliche und andere Gutachten (Cibis 2002; Henningsen et al. 2001; Widder et al. 2007) erarbeitet. Die Mindestanforderungen wurden in den entsprechenden Kapiteln dieses Buches dargestellt (Kap. 12.8.5, 12.10.4, 20.2.3.5). Ob Mindestanforderungen und Richtlinien zu einer Verbesserung der Gutachtenqualität beitragen können, wird weitgehend davon abhängen, ob die Gerichte diese Mindestanforderungen zur Qualitätsbemessung von Gutachten heranziehen. Erste Auswirkungen zeigen sich bereits in der Art, wie sich der BGH mit Sachverständigengutachten befasst, sodass langfristig durch solche Maßnahmen eine bessere Kontrolle der Gutachten durch die Gerichte erhofft werden kann.

Seit einiger Zeit werden vermehrt auch international Anstrengungen unternommen, um Ausbildungen und Qualitätssicherungsmaßnahmen in verschiedenen Ländern aufeinander abzustimmen und von den Erfahrungen in anderen Ländern zu profitieren (Layde 2004; Sadoff 2001; Gunn u. Nedopil 2005). Besonders in einem zusammenwachsenden Europa, in dem berufliche Freizügigkeit auch für Ärzte gilt, ist eine gewisse Vereinheitlichung von Ausbildung und Anforderungen an die Erlaubnis zu praktizieren sinnvoll. Auch auf politischer Ebene werden europaweit bestimmte Standards in der Beurteilung und Behandlung unter Zwangsbedingungen oder unter besonderen rechtlichen Situationen (Jones u. Kingdon 2005; Knopp 2003; Lammersmann 1999) angemahnt. Es wurden im Auftrag des Europarates Vergleiche zwischen den Behandlungsbedingungen unter Zwang (Zivilrechtliche Unterbringung, Maßregelvollzug, Gefängnispsychiatrie) in den einzelnen Ländern der EU durchgeführt (Dressing u. Salize 2004, 2005). Wenngleich Bestrebungen zur Vereinheitlichung durch unterschiedliche Gesetze in den einzelnen Ländern Grenzen gesetzt sind, existieren gewisse, auf den Menschenrechten (v.a. Konvention zum Schutze der Menschenrechte und Grundfreiheiten, EMRK) beruhende Mindestanforderungen an den rechtlichen und praktischen Umgang mit psychisch kranken Rechtsbrechern, und die Erkenntnisse der empirischen forensisch-psychiatrischen Forschung sind von einem Land auf ein anderes übertragbar.

Vor diesem Hintergrund erscheint es weiterführend, über die Ausbildungsformen und die Ausbildungsinhalte Vereinbarungen zu treffen und den Austausch von Auszubildenden zu verstärken, um das Verständnis für unterschiedliche Umgangsformen mit psychisch kranken Rechtsbrechern in den verschiedenen Ländern zu fördern und um in Europa gewisse einheitliche Mindeststandards in der Praxis der forensischen Psychiatrie umzusetzen (Gunn u. Nedopil 2005).

Verbesserte Ausbildung und kontinuierliche Supervision und Intervision können den seit Jahren beklagten Unzulänglichkeiten von Gutachten (Venzlaff 1987) entgegenwirken. Dass hier weiterhin Handlungsbedarf besteht, zeigen neuere Untersuchungen, die belegen, dass häufig andere Faktoren als sachliche Erwägungen die gutachterlichen Schlussfolgerungen beeinflussen. Neben persönlichen Voreinstellungen, Emotionen und öffentlichem Druck (Lynett u. Rogers 2001; Pfeiffer et al. 2004) ist v.a. das konkrete Verhalten des Untersuchten von Bedeutung: Geständnisse beim Gutachter (Gerstenfeld 2000) oder vorgegebene Einsicht in Fehlverhalten (Lynett u. Rogers 2001) scheinen auch bei erfahrenen Gutachtern dazu beizutragen, über Erfahrungswissen hinwegzusehen und die Neutralität zu vernachlässigen.

22.2 Forschung

Forensische Psychiatrie ist immer noch eine Disziplin, die vordringlich damit beschäftigt ist, Dienstleistungen zu erbringen und die Bedürfnisse der Auftraggeber zu erfüllen. Diese Aufgaben bestimmen auch einen Großteil der Forschungsaktivitäten

des Faches. Allerdings haben wissenschaftlich tätige forensische Psychiater seit geraumer Zeit die Notwendigkeit eigenständiger Forschung in diesem Fachgebiet betont. 1982 sah John Gunn, einer der damals prominentesten Vertreter des Faches in Großbritannien, folgende vier Forschungsfelder als vordringlich an:
1. Die Auswirkungen von Gesetzesmaßnahmen einerseits und von Entwicklungen in der Psychiatrie andererseits auf den Umgang mit psychisch kranken Rechtsbrechern,
2. die Zusammenhänge zwischen psychischer Störung und Delinquenz,
3. die Entstehungsbedingungen von Aggression, Gewalttätigkeit und Destruktion und Möglichkeiten zur Hemmung aggressiven Verhaltens,
4. die Möglichkeiten einer verbesserten Vermittlung psychiatrischen Wissens an Gerichte und Behörden.

Er beklagte damals, dass das Fehlen eigener Forschungsergebnisse die Reputation des Faches im Vergleich der wissenschaftlichen Disziplinen sinken lasse. Unzureichende Forschung hat mangelnde Impulse für die Praxis zur Folge. Gunn formulierte dieses Phänomen so: „Eine Wissenschaft, die vorwiegend damit beschäftigt ist, Dienstleistungen zu erbringen, und kaum eigene Forschung betreibt, wird bald verknöchern, welken und schließlich sterben."

In Deutschland wurde 1975 in der Psychiatrie-Enquête (Sachverständigenkommission zur Lage der Psychiatrie in der Bundesrepublik Deutschland 1975) die Schlusslichtposition der forensischen Psychiatrie beklagt. An dieser Position hat sich nach Einschätzung des Ständigen Arbeitskreises der für die Psychiatrie zuständigen Referenten des Bundes und der Länder bis 1987 nichts geändert. Die Forderungen der Psychiatrie-Enquête und des Ständigen Arbeitskreises umfassen neben Verbesserungen in der Versorgung von Maßregelvollzugspatienten auch eine Intensivierung der Forschung und eine bessere Kooperation zwischen Universitäts- und Versorgungseinrichtungen. Der Arbeitskreis hielt folgende Forschungsbereiche und Untersuchungen für vordringlich:
1. Erforschung der Effizienz der zurzeit angewandten therapeutischen Bemühungen im Maßregelvollzug
2. Erforschung der Möglichkeiten einer differenzierten Therapie unter Zwangsbedingungen
3. Erforschung der Zusammenhänge zwischen Persönlichkeitsstörungen und spezifischen Deliktmustern
4. Erforschung der Einflüsse von Störungsbild und Unterbringungsdelikt auf die Verweildauer im Maßregelvollzug
5. Erforschung des Risikos von Zwischenfällen bei Vollzugslockerung oder Belastungserprobung und Methoden, dieses Risiko zu verringern
6. Erforschung des Zustandekommens von Fehleinweisungen infolge unzureichender Begutachtung im Rahmen des Strafverfahrens

Eigenständige Forschung wurde in der forensischen Psychiatrie lange Zeit nur punktuell betrieben. Die Möglichkeiten waren und sind insofern begrenzt, als es nur an wenigen Universitäten Abteilungen für forensische Psychiatrie gibt. 1983 hat Foerster in einer Übersicht festgestellt, dass es in der damaligen Bundesrepublik 6 Professuren für das Fach gab, davon 5 an eigenen Lehrstühlen oder Abteilungen. Dieser Zustand hat sich bis 2011 nur unwesentlich verbessert. Derzeit gibt es neun Professuren, wobei jedoch die Personalausstattungen ihrer Einrichtungen gering sind und akademischer Nachwuchs nur sehr begrenzt herangebildet werden kann.

Forensisch-psychiatrische Forschung kann sich darüber hinaus kaum an den modernen Forschungsbetrieb anpassen (Robertson 1997). Nach heutigen politischen Auffassungen soll sich Forschung zunehmend wirtschaftlich auszahlen, Forschungsaktivitäten, die keinen unmittelbaren wirtschaftlichen Nutzen bringen, werden kaum in die Forschungsförderung aufgenommen. Private Geldgeber für diesen Forschungsbereich werden sich überhaupt nicht finden. Forschungsförderung ist ebenso wie das Interesse der meisten jungen Assistenten, die über Forschung ihre akademische Laufbahn fördern wollen, zeitlich begrenzt und auf kurzfristige Ergebnisse ausgerichtet. Die entscheidenden wissenschaftlichen Fragestellungen in der forensischen Psychiatrie können aber erst nach langen Untersuchungs- und Beobachtungszeiten beantwortet werden. Auch sind experimentelle Untersuchungen in der forensischen Psychiatrie kaum möglich und das übliche in dem Fach anwendbare Forschungsdesign, das natürliche Experiment, ist nicht einsetzbar, weil man dessen „natürlichen" Ausgang in vielen Fällen verhindern muss. Insofern beschränken sich forensisch-psychiatrische Untersuchungen allzu häufig auf Datensammlungen, ohne damit eine wissenschaftliche

Frage im engeren Sinne beantworten zu können. Sinnvolle Forschung muss auch in der forensischen Psychiatrie auf relevanten Fragen basieren und Hypothesen zugrunde legen, die zumindest theoretisch zu bestätigen sein müssen. Darüber hinaus müssen Untersuchungsstrategien entwickelt werden, die einerseits in Einklang mit den ethischen und rechtlichen Vorgaben stehen, andererseits einen validen Beitrag zur Klärung der aufgeworfenen Frage leisten. Hierzu bedarf es mehr als in anderen Disziplinen forscherischer Kreativität und langfristigen Durchhaltevermögens, aber auch der nötigen Ressourcen.

In den Maßregelvollzugseinrichtungen wurden früher praktisch keine wissenschaftlichen Untersuchungen durchgeführt. Die Verhältnisse haben sich in den letzten 10 bis 20 Jahren gebessert. Es werden auch zunehmend eigene Forschungsprojekte durchgeführt und internationale Zusammenarbeit gepflegt. Die wissenschaftliche Kooperation zwischen Universitätsinstituten und Maßregelvollzugseinrichtungen wächst, und eine Reihe von gemeinsamen Projekten und Publikationen bezeugen diese Zusammenarbeit (Erb et al. 2001; Hodgins u. Müller-Isberner 2004; Jockusch u. Keller 2001; Steinböck et al. 2004; Stübner et al. 2003; Nedopil et al. 2012).

Mit der öffentlichen Aufarbeitung von Fällen (sexuellen) Missbrauchs in kirchlichen und pädagogischen Einrichtungen wurden seit 2010 Initiativen und Projekte zur Erforschung von Missbrauchsverhalten angestoßen. Am „Runden Tisch" unter dem gemeinsamen Vorsitz der Bundesministerien für Bildung und Forschung (BMBF), für Justiz und für Familie, Senioren, Frauen und Jugend wurde das Thema „Sexueller Kindesmissbrauch in Abhängigkeits- und Machtverhältnissen in privaten und öffentlichen Einrichtungen und im familiären Bereich" wiederholt diskutiert und Gelder zur Erforschung der Pädophilie und des sexuellen Missbrauchs zur Verfügung gestellt. Vom BMBF wurden gleichzeitig Forschungsverbünde zu Verhaltensstörungen im Zusammenhang mit Gewalt, Vernachlässigung, Misshandlung und Missbrauch in Kindheit und Jugend gefördert. Damit wurde auch bei forensisch relevanten Störungen eine bedeutsame Forschungsförderung angestoßen. Die Behandlung pädophiler Probanden, die nicht straffällig geworden waren, wurde in den zurückliegenden Jahren ebenfalls finanziell gefördert. Beginnend mit dem Projekt der Charité „Kein Täter werden" gibt es inzwischen eine Vielzahl von unterschiedlichen Trägern geförderter Anlaufstellen für Betroffene, die freiwillig therapeutische Angebote nutzen wollen. Allerdings ist unter dem öffentlichen Druck, der Antworten im Zusammenhang mit sexuellen Übergriffen fordert, die Erforschung anderer relevanter forensisch-psychiatrischer Themen wie Verhinderung der Forensifizierung schizophrener Patienten, Aggressionsgenese und Gewaltprävention oder Optimierung von Therapie und Risikomanagement bei psychisch gestörten Straftätern nur sehr begrenzt gefördert worden.

22.2.1 Rückblick

Trotz aller Schwierigkeiten hat die forensisch-psychiatrische Forschung in der Vergangenheit große Fortschritte gemacht. Einige der Forschungsschwerpunkte, die in den Vorauflagen dieses Buches beschrieben wurden, sind heute in die Praxis integriert und gehören zum Standardrepertoire der meisten Einrichtungen. Fragen der Dokumentation als Qualitätssicherungsmaßnahme und als Forschungsmethode sind vielerorts in die Routine eingeflossen. Die Abgrenzungs- und Prognoseprobleme bei Persönlichkeitsstörungen sind – zumindest vorübergehend – in den Hintergrund getreten, da bezüglich der Abgrenzungsprobleme vernünftige Konsensvereinbarungen (Boetticher et al. 2005a) gefunden wurden und bezüglich der Behandelbarkeit und Prognose eine weitreichende Integration klinischer und forensisch-psychiatrischer Forschungsanstrengungen in Gang gekommen ist (Blashfield u. Intoccia 2000; Fiedler 2001; Herpertz u. Saß 2003a; Livesley 2001a; Nedopil 2004b; Saß 2002; Tickle et al. 2001; Widiger 2003), an der sich längere Zeit wenig geändert hat (Felthous u. Saß 2007). In naher Zukunft dürften neue Impulse durch die Entwicklung von DSM-V und ICD-11 zu erwarten sein (Krueger et al. 2007). Die Psychopathie-Checkliste ist zu einem Standardinstrument bei der Prognosebegutachtung von Rechtsbrechern geworden, sodass heute eher vor ihrer Überbewertung und Überschätzung gewarnt werden muss, als dass Gutachtern ihre Anwendung erst vermittelt werden müsste (siehe Kap. 22.2.6). Die Evaluation von Begutachtungen ist sicher weiterhin von Bedeutung, auch um Tendenzen von Begutachtungspraxis und Rechtsprechung nachzuzeichnen, steht aber nicht mehr im Vordergrund des Forschungsbedarfs, weil andere Fragestellungen an Bedeutung gewonnen haben. Die genannten Themen werden deshalb in diesem Buch nicht mehr in dem Kapitel „Forschungsaufgaben" aufgeführt, sondern in den jeweiligen Kapiteln, die sich inhaltlich mit den entsprechenden Fragestellungen befassen.

2002 setzte Sheilagh Hodgins, eine der führenden Wissenschaftlerinnen in dem Fach, welches sie als „Forensic Mental Health" bezeichnet, folgende Forschungsschwerpunkte:
1. Effizienzverbesserung der Organisation forensisch-psychiatrischer Dienstleistungen
2. Effizienzverbesserung der Programme bei Behandlung, Management und Rehabilitation der Patienten der forensischen Psychiatrie
3. Effizienzverbesserung bei der (und durch die) Verzahnung der verschiedenen Komponenten, die in den Behandlungs- und Managementprogrammen enthalten sind
4. Integration der Risikoeinschätzung in Behandlung, Management und Rehabilitation der Klientel und Verbesserung der Treffsicherheit von Prognosen
5. Erkennen der Ätiologie von Verbrechen und Gewalt bei psychisch Kranken, Behinderten und Hirngeschädigten
6. Verhinderung von Verbrechen und Gewalt bei Kindern, bei denen eine besondere Vulnerabilität für psychische Störungen besteht

Dieser Forderungskatalog dürfte auch heute noch seine Gültigkeit behalten haben. In einigen Bereichen, z. B. bei der Risikoeinschätzung, wurden bereits deutliche Fortschritte erzielt, es gelingt heute auch besser, gewalttätige psychisch Kranke zu identifizieren, aber wir wissen immer noch wenig darüber, warum bei einzelnen Patienten ein erhöhtes Gewaltrisiko besteht, bei anderen aber nicht.

Einige der wissenschaftlichen Fragestellungen, mit denen sich forensische Psychiater seit mehreren Jahren befassen und die auch heute noch Forschungsschwerpunkte darstellen, sollen in den folgenden Abschnitten näher erläutert werden. Dabei handelt es sich vor allem um Grundlagenuntersuchungen über Wiederholungstäter und um Versorgungsforschung, nämlich die Umsetzung und Weiterentwicklung der bisherigen Forschungsergebnisse. Andere Forschungsbereiche wurden bereits in vorhergehenden Kapiteln abgehandelt (siehe Kap. 13–16).

22.2.2 Neurobiologische Untersuchungen bei forensisch relevanten Störungen

Viel Aufmerksamkeit wurde in den letzten Jahren den biologischen und funktionellen Abweichungen bei antisozialen Persönlichkeitsstörungen, aggressiven Wiederholungstätern, Psychopathen i.S. Hares und der sexuellen Devianz gewidmet. Mitte der 1990er Jahre wurde mit der Decade of the Brain ein mehr und mehr biologisch basiertes Verständnis von psychologischen Abläufen und insbesondere psychopathologischen Prozessen etabliert. Erkenntnisgewinn wird vorwiegend von empirischen, biologischen und neurowissenschaftlichen Untersuchungen erwartet. Diese in der Allgemeinpsychiatrie begonnene Entwicklung hat mit Verzögerung auch die forensischen Psychiatrie und Psychotherapie erreicht. Im Vordergrund der forensisch-psychiatrischen Forschung mit bildgebenden Methoden standen zunächst Untersuchungen von Gewalttätern, Mördern und Psychopathen. 1994 fanden Raine et al. Veränderungen der präfrontalen Hirnfunktion bei wegen Mordverdachts inhaftierten Straftätern gemessen mit der PET und einem Continuous Performance-Paradigma und stießen damit weitere Forschung an.

Von verschiedenen Forschergruppen wird versucht, die anatomischen oder funktionellen Korrelate dieser Eigenschaften oder Defizite mit bildgebenden oder neurophysiologischen Methoden darzustellen (Zusammenfassung bei Müller 2010b), wobei einige diese Korrelate auch als Grundlage der Störung betrachten (Blair et al. 2005; Raine et al. 2000). Als Beleg für dieses Konzept wurde die sog. „acquired psychopathy" herangezogen, nämlich die Tatsache, dass Patienten mit bestimmten Hirnschädigungen eine „Pseudopsychopathie" entwickeln, bei der nach einem Trauma, einem Tumor oder einer Entzündung, wodurch Strukturen des frontotemporalen Gehirns zerstört werden, jene Persönlichkeitsmerkmale auftreten, die als typisch für die Psychopathie gelten (Müller et al. 2003). Als berühmter geschichtlicher Fall für diese Störung wird meist der Eisenbahnarbeiter Phineas Gage dargestellt, dessen Frontalhirn 1848 von einer Eisenstange durchbohrt wurde. Seine kognitiven Fähigkeiten wurden durch diese Verletzung nicht beeinträchtigt, er lebte aber nach der Verletzung als verantwortungsloser und unzuverlässiger Vagabund weiter (Damasio et al. 1994). Allerdings entwickeln sich derart Geschädigte selten zu Schwerkriminellen, diese Gefahr besteht lediglich, wenn das Gehirn im Kindesalter an den entsprechenden Stellen geschädigt wird (Anderson et al. 1999). Daraus kann geschlossen werden, dass neben der Hirnschädigung weitere Faktoren hinzutreten müssen, um die Kriminalität bei Menschen mit frontotemporalen Störungen zu erklären.

Vor allem die neu entwickelten Methoden der funktionellen Bildgebung des Gehirns haben eine intensive Forschungsaktivität bezüglich der hirnorganischen Auffälligkeiten bei forensisch relevanten Störungen angestoßen.

Zu diesen Methoden gehören:
- Positronen-Emissions-Tomografie (PET)
- Single-Photon-Emission-Computed-Tomography (SPECT)
- funktionelle Magnetresonanztomografie (fMRT)
- funktionelle Hirnstromuntersuchungen (EEG)

Bei PET und SPECT werden radioaktiv markierte Substanzen in die Blutbahn injiziert und die Verteilung des Blutflusses in den einzelnen Hirnbezirken wird durch möglichst genaue tomografische Messung der Radioaktivität in den interessierenden Gehirnbezirken errechnet. Der regionale zerebrale Blutfluss (rCBF) gibt Aufschluss über die Stoffwechselaktivität dieses Hirnbezirks und damit darüber, wie dieser durch eine Aufgabe, durch ein Gefühl oder durch eine Körperbewegung verändert wird.

Die funktionelle Magnetresonanztomografie kommt ohne Radioaktivität aus. Sie basiert auf der Erkenntnis, dass sauerstoffreiches und sauerstoffarmes Blut unterschiedliche magnetische Eigenschaften haben. Bei gesteigerter Hirnaktivität werden die Blutgefäße erweitert und sauerstoffreiches Blut gelangt vermehrt in den aktiven Gehirnbezirk. Der dadurch bedingte Signalanstieg wird Blood-oxygenation-level-dependent-Effekt (BOLD) genannt.

Mit diesen Methoden wird z. B. der Frage nachgegangen, ob bei bestimmten Straftätergruppen Signale, die bei den meisten Leuten bestimmte Gefühle oder Emotionen auslösen, in deren Gehirn anders verarbeitet werden als bei Kontrollgruppen. Aufgrund der Verletzungslokalisation bei den erworbenen „Pseudopsychopathien", geht man davon aus, dass Störungen des orbitofrontalen Gehirns und der Mandelkerne auch bei sog. Psychopathen für deren emotionalen Defizite verantwortlich sind (Anderson et al. 1999; Blair 2003) und dann zu kriminellem Verhalten führen, wenn die Schädigungen im Kindesalter erfolgen.

Die Mehrzahl der strukturellen und funktionellen MRT-Untersuchungen zielt auf die Erfassung diagnostisch nutzbarer biologischer Veränderungen. Hierzu werden in der Regel zwei oder mehr Probandenkollektive definiert und mit demselben Untersuchungsverfahren und demselben Versuchsaufbau unter Anwendung elaborierter Auswertetechniken hinsichtlich der Hirnstruktur bzw. der induzierten Hirnaktivierung verglichen. Die statistischen Unterschiede zwischen den Gruppen werden farbig kodiert auf ein Normgehirn übertragen. Die erzielten Befunde hängen von der Qualität des Untersuchungsverfahrens, von der Qualität der Durchführung und Auswertung, von der Charakteristik der in die Studie eingeschlossenen Teilnehmer und von weiteren Einflussfaktoren ab. Die Ergebnisse beruhen bislang überwiegend auf Querschnittsuntersuchungen, d. h. sie werden einmal zu einem bestimmten Zeitpunkt erhoben. Längsschnittuntersuchungen liegen bislang kaum vor.

In den folgenden Jahren wurden mehr und mehr auch Probanden aus dem Maßregelvollzug in diese empirischen Untersuchungen einbezogen. Die bei Straftätern, insbesondere bei Psychopathen, gewonnenen biologischen Befunde stießen in Deutschland erneut eine Determinismusdiskussion an (siehe Kap. 1.1).

Trotz der Vielzahl der vorliegenden biologischen Untersuchungen und ihrer tatsächlichen oder potenziellen Relevanz sowohl bei der Diagnostik psychiatrischer Störungen als auch bei der Therapieevaluation und der Beurteilung der Legalprognose werden diese Verfahren bislang nur in Ausnahmefällen bei forensisch-psychiatrischen Fragestellungen eingesetzt. Selbst die üblichen biologischen Untersuchungen zum Nachweis beziehungsweise Ausschluss organischer Veränderungen werden bei Begutachtung und der häufig langwierigen Behandlung im Maßregelvollzug eher zurückhaltend eingesetzt.

Neben der *strukturellen und funktionellen Bildgebung* werden auch andere biologische Forschungsansätze angewandt. Hierzu wurden neurophysiologische Methoden wie z. B. die *Hautleitfähigkeitsmessung* als Parameter für Anspannung und Erregung, ereigniskorrelierte Potenziale wie z. B. der Blinkreflex (z. B. das Zucken des Augenschließmuskels bei erschreckenden Wahrnehmungen, Schreckreiz = Startle-Reflex) als Maß für die Aktivität des körpereigenen Abwehrsystems, Herzfrequenz, Herzfrequenzvarianz und Blutdruck als Maß für den vegetativen Ruhetonus, Blickbewegungen und Aufmerksamkeitszuwendung als Parameter für die sexuelle Orientierung, neurochemische Substanzen, z. B. von Transmittern in Blut und Liquor als Maß für die Aktivität und Aktivierbarkeit verschiedener (neuro)biologischer Funktionssysteme angewandt.

Aus den Befunden wurden Modelle für die Entwicklung und Ausprägung forensisch relevanter Störungen, z. B. der antisozialen Persönlichkeitsstörungen und insbesondere Psychopathy oder Paraphilien, entwickelt. Genetische Vulnerabilität, sehr frühe Angst- und Stressbelastungen, frühkindliche Traumatisierungen, familiäre Sozialisation, daraus resultierende neurobiologische und psychologische Adaptationsprozesse und Konditionierungen erwiesen sich für die Genese dieser Störungen als relevant.

Die Defizite und die Adaptationsprozesse stehen danach in einer Wechselwirkung, die sowohl das Ausbleiben von zerebraler Aktivierung in emotionalen Belastungssituationen wie die Verhaltensauffälligkeiten erklären könnte.

In neurobiochemischen Analysen werden u. a. sowohl die Neurotransmitter, die im Gehirn die Übertragung der Signale zwischen den einzelnen Nervenzellen bewirken (vor allem Noradrenalin, Dopamin, Serotonin und Gammaaminobuttersäure – GABA), als auch die hormonellen Veränderungen, die in der Folge von Stressreaktionen auftreten, untersucht. Neurotransmitter und stressabhängige Hormone (z. B. Kortisol) zeigen sowohl bei verschiedenen psychischen Krankheiten als auch bei verschiedenen Persönlichkeitsdispositionen charakteristische Unterschiede (Svrakic u. Cloninger 2004).

Allerdings zeigt sich mit der Zunahme der Publikationen zu diesen Themen eine größere Variabilität der Befunde und der angenommenen Funktionsstörungen, als sie ursprünglich erwartet wurde. Die Unterschiede zwischen den untersuchten Stichproben und den Kontrollgruppen sind zwar häufig in Bezug auf die Gruppen signifikant, jedoch keineswegs so spezifisch, dass sie den Einzelfall identifizieren könnten.

22.2.2.1 Neurobiologische Ansätze bei „Psychopathy"

Besondere Relevanz für die empirische Forschung in der forensischen Psychiatrie erlangten Probanden mit „Psychopathy" (vgl. Kap. 12.8.2). Ausgehend von der klinischen Symptomatik wurden insbesondere die biologischen Korrelate der veränderten *Emotionsverarbeitung* mit vermindertem Angstempfinden, mit herabgesetzter Schmerzempfindlichkeit und beeinträchtigter Fähigkeit zum Lernen aus negativen Erfahrungen untersucht.

Blair et al. (2005) gehen davon aus, dass die primäre Störung bei „Psychopathy" in den Mandelkernen liegt, wodurch Aktivierungen des frontalen Kortex unterbleiben. Auf psychologischer Ebene erfolgt eine Dissoziation von Kognition und Emotion. Daraus wiederum resultieren Defizite des Erfahrungslernens, der Angstkonditionierung, der Antizipation schädlicher Ereignisse und Defizite im Erkennen des Angstausdrucks bei anderen. Beides führt zu einer vermehrten Bereitschaft, instrumentelle Aggression anzuwenden und Bedürfnisse anderer zu ignorieren. Sog. „Psychopaths" (vgl. Kap. 12.8.2), d. h. Männer, die mit der Psychopathie-Checkliste den Grenzwert von 25 oder 30 Punkten überschritten, zeigten eine erhöhte Angstschwelle und ein geringes autonomes Erregungsniveau, was sich u. a. in einem niedrigen Ruhepuls ausdrückt. Bei oder in Erwartung von Belastungen war der Pulsanstieg geringer, ebenso die Absenkung des elektrischen Hautwiderstands, die Ausschüttung von Noradrenalin war niedriger und der Schreckreflex geringer ausgeprägt als bei Kontrollpersonen (Herpertz u. Saß 2003a; Blair et al. 2005). Dabei fanden sich sich relevante und korrelierende Veränderungen von Hirnstruktur und -funktion.

22.2.2.2 Veränderungen der Hirnstruktur bei Psychopathie

Dass hirnstrukturelle Veränderungen (pseudo-)psychopathische Verhaltensweisen nach sich ziehen können, illustrieren verschiedene Kasuistiken wie beispielsweise jene von Phineas P. Gage (siehe Kap. 22.2.2). Angesichts der traumatisch hervorgerufenen Symptome, die an eine Psychopathie erinnern, wurde das Krankheitsbild als „erworbene Psychopathie", „Acquired Psychopathy", „Acquired Sociopathy" oder auch als Pseudopsychopathie beschrieben. Andere Kasuistiken stellen allerdings die Bedeutung des präfrontalen Kortex infrage. In der Literatur finden sich Berichte, denen zu Folge Verletzungen des präfrontalen Kortex antisoziales Verhalten auslösen, unbeeinflusst lassen oder sogar „heilen" können.

Morphometrische Gruppenuntersuchungen zur Psychopathie durch die Protagonisten der Theorie zeigten hypothesenkonform eine Verminderung des Volumens des präfrontalen Kortex (Raine et al. 2000). Diese Ergebnisse konnten allerdings nur zum Teil repliziert werden, da sich auch andere Einflussvariablen wie Substanzmitteleinfluss, Bildungseffekte und Unterbringung als relevant erwiesen. Ebenso wurde über Veränderungen temporaler Strukturen bei Probanden mit Psychopathy berichtet (Dolan et al. 2002; Laakso et al. 2002; Laakso et al. 2001; Raine et al. 2004). Weitere Untersuchungen bestätigten die Bedeutung frontotemporaler Veränderungen bei Probanden mit Psychopathy, und zwar unabhängig von den miterfassten Einflussfaktoren, z. B. Alkoholabhängigkeit und Bildung. Letztere führten aber zu Veränderungen in anderen Hirnarealen (Müller et al. 2008b). Mit dem Verfahren der Diffusion Tensor Imaging Technik (DT-MRI) wurden die Faserverbindungen zwischen orbitofrontalem Kortex und Amygdala bei Probanden mit Psychopathy untersucht. Im Gegensatz zu anderen, nicht mit der limbischen Funktion verbundenen Faserbündeln war bei Probanden mit Psychopathy insbesondere der rechte Faszikulus Unzinatus signifikant verringert. Dieser Befund korreliert mit dem impulsiven antisozialen Verhalten bei Probanden mit Psychopathy, ist allerdings keineswegs spezifisch, da sich gleichsinnige Veränderungen beim Klüver-Bucy-Syndrom, bei impulsiven Kindern und bei impulsiv-aggressiven Borderline-Patienten finden.

Veränderungen der Hirnfunktion bei Psychopathie. Neurofunktionelle Untersuchungen zeigen Veränderungen der für die Ausbildung der psychopathischen Kernsymptomatik relevanten Regelkreise:

▶ **Emotionsverarbeitung und Affektregulation.** Verschiedene Untersuchungen bestätigten eine Dysfunktion des Emotionen verarbeitenden limbischen Systems bei Probanden mit Psychopathy. Bei ihnen war die Aktivität limbischer Areale bei der Verarbeitung emotionaler Wörter vermindert, dagegen fand sich eine gesteigerte Aktivität in den frontotemporalen Hirnarealen (Kiehl et al. 2001). Abstrakte Pseudowörter verarbeiteten Probanden mit Psychopathy langsamer und schlechter als Kontrollprobanden; dabei war die Aktivierbarkeit des anterioren und superioren temporalen Gyrus verändert (Kiehl et al. 2004). Beim Betrachten positiver und negativer Bildinhalte fanden sich Aktivierungsunterschiede in frontotemporalen Hirnarealen bei Probanden mit Psychopathy (Müller et al. 2003).

▶ **Aversive Konditionierung.** Besonders konzeptrelevant ist die bei Probanden mit Psychopathy beeinträchtigte Fähigkeit, Verhaltensänderungen aus Bestrafung abzuleiten. Bildgebende Untersuchungen nutzten das Verfahren der aversiven klassischen Konditionierung, um die entsprechenden neuronalen Prozesse zu untersuchen. In einer aversiven Konditionierungsaufgabe mit unangenehmen Geruchsreizen waren Amygdala, dorsolateraler und präfrontaler Kortex bei Probanden mit Psychopathy im Gegensatz zu Kontrollprobanden vermehrt aktiviert. Dagegen fand sich in der Konditionierbarkeit kein Unterschied zwischen den Gruppen (Schneider et al. 2000). Die Arbeitsgruppe um Birbaumer et al. (2005) nutzte Schmerzreize als aversiven Stimulus. Probanden mit Psychopathy waren in Arousal und Kontingenz der Kontrollgruppe durchaus vergleichbar. Allerdings zeigten sie im Gegensatz zur Kontrollgruppe keine Veränderungen im Valenzrating bzw. in der Veränderung der Hautleitfähigkeit nach der Konditionierung. Dabei aktivierten Kontrollprobanden insbesondere frontolimbische Areale, die hingegen bei Probanden mit Psychopathy vermindert aktiviert wurden. Die Autoren folgerten, dass Probanden mit Psychopathy nicht in der Lage waren, die emotionale Relevanz der aversiven Konditionierung neurophysiologisch abzubilden, also konditioniert zu prozessieren. Ungeachtet dessen waren die Probanden mit Psychopathy aber in der Lage, den Zusammenhang zwischen Reiz und bevorstehender Bestrafung kognitiv zu erschließen.

▶ **Emotions-Kognitions-Interaktion.** Probanden mit Psychopathy gelten als gefühllos und kalt. In elektrophysiologischen Untersuchungen waren sie im Vergleich zu Kontrollpersonen weniger in der Lage, Emotionen zur Verhaltensregulation zu nutzen. In einer fMRT-Untersuchung wurde die Auswirkung induzierter Emotionen auf die kognitive Leistungsfähigkeit bei Probanden mit Psychopathy untersucht. Hierzu wurden während einer fMRT-Ableitung emotionale Reize mit einer kognitiven Aufgabe verbunden. Probanden mit Psychopathy waren in ihrer kognitiven Leistungsfähigkeit durch negative Emotionen unbeeinträchtigt, dagegen zeigten Kontrollprobanden unter negativer Emotion eine höhere Fehlerrate. Neurophysiologisch fanden sich bei Kontrollprobanden Aktivierungen des präfrontalen Kortex bei der Integration von Emotion und Kognition. Diese präfrontale Aktivierung fand sich bei Probanden mit Psychopathy nicht. Eine verminderte Funktion präfrontaler emotions- und kognitionsintegrierender Hirnareale könnte dementsprechend ursächlich dafür sein, dass Probanden mit Psychopathy Emotionen nicht zur Verhaltenskorrektur nutzen können (Müller et al. 2008a).

▶ **Moralische Urteile.** Bei der Bewertung von Moralverletzungen zeigten sich keine Unterschiede zwischen Probanden mit Psychopathy und Kontrollprobanden. Moralverletzungen führten jedoch bei den Kontrollprobanden zu einem Signalanstieg im temporalen Kortex und im ventromedialen präfrontalen Kortex, bei neutralen Vorlagen jedoch zu einem Signalabfall. Ein entsprechender Hirnfunktionsunterschied fand sich bei Probanden mit Psychopathy dagegen nicht. Bei Kontrollprobanden korrelierte auch die Amygdalaaktivität rechtsseitig mit der Schwere der Moralverletzung; auch dieser Befund fand sich bei Probanden mit Psychopathy nicht (Harenski et al. 2010b).

▶ **Emotionsattribution bei Psychopathy.** Wenn Probanden mit Psychopathy aufgefordert wurden, sich in die Emotionen anderer zu versetzen, zeigte sich im Verhalten kein Unterschied zwischen Probanden mit Psychopathy und Kontrollprobanden; demgegenüber waren orbitofrontale Hirnareale bei Probanden mit Psychopathy stärker aktiviert als jene von Kontrollprobanden, während sie die in Bilderserien induzierten Emotionen zuordneten (Sommer et al. 2010).

Kritische Bewertung. Viele der Menschen mit Psychopathy zugeschriebenen Besonderheiten fanden in neurostrukturellen und neurofunktionellen Untersuchungen ihre hypothesenkonformen neurobiologischen Entsprechungen. Die beobachtbaren Verhaltensauffälligkeiten der Psychopathy korrelierten sehr gut mit den entsprechenden neurobiologischen, hirnstrukturellen und hirnfunktionellen Veränderungen. Bei der Beurteilung der Relevanz dieser biologischen Befunde sind allerdings Einschränkungen zu machen: Die dargelegten Befunde sind heterogen und allesamt noch unrepliziert. Sie wurden an unterschiedlichen und uneinheitlichen Probandengruppen gewonnen. Dabei wurden straffällig gewordene, sozial erfolgreiche Community Psychopathy-Gruppen ebenso wie unauffällige studentische Kontrollprobanden eingeschlossen. Die festgestellten biologischen Veränderungen beweisen dementsprechend nicht notwendig deren Verhaltensrelevanz.

In mehreren Untersuchungen unterschieden sich Probanden mit Psychopathy in der Leistung, also in den Verhaltensdaten nicht von den Kontrollprobanden, wohl aber in den zentralnervösen Aktivierungsmustern (Harenski et al. 2010a; Sommer et al. 2010). Dies wirft die Frage auf nach dem Zusammenhang zwischen den dargestellten neurobiologischen Veränderungen und der Relevanz für das untersuchte klinische Konstrukt. Hierzu sind weitere und explizit diese Fragestellungen fokussierende Untersuchungen erforderlich. Insbesondere wirft auch die Vergleichbarkeit auffälliger struktureller und hirnfunktioneller Befunde bei deutlich unterschiedlichem Verhalten die Frage nach der Relevanz der neurobiologischen Veränderungen für das konkrete Verhalten auf. Wenn nicht straffällig gewordene, sich selbst als Träger psychopathischer Eigenschaften beschreibende Studenten dieselben biologischen Veränderungen zeigen wie wiederholt straffällig gewordene Verbrecher mit Drogenkarriere und desolaten Entwicklungsbedingungen, so weist dies auf weitere und bislang wenig erforschte Fähigkeiten des Menschen, zu kompensieren und anderweitige Verhaltensstrategien einzusetzen, hin. *Eine Determiniertheit des Verhaltens aufgrund abweichender neurobiologischer Be-*

funde ist jedenfalls nicht belegbar. Wohl aber sind Erkenntnisse zu erwarten, inwiefern sich therapeutisch erzielte Verhaltensmodifikationen auch hirnfunktionell oder gar strukturell auswirken können.

▶ **Neurobiologische Befunde bei Sexualdevianz.** Seit langem ist die Bedeutung von Hirnveränderungen bei sexuell deviantem Verhalten bekannt. Die Bedeutung insbesondere temporaler Hirnareale hoben Klüver u. Bucy (1937) hervor. Sie berichteten zunächst bei Affen von einem hyperoralen Verhalten und von bizarrer Hypersexualität nach einer beidseitigen Läsion des anterioren Temporallappens. Das nach ihnen benannte *Klüver-Bucy-Syndrom* ist inzwischen auch beim Menschen gut untersucht. Nach Schlaganfällen wird verschiedentlich von hypersexuellem Verhalten berichtet, bei 6–10 % der Schlaganfallpatienten kommt es zu Sexualstraftaten. Einer Studie mit 476 männlichen Sexualstraftätern zufolge hatte mehr als die Hälfte der zur Begutachtung zugewiesenen männlichen Sexualstraftäter Kopfverletzungen mit Bewusstlosigkeit in der Vorgeschichte. 22,5 % gaben sogar Hirnverletzungen mit Bewusstlosigkeit an (Langevin 2006). Diese Daten sprechen für eine hohe Prävalenz neurologischer Auffälligkeiten in der Vorgeschichte von Sexualstraftätern. Offen bleibt deren **ätiopathogenetische** Relevanz, nämlich ob es sich um eine pathogenetisch spezifische Hirnstruktur für sexuell auffälliges Verhalten handelt oder ob prämorbid vorhandene Neigungen enthemmt werden.

Bereits 1988 hatten Langevin et al. über Veränderungen des Temporallappens bei sadistischen Sexualstraftätern berichtet. Sie fanden diese bei 45 % der Täter und bei 41 % eine Erweiterung des rechten Temporalhorns. Die Häufigkeit entsprechender Veränderungen begründet zwar den Verdacht, dass Amygdala und Hippocampus in dieser Tätergruppe von zentraler Bedeutung sind, ein pathogenetischer Zusammenhang ist bislang allerdings noch nicht bewiesen. Dementsprechend muss die Frage nach der Relevanz nachgewiesener u. a. temporaler Hirnveränderungen bei einem Serienmörder mit sadistischem Fetischismus (Nedopil et al. 2008) ebenso wie der bei einem Mörder mit Autismus und Sadomasochismus fassbaren massiven Aufweitung des Temporalhorns (Müller 2009b) offen bleiben.

Eine Atrophie der amygdalohippokampalen Region, kenntlich an der Aufweitung des Temporalhorns, erwies sich auch bei der Pädophilie als relevant. 8 von 15 untersuchten pädophilen Patienten einer Maßregelvollzugsklinik zeigten bereits in Einzeluntersuchungen eine deutliche Aufweitung des rechten Unterhorns (Schiltz et al. 2007a). Andere Autoren berichten über eine frontostriatale und zerebelläre Volumenminderung bei Pädophilie und ordneten diese den obsessiv kompulsiven Störungen zu (Schiffer 2007b). Andere Autoren folgern aus der Volumenminderung der weißen Faserbündel, dass Pädophilie im Zusammenhang mit einer partiellen Diskonnektion des Fasernetzes stehen könnte (Cantor et al. 2008). Mehrere Studien belegen, dass sich auch die Hirnfunktion bei Pädophilie in störungsrelevanten Arealen verändert (Schiffer et al. 2008; Walter et al. 2007). Wenngleich eine Vielzahl von Untersuchungen neurobiologische Veränderungen bei Paraphilien, insbesondere bei Sadismus und Pädophilie, zeigt, muss deren ätiologische Relevanz und deren Bedeutung für forensische Fragestellungen nach wie vor kritisch geprüft werden (Fromberger et al. 2009b).

▶ **Neurobiologische Ansätze zur Aggressionsgenese.** Seit langem werden Veränderungen von zentralnervösen Transmitterkonzentrationen wie *Serotonin* (5-HT), *Dopamin*, *Adrenalin* und *Noradrenalin*, von Hormonen wie *Testosteron* und Schilddrüsenhormon, und von Stoffwechselprodukten wie Cholesterin oder Glukose mit aggressivem Verhalten in Verbindung gebracht. Die bislang überzeugendsten Befunde weisen auf die Bedeutung serotonerger Strukturen bei der Aggressionsregulation hin. Ein funktionelles Serotonindefizit, welches insbesondere über 5-HT2-Rezeptoren im Frontalhirn vermittelt wird, scheint impulsivfremdaggressives Verhalten zu begünstigen (Virkkunen et al. 1995): Das Serotoninabbauprodukt (5-HIAA) war bei impulsiven Gewalttätern niedriger als bei nicht impulsiven, bei Soldaten mit Persönlichkeitsstörung und aggressivem Verhalten in der Vorgeschichte erniedrigt, ebenso bei impulsiven Gewalttätern mit Suizidversuchen in der Anamnese und bei impulsiv agierenden Brandstiftern und Gewalttätern mit Alkoholismus. Stimulationsuntersuchungen mit Substanzen, die Serotonin freisetzen, zeigen bei Probanden mit impulsivaggressivem Verhalten geringere Wirkungen als in einer Vergleichsgruppe und legen nahe, dass die von Serotonin modulierte Aktivität des Frontalhirns bei der Regulation aggressiven Verhaltens bedeutsam ist. Eine Reihe von Kasuistiken zeigt, dass nach Hirnverletzungen Wesens- und Verhaltensänderungen gehäuft mit aggressiven Impulsen einhergehen. Die Vietnam-Head-Injury-Studie, in der 279 Veteranen mit Kopfverletzungen untersucht wurden (Grafman et al. 1996), fand, dass insbesondere Läsionen des präfrontalen und temporalen Kortex das Risiko für gewalttätiges Verhalten erhöhen. Diese gruppenstatistischen Befunde bedeuten aber nicht, dass jeder, der unter einer frontotemporalen Hirnverletzung leidet, aggressiv wird. Neurobiologische Auffälligkeiten des Frontalhirns finden sich auch ohne strukturell fassbare Schädigungen (Müller et al. 2001). Probanden, die wegen Mordes verurteilt waren, zeigten in einer PET-Studie eine präfrontale Minderaktivität im Vergleich zu Kontrollprobanden (Raine et al. 1994, 1998). Die Autoren folgerten, dass die präfrontale Aktivitätsverminderung bereits genügt, aggressives Verhalten zu begünstigen. Die Aktivitätsminderung wird auf eine veränderte Ansprechbarkeit serotonerger Verbindungen zu orbitofrontalen, anteromedialen und cingulären Hirnstrukturen zurückgeführt (New et al. 2002).

Viele Studien heben die Bedeutung *genetischer Faktoren* für sozial abweichendes Verhalten und Erleben hervor. Manche Risikofaktoren, die traditionell als soziale Faktoren betrachtet wurden, scheinen eine genetische Vulnerabilität zu reflektieren. Personen mit einem biologischen Risikofaktor für Aggressivität sind möglicherweise für psychosoziale Missgeschicke und zu strafrechtlich relevanten Reaktionsweisen prädisponiert. Zahlreiche Befunde weisen auf eine Beteiligung neurochemischer Substanzen bei aggressivem Verhalten hin. Der potenzielle Nutzen biochemischer Parameter für die Prognose delinquenten Verhaltens wird hier erkennbar. Insbesondere die Adrenalin und Noradrenalin katabolisierenden Enzyme *Monoaminooxydase A und B* (MAO A und B) und Katechol-O-Methyltransferase (COMT) sind an der Regulation aggressiven Verhaltens beteiligt (Volavka et al. 2004a). Probanden mit einer erniedrigten Funktion der MAO-A haben ein deutlich höheres Risiko, dissoziales Verhalten zu entwickeln und selbst gewalttätig zu werden, wenn sie selbst Opfer kindlicher Misshandlungen waren, als Probanden mit einer normalen MAO-A-Aktivität (Caspi et al. 2002). Dieses Ergebnis wurde in verschiedenen Studien bestätigt. Dabei korrelierte bei inhaftierten Straftätern eine *verminderte MAO-Aktivität* mit geringer Impulskontrolle, Sensation Seeking Behavior und Gewalttätigkeit (Skondras et al. 2004).

In einigen Untersuchungen wurde der Zusammenhang zwischen krimineller Rückfälligkeit und hormonellen Befunden untersucht. Stalenheim (2004) fand erhöhte Werte des Schilddrüsenhormons T3-Thyroxin bei Rückfalltätern im Vergleich zu Kontrollen und nicht rückfälligen Straftätern. Bei rückfälligen Sexualstraftätern, die in einer Gruppenpsychotherapie gescheitert waren, fanden Studer et al. (2005) erhöhte Testosteronwerte.

Als Prädiktoren des langfristigen Verlaufs in Bezug auf dissoziales und gewalttätiges Verhalten wurden bei Jugendlichen niedrige Kortisolwerte (Shoal et al. 2003), niedrige Herzfrequenz, niedriger Blutdruck und verminderte autonome Reaktionen herausgefunden (Raine et al. 1995, 1996).

▶ **Biologische Resilienz.** Biologische Faktoren können auch die individuelle Widerstandsfähigkeit gegen Belastungen beeinflussen. Eine niedrige Herzfrequenz als Indikator für niedrige autonome Erregbarkeit erwies sich im Kindes- und Jugendalter als bester biologischer Marker für späteres antisoziales Verhalten; dagegen schützte eine hohe Herzfrequenz vor krimineller Entwicklung (Raine et al. 1995, 1996, 1997, 1998). Eine hohe Herzfrequenz und gute Erholung der Hautleitfähigkeit korrelierten bei Söhnen krimineller Väter mit einer erhöhten Resilienz gegen straffälliges Verhalten (Brennan et al. 1997). Aggressive Jugendliche, die später nicht delinquent wurden, zeigten im Vergleich zu späteren Delinquenten eine bessere Konditionierbarkeit und schnellere Erholung der Hautleitfähigkeit als Ausdruck einer gelungenen Verarbeitung emotionaler Reize und Aufgeschlossenheit gegenüber Umweltreizen. Die gute Konditionierbarkeit und eine offene, aufmerksame Haltung wirken möglicherweise protektiv, indem sie klassische Konditionierung und passives Vermeidungslernen erleichtern. Die Studie von Caspi et al. (2002) unterstreicht, dass *soziale und biologische Faktoren* protektiv zusammenwirken. In dieser neuseeländischen Längsschnittstudie ergab sich, dass eine hohe MAO-A-Aktivität ebenso wie eine behütete, also ohne kindliche Misshandlungen einhergehende Kindheit davor schützt, dissoziales Verhalten zu entwickeln und selbst gewalttätig zu werden. Erst das Zusammenwirken von niedriger

MAO-A-Aktivität und Missbrauchserlebnissen erhöhte das Risiko, selbst zum Täter zu werden, deutlich.

22.2.2.3 Grenzen der Nutzung aktueller Befunde in foro

Die vorgelegten Studien belegen konsistent die Beteiligung *neurobiologisch fassbarer Veränderungen* bei forensisch relevantem Verhalten. Vor einer Verwendung in foro sind dennoch entscheidende Gütekriterien wie Sensitivität, Spezifität, Reliabilität und Stabilität spezifischer Befunde hinreichend verlässlich festzustellen. Diese müssen für den individuellen Probanden aussagekräftig sein. Gruppenstatistische Unterschiede bedeuten nämlich nicht, dass sich ein Befund bei allen Probanden wiederfindet. Keines der vorliegenden Studienergebnisse wurde bislang mit demselben Untersuchungskollektiv repliziert, insofern ist auch die Reliabilität der Ergebnisse noch unklar. Irrtumswahrscheinlichkeit und weitere Einflussfaktoren wie fehlende Mitarbeit, Medikamenten- oder Drogeneffekte, Einfluss von Suggestion, Täuschung, Irrtum, Meditation usw. müssen als Fehlerquellen benannt und in ihren Auswirkungen diskutiert werden können. Darüber hinaus ist auch die Bedeutung weiterer Einflussgrößen wie zeitliche Stabilität, Alterungsprozesse, Veränderung durch Unterbringung oder Therapie noch unbekannt. Ohne Kenntnis der Relevanz potenzieller Einflussfaktoren ist eine Verwendung entsprechender Techniken zur Beantwortung forensisch-psychiatrischer Fragen aus methodischen Gründen bedenklich.

Auch das Leistungsvermögen der verwendeten Verfahren birgt neue Herausforderungen. Selbst geringe strukturelle und/oder funktionelle Veränderungen können inzwischen erfasst werden. Je sensitiver aber die diagnostischen Methoden, umso interpretationsbedürftiger sind die Befunde in Bezug auf Verhaltens- und Rechtserheblichkeit. In Abhängigkeit vom gewählten Untersuchungsdesign lassen sich viele spezifische Funktionen mit ihren korrespondierenden zentralnervösen Aktivierungsmustern erfassen. Dies bedeutet jedoch nicht, dass der, der etwas anderes erlebt bzw. anders aktiviert, gar nicht anders erleben bzw. aktivieren kann. Es bedeutet auch nicht, dass sich der Befund bei einer Zweituntersuchung erneut erzielen, also stabil replizieren lässt. Die Konstanz der Ergebnisse ist aber für die juristische Verwertbarkeit unverzichtbare Voraussetzung. Erst wenn ein Befund stabil mit einer bestimmten Persönlichkeitseigenschaft korreliert, kann er in die forensische Beurteilung einfließen. Wie stark aber Aktivierungsmuster und Funktionszustände bereits intraindividuell differieren, zeigen Untersuchungen selbst mit einfachsten motorischen Handlungen, sog. Fingertapping-Aufgaben. Hinsichtlich komplexerer Leistungen stehen Untersuchungen zur Reliabilität gänzlich aus.

Selbst strukturelle Veränderungen des Gehirns nach Unfällen, Durchblutungsstörungen u.a. verlaufen nicht selten asymptomatisch und begründen nur in einer geringen Zahl der Fälle kriminelle Handlungen oder Gefährlichkeit. Bei bildgebenden Untersuchungen werden in bis zu 25% auffällige Befunde zufällig erhoben, der Großteil im Sinne von Normvarianten, lediglich bei etwa 8% führen sie zu klinischen Konsequenzen. Ein organischer Befund ist somit nicht gleichbedeutend mit einer Konsequenz, beispielsweise einer Operation oder einer medikamentösen Therapie im klinischen oder einer Beeinträchtigung der Schuldfähigkeit im forensisch-psychiatrischen Kontext. Stattdessen muss jeder erhobene Befund auf die spezifische Fragestellung bezogen interpretiert werden (Müller 2009a). Einige Probanden zeigen veränderte Aktivierungsmuster, obwohl sie in der Lage sind, die gleiche Leistung und das gleiche Verhalten zu erbringen wie Kontrollprobanden. Dies weist auf unterschiedliche Verarbeitungsmuster, Kompensationsstrategien oder auch auf eine für die Fragestellung unzureichende Untersuchungsmethodik hin.

Letztlich ist zu berücksichtigen, dass vor Gericht nicht die Aktivierungsmuster, sondern Taten und individuelles Verhalten zu bewerten sind. Um hirnbiologische Veränderungen in ihren Auswirkungen beurteilen zu können, müssen diese sich in Erleben und Verhalten manifestieren. Eine biologische oder soziale Verhaltensdetermination ist durch die verfügbaren Daten nicht begründbar. Für typisch gehaltene biologische Determinanten kriminellen Verhaltens treten auch bei nicht Straffälligen auf. Biologische Strukturen oder Aktivierungsmuster präventiv zu verdächtigen ist irreführend: Vorstellung und Durchführung einer Handlung aktivieren weitreichend und überlappend spezifische neuronale Funktionssysteme, sodass zwischen Handeln und Fantasie zumindest gegenwärtig nicht differenziert werden kann. Die Teilnehmer einer Studie zur Untersuchung aggressiven Verhaltens, in der hirnstrukturelle und hirnfunktionelle Daten mit genetischen Befunden kombiniert wurden, waren zumindest bis dahin unbescholten (Meyer-Lindenberg et al. 2006); Probanden, die sich aggressive Handlungen nur vorstellten, zeigten dennoch typische Aktivierungsveränderungen in aggressionsrelevanten Hirnarealen (Pietrini et al. 2000). Um die diagnostische Leistung der modernen Untersuchungsverfahren auch im Gerichtssaal nutzen zu können, muss die Frage nach der Verhaltensrelevanz der nachweisbaren Aktivitätsveränderungen beurteilbar werden (Müller 2009a).

22.2.2.4 Neurowissenschaften in der derzeitigen forensisch-psychiatrischen Praxis

Trotz aller Bemühungen von Neurowissenschaftlern, ihre Erkenntnisse als Entscheidungsgrundlage für Gerichte zu etablieren (Blair 2007; Burns u. Bechara 2007; Markowitsch u. Siefer 2007; Pocket 2007), finden diese Methoden kaum Anwendung in der Begutachtungspraxis. Das liegt zum einen daran, dass die Befunde noch sehr widersprüchlich und kaum repliziert sind (Müller 2009a), dass gruppenstatistische Unterschiede kaum Aussagen über einen Einzelfall zulassen und dass anhand der neurobiologischen Befunde nicht definiert werden kann, was pathologisch, was lediglich Normvariante und was mehr oder weniger in einem breiten Normbereich ist, zum anderen aber auch daran, dass Gerichte und vermutlich auch Psychiater den tatsächlichen Zusammenhang zwischen Struktur und Funktion des Gehirns und konkretem Verhalten in einer bestimmten Situation nicht wirklich erfassen bzw. nachvollziehen können. Mit dieser mangelnden *Nachvollziehbarkeit* des Zusammenhangs zwischen neurobiologischen Parametern und persönlichem Verhalten hat der BGH 1998 auch die Anwendung der *Polygrafie* (Lügendetektor) zur Wahrheitsfindung vor Gericht als unzulässig verworfen (Volckart 1998).

Dennoch zeigen manche Gerichtsurteile aus dem Ausland, dass die neurobiologischen Methoden und Befunde in Einzelfällen Einfluss auf die Urteilsfindung haben können. So hat ein indisches Gericht eine des Mordes verdächtige Frau mit Hilfe eines EEG-basierten Verfahrens zu einer lebenslänglichen Strafe verurteilt, was dazu geführt hat, dass vor einem verfrühten Einsatz dieser für die Anwendung in foro nicht ausgereiften Techniken gewarnt wurde (Nature Neuroscience 2008. In Italien hat ein Gericht 2009 eine Strafe wegen einer genetisch bedingten erniedrigten MAO-A-Aktivität herabgesetzt (Feresin 2009). Auch hierbei dürfte es sich um eine vorschnelle Übernahme noch wenig belegter biologischer Annahmen in eine Gerichtsentscheidung handeln.

In Bezug auf die Individualprognose und das Risikomanagement ist ebenfalls noch Zurückhaltung bei der Berufung auf biologische Parameter geboten. Zwar scheint sich hier eine gewisse Nutzbarkeit der Erkenntnisse anzudeuten, es ist jedoch nicht zu erwarten, dass ein einzelnes biologisches Merkmal die Legalprognose sicher vorhersagen lässt. Neurobiologische Faktoren könnten aber durchaus hilfreich in die Gesamtbetrachtung bei der Individualprognose einbezogen werden.

Dass neurobiologische und psycho-physiologische Methoden und Erkenntnisse in der Gutachtenpraxis noch keine Bedeutung haben können, heißt darüber hinaus auch nicht, dass die forensische Psychiatrie auf sie verzichten dürfte. Für die Differenzialdiagnostik, die Behandlung und die Verlaufskontrolle bei forensisch-psychiatrischen Patienten können sie eine wichtige Ergänzung und u. U. sogar eine wegweisende Neuerung bedeuten.

Neuropsychologische Techniken, die deliktrelevante unbewusste bzw. bewusst verfälschbare Prozesse abbilden, können die Exploration durch objektivierbare Befunde ergänzen. Probanden, deren weiteres Schicksal von einer Begutachtung abhängt, haben guten Grund, sich so darzustellen, wie dies ihrer Meinung nach opportun ist. Dies gilt insbesondere für sexuell deviante Menschen, die häufig ihre sexuellen Fantasien verheimlichen oder bagatellisieren wollen. Die Aufdeckung ihrer tatsächlichen Einstellungen ist Gegenstand verschiedener Forschungsansätze. In mehreren Studien konnte zwischen Einstellungen und deliktrelevanten Kognitionen von Kindesmissbrauchern und Kontrollgruppen differenziert werden (Yundina u. Nedopil 2010). Studien mit Wahl-Reaktionszeit-Paradigmen nach Priming-Reizen versuchen, über den Einfluss interferierender Prozesse diagnostische Hinweise auf die sexuelle Orientierung zu gewinnen (Mokros et al. 2009). Mit der Methode der

Blickregistrierung (Eyetracking) wird über das Blickverhalten eines Probanden beim Betrachten störungsrelevanter sexueller Stimuli auf dessen sexuelle Präferenz geschlossen und diese damit indirekt erfasst (Fromberger et al. 2009a).

Biologische Verfahren können zur Therapieevaluation und auch als Therapiemethode eingesetzt werden, unter Beachtung der geforderten Indikation und bei sorgfältiger Güterabwägung. Bereits die Einmalgabe eines gut verträglichen SSRI (Serotonin-Wiederaufnahmehemmers) wie auch die Effekte einer Verhaltenstherapie verändern die Hirnfunktion, was mit bildgebenden Verfahren nachweisbar ist. Besondere Bedeutung können neurophysiologisch basierte Biofeedback-Verfahren bei der Behandlung psychisch kranker Straftäter gewinnen; dabei lernen die Personen, physiologische Funktionen zu kontrollieren, zu modifizieren und so eine Verhaltens- und Befindlichkeitsveränderung zu erzielen (Birbaumer et al. 2009). Therapeutisch wurde bei 77 Gefängnisinsassen mit Auffälligkeiten im EEG eine Kombination von EEG-Neurofeedback und Biofeedback der elektrodermalen Aktivität regelmäßig bis zur Haftentlassung durchgeführt. Während bei einem nur kurzen Training (max. 4 Sitzungen) die Rückfallquote knapp 2 Jahre nach der Haftentlassung bei 65% lag, betrug sie bei einer Trainingsdauer von durchschnittlich 14 Trainingssitzungen 40% und reduzierte sich nach mehr als 34 Sitzungen auf nur noch 20% (Quirk 1995). Dies belegt die Effektivität und die grundsätzliche Nutzbarkeit des neurobiologischen Feedbacktrainings.

Das Verfahren des real time-fMRT nutzt die Signale der Hirnaktivität, um diese mit Hilfe der Biofeedback-Methode zu verändern. Hierzu wird dem Probanden während der bildgebenden Untersuchung das Signal der Aktivität relevanter Hirnareale in den Scanner rückgespiegelt. An einer Tübinger Untersuchung (Veit 2010) nahmen sechs forensische Probanden mit unterschiedlichem Ausprägungsgrad an psychopathischen Merkmalen teil. Alle waren nach dem Training in der Lage, die Aktivität in ihrer anterioren Insel zu steigern. Dabei benötigten Probanden mit hohen Psychopathiewerten ein intensiveres Training, um die Regulation zu erlernen. Um zu überprüfen, ob die gelernte Modulation der Hirnaktivität zu beobachtbaren Verhaltenseffekten führt, hatten die Teilnehmer nach dem Training neutrale und emotionale Bilder zu bewerten. Die Tendenz der Probanden, aversive Bilder ohne emotionale Regungen und ohne Änderung der Gehirnaktivität zu betrachten, war nach der Therapie einem Trend zur negativeren Bewertung gewichen und hatte bei dem Probanden mit dem intensivsten Training eine Zunahme neuronaler Verbindungen in den emotionsrelevanten Arealen bewirkt.

22.2.2.5 Neurobiologie und forensische Psychiatrie – kritische Zusammenfassung

Biologische Untersuchungsverfahren ergänzen die psychiatrische Diagnostik, Behandlung, Behandlungsevaluation und Prognosestellung und haben diesbezüglich einen festen Platz in Forschung und Praxis der forensischen Psychiatrie. Allerdings ist auch bei der klinischen Interpretation Vorsicht geboten:

1. Die Läsion bestimmter, z. B. frontaler Hirnareale bei verschiedenen Probanden kann unterschiedliche, ja sogar gegensätzliche Symptome hervorrufen, z. B. antisoziales Verhalten auslösen, unbeeinflusst lassen oder sogar „heilen" (Mobbs et al. 2007).
2. Mit den Untersuchungen werden nicht selten asymptomatische Veränderungen erfasst.

Bei der Beurteilung der Schuldfähigkeit sind die Ergebnisse neurobiologischer Untersuchungen von sekundärer Bedeutung.

1. Die Ergebnisse sind überwiegend im Gruppenvergleich gewonnen worden. Statistische Unterschiede zwischen Gruppen lassen aber die Bedeutung der Befunde für den Einzelfall offen. Gruppenstatistisch gewonnene Befunde müssen keineswegs bei allen Probanden der Gruppe gleichsinnig zu finden sein.
2. Die sMRT- und fMRT-Befunde sind bislang nicht bei gleichen Kollektiven repliziert. Replizierbarkeit und Reliabilität sind aber wesentliche Gütemerkmale für wissenschaftliche Untersuchungen und deren Aussagekraft.
    - Die Ergebnisse der sMRT- und fMRT-Studien sind überwiegend an kleinen Kollektiven gewonnen worden. Die Mehrzahl der Studien schließt weniger als 20, viele weniger als 10 Probanden ein. Inwieweit diese Befunde generalisierbar sind, bleibt offen.
    - Die herangezogenen Kontrollgruppen sind in der Regel wenig vergleichbar. In vielen Studien wurden Straftäter, langjährig inhaftierte

Wiederholungstäter mit Drogen- und Hafterfahrung mit Kontrollprobanden aus nicht vorbestraften, wenig Substanzmittel einnehmenden und bis dahin nicht straffällig gewordenen Studentenkollektiven oder Mitarbeitern der Arbeitsgruppe verglichen. Diese Gruppen unterscheiden sich bereits in den Lebensbedingungen und weiteren korrelativen Faktoren.
- Der Einfluss der genannten korrelativen Faktoren wie Unterbringungsdauer, Alkohol- bzw. Drogenkonsum, Dauer früherer Inhaftierungen und Entwicklungsbedingungen ist bislang unzureichend untersucht worden.

22.2.3 Vorläufer von Delinquenz und Gewalt im Kindes- und Jugendalter

Von großer Bedeutung ist weiterhin die Erforschung des Zusammenhangs von Gewaltbereitschaft und psychischen Störungen bei Kindern und Jugendlichen (Scott 2004; siehe auch Kap. 12.12). Die Identifikation von Jugendlichen, bevor diese ein Risiko darstellen, und eine frühzeitige Prävention werden von einigen Autoren als wesentliche Schritte zur Verringerung des Gefährdungspotenzials angesehen (Farrington 2005; Williams 2004). Gleichzeitig muss angemerkt werden, dass wegen der Vielzahl von Einflussvariablen, z. B. der gesellschaftlichen und politischen Verwerfungen, der Migrationsströme, der Veränderungen der Medienlandschaft, der Änderungen der Familienstrukturen, eine wirklich effiziente präventive Intervention auf breiterer Basis, die nicht durch Gegenströmungen konterkariert wird, fraglich sein dürfte. Dennoch zeigen Kohortenuntersuchungen, die Geburtsjahrgänge von Kindern und Jugendlichen bis ins höhere Erwachsenenalter verfolgen, dass Risikofaktoren bei Kindern, die später kriminelle Wiederholungstäter werden, identifizierbar sind, ebenso wie die protektiven Faktoren, die bei gefährdeten Jugendlichen ein Abgleiten in die Kriminalität verhindern (Farrington 1991, 2000; Moffit 1993; Walter u. Remschmidt 2004; Lösel u. Bender 2003).

Die Arbeitsgruppe um Moffit (Caspi et al. 2002; Moffit 1993; Odgers et al. 2008) hat aufgrund ihrer prospektiven Kohortenstudie in Neuseeland unterschiedliche Verlaufstypen antisozialen Verhaltens beschrieben. Für die Frage nach der langfristigen Prognose ist die Unterscheidung zwischen **„adolescence limited"** und den **„lifetime persistent"** kriminellen Jugendlichen von besonderer Bedeutung. Während erstere ihre Kriminalität auf wenige Jahre zwischen dem 17. und dem 20. Lebensjahr beschränken, bleiben letztere bis in das hohe Erwachsenenalter kriminell. Sie zeichnen sich durch einen Beginn der sozialen Auffälligkeiten in der frühen Kindheit aus, die Betroffenen sind schon als Kinder charakterisiert durch neuropsychologische Probleme, schwieriges Temperament oder Hyperaktivität, ihre Umgebung durch inadäquates Erziehungsverhalten, zerbrochene Familienstrukturen und Armut. Ihr früh zu beobachtendes schwieriges Verhalten wird verstärkt durch die psychosozialen Belastungen. Im Entwicklungsverlauf suchen die Kinder aktiv problematische Umwelten auf. In diesen Umgebungen haben sie keine ausreichende Möglichkeit, prosoziales Verhalten zu lernen. Schließlich bildet sich im Verlauf der ersten zwei Lebensjahrzehnte eine gestörte (antisoziale) Persönlichkeitsstruktur heraus.

Demgegenüber lässt sich die Gruppe von Tätern, deren Delinquenz sich auf die Adoleszenz beschränkt, folgendermaßen charakterisieren: Ihre Delinquenz beginnt in der Pubertät und sie durchleben bis dahin eine nach außen unauffällige Entwicklung. Sie fallen durch eine Diskrepanz zwischen körperlicher Reifung und mangelnden Partizipationsmöglichkeiten am Erwachsenenleben sowie durch Autonomiebestrebungen mit Anschluss an eine dissoziale Peer-Gruppe auf und begehen dissoziale Handlungen vorwiegend unter deren Einfluss. Bei Erreichen des Erwachsenenstatus beenden sie in der Regel ihre dissozialen Verhaltensweisen und kehren zu einem konventionellen Lebensstil zurück. Diese Rückkehr verzögert sich allerdings, wenn es während der Zeit ihrer Kriminalität zu einem Schul- oder Ausbildungsabbruch kam oder eine Suchtentwicklung oder Inhaftierungen die Reifung beeinträchtigten.

Die Unterscheidung in diese beiden Prägnanztypen traf jedoch sowohl in der Kohorte der Arbeitsgruppe von Moffit wie in anderen Kohortenstudien (Farrington et al. 2006; Loeber et al. 2003) nur auf einen Teil der Delinquenten zu. Genau so groß war der Anteil derjenigen, die von einer Gruppe (einem Prägnanztyp) zu dem anderen wechselte. Besonders deutlich wird die Ungenauigkeit der Zuord-

Tab. 22.1 Die wichtigsten Risikofaktoren für antisoziales Verhalten von Jugendlichen (Farrington 1991, 2000, 2005, 2009; Moffit 1993; Walter u. Remschmidt 2004; Odgers et al. 2008).

- Kriminalität und Verurteilungen eines Elternteils
- Eltern mit dissozialen Persönlichkeitsakzentuierungen
- Eltern mit Alkohol- oder Substanzkonsum
- große Familien
- zerbrochene oder konfliktreiche Familien
- junge alleinerziehende Mütter
- niedriges Familieneinkommen
- inkonsistenter und unberechenbarer Erziehungsstil
- unzureichende elterliche Kontrolle
- Missbrauch der Kinder
- niedrige Intelligenz und schlechte Schulleistung
- Impulsivität
- dissoziale Bezugspersonen
- dissoziale Nachbarschaften
- Schulen mit hoher Kriminalitätsbelastung

nungen, wenn die Täter bis ins hohe Lebensalter weiter untersucht werden. Diesbezüglich stellt sich die Vorhersage der weiteren Delinquenzkarriere nahezu als unmöglich heraus (Laub u. Sampson 2003). Kriminologen warnen daher vor einem allzu großen Optimismus bezüglich der Möglichkeit, Intensivtäter zuverlässig zu erfassen und sehen das Entwicklungspotenzial jugendlicher Delinquenter als sehr viel größer an als deren Festlegung oder Determiniertheit auf einen bestimmten Tätertypen (Boers 2009). Dieses Entwicklungspotenzial sollte allerdings möglichst frühzeitig unterstützt werden, da die Studien auch gezeigt haben, dass längere Kriminalitätskarrieren schwieriger zu beenden sind als kürzere. Welche Möglichkeiten es gibt, diejenigen zu identifizieren, die ihrem Prägnanztyp treu bleiben und jene, die ihn wechseln, ist bislang noch unklar. Erkennbar ist aber aus den heutigen Forschungen, dass Antisozialität und Kriminalität nicht auf eine Generation beschränkt bleiben, sondern sich über die Generationen fortsetzen (Bijleveld u. Farrington 2009; Farrington et al. 2009). Die in ▸ Tab. 22.1 aufgeführten Risikofaktoren zeigen, dass elterliche Parameter in vielen Fällen die Karriere der Kinder bestimmen.

22.2.4 Biopsychosoziales Modell

Die generationenübergreifenden Zusammenhänge für dissoziale Verhaltensmuster kann man an einem psychobiosozialen Modell des Verhaltens nachvollziehen: *Zwillingsstudien* und andere *genetische Untersuchungen* haben seit langem eine familiäre Häufung und eine relativ hohe Konkordanz in Bezug auf kriminelles Verhalten gefunden (Cadoret et al. 1990; Coccaro u. McNamee 1998). Zwischenzeitlich wurden mehrere genetische Besonderheiten beschrieben, die bei Wiederholungstätern von Bedeutung sein sollen, nämlich Gene, die das Gleichgewicht der Neurotransmitter Serotonin, Dopamin und Noradrenalin beeinflussen (siehe Kap. 22.2.2). Allerdings kann keine dieser genetischen Besonderheiten allein mehr als 1 % des Bedingungsgefüges für kriminelles Verhalten aufklären (Gunter et al. 2010). Die genetische Forschung hat aber auch gezeigt, dass sich Paare mit ähnlichen biologischen Anlagen suchen (Fisher et al. 2006; Holmes u. Thapar 2004). Wenn Impulsivität, Wagemut und fehlende Angst vor negativen Konsequenzen zu diesen vererbbaren Temperamentsfaktoren gehören (Cloninger 1998, 2004; Cloninger et al. 1988), werden sie sich auch bei den Kindern finden. Kommen Missbrauch von Drogen und Alkohol, Nikotinkonsum während der Schwangerschaft und ein wenig solider Lebensstil der Eltern hinzu, so ist das Neugeborene nicht nur durch seine genetische Ausstattung, sondern auch durch toxische Einflüsse während der Schwangerschaft gefährdet (Arseneault et al. 2000; Wessels u. Winterer 2008). Das bedauerliche Schicksal der Kinder drogenabhängiger Mütter, die unmittelbar nach der Geburt mit Suchtstoffen substituiert werden müssen, ist hinreichend bekannt. Die schädigende Wirkung von Nikotin auf die Nervenentwicklung ist erst in den letzten Jahren in ihrer Dramatik erforscht worden (Wessels u. Winterer 2008). Säuglinge, die unter solchen Umständen auf die Welt kommen, bedürfen der besonderen Fürsorge, wobei die Konstanz einer mütterlichen Bezugsperson von ausschlaggebender Bedeutung ist. Fehlt dieser Schutzfaktor für das Neugeborene und setzen Eltern ihren Rauschmittelmissbrauch fort, kümmern sie sich nicht um das Kind oder lehnen es gar ab, so führt das schon beim Kleinkind zur Verweigerung und zu aggressiven Verhaltensweisen (Raine et al. 1997). Diese Verhaltensweisen von Kindern bedingen weitere Ablehnung durch erwachsene Bezugspersonen und einen unsicheren oder gar desorganisierten Bindungsstil, der sich bis ins Erwachsenenleben fortsetzt (Ainsworth 1964; Chotai et al. 2005; Young et al. 2009). Auch im Kindergarten werden sie zu Außenseitern. Sie werden zurückgewiesen und sind nicht in der Lage, Beziehungen und Loyalität aufzubauen. Ihr störendes und abweisendes Fehlverhalten verstärkt sich. Anschluss finden sie häufig bei Kindern, die sich ähnlich entwickelt haben. Mit ihnen gehen sie auf Abenteuersuche, wobei die Abenteuer oft darin bestehen, gegen Normen zu verstoßen, Regeln zu brechen und körperliche Kraft und Schlagbereitschaft zur Positionierung in der Gruppe der Gleichaltrigen einzusetzen (Caspi et al. 2002; Svrakic u. Cloninger 2004). Genetische Disposition und Umwelt treffen nach heutigem Verständnis nicht zufällig aufeinander, vielmehr „suchen sich" Gene die Umwelt, in der sie sich am ehesten entfalten können (Gottesman u. Gould 2003; Holmes u. Thapar 2004). Durch diese Interaktionen entsteht ein eingeschliffenes dissoziales Verhaltensmuster, welches den genetischen bedingten Bedürfnissen entspricht und durch die Struktur der genetisch festgelegten Temperamentzüge begünstigt wird.

Das wechselseitige Bedingungsgefüge für die Entwicklung der Verhaltensstörung ist allerdings bislang nur hypothetisch entwickelt, nicht aber empirisch als Kausalgeflecht belegt, sodass hierin eine wichtige Forschungsaufgabe gesehen werden muss. Eine ebenso große Aufgabe liegt in der Entwicklung effektiver Strategien zur Früherkennung und Intervention bei gefährdeten Kindern.

22.2.5 Frauen in der forensischen Psychiatrie

Die meisten Untersuchungen zu sog. Psychopathen wurden an Männern durchgeführt. Die Frage, ob diese Ergebnisse auf Frauen übertragbar sind, ist bislang nicht geklärt. Zwar werden bei Frauen auch Zusammenhänge zwischen hohen Werten auf der PCL-R und krimineller Rückfälligkeit berichtet (Strand u. Belfrage 2005; Warren et al. 2005), allerdings sind sowohl die Profile der Frauen als auch deren Rückfälle anders als jene der Männer. Während Männer sich aggressiv und offen antisozial verhalten, scheinen Frauen eher zu täuschen, zu lügen und zu manipulieren. Der Zusammenhang mit krimineller Rückfälligkeit ist bei ihnen auch weit weniger deutlich als bei Männern (Nicholls et al. 2005).

Auch in vielen anderen Bereichen wurde forensisch-psychiatrische Forschung lange Zeit auf Männer beschränkt. Gleichzeitig wurden aber Ergebnisse, die an Männern gewonnen wurden, in der Praxis auf Frauen übertragen oder es wurde der Geschlechtsunterschied überhaupt nicht berücksichtigt. Erst in letzter Zeit wurde vermehrt darauf hingewiesen, dass eine solche undifferenzierte Betrachtung nicht zulässig ist und dass es einer besonderen Betrachtung der Frauen sowohl in der Forschung wie in der Behandlung und in der Risikoeinschätzung bedarf (Bonta et al. 1995; Coid et al. 2000a, b; Goodwin 2003; Krakowski u. Czobor 2004).

22.2.6 Forensische Psychiatrie und Polizei

Forensische Psychiatrie widmet sich vor allem dem Dialog zwischen Psychiatern und Juristen; dementsprechend füllt dieses Thema auch den größten Teil dieses Buches. Übersehen wird dabei oft, dass die Polizei die häufigsten und unmittelbarsten Kontakte mit den Tätern, die begutachtet, und den Opfern, die betreut werden müssen, hat. Polizeibeamte haben sieben- bis zehnmal so häufig Kontakt zu psychisch Kranken wie andere Menschen (Litzcke 2004). Sie sind auch der Aggression von psychisch kranken Rechtsbrechern, alkoholisierten Gewalttätern oder auch von suizidalen oder verwirrten Menschen weitaus häufiger ausgesetzt als die meisten anderen Menschen. Dennoch ist die Kooperation zwischen Psychiatern und Polizeibeamten sehr begrenzt und oft wird von beiden Seiten auf Distanz geachtet. Bedauerlicherweise erkennen Polizisten die psychische Gestörtheit von Menschen, mit denen sie zu tun haben, häufig nicht (Hermanutz u. Litzcke 2004). Lediglich ausgeprägtere Formen der Schizophrenie und der Manie werden relativ gut identifiziert (Litzcke 2002). Diese Beobachtungen zeigen, dass eine verbesserte Kooperation zwischen Psychiatrie und Polizei dringend nötig ist und sich nicht auf gemeinsam zu bearbeitende Notfälle beschränken sollte. Für forensische Psychiater wäre diese Kooperation besonders nutzbringend, weil sie auf diese Weise auch mehr über Täter und deren psychopathologische Auffälligkeiten unmittelbar nach einer Tat erfahren und dadurch über eine bessere Grundlage ihrer Beurteilung der Täter „zum Zeitpunkt der Tat" verfügen würden. Zwar werden einzelne Straftäter unmittelbar nach ihrer Festnahme in der Psychiatrie vorgestellt. Eine systematische Analyse unter forensisch-psychiatrischen Gesichtspunkten gibt es allerdings nicht, obwohl – wie die Arbeit von Athen (1985), der die Betroffenen unmittelbar bei der rechtsmedizinischen Blutentnahme psychiatrisch untersuchte, zeigt – durchaus differenziertere und weiterführende psychopathologische Befunde erhoben werden können.

Wesentlich breitere Aufmerksamkeit als dem Umgang von Polizeibeamten mit psychisch Kranken wird sowohl in der Laienpresse als auch in der wissenschaftlichen Literatur der operativen Fallanalyse gewidmet. Diese Methode ist Ende der Siebzigerjahre beim amerikanischen FBI entwickelt worden, als dort in einer Kooperation von Ermittlern und Psychologen im Rahmen der damaligen Behavioral-Science-Unit (BSU) versucht wurde, typische Persönlichkeitseigenschaften und Vorgehensweisen von Serientätern aufzuzeigen (Ressler et al. 1986). Dadurch sollten die in Betracht kommenden Täter näher eingegrenzt werden können und eine zielgerichtetere Fahndung ermöglicht werden. Durch reißerische und verklärende autobiografische Bücher (Müller 2006; Ressler u. Schachtman 1992) und durch kriminalromanähnliche Beschreibungen (Britton 1998) wurden die Möglichkeiten dieser Methode übertrieben, und das sogenannte „Profiling" erweckte den Eindruck, als ob aus der Analyse des Tatortes auf das Persönlichkeitsprofil des Täters und schließlich auf seine Identität geschlossen werden könnte oder dass aufgrund dieser Analyse bestimmte Personen als Täter ausgeschlossen werden könnten. Auch Prognosen über künftige Delinquenz des „mutmaßlichen" Täters sollten aus solchen Profilen abgeleitet werden können, und Profiler boten sich gefragt oder ungefragt als Prognostiker bei allen möglichen spektakulären Prozessen an.

Die heutigen Fachleute der operativen Fallanalyse warnen vor einer Überschätzung ihrer Möglichkeiten (Reichertz 2002), sowohl in Bezug auf deren Fähigkeit zur Identifizierung eines konkreten Täters als auch in Bezug auf die Rückfallprognose eines bereits identifizierten Täters. Sie betonen, dass die Methode bei der Aufgabe, für die sie entwickelt wurde, bleiben sollte, nämlich durch eine kontinuierliche Bildung von sinnvollen Hypothesen und deren Überprüfung, Korrektur und Weiterentwicklung an den Tatortspuren zu einer möglichst exakten Eingrenzung des verdächtigen Personenkreises zu kommen. Dabei werden folgende Schritte durchgegangen (Dittmann 2003a; Musolff 2002):

- strukturierte und systematische Sammlung von Material
- Trennung von Wichtigem und Unwichtigem
- Aufdecken aller nebensächlich erscheinenden Besonderheiten
- erste Tatrekonstruktion unter der Fragestellung: Was haben Täter und Opfer wann und warum in welcher Reihenfolge gemacht?
- Bedeutung des spezifischen Verhaltens für den Täter
- Versuch, den Fall einer bestimmten charakteristischen Gruppe zuzuordnen (Vergleich mit den in den Datenbanken gespeicherten Tatcharakteristika)
- Entwicklung eines Täterprofils unter Kombination empirischer und psychologischer Hypothesen
- im Idealfall: Ableitung konkreter Ermittlungshinweise

Trotz der kritischen Haltung mancher forensischer Psychiater (Dittmann 2003a; Mokros u. Alison 2002) und der zurückhaltenden und selbstkritischen Einstellung von Fachleuten bei der Polizei (Schroer et al. 2003), kann diese Entwicklung auch für die forensische Psychiatrie von Bedeutung sein (Nitschke 2011). Kenntnisse der Methodik der operativen Fallanalyse, der Aufbau von Datenbanken zur empirischen Validierung von Hypothesen und zur Zuordnung von Merkmalen zu bestimmten Fallgruppen könnten auch für Forschung und Praxis der forensischen Psychiatrie nutzbar gemacht werden. An verschiedenen forensisch-psychiatrischen Einrichtungen werden bereits entsprechende Kooperationen durchgeführt und gemeinsame Forschungsprojekte mit der Polizei erarbeitet. Für die forensische Psychiatrie geht es dabei vor allem um Informationen aus den Tatspuren, mit denen der Realitätsgehalt der Angaben der jeweiligen Probanden überprüft werden kann. Bei der Therapie und Beurteilung von Rechtsbrechern muss von möglichst realitätsnahen Fakten ausgegangen werden, bei denen die Erkenntnisse nutzbar gemacht werden. Es können sowohl die Übereinstimmung wie die Diskrepanz zwischen den unterschiedlichen Erkenntnisquellen Anlass zur Hypothesenbildung und für therapeutische Intervention sein, entscheidend ist, dass der Therapeut oder Gutachter die Kenntnisse auch tatsächlich nutzt (siehe Kap. 15.3).

Es muss aber auf einen grundsätzlichen Unterschied zwischen forensisch-psychiatrischem Vorgehen und den Ansätzen der operativen Fallanalyse hingewiesen werden, der in der Praxis gelegentlich übersehen wird. Die forensische Psychiatrie beschäftigt sich mit konkreten Menschen, die als Täter bereits identifiziert sind, und macht Aussagen über deren Psychopathologie. Die operative Fallanalyse beschäftigt sich mit Spuren, die ein unbekannter Täter hinterlassen hat, und entwickelt Hypothesen über dessen Vorgehensweisen. Ihre Aussagemöglichkeiten über einen konkreten Menschen und dessen Dispositionen und Verhaltensweisen sind jedoch im Vergleich zu den Informationen, die durch Untersuchungen dieses Menschen gewonnen werden können, sehr begrenzt.

23 Forensische Psychiatrie in Österreich

R. Haller

23.1 Einleitung

In der Entwicklung der forensischen Psychiatrie Österreichs ist es nach einem rasanten Aufschwung in den 1990er Jahren und danach zu einem gewissen Stillstand gekommen. Dieser ist im Wesentlichen durch die besonders den gutachterlichen Bereich treffenden Sparmaßnahmen, durch einen Mangel an forensisch interessierten und tätigen Psychiatern und durch eine generell zu beobachtende Verschärfung in der Beurteilung und Behandlung von delinquenten Verhaltensweisen begründet. Neben der forensischen Psychiatrie hat sich in den letzten Jahren die personell viel besser ausgestattete forensische Psychologie etabliert und übernimmt zunehmend Gutachtensgebiete, die traditionell von psychiatrischen Sachverständigen bearbeitet wurden, etwa im Bereich der Besachwalterung, des Suchtmittelgesetzes oder auch der Kriminalprognostik. Trotzdem ist festzustellen, dass die forensische Psychiatrie aus ihrem Schattendasein hervorgetreten ist, dass forensische Themen auf jedem psychiatrischem Fachkongress breit behandelt werden, dass eine recht aktive Publikationstätigkeit zu beobachten ist und dass insbesondere die ambulanten und stationären Versorgungsstrukturen für psychisch gestörte bzw. kranke Rechtsbrecher ausgebaut werden. Besonders zu erwähnen sind die therapeutischen Möglichkeiten und Erfordernisse, die sich aus dem Strafrechtänderungsgesetz 2001 und aus den fortlaufenden Novellierungen des Suchtmittelgesetzes ergeben, da dadurch die Behandlungsmöglichkeiten für die psychisch abnormen bzw. kranken und entwöhnungsbedürftigen Rechtsbrecher differenziert, erweitert und den Erfordernissen moderner psychiatrischer Therapie angepasst werden (Haller 2002).

Der in mehreren Untersuchungen nachgewiesene, beinahe exponentielle Anstieg von Patienten im Maßnahmenvollzug, der in vielen Fällen in einer Umgehung des Unterbringungsgesetzes gründet, hat nicht nur zu einer Überfüllung der Sonderanstalten für psychisch kranke Rechtsbrecher geführt, sondern die Dringlichkeit der Schaffung von ambulanten Versorgungsstrukturen für psychisch gestörte Rechtsbrecher untermauert (Hofinger u. Pilgram 2008). Dieser Entwicklung Rechnung tragend, wurden in den letzten Jahren zahlreiche forensisch-psychiatrische Ambulanzen eröffnet, sodass seit Herbst 2006 eine praktisch flächendeckende Versorgung zur Verfügung steht. Daneben wurden halbstationäre Einrichtungen, Wohngemeinschaften und Heime für ehemals Untergebrachte geschaffen, zuletzt die Sondervollzugsanstalt Gasten/Linz mit zusätzlich 91 Betten.

Besonders hervorzuheben ist die Schaffung einer zentralen Dokumentations- und Koordinationsstelle für Sexualstraftäter, an welcher seit Jänner 2002 etwa 70–80 % aller strafgefangenen Sexualstraftäter einer ausführlichen forensisch-psychiatrischen und forensisch-psychologischen Begutachtung unterzogen werden. Dadurch sollen die „Treffsicherheit" der Einweisung nach § 21 Abs. 2 für gefährliche Sexualstraftäter erhöht, die Unterscheidungsmöglichkeiten zwischen behandlungsbedürftigen und nicht zu therapierenden Straftätern verbessert, das therapeutische Management von gefährlichen Tätern optimiert und die Nachbetreuung gefährlicher Täter garantiert werden.

Im Bereich der Aus-, Weiter- und Fortbildung sind rege Aktivitäten festzustellen. Von Seiten der Österreichischen Ärztekammer wird eine eigene Diplomausbildung für den Bereich forensische Psychiatrie durchgeführt. Nach wie vor gibt es aber in Österreich keinen Lehrstuhl für forensische Psychiatrie und keine eigenen Forschungsinstitutionen. Das Institut für forensische Neuropsychiatrie der Universität Salzburg wurde dem dortigen Gerichtsmedizinischen Instituts angegliedert.

Sachverständige sind nach dem österreichischen Sachverständigengesetz unparteiische, also von den Prozessobjekten verschiedene Personen, die wegen ihrer Fachkenntnisse über rechtserhebliche Umstände vor Gericht unter Wahrheitspflicht aussagen und aus Tatsachen Schlüsse ziehen und begründen. Ihre Doppelstellung im Prozess wird wie folgt beschrieben: „Als *Gehilfen des Gerichts* verschaffen sie diesem fremdes Erfahrungswissen; als *Beweismittel* vermitteln sie die Kenntnisse von Tatsachen". Zwischen dem Sachverständigen in seiner Rolle als Beweismittel und dem Richter als Organ, das die Beweismittel würdigt, wertet und allein entscheidet, ist ein enges Zusammenspiel erforderlich. Weil das Gericht vom Sachverständigen verlangt, ihm den jeweiligen Erkenntnisstand an Fachwissen zu vermitteln, muss es nicht nur über die Grundzüge der jeweiligen Disziplin und über deren Methoden Bescheid wissen, sondern auch die Notwendigkeit der Beiziehung eines Sachverständigen erkennen und Befund und Gutachten auf ihre Schlüssigkeit überprüfen (Fabrizy 2011).

Der immer vom Richter (Beamten) bestellte Sachverständige, welcher nicht mit einem Privatgutachter zu verwechseln ist, erstellt einen Befund (worunter die Feststellung und Beschreibung der Tatsachen zu verstehen ist, die der Sachverständige ermittelt hat) und/oder ein Gutachten (also jene Schlussfolgerungen, die der Sachverständige auf Grund seines Fachwissens aus den ermittelten Tatsachen zieht). Die Begründung von Befund und Gutachten muss in einer dem Gericht zugänglichen Sprache geschehen, sodass dieses in freier Beweiswürdigung in der Lage ist, seiner Rolle als allein entscheidendes Organ auch tatsächlich nachzukommen. Die Kunst des wirklichen guten Sachverständigen besteht nicht zuletzt in der Präsentation der von ihm ermittelten Tatsachen oder gezogenen Schlussfolgerungen, also in seiner Fähigkeit, medizinisches Wissen in die juristische Sprache zu „übersetzen".

Die Vorschriften über die Eintragung als allgemein beeideter und zertifizierter gerichtlicher Sachverständiger in die von dem Präsidenten der Gerichtshöfe I. Instanz zu führenden Sachverständigenlisten und die Voraussetzungen für die Eintragung sowie das Erlöschen der Eigenschaft als allgemein beeideter gerichtlicher zertifizierter Sachverständiger sind im Bundesgesetz (SDG) aus dem Jahr 1998 geregelt. Für die Eintragung in der Sachverständigenliste für ein bestimmtes Fachgebiet sind neben den üblichen Voraussetzungen Sachkunde und Kenntnisse über die wichtigsten Vorschriften des Verfahrensrechts, über das Sachverständigenwesen, über die Befundaufnahme sowie über den Aufbau eines schlüssigen und nachvollziehbaren Gutachtens durch eine kommissionelle Prüfung nachzuweisen. Erforderlich ist zudem eine 10-jährige Tätigkeit in verantwortlicher Stellung auf dem bestimmten oder einem verwandten Fachgebiet bzw. eine 5-jährige Tätigkeit solcher Art, wenn der Bewerber als Berufsvorbildung ein entsprechendes Studium erfolgreich abgeschlossen hat.

23.2 Strafrecht

Die wichtigsten gesetzlichen Bestimmungen, mit denen der psychiatrische Sachverständige konfrontiert ist, sind die §§ 11 StGB (Zurechnungsunfähigkeit), 21 Abs. 1 bis 3 StGB (Unterbringung in einer Anstalt für geistig abnorme Rechtsbrecher), 22 Abs. 1 und 2 StGB (Unterbringung in einer Anstalt für entwöhnungsbedürftige Rechtsbrecher), 34 Z 1 StGB (besondere Milderungsgründe), 47 Abs. 2 StGB (Entlassung aus einer mit Freiheitsentziehung verbundenen vorbeugenden Maßnahme), 51 Abs. 3 StGB (Weisungen u. a. zur psychotherapeutischen bzw. medizinischen Behandlung) und 287 Abs. 1 bis 2 StGB (Begehung einer mit Strafe bedrohten Handlung im Zustand voller Berauschung).

23.2.1 Zurechnungsfähigkeit

Die Umstände, unter denen Schuldunfähigkeit (in Österreich als „Zurechnungsunfähigkeit" bezeichnet) angenommen wird, sind in allen modernen Gesetzgebungen ähnlich und betreffen im Wesentlichen psychische Behinderung bzw. stark erniedrigte Intelligenz, Geisteskrankheiten und gleichwertige Störungen sowie tief greifende Bewusstseinstrübungen, zu denen neben der normal psychologisch verständlichen affektiven Ausnahmesituation auch organisch bedingte Dämmerzustände und qualitativ und quantitativ abnorme (pathologische und volle) Berauschungen zählen. Unterschiedlich gegenüber den Rechtsbestimmungen in anderen Ländern sind somit lediglich die von den jeweiligen rechtspolitischen Trends geprägten gesetzlichen Bestimmungen, durch welche Zurechnungsunfähigkeit bedingende Zustände konkretisiert werden.

Die Schuld- bzw. Selbstbestimmungsfähigkeit wird im § 11 des am 01.01.1975 in Kraft getretenen österreichischen Strafgesetzbuches (StGB), welches das seit 1852 wirksame alte Strafgesetz abgelöst hat, geregelt. Vorsatz und Fahrlässigkeit werden von der ständigen Rechtsprechung nicht zur Schuld gerechnet, welche ihrerseits in ein normatives (§ 10 StGB) und ein biologisches Schuldelement (§ 11 StGB) unterteilt wird. Der psychiatrische Sachverständige wird nur zur Hilfestellung bei der Lösung des biologischen (= psychopathologischen) Schuldelementes herangezogen.

Der „Zurechnungsfähigkeitsparagraph" nennt taxativ vier verschiedene Gründe für die Annahme der Schuldunfähigkeit: Geisteskrankheit, psychische Behinderung, Schwachsinn, tief greifende Bewusstseinsstörung und andere schwere, einem dieser Zustände gleichwertige seelische Störungen. Unter dem Begriff „Geisteskrankheiten" sind endogene und exogene Psychosen, u. U. extrem ausgeprägte Neurosen und Persönlichkeitsstörungen gemeint. Unter psychischer Behinderung (durch diesen Begriff wurde jener des „Schwachsinns" jüngst endlich ersetzt) werden nur die besonders ausgeprägten Formen der intellektuellen Behinderung, die schwerwiegende Auswirkungen auf Kombinations- und Urteilsvermögen (Diskretionsfähigkeit) haben, verstanden. Während sich aber der Behindertenbegriff z. B. des deutschen Strafgesetzbuches auf die angeborene Intelligenzschwäche ohne nachweisbare Ursache bezieht, werden nach österreichischem Recht auch geistige Behinderungen als Folge eines geburtstraumatischen oder frühkindlichen Hirnschadens, nach Meinung mancher Autoren auch der intellektuelle Altersabbau im Rahmen von Demenzerkrankungen, subsumiert.

Der Begriff der „tief greifenden Bewusstseinsstörung" wird weiter gefasst und enthält neben den normalpsychologisch verständlichen, nicht krankhaften affektiven Ausnahmezuständen alle Syndrome, die zu einer „vorübergehenden Trübung oder partiellen Ausschaltung (Einengung) des Bewusstseins von solcher Intensität führen, dass das seelische Gefüge des Betroffenen zeitweise außer Funktion tritt", also auch Fieberdelirien, Übermüdung, hypnotische und posthypnotische Erscheinungen sowie die durch Alkohol oder Drogen bewirkten vollen Berauschungen.

Als vierte Kategorie sind im § 11 die „anderen schweren, einem der vorgenannten Zustände gleichwertigen seelischen Störungen" genannt, unter welchen schizophrene und organische Residualzustände, alkohol- und drogenbedingte Wesensänderungen, schwere Neurosen und Triebstörungen, pathologische Affekte sowie tief greifende Persönlichkeitsabnormitäten verstanden werden. Monomanien bzw. Störungen der Impulskontrolle begründen nur dann Zurechnungsunfähigkeit, wenn sie an eine der vier genannten Krankheitskategorien des § 11 StGB gebunden sind.

Den Begriff der „partiellen Zurechnungsunfähigkeit", nach welchem Zurechnungsunfähigkeit nur für bestimmte Delikte oder Deliktsgruppen möglich ist, kennt die österreichische Strafgesetzgebung, sodass bei Vorliegen einer organisierten Paranoia, z. B. eines Querulantenwahns, sehr wohl Zurechnungsunfähigkeit für manche Straftaten attestiert und für andere, die mit dem Wahnsystem in keinem Zusammenhang stehen (z. B. Taschendiebstähle), nicht zugebilligt werden kann.

Die Bestimmung der Willens- und Handlungsfreiheit erfolgt nach der sogenannten „gemischten Methode". Vorerst wird festgestellt, ob beim Täter bestimmte „biologische" (= psychopathologische) Störungen im Sinne des § 11 StGB vorliegen. In einem zweiten Schritt wird dann geprüft, ob die diagnostizierte Störung eine der beiden für die Willensbildung des Menschen entscheidenden Fähigkeiten, nämlich das Diskretionsvermögen (= Unfähigkeit, das Unrechtmäßige der Tat einzusehen) oder die Dispositionsfähigkeit (= Fähigkeit, einsichtsgemäß zu handeln) tief greifend beeinträchtigt hat.

Der Sachverständige hat somit neben der Frage des Vorhandenseins einer der im § 11 genannten Zustände zum Tatzeitpunkt auch jene nach den konkreten Auswirkungen dieser Störungen auf Erkenntnisfähigkeit und Willensbildung hinsichtlich der zu beurteilenden Handlungsabläufe zu beantworten.

Im Gegensatz zum deutschen und schweizerischen StGB kennt das österreichische den Begriff der verminderten Zurechnungsfähigkeit nicht. Vielmehr kommt diese nur als Strafzumessungsgrund im Rahmen des § 34 Z 1 in Betracht und wird unter den besonderen Milderungsgründen berücksichtigt. Ein solcher ist u. a. gegeben, wenn der Täter die Tat unter dem Einfluss eines abnormen Geisteszustandes begangen hat, wenn er schwach an Verstand ist, oder wenn seine Erziehung sehr vernachlässigt worden ist. Die verminderte Schuldfähigkeit ist somit durch diese Regelung sehr weit ausgelegt, die Auswirkungen auf die Strafzumessung hingegen sind geringer als z.B. im deutschen Strafrecht (Mayerhofer u. Salzmann 2011).

23.2.2 Straftaten im Zustand voller Berauschung

Der § 287 StGB (Straftaten im Zustand der vollen Berauschung) ist eng mit dem § 11 StGB verbunden, da die hier angesprochenen qualitativ oder quantitativ abnormen Rauschzustände unter die Kategorie der „tief greifenden Bewusstseinsstörungen" fallen. Dabei wird zwischen einem sogenannten „Vollrausch" und einem „pathologischen Rauschzustand" nicht unterschieden. Maßgebend ist vielmehr, „dass der Täter infolge einer Berauschung von Vernunft oder Verstand nicht entsprechend Gebrauch machen und daher den Sinngehalt seiner Handlungsweise nicht mehr überblicken und begreifen kann". Es wird nicht die gänzliche Aufhebung der Fähigkeit des Täters, willkürliche Handlungen durchzuführen, vorausgesetzt, sondern gefordert, dass Diskretions- oder Dispositionsfähigkeit abhanden gekommen sind. Gegenstand des Schuldvorwurfes ist nicht die in diesem Zustand verübte Straftat, sondern die vorsätzliche oder fahrlässige Herbeiführung des Rauschzustandes ohne Absicht auf eine Straftat und die damit generell verbundene Gefahr für die Allgemeinheit. Damit sinkt das Strafausmaß erheblich.

Im Übrigen ist bei der rechtlichen Beurteilung einer unter Rauschmitteleinfluss begangenen Straftat, wie sie besonders im Straßenverkehr anfallen, zwischen verschuldeter und unverschuldeter Berauschung zu unterscheiden. Im § 81 Z 2 (fahrlässige Tötung unter besonders gefährlichen Verhältnissen) wird eine Tatbegehung im Zustand verschuldeter (aber nicht voller) Berauschung als Sonderfall des Handelns „unter besonders gefährlichen Verhältnissen" normiert und mit einer strengeren Strafe als das Grunddelikt bedroht. Wird hingegen gemäß § 89 StGB (Gefährdung der körperlichen Sicherheit) der Rauschzustand weder vorsätzlich noch fahrlässig, sondern unverschuldet herbeigeführt oder konnte der Täter im Zeitpunkt des Genusses des berauschenden Mittels die bevorstehende Gefährlichkeit der Tätigkeit nicht voraussahen, bestünde durch die Alkoholbeeinträchtigung ein Milderungsgrund nach § 35 StGB, wenn die „Herabsetzung der Zurechnungsfähigkeit nicht durch den Vorwurf aufgehoben wird, den der Genuss oder der Gebrauch des berauschenden Mittels den Umständen nach begründet".

23.2.3 Vorbeugende Maßnahmen

Zurechnungsunfähige, psychisch höhergradig gestörte und entwöhnungsbedürftige Rechtsbrecher können unter bestimmten Bedingungen bis zum Abklingen der krankheitsbedingten Gefährlichkeit in speziellen Anstalten untergebracht und behandelt werden. Der Psychiater hat dabei insbesondere die schwierige Aufgabe der Prognosestellung vorzunehmen. Das österreichische Strafgesetzbuch kannte bis 1975 Maßnahmen der Sicherung und Besserung nur in unzureichendem Maße. Im geltenden StGB sind folgende vorbeugende Maßnahmen vorgesehen: Die Unterbringung in einer Anstalt für geistig abnorme Rechtsbrecher (§ 21 Abs. 1 und 2), die Unterbringung in einer Anstalt für entwöhnungsbedürftige Rechtsbrecher (§ 22), die Unterbringung in einer Anstalt für gefährliche Rückfallstäter (§ 23) und die Einziehung der producta et instrumenta sceleris (§ 26).

Die Unterbringung von Geisteskranken in einer Anstalt für geistig abnorme Rechtsbrecher ist nur möglich, wenn der Rechtsbrecher die (Anlass-)Tat unter dem Einfluss eines die Zurechnungsfähigkeit ausschließenden Zustandes im Sinne des § 11 StGB (§ 21 Abs. 1 StGB) oder einer geistigen oder seelischen Abartigkeit (Abnormität) von höherem Grade, die keine Zurechnungsunfähigkeit bedingt (§ 21 Abs. 2 StGB), begangen hat und die Anlassstat mit mehr als einem Jahr Freiheitsstrafe bedroht ist. Ferner muss die Prognose ungünstig sein, d.h. es muss mit großer Wahrscheinlichkeit erwartet werden, dass der Rechtsbrecher unter dem Einfluss seiner Abartigkeit zumindest eine gerichtlich strafbare Handlung mit schweren Folgen begehen werde. Handlungen ohne schwere Folgen ermöglichen die Unterbringung auch dann nicht, wenn die Zusammenrechnung der Folgen ein erhebliches Gewicht ergibt.

Die Anstalt für geistig abnorme Rechtsbrecher ist für wirklich gefährliche Delinquenten gedacht, bei denen andere strafrechtliche Maßnahmen nicht in Betracht kommen (Abs. 1) oder nicht genügen (Abs. 2). Laut dem 2010 eingeführten Abs. 3 kommen als Anlasstaten im Sinne der Abs. 1 und 2 mit Strafe bedrohte Handlungen gegen fremdes Vermögen nicht in Betracht, es sei denn, sie wurden unter Anwendung von Gewalt gegen eine Person oder unter Drohung mit einer gegenwärtigen Gefahr für Leib oder Leben begangen.

Starke Rückfallsneigung, Unverbesserlichkeit und Behandlungsbedürftigkeit reichen für sich allein nicht aus. Neue Taten mit schweren Folgen müssen zu befürchten sein, es genügt nicht, dass sie nicht auszuschließen, möglich, nicht unwahrscheinlich usw. sind. Die Prognose darf nach § 430 Abs. 4 StPO nur unter Zuziehung mindestens eines psychiatrischen Sachverständigen erstellt werden.

Die nach § 21 Abs. 2 eingewiesene Personengruppe, die in der Regel schwere Persönlichkeitsstörungen aufweisen, ist für die Tat zu bestrafen, weil ja zumindest beschränkte Schuldfähigkeit vorhanden ist. Der Vollzug beginnt mit der Unterbringung in der Anstalt; ist die Strafe länger als die Unterbringungszeit, so ist der Rechtsbrecher nach Beendigung der Unterbringung in den Strafvollzug zu überstellen.

Auch bei der Unterbringung in einer Anstalt für entwöhnungsbedürftige Rechtsbrecher (§ 22 StGB), die dem früheren Recht unbekannt war, bedarf es – wie bei jeder vorbeugenden Maßnahme – einer Anlasstat. Diese ist entweder im Zustand voller Berauschung oder im Zusammenhang mit der Gewöhnung des Täters an berauschende Mittel begangen worden. In einer Entwöhnungsanstalt kann bei Vorliegen einer solchen Anlasstat aber nur untergebracht werden, wer dem Missbrauch, d.h. dem übermäßigen Genuss eines berauschenden Mittels, insbesondere des Alkohols oder eines Suchtmittels, also psychotroper Stoffe, ergeben ist, wer das Mittel mit Selbstverständlichkeit gebraucht oder wem sein Genuss so sehr zum Bedürfnis geworden ist, dass er nicht oder nur mit äußerster Anstrengung der Willenskraft den Genuss unterlassen kann. Eine weitere Voraussetzung ist eine ungünstige Prognose, nämlich die Befürchtung, dass der Rechtsbrecher ohne Entwöhnung wenigstens eine einzige Tat mit schweren Folgen oder mehrere Taten mit nicht bloß leichten Folgen begehen werde. In drei Fällen findet trotz Vorliegens der Voraussetzungen nach Abs. 1 keine Unterbringung in einer Entwöhnungsanstalt statt: Wenn der Rechtsbrecher eine zwei Jahre überschreitende Strafzeit noch zu verbüßen hat, wenn er in eine Anstalt für geistig abnorme Rechtsbrecher eingewiesen wird und wenn der Versuch einer Entwöhnung von vornherein aussichtslos erscheint.

Die Unterbringung in einer Anstalt für gefährliche Rückfallstäter (§ 23), der als tragender Gedanke der Kampf gegen das Berufs- und Gewohnheitsverbrechertum zugrundeliegt, ist in der Praxis bedeutungslos geworden.

Vorbeugende Maßnahmen werden auf unbestimmte Zeit angeordnet und so lange vollzogen, bis die der Gefährlichkeit zugrundeliegende psychische Störung abgeklungen oder ausgeheilt ist (§ 25 StGB). Dies lässt das Gericht zumindest alljährlich unter Heranziehung eines Sachverständigen überprüfen. Die Anhaltezeit für entwöhnungsbedürftige Rechtsbrecher ist mit zwei, jene für gefährliche Rückfallstäter mit höchstens zehn Jahren limitiert. Die bedingte Entlassung aus einer mit Freiheitsentziehung verbundenen vorbeugenden Maßnahme ist nach § 47 Abs. 2 StGB dann zu verfügen, wenn nach der Aufführung und der Entwicklung des Angehaltenen in der Anstalt, nach seiner Person, seinem Gesundheitszustand, seinem Vorleben und nach seinen Aussichten auf ein „redliches" Fortkommen anzunehmen ist, dass die Gefährlichkeit, gegen die sich die vorbeugende Maßnahme richtet, nicht mehr besteht (Höpfel u. Ratz 2011).

Die Aufgaben des Psychiaters bei Fragestellungen im Zusammenhang mit § 21 liegen in der Stellungnahme zum Vorliegen einer Störung im Sinne des § 11 StGB, zur Art und Schwere der Persönlichkeitsstörung des Täters und zum Problem der Prognose. Im § 22 obliegt dem psychiatrischen Sachverständigen die Feststellung, ob ein Rechtsbrecher dem Missbrauch eines berauschenden Mittels oder Suchtmittels ergeben ist. Dabei ist zu bedenken, dass „Ergebenheit" im gesetzlichen Sinn nicht mit Sucht oder Abhängigkeit nach medizinischer Definition gleichzusetzen ist. Weiters sind gutachterliche Stellungnahmen zu Fragen der Therapierbarkeit, also, „ob der Versuch einer Behandlung bzw.

Entwöhnung von vornherein aussichtslos scheint", gefordert.

Welche Arten von Straftaten als Anlass- oder Prognosetat für eine freiheitsentziehende vorbeugende Maßnahme infrage kommen, ist eine reine Rechtsfrage und nicht Sache des psychiatrischen Sachverständigen. Allfällige Prognosetaten sind vom Sachverständigen nur nach der Art zu bezeichnen. Deren Beurteilung als mit Strafe bedrohte Handlungen mit „schweren" oder „nicht bloß leichten" Folgen bleibt dem Gericht überlassen.

Mit dem Strafrechtsänderungsgesetz 2001 wurde die Möglichkeit der bedingten Nachsicht von vorbeugenden Maßnahmen geschaffen. Dadurch ist es möglich, dass psychisch gestörte Straftäter, deren Zustand sich bereits während der vorläufigen Anhaltung entscheidend gebessert hat, unter der Erteilung von Weisungen nur bedingt untergebracht werden. Die Probezeit bei der bedingten Nachsicht der Unterbringung nach § 21 beträgt zehn Jahre, beim Widerruf sind Verlängerungen möglich.

Die Möglichkeit der bedingten Unterbringung hat den Sinn, dass – ähnlich wie im Suchtmittelgesetz – adäquatere und differenziertere Therapieverfahren zur Anwendung kommen, d.h. Patienten mit weniger schweren Störungen müssen nicht zwangsläufig stationär untergebracht werden, was neben schweren Einschritten im Leben der erkrankten Person auch zu einer Überlastung der psychiatrischen Kliniken geführt hat. Leichtere Fälle können somit auf ambulantem Wege, über Wohngemeinschaften, forensische Ambulanzen oder über Psychotherapeuten und Psychiater betreut werden (Haller 2002).

23.2.4 Behandlung psychisch gestörter Rechtsbrecher

Die Behandlung psychisch gestörter Rechtsbrecher erfolgt in Österreich teilweise in den psychiatrischen Landeskrankenhäusern, teilweise in gesonderten justizeigenen Anstalten. Besonders in der Rehabilitationsphase erfolgt eine enge Zusammenarbeit mit den psychiatrischen Landeskrankenhäusern und den gemeindenahen Rehabilitationseinrichtungen. Die letzte Phase der Unterbringung wird, modernen sozialpsychiatrischen Strategien folgend, häufig im offenen Bereich einer psychiatrischen Abteilung oder einer betreuten Wohngemeinschaft abgewickelt. In allen Bundesländern wurden in den letzten Jahren zur Nachbetreuung und Begleitung der aus der Unterbringung entlassenen Personen eigene forensisch-psychiatrische Ambulanzen eröffnet.

Gemäß dem gesetzlichen Auftrag des Strafgesetzbuches 1975 wurden folgende Anstalten zur Unterbringung geistig abnormer bzw. entwöhnungsbedürftiger Rechtsbrecher eingerichtet:

Seit 1985 besteht die Justizanstalt Göllersdorf für geistig abnorme, nicht zurechnungsfähige Rechtsbrecher (§ 21 Abs. 1 StGB) mit heute 137 Betten, 2010 wurde die Justizanstalt Asten mit 91 Betten für dieses Klientel eröffnet.

Die Justizanstalt Wien-Mittersteig mit ihrer Außenstelle Floridsdorf mit insgesamt 120 Untergebrachten ist zusammen mit Abteilungen in den Justizanstalten Garsten, Graz Karlau und Stein zuständig für die nach § 21 Abs. 2 StGB Eingewiesenen sowie Strafgefangene, welche sich wegen psychischer Besonderheiten nicht für den allgemeinen Strafvollzug eignen (§ 158 Abs. 2 StVG).

Entwöhnungsbedürftige Untergebrachte (§ 22 StGB) und Strafgefangene, bei denen Aussicht auf eine erfolgreiche Entwöhnungsbehandlung besteht (§ 68a StVG), werden in der Justizanstalt Wien-Favoriten, die über ca. 90 Plätze verfügt, angehalten.

Die Entwicklung der gemäß § 429/4 StPO vorläufig angehaltenen und im Maßnahmenvollzug gemäß § 21 Abs. 1 und Abs. 2 StGB untergebrachten Personen seit 1980 zeigt, dass es nach der Einführung des Unterbringungsgesetzes im Jahr 1991 beinahe zu einer Verdoppelung gekommen ist. Schanda und Knecht (1997) haben darauf hingewiesen, dass mit der Anwendung des Maßnahmenvollzugs offensichtlich zum Teil versucht wird, den Unzulänglichkeiten des Unterbringungsgesetzes zu begegnen.

Tab. 23.1 Entwicklung der Zahl der im Maßnahmenvollzug gemäß § 21 Abs. 1 und Abs. 2 StGB Angehaltenen seit 1980.

Jahr	§ 429/4 StPO § 438 StPO	§ 21 Abs. 1 StGB	§ 21 Abs. 2 StGB
1980	22	111	99
1985	24	107	136
1990	24	117	129
1995	44	176	198
2000	32	256	231
2005	40	322	335
2011 (01.10.)	38	409	423

23.3 Suchtmittelgesetz

Das am 1.1.1998 in Kraft getretene Bundesgesetz über Suchtgifte, psychotrope Stoffe und Vorläuferstoffe (Suchtmittelgesetz, SMG) enthält eine Reihe von gesundheits-, sozial- und kriminalpolitischen Neuerungen. Ausdrücklich verankert sind die Schmerztherapie (§ 8 SMG) mit suchtmittelhaltigen Arzneimitteln und die Substitutionsbehandlung (§ 11.2 SMG). Während im Bereich der Schmerztherapie Voraussetzungen geschaffen werden sollen, eine dem jeweiligen Schmerzniveau angepasste ärztliche Behandlung auch mit suchtmittelhaltigen Arzneimitteln zu ermöglichen, trägt die Verankerung der Substitutionstherapie der Tatsache Rechnung, dass eine Abstinenz von Opiaten nicht immer erreicht werden kann und in diesen Fällen die Behandlung mit suchtmittelhaltigen Arzneimitteln einer weiteren illegalen Opiatabhängigkeit vorzuziehen ist.

Im § 11 des SMG sind unter dem Sammelbegriff der *gesundheitsbezogenen Maßnahmen* alle ärztlichen, psychologischen, psychotherapeutischen und psychosozialen Interventionen angeführt, die im Rahmen des Konzepts „Helfen statt strafen" zur Anwendung kommen können. Genannt sind im Einzelnen die ärztliche Überwachung des Gesundheitszustandes (wie bisher) und die ärztliche Behandlung einschließlich der Entzugs- und Substitutionsbehandlung, ferner die klinisch-psychologische Beratung und Betreuung, die Psychotherapie sowie die psychosoziale Beratung und Betreuung durch qualifizierte und mit Fragen des Suchtgiftmissbrauchs hinreichend vertraute Personen. Von gutachterlicher Seite sind die Fragen zu beantworten, ob beim Täter eine Gewöhnung an Suchtgift vorliegt und welche Form der gesundheitsbezogenen Maßnahme infrage kommt. Diese soll notwendig und zweckmäßig und nicht offenbar aussichtslos sein. Ferner muss die gesundheitsbezogene Maßnahme nach den Umständen möglich und zumutbar sein, d.h. es soll z.B. verhindert werden, dass ein reiner Cannabiskonsument eine vielmonatige stationäre Langzeittherapie absolvieren muss.

Das SMG hält grundsätzlich an der Freiwilligkeit der Behandlung von Suchtkranken fest. Es obliegt der Gesundheitsbehörde allerdings, „darauf hinzuwirken", dass sich die betreffenden Personen den Maßnahmen unterziehen. Bei Verdacht eines geringen Suchtgiftdelikts entfällt die Anzeigepflicht der Gesundheitsbehörde. Die schon im früheren Suchtgiftgesetz bekannte Privilegierung bei gewerbsmäßiger oder bandenmäßiger Begehung eines Suchtgiftdeliktes ist dahingehend ausgeweitet, dass der jeweils mildere Strafsatz schon dann anzuwenden ist, wenn der Täter selbst an ein Suchtmittel gewöhnt ist und die Tat „vorwiegend" zur Finanzierung seiner eigenen Sucht begangen hat. Damit wird auch auf die indirekte Beschaffungskriminalität abgestellt. Die fakultative Zurücklegung der Anzeige ist allerdings nur bei weniger schweren Straftaten möglich.

Der § 35 des SMG enthält eine Sonderregelung für Cannabisprodukte, um eine ausufernde Anwendung gesundheitsbezogener Maßnahmen in diesem Bereich zu vermeiden. Der Staatsanwalt kann von der Einholung einer Stellungnahme der Bezirksverwaltungsbehörde (also des Amtsarztes) absehen, wenn eine Person ausschließlich deshalb angezeigt wird, weil sie Cannabisprodukte in geringer Menge zum eigenen Gebrauch erworben oder besessen hat, und wenn kein Grund zur Annahme besteht, dass sie einer gesundheitsbezogenen Maßnahme bedarf.

Nach § 39 SMG kann der Vollzug einer wegen einer Straftat, die mit der Beschaffung von Suchtmitteln im Zusammenhang steht, verhängten Geldstrafe oder 3 Jahre nicht übersteigenden Freiheitsstrafe für die Dauer von höchstens 2 Jahren aufgeschoben werden, wenn der Verurteilte an Suchtmittel gewöhnt ist und sich bereit erklärt, sich einer notwendigen und zweckmäßigen, ihm nach den Umständen möglichen und zumutbaren und nicht offenbar aussichtslosen gesundheitsbezogenen Maßnahme zu unterziehen.

Das Gericht kann nach Anhörung der Staatsanwaltschaft die Art der gesundheitsbezogenen Maßnahme bestimmen. Dazu wird die Stellungnahme einer Drogenfachstelle oder des Ergebnis der Begutachtung durch den Arzt einer psychosozialen Beratungs- und Betreuungsstelle eingeholt. Ferner kann das Gericht den Verurteilten auffordern, Bestätigungen über den Beginn und den Verlauf der gesundheitsbezogenen Maßnahme vorzulegen. Wenn es der Verurteilte unterlässt, sich der Therapie zu unterziehen oder neuerlich einschlägige strafbare Handlungen verübt, wird der Aufschub widerrufen. Sofern der Verurteilte eine erfolgreiche Betreuung absolviert hat, kann die Strafe unter Bestimmung einer Probezeit bedingt nachgesehen werden.

Im Einzelfall werden bei der auf Basis eines ärztlichen Gutachtens vorgenommenen Festlegung der gesundheitsbezogenen Maßnahme die Dauer der Drogensucht, die Schwere der Suchterkrankung und das Stadium der Drogenbindung, Anzahl und Erfolg bisheriger Therapiemaßnahmen, mögliche zusätzliche psychische Erkrankungen und Wesensänderungen, der körperliche Gesundheitszustand, die soziale Eingliederung sowie die Behandlungsbedürftigkeit und die Therapiemotivation berücksichtigt.

Die Kriterien zur Anwendung gesundheitsbezogener Maßnahmen sollten stets nachvollziehbar und nach Möglichkeit einheitlich sein, sodass innerhalb Österreichs idealerweise sowohl in der Anwendung dieser Maßnahmen als auch in deren Durchführung keine all zu großen Unterschiede bestehen.

Die stationäre Langzeittherapie (Z 1) wird bei mehrjähriger Polytoxikomanie, bei langdauernder Opiatabhängigkeit, bei komorbider schwerer Persönlichkeitsstörung und Wesensänderung sowie bei sozialer Desintegration angewendet.

Eine stationäre Kurzzeittherapie wird bei langjähriger Abhängigkeit von Cannabis (ICD, F12.25), ferner bei Abhängigkeit von Amphetaminen und Kokain, aber auch kurz andauernder Opiatsucht empfohlen. Auch wenn es beim Betroffenen zu Drogenmissbrauch und zusätzlicher Suchtverlagerung, z. B. auf Alkohol, gekommen ist, ist eine stationäre Kurzzeittherapie unumgänglich.

Die Indikation zur Substitutionstherapie (Z 2) richtet sich nach den im Methadonerlass formulierten Kriterien, insbesondere dem Vorliegen einer Opiatabhängigkeit, einer zusätzlichen HIV- oder Hepatitis-C-Infektion und der Durchführung mehrerer erfolgloser (anderer) Therapieversuche.

Ambulante Psychotherapie und/oder klinisch-psychologische Beratung und Betreuung (Z 3 und Z 4) sind bei Patienten mit schädlichem Gebrauch „leichter" Drogen (ICD-10, F19.1) sowie mit episodischer Erfahrung mit „harten" Drogen und auch bei bereits länger zurückliegenden Drogenproblemen, aber unveränderter psychischer Grund- bzw. Folgesymptomatik, indiziert (Haller 2008).

Ambulante psychosoziale Beratung und Betreuung durch qualifizierte und mit Fragen des Suchtgiftmissbrauchs hinreichend vertraute Personen (Z 5) kommt vor allem bei Drogenprobierern und Gelegenheitskonsumenten, somit bei Personen, bei denen noch kein ausgeprägtes Missbrauchsverhalten und keine süchtige Bindung – also noch keine Suchtmittelgewöhnung – vorliegt, zur Anwendung.

Während in den 1980er und 1990er Jahren das Prinzip „Therapie statt Strafe" nur für einen kleinen Teil von verurteilten Süchtigen infrage gekommen ist und nahezu ausschließlich in Langzeittherapien von mindestens einjähriger Dauer bestanden hat, lassen die gesundheitsbezogenen Maßnahmen nun adäquate, differenzierte Therapiemaßnahmen zu.

23.4 Jugendgerichtsgesetz

Das Jugendgerichtsgesetz (JGG i.d.F. Jugendstrafrechtsnovelle 2001) regelt die strafrechtliche Verantwortlichkeit von Minderjährigen. Sein zentraler Gedanke liegt in der Doppelfunktion als Erziehungs- und Persönlichkeitsstrafrecht bzw. in der Bevorzugung spezial- vor generalpräventiven Maßnahmen. Mit Wirkung vom 1. Juli 2001 wurde die obere Altersgrenze für die Anwendung des Jugendstrafrechtes vom 19. auf das 18. Lebensjahr abgesenkt. Als Jugendliche gelten somit (mündige) Minderjährige, die das 14., aber noch nicht das 18. Lebensjahr vollendet haben. Im Gegensatz zu Unmündigen, d. h. Personen, die das 14. Lebensjahr noch nicht vollendet haben, können sie strafrechtlich zur Verantwortung gezogen werden.

Nach dem § 4 Abs. 2 JGG ist ein Jugendlicher, der eine mit Strafe bedrohte Handlung begeht, u.a. nicht strafbar, wenn er aus bestimmten Gründen noch nicht reif genug ist, das Unrecht der Tat einzusehen oder nach dieser Einsicht zu handeln. Gutachterliche Aufgabe ist es, zu den Fragen entwicklungsstörender Umstände, mangelnder Verstandesreife und emotionaler Retardiertheit Stellung zu nehmen und gegenüber dem Gericht zu erörtern, ob die Vorstellungen des in seiner Entwicklung verzögerten Jugendlichen von Recht und Unrecht, von sozialem und unsozialem Verhalten zumindest noch nicht genügend in das Gefühlsleben integriert sind, um seine Entschlüsse maßgebend zu beeinflussen und als Hemmfaktoren zu wirken.

Die Reform des JGG brachte eine Erweiterung der außerstrafrechtlichen Reaktionsmöglichkeiten durch differenzierte Erledigungsnormen im Rahmen der vorläufigen Verfahrenseinstellung (§ 9 JGG), insbesondere durch den außergerichtlichen Tatausgleich (§§ 7 und 8 JGG) im Sinne einer Konfliktregelung zwischen Täter und Opfer durch Entschuldigung, Schadensgutmachung oder symbolische Wiedergutmachung über gemeinnützige Leistungen etc. (Stompe u. Schanda 2011).

Mit der Jugendstrafrechts-Novelle 2001 wurde in Österreich der Schritt zu einem Heranwachsenden-Strafrecht getan, indem für die Altersgruppe der jungen Erwachsenen (das sind Personen, die das 18., aber noch nicht das 21. Lebensjahr vollendet haben) weitgehend die organisatorischen und prozessualen Vorschriften des Jugendstrafrechts übernommen und das Strafverfahren auf die für Jugendstrafsachen zuständigen Gerichte übertragen wurde.

23.5 Unterbringung psychisch Kranker

Das zum 01.01.1991 in Kraft getretene, 2010 novellierte Unterbringungsgesetz (UbG) hat das zuvor geltende Anhalterecht ersetzt und dient dem Schutz der Persönlichkeitsrechte psychisch Kranker im geschlossenen Bereich von psychiatrischen Anstalten. Die Aufnahme dorthin kommt nur dann in Betracht, wenn der Kranke nicht in anderer Weise ausreichend ärztlich behandelt und betreut werden kann. Es sollen also ambulante oder offene Therapieformen in jedem Fall bevorzugt werden. Durch das Unterbringungsgesetz wird nicht nur die Kontrolle der Aufnahme wirksamer gestaltet, sondern es sind auch die im geschlossenen Bereich zulässigen Beschränkungen ausdrücklich angeführt und an bestimmte Voraussetzungen geknüpft. Dem besonderen Schutz und Hilfebedürfnis des psychisch Kranken im geschlossenen Bereich dient die Einrichtung der Patientensachwalterschaft, welche den Kranken im gerichtlichen Verfahren und im Verhältnis zur Krankenanstalt vertritt.

Im § 3 UbG sind die Voraussetzungen für die Unterbringung in Krankenanstalten und Abteilungen für Psychiatrie, in denen Personen in einem geschlossenen Bereich angehalten oder sonstigen Beschränkungen ihrer Bewegungsfreiheit unterworfen sind, formuliert. In einer Anstalt darf nur untergebracht werden, wer an einer psychischen Krankheit leidet und dadurch eine Gefahr für Leben und Gesundheit seiner selbst oder anderer Personen darstellt und nicht in anderer Weise (den Anstaltsaufenthalt gefahrlos substituierend) ausreichend ärztlich behandelt und betreut werden kann.

Die Unterbringung aufgrund einer bloßen Behandlungsbedürftigkeit ist ebenso wenig zulässig wie eine Anhaltung als Maßnahme der Fürsorge. Unterbringung ohne Verlangen ist nur möglich, wenn ein im öffentlichen Sanitätsdienst stehender Arzt oder ein Polizeiarzt nach einer Untersuchung bescheinigt, dass bei der betreffenden Person die Voraussetzungen vorliegen. Ist Gefahr in Verzug, können die Organe des öffentlichen Sicherheitsdienstes die betroffene Person auch ohne Untersuchung und Bescheinigung in eine Anstalt bringen. In der Anstalt sind die Unterzubringenden unverzüglich durch den Abteilungsleiter und einen weiteren Facharzt zu untersuchen.

Der Abteilungsleiter hat die betroffene Person unverzüglich zu untersuchen. Sie darf nur aufgenommen werden, wenn nach seinem ärztlichen Zeugnis die Voraussetzungen der Unterbringung vorliegen. Auf Verlangen des Patienten bzw. seines Vertreters hat ein weiterer Facharzt für Psychiatrie die aufgenommene Person spätestens am Vormittag des auf das Verlangen folgenden Werktages zu untersuchen und ein zweites ärztliches Zeugnis über das Vorliegen der Unterbringungsvoraussetzungen zu erstellen.

Im Falle der Aufnahme hat der Abteilungsleiter Bezirksgericht und Patientenanwaltschaft zu verständigen. Das Gericht führt innerhalb von vier Tagen eine Erstanhörung des Kranken in der Anstalt durch und beraumt, sofern die Voraussetzungen der Unterbringung vorliegen, innerhalb von 14 Tagen eine mündliche Verhandlung an. Zur Vorbereitung der mündlichen Verhandlungen bestellt das Gericht nach § 22 UbG einen oder mehrere Sachverständige, welche nach Untersuchung des Kranken ein schriftliches Gutachten zur Frage des Vorliegens der Voraussetzungen der Unterbringung erstatten. Das Gericht hat dann im Rahmen der mündlichen Verhandlung über die Zulässigkeit der Unterbringung zu entscheiden und den Beschluss in Gegenwart des Kranken zu verkünden, zu begründen und diesem zu erläutern. Erklärt das Gericht die Unterbringung für zulässig, so hat es hierfür zugleich eine Frist, welche drei Monate ab Beginn der Unterbringung nicht übersteigen darf, festzusetzen. Im Falle der Aufhebung steht dem Abteilungsleiter Rekursrecht zu, sodass das Verfahren in die 2. Instanz geht und dort innerhalb von 14 Tagen ergänzt bzw. neu durchgeführt wird.

Im § 25 ist die ärztliche Behandlung an Untergebrachten geregelt: Darin ist u.a. ausgeführt, dass „besondere Heilbehandlungen" wie Einsatz von Depot-Neuroleptika oder Elektrokrampftherapie durch das Gericht bewilligt werden müssen, sofern der Kranke nicht in der Lage ist, Grund und Bedeutung der Behandlung einzusehen und seinen Willen danach zu bestimmen.

Das Unterbringungsgesetz, das gegen das einstimmige Votum aller psychiatrischen Anstaltsleiter beschlossen wurde, ist nicht unumstritten und bedarf zur praktikablen Handhabung nach Meinung der meisten Klinikärzte einer weiteren Novellierung.

23.6 Begutachtungsschwerpunkte im Zivil- und Sozialrecht

23.6.1 Sachwalterschaft

Während die frühere Entmündigungsordnung nur die Alternativen einer beschränkten oder vollen Entmündigung vorgesehen hat, ermöglicht das mit 1. Juli 1984 in Kraft getretene, 2006 novellierte Bundesgesetz über die Sachwalterschaft für behinderte Personen differenziertere Abstufungen und flexiblere Formen der Rechtsfürsorgemaßnahmen. Grundvoraussetzung für die Bestellung eines Sachwalters ist nach § 268 des Allgemeinen Bürgerlichen Gesetzbuches (ABGB), dass eine Person an einer psychischen Erkrankung leidet oder geistig behindert ist. Mit der Verwendung des fachspezifischen Begriffes der psychischen Erkrankung wird, obwohl von einem rechtlichen Krankheitsbegriff ausgegangen wird, auf die Definitionen und Konzeptionen der Psychiatrie verwiesen. Psychische Erkrankungen entsprechen endogenen und exogenen Psychosen, geistige Behinderungen umfassen im Wesentlichen die Gruppen der mittel- und höhergradigen Intelligenzminderungen. Die Besachwalterung wegen Alkoholismus oder Rauschgiftsucht ist nicht zulässig, sofern nicht sekundär eine (symptomatische) Psychose oder gleichwertige Störung ausgelöst worden ist.

Die zweite Voraussetzung für die Bestellung eines Sachwalters ist, dass die psychisch kranke oder geistig behinderte Person alle oder einzelne ihrer Angelegenheiten nicht ohne Gefahr eines Nachteils für sich selbst zu besorgen vermag. Je nach Ausmaß der Behinderung sowie Art und Umfang der zu regelnden Aufgaben ist der Sachwalter mit der Besorgung einzelner Angelegenheiten (etwa der Durchsetzung oder Abwehr eines Anspruchs oder der Eingehung und der Abwicklung eines Rechtsgeschäftes), eines bestimmten Aufgabenkreises (z. B. der Verwaltung eines Teils oder des gesamten Vermögens) oder mit der Besorgung aller Angelegenheiten der behinderten Person zu betrauen.

Die besachwaltete Person kann innerhalb des Wirkungskreises des Sachwalters ohne dessen ausdrückliche oder stillschweigende Einwilligung rechtsgeschäftlich weder verfügen noch sich verpflichten. Es steht ihr aber das Recht zu, von beabsichtigten Maßnahmen betreffend ihre Person oder ihr Vermögen vom Sachwalter verständigt zu werden und sich hierzu zu äußern.

Die Bestellung eines Sachwalters ist unzulässig, wenn der Betreffende durch andere Hilfestellungen, besonders im Rahmen seiner Familie oder von Einrichtungen der öffentlichen oder privaten Behindertenhilfe, in die Lage versetzt werden kann, seine Angelegenheiten im erforderlichen Ausmaß zu besorgen. Bei Personen mit Alkoholpsychosen oder schweren Wesensänderungen kann dies in manchen Fällen die Unterbringung in einer betreuten Wohngemeinschaft mit kontrollierter Abstinenz und gesicherter Medikamenteneinnahme sein.

Soll eine Sachwalterschaft erweitert, eingeschränkt oder aufgehoben werden, z. B. wenn sich der Gesundheitszustand des Betroffenen verbessert oder verschlechtert, wenn die Aufgaben des Sachwalters abgeschlossen sind oder wenn sich herausstellt, dass der Wirkungskreis des Sachwalters ursprünglich zu eng oder zu weit gefasst worden ist, können der Betroffene und der Sachwalter einen entsprechenden Antrag an das Gericht stellen. Ansonsten endet die Sachwalterschaft mit dem Tod des Betroffenen.

Seit Inkrafttreten des Sachwalterrechts-Änderungsgesetzes 2006 werden insbesondere Fragen im Zusammenhang mit der Vertretung durch nächste Angehörige (Vertretungsbefugnis) oder einen Vorsorgebevollmächtigten, welcher für den Fall des späteren Verlustes der Handlungsfähigkeit bestimmt werden kann, gestellt.

23.6.2 Geschäfts- und Testierfähigkeit

Nach dem Allgemeinen Bürgerlichen Gesetzbuch (ABGB) ist die psychiatrische Begutachtung einer Person notwendig, wenn Zweifel an der *Geschäfts- oder Testierfähigkeit* bestehen. Der § 865 ABGB legt fest, dass „… Personen über sieben Jahren, die den Gebrauch der Vernunft nicht haben", unfähig sind, ein Versprechen zu machen oder es anzunehmen. Bei psychisch Kranken werden bestimmte Einschränkungen gemacht, nach denen z. B. paranoide Patienten sehr wohl außerhalb jenes Gebietes, in denen sie von bestimmten Wahnideen beherrscht werden, vertragsfähig sind. Der Begriff einer alkoholischen Beeinträchtigung ist für Rechtsgeschäfte weiter gefasst als im Strafrecht, d. h. nach § 869 ABGB kann „der im Rausche (wenngleich nicht in Volltrunkenheit) geschlossene Vertrag mangels Ernstlichkeit des Willens ungültig" sein.

Nach § 566 des Allgemeinen Bürgerlichen Gesetzbuches (ABGB) besteht Unfähigkeit zu testieren, sofern bewiesen wird – wie die antiquarisch anmutende Formulierung lautet –, „dass die Erklärung im Zustand der Raserei, des Wahnsinnes, Blödsinns oder der Trunkenheit geschehen sei". Testierfähigkeit ist nach den Kommentaren weniger als Geschäftsfähigkeit; sie erfordert nicht Vollbesitz der geistigen Kräfte und wird nur durch eine Beeinträchtigung ausgeschlossen, die die Freiheit der Willensentschließung völlig aufhebt (Haller 2008).

23.6.3 Ehegesetz

Das *Ehegesetz* (EheG) sieht eine psychiatrische Begutachtung vor, wenn eine Ehe aufgrund einer geistigen Störung eines Partners geschieden werden soll bzw. wenn ein ehewidriges Verhalten aufgrund einer Geisteskrankheit (§ 51) oder geistigen Störung (§ 50) nicht vorgeworfen werden kann. Nach dem § 22 ist eine Ehe nichtig, wenn einer der Ehegatten zur Zeit der Eheschließung geschäftsunfähig war oder sich im Zustand der Bewusstlosigkeit oder vorübergehenden Störung der Geistestätigkeit befand. Die Ehe ist jedoch als von Anfang an gültig anzusehen, wenn der Ehegatte nach dem Wegfall der Geschäftsunfähigkeit, der Bewusstlosigkeit oder der Störung der Geistestätigkeit zu erkennen gibt, dass er die Ehe fortsetzen will. Ein Ehegatte kann die Scheidung verlangen, wenn die Ehe infolge einer geistigen Störung (darunter werden Psychosen, schwere Neurosen und Residualzustände verstanden) so tief zerrüttet ist, dass die Wiederherstellung einer dem Wesen einer Ehe entsprechenden Lebensgemeinschaft nicht erwartet werden kann. Die Bestimmungen der §§ 50 und 51 des Ehegesetzes sind also weitergefasst als die im § 11 StGB des Strafgesetzbuches angesprochenen vier großen Gruppen psychischer Störungen.

23.6.4 Berufsunfähigkeit – Invalidität

Von den Sozialgerichten werden Gerichtspsychiater im Rahmen von Invalidität-, Berufs- und Dienstunfähigkeits- sowie Unfallversicherungsverfahren herangezogen. *Invalidität* liegt nach § 255 des Allgemeinen Sozialversicherungsgesetzes (ASVG) vor, wenn die Arbeitsfähigkeit infolge eines körperlichen oder geistigen Zustandes auf weniger als die Hälfte derjenigen eines körperlichen und geistig gesunden Versicherten von ähnlicher Ausbildung und gleichwertigen Kenntnissen und Fähigkeiten herabgesunken ist. Dem neuropsychiatrischen Sachverständigen kommt es oft zu, nach Einholung von internistischen oder orthopädischen Zusatzgutachten ein sogenanntes Gesamtgutachten zu erstellen, d.h. die Feststellungen der Vorgutachter aus anderen Fachgebieten in sein Gutachten einzuarbeiten. Aus dem Gutachten muss dann hervorgehen, welche Verrichtungen bzw Leistungen der Kläger nicht mehr erbringen kann, in welchem Ausmaß leichte, mittelschwere oder schwere Arbeiten noch zumutbar sind, ob diese im üblichen Arbeitstempo verrichtet werden können usw. Die psychische Belastbarkeit soll in der Regel durch Leistungstests überprüft werden.

23.6.5 Schmerzengeld

Die Funktion des Schmerzengeldes besteht darin, eine Globalentschädigung für *alle* durch die eingetretene und nach dem gewöhnlichen Lauf der Dinge zu erwartenden körperlichen und seelischen Beeinträchtigungen zu gewähren, um den Beschädigten als Abgeltung für entgangene und allenfalls noch entgehende Lebensfreude die Möglichkeit gewisser, die Lebensqualität erhöhender Anschaffungen zu eröffnen. Seelische Schmerzen kommen als „Akzessorium" einer Körperverletzung, als alleinige posttraumatische Leidenszustände von Krankheitswert, bei Tod oder Verletzung eines Angehörigen und schließlich bei Familientrennungen vor. In Analogie zur Gliederung der körperlichen Schmerzen nach Holczabek werden die seelischen Schmerzen nach einem Vorschlag von Laubichler wie folgt quantifiziert:

- Bei *starken* seelischen Schmerzen vermag sich der Betroffene von diesen überhaupt nicht zu lösen, ist diesen total ausgeliefert und daher auch zu keiner nutzbringenden Tätigkeit fähig, d.h. die seelischen Schmerzen sind so vordergründig, dass sie den gesamten Bewusstseinsraum einnehmen.
- Bei *mittelgradigen* seelischen Schmerzen halten die Fähigkeiten, irgendwelche Aktivitäten in beruflicher oder anderer Hinsicht durchzuführen, und das Unvermögen hierzu einander die Waage; das bedeutet, dass die Tätigkeiten zwar möglich, jedoch deutlich beeinträchtigt sind.
- Bei *leichten* seelischen Schmerzen besteht nur eine geringe Behinderung der Arbeitsfähigkeit, bei der psychische Beschwerden nur zwischenzeitig und nebenbei auftreten; das bedeutet beispielsweise, dass Depressivität, Ängste und Befürchtungen vom Betroffenen ausreichend bewältigt werden können.

Da allerdings Körper und Seele für die Beurteilung eine Einheit bilden, kommt nach österreichischem Recht eine ziffernmäßig getrennte Bemessung nach seelischen und körperlichen Schmerzen nicht in Betracht.

Wenn hingegen Körperverletzungen von seelischen Schmerzen begleitet werden, die einen eigenständigen, weiteren Nachteil des Verletzten darstellen, kann zusätzliches Schmerzengeld zugesprochen werden. Solche akzessorischen seelischen Schmerzen, Ängste und Beschwerden sind z.B. das Gefühl bewusst erlebter akuter Lebensgefahr bzw. ausgestandener Todesangst, psychische Belastungen anlässlich einer längeren Unterbringung in einer Intensivstation, Ungewissheit des Heilungsverlaufes, Bewusstsein einer allfälligen Verkürzung der Lebenserwartung, seelische Isolierung, Verlust des Selbstwertgefühls durch körperliche Entstellungen, berechtigte Zukunftssorgen und Existenzängste, Verlust eines Schuljahres oder von Studienzeiten bei jungen Menschen, verletzungsbedingte Enttäuschungen bei der Partnerwahl oder verletzungsbedingte Dauerfolgen, welche die Ausübung vor dem Unfall regelmäßig betriebener und liebgewonnener Sportarten oder Freizeitaktivitäten verbieten.

Als alleinige psychotraumatische Leidenszustände von Krankheitswert gelten posttraumatische Belastungsstörungen, Depressionen, Angsterkrankungen, Panikattacken oder psychosomatische Störungen. In einem Fall hat der Oberste Gerichtshof sogar eine auf psychische Veränderungen eines jugendlichen Mädchens, dessen Unfall nach den maßgeblichen Feststellungen unmittelbarer Auslöser für deren Abgleiten in die Drogenszene war, als adäquate Schadensfolge ihrer schweren Verletzungen mit Dauerfolgen bejaht und dem gemäß auch bei der Schmerzengeldbemessung angemessen darauf Bedacht genommen.

Beim Tod eines nahen Angehörigen steht den Hinterbliebenen an sich keine gesonderte Abgeltung für die dadurch verursachten psychischen Schmerzen zu. Es wird jedoch immer häufiger auf die Empfehlungen des Europarats vom 14.03.1975, die einen derartigen Anspruch nicht a priori ausschließen, Bezug genommen. Nach diesen Richtlinien kann Schmerzengeld gewährt werden, wenn das seelische Leid nach Verletzung oder Tod eines Familienmitgliedes oder einer Person, zu der eine enge Gefühlsbeziehung bestand, außergewöhnlicher Art ist und krankheitswertigen Charakter erreicht.

In Einzelfällen wird auch bei Familientrennung Schmerzengeld zuerkannt, da davon ausgegangen wird, dass besonders bei Kindern die Abtrennung von ihren Bezugspersonen die psychische Entwicklung nachteilig zu beeinflussen vermag.

Zur Beurteilung seelischer Schmerzen im Rahmen von *Schmerzensgeldverfahren* wird der psychiatrische Sachverständige vor allem dann benötigt, wenn der Richter selbst die Nachteile, die sich aus einer Verletzung auf psychischem Gebiet ergeben, allein nicht mehr zu beurteilen vermag, z. B. bei organisch-reaktiven Depressionen, bei kosmetischen Beeinträchtigungen, Verlust der Beischlaffähigkeit, Psychotherapiebedürftigkeit infolge eines Unfalles usw. Wenngleich sich der Sachverständige in diesen Fragen zurückhalten sollte, muss er öfter Feststellungen, inwieweit solche psychischen Beschwerden leichten, mittelstarken oder schweren körperlichen Schmerzen gleichzusetzen sind, treffen. Unfallsneurotische Störungen werden in der Regel von den österreichischen Gerichten anerkannt, sofern sie nicht unter willentlichem Einfluss zu Stande gekommen sind.

23.6.6 Pflegegeldgesetz

Der Anspruch auf Pflegegeld bei psychischer oder geistiger Behinderung wird über das Bundespflegegeldgesetz (BPGG) geregelt. Im § 4 Abs. 1 bis 2 heißt es, dass die Anspruchsvoraussetzungen ab Vollendung des 3. Lebensjahrs dann gegeben sind, *"wenn auf Grund einer körperlichen, geistigen oder psychischen Behinderung oder einer Sinnesbehinderung der ständige Betreuungs- und Hilfsbedarf (Pflegebedarf) voraussichtlich mindestens sechs Monate andauern wird oder würde"*. Die Höhe des Pflegegeldes ist in insgesamt sieben Stufen der Behinderung geregelt. Die niedrigste Stufe kommt für Personen, deren Pflegebedarf durchschnittlich mehr als 60 Stunden monatlich beträgt, in Betracht. Die höchste Stufe wird gewährt, wenn monatlich durchschnittlich mehr als 180 Stunden Pflegebedarf gegeben ist bzw. wenn praktisch Bewegungsunfähigkeit oder ein gleich zu achtender Zustand vorliegt.

Die Aufgabe des Sachverständigen besteht in der Hilfe bei der Feststellung der konkreten Behinderung und bei der Frage, ob der Antragsteller die ihm zugebilligten Betreuungs- und Hilfeverrichtungen mit der jeweiligen Behinderung noch durchführen kann. Der Sachverständige soll das Leistungsprofil und die behinderungsbedingten Einschränkungen möglich genau darstellen, damit das Gericht dann das Ausmaß des erforderlichen Betreuungsbedarfs an Stunden überschlagsmäßig einzuschätzen vermag.

23.7 Zukunftsaussichten

Die forensische Psychiatrie erlebt in Österreich trotz aller Unzulänglichkeiten gegenwärtig eine Phase der Konsolidierung, nachdem zuvor durch 2 Jahrzehnte eine beträchtliche Aufbruchsstimmung und Weiterentwicklung zu beobachten war.

Die Zukunft der forensischen Psychiatrie in Österreich soll sich am „Bericht der interdisziplinären Kommission für den Strafvollzug" vom 30.06.1994 orientieren. Das Gremium befasste sich u.a. mit der Verbesserung der Zusammenarbeit zwischen interner und externer Begutachtung, der medizinischen, psycho- und soziotherapeutischen Betreuung der Untergebrachten, der Intensivierung der Entlassungsvorbereitung, mit den Aspekten der Sicherheitsgefährdung und der Risikenabwendung, die mit unbewachtem Aufenthalt außerhalb der Anstalt verbunden sind, und mit der Verbesserung von Organisationsstrukturen und Verfahrensabläufen im Straf- und Maßnahmenvollzug. Empfohlen wurde u.a. der Auf- und Ausbau forensisch-psychiatrisch-psychologischer Abteilungen an den österreichischen Universitäten, welche qualifizierte und spezialisierte Forschung und Lehre mit Praxisbezug sicherstellen sollten. Schwerpunkte der wissenschaftlichen Tätigkeit sollten nach Meinung der Kommission die Begutachtung im Strafverfahren, therapeutische Gestaltung von Maßnahmen- und Langzeitvollzug, die Vollzugslockerung und die bedingte Entlassung sowie die Nachbetreuung Haftentlassener sein. Ferner wurde angeregt, ein ständiges Forum für den wissenschaftlichen und praxisbezogenen Erfahrungsaustausch zwischen der forensischen Psychiatrie und Psychologie, den freiberuflichen und sonstigen Fachgutachtern und den Experten der Vollzugspraxis zu installieren.

Viele dieser Maßnahmen wurden zwischenzeitlich umgesetzt, sei es durch die Erweiterung forensisch-psychiatrischer Stationen, durch den Ausbau der forensischen Ambulanzen, durch die Schaffung einer eigenen Begutachtungsstation für Sexualstraftäter oder durch zahlreiche Fort- und Weiterbildungen sowie Lehrgänge für forensisch-psychiatrische Begutachtung.

Ein offenes Anliegen bleibt die Errichtung forensisch-psychiatrischer Lehrstühle, die nach den Entwicklungskonzepten der Medizinischen Universitäten in den nächsten Jahren vorgesehen ist.

24 Forensische Psychiatrie in der Schweiz

V. Dittmann, M. Graf

24.1 Zur Situation der forensischen Psychiatrie in der Schweiz

Die Schweiz gehört mit ihrer eher geringen Flächenausdehnung und einer Wohnbevölkerung von ca. 7,87 Millionen zu den kleineren Ländern in Europa, trotzdem ist die kulturelle Vielfalt groß, hinzu kommt noch ein hoher Anteil von Nichtschweizern verschiedener kultureller Herkunft an der Wohnbevölkerung von ca. 20%. Es gibt vier offizielle Landessprachen, zudem ist die föderalistische Struktur stark ausgeprägt. 26 Kantone sind auch im juristischen Bereich auf große Eigenständigkeit bedacht. Das materielle Straf- und Zivilrecht sind zwar bundeseinheitlich geregelt, es gab jedoch bis zur Einführung der Schweizerischen Strafprozessordnung StPO im Jahr 2011 noch 26 zum Teil stark unterschiedliche kantonale Straf- und Zivilprozessordnungen neben einer Fülle verschiedener kantonaler Verordnungen und Ausführungsbestimmungen. Mit der neuen StPO liegen sowohl Strafermittlung als auch Anklage in der Hand einer Behörde, der Staatsanwaltschaft, welche auch in geringem Umfang Strafkompetenz hat sowie Vergleiche zulassen kann. Gleichzeitig wurden die Rechte von Angeschuldigten gestärkt, so mit dem „Anwalt der ersten Stunde".

Die forensisch relevanten gesetzlichen Bestimmungen gleichen grundsätzlich denen der deutschsprachigen Nachbarländer, sodass in den meisten Bereichen die in den vorstehenden Kapiteln dargestellten Grundsätze der forensisch-psychiatrischen Beurteilung, wenn auch mit Modifikationen, übertragen werden können.

Die föderalistisch-kulturelle Vielfalt zeigt sich auch in der Struktur der forensisch-psychiatrischen Versorgung in der Schweiz. Die fachspezifischen Institutionen konzentrieren sich im Wesentlichen auf die psychiatrischen Universitätskliniken und einige wenige forensisch-psychiatrische Dienste in Kantonen ohne Universitäten. Die Kapazität der etwa 30 an diesen Institutionen hauptamtlich tätigen forensischen Psychiaterinnen und Psychiater reicht jedoch bei weitem nicht aus, um den Bedarf an qualifizierten Gutachten (jährlich ca. 3000–5000 allein im Strafrecht mit steigender Tendenz) und forensisch-psychiatrischen Therapien zu decken. In vielen Kantonen werden diese Aufgaben daher von den Mitarbeitern der psychiatrischen Kliniken, in größerem Umfang auch von privat praktizierenden Psychiaterinnen und Psychiatern wahrgenommen. Wie auch in den Nachbarländern sind die Ermittlungsbehörden und Gerichte bei der Auswahl der Sachverständigen völlig frei, psychiatrische Gutachten sollen jedoch in der Regel nur von Fachärzten erstattet werden. Die Schweizerische Gesellschaft für Forensische Psychiatrie (SGFP) bietet seit 2007 ein umfassendes Weiterbildungscurriculum an (ca. 240 Stunden theoretischer Unterricht, 2 Jahre Tätigkeit in einer anerkannten forensisch-psychiatrischen Institution, mindestens 50 selbst erstellte Gutachten), das mit dem Zertifikat „Forensische Psychiatrie" respektive „Forensische Kinder- und Jugendpsychiatrie" abschließt. Immer mehr Strafverfolgungs- sowie Strafvollzugsbehörden und Gerichte beauftragen ausschließlich oder für anspruchsvolle strafrechtliche Gutachten entsprechend zertifizierte Experten.

24.2 Strafrecht

Mit dem 01.01.2007 ist der neue allgemeine Teil des Schweizerischen StGB in Kraft getreten, der z.T. sehr einschneidende Veränderungen bei der Beurteilung der Schuldfähigkeit und insbesondere im Straf- und Maßnahmenvollzug mit sich bringt.

24.2.1 Notwendigkeit der Begutachtung

Nach Art. 20 StGB müssen Untersuchungsbehörden oder Gerichte eine sachverständige Begutachtung anordnen, wenn sie *ernsthafte Zweifel an der Schuldfähigkeit* des Beschuldigten haben. Das Schweizerische Bundesgericht hat bezogen auf das alte Recht, in dem sich eine ähnliche Bestimmung fand, mehrfach entschieden, dass die Untersuchung anzuordnen ist, wenn der Richter Zweifel an der Zurechnungsfähigkeit haben *sollte*, hierzu genügt ein ernsthafter Anlass, jedoch nicht die bloße Möglichkeit oder Wahrscheinlichkeit, dass eine Straftat auch psychische Ursachen haben könnte. So stellte bisher die Begehung der Tat in angetrunkenem Zustand allein noch keinen Grund dar, um an der Zurechnungsfähigkeit des Täters zu zweifeln, wohl aber musste sich der Richter bei Drogensüchtigen im Urteil ausdrücklich über die Erforderlichkeit eines Gutachtens äußern, sofern er keines eingeholt hatte. Es ist dem Richter zwar nicht verboten, einen bestimmten biologisch-psychologischen Sachverhalt, den er als verminderte Schuldfähigkeit würdigt, anders als durch ein sachverständiges Gutachten festzustellen. Das Gericht darf sich aber nicht quasi autodidaktisch, z. B. mit Hilfe von Lehrbüchern, ein Urteil über den psychischen Zustand des Täters bilden.

Während nach altem Recht in Art. 13a StGB vom psychiatrischen Sachverständigen noch verlangt wurde, dass er sich über die Zurechnungsfähigkeit und die Zweckmäßigkeit einer Maßnahme „äußerte", d. h. dass er im Gutachten dezidiert zur Zurechnungsfähigkeit Stellung nahm, wobei er sich in erster Linie zum psychischen Zustand des Täters und dessen Auswirkungen zu äußern hatte, wird in der neuen Bestimmung der Inhalt des Gutachtens nicht mehr umschrieben. Es dürfte aber auch in Zukunft allein dem Gericht obliegen, den *Rechtsbegriff der Schuldfähigkeit* zu handhaben. Das psychiatrische Gutachten unterliegt dabei der freien Beweiswürdigung, will das Gericht jedoch vom Gutachten abweichen, so ist dies nach Auffassung des Bundesgerichtes nur erlaubt, wenn zuverlässig bewiesene Tatsachen die Überzeugungskraft des Gutachtens ernstlich infrage stellen. Das Gericht überschreitet sein Ermessen nicht, wenn es wohl einen gutachterlich festgestellten psychischen Zustand nicht anzweifelt, für die Annahme verminderter Schuldfähigkeit aber als nicht ausreichend erachtet. Liegen mehrere voneinander abweichende Gutachten vor, so kann der Richter in freier Beweiswürdigung entscheiden, welchem Gutachten er folgt.

In der Schweiz werden über etwa 2–3 % aller Beschuldigten psychiatrische Gutachten erstattet, wobei aber in den einzelnen Deliktsbereichen erhebliche Unterschiede bestehen: Bei Tötungsdelikten und schweren nichtinzestuösen Sexualdelikten werden nahezu alle Beschuldigten begutachtet. Wegen des großen Ausmaßes der Delinquenz im Zusammenhang mit Betäubungsmittelabhängigkeit (jährlich ca. 40 000 polizeiliche Ermittlungsverfahren und mehr als 8000 Verurteilungen) ist die ausführliche psychiatrische Begutachtung dieser Tätergruppe allein aus Kapazitätsgründen nicht möglich. In vielen Kantonen wird daher, wenn alle Verfahrensbeteiligten einverstanden sind, auch ohne Begutachtung von einer zumeist leichtgradigen Verminderung der Schuldfähigkeit bei Drogenabhängigen ausgegangen und bei entsprechender Motivation auch eine strafrechtliche Maßnahme ausgesprochen.

Rechte und Pflichten des psychiatrischen Sachverständigen sind in den *kantonalen Strafprozessordnungen* unterschiedlich geregelt. Bundeseinheitlich kann nach Art. 307 StGB die Erstattung eines falschen Gutachtens mit Zuchthaus bis zu 5 Jahren geahndet werden. In den meisten Kantonen gibt es im Strafverfahren kein vollständiges Unmittelbarkeitsprinzip, d. h. der psychiatrische Sachverständige muss nicht während der gesamten Beweisaufnahme anwesend sein. Sofern die Prozessbeteiligten mit dem Ergebnis des schriftlichen Gutachtens einverstanden sind, wird häufig auch auf eine mündliche Gutachtenerstattung ganz verzichtet, besonders bei schweren Delikten mit zu erwartenden hohen Strafen ist aber die Befragung des Gutachters am Ende der Beweisaufnahme in vielen Kantonen die Regel.

24.2.2 Schuldfähigkeit

Für die Beurteilung der Zurechnungsfähigkeit war nach altem Recht, wie in den deutschsprachigen Nachbarländern, ein zweistufiges psychiatrisch-normatives Verfahren vorgeschrieben. Zunächst waren eine oder mehrere psychiatrische Diagnosen den juristischen Eingangsmerkmalen zuzuordnen.

Auch im Vorentwurf zum nStGB war zunächst noch als einheitliches Eingangsmerkmal eine „erhebliche psychische Störung" vorgesehen. Gemäß der Botschaft des Bundesrates sollte an der biologisch-psychologischen Methode festgehalten werden, wobei auf die von der Psychiatrie als überholt angesehenen Begriffe wie Geisteskrankheit, Schwachsinn etc. verzichtet werden sollte. Ausdrücklich wurde dabei auch auf die Klassifikation der WHO hingewiesen und der Begriff der psychischen Störung als dadurch eindeutig genug definiert erachtet. Im Rahmen der parlamentarischen Beratungen ist dann aber die psychische Störung als Eingangsmerkmal für die verminderte oder aufgehobene Schuldfähigkeit vollständig weggefallen, sodass nun nur noch Einsichts- und Steuerungsfähigkeit zu prüfen sind. Wie in der Praxis damit umzugehen sein wird, muss die zukünftige Rechtsprechung zeigen. Da aber Einsichts- und Steuerungsfähigkeit ohne Zweifel psychische Funktionen sind, können sie auch nur aufgrund einer psychischen Störung beeinträchtigt sein. Ohne Benennung einer definierten Ursache dürfte die Begründung einer Aufhebung oder Einschränkung dieser Funktionen nicht möglich sein. Auch ist anzunehmen, dass das Schweizerische Bundesgericht an seiner langjährigen Rechtsprechung festhalten wird, wonach Störungen, die zu einer Beeinträchtigung der Schuldfähigkeit führen können, eine *qualifizierte Erheblichkeit* aufweisen müssen. Es wird also nach wie vor Aufgabe des psychiatrischen Gutachters sein, den abnormen Geisteszustand des Täters exakt zu beschreiben. Dies sollte weiterhin nach den etablierten diagnostischen Kriterien der Psychiatrie erfolgen. Auch eine Einschätzung des Schweregrades der Beeinträchtigung wird weiterhin erforderlich sein, da im Art. 19 Abs. 2 StGB weiterhin die *verminderte Schuldfähigkeit* dadurch definiert ist, dass der Täter nur teilweise fähig war, das Unrecht seiner Tat einzusehen oder gemäß dieser Einsicht zu handeln.

Nach der bisherigen Rechtsprechung ist der Begriff des „normalen Menschen" nicht zu eng zu fassen. Vielmehr muss die Geistesverfassung des Täters „nach Art und Grad stark vom Durchschnitt nicht bloß der Rechts-, sondern auch der Verbrechensgenossen abweichen" (z.B. BGE 102 IV 226, 100 IV 130). Im Allgemeinen wird davon ausgegangen, dass „einfachere" neurotische Störungen und Verhaltensabweichungen sowie leichtere Rauschzustände noch nicht die erforderliche Erheblichkeit erreichen.

In der forensischen Psychiatrie hat sich auch in der Schweiz die ICD-10 weitgehend durchgesetzt. Nach unseren umfangreichen Erfahrungen der letzten Jahre kann als Faustregel davon ausgegangen werden, dass keine forensisch relevante Störung vorliegt, wenn die Zuordnung eines Zustandsbildes zu einer ICD-10-Diagnose nicht gelingt. Dies gilt insbesondere für die Persönlichkeitsstörungen.

Im Bereich der verminderten Zurechnungs- bzw. Schuldfähigkeit wurde bisher eine weitergehende *Quantifizierung* dahingehend verlangt, ob die Herabsetzung leicht, mittelgradig oder schwer war (BGE 106 IV 242). In der Praxis erfolgte diese Zuordnung durch den Vergleich der forensisch relevanten Auswirkungen einer Störung mit anderen vorkommenden Schweregraden, d.h. war die Eingangsschwelle zur Annahme einer verminderten Zurechnungsfähigkeit zwar überschritten, ließen das Verhalten und Erleben des Beschuldigten jedoch erkennen, dass die forensisch relevanten Funktionsbeeinträchtigungen seinen Handlungsspielraum nicht erheblich einengten, so war eher von einer leichten Störung auszugehen. Reichte die Beeinträchtigung dagegen an ein Ausmaß heran, wie wir es sonst z.B. bei akuten Psychosen oder schweren Bewusstseinsstörungen sehen, so war von einer höhergradigen Herabsetzung der Zurechnungsfähigkeit auszugehen.

24.2.3 Strafrechtliche Maßnahmen

Bereits nach der großen Revision 1971 sah das Schweizerische Strafgesetzbuch einen umfangreichen Katalog von sichernden und therapeutischen Maßnahmen vor (damalige Art. 42 bis 45 und 100bis StGB).

Nachdem 1993 ein bereits wegen zweifachen Sexualmordes und mehrfacher Vergewaltigung zu lebenslangem Zuchthaus verurteilter Täter im Wochenend-Hafturlaub aus sexueller Motivation eine 20-jährige Frau tötete, kam es in der Schweiz zu einer umfassenden öffentlichen politischen und fachlichen Diskussion über den Umgang mit sogenannten „gemeingefährlichen" Straftätern (siehe

Dittmann 1994, 1998, 2003a). Von mehreren interdisziplinären Kommissionen wurden die Zustände im Straf- und Maßnahmenvollzug kritisch analysiert, wobei an vielen Orten zahlreiche Mängel festgestellt wurden, wie z.B. ungenügende forensische Kenntnisse der Gutachter, Unkenntnis der Vollzugsrealitäten, Vermischung von Therapeuten- und Gutachterrolle, generelle Überbewertung der Resozialisierung zulasten der öffentlichen Sicherheit, mangelhafte Therapie- und Verlaufsdokumentation und vor allem keine systematische Erfassung gefährlicher Täter und unsystematische, nicht transparente Prognosemethoden.

Diese Umstände hatten sicherlich auch Einfluss auf die Neuregelung des Maßnahmenrechts. Hinzu kam noch eine Bürgerinitiative, die sich für eine lebenslange, unwiderrufliche Verwahrung gefährlicher Gewalt- und Sexualstraftäter einsetzte und der es gelang, eine Mehrheit der Bevölkerung zur Annahme eines neuen Verfassungsartikels zu bewegen (siehe Art. 123a Schweizerische Bundesverfassung, im Anhang). Dieser Artikel wäre im Prinzip bereits anwendbar, ist jedoch bisher noch nicht in das materielle Strafrecht umgesetzt worden. Am Inhalt des neuen Verfassungsartikels haben forensische Psychiater, zahlreiche Politiker und Juristen erhebliche Kritik angemeldet: So wird die fehlende Möglichkeit zur regelmäßigen Überprüfung der Verwahrung mehrheitlich als EMRK-widrig angesehen. Von psychiatrischer Seite wurde darauf hingewiesen, dass mit den heute zur Verfügung stehenden Methoden Prognosen zur „lebenslangen Unbehandelbarkeit" nicht möglich sind. Schließlich widerspricht auch die vorgesehene Möglichkeit einer neuen Begutachtung nur beim Vorliegen „neuer wissenschaftlicher Erkenntnisse" über die Behandelbarkeit eines spezifischen Täters den Erkenntnismöglichkeiten unseres Faches, weil es niemals mit der notwendigen Sicherheit möglich ist, Ergebnisse, die an Gruppen gewonnen wurden, auf den konkreten Einzelfall zu übertragen.

So zeigt *das neue schweizerische Maßnahmenrecht* auf der einen Seite eine deutliche Tendenz zur stärkeren *Differenzierung* und *Diversifizierung*, andererseits aber auch die konsequente Umsetzung eines *vermehrten Sicherheitsdenkens* (siehe z.B. Heer 2003).

Das Gericht soll grundsätzlich eine *Maßnahme anordnen*, wenn eine Strafe allein nicht geeignet ist, der *Gefahr weiterer Straftaten* des Täters zu begegnen, wenn ein *Behandlungsbedürfnis* des Täters besteht oder die *öffentliche Sicherheit* dies erfordert. Betont wird aber auch ein klares *Verhältnismäßigkeitsprinzip* unter Abwägung der Persönlichkeitsrechte des Täters einerseits und der Wahrscheinlichkeit und Schwere weiterer Straftaten andererseits.

Das Gericht ist gehalten, sich bei der Verhängung entsprechender Sanktionen *sachverständiger Beratung* zu bedienen. Im Gegensatz zu den Bestimmungen über die Schuldfähigkeit ist gesetzlich festgelegt, worauf sich die *Begutachtung* zu erstrecken hat: Notwendigkeit und Erfolgsaussichten einer Behandlung, Art und Wahrscheinlichkeit weiterer möglicher Straftaten, Möglichkeiten des Vollzugs der Maßnahme. Bei Gutachten im Zusammenhang mit einer Verwahrung gemäß Art. 64 StGB darf der Sachverständige den Täter vorher nicht behandelt oder in anderer Weise betreut haben. Weiter soll das Gericht Maßnahmen nur anordnen, wenn eine geeignete Einrichtung zur Verfügung steht (Art. 56 StGB).

Wenn sowohl die Voraussetzungen für eine Maßnahme wie auch für eine Strafe gegeben sind, sind beide Sanktionen anzuordnen, wobei der *Maßnahmenvollzug der Freiheitsstrafe vorangehen* soll.

Die Behandlung *psychisch gestörter Straftäter* hat einige wesentliche Neuregelungen erfahren: Eine stationäre Behandlung kann nur noch angeordnet werden, wenn der Täter *psychisch schwer gestört* ist, er ein Verbrechen oder Vergehen begangen hat, das mit einer psychischen Störung im Zusammenhang steht, und zu erwarten ist, dadurch lasse sich der Gefahr weiterer mit der Störung im Zusammenhang stehender Taten begegnen.

Weiterhin soll die Behandlung in einer geeigneten psychiatrischen Einrichtung oder einer Maßnahmenvollzugseinrichtung stattfinden. Der mit der stationären Behandlung verbundene *Freiheitsentzug soll in der Regel höchstens fünf Jahre betragen*, bei fehlendem Erfolg kann die Maßnahme um jeweils fünf Jahre verlängert werden.

Analoge Regelungen bestehen für Täter mit Abhängigkeitserkrankungen, wobei neu nicht nur suchtmittelabhängige, sondern auch „in anderer Weise abhängige" Täter behandelt werden können. Zu berücksichtigen ist die Behandlungsbereitschaft des Täters. Die Behandlung soll in einer spezialisierten Einrichtung erfolgen, die Maßnahme soll zunächst *höchstens drei Jahre* dauern, sie kann einmal um ein weiteres Jahr verlängert werden.

Wie im bisherigen Recht (Art. 100) sind *spezielle Maßnahmen für junge Erwachsene* vorgesehen, die zur Zeit der Tat noch nicht 25 Jahre alt und in ihrer *Persönlichkeitsentwicklung erheblich gestört sind*. Die Einrichtungen für junge Erwachsene sollen von den übrigen Anstalten getrennt sein, den Tätern sollen Fähigkeiten vermittelt werden, selbstverantwortlich und straffrei zu leben, insbesondere soll die berufliche Aus- und Weiterbildung gefördert werden. Die Maßnahme dauert maximal vier Jahre, nach einer Rückversetzung kann die Höchstdauer insgesamt sechs Jahre betragen, die Maßnahme ist jedoch spätestens dann aufzuheben, wenn der Täter das 30. Altersjahr vollendet hat.

Sehr detailliert sind in dem neuen Recht auch die bedingte und die endgültige *Entlassung* sowie die Aufhebung der Maßnahmen geregelt (Art. 62 ff.).

Weiterhin vorgesehen ist die *primär ambulante Behandlung* (Art. 63). Das Gericht kann den Vollzug einer zugleich ausgesprochenen Freiheitsstrafe aufschieben, um der Art der Behandlung Rechnung zu tragen. Neu ist, dass der Täter auch *vorübergehend stationär behandelt* werden kann, wenn dies zur Einleitung der ambulanten Behandlung geboten ist, die stationäre Behandlung darf aber nicht länger als zwei Monate dauern. Die ambulante Behandlung soll insgesamt nicht länger als fünf Jahre dauern, ist eine Weiterführung notwendig, so kann das Gericht auf Antrag der Vollzugsbehörde um jeweils ein bis fünf Jahre verlängern.

Im Rahmen der öffentlichen Diskussion und der parlamentarischen Beratung im Zusammenhang mit dem neuen Maßnahmenrecht haben die Bestimmungen über die *Verwahrung* einen breiten Raum eingenommen, nicht zuletzt auch unter dem Eindruck der oben dargestellten „Verwahrungsinitiative". Im neuen Recht gibt es nur noch eine *einheitliche Verwahrung*, es wird nicht mehr zwischen psychisch gestörten und anderen Tätern unterschieden. Eingangsvoraussetzung ist zunächst die *Begehung einer schweren Straftat* (Mord, vorsätzliche Tötung, schwere Körperverletzung, Vergewaltigung, Raub, Geiselnahme, Brandstiftung, Lebensgefährdung oder eine andere mit einer Höchststrafe von fünf Jahren oder mehr bedrohte Tat). Weiterhin ist erforderlich, dass der Täter die *psychische, physische oder sexuelle Integrität einer anderen Person schwer beeinträchtigt hat oder beeinträchtigen wollte*. Und außerdem muss zu erwarten sein, dass der Täter aufgrund seiner *Persönlichkeitsmerkmale*, der *Tatumstände* und seiner *gesamten Lebensumstände* weitere Taten dieser Art begeht oder dass weitere Taten aufgrund einer *anhaltenden oder langdauernden psychischen Störung von erheblicher Schwere* zu erwarten sind.

Die Verwahrung soll in einer *Maßnahmenvollzugseinrichtung* oder einer *Strafanstalt* vollzogen werden, wobei die öffentliche Sicherheit zu gewährleisten ist und der Täter, wenn notwendig, psychiatrisch betreut wird.

Die *Entlassung* aus der Maßnahme wird auf Gesuch oder von Amts wegen mindestens einmal jährlich überprüft, die erste Überprüfung erfolgt nach Ablauf von zwei Jahren. Mindestens alle zwei Jahre soll überprüft werden, ob die Voraussetzungen für eine stationäre psychiatrische Behandlung gegeben sind.

Die zuständige Behörde muss ihre Entscheidung stützen auf: einen Bericht der Anstaltsleitung, eine unabhängige sachverständige Begutachtung, die Anhörung des Täters sowie die *Anhörung einer Fachkommission*.

Mit der Pflicht zur Anhörung einer speziellen Kommission ist nunmehr Gesetz geworden, was in der Schweiz seit vielen Jahren erfolgreich auf der Basis kantonaler Verordnungen praktiziert wurde.

Als Reaktion auf die seinerzeitigen Zwischenfälle im Straf- und Maßnahmenvollzug wurden landesweit seit mehr als 10 Jahren bereits interdisziplinäre Prognosekommissionen zur Beurteilung besonders gefährlicher Straftäter eingesetzt. Diese unabhängigen Kommissionen erstellen eine Art Prognosegutachten, wobei Vertreter verschiedener Fachrichtungen (Strafjustiz, Straf- und Maßnahmenvollzug, Psychiatrie, Psychologie) zusammenarbeiten. Die Beurteilungen sind keine direkten Vollzugsentscheidungen, die Kompetenz hierfür liegt nach wie vor bei den Behörden. Bisher waren diese Gutachten jedoch insofern „maßgeblich", als ein Vollzugsbeamter oder Anstaltsleiter, der gegen eine derartige Empfehlung handelte, damit auch das volle Risiko für allfällige Zwischenfälle übernahm.

Die praktischen Erfahrungen mit den Prognosekommissionen sind insgesamt gut, in den letzten Jahren wurden einige hundert als besonders gefährlich erachtete Straftäter evaluiert. Das Risikobewusstsein in den Anstalten und bei den Vollzugsverantwortlichen hat zugenommen und gravierende Zwischenfälle sind in den letzten Jahren ausgeblieben, insbesondere gegenüber den politisch Verantwortlichen wird jedoch von forensisch-psychiatrischen Fachleuten immer wieder betont, dass auch bei interdisziplinärer und streng kriteriengeleiteter Beurteilung eines Falles nie eine vollständige Sicherheit erreicht werden kann.

In der *Beurteilungspraxis* benutzen die Kommissionen einen einheitlichen Kriterienkatalog (Dittmann 2000, 2003a), der die Bereiche bisherige Kriminalität, Analyse der Anlasstat, Persönlichkeit, psychische Störung, Krankheitseinsicht, soziale Kompetenz, spezifisches Konfliktverhalten, Auseinandersetzung mit der Tat, allgemeine und reale Therapiemöglichkeiten, Therapiebereitschaft, sozialer Empfangsraum und bisheriger Verlauf des Vollzugs berücksichtigt und nach dem jeder Einzelfall aufgearbeitet wird. Die Kohärenz der Beurteilung innerhalb der interdisziplinären Gruppe ist im Allgemeinen sehr hoch.

Das neue Gesetz legt nunmehr fest, dass in diesen *Fachkommissionen* Vertreter der Strafverfolgungsbehörden, der Vollzugsbehörde sowie der Psychiatrie vertreten sein müssen. Sachverständige und Vertreter der Psychiatrie dürften den Täter vorher nicht behandelt oder in anderer Weise betreut haben.

In Art. 75a ist zudem definiert, dass *„Gemeingefährlichkeit"* anzunehmen ist, wenn die Gefahr besteht, dass der Gefangene flieht und eine weitere Straftat begeht, durch die er die physische, psychische oder sexuelle Integrität einer anderen Person schwer beeinträchtigt. Voraussetzung für das Tätigwerden der Kommission ist zudem, dass der Täter ein Verbrechen gemäß Art. 64 Abs. 1 begangen hat und die Vollzugsbehörde die Gemeingefährlichkeit des Gefangenen nicht eindeutig beurteilen kann. Die Kommission ist immer dann zu hören, wenn eine Einweisung in eine offene Anstalt oder Vollzugsöffnungen erfolgen soll.

Als wesentliche Neuerung ist nunmehr auch eine *nachträgliche Änderung der Sanktion* vorgesehen. Zu begrüßen ist die Möglichkeit, während des Vollzugs einer Freiheitsstrafe oder einer Verwahrung die Umwandlung in eine stationäre therapeutische Maßnahme vorzunehmen.

In Fachkreisen begegnet jedoch die neue Bestimmung über die *nachträgliche Verwahrung* teils erheblicher Kritik. Sie soll möglich sein, wenn sich während des Vollzugs der Freiheitsstrafe aufgrund neuer Tatsachen oder Beweismittel ergibt, dass die Voraussetzungen der Verwahrung gegeben sind und im Zeitpunkt der Beurteilung bereits bestanden haben, ohne dass das Gericht davon Kenntnis haben konnte. Insbesondere die Erfahrungen in Deutschland mit einer ähnlichen neuen Vorschrift zeigen, dass in der praktischen Umsetzung erhebliche Probleme bestehen. So ist es wesentlich schwieriger, als es auf den ersten Blick scheinen mag, festzulegen, was eine „neue Tatsache" ist.

Nachdem am 08.02.2004 die Schweizer Stimmberechtigten die Volksinitiative „Lebenslange Verwahrung für nicht therapierbare, extrem gefährlich Sexual- und Gewaltstraftäter" angenommen hatten, trat am 01.08.2008 der entsprechende Gesetzesartikel in Kraft. Nach Art. 64 Abs. 1 ordnet das Gericht die lebenslängliche Verwahrung an, wenn ein Täter einen Mord, eine vorsätzliche Tötung, eine schwere Körperverletzung, einen Raub, eine Vergewaltigung, eine sexuelle Nötigung, eine Freiheitsberaubung oder Entführung, eine Geiselnahme, Menschenhandel, Völkermord, ein Verbrechen gegen die Menschlichkeit oder ein Kriegsverbrechen begangen hat und zusätzlich folgende Voraussetzungen erfüllt sind:

a. Der Täter hat mit dem Verbrechen die physische, psychische oder sexuelle Integrität einer anderen Person besonders schwer beeinträchtigt oder beeinträchtigen wollen.
b. Beim Täter besteht eine sehr hohe Wahrscheinlichkeit, dass er erneut eines dieser Verbrechen begeht.
c. Der Täter wird als dauerhaft nicht therapierbar eingestuft, weil die Behandlung langfristig keinen Erfolg verspricht.

Der wesentliche Unterschied zur bisherigen Verwahrung nach Art. 63 Abs. 1 liegt darin, dass die lebenslängliche Verwahrung nicht periodisch überprüft wird, was gegen die Europäische Menschenrechtskonvention EMRK (Art. 5 Abs. 4) verstößt. Das Parlament versuchte in der Gesetzgebung diesen Widerspruch zu entschärfen, indem der Überprüfungsautomatismus zwar ausgeschlossen ist, laut Ausführungsbestimmungen zum neuen Gesetz aber bei „neuen wissenschaftlichen Erkenntnissen" eine noch zu bildende Fachkommission darüber entscheidet, ob auf Grund dieser Erkenntnisse dem Täter eine Therapie angeboten werden soll. Zeigt diese Behandlung, dass die Gefährlichkeit des Täters entscheidend reduziert werden kann, wandelt das zuständige Gericht die lebenslängliche Verwahrung in eine stationäre Behandlung um. Ist der Täter infolge hohen Alters, schwerer Krankheit oder aus anderen Gründen bereits ungefährlich geworden, kann ihn das Gericht ohne vorherige Behandlung bedingt entlassen.

Nach Informationen des Bundesamtes für Justiz vom Oktober 2011 ist bisher ein Täter rechtskräftig lebenslänglich verwahrt.

Zusammengefasst ist festzuhalten, dass das neue Schweizerische Maßnahmenrecht eine Reihe von teils gravierenden Veränderungen mit sich bringt und sowohl eine Differenzierung, aber auch eine Dominanz allgemeiner Sicherheitsbedürfnisse zeigt. Wie sich die neuen Bestimmungen im juristischen und forensisch-psychiatrischen Alltag bewähren und insbesondere wie sich die qualitativen und quantitativen Anforderungen an die Sachverständigen verändern werden, wird erst die praktische Erfahrung zeigen.

24.3 Zivilrecht

24.3.1 Handlungs- und Urteilsfähigkeit

Handlungsfähigkeit nach Schweizerischem ZGB ist die Fähigkeit einer Person, durch ihre eigenen Handlungen Rechte und Pflichten zu begründen und damit die *zivilrechtliche Verantwortlichkeit* für ihr Tun und Lassen zu übernehmen. Die Handlungsfähigkeit hat zum einen zur Folge, dass eine vom Handelnden beabsichtigte Rechtswirkung wie eine Berechtigung oder Verpflichtung, beispielsweise ein Verkauf, die Aufnahme eines Darlehens u.a., eintritt, zum anderen bewirkt sie, dass eine Person zum Schadenersatz bei widerrechtlicher Handlung verpflichtet werden kann. Damit ein Mensch voll handlungsfähig ist, müssen zwei Elemente gegebenen sein: Er muss *urteilsfähig* und *mündig* sein.

Bei der *Urteilsfähigkeit* handelt es sich um einen der forensisch-psychiatrisch wichtigsten Rechtsbegriffe im Zivilrecht.

Gesetzlich umschrieben ist die Urteilsfähigkeit in Art. 16 ZGB als die Fähigkeit, vernunftgemäß zu handeln. Diese Fähigkeit kann durch verschiedene Umstände aufgehoben oder nicht vorhanden sein, nämlich durch das Kindesalter, Geisteskrankheit, Geistesschwäche, Trunkenheit oder ähnliche Zustände. Der Zustand der Urteilsunfähigkeit braucht nicht längere Zeit anzudauern, er kann sich auch lediglich auf den Zeitpunkt der infrage stehenden Handlung beschränken. Dabei ist es nicht zulässig, allein aus der Unvernünftigkeit einer bestimmten Handlung den Schluss auf fehlende Urteilsfähigkeit zu ziehen, hieraus können allenfalls Hinweise abgeleitet werden. In Analogie zur Prüfung der Zurechnungsfähigkeit im Strafrecht ist es auch im Zivilrecht die Aufgabe des forensisch-psychiatrischen Sachverständigen, zunächst eine Diagnose zu stellen und diese dann einem der Eingangsmerkmale zuzuordnen.

Unter *Geisteskrankheit* wird dabei in der Schweizerischen Rechtsprechung, überwiegend zurückgehend auf Binder (1952), im Allgemeinen ein Geisteszustand verstanden, bei dem das Verhalten und Erleben der betroffenen Personen auf den außenstehenden Beobachter uneinfühlbar, grob befremdlich, stark auffallend oder qualitativ abwegig erscheinen. Die diagnostische Zuordnung erfolgt dabei im Wesentlichen nach den gleichen Grundsätzen wie bereits vorstehend zu Art. 19 StGB ausgeführt.

Unter *Geistesschwäche* wird in erster Linie eine ausgeprägte Leistungsbeeinträchtigung intellektuell-kognitiver Fähigkeiten, wie Wahrnehmung, Konzentration, Erkennen, Gedächtnis, Einordnen, Vorstellungsvermögen, Bewerten, Schlussfolgern und Entscheiden, verstanden. Dieser Begriff ist jedoch nicht deckungsgleich mit Schwachsinn. Zudem können schwere neurotische und Persönlichkeitsstörungen, die mit einer erheblichen Beeinträchtigung der Willensbildung einhergehen, auch hier eingeordnet werden.

Nach der Zuordnung der Diagnose zu den juristischen Kriterien ist in einem zweiten Schritt die Auswirkung der Störung auf die infrage stehende Handlung zu diskutieren. Nach herrschender Lehre und Rechtsprechung müssen dabei vier Elemente berücksichtigt werden, fehlt nur eines von ihnen, so liegt Urteilsunfähigkeit vor:

- *Erkenntnisfähigkeit:* Die handelnde Person muss in der Lage sein, die Außenwelt zumindest in ihren Grundzügen richtig zu erkennen und sich ein adäquates Bild von der Realität zu verschaffen.
- *Wertungsfähigkeit*: Es handelt sich um die Fähigkeit zu rationaler Beurteilung und das Vermögen, sich über die Tragweite und die Opportunität der infrage stehenden Handlung ein vernünftiges Urteil zu bilden. Die Wertungsfähigkeit beruht dabei auf der Erkenntnisfähigkeit, fehlt bereits erstere, so sind weitere Überlegungen nicht mehr notwendig, es liegt Urteilsunfähigkeit vor.
- *Fähigkeit zu Willensbildung:* die Fähigkeit, aufgrund gewonnener Einsicht und eigener Motive einen nach außen wirksamen Willen zu bilden, bei verschiedenen denkbaren Möglichkeiten eine Entscheidung zu treffen.
- *Fähigkeit, gemäß eigenem Willen zu handeln:* die Kraft, gemäß gewonnener Einsicht und eigenem Willen zu handeln, d. h. auch über die Fähigkeit zu verfügen, dem Versuch einer fremden Willensbeeinflussung in normaler Weise Widerstand zu leisten.

Steht für ein bestimmtes Rechtsgeschäft die Urteilsunfähigkeit fest, so bedeutet das nicht, dass dies alle im fraglichen Zeitraum durchgeführten Handlungen einschließt, dieselbe Person kann z. B. für leicht verständliche, nahe liegende alltägliche Handlungen urteilsfähig, für gleichzeitig durchgeführte kompliziertere Rechtsgeschäfte jedoch urteilsunfähig sein, d. h. die Urteilsfähigkeit ist relativ. Auch Menschen mit psychischen Störungen können in einem mehr oder minder großen Umfang urteilsfähig sein. Grundsätzlich gilt, dass im Zweifelsfall die Urteilsfähigkeit vermutet wird, d. h. wer aus der Urteilsunfähigkeit Rechte ableiten will, muss diese beweisen, dabei genügt allerdings eine sehr hohe Wahrscheinlichkeit, die jeden erheblichen Zweifel ausschließt.

Die gleichen Prinzipien werden auch bei der Beurteilung der *Testierfähigkeit*, der Fähigkeit, über sein Vermögen letztwillig zu verfügen, gemäß Artikel 467 ZGB angewandt. Auch Menschen mit psychischen Störungen können ein Testament errichten. Im Zweifelsfall hat derjenige, der die letztwillige Verfügung anfechten möchte, die Beweislast.

24.3.2 Vormundschaftliche Maßnahmen

Die *Bevormundung* nach Art. 369 und 370 ZGB besteht im *Entzug der Handlungsfähigkeit* durch eine staatliche Behörde und ist verbunden mit der Unterstellung unter ein besonderes Schutz- und Abhängigkeitsverhältnis. Im Gegensatz zum deutschen Recht hat die zuständige Behörde die Pflicht zu bevormunden, wenn die im Gesetz genannten Bedingungen vorliegen: „Unter Vormundschaft *gehört* jede mündige Person …". Auch hier ist bei der Beurteilung der Voraussetzungen ein *zweistufiges Vorgehen* erforderlich: Zunächst ist entsprechend vorstehender Erläuterungen zur Urteilsfähigkeit zu prüfen, ob es sich bei einer psychiatrischen Diagnose um eine nicht nur vorübergehende Geisteskrankheit oder Geistesschwäche im Rechtssinne handelt. Trifft dies zu, so hat der psychiatrische Gutachter im Folgenden darzulegen, wie sich die Störung im Alltagsleben bei den Betroffenen auswirkt. „Angelegenheiten" sind dabei alle wichtigen Rechtsgeschäfte, insbesondere die Verwaltung des Vermögens, sowie die Regelung der eigenen persönlichen und auch der familiären Belange. Es ist dabei nicht erforderlich, dass sämtliche Angelegenheiten betroffen sind, ausreichend ist die Beeinträchtigung eines wesentlichen Teils. „Besorgung" der Angelegenheiten im Rechtssinne bedeutet dabei richtige Ausübung der entsprechenden Rechte und Pflichten. Die *Schutzbedürftigkeit* ergibt sich aus der praktischen Notwendigkeit im Einzelfall und ist kaum generell zu definieren, letztendlich soll sich der Gutachter darauf beschränken, die Auswirkungen der psychischen Störung in diesem Bereich aufzuzeigen. Die zuständige Behörde hat dann die entsprechende Rechtsgüterabwägung nach dem Prinzip der Verhältnismäßigkeit zu treffen. Dies gilt auch für den Begriff Gefährdung der Sicherheit anderer.

Im Rahmen von Art. 370 ZGB sollte sich der psychiatrische Sachverständige darauf beschränken darzustellen, ob eine *Suchterkrankung* vorliegt und wie sie sich auswirkt. Die anderen Eingangsvoraussetzungen sind moralisch wertende Begriffe („Verschwendung, lasterhafter Lebenswandel, Art und Weise der Vermögensverwaltung"), deren Beurteilung in die Kompetenz der Juristen fällt.

Das *Verfahrensrecht* ist kantonal unterschiedlich geregelt, bundeseinheitlich festgeschrieben ist jedoch, dass die Entmündigung wegen Geisteskrankheit eine ärztliche Begutachtung verlangt, zusätzlich ist die Frage zu beantworten, ob die vorgängige Anhörung des zu Entmündigenden „zulässig" ist. Hierzu ist im Gutachten auszuführen, welche Schäden gegebenenfalls dem zu Bevormundenden durch seine Anhörung drohen (z.B. Suizidalität). In der Regel sollte der Betroffene jedoch vorher angehört werden.

Einen geringeren Eingriff in die persönliche Freiheit stellt die *Beiratschaft* gemäß Art. 395 ZGB dar. Sie soll dann eingerichtet werden, wenn für eine Entmündigung kein genügender Grund vorliegt, aber trotzdem, überwiegend zum Schutz des Vermögens des Betroffenen, eine gewisse Beschränkung der Handlungsfähigkeit erforderlich ist. Art. 395 Abs. 1 listet *neun Geschäftsbereiche* auf, bei denen die Mitwirkung des Beirates erforderlich ist. Darüber hinausgehend hat dieser keine Einflussmöglichkeit. Außer dieser Mitwirkungsbeiratschaft gibt es noch die Verwaltungsbeiratschaft, bei der dem Betroffenen lediglich die Verwaltung des Vermögens entzogen wird, während er über die Erträge die freie Verfügung behält.

Die am wenigsten einschneidende vormundschaftliche Maßnahme ist die *Beistandschaft* nach Art. 392 ff. ZGB, die entweder auf Antrag eines Beteiligten oder von Amts wegen errichtet werden kann, insbesondere dann, wenn eine mündige Person infolge Krankheit oder Abwesenheit nicht selbst handeln oder einen Vertreter bestimmen kann, wenn einem Vermögen die notwendige Verwaltung fehlt, z.B. bei Unfähigkeit eines Betroffenen, die Vermögensverwaltung selbst zu besorgen. Die Beistandschaft hat aber nicht die Konsequenzen einer Vormundschaft, die Tätigkeit des Beistandes beschränkt sich ausschließlich auf den Geschäftsbereich, für den er ernannt worden ist.

2013 soll das Vormundschaftsrecht in das neue „Kindes- und Erwachsenenschutzrecht" übergeführt werden. Zentrale neue Elemente sind die Professionalisierung der zuständigen Behörden, die Flexibilisierung der Betreuungsmaßnahmen, die klarere Regelung der Vertretung bei kasueller oder habitueller Urteilsunfähigkeit (mit höherer Kompetenz von Lebenspartnern und Familienangehörigen) sowie die Stärkung der Patientenverfügung.

24.3.3 Eherecht

Nach Art. 94 ff. ZGB handelt es sich bei der Eheschließung um ein *Rechtsgeschäft* besonderer Art. Voraussetzung ist, dass die Verlobten urteilsfähig sind, d.h. sie müssen in der Lage sein, das Wesen und die Bedeutung der Ehe zu erfassen und Verständnis für die Aufgaben und Pflichten haben, die mit der Ehe verbunden sind. Grundsätzlich werden damit an diese spezielle Form der Urteilsfähigkeit relativ hohe Anforderungen gestellt.

Gelegentlich hat man als Gutachter retrospektiv zu beurteilen, ob ein Ehepartner bei der Eheschließung geisteskrank oder aus anderem Grunde nicht urteilsfähig war und damit gemäß Art. 105 ff. ZGB die *Ehe* als ungültig zu erklären ist.

24.3.4 Fürsorgerische Freiheitsentziehung (FFE)

Gemäß Art. 397 ZGB kann eine mündige oder entmündigte Person bei Vorliegen bestimmter medizinischer oder psychosozialer *Voraussetzungen* (Geisteskrankheit, Geistesschwäche, Trunksucht oder andere Suchterkrankungen, schwere Verwahrlosung) in einer geeigneten Anstalt untergebracht oder zurückbehalten werden, wenn ihr die persönliche Fürsorge nicht anders erwiesen werden kann. Auch hierbei ist dem *Verhältnismäßigkeitsprinzip* Rechnung zu tragen, zu berücksichtigen ist aber auch die Belastung, welche die Person für ihre Umgebung bedeutet. Der Betroffene muss wieder entlassen werden, sobald sein Zustand es erlaubt. Er selbst oder eine ihm nahe stehende Person kann gegen einen Entscheid zur fürsorgerischen Freiheitsentziehung innerhalb von zehn Tagen schriftlich ein Gericht anrufen. Das Einweisungs- und Rekursverfahren ist durch kantonales Recht geregelt, die entsprechenden Gesetze und Verordnungen weisen einen unterschiedlichen Detaillierungsgrad auf. In jüngerer Zeit hat das schweizerische Bundesgericht einige kantonale Vorschriften gerügt und im Hinblick auf die EMRK *umfassende Verfahrensgarantien* verlangt, so insbesondere das Recht des Betroffenen auf umgehende persönliche Anhörung durch das Gericht. *Das Recht zur unmittelbaren Einweisung* in eine geschlossene psychiatrische Abteilung gegen den Willen des Patienten ist kantonal unterschiedlich delegiert, z.T. an Gesundheitsämter oder Kantonsärzte, teilweise auch an die Statthalterämter, in manchen Kantonen ist sogar jeder praktizierende Arzt berechtigt, eine vorläufige Einweisung gegen den Willen des Betroffenden zu veranlassen. Bundesrecht ist jedoch, dass die betroffene Person über die Gründe der Einweisung unterrichtet und schriftlich auf ihr *Rekursrecht* aufmerksam gemacht werden muss. Der Einspruch gegen die Unterbringung muss von der Klinik unverzüglich an die zuständige Instanz, nämlich das Zivilgericht oder die Kantonale Rekurskommission weitergeleitet werden. Zudem ist festgeschrieben, dass bei psychisch Kranken nur unter *Beiziehung eines Sachverständigen* entschieden werden darf. Umstritten ist, ob mit der Anordnung der fürsorgerischen Freiheitsentziehung die Klinik auch berechtigt ist, den Patienten gegen seinen Willen zu behandeln. Das Bundesgericht hat entschieden, dass eine derartige Behandlung, abgesehen von Notfallsituationen, dann nicht zulässig ist, wenn das kantonale Recht keine entsprechenden Bestimmungen enthält und in jedem Fall die sorgfältige Prüfung der Verhältnismäßigkeit von Zwangsmedikationen verlangt. Ein *ärztliches Zeugnis im Rahmen der FFE* muss Angaben enthalten über die psychopathologische Symptomatik, deren vermutliche Ursache, die darauf beruhenden konkreten, unmittelbar zu erwartenden Folgen für die Person oder Dritte (d.h. die Art der akuten Selbst- oder Fremdgefährdung) und eine Begründung, warum eine stationäre Behandlung gegen den Willen des Betroffenen die einzige zweckmäßige Maßnahme zur Gefahrenabwehr darstellt.

24.4 Sozialversicherungsrecht

Das Schweizerische Sozialversicherungsrecht ist unübersichtlich, da es kein für alle Versicherungszweige einheitliches Sozialgesetzbuch gibt. Die wesentlichen Bestimmungen finden sich in 10 verschiedenen Gesetzen und einer Reihe zusätzlicher Erlasse, die Einzelgesetze sind nur ungenügend koordiniert. Ein Entwurf zum allgemeinen Sozialversicherungsrecht liegt seit vielen Jahren vor, wurde jedoch bisher parlamentarisch nicht behandelt.

Die wesentlichen auch im Rahmen der psychiatrischen Begutachtung wichtigen *Versicherungszweige* sind die Alters- und Hinterlassenenversicherung (AHV), die Invalidenversicherung (IV), die Ergänzungsleistungen zur AHV/IV, die berufliche Vorsorge, die Unfall-, Kranken-, Militär- und Arbeitslosenversicherung. Über diese Sozialwerke erhalten Anspruchsberechtigte Geld, Krankenpflege und Eingliederungsleistungen, damit werden gesundheitliche Risiken abgedeckt, die als Tod, Krankheit, Unfallfolgen, Geburtsgebrechen oder Gebrechlichkeit in Erscheinung treten können. Auswirken können sich diese Risiken in versicherungsrechtlichem Sinne in Form von Arbeitsunfähigkeit, Erwerbsunfähigkeit, Invalidität, Hilflosigkeit und Beeinträchtigung der körperlichen oder geistigen Integrität. Alle diese versicherungsrechtlichen Begriffe enthalten auch medizinische Komponenten, sodass die Verwaltungen und Gerichte insbesondere in Streitfällen auf medizinische Begutachtungen angewiesen sind. Auch der psychiatrische Gutachter muss sich bei einem konkreten Auftrag darüber klar sein, ob das jeweilige *Sozialversicherungsgesetz final oder kausal* angelegt ist. Das Beispiel einer finalen Versicherung bildet die Invalidenversicherung, bei der nicht nach dem Grund einer eingetretenen gesundheitlichen Schädigung, sondern nach ihrem Ausmaß und ihren Auswirkungen gefragt wird. Im Gegensatz dazu bietet die Unfallversicherung nur Schutz für Gesundheitsschäden und ihre Folgen, welche durch einen versicherten Unfall verursacht worden sind. Hauptaufgabe des Gutachters ist hier die medizinische Klärung von Kausalzusammenhängen. Generell erfordert auch die *Begutachtung im Sozialrecht* ein systematisches und logisches Vorgehen. Zunächst ist wie in den anderen Begutachtungsbereichen eine psychiatrische Diagnose zu stellen. Eine detaillierte Darstellung der

Symptome und Befunde, auf denen die Diagnose beruht, ist im Sozialrecht besonders wichtig. In einem zweiten Schritt ist dann darzulegen, welche Funktionsbeeinträchtigung die Erkrankung, Störung oder Schädigung mit sich bringt, wie sie voraussichtlich verlaufen wird, welche therapeutischen Möglichkeiten es gibt, und schließlich ist bei entsprechender Fragestellung die Kausalität zwischen einem schädigenden Ereignis und einer auf einer Gesundheitsstörung beruhenden dauernden oder vorübergehenden Funktionseinbuße zu erörtern. Dabei ist für den Gutachter die Kenntnis der folgenden versicherungsrechtlichen Begriffe unabdingbare Voraussetzung.

- *Gesundheitsschaden* ist der Oberbegriff für Krankheit und Unfall, es handelt sich dabei um eine Störung des körperlichen oder geistigen Wohlbefindens.
- *Krankheit* ist im sozialversicherungsrechtlichen Zusammenhang ein funktionaler und bedarfsorientierter Begriff bezogen auf mögliche Versicherungsleistungen und kann definiert werden als jede Beeinträchtigung der körperlichen oder geistigen Gesundheit, die nicht Folge eines Unfalls ist und die eine medizinische Untersuchung oder Behandlung erfordert oder eine Arbeitsunfähigkeit zur Folge hat. Dabei muss die Beeinträchtigung der Gesundheit objektiv festgestellt werden, ein lediglich subjektives Krankheitsgefühl reicht nicht aus.
- *Berufskrankheit* ist gemäß Unfallversicherungsgesetz (UVG 9/1) eine Krankheit, die bei der beruflichen Tätigkeit ausschließlich oder vorwiegend durch schädigende Stoffe oder durch bestimmte Arbeiten verursacht worden ist oder von der nachgewiesen wird, dass sie ausschließlich oder stark überwiegend durch berufliche Tätigkeiten verursacht wurde. Der berufsbedingte Verursachungsanteil muss dabei mindestens 75 % ausmachen. Psychische Störungen als Berufskrankheiten sind selten.
- Als *Unfall* gilt die plötzliche, nicht beabsichtigte schädigende Einwirkung eines ungewöhnlichen äußeren Faktors auf den menschlichen Körper (UV 9/1). Dabei müssen sämtliche Faktoren kumulativ erfüllt sein.
- *Arbeitsunfähigkeit:* Dieser Gesetzesbegriff ist nicht klar umschrieben, er kann in Anlehnung an die Rechtsprechung des eidgenössischen Versicherungsgerichtes (EVG) definiert werden als eine durch die Beeinträchtigung der körperlichen oder geistigen Gesundheit bedingte völlige oder teilweise Unfähigkeit, im bisherigen Beruf oder Tätigkeitsbereich zumutbare Arbeit zu leisten. Bei langer Dauer wird auch die zumutbare Arbeit in einem anderen Beruf oder Aufgabenbereich berücksichtigt. Bei der Arbeitsunfähigkeit handelt es sich also im Grundsatz um eine Einbuße an funktionellem Leistungsvermögen, bei ihrer Beurteilung kommt es zunächst nicht auf die Kausalität, sondern lediglich auf die Auswirkung eines Gesundheitsschadens an. Allerdings spielt die Ursache dafür eine Rolle, ob die Krankenversicherung (KV) oder die Unfallversicherung (UV) leistungspflichtig ist. Im Allgemeinen wird die Arbeitsunfähigkeit in Prozenten angegeben, wobei das Ausmaß im konkreten Einzelfall unter Berücksichtigung der besonderen Bedingungen im betreffenden Beruf oder Tätigkeitsbereich festzulegen ist, d. h. der gleiche Gesundheitsschaden kann in verschiedenen Berufen zu unterschiedlichen Graden von Arbeitsunfähigkeit führen. Dabei spielt auch der Gesichtspunkt der Zumutbarkeit eine Rolle, denn Arbeitsunfähigkeit liegt auch dann vor, wenn die Tätigkeit nur unter der Gefahr einer Verschlimmerung ausgeübt werden kann. Im Prinzip sind Verwaltungen und Gerichte an die ärztlichen Einschätzungen der Arbeitsunfähigkeit nicht gebunden, in der Praxis wird jedoch relativ selten davon abgewichen. Bei längerer Arbeitsunfähigkeit verlangt die Rechtsprechung von der versicherten Person auch, dass sie ihre restliche Arbeitsfähigkeit in einem zumutbaren anderen Berufszweig verwertet.
- *Invalidität* ist in Anlehnung an EVG 4/1 der durch einen Gesundheitsschaden verursachte und nach zumutbarer Behandlung oder Eingliederung verbleibende längerdauernde völlige oder teilweise Verlust der Erwerbsmöglichkeiten auf dem in Betracht kommenden ausgeglichenen Arbeitsmarkt. Der Begriff ist dabei relativ anzuwenden in Abhängigkeit davon, welche Leistungen beansprucht werden. Für den Anspruch auf Arbeitsvermittlung ist bereits ausreichend, dass die versicherte Person bei der Suche nach einer geeigneten Arbeitsstelle gesundheitlich bedingte Schwierigkeiten hat, für die Rentenberechtigung muss in der Regel während mindestens eines Jahres eine erhebliche Beeinträchtigung der Arbeitsfähigkeit vorgelegen haben. Bei der Zuerkennung von Hilflosigkeit kommt es lediglich auf die Beeinträchtigung in den alltäglichen Lebensverrichtungen an, unab-

hängig von den Folgen im Erwerbsleben. Grundsätzlich gilt das Prinzip „Rehabilitation *vor* Rente".

Besonders bei psychischen Erkrankungen ist die Beurteilung des relevanten Gesundheitsschadens oft schwierig, es handelt sich jedoch um einen wichtigen Bereich, da statistisch in der Schweiz psychische Störungen an der Spitze der Invaliditätsursachen stehen. Gerade bei der Beurteilung der Invalidität kommt es nicht allein auf die Diagnose an, so kann eine aus psychiatrischer Perspektive „schwere" Erkrankung, wie eine Schizophrenie, die medikamentös gut behandelbar ist, in den symptomfreien oder symptomarmen Intervallen die Arbeitsfähigkeit gar nicht oder nur gering beeinträchtigen, während eine chronifizierte psychogene Störung trotz Therapie bei längerem Verlauf zur Arbeitsunfähigkeit führen kann. Dabei ist insbesondere auch auf die Prognose abzustellen.

Ein *Gutachten für die Invalidenversicherung* verlangt eine umfassende Darstellung von Anamnese, erhobenen Befunden und Diagnosen, sodann folgen nach den oben dargestellten Gesichtspunkten Angaben über das Ausmaß der Arbeitsunfähigkeit in Prozentsätzen. Zu unterscheiden ist zwischen dem Grad der Arbeitsunfähigkeit und dem daraus resultierenden Rentenanspruch, zu dem der Arzt sich nicht zu äußern hat. Ab mindestens 40-prozentiger während wenigstens eines Jahres andauernder Arbeitsunfähigkeit besteht Anspruch auf eine Rente. Der Rentenanspruch beträgt bei mindestens 40% Arbeitsunfähigkeit 1/4, bei mindestens 50% die Hälfte, und bei mindestens 66% wird die volle Rente bezahlt. In einem Gutachten für die Invalidenversicherung hat sich der Arzt zudem über die Entstehung und Dauer des Leidens und zur Wünschbarkeit medizinischer oder beruflicher Maßnahmen, wie Umschulung, zu äußern. Außerdem ist darzustellen, welche Hilfsmittel gemäß einer von der Invalidenversicherung abgegeben Liste der beruflichen Wiedereingliederung dienen können.

- *Hilflosigkeit:* Hilflos ist eine Person, die wegen Beeinträchtigung der Gesundheit für alltägliche Lebensverrichtungen dauernd der Hilfe Dritter oder der persönlichen Überwachung bedarf.
- *Kausalität:* Im Unfallversicherungsrecht ergibt sich häufig die Frage, welche psychischen Störungen nach Unfällen für die Unfallversicherung zu einer Leistungspflicht führen. Um diese Leistungspflicht zu bejahen, müssen zwei Kriterien erfüllt sein: Zunächst muss eine *natürliche Kausalität* gegeben sein. Ursachen im Sinne eines natürlichen Kausalzusammenhanges sind alle Umstände, ohne deren Vorhandensein der eingetretene Erfolg als nicht eingetreten oder nicht als in der gleichen Weise bzw. nicht zur gleichen Zeit eingetreten gedacht werden kann (EVG).

Adäquate Kausalität: Ein Ereignis gilt dann als adäquate Ursache eines Erfolgs, wenn es nach dem gewöhnlichen Lauf der Dinge und nach der allgemeinen Lebenserfahrung an sich geeignet ist, einen Erfolg von der Art des eingetretenen herbeizuführen, der Eintritt dieses Erfolgs also durch das Ereignis allgemein als begünstigt erscheint. Diese Form der Beurteilung der Adäquanz stellt ein juristisches Mittel dar, durch das eine vernünftige Begrenzung der Haftung im Rahmen der obligatorischen Unfallversicherung erreicht werden soll. Ausführliche, in der gegenwärtigen sozialgerichtlichen Praxis aber nicht unumstrittene Kriterien zur Beurteilung des adäquaten Zusammenhanges bei erlebnisreaktiven Störungen nach Unfällen haben Murer et al. 1993 erarbeitet.

Besondere Probleme ergeben sich bei der Beurteilung, ob ein *Suizid* oder ein Suizidversuch nach der Unfallversicherungsverordnung (UVV) zu entschädigen ist. Grundsätzlich ist eine „absichtlich" selbst herbeigeführte Gesundheitsschädigung kein Unfall. Ein Suizid, Suizidversuch oder eine Selbstverstümmelung stellt nur dann einen Unfall dar, „wenn der Versicherte zur Zeit der Tat ohne Verschulden gänzlich unfähig war, vernunftgemäß zu handeln" (Art. 48 UVV), das heißt, dass auf die Urteilsfähigkeit im Sinne von Art. 16 ZGB abzustellen ist, die in diesem Zusammenhang i.d.R. das Vorhandensein einer Geisteskrankheit wie einer Psychose oder auch einer schweren Bewusstseinsstörung oder einer in ihren Auswirkungen vergleichbaren psychischen Störung voraussetzt (Kind 1993).

- Ein *Integritätsschaden* besteht in einem dauernden anatomischen, funktionellen, geistigen oder psychischen Gesundheitsdefizit, welches die Lebensqualität vermindert oder die persönlichen Kontakte und Entfaltungsmöglichkeiten beeinträchtigt (z. B. Beeinträchtigung des Gedächtnisses oder der Konzentrationsfähigkeit, dauernde Schmerzzustände etc.). Es geht dabei ausschließlich um die immaterielle Beeinträchtigung der Lebensqualität eines Menschen, die mit der Integritätsentschädigung finanziell ausgeglichen werden soll. Ein Integritätsschaden gilt dann als dauernd, wenn er voraussichtlich während des ganzen Lebens im gleichen Umfang besteht. Die Schädigung wird als erheblich erachtet, wenn die Integrität augenfällig oder stark beeinträchtigt ist, diese Voraussetzungen sind erfüllt, wenn die unterste Grenze von 5% nach der Skala der Integritätsschäden im Anhang 3 zur UVV erreicht wird. Besondere Schwierigkeiten bestehen bei der Beurteilung posttraumatisch aufgetretener psychischer Störungen. Sie werden nur dann als Integritätsschaden anzuerkennen sein, wenn dargelegt werden kann, dass eine auf einem Unfall beruhende psychogene Störung voraussichtlich lebenslang vorhanden sein wird (siehe auch Murer et al. 1994). Nach der Skala der Integritätsschäden wird beispielsweise eine Beeinträchtigung von psychischen Teilfunktionen, wie Gedächtnis und Konzentrationsfähigkeit, mit 20% bewertet, ein sehr schweres psychoorganisches Syndrom mit 80%.

Anhang

Literaturverzeichnis	476
Abkürzungsverzeichnis	521
Sachverzeichnis	523

Literaturverzeichnis

Adshead G (1994). Damage: Trauma and violence in a sample of women referred to a forensic service. Behavioural Sciences and the Law; 12: 235–249

Adshead G (1997). Die reine Wahrheit? Psychotherapie und das Syndrom der falschen Erinnerung. Recht und Psychiatrie; 15: 117–120

Adshead G (1998). The heart and its reasons: constructing explanations for offending behaviour. Journal of Forensic Psychiatry; 9: 231–236

Agarwal D, Goedde HW (1990). Alcohol metabolism, Alcohol Intolerance and Alcoholism. Biochemical and Pharmacogenetic Approaches. Berlin, Heidelberg, New York, Tokyo: Springer

Ahlers CJ (2010). Paraphilie und Persönlichkeit. Eine empirische Untersuchung zur Prävalenz von Akzentuierungen der Sexualpräferenz und ihrem Zusammenhang mit dem Fünf-Faktoren-Modell. Dissertation. Berlin: Institut für Sexualforschung, Charité

Ahrens B, Linden M (1996). Is there a suicidality syndrome independent of specific major disorders? Results of a split half multiple regression analysis. Acta Psychiatrica Scandinavia; 94: 79–86

Aichhorn A (1925). Verwahrloste Jugend. Leipzig, Wien, Zürich: Internationaler psychoanalytischer Verlag

Ainsworth MDS (1964). Pattern of attachment behavior shown by the infant in interaction with his mother. Merrill-Palmer Quarterly; 10: 51–58

Alberts H (1999). Sterbehilfe, Vormundschaftsgericht und Verfassung. Neue Juristische Wochenschrift; 19: 835–836

Alden A, Brennan P, Hodgins S, Mednick S (2007). Psychotic disorder and sex offending in a danish birth cohort. Archives of General Psychiatry; 64(11): 1251–1258

Allport GW (1949). Persönlichkeit, Struktur, Entwicklung und Erfassung der menschlichen Eigenart. Stuttgart: Klett

Almvik R, Woods P, Rasmussen K (2000). The Broset Violence Checklist. Sensitivity, specificity, and interrater reliability. Journal of Interpersonal Violence; 15(12): 1284–1296

Althaus D, Hegerl U (2004). Ursachen, Diagnose und Therapie von Suizidalität. Der Nervenarzt; 75(11): 1123–1134

Amann G, Wipplinger R, Hrsg. (1997). Sexueller Missbrauch. Tübingen: dgvt Verlag

Amelung K (1992a). Über die Einwilligungsfähigkeit (Teil II). ZStW; 104: 821–833

Amelung K (1992b). Über die Einwilligungsfähigkeit (Teil I). ZStW; 104: 525–558

Amelung K (1995). Probleme der Einwilligungsfähigkeit. Recht und Psychiatrie; 13: 20–28

American Psychiatric Association (1980). Diagnostic and Statistical Manual of Mental Disorders. 3rd ed. (DSM-III). Washington, D.C.: APA

American Psychiatric Association (1997). Resource document on priniciples of informed consent in psychiatry. Journal of the American Academy of Psychiatry and Law; 25: 121–125

American Psychiatric Association (2003). Diagnostic and Statistical Manual of Mental Disorders. 4th ed. Text-Revision (DSM-IV-TR). Deutsche Übersetzung und Einführung von Saß H, Wittchen HU, Zaudig M, Houben I. Göttingen, Bern, Toronto, Seattle: Hogrefe

Andersen HS, Sestoft D, Lellebaek R, Gabrielsen G, Kramp P (1996). Prevalence of ICD-10 psychiatric morbidity in random samples of prisoners in remand. International Journal of Law and Psychiatry; 19: 61–74

Anderson P, Cremona A, Paton A, Turner C, Wallace P (1993). The risk of alcohol. Addiction; 88: 1493–1508

Anderson S, Bechara A, Damasio H (1999). Impairment of social and moral behavior related to early damage in human prefrontal cortex. Nat. Neuroscience; 2: 1032–1037

Anderson D, Hanson RK (2010). Static-99: An actuarial tool to assess risk of sexual and violent recidivism among sex offenders. In: Otto RK, Douglas KS, Hrsg. Handbook of Violence Risk Assessment. New York: Routledge, Taylor and Francis; 251–268

Andrews DA, Bonta J (1994). The Psychology of Criminal Conduct. Cincinnati, Ohio: Anderson

Andrews DA, Bonta J (1998). The Psychology of Criminal Conduct. 2. Aufl. Cincinnati, Ohio: Anderson

Andrews DA, Zinger I, Hoge RD, Bonta J, Gendreau P, Cullen FT (1990). Does correctional treatment work? A clinically relevant and psychologically informed meta-analysis. Criminology; 28: 396–404

Angermeyer MC, Schulze B (1998). Psychisch Kranke – eine Gefahr? Psychiatrische Praxis; 25: 211–220

Angermeyer MC, Schulze B (2001). Reinforcing stereotypes: How the focus on forensic cases in new reporting may influence public attitudes towards the mentally ill. International Journal of Law and Psychiatry; 24: 469–486

Appelbaum PS, Grisso R (1996). Constructing competency: Formulating standards of legal competence to make medical decisions. Ruttgers Law Review; 48: 345–396

Appelbaum PS (1997). Confining sex offenders: The supreme court takes a dangerous path. Psychiatric Services; 48: 1265–1267

Arboleda-Flórez J (2005). Forensic psychiatry. Two masters, one ethics. Die Psychiatrie; 2: 153–157

Arboleda-Florez J (2009). Mental patients in prisons. World Psychiatry; 8(3): 187–190

Arendt M, Elklit A (2001). Effectiveness of psychological debriefing. Acta Psychiatrica Scandinavia; 104: 423–437

Arlacón RD (2007). When the paradigms languish. World Psychiatry; 6: 33–34

Armbruster B (1986). Suizide während der stationären psychiatrischen Behandlung. Nervenarzt; 57: 511–516

Arntzen F, Michaelis-Arntzen E (1993). Psychologie der Zeugenaussage, System der Glaubwürdigkeitsmerkmale. 3. Aufl. Göttingen, Toronto, Zürich: Hogrefe

Arntzen F (1970). Psychologie der Zeugenaussage. Göttingen, Toronto, Zürich: Hogrefe

Arseneault L, Tremblay RE, Boulerice B, Seguin JR, Saucier JF (2000). Minor physical anomalies and family adversity as risk factors for violent delinquency in adolescence. Am J Psychiatry; 157(6): 917–923

Arthur R (1971). Success is predictable. Military Medicine; 136: 539–545

Literaturverzeichnis

Asberg M, Schalling D, Träskman-Bendz L, Wägner A (1987). Psychobiology of suicide, impulsivity and related phenomena. In: Meltzer HY, ed. Psychopharmacology: The third Generation of Progress. New York: Raven Press; 655–668

Aschaffenburg G (1906). Das Verbrechen und seine Bekämpfung. 2. Aufl. Heidelberg: Carl Winter

Athen D (1985). Syndrome der akuten Alkoholintoxikation und ihre forensische Bedeutung. Berlin, Heidelberg, New York: Springer

Babiak P, Neumann CS, Hare RD (2010). Corporate psychopathy: Talking the walk. Behavioral Sciences and the Law; 28(2): 174–193

Baer R (1988). Psychiatrie für Juristen. Stuttgart, München: Enke, Beck

Baeyer Wv, Häfner H, Kisker KP (1964). Psychiatrie der Verfolgten. Berlin, Göttingen, Heidelberg: Springer

Bahemann A, Böwering C (2001). Stellenwert psychischer Störungen in der Begutachtung – Begutachtung aus arbeitsärztlicher Sicht. Der medizinische Sachverständige; 97: 54–56

Bahemann A (1999). Selbstverständnis des medizinischen Sachverständigen in neuen Strukturen – aus Sicht des arbeitsamtsärztlichen Dienstes. Der medizinische Sachverständige; 95: 20–22

Bailey S, Dolan M (2004). Adolscent Forensic Psychiatry. Oxford: Butterworth Heinemann

Baillargeon J, Penn JV, Thomas CR, Temple JR, Baillargeon G, Murray OJ (2009). Psychiatric disorders and suicide in the nation's largest state prison system. J Am Acad Psychiatry Law; 37(2): 188–193

Bämayr A, Feuerlein W (1984). Über den Selbstmord von 119 Ärzten, Ärztinnen, Zahnärzten und Zahnärztinnen. Crisis; 2(5): 91–107

Bammann K, Böllinger L, Feest J, Matt E, Pollähne H, Schumann KF et al. (2002). Kriminalpolitik statt Sicherheitswahn – Memorandum wider die nachträgliche Sicherungsverwahrung. DVJJ-Journal; 13: 194–195

Bandura A (1979). The social learning perspective. Mechanisms of aggression. In: Touch H, ed. Psychology of Crime and Criminal Justice. New York: Holt, Rinehart u. Winston; 198–236

Barbaree HE, Blanchard R, Langton CM (2003). The development of sexual aggression through the life span: the effect of age on sexual arousal and recidivism among sex offenders. Int. J. Offender. Ther. Comp. Criminol; 47: 309–323

Barbaree HE, Seto MC, Langton CM, Peacock EJ (2001). Evaluating the predictive accuracy of six risk assessment instruments for adult sex offenders. Criminal Justice and Behavior; 28: 490–519

Barbaree HE, Seto MC, Maric A (1996). Sex offender characteristics, response to treatment, and correctional release decisions at the Warkworth Sexual Behavior Clinic. Toronto: Clarke institution of Psychiatry

Barnow S (2001). Influence of Punishment, Emotional Rejection, Child Abuse, and Broken Home on Aggression in Adolescence: An Examination of Aggressive Adolescents in Germany. Psychopathology; 34: 167–173

Barron P, Hassiotis A, Banes J (2004). Offenders with intellectual disability: a prospective comparative study. J Intellect Disabil Res; 48(1): 69–76

Bartsch H (2001). Die postmortale Schweigepflicht des Arztes beim Streit um die Testierfähigkeit des Patienten. Neue Juristische Wochenschrift; 54: 861–863

Bätje C, Schläfke D, Nedopil N, Hassler F (2010). Kindstötungen – soziale und gutachterliche Aspekte. Nervenarzt; 81: 1–7

Batra A, Bartels M, Foerster K (1999). Zur Frage der Genehmigungspflicht von Elektrokrampftherapie im Rahmen einer Betreuung. Nervenarzt; 70: 657–661

Battaglia J (2005). Pharmacological management of acute agitation. Drugs; 69: 1207–1222

Bauer A, Vollmann J (2002). Einwilligungsfähigkeit bei psychisch Kranken. Der Nervenarzt; 73(11): 1031–1038

Bauer P, Kielisch S (2005). Differenzierte Behandlungskonzepte im psychiatrischen Maßregelvollzug. Vol. 3. Lengerich: Pabst

Bauer P (2002a). Das Integrierte Psychologische Therapieprogramm für Schizophrene Patienten (IPT). In: Müller-Isberner R, Gretenkord L, Hrsg. Psychiatrische Kriminaltherapie. Band 1. Lengerich: Pabst: 48–59

Bauer P (2002b). Dialektisch behaviorale Therapie der Borderline-Störung. In: Müller-Isberner R, Gretenkord L, Hrsg. Psychiatrische Kriminaltherapie. Band 1. Lengerich: Pabst; 60–72

Baumann J, Bochnik HJ, Brauneck AE, Calliess RP, Carstensen G, Eser A et al. (1986). Alternativentwurf eines Gesetzes über Sterbehilfe. Stuttgart, New York: Thieme

Baur FR (1990). Probleme der unbefristeten Unterbringung und der Entlassungsprognose. MdR; 44: 473–485

Baxter H, Duggan C, Larkin E, Cordess C, Page K (2001). Mentally disordered parricide and stranger killers admitted to high-security care. Journal of Forensic Psychiatry; 12(2): 287–299

Beck AT, Ward C, Mendelson M. Mock J, Erbaugh J (1962). Reliability of psychiatric diagnoses: 2. A study of consistency of clinical judgement. Am. J. Psychiatry; 119: 351–357

Beck AT (1976). Cognitive Therapy and the Emotional Disorders. New York: International University Press

Beck JC, Wencel H (1998). Violence and Axis I Psychopathology. In: Skodol AE, ed. Psychopathology and Violent Crime. Washington, D.C.: American Psychiatric Press: London; 21–28

Becker M (1977). Selbstmordhandlungen im Strafvollzug. Suizidprophylaxe; 4: 161

Becker S, Bosinski HAG, Clement U, Eicher W, Goerlich TM, Hartmann U et al. (1997). Standards der Behandlung und Begutachtung von Transsexuellen der deutschen Gesellschaft für Sexualforschung, der Akademie für Sexualmedizin und der Gesellschaft für Sexualwissenschaft. Zeitschrift für Sexualforschung; 10: 147–156

Becker S (2004). Transsexualität – Geschlechtsidentitätsstörung. In: Kockott G, Fahrner EM, Hrsg. Sexualstörungen. Stuttgart, New York: Thieme; 153–209

Beech AR, Craig LA, Browne KD, Hrsg. (2009). Assessment and Treatment of Sex Offenders – A Handbook. Chichester: Wiley-Blackwell

Beier KM (1995). Dissexualität im Lebenslängsschnitt. Vol. 78. Berlin, Heidelberg, New York: Springer

Beier K, Bosinski HAG, Hartmann U, Loewit K (2001). Geschlechtsidentitätsstörungen. In: Beier K, Bosinski HAG, Hartmann U, Loewit K, Hrsg. Sexualmedizin – Grundlagen und Praxis. München, Jena: Urban und Fischer; 287–335

Beier K, Bosinski HAG, Hartmann U, Loewit K (2005). Sexualmedizin – Grundlagen und Praxis. 2. Aufl. München, Jena: Urban und Fischer

Beier K (1996). Die scheinbare Konvergenz klinischer Befunde: Forensische Begutachtung und Psychotherapie. Recht und Psychiatrie; 14: 2–8

Beier KM, Hinrichs G, Hrsg. (1995). Psychotherapie mit Straffälligen. Standorte und Thesen zum Verhältnis Patient – Therapeut – Justiz. Stuttgart: Fischer

Beier KM, Amelung T, Pauls A (2010). Antiandrogene Therapie als Teil der Prävention von sexuellem Kindesmissbrauch im Dunkelfeld. Forensische Psychiatrie, Psychologie, Kriminologie; 4 (Suppl.): S49–S57

Literaturverzeichnis

Beine KH (2003). Homicides of patients in hospitals and nursing homes: a comparative analysis of care series. International Journal of Law and Psychiatry; 26: 373–386

Beiser M, Shore MA, Peters R, Tatum E (1985). Does community care for the mentally ill make a difference? A tale of two cities. American Journal of Psychiatry; 142: 1047–1057

Belfrage H, Bergman B, Jacks J (1997). Somatic morbidity in patients examined in forensic psychiatry. International Journal of Law and Psychiatry 20: 219–226

Benkert O, Hippius H (2004). Kompendium der Psychiatrischen Pharmakotherapie. 8. Aufl. Berlin, Heidelberg, New York, London, Paris, Tokyo: Springer

Berger J, Scheurer H, Honecker Y, Andritsch F, Six ATI (1999) Straffällige Alkohol- und Drogenabhängige. Fortschr. Neurol Psychiat; 67: 502–508

Bernardy K, Sandweg R (2003). Frühberentung: Bedingungen und Folgen. Nervenarzt; 74: 406–412

Berner W, Karlick-Bolton E (1986). Verlaufsformen der Sexualkriminalität. Stuttgart: Enke

Berner W, Hill A, Briken P, Kraus C (2004). Störungen der Sexualpräferenz – Paraphilien. In: Kockott G, Fahrner EM, Hrsg. Sexualstörungen. Stuttgart, New York: Thieme; 153–209

Berner W, Karlick Bolton E, Fodor G (1986). Spielt bei Katamneseuntersuchungen von Sexualdelinquenten nach ihrer Haftentlassung. Monatsschrift für Kriminologie und Strafrechtsreform; 69: 244–247

Berner W (1999). Sexual aggression: Behavioral and psychodynamic approaches. In: Hodgins S, Müller-Isberner R, Hrsg. Violence, Crime and Mentally Disordered Offenders: Concepts and Methods for Effective Treatment and Prevention (in press). Wiley u. Sons; Chichester

Berner W, Kleber R, Lohse H (1998). Psychotherapie bei sexueller Delinquenz. In: Strauß B, ed. Psychotherapie der Sexualstörungen. Stuttgart, New York: Thieme: 122–138

Bernsmann K (1989). Affekt und Opferverhalten. Neue Zeitschrift für Strafrecht; 4: 160–166

Bertolote JM, Fleischmann A, DeLeo D, Wassermann D (2004). Psychiatric diagnoses and suicide: revisitin the evidence. Crisis; 25: 147–155

Berzins L, Trestman R (2004). The development and implementation of dialectical behavior therapy in forensic settings. International Journal of Forensic Mental Health; 3: 93–103

Bijleveld C, Farrington D (2009). Editorial: The importance of studies of intergenerational transmission of antisocial behaviour Criminal Behaviour And Mental Health; 19(2): 77–79

Bilke O (1998). Ecstasy-Konsumenten: Motivationsmuster, Folgen und Therapie. Psycho; 24: 418–422

Binder J (1952). Die Geisteskrankheit im Recht. Zürich: Schulthess

Binswanger R (1979). Probleme der Gefängnispsychiatrie. Nervenarzt; 50: 360–365

Birbaumer N, Veit R, Lotze M, Erb M, Hermann C, Grodd W et al. (2005). Deficient fear conditioning in psychopathy: a functional magnetic resonance imaging study. Archives of General Psychiatry; 62(7): 799–805

Birbaumer N, Ramos Murguialday A, Weber C, Montoya P (2009). Neurofeedback and brain-computer interface clinical applications. Int Rev Neurobiol; 86: 107–117

Bischof HL (1985). Behandlungsdauer strafrechtlich Untergebrachter im psychiatrischen Krankenhaus. Monatsschrift für Kriminologie und Strafrechtsreform; 68: 148–156

Bischof HL (1988). Zur Typologie des psychisch kranken/gestörten Rückfalltäters. Forensia; 9: 89–103

Bischoff H, Loutan L (2000). Mit anderen Worten. Dolmetscher in Behandlung, Beratung und Pflege. Bundesamt für Gesundheit, Bern, Genf: Université de Geneve

Bjorkly S, Havik OE (2003). TCO symproms as markers of violence in a sample of severely violent psychiatric inpatients. International Journal of Forensic Mental Health; 2: 87–97

Bjorkly S, Waage L (2005). Killing Again: A Review Of Research On Recidivistic Single-Victim Homicide. International Journal of Forensic Mental Health; 4(1): 99–106

Bjorkly S (2004). Risk management in transitions between forensic institutions and the community: A literature review and an introduction to a milieu treatment approach. International Journal of Forensic Mental Health; 3: 67–75

Blaauw E, Kerkhof A, Winkel FW, Sheridan L (2001). Identifying suicide risk in penal institutions in the Netherlands. British Journal of Forensic Practice; 3: 22–28

Blaauw E, Kerkhof AJ, Hayes LM (2005). Demographic, criminal, and psychiatric factors related to inmate suicide. Suicide Life Threat Behav 35: 63–75

Blackburn R (1968). Personality in relation to extreme aggression in psychiatric offenders. Brit. J. Psychiatry; 114: 821–828

Blackburn R (1975). An empirical classification of psychopathic personality. Brit. J. Psychiatry; 127: 456–460

Blackburn R (1986). Patterns of personality deviation among violent offenders: replication and extension of an empirical taxonomy. Br. J. of Criminology; 26: 254–269

Blackburn R (1998). Psychopathy and the contribution of personality to violence. In: Millon T, Simonsen E, Morten BS, Davis RD, Hrsg. Psychopathy – Antisocial, criminal, and violent behavior. New York, London: The Guilford Press; 50–68

Blair J, Mitchel D, Blair K (2005). The Psychopath. Malden, Oxford, Carlton: Blackwell

Blair RJR (2003). Neurobiological basis of psychopathy. British Journal of Psychiatry; 182: 5–7

Blair RJR (2007). Aggression, psychopathy and free will from a cognitive neuroscience perspective. Behavioral Sciences and the Law; 25: 321–331

Blanck G, Blanck R (1974). Angewandte Ich-Psychologie. Stuttgart: Klett-Cotta.

Bland J, Mezey G, Dolan B (1999). Special women, special needs: a descriptive study of female special hospitals. Journal of Forensic Psychiatry; 10: 34–45

Bland RC, Newman SC, Thompson AH, Dyck RJ (1998). Psychiatric disorders in the population and in prisoners. International Journal of Law and Psychiatry; 21: 273–279

Blashfield RK, Intoccia V (2000). Growth of the literature on the topic of personality disorders. American Journal of Psychiatry; 157 (3): 472–473

Bleuler E (1896). Der geborene Verbrecher. München: Lehmann

Bleuler E (1911). Dementia praecox oder die Gruppe der Schizophrenien. In: Aschaffenburg G, ed. Handbuch der Psychiatrie. Leipzig: Deuticke

Bleuler E (1983). Lehrbuch der Psychiatrie. 15. Aufl. Berlin, Heidelberg, New York: Springer

Blocher D, Henkel K, Ziegler E, Rösler M (2001). Zur Epidemiologie psychischer Beschwerden bei Häftlingen einer Justizvollzugsanstalt. Recht und Psychiatrie; 19: 136–139

Blunk TU (1976). Suizidprobleme einer internistischen Intensivstation. Suizidprophylaxe; 3: 13

Bochnik HJ (1994). Suchtbehandlung und Suchtförderung durch Drogenfreigabe. Psycho; 20: 136–142

Boer DP, Hart SD, Kropp PR, Webster CD (1997). Manual for the Sex Violence Risk – 20. (Deutsch: Die Vorhersage sexueller Gewalt mit dem SVR 20, Müller-Isberner R, Cabeza SG, Eucker S, Trans.). Burnaby: Simon Fraser University

Boers K (2009). Delinquenz im Lebensverlauf. In: Kröber H–L, Dölling D, Leygraf N, Saß H, Hrsg. Handbuch der Forensischen Psychiatrie. Heidelberg: Steinkopf Verlag; 134–174

Boetticher A Nedopil N, Bosinski HAG, Saß H (2005 a). Mindestanforderungen für Prognosebegutachtungen im Strafrecht. Neue Zeitschrift für Strafrecht; 26: [im Druck]

Boetticher A, Nedopil N, Bosinski HAG, Saß H (2005 b). Mindestanforderungen für Schuldfähigkeitsgutachten. Neue Zeitschrift für Strafrecht; 25: 57–63

Boetticher A (1998). Der neue Umgang mit Sexualstraftätern – eine Zwischenbilanz. Monatsschrift für Kriminologie und Strafrechtsreform; 81: 354–367

Boetticher A (2002). Das Urteil über die Einführung von Mindeststandards in aussagepsychologischen Gutachten und seine Wirkungen. Sonderheft für Gerhard Schäfer zum 65. Geburtstag am 18. Oktober 2002: 8–18

Boetticher A, Dittmann V, Nedopil N, Nowara S, Wolf T (2009). Zum richtigen Umgang mit Prognoseinstrumenten durch psychiatrische und psychologische Sachverständige und Gerichte. Neue Zeitschrift für Strafrecht; 9

Boetticher A, Kröber H-L, Müller-Isberner R, Müller-Metz R, Wolf T (2006). Mindestanforderungen für Prognosegutachten. Neue Zeitschrift für Strafrecht; 27(10)

Bohle T (1990). Haftung für Suizid während stationärer Krankenhausbehandlung. Medizin und Recht; 6: 298–300

Böker W, Häfner H (1973). Gewalttaten Geistesgestörter. Berlin, Heidelberg, New York: Springer

Böllinger L (1996). Externe Psychotherapie mit Sexualstraftätern im Maßregelvollzug – ein persönliches, institutionelles und methodologisches Konfliktfeld. Monatsschrift für Kriminologie und Strafrechtsreform; 79: 75–96

Bonhoeffer K (1908). Zur Frage der Klassifikation der symptomatischen Psychosen. Berlin. Klin. Wschr.; 45: 2257

Böning J, Schrappe O (1984). Benzodiazepin-Abhängigkeit: Ätiologie und Pathogenese der Entzugs-Syndrome. Deutsches Ärzteblatt; 81: 1–13

Böning J (1990). Exzessives Glücksspiel als fakultative Krankheitsentität. Nervenarzt; 62: 706–707

Böning J (2009). Addiction memory as a specific, individually learned memory imprint. Pharmacopsychiatry; 42(1): 66–68

Bonnet U (2006). Behandlung der Cannabisabhängigkeit bei Erwachsenen. Psychoneuro; 32: 541–546

Bonta J, Pang B, Wallace-Capretta S (1995). Predictors of recidivism among incarcerated female offenders. The Prison Journal; 75(3): 277–294

Bonta J (2002). Offender risk assessment. Guidelines for selection and use. Criminal Justice and Behavior; 29: 355–379

Born P (2005). Erfahrungen auf einer Spezialstation für Patienten mit hohem PCL-Score. In: Bauer P, Kielisch S, Hrsg. Differenzierte Behandlungskonzepte im psychiatrischen Maßregelvollzug. Band 3. Lengerich: Pabst; 82–94

Bornschein SCH, Zilker T, Bickel H, Förstl H (2000). Psychiatrische und somatische Morbidität bei Patienten mit vermuteter Multiple Chemical Sensitivity (MCS). Nervenarzt; 71: 737–744

Borris M (1996). Die Begutachtung der Arbeitsunfähigkeit bei Zweifeln des Arbeitgebers. Der medizinische Sachverständige; 92: 162–164

Borski I, Kamleiter M, Nedopil N (2005). Psychiater als Opfer von Stalking. Der Nervenarzt; 76(3): 331–334

Bosinski H, Ponseti J, Sakewitz F (2002). Therapie von Sexualstraftätern im Regelvollzug – Rahmenbedingungen, Möglichkeiten und Grenzen. Sexuologie; 9: 39–47

Bourget D, Gagné P (2002). Maternal Filicide in Québec. Journal of the American Academy of Psychiatry and Law; 30: 345–350

Bourget D, Gagné P (2005). Paternal Filicide in Québec. Journal of the American Academy of Psychiatry and Law; 33: 354–360

Bourget D, Grace J, Whitehurst L. (2007). A review of maternal and paternal filicide. J Am Acad Psychiatry Law; 35(1): 74–82

Bower G (1977). Human Memory. New York, London, San Francisco: Academic Press

Bownes IT, O'Gorman EC, Sayers A (1991). Assault characteristics and past tramatic stress disorder in rape victims. Acta Psychiatrica Scandinavia; 83: 27–30

Bradford J (1982). Arson, a clinical study. Can. J. Psychiatry; 27: 188–193

Brand S, Heller P, Huss A, Bircher A, Braun-Fahrländer C, Niederer M et al. (2005). Seelische Belastung bei Menschen mit umweltbezogenen Störungen. Ein Vergleich zwischen Selbstbild und Fremdeinschätzung. Der Nervenarzt; 76(1): 36–42

Brandenburg S (1997). Psychogene Störungen nach physischen Traumen – aus juristischer Sicht. Der medizinische Sachverständige; 93: 40–43

Breckner J, Herbold A, Nauerz U, Rudelitz M, Schwander C (2002). Diagnose Fibromyalgie? – Erfahrungen mit einem Syndrom in der sozialmedizinischen Begutachtung für die Rentenversicherung. Der medizinische Sachverständige; 98(1): 22–26

Brengelmann JC (1990). Sucht, Glücksspiel und Verhaltenseffektivität. Suchtgefahren; 36: 392–401

Brennan PA, Sarnoff AM, Hodgins S (2000). Major mental disorders and criminal violence in a Danish birth cohort. Archives of General Psychiatry; 57: 494–500

Brennan PA, Raine A, Schulsinger F, Kirkegaard-Sorensen L, Knop J, Hutchings B et al. (1997). Psychophysiological protective factors for male subjects at high risk for criminal behavior. Am J Psychiatry; 154(6): 853–855

Breslau N, Davis GC, Andreski P, Peterson E (1991). Traumatic events and post traumatic stress disorder in an urban population of young adults. Archives of General Psychiatry; 48: 216–222

Bresser PH, Horstkotte H, Krümpelmann J, Lösel F, Nedopil N (1991). Aktuelle Probleme in der Diagnostik der Schuldfähigkeit. In: Egg R, Hrsg. Brennpunkte der Rechtspsychologie. Godesberg: Forum; 401–440

Brieden T, Ujeyl M, Naber D (2002). Psychopharmacological treatment of aggression in schizophrenic patients. Pharmacopsychiatry; 35: 83–89

Briken P, Berner W (2010). Therapieangebote für Männer mit sexuellen Präferenzstörungen und Sexualdelinquenz. Forensische Psychiatrie, Psychologie, Kriminologie; 4 (Suppl. 1): S8–S16

Briken P, Hill A, Berner W (2003). Pharmacotherapy of paraphilias with long-acting agonists of luteinizing hormone-releasing hormone: a systematic review. J Clin Psychiatry; 64: 890–897

Brink JH, Doherty D, Boer A (2001). Mental disorder in federal offenders: A Canadian prevalence study. International Journal of Law and Psychiatry; 24: 339–356

Brittain RP (1970). The Sadistic Murderer. Medicine Science and the Law; 10: 198–207

Britton P (1998). Das Profil der Mörder. Düsseldorf, München: Econ

Brockhaus R, Merten T (2004). Neuropsychologische Diagnostik suboptimalen Leistungsverhaltens mit dem Word Memory Test. Der Nervenarzt; 9: 882–887

Literaturverzeichnis

Brongersma E (1984). Perspectives on Pedophilia: 1. Aggression against pedophiles. International Journal of Law and Psychiatry; 7: 79–88

Bronisch T (1999). Suizidalität. In: Möller H-J, Laux G, Kapfhammer H-P, Hrsg. Psychiatrie und Psychotherapie. Berlin, Heidelberg, New York, Barcelona, Hongkong, London, Mailand, Paris, Singapur, Tokyo: Springer; 1673–1691

Bronisch T (2003a). Persönlichkeitsstörungen. In: Möller H-J, Laux G, Kapfhammer H-P, Hrsg. Psychiatrie und Psychotherapie. Berlin, Heidelberg, New York, Barcelona, Hongkong, London, Mailand, Singapur, Tokyo: Springer; 1595–1631

Bronisch T (2003b). Störungen der Impulskontrolle. In: Möller H-J, Laux G, Kapfhammer H-P, Hrsg. Psychiatrie und Psychotherapie. Berlin, Heidelberg, New York, Barcelona, Hongkong, London, Mailand, Paris, Singapur, Tokyo: Springer; 1633–1636

Bronisch T, Hegerl U (2011). Suizidalität. In: Möller H-J, Laux G, Kapfhammer H-P, Hrsg. Psychiatrie und Psychotherapie. 4. Aufl. Band 2. Berlin, Heidelberg, New York, Barcelona, Hongkong, London, Mailand, Paris, Singapur, Tokyo: Springer; 1469–1501

Brooks N, Campsie L, Symington M, Beattie A, McKinlay W (1986). The five year outcome of severe blunt head injury: a relative's view. Journal of Neurology, Neurosurgery and Psychiatry; 49: 764–770

Browne K, Howells K (1996). Violent offenders. In: Hollin CR, ed. Working with Offenders. Psychological Practice in Offender Rehabilitation. Chichester, New York: Wiley; 188–210

Bumby KM (1994). Psycholegal considerations in abuse-motivated parricides: children who kill their abusive parents. The Journal of Psychiatry and Law; Spring: 51–90

Bundesministerium für Inneres (2010). Kriminalitätsbericht-Statistik und Analyse (2010). Wien: BM.I

Burgess C, O'Donohoe A, Gill M (2000). Agony and ecstasy: a review of MDMA effects and toxicity. European Journal of Psychiatry; 15: 287–294

Burgess EW (1928). Factors determining success or failure on parole. J. crim. Law a. Criminol.; 19: 241

Burns G (1984). Somebody's Husband, Somebody's Son. London: Heinemann

Burns K, Bechara A (2007). Decision making and free will: A neuroscience perspective. Behavioral Sciences and the Law; 25: 263–280

Busch T, Scholz OB (2003). Neuere Forschung zum § 105 JGG. Die Bonner Delphi-Studie – Ein Zwischenbericht. Mschr.krim; 86: 421–432

Busch T (2008). Strafrechtliche Zuordnung heranwachsender Straftäter. In: Volbert R, Steller M, Hrsg. Handbuch der Rechtspsychologie. Göttingen: Hogrefe; 432–443

Buss A (1961). Psychology of aggression. New York: Wiley

Bylin S, Christianson S-A (2002). Characteristics of malingered amnesia: Consequences of withholding vs. distorting information a later memory of a crime event. Legal and Criminological Psychology; 7: 45–61

Cadoret R, Troughton E, Bagford J, Woodworth G (1990). Genetic and environmental factors in adoptee antisocial personality. Eur Arch Psychiatr Neurol Sci; 239: 231–240

Calhoun K, Atkensen B (1994). Therapie mit Opfern von Vergewaltigung. Bern

Canter D, Hughes D, Kirby S (1998). Paedophilia: Pathology, criminality, or both? The development of a multivariate model of offence behaviour in child sexual abuse. Journal of Forensic Psychiatry; 9: 532–555

Cantor JM, Kabani N, Christensen BK, Zipursky RB, Barbaree HE, Dickey R. et al. (2008). Cerebral white matter deficiencies in pedophilic men. J of Psychiatric Research; 42: 167–183

Cascardi M, Poythress NG (1997). Correlates of perceived coercion during psychiatric hospital admission. International Journal of Law and Psychiatry; 20: 445–458

Caspi A, McClay J, Moffitt TE, Mill J, Martin J, Craig IW et al. (2002). Role of genotype in the cycle of violence in maltreated children. Science; 297(5582): 851–854

Chambers JC, Yiend J, Barrett B, Burns T, Doll H, Fazel S et al. (2009). Outcome measures used in forensic mental health research: a structured review. Criminal Behaviour and Mental Health; 19 (1): 9–27

Chan BW-Y (2008). Violence against caregivers by relatives with schizophrenia. International Journal of Forensic Mental Health; 7: 65–81

Charney DS, Barlow DH, Botteron K et al. (2002). Neuroscience research agenda to guide a psthophysiological based classification system. In: Kupfer DJ, First MB, Regier DA, Hrsg. A Research Agenda for DSM-V. Washington, D.C.: American Psychiatric Association; 31–83

Chen YH, Arria AM, Anthony JC (2003). Firesetting in adolescence and being aggressive, shy, and rejected by peers: new epidemiologic evidence from a national sample survey. J Am Acad Psychiatry Law; 31(1): 44–52

Cheng AT, Mann AH, Chan KA (1997). Personality disorder and suicide. British Journal of Psychiatry; 170: 441–446

Chotai J, Jonasson M, Hägloff B, Adolfsson R (2005). Adolescent attachment styles and their relation to the temperament and character traits of personality in a general population. European Psychiatry; 20: 251–259

Christoffersen MN, Francis B, Soothill K (2003). An upbringing to violence? Identifying the likelihood of violent crime among the 1966 birth cohort in Denmark. The Journal of Forensic Psychiatry u. Psychology; 14: 367–381

Cibis W, Schuntermann M (2003). Ausgewählte Klassifikationssysteme. In: Verband deutscher Rentenversicherungsträger, Hrsg. Sozialmedizinische Begutachtung für die gesetzliche Rentenversicherung. 6. Aufl. Berlin, Heidelberg, New York: Springer

Cibis W (2002). Mehr Richtlinien versus mehr Ermessensspielraum in der Begutachtung – in der Rentenversicherung. Der medizinische Sachverständige; 98(2): 51–52

Cima M, Hollnack S, Kremer K, Knauer E, Schellbach-Matties R, Klein B et al. (2003). „Strukturierter Fragebogen simulierter Symptome". Nervenarzt; 74: 977–986

Claus C, Lidberg L (1999). Serial murder as a "Schahriar syndrome". Journal of Forensic Psychiatry; 10: 427–435

Cleckley H (1976). The mask of sanity: An attempt to clarify some issues about the so called psychopathic personality. 5th ed., 1st ed. 1941. St. Louis: Mosby

Cloninger CR, Bohman M, Sigvardsson S (1981). Inheritance of alcohol abuse. Cross-foster analysis of adopted men. Archives of General Psychiatry; 38: 861–868

Cloninger CR, Sigvardsson S, Bohman M (1988). Childhood personality predicts alcohol abuse in young adults. Alcoholism; 12: 494–505

Cloninger CR, Svrakic DM, Przybeck TR (1993). A psychobiological model of temperament and character. Archives of General Psychiatry; 50: 975–990

Cloninger CR (1986). A unified biosocial theory of personality and its role in the development. Psychiatric Developments; 3: 167–226

Literaturverzeichnis

Cloninger CR (1998). The genetics and psychobiology of the seven-factor model of personality. In: Silk KR, ed. Biology of Personality Disorders. Washington, London: American Psychiatric Press; 63–92

Cloninger CR (2004). Personality Disorders. In: Sadock B, Sadock V, Hrsg. Kaplan and Sadock's comprehensive textbook of psychiatry. Lippincott Williams Wilkins: 2064–2080

Coccaro EF, Kavoussi RJ (1997). Fluoxetine and impulsive aggressive behavior in personality-disordered subjects. Archives of General Psychiatry; 54: 1081–1088

Coccaro EF, McNamee B (1998). Biology of aggression: relevance to crime. In: Skodol AE, ed. Psychopathology and Violent Crime. Washington, D.C., London: American Psychiatric Press; 99–128

Coid JW (1998). Axis II Disorders and Motivation for serious criminal behavior. In: Skodol AE, ed. Psychopathology and Violent Crime. Washington, D.C., London: American Psychiatric Press; 53–98

Coid JW (2003). The co-morbidity of personality disorder and lifetime clinical syndromes in dangerous offenders. The Journal of Forensic Psychiatry u. Psychology; 14: 341–366

Coid J, Fazel S, Kahtan N (2002). Elderly patients admitted to secure forensic psychiatry services. The Journal of Forensic Psychiatry; 13: 416–427

Coid J, Kahtan N, Gault S, Jarman B (2000a). Women admitted to secure forensic psychiatry services: I. Comparison of women and men. Journal of Forensic Psychiatry; 11: 275–295

Coid J, Kahtan N, Gault S, Jarman B (2000b). Women admitted to secure forensic psychiatry services: II. Identification of categories using cluster analysis. Journal of Forensic Psychiatry; 11: 296–315

Coid J, Wilkins J, Coid B (1999). Fire-setting, pyromania and self-mutilation in female remanded prisoners. Journal of Forensic Psychiatry; 10: 119–130

Coid J (1981). Suggestibility, low intelligence and a confession to crime. Brit. J. Psychiat.; 139: 436–438

Coid J, Moran P, Bebbington P, Brugha T, Jenkins R, Farrell M et al. (2009). The co-morbidity of personality disorder and clinical syndromes in prisoners. Criminal Behaviour and Mental Health; 19(5): 321–333

Colasanti A, Natoli A, Moliterno D, Rossattini M, De Gaspari IF, Mauri MC (2007). Psychiatric diagnosis and aggression before acute hospitalisation. European Psychiatry; 23(6): 441–448

Collins P, White T (2002). Forensic implications of attention deficit hyperactivity disorder (ADHD) in adulthood. The Journal of Forensic Psychiatry; 13: 263–284

Conrad K (1971). Die beginnende Schizophrenie. Stuttgart: Thieme

Cooke DJ, Michie C (2001). Refining the construct of psychopathy: Towards a hierarchical model. Psychological Assessment; 13: 171–188

Cooke DJ, Hare RD, Hart S, Forth A (1998). Psychopathy: Theory, Research, and Implications for Society. Vol. 24. Amsterdam: Kluwer

Cooke DJ, Michie C, Hart SD, Clark DA (2004). Reconstructing psychopathy: Clarifying the significance of antisocial and socially deviant behavior in the diagnosis of psychopathic personality disorder. Journal of Personality Disorders; 18: 337–357

Cording C (1995). Freispruch gemäß Paragraph 20 StGB – „lebenslänglich" im Bundeszentralregister. Der Strafverteidiger; 15(1): 48–52

Cording C (2005). Die Begutachtung der „freien Willensbestimmung" im deutschen Zivilrecht: Geschäftsfähigkeit, Testierfähigkeit, Prozessfähigkeit, Suizid bei Lebensversicherung. In: Müller J, Hajak G, Hrsg. Schriftenreihe Medizinrecht. Heidelberg, Berlin, New York: Springer; 37–50

Cording C (2004). Die Begutachtung der Testier(un)fähigkeit. Fortschritte der Neurologie Psychiatrie; 72: 147–159

Cording C (2009). Die posthume Begutachtung der Testierfähigkeit. Forensische Psychiatrie, Psychologie, Kriminologie; 3(3): 171–178

Cording C, Saß H (2009). Begutachtung der „freien Willensbestimmung" bei Suizid in der Lebensversicherung. Der Nervenarzt; 80 (9): 1070–1077

Corrado RR, Cohen I, Hart S, Roesch R (2000). Comparative Examination of the prevalence of mental disorders among jailed inmates in Canada and the United States. International Journal of Law and Psychiatry; 23: 633–647

Costa PT, McCrae RR (1990). Personality disorders and the five-factor model. Journal of Personality Disorders; 4: 362–371

Côté G, Hodgins S (1990). Co-occurring mental disorders among criminal offenders. Bulletin of the American Academy of Psychiatry and the Law; 18: 271–281

Council of Europe H.R a. L.A (2009). Annual penal statistics of the Council of Europe, SPACE-I 1997–2007

Cramer S (1996). Strafprozessuale Verwertbarkeit ärztlicher Gutachten aus anderen Verfahren. Neue Zeitschrift für Strafrecht; 16: 209–214

Creighton SJ (1985). An epidemiological study of abused children and their families in the UK between 1977–1982. Child Abuse and Neglect; 9: 441–448

Czerny JP, Briken P, Berner W (2002). Antihormonal treatment of paraphilic patients in German forensic psychiatric clinics. European Psychiatry; 17(2): 104–106

D'Orban PT (1979). Women who kill their children. Brit. J. Psychiatry; 134: 560–571

Daffern M, Howells K (2007). The prediction of imminent aggression and self-harm in personality disordered patients of a high security hospital using the HCR-20 clinical scale and the dynamic appraisal of situational aggression. International Journal of Forensic Mental Health, 6(2), 137–143

Daffern M, Jones L, Shine J, Hrsg. (2010). Offence Paralleling Behaviour – A Case Formulation Approach to Offender Assessment and Intervention. Chichester: Wiley.

Daffern M, Jones L, Howells K, Shine J, Mikton C, Tunbridge V (2007). Refining the definition of Offence Paralleling Behaviour. Criminal Behaviour and Mental Health; 17(5): 265–273

Dahle K-P (2005). Psychologische Kriminalprognose. Herbolzheim: Centaurus

Dahle K-P, Lohner JC, Konrad N (2005). Suicide Prevention. In: Penal Institutions: Validation And Optimization Of A Screening Tool For Early Identification Of High-Risk Inmates In Pretrial Detention. International Journal of Forensic Mental Health; 4(1): 53–62

Dahle, K-P (2006). Strengths and limitations of actuarial prediction of criminal reoffence in a German prison sample: a comparative study of LSI-R, HCR-20 and PCL-R. International Journal of Law and Psychiatry; 29(5): 431–442

Daigle MS, Daniel AE, Dear GE, Frottier P, Hayes LM, Kerkhof A et al. (2007). Preventing suicide in prisons, part II. International comparisons of suicide prevention services in correctional facilities. Crisis; 28(3): 122–130

Dalteg A, Lindgren M, Levander S (1999). Retrospectively rated ADHD is linked to specific personality characteristics and deviant alcohol reactions. The Journal of Psychiatry and Law; 10: 623–634

Daly M, Wilson M (1993). Some differential attributes of lethal assaults on small children by stepfathers versus genetic fathers. Ethology and Sociobiology; 15: 207–217

Literaturverzeichnis

Damasio H, Grabowski T, Frank R, Galaburda AM, Damasio AR (1994). The return of Phineas Gage: Clues about the brain from the skull of a famous patient. Science; 264: 1102–1105

Dankwarth G (1998). Aggressivität bei intellektuell Minderbegabten. Psycho; 24: 432–437

Dannon P, Lowengrub K, Sasson M, Shalgi B, Tuson L, Saphir Y et al. (2004). Comorbid psychiatric diagnoses in kleptomania and pathological gambling: a preliminary comparison study. European Psychiatry; 19: 299–302

Danzl, KH (2008). Schmerzengeld in der Praxis der Gerichte. In: Diemath, HE et al, Hrsg. Das ärztliche Gutachten. Wien: Verlagshaus der Ärzte.

Darsow-Schütte KI, Müller P (2001). Zahl der Einweisungen nach PsychKG in 10 Jahren verdoppelt. Psychiatrische Praxis; 28: 226–229

Darves-Bornoz JM, Lépine JP, Choquet M, Berger C, Degiovanni A, Gaillard P (1998). Predictive factors of chronic post-traumatic stress disorder in rape victims. European Journal of Psychiatry; 13: 281–287

Daumann J, Gouzoulis-Mayfrank E (2002). Akutkomplikationen und Langzeitfolgen des Ecstasykonsums. Psycho; 28(4): 209–213

Dauner J (1991). Jugenddissozialität, Delinquenz und Verwahrlosung. In: Remschmidt H, Hrsg. Kinder- und Jugendpsychiatrie. Stuttgart, New York: Thieme

Dauner J (1991). Jugenddissozialität, Delinquenz und Verwahrlosung. In: Remschmidt H, Hrsg. Kinder- und Jugendpsychiatrie. Stuttgart, New York: Thieme.

de Brito SA, Hodgins S (2009). Die Antisoziale Persönlichkeitsstörung des DSM-IV-TR-Befunde, Untergruppen und Unterschiede zu Psychopathy. Forensische Psychiatrie, Psychologie, Kriminologie; 2: 116–128

de Jong J, Virkunnen M, Linnoila M (1992). Nervous and mental disease: Factors associated with recidivism in a criminal population. Journal of Nervous and Mental Disease; 180: 543–550

de Oliveira-Souza R, Hare RD, Bramati IE, Garrido GJ, Azevedo Ignacio F, Tovar-Moll F et al. (2008). Psychopathy as a disorder of the moral brain: fronto-temporo-limbic grey matter reductions demonstrated by voxel-based morphometry. Neuroimage; 40 (3): 1202–1213

de Vogel V, de Ruiter C, Boumann YHA, de Vries Robbé M (2009). Saprof Structured Assessment of PROtective Factors for violence risk. Utrecht: Forum Educatief

Dean P (2004). Child homicide and infanticity in New Zealand. International Journal of Law and Psychiatry; 27: 339–348

Degenhardt L, Hall W (2001). The association between psychosis and problematic drug use in Australian adults: findings from the National Survey of Mental Health and Well-being. Psychological Medicine; 31: 659–668

Deister A, Möller H-J (1997). Schizophrenie und verwandte Psychosen. Stuttgart: Wissenschaftliche Verlagsgesellschaft

Detter K (1999b). Zum Strafzumessungs- und Maßregelrecht. Neue Zeitschrift für Strafrecht; 19: 494–500

Detter K (1998a). Zum Strafzumessungs- und Maßregelrecht. Neue Zeitschrift für Strafrecht; 18: 182–186

Detter K (1999a). Zum Strafzumessungs- und Maßregelrecht. Neue Zeitschrift für Strafrecht; 19: 120–124

Deutsche Rentenversicherung Bund (2009). Rentenversicherung in Zeitreihen. Vol. 22. Berlin: Deutsche Rentenversicherung Bund

Deutsche Rentenversicherung Bund (2011). Sozialmedizinische Begutachtung für die gesetzliche Rentenversicherung. 8. Aufl. Berlin, Heidelberg, New York: Springer

Diederichsen U, Dröge M (1999b). Zivilrecht – Juristische Voraussetzungen. In: Venzlaff U, Foerster K, Hrsg. Psychiatrische Begutachtung. 3. Aufl. München, Jena: Urban und Fischer; 361–423

Diederichsen U, Dröge M (1999a). Rechtliche Voraussetzungen (Zivilrecht). In: Venzlaff U, Foerster K, Hrsg. Psychiatrische Begutachtung. München, Jena: Urban und Fischer; 303–310

Diederichsen U (2004). Zivilrecht – Juristische Voraussetzungen. In: Venzlaff U, Foerster K, Hrsg. Psychiatrische Begutachtung. München, Jena: Urban und Fischer; 455–502

Diehl J, Ernst J, Krapp S, Förstl H, Nedopil N, Kurz A (2006). Frontotemporale Demenz und delinquentes Verhalten. Fortschritte der Neurologie und Psychiatrie: 203–210

Dietz PE (1985). Hypothetical criteria for the prediction of individual criminality. In: Webster CD, Ben-Aron MH, Hucker SJ, Hrsg. Dangerousness. London, Cambridge: Cambridge University Press; 87–102

Dilling H, Mombour W, Schmidt MH (1991). Internationale Klassifikation psychischer Störungen ICD-10. Bern, Göttingen, Toronto: Huber

Dilling H, Weyerer S, Castell R (1984). Psychische Erkrankungen in der Bevölkerung. In: Glatzel J, Hrsg. Forum der Psychiatrie. Stuttgart: Enke

Dinwiddie S, Heath AC, Dunne MP, Buchholz KK, Madden PA, Slutske WS (2000). Early sexual abuse and lifetime psychopathology: A co-twin control study. Psychological Medicine; 30: 41–52.

Dittert S, Naber D, Soyka M (1999). Methadonsubstitution und Fahrtauglichkeit. Nervenarzt; 70: 457–462

Dittmann V, Frei A, Stohler R (1995). Zur Praxis der Substitutionsbehandlung drogenabhängiger Patienten in der Schweiz. Recht und Psychiatrie; 13: 73–76

Dittmann V (1991a). Forensisch-psychiatrische Begutachtung von Drogendelikten in der Schweiz. Forensia Jahrbuch. Band 2. Berlin: Springer: 131–142

Dittmann V (1991b). Grundlagen und Technik der psychiatrischen Begutachtung im schweizerischen Strafrecht. TW Neurologie Psychiatrie Schweiz; 2: 209–222

Dittmann V (1994). Perspektiven des Massregelvollzugs in der Bundesrepublik Deutschland und in der Schweiz. In: Arolt V, Reimer Ch, Hrsg. Perspektiven psychiatrischer Versorgung. Regensburg: Roderer; 109–119

Dittmann V (1996). Integrative Konzepte in der modernen forensischen Psychiatrie. Therapeutische Umschau; 53: 237–246

Dittmann V (1998). Die Schweizerischen Fachkommissionen zur Beurteilung „gemeingefährlicher" Straftäter. In: Müller-Isberner R, Gonzalez Cabeza S, Hrsg. Forensische Psychiatrie. Godesberg: Forum; 173–183

Dittmann V (2000). Kriterien zur Beurteilung des Rückfallrisikos besonders gefährlicher Straftäter. Version 2, 1999. Strafvollzugskonkordat der Nordwest- und Innerschweiz, Wohlen

Dittmann V (2003a) Täterprofile und Fallanalysen. In: Madea B, Brinkmann B, Hrsg. Handbuch gerichtliche Medizin. Berlin, Heidelberg, New York: Springer; 827–832

Dittmann V (2003b). Was kann die Kriminalprognose heute leisten? In: Hässler F, Reberning E, Schnoor K, Schläfke D, Fegert JM, Hrsg. Forensische Kinder-, Jugend- und Erwachsenenpsychiatrie. Stuttgart: Schattauer

Dittmann V (2009a). Psychotrope Substanzen und Schuldunfähigkeit. In: Haller R, Jehle J, Hrsg. Drogen – Sucht – Kriminalität. Band 111. Bad Godesberg: Forum Verlag Bad Godesberg: 79–90

Dittmann V (2009b). Schuldfähigkeit unter dem Einfluss psychotroper Substanzen. Rechtsmedizin; 19(4): 213–218

Dittmann V (2000). Was kann die Kriminalprognose heute leisten? In: Bauhofer S, Bolle P, Dittmann V, Hrsg. „Gemeingefährliche" Straftäter. Chur, Zürich: Rueger; 66–95

Doctor R (1997). Abhängigkeit, Sucht und Kriminalität in einer Therapeutischen Gemeinschaft innerhalb des Strafvollzugs. Recht und Psychiatry; 15: 155–159

Dodegge G (1993). Erste Entwicklungen des Betreuungsrechts. Neue Juristische Wochenschrift; 46: 2353–2361

Dodegge G (1998). Die Entwicklung des Betreuungsrechts bis Anfang Juni 1998. Neue Juristische Wochenschrift; 18: 2710–2718

Doering-Striening G (1998). Begutachtung der Folgen von Vergewaltigungen – aus juristischer Sicht. Der medizinische Sachverständige; 94: 87–90

Doig A, Ferguson JPS, Milne IA, Passmore R (1993). William Cullen and the Eighteenth Century Medical World. Edinburgh: Edinburgh University Press.

Dolan B, Coid J (1993). Psychopathic and Antisocial Personality Disorder, Treatment and Research Issues. London: Gaskell

Dolan B (1998). Therapeutic community treatment for severe personality disorders. In: Millon T, Simonsen E, Morten BS, Davis RD, eds. Psychopathy – Antisocial, criminal, and violent behavior. New York, London: The Guilford Press; 407–430

Dolan MC, Deakin JF, Roberts N, Anderson IM (2002). Quantitative frontal and temporal structural MRI studies in personality-disordered offenders and control subjects. Psychiatr Res; 116: 133–149

Dollard J, Doob LW, Miller NE, Mowrer OH, Seard RR (1939). Frustration and Aggression. Yale New Haven: University Press

Dölling D (1998): Über Todesfälle im Zusammenhang mit Betäubungsmittelmißbrauch. In: Schwind HD, Kube E, Kühne H, Holyst B, Miyazawa K, Szabo D, Hrsg. Festschrift für Hans Joachim Schneider zum 70. Geburtstag, Kriminologie an der Schwelle zum 21. Jahrhundert. Berlin, New York: Walter de Gruyter; 210–227

Dolores JC, Redding RE (2009). The effects of different forms of risk communication on judicial decision making. International Journal of Forensic Mental Health; 8(2): 142–146

Dönisch-Seidel U, van Treeck B, Geelen A et al. (2007). Zur Vernetzung von forensischer Psychiatrie und Allgemeinpsychiatrie. Recht und Psychiatrie; 25: 183–187

Dörfler H, Eisenmenger W, Lippert H-D, Wandl U (2008). Das medizinische Gutachten. 2. Aufl. Berlin, Heidelberg, New York: Springer

Dörner K (1989). Anstaltsalltag in der Psychiatrie und NS-Euthanasie. Deutsches Ärzteblatt; 86: 534–538

Dougin AM (1998). Legal protection in psychiatry. The jurisprudence of the organs of the European Convention of Human Rights. European Journal of Psychiatry; 13 (Suppl. 3): S101–S106

Douglas KS, Kropp PR (2002). A prevention based paradigm for violence risk assessment: clinical and research applications. Criminal Behavior and Behavior; 29: 617–658

Douglas KS, Ogloff JPR (2003). Multiple facets of risk for violence: The impact of judgemental specifity on structures decisions about violent risk. International Journal of Forensic Mental Health; 2: 19–34

Dreßing H, Gass P (2002). Stalking – vom Psychoterror zum Mord. Der Nervenarzt; 73(11): 1112–1115

Dreßing H, Salize HJ (2005). Placement and Treatment of Mentally Disordered Offenders – Legislation and Practice in the European Union. Lengerich: Pabst Science Publisher

Dreßing H, Salize HJ (2004). Zwangsunterbringung und Zwangsbehandlung psychisch Kranker in den Mitgliedsländern der Europäischen Union. Psychiatrische Praxis; 31: 34–39

Dreßing H, Kühner C, Gass P (2005). Prävalenz von Stalking in Deutschland. Psychiatrische Praxis; 32: 73–78

Dreßing H, Kühner C, Gass P (2007). Multiaxiale Klassifikation von Stalkingfällen. Leitfaden zur Begutachtung von Schuldfähigkeit und Prognose. Nervenarzt; 78(7): 764–772

DuRand C, Burtka GJ, Federman EJ, Smith JW (1995). A quarter century of suicide in a major urban jail: Implications for community psychiatry. American Journal of Psychiatry; 152: 1077–1080

Dutton DG, Kerry G (1999). Modus operandi and personality disorder in incarcerated spousal killers. International Journal of Law and Psychiatry; 22: 287–299

Eastley R, Wilcock GK (1997). Prevalence and correlates of aggressive behavior occuring in Alzheimer's disease. International Journal of Geriatric Psychiatry; 12: 484–487

Ebert D, Heßlinger B. (2000). Forensische Beurteilung der ADS/ADHS des Erwachsenenalters. Psycho; 26: 225–228

Eckert J, Brodbeck D, Jürgens R, Landerschier N, Reinhardt F (1997). Borderline-Persönlichkeitsstörung und Straffälligkeit – Warum sind Borderline-Patienten meistens weiblich? Persönlichkeitsstörungen, Theorie und Therapie; 1: 181–188

Eckey MV (1999). Gefahr einer Retraumatisierung von Opfern von Gewalttaten durch Begutachtung. Der medizinische Sachverständige; 95: 153–155

Edens JF, Buffington-Vollum JK, Colwell KW, Johnson DW, Johnson JK (2002). Psychopathy and Institutional Misbehavior Among Incarcerated Sex Offenders: A Comparison of the Psychopathy Checklist-Revised and the Personality Assessment Inventory. International Journal of Forensic Mental Health; 1(1): 49–58

Egg R, Pearson FS, Cleland CM, Lipton DS (2001). Evaluation von Straftäterbehandlung in Deutschland: Überblick und Metaanalyse. In: Rehn G, Wischka B, Lösel F, Walter MH, Hrsg. Behandlung gefährlicher Straftäter. Lingen: Kriminalpädagogischer Verlag; 321–347

Egg R (1988). Therapie und Strafe. Suchtgefahren; 34: 510–514

Egg R (1999). Legalbewährung und kriminelle Karrieren von Sexualstraftätern. In: Egg R, Hrsg. Sexueller Missbrauch von Kindern. Band 27. Kriminologie und Praxis. Schriftenreihe der Kriminologischen Zentralstelle. Wiesbaden: 45–62

Egg R (2000). Rückfall nach Sexualstraftaten. Sexuologie; 7: 12–26

Egg R (2002). Sucht und Delinquenz – Epidemiologie, Modelle und Konsequenzen. In: Gassmann, R Hrsg. Suchtprobleme hinter Mauern. Freiburg: Lambertus

Egg R (2004). Ambulante Nachsorge nach Straf- und Maßregelvollzug. Vol. 44. Wiesbaden: Kriminologische Zentralstelle e.V.

Eggers C (1996). Zur Beziehungsdynamik intrafamiliärer Tötungshandlungen. Recht und Psychiatrie; 14: 178–187

Egle U, Ecker-Egle ML, Nickel B, Van Houdenhove B (2004). Fibromyalgie aus psychosomatischer Sicht. Nervenheilkunde; 23: 556–562

Eher R, Grünhut C, Frühwald S, Hobl B (2001). Psychiatrische Komorbität, Typologie, und Ausmaß der Gewaltanwendung bei Tätern mit sexuellen Delikten an Kindern. Recht und Psychiatrie; 19: 97–101

Eher R (2010). Die antiandrogene Behandlung von Sexualstraftätern vor dem Hintergrund der aktuellen Wirksamkeitsforschung und der kriminologischen Realität. Forensische Psychiatrie, Psychologie, Kriminologie; 4 (Suppl. 1) S27–S32

Ehlert U, Wagner D, Heinrichs M, Heim C (1999). Psychobiologische Aspekte der Posttraumatischen Belastungsstörung. Nervenarzt; 70: 773–779

Eibl-Eiblsfeld I (1970). Liebe und Haß. München: Piper

Eisenbarth H (2010). Weibliche Psychopathie. In: Müller JL, Hrsg. Neurobiologie forensisch relevanter Störungen. Stuttgart: Kohlhammer.

Eisenberg L (2005). Violence and the mentally ill: victims, not perpetrators. Archives of General Psychiatry; 62(8): 825–826

Literaturverzeichnis

Eissler KR (1963). Die Ermordung von wievielen seiner Kinder muss ein Mensch symptomfrei ertragen? Psyche; 5: 241–291

Elbogen EB, Johnson SC (2009). The intricate link between violence and mental disorder: results from the National Epidemiologic Survey on Alcohol and Related Conditions. Archives of General Psychiatry; 66(2): 152–161

Ellenhorn MJ, Barcelaux DG (1988). Medical Toxicology, Diagnosis and Treatment of Human Poisoning. New York, Amsterdam, London: Elsevier

Ellinwood EH jr. (1971). Assault and homicides associated with amphetamine abuse. Am. J. Psychiatry; 127: 1170–1175

Elliott R (2004). Violence: A biopsychosocial approach. Directions in Psychiatry; 24: 133–144

Elz J (1999). Zur Rückfälligkeit bei sexuellem Kindesmissbrauch. In: Egg R, Hrsg. Sexueller Missbrauch von Kindern. Band 27. Kriminologie und Praxis. Schriftenreihe der Kriminologischen Zentralstelle. Wiesbaden: 63–88

Elz J (2001). Zur Rückfälligkeit nach sexuellen Gewaltdelikten. Bewährungshilfe: 48

Elz J. (2002) Legalbewährung und kriminelle Karrieren von Sexualstraftätern. In: Egg R, Hrsg. Sexuelle Gewaltdelikte. Band 34. Kriminologie und Praxis. Schriftenreihe der Kriminologischen Zentralstelle. Wiesbaden.

Emslie et al. (1997). A double-blind placebo-controlled trial of fluoxetin in children and adolescents with unipolar major depression. Arch Gen Psychiatry; 54: 1031–1037

Engel GL (1980). The clinical application of the biopsychosocial model. American Journal of Psychiatry; 137: 535–544

Erb M, Hodgins S, Freese R, Müller-Isberner R, Jöckel D (2001). Homicide and schizophrenia: maybe treatment does have a preventive effect. Criminal Behaviour and Mental Health; 11: 6–26

Erlenkämper A (1981). Sozialrecht für Mediziner. Stuttgart, New York: Thieme

Erlenkämper A (2000). Die Gelegenheitsursache – ein hilfreicher Begriff? – aus juristischer Sicht. Der medizinische Sachverständige; 96: 19–22

Erlenkämper A (2003). Arzt und Sozialrecht. Darmstadt: Steinkopf

Erlenkämper A (1999). Sozialrecht – Rechtliche Grundlagen. In: Venzlaff U, Foerster K, Hrsg. Psychiatrische Begutachtung. 3. Aufl. München, Jena: Urban und Fischer: 461–503

Ernst S (2008). Zum Ausmaß der Gewalt in deutschen Justizvollzugsanstalten – Kernbefunde einer Täter-Opfer-Befragung. Bewährungshilfe; 55: 357–372

Eronen M, Hakola P, Tiihonen J (1996a). Factors associated with homicide recidivism in a 13-year sample of homicide offenders in Finland. Psychiatric Services; 47: 403–406

Eronen M, Hakola P, Tiihonen J (1996b). Mental disorder and homicidal behavior in Finland. Archives of General Psychiatry; 53: 497–501

Esquirol E (1838). Des maladies mentales considerées sous les rapports médicals, hygiéniques et medico-legales. Baillère; Paris [Reprint by Arno Press Inc. 1976]

Esquirol JED (1832). Question medico-légale sur l'isolement des aliénés. Paris: Librairie Médicale de Crochard

Essen-Möller E (1947). Suggestions for the amendment of the official Swedish classification of mental disorders. Acta Psychiatr. Scand.; 47: 551–555

Esser G, Fritz A, Schmidt MH (1991). Die Beurteilung der sittlichen Reife Heranwachsender im Sinne des Paragraph 105 JGG. Monatsschrift für Kriminologie und Strafrechtsreform; 74: 356–368

Eucker S, Moritz C (2005). Therapie persönlichkeitsgestörter Sexualstraftäter. In: Bauer P, Kielisch S, Hrsg. Differenzierte Behandlungskonzepte im psychiatrischen Maßregelvollzug. Band 3. Lengerich: Pabst; 51–64

Eucker S, Müller-Isberner R, Tolks-Brandau U (1995). Konkrete Entlassungshindernisse im psychiatrischen Maßregelvollzug. Forensische Psychiatrie und Psychotherapie; 2: 129–136

Eucker S (1998a). Klinische Prognosebildung im psychiatrischen Maßregelvollzug: Eine empirische Analyse. Werkstattschriften für Forensische Psychiatrie und Psychotherapie; 5: 85–109

Eucker S (1998b). Verhaltenstherapeutische Methoden in der Straftäterbehandlung. In: Kröber H–L, Dahle KP, Hrsg. Sexualstraftaten und Gewaltdelinquenz. Kriminalistik, Wissenschaft und Praxis. Heidelberg: 189–210

Europäische Beobachtungsstelle für Drogen und Drogensucht (2007). Jahresbericht 2007 – Stand der Drogenproblematik in Europa

Everington C, Notario-Smull H, Horton ML (2007). Can defendants with mental retardation successfully fake their performance on a test of competence to stand trial? Behavioral Sciences and the Law; 25(4): 545–560

Eyestone L, Howell R (1994). An epidemiological study of attention-deficit hyperactivity disorder and major depression in a male prison population. Bulletin of the American Academy of Psychiatry and Law; 22: 181–193

Eylmann H, Kusch R (1994). Heroin an Süchtige – Wolkenkuckucksheim oder professorale Genialität? DVJJ-Journal; 147: 342–344

Eysenck HJ (1952). The scientific study of personality. London: Routledge u. Kegan Paul

Fabra M (2002). Das sogenannte Traumakriterium (A-Kriterium des DSM-IV) der Posttraumatischen Belastungsstörung und seine Bedeutung für die Sozial- und Sachversicherung (I). Versicherungsmedizin; 54(4): 179–181

Fabra M (2003). Das sogenannte Traumakriterium (A-Kriterium des DSM-IV) der Posttraumatischen Belastungsstörung und seine Bedeutung für die Sozial- und Sachversicherung (II). Versicherungsmedizin; 55: 19–26

Fabrizy EE (2011). Die österreichische Strafprozessordnung – StPU, 11. Auflage. Wien: Manz

Falkai P, Honer WG, Kamer T, Dustert S, Vogeley K, Schneider-Axmann T et al. (2007). Disturbed frontal gyrification within families affected with schizophrenia. J Psychiatr Res; 41(10): 805–813

Falkai P, Schneider F, Gründer G (2011). Atiopathogenetische Beiträge der Bildgebungsforschung. In: Möller H-J, Laux G, Kapfhammer H-P, Hrsg. Psychiatrie und Psychotherapie. 4. Aufl. Band 1. Berlin, Heidelberg, New York, Barcelona, Hongkong, London, Mailand, Paris, Singapur, Tokyo: Springer: 189–216

Farell M, Marsden J, Ali R, Ling W (2002). Metamphetamine: Drug use and psychoses become a major public health issue in the Asia Pacific region. Addiction; 97: 771

Farkas M, Rosenfeld B, Robbins R, Van Gorp W (2006). Do tests of malingering concur? Concordance among malingering measures. Behavioral Sciences u. the Law; 24: 659–671

Farrington DP (2000). Psychosocial predictors of adult antisocial personality and adult convictions. Behavioral Sciences and the Law; 18: 605–622

Farrington DP (2005). Childhood origins of antisocial behavior. Clinical Psychology and Psychotherapy; 12: 177–190

Farrington D (1991). Antisocial personality from childhood to adulthood. The Psychologist; 4: 389–394

Farrington D, Coid J, Murray J (2009). Family factors in the intergenerational transmission of offending Criminal Behaviour And Mental Health; 19(2): 109–124

Farrington D, Coid J, Harnelt L, Jolliffe D, Soteriou N, Turner R et al. (2006). Criminal careers up to age 50 and life success up to age 48: New findings from the Cambridge Study in delinquent development. In: Development and Statistics Directorate. Home Office Research, ed. Home Office Research Studies. London: Home Office; 1–86

Faust D, Nurcombe B (1989). Improving the accuracy of clinical judgement. Psychiatry; 52: 197–208

Fava M (1997). Psychopharmacologic treatment of pathological aggression. The Psychiatric Clinics of North America; 20: 427–451

Favazza AR (1998). The coming of age of self-mutilation. Journal of Nervous and Mental Disease; 186: 259–268

Fazel S, Danesh J (2002). Serious mental disorder in 23000 prisoners: a systematic review of 62 surveys. Lancet; 359(9306): 545–550

Fazel S, Sjostedt G, Langstrom N, Grann M (2006). Risk Factors for Criminal Recidivism in Older Sexual Offenders. Sex Abuse.

Fazel S, Bond M, Gulati G, O'Donnell I (2007). Elderly homicide in Chicago: a research note. Behavioral Sciences and the Law; 25: 629–639

Fazel S, Cartwright J, Norman-Nott A, Hawton K (2008). Suicide in prisoners: a systematic review of risk factors. J Clin Psychiatry; 69(11): 1721–1731

Fazel S, Grann M, Carlstrom E, Lichtenstein P, Langstrom N (2009a). Risk factors for violent crime in Schizophrenia: a national cohort study of 13, 806 patients. J Clin Psychiatry; 70(3): 362–369.

Fazel S, Gulati G, Linsell L, Geddes JR, Grann M (2009b). Schizophrenia and violence: systematic review and meta-analysis. PLoS Med; 6(8): e1000120

Feighner J, Robins E, Guze SB, Woodruff RA, Winokur G, Munoz R (1972). Diagnostic criteria for use in psychiatric research. Arch. Gen. Psychiatry; 30: 57–63

Felthous A, Saß H, Hrsg. (2007). International Handbook on Psychopathic Disorders and the Law. Vol. 1. Chichester: John Wiley u. Sons

Fenwick P (1989). The nature and management of aggression in epilepsy. J. Neuropsychiatry; 1: 418–425

Feresin E (2009). Lighter sentence for murderer with "bad genes". Nature News; oct. 2009

Fergusson DM, Mullen PE (1999). Child sexual abuse: An evidence based perspective. Newbury Park: Sage

Fergusson DM, Horwood LJ, Lynskey MT, Madden PAF (2003). Early Reactions to Cannabis Predict Later Dependence Archives of General Psychiatry; 60: 1033–1039

Feshbach S (1964). The function of aggression and the regulation of aggressive drive. Psychol. Rev.; 71: 257–272

Feuerlein W, Küfner H, Soyka M (1998). Alkoholismus – Mißbrauch und Abhängigkeit. 5. Aufl. Stuttgart, New York: Thieme

Feuerlein W (1989). Alkoholismus – Mißbrauch und Abhängigkeit. 4. Aufl, Erstaufl. 1975. Stuttgart, New York: Thieme

Feuerlein W (1977). Ursachen, Motivationen und Tendenzen von Selbstmordhandlungen im Alter. Akt. Geront.; 67: 7

Fichter MM (1990). Verlauf psychischer Erkrankungen in der Bevölkerung. Berlin, Heidelberg, New York: Springer

Fichter M (1997). Epidemiologie von Alkoholmissbrauch und -abhängigkeit. In: Soyka M, Möller H-J, Hrsg. Alkoholismus als psychische Störung. Berlin, Heidelberg, New York, Tokyo: Springer; 1–11

Fiedler P (1997). Persönlichkeitsstörungen. Weinheim: Beltz, Psychologie Verlags Union

Fiedler P (2001). Persönlichkeitsstörungen. 5. Aufl. Weinheim: Beltz, Psychologie Verlags Union

Fiedler P (2004). Sexuelle Orientierung und sexuelle Abweichung: Heterosexualität – Homosexualität – Transgenderismus und Paraphilien – sexueller Mißbrauch – sexuelle Gewalt. Weinheim: Beltz Psychologie Verlags Union

Filley CM, Price BH, Nell V, Antoinette T, Morgan AS, Bresnahan J F et al. (2001). Toward an understanding of violence: neurobehavioral aspects of unwarranted physical aggression: Aspen Neurobehavioral Conference consensus statement. Neuropsychiatry Neuropsychol Behav Neurol; 14(1): 1–14

Finkelhor D (1986). A Sourcebook on Child Sexual Abuse. Beverly Hills: Sage

Fischer T (1994). Glaubwürdigkeitsbeurteilung und Beweiswürdigung. Neue Zeitschrift für Strafrecht; 14(1): 1–5

Fischer T (2008). Strafgesetzbuch und Nebengesetze. 55. Aufl. München: Verlag C.H.Beck

Fisher W, Normand S-L, Dickey B, Packer I, Grudzinskas A, Azeni H (2004). Managed mental health care's effects on arrest and forensic commitment. International Journal of Law and Psychiatry; 27: 65–78

Fisher HE, Aron A, Brown LL (2006). Romantic love: a mammalian brain system for mate choice. Philos Trans R Soc Lond B Biol Sci; 361(1476): 2173–2186

Flanzer JP (1990). Alcohol and family violence: Then to now – who owns the problem. In: Potter-Efron RT, Potter-Efron P, Hrsg. Aggression, Family Violence and Chemical Dependency. New York, London: Haworth Press; 61–79

Flechtner KM, Wolf T, Priebe S (1997). Suizidraten in einem gemeindepsychiatrischen Versorgungssystem. Nervenarzt; 68: 569–573

Foa EB, Hearst-Ikeda D, Perry KJ (1995). Evaluation of a brief cognitive-behavioral program for the prevention of chronic PTSD in recent assault victims. Journal of Consulting and Clinical Psychology; 63: 948–955

Foa EB, Keane TM, Frieman MJ (2000). Guidelines for treatment of PTSD. Journal of Traumatic Stress; 13: 539–588

Foa EB, Riggs DS (1994). Posttraumatic stress disorder and rape. In Pynoos RS, ed. Posttraumatic Stress Disorder: A Clinical Review. Lutherville: Sidran Press: 133–163

Foerster K, Leonhardt M (2003). Diagnose und Differenzialdiagnose der posttraumatischen Belastungsstörung. Der medizinische Sachverständige; 99: 146–149

Foerster K, Venzlaff U (2004). Affektive Ausnahmezustände. In: Venzlaff U, Foerster K, Hrsg. Psychiatrische Begutachtung. 4. Aufl. München, Jena: Urban und Fischer; 223–234

Foerster K, Weig W (2003). Psychische und Verhaltensstörungen. In: Verband deutscher Rentenversicherungsträger, Hrsg. Sozialmedizinische Begutachtung für die gesetzliche Rentenversicherung. Berlin, Heidelberg, New York: Springer; 525–558

Foerster K, Winckler P (2004). Forensisch-Psychiatrische Untersuchung. In: Venzlaff U, Foerster K, Hrsg. Psychiatrische Begutachtung. 4. Aufl. München, Jena: Urban und Fischer; 17–30

Foerster K (1983). Die Forensische Psychiatrie an den Universitäten in der Bundesrepublik Deutschland. Forensia; 4: 73–79

Foerster K (1988). Kann die Anwendung einer klinischen Beeinträchtigungsschwere–Skala hilfreich sein? NStZ; 10: 444–446

Foerster K (1989). Forensisch-psychiatrische Aspekte bei der Beurteilung von Alkoholdelikten. In: Schied HW, Heimann H, Mayer K, Hrsg. Der chronische Alkoholismus. Stuttgart, New York: Gustav Fischer

Literaturverzeichnis

Foerster K (1994). Die alkohol- und drogenbedingten Störungen. In: Venzlaff U, Foerster K, Hrsg. Psychiatrische Begutachtung. 2. Aufl. Stuttgart, Jena, New York: Gustav Fischer; 223–243

Foerster K (1999a). Abnorme Gewohnheiten und Störungen der Impulskontrolle (Die sog. „nicht-stoffgebundenen Abhängigkeiten"). In: Venzlaff U, Foerster K, Hrsg. Psychiatrische Begutachtung. 3. Aufl. München, Jena: Urban und Fischer; 267–274

Foerster K (1999b). Psychiatrische Begutachtung im Sozialrecht. In: Venzlaff U, Foerster K, Hrsg. Psychiatrische Begutachtung. München, Jena: Urban und Fischer; 505–522

Foerster K (1999c). Psychiatrische Begutachtung im Zivilrecht. In Venzlaff U, Foerster K, Hrsg. Psychiatrische Begutachtung. 3. Aufl. München, Jena: Urban und Fischer: 601–620

Foerster K (2002). Begutachtung von Patienten mit chronischen Schmerzen aus psychiatrisch-psychotherapeutischer Sicht. Der Medizinische Sachverständige; 98: 152–156

Foerster K (2004). Begutachtung bei sozial- und versicherungsmedizinischen Fragen. In: Venzlaff U, Foerster K, Hrsg. Psychiatrische Begutachtung. München, Jena: Urban und Fischer; 644–669

Foerster K (1984). Neurotische Rentenbewerber, Psychodynamische Entwicklung und sozialer Verlauf aufgrund mehrjähriger Katamnesen. Stuttgart: Ferdinand Enke

Foerster K (2009). Störungen durch Alkohol. In: Foerster K, Dreßing H, Hrsg. Psychiatrische Begutachtung: Ein praktisches Handbuch für Ärzte und Juristen. 5. Aufl. München, Jena: Urban und Fischer; 242–251

Foerster K, Dreßing H (2009). Aufgaben und Stellung des psychiatrischen Sachverständigen. In: Foerster K Dreßing H, Hrsg. Psychiatrische Begutachtung: Ein praktisches Handbuch für Ärzte und Juristen. 5. Aufl. München, Jena: Urban und Fischer; 4–15

Foerster K, Dreßing H (2010). Die „zumutbare Willensanspannung" in der sozialmedizinischen Begutachtung. Nervenarzt; 81(9): 1092–1096

Foerster K, Winckler P (2009). Forensisch-psychiatrische Untersuchung. In: Foerster K, Dreßing H, Hrsg. Psychiatrische Begutachtung: Ein praktisches Handbuch für Ärzte und Juristen. 5. Aufl. München, Jena: Urban und Fischer; 18–34

Folstein M, Folstein S, McHugh P (1975). Mini-Mental-State. Journal of Psychiatric Research; 12: 189–198

Förster E (1979). Die Skrupel des Kinder- und Jugendpsychiaters als Gutachter. In: Remschmidt H, Schüler-Springorum H, Hrsg. Jugendpsychiatrie und Recht, Festschrift für H. Stutte. Köln, Berlin, Bonn, München: Heymanns

Foucault M (1976). Überwachen und Strafen. Die Geburt des Gefängnisses. Frankfurt/M: Suhrkamp

Foust LL (1979). The legal significance of clinical formulations of firesetting behavior. International Journal of Law and Psychiatry; 2: 371–387

Frädrich S, Pfäfflin F (2000). Zur Prävalenz von Persönlichkeitsstörungen bei Strafgefangenen. Recht und Psychiatrie; 18: 95–104

Francis B, Soothill K (2000). Does sex offending lead to homicide. Journal of Forensic Psychiatry; 11: 49–61

Fredenhagen H (1994). Das ärztliche Gutachten. Leitfaden für die Begutachtung im Rahmen der sozialen und privaten Unfall-, Kranken- und Rentenversicherung. 4. Aufl. Bern: Huber

Freedman D (2001). False prediction of future dangerousness: Error rates psychopathy checklist – revised. The Journal of the American Academy of Psychiatry and the Law; 29: 89–95

Freese R (2003). Ambulante Versorgung psychisch kranker Straftäter. Vol. 2. Lengerich: Pabst

Freese R (2004a). Ambulante Nachsorge nach Straf- und Maßregelvollzug – Konzepte und Erfahrungen. In: Egg R, ed. Ambulante Nachsorge nach Straf-und Maßregelvollzug. Band 4. Wiesbaden: Kriminologische Zentralstelle e.V.: 169–184

Freese R (2004b). Therapeutische und finanzielle Effizienz ambulanter Kriminaltherapie – die forensische Fachambulanz Hessen. In: Ministerium für Justiz, Hrsg. Maßregelvollzug – Ein neuer Weg oder einfach nur weg. Saarbrücken: Ministerium für Justiz, Gesundheit und Soziales des Saarlandes; 81

Frei A, Schenker T, Finzen A, Hofmann-Richter U (1999). Beihilfe zum Suizid bei psychisch Kranken. Nervenarzt; 70: 1014–1018

Freisleder FJ (2010). Kriminalität im Kindes- und Jugendalter. Monatsschrift Kinderheilkunde; 1: 28–34

Freisleder FJ (1989). Reifungskriterien im Jugendstrafrecht – Zur Problematik der Paragrafen 1, 3 und 105 des Jugendstrafgesetzes aus Sicht der Jugendpsychiatrie. Öff. Gesundh. Wes.; 51: 201–206

Freisleder FJ (1991). Routinemäßige Pflichtübung oder auch eine Chance? Der Kinder- und Jugendpsychiater als Sachverständiger vor Gericht. Psycho; 17: 68–81

Freisleder FJ (1999). Jugendpsychiatrischer Notfall und Unterbringung auf einer geschlossenen Station. In: Martinius J, Hrsg. Kinder- und Jugendpsychiatrische Notfälle. München: Quintessenz

Freisleder FJ (2002). Schizophrene Psychosen im Kindes- und Jugendalter. In: Schmauß M, Hrsg. Schizophrenie – Pathogenese, Diagnostik und Therapie. Bremen: Uni-Med

Freisleder FJ (2006). Gewaltdelikte jugendlicher Täter: Erscheinungsformen, Ursachen, psychiatrische Begutachtung. In: Forstl H, Hrsg.: Theory of Mind – Neurobiologie und Psychologie sozialen Verhaltens. Heidelberg: Springer

Freisleder FJ, Linder M (1994). Aktuelle Entwicklungen der Kinder- und Jugendpsychiatrie. München: MVV Medizin Verlag

Freisleder FJ, Linder M (1994). Differenzialdiagnostische Probleme bei schizophrenen Psychosen im Jugendalter. In: Martinius J, Hrsg. Schizophrene Psychosen in der Adoleszenz. Berlin, München: Quintessenz

Freisleder FJ, Mannhart A (1997). Schizophrene Psychosen im Kindes- und Jugendalter. München: Arcis Verlag

Freisleder FJ, Rüth U (1995). Jugendliche und heranwachsende Straftäter im Maßregelvollzug – Ergebnisse einer Stichtagsuntersuchung in Bayern. Posterpräsentation auf der 24. Jahrestagung der Deutschen Gesellschaftfür Kinder- und Jugendpsychiatrie und Psychotherapie vom 26.–29.4.1995 in Würzburg

Freisleder FJ, Tavan G, Erfurt A (2003). Bipolare Störungen in der Kinder- und Jugendpsychiatrie. In: Erfurt A, Hrsg. Weißbuch bipolare Störungen in Deutschland. Hamburg: Deutsche Gesellschaft für Bipolare Störungen e.V.

Freisleder FJ, Trott G-E (1997). Das psychiatrische Gutachten im Jugendstrafverfahren. In: Warnke A, Trott G-E, Remschmidt H, Hrsg. Forensische Kinder- und Jugendpsychiatrie. Hans Huber Verlag

Freud S (1920). Jenseits des Lustprinzips. Ges. Werke. Band 13, 1974. Frankfurt

Freudenmann R (2005). „Ecstasy" – die Droge der Techno-Generation. Nervenheilkunde; 24: 557–572

Friedel B, Lappe E (1996). Neue Begutachtungsleitlinien „Krankheit und Kraftverkehr" – was bringen sie Neues? Der medizinische Sachverständige; 92: 144–148

Friedman S, Horwitz S, Resnick P (2005a). Child murder by mothers: A critical analysis of the current state of knowledge and research agenda. American Journal of Psychiatry; 162: 1578–1587

Friedman S, Hrouda D, Holden C, Noffsinger S, Resnick P (2005b). Child murder by severely mentally ill mothers: An examination of mothers found not guilty by reason of insanity. Journal of Forensic Sciences; 50: 1466–1471

Friedman SH, Resnick PJ (2011). Child murder and mental illness in parents: implications for psychiatrists. J Clin Psychiatry; 72(5): 587–588

Friedreich IB (1842). System der gerichtlichen Psychologie. Regensburg: Manz

Fritze J, Miebach J (2002). Mehr Richtlinien versus mehr Ermessensentscheidungen in der Begutachtung – in der privaten Krankenversicherung. Der medizinische Sachverständige; 98(2): 61–64

Fritze J, Saß H (2003). Patientenrechte, Patientenverfügung, Vorsorgevollmacht. Der Nervenarzt; 74: 629–631

Fritze J, Mehrhoff F, Hrsg. (2008). Probleme der ärztlichen Begutachtung aus der Psychiatrie. 8. Aufl. Darmstadt: Steinkopf

Fromberger P, Jordan K, von Herder J, Steinkrauss H, Nemetschek R., Stolpmann G et al. (2009a). Initial Orienting Towards Sexually Relevant Stimuli: Preliminary Evidence from Eye Movement Measures. Arch Sex Behav; DOI 10.1007/s10508-10011-19816-10503

Fromberger P, Stolpmann G, Jordan K, Müller JL (2009b). Neurobiologische Forschung bei Pädophilie – Ergebnisse und deren Konsequenzen für die Diagnostik pädosexueller Straftäter. Zeitschrift für Neuropsychologie; 20(3): 193–205

Fromm E (1977). Anatomie der menschlichen Destruktivität. Reinbek: Rowohlt Taschenbuch

Frommberger, Angenendt J, Nyberg E, Anders B, Berger M (1999). Differentialindikation therapeutischer Verfahren bei der PTBS. Psycho; 25: 458–462

Fruehwald S, Frottier P, Matschnig T, Eher R (2003). The relevance of suicidal behaviour in jail and prison suicides. European Psychiatry; 18: 161–165

Frühwald S, Eher R, Frottier P, Aigner M, Gutierrez K (1998). Häftlingsselbstmorde in Österrreich 1967–1996: Was bewirken Gesetzesreformen. Recht und Psychiatrie; 16: 123–129

Fuller J, Cowan J (1999). Risk assessment in a multi-disciplinary forensic setting: clinical judgement revisited. Journal of Forensic Psychiatry; 10: 276–289

Fünfsinn H (2004). Konzeption einer ambulanten Nachsorge im Anschluss an den Strafvollzug in Hessen. In: Egg R, ed. Ambulante Nachsorge nach Straf-und Maßregelvollzug. Band 44. Wiesbaden: Kriminologische Zentralstelle e.V.; 185–192

Fydrich F, Renneberg B, Schmitz B, Wittchen HU (1997). Strukturiertes klinisches Interview für DSM-IV Achse II: Persönlichkeitsstörungen (SKID-II). Göttingen, Bern, Toronto, Seattle: Hogrefe

Gaebel W (2005). Die Identität der Psychiatrie aus internationaler Perspektive. In: Schneider F, ed. Entwicklungen in der Psychiatrie. Heidelberg: Springer; 39–50

Gaidzik PW, Hiersche HD (1999). Historische, rechtstatsächliche und rechtspolitische Aspekte der Sterilisation Einwilligungsunfähiger. Medizin und Recht: 58–63

Garlipp P, Ziegenbein MU, Haltenhof H (2003). Zwischen Forensifizierung und Neglect? Zum psychiatrischen und juristischen Umgang mit gewalttätigen schizophrenen Menschen in der Allgemeinpsychiatrie. International Journal of Law and Psychiatry; 22: 514–519

Garza-Trevino ES (1994). Neurobiological factors in aggressive behavior. Hosp Community Psychiatry; 45(7): 690–699

Gaupp R (1914). Zur Psychologie des Massenmordes. Hauptlehrer Wagner von Degerloch. In: Gruhle HW, Wetzel A, Hrsg. Verbrechertypen. Berlin: Springer

Gaupp R (1938). Krankheit und Tod des paranoischen Massenmörders Hauptlehrer Wagner. Eine Epikrise. Zeitschr. f. d. ges. Neurologie u. Psychiatrie; 163(1): 48–82

Gaydon BL, Miller MK (2007). Elder in the justice system: how the systm treats elders in trials, during imprisonment, and on death row. Behavioral Sciences and the Law; 25: 677–699

Gebauer M, Jehle JM, Hrsg. (1994). Die strafrechtliche Unterbringung in einem psychiatrischen Krankenhaus. Vol. 13. Wiesbaden: Kriminologische Zentralstelle e.V.

Geberth V, Turco R (1997). Antisocial personality disorder, sexual sadism, malignant narcissm, and "serial murder". Journal of Forensic Science; 42: 49–60

Gebsattel VEv (1948). Zur Psychopathologie der Sucht. Studium Generale; 1: 258–265

Gebsattel VEv (1962). Geleitwort. In: Giese H, ed. Psychopathologie der Sexualität. Stuttgart: Thieme; XIII–XLIII

Gelles RJ, Cornell PC (1985). Intimate Violence in Families. Beverly Hills: Sage

Gendreau C (1997). The rights of psychiatric patients in the light of the principles announced by the United Nations. International Journal of Law and Psychiatry; 20: 259–278

Gerber GJ, Prince PN, Duffy S, McDougall L, Cooper J, Dowler S (2003). Adjustment, integration, and quality of life among forensic patients receiving community outreach services. International Journal of Forensic Mental Health; 2: 129–136

Gerchow J, Heifer U, Schewe G, Schwerd W, Zink P (1985). Die Berechnung der maximalen Blutalkoholkonzentration und ihr Beweiswert für die Beurteilung der Schuldfähigkeit. Blutalkohol; 22: 77–107

Gerl S, Bischof HL (2001). Auswirkungen des Bundesverfassungsgerichtsbeschlusses vom 16.3.1994 auf die Unterbringung in einer Erziehungsanstalt (§ 64 StGB) bei Alkoholabhängigen und Polytoxikomanen. Monatsschrift für Kriminologie und Strafrechtsreform; 84: 139–153

Gerstenfeld C (2000). Der Psychiater als Inquisitor. Die Bedeutung des Geständnisses für das Begutachtungsergebnis. Monatsschrift für Kriminologie und Strafrechtsreform; 83: 280–289

Giebel SM (2009). Typenbildung im Maßregelvollzug zur Bestimmung der „Therapiefähigkeit von Patienten". In: Haller R, Jehle JM, eds. Drogen – Sucht – Kriminalität. Bad Godesberg: Forum Verlag

Giese H (1963). Zur Psychopathologie der Sexualität. Stuttgart: Enke

Gilg T, Deinl I, Grundner H, Soyka M (1995). Stellenwert von Begleitstoffanalytik (Methanol, Isopropanolol) in der Alkoholismusdiagnostik. In: Soyka M, ed. Biologische Alkoholismusmarker. Weinheim, London: Chapman u. Hall; 45–91

Gilg T (1995). Alkohol (Äthanol): Pharmakologie. BAK-Berechnung und forensische Begutachtung. In: Soyka M, ed. Die Alkoholkrankheit – Diagnostik und Therapie. Weinheim: Chapman u. Hull

Glasser M (1990). Paedophilia. In: Bluglass R, Bowden P, eds. Principles and Practice of Forensic Psychiatry. Melbourne, New York: Churchill Livingstone

Glatzel J (1985). Forensische Psychiatrie. Stuttgart; Enke

Glatzel J (1986). Affektdelikte. Bemerkungen zu den Arbeiten von Saß. Nervenarzt; 57: 736–738

Glatzel J (1993). Die affektabhängige Tötungshandlung – Zum Problem der tief greifenden Bewusstseinsstörung. Der Strafverteidiger; 4: 220

Glatzel J (1998). Über Simulation oder: von den Grenzen empirischer Psychopathologie. Fundamenta Psychiatrica; 12: 58

Literaturverzeichnis

Glenn MB, Wroblewski B, Parziale J, Levine L, Whytss J, Rosenthal M (1989). Lithium carbonate for aggressive behavior or affective instability in ten brain injured patients. American Journal of Physical Medicine and Rehabilitation; 68: 221–226

Glueck S, Glueck ET (1950). Unraveling juvenile delinquency. (Deutsch: Jugendliche Rechtsbrecher). Cambridge, Mass: Harvard University Press

Gödert HW, Rill HG, Vossel G (2003). Aussagepsychologische Glaubhaftigkeitsbegutachtung: Urteiler-Übereinstimmung bei der Anwendung der kriterienorientierten Inhaltsanalyse. Monatsschrift für Kriminologie und Strafrechtsreform; 86: 273–286

Goethals KR, van Marle HJC (2009). Circumstantial risks in psychotic offenders and their criminal history: A review of the literature. International Journal of Forensic Mental Health; 8(1): 41–49

Goethals KR, Fabri VAS, Buitelaar JK, van Marle HJC (2007). Temporal relationship between psychotic disorder and criminal offense: Review of the literature and file review study. International Journal of Forensic Mental Health; 6(2): 153–168

Golden CJ, Jackson ML, Peterson-Rohne A, Gontkovsky ST (1996). Neuropsychological correlates of violence and aggression: A review of the clinical literature. Aggression and Violent Behavior; 1: 3–25

Goldstein NE, Arnold DH, Weil J, Mesiarik CM, Peuschold D, Grisso T et al. (2003). Comorbid symptom patterns in female juvenile offenders. International Journal of Law and Psychiatry; 26: 565–582

Goldstein AC, Keller H (1987). Aggressive Behavior: Assessment and Intervention. New York: Pergamon Press

Goodwin J (1982). Sexual Abuse: Incest Victims and their Families. Boston: Wright

Goodwin M (2003). Locating women in law and psychiatry. International Journal of Law and Psychiatry; 26: 447–451

Göppinger H (1984). Der Täter in seinen sozialen Bezügen. Berlin, Heidelberg, New York: Springer

Gordon H, Oyebode O, Minnie C (1997). Death by homicide in special hospitals. Journal of Forensic Psychiatry; 8: 602–619

Gottesman II, Gould TD (2003). The Endophenotype concept in psychiatry: etymology and strategic intentions. American Journal of Psychiatry; 160: 636–645

Gottfredson GD (1984). A theory-ridden approach to program evaluation: A method for stimulating researcher-implementer collaboration. American Psychologist; 39: 1101–1112

Gottlieb P, Gabrielsen G, Krampp P (1987). Psychotic homicides in Copenhagen from 1959 to 1983. Acta Psychiatrica Scandinavia; 76: 285–292

Gouvier WD (1998). Baserates and clinical decision making in neuropsychology. In: Sweet JJ, ed. Forensic Neuropsychology. Lisse, Abingdon, Exton, Tokyo: Swets u. Zeitlinger; 27–37

Gouzoulis-Mayfrank E, Daumann J, Saß H (2002). Neurotoxische Langzeitschäden bei Ecstasy (MDMA)-Konsumenten. Nervenarzt; 73(5): 405–421

Gouzoulis-Mayfrank E, Hermle L, Thelen B, Saß H (1998a). History, rationale and potential of human experimental hallucinogenic drug research in psychiatry. Pharmacopsychiatry; 31 (Suppl.): S63–S68

Gouzoulis-Mayfrank E, Parnefjord R, Hermle L (1998b). Epidemiologie des Konsums und Wirkungen moderner Jugenddrogen. Psycho; 24: 400–409

Gouzoulis-Mayfrank E (2009). Psychopathologische und kognitive Veränderungen unter Rauschdrogen – Relevanz für die strafrechtliche Begutachtung. Forensische Psychiatrie, Psychologie, Kriminologie; 3(4): 264–275

Gouzoulis-Mayfrank E (2010). Cannabis und Partydrogen – Suchtverhalten und Therapie. Der Neurologe und Psychiater; 11(5): 29–35

Goydke R, Specht F (1976). Intelligenzstruktur bei Jugendlichem mit dissozialem Verhalten. Z. Kinder-Jugendpsychiatrie; 4: 3–24

Grafman J, Schwab K, Warden D, Pridgen A, Brown HR, Salazar AM (1996). Frontal lobe injuries, violence, and aggression. Neurology; 46: 1231–1238

Graßl P, Mende M (1987). Dokumentation in der forensischen Psychiatrie. Bericht über einen Workshop. Mschr. Krim.; 70: 165–166

Graßl P, Mende M (1989). Bericht über die 3. Tagung „Methoden und Dokumentation in der forensischen Psychiatrie". Mschr. Krim.; 72: 351–353

Grawe K, Donati R, Bernauer F (1994). Psychotherapie im Wandel: Von der Konfession zur Profession. Göttingen: Hogrefe

Grawe K (1995). Grundriß der allgemeinen Psychotherapie. Psychotherapeut; 40: 130–145

Grawe K (1998). Psychologische Therapie. Göttingen: Hogrefe

Graz C, Etschel E, Schoech H, Soyka M (2009). Criminal behaviour and violent crimes in former inpatients with affective disorder. J Affect Disord; 117(1–2): 98–103

Green B, Pedley R, Whittingham D (2004). A structured clinical model for violence risk intervention. International Journal of Law and Psychiatry; 27: 349–359

Green B, Schramm TM, Chiu K, McVie N, Hay S (2009). Violence severity and psychosis. International Journal of Forensic Mental Health; 8(1): 33–40

Green CM (1981). Matricid by sons. Medicine, Science and the Law; 21: 207–214

Greendyke RM, Berkner JP, Webster JC et al. (1989). Treatment of behavioral problems with pindolol. Psychosomatics; 30: 161–165

Greeven PDJ, De Ruiter C (2004). Personality disorders in a Dutch forensic psychiatric sample: changes with treatment. Criminal Behaviour and Mental Health; 14: 280–290

Grekin ER, Brennan PA, Hodgins S, Mednick SA (2001). Male criminals with organic brain syndrome: Two distinct types based on age at first arrest. American Journal of Psychiatry; 158: 1099–1104

Gretenkord L (1994). Gewalttaten nach Maßregelvollzug (Par. 63 StGB). In: Steller M, Dahle KP, Basqué M, Hrsg. Straftäterbehandlung. Band 2. Pfaffenweiler: Centaurus; 75–89

Greuel L, Offe S, Fabian A, Wetzels P, Offe H, Stadler M (1998). Glaubhaftigkeit der Zeugenaussage, Theorie und Praxis der forensisch-psychologischen Begutachtung. Weinheim: Beltz, Psychologie Verlags Union

Greuel L (2000). Qualitätsstandards aussagepsychologischer Gutachten zur Glaubhaftigkeit von Zeugenaussagen. Monatsschrift für Kriminologie und Strafrechtsreform; 83: 59–70

Greve W, Bilsky W (1997). Viktimologie: Kriminelle Opfererfahrungen und Prozesse der Bewältigung. In: Steller M, Volbert R, Hrsg. Psychologie im Strafverfahren. Bern, Göttingen, Toronto, Seattle: Huber; 206–223

Grondahl P, Gronnerod C, Sexton J (2009). A comparative case vignette study of decision making in forensic psychiatric cases. International Journal of Forensic Mental Health; 8: 263–270

Groß G, Nedopil N (2005). Basisraten für kriminelle Rückfälle – Ergebnisse einer Literaturübersicht. In: Nedopil N, ed. Prognosen in der forensischen Psychiatrie – ein Handbuch für die Praxis. Lengerich: Pabst Science Publisher; 65–98

Literaturverzeichnis

Großpietzsch R, Erben CM, Conrad P, Schölch U (1997). Qualitätssicherung in der Begutachtung – im medizinischen Dienst der Krankenversicherung. Der medizinische Sachverständige; 93: 13–16

Groth AN, Longo R, McFaddin J (1982). Undetected recidivism among rapists and child molestors. Crime and Delinquency; 28: 450–458

Grove WM. Zald DH, Lebow BS, Snitz BE, Nelson C (2000). Clinical versus mechanical prediction: A metaanalysis. Psychological Assessment; 12: 19–30

Grözinger M, Olzen D, Metzmacher A, Podoll K, Schneider F (2011). Patientenverfügungsgesetz. Konsequenzen für die Behandlung psychisch Kranke. Nervenarzt; 82(1): 57–66

Gruhle HW (1940). Der Psychopathiebegriff. Allg. Z. Psychiat.; 114: 233

Grüsser SM, Plöntzke B, Albrecht U (2005). Pathologisches Glücksspiel. Eine empirische Untersuchung des Verlangens nach einem stoffungebundenen Suchtmittel. Der Nervenarzt; 76(5): 592–596

Gudjonsson GH, Rabe-Hesketh S, Wilson C (2000). Violent incidents on a medium secure unit: the target of assault and the management of incidents. Journal of Forensic Psychiatry; 11: 105–118

Gudjonsson G, Rabe-Heketh S, Wilson C (1999). Violent incidents on a medium secure unit over a 17-year period. Journal of Forensic Psychiatry; 10: 249–263

Guileyardo JM, Prahlow JA, Barnard JJ (1999). Familial Filicide and Filicide Classification. American Joanal of Forensic Medicine and Pathology; 20: 286–296

Gunn J, Nedopil N (2005). European training in forensic psychiatry. Criminal Behaviour and Mental Health; 15: 207–213

Gunn J, Taylor PJ (1993). Forensic Psychiatry. Oxford: Butterworth-Heinemann

Gunn J, Felthous AR (2000). Politics and personality disorder: the demise of psychiatry? Current opinion in Psychiatry; 13: 545–547

Gunn J (1982). Forensic psychiatry as a subspecialty. Int. J. Law and Psychiatry; 5: 65–79

Gunn J (1991). Human violence, a biological perspective. Criminal Behavior and Mental Health; 1: 34–54

Gunn J, Taylor PJ (2012). Forensic Psychiatry. 2nd ed. Oxford: Butterworth-Heinemann

Günter M (2004). Begutachtung bei Beeinträchtigungen der geistigen Fähigkeiten im Kindes-, Jugend- und Erwachsenenalter. In: Venzlaff U, Foerster K, Hrsg. Psychiatrische Begutachtung. 4. Aufl. München, Jena: Urban und Fischer; 235–246

Günter M (2009). Begutachtung bei Beeinträchtigungen der geistigen Fähigkeiten im Kindes-,Jugend- und Erwachsenenalter. In: Foerster K, Dreßing H. Hrsg. Psychiatrische Begutachtung: Ein praktisches Handbuch für Ärzte und Juristen. 5. Aufl. München, Jena: Urban und Fischer; 295–308

Gunter TD, Vaughn MG, Philibert RA (2010). Behavioral Genetics in antisocial spectrum disorder and psychopathy: A review of the recent literature. Behavioral Sciences u. The Law; 28: 148–173

Günther E, Hymmen R, Izbicki W (1987). Unfallbegutachtung. 8. Aufl. Berlin, New York: De Gruyter

Gustafson R (1991). Male physical aggression as a function of alcohol intoxication and frustration. Alcohol Clin Exp Res; 2: 158–164

Habermeyer E, Saß H (2002a). Die überdauernde krankhafte Störung der Geistestätigkeit als Voraussetzung der Geschäftsunfähigkeit. Der Nervenarzt; 73(11): 1094–1099

Habermeyer E, Saß H (2002b). Ein am Willensbegriff ausgerichteter, symptomorientierter Ansatz zur Prüfung der Geschäftsunfähigkeit. Fortschritte der Neurologie und Psychiatrie; 70: 5–10

Habermeyer E, Saß H (2004). Maßregel der Sicherungsverwahrung nach §§66 StGB. Grundlagen und Differenzialindikation gegenüber der Maßregel gemäß § 63 StGB. Der Nervenarzt; 75(11): 1061–1067

Habermeyer E (2005). Kriterienkataloge: Ein Beitrag zur Qualitätssicherung in der Forensischen Psychiatrie. In: Schneider F, Hrsg. Entwicklungen in der Psychiatrie. Heidelberg: Springer; 375–386

Habermeyer E (2009). Psychiatrische Gesichtspunkte und Begutachtungsfragen der Geschäftsfähigkeit und verwandter Themen. In: Kröber H-L, Dölling D, Leygraf N, Saß H, Hrsg. Handbuch der Forensischen Psychiatrie. Band 5. Heidelberg: Steinkopf Verlag: 51–100

Habermeyer E, Herpertz SC (2006). Dissoziale Persönlichkeitsstörungen. Nervenarzt; 77(5): 605–615

Habermeyer E, Wolff R, Gillner M, Ramona S, Kutscher, S-U (2010). Patienten mit schizophrenen Störungen im psychiatrischen Maßregelvollzug. Ergeben sich Konsequenzen für die Allgemeinpsychiatrie? Der Nervenarzt; 81(9): 1117–1124

Hacking I (2001). An Introduction to Probability and Inductive Logic. Cambridge, New York: Cambridge University Press

Haddenbrock S (1972). Unterbringung und Freiheitsentziehung aus psychiatrischer Sicht. In: Göppinger H, Witter H, Hrsg. Handbuch der forensischen Psychiatrie. Berlin, Heidelberg, New York: Springer; 1385–1426

Haddenbrock S (1992). Soziale und forensische Schuldfähigkeit (Zurechnungsfähigkeit). Berlin, New York: De Ggruyter

Haenel F (2000). Die Beziehung zwischen Gutachter und zu Untersuchenden und ihre Bedeutung bei der Begutachtug chronischer psychischer Traumafolgen. Der medizinische Sachverständige; 96: 84–87

Haenel F (2002). Zur Abgrenzung psychisch-reaktiver Haft- und Folterfolgen von schädigungsunabhängigen neurotischen Störungen – ein kasuistischer Beitrag. Der medizinische Sachverständige; 98(6): 194–198

Haenel T (1989). Suicidhandlungen. Berlin: Springer

Haffner HT, Blank JH (2002). Berechnung und Stellenwert der Blutalkoholkonzentration bei der Schuldfähigkeitbeurteilung. In: Schneider F, Frister H, Hrsg. Alkohol und Schuldfähigkeit. Berlin, Heidelberg, New York: Springer

Häfner H (1995). Epidemiology of schizophrenia. The disease model of schizophrenia in the light of current epidemiological knowledge. European Journal of Psychiatry; 10: 217–227

Hall GCN (1995). Sexual offender recidivism revisited: A meta-analysis of recent treatment studies. Journal of Consulting and Clinical Psychology; 63: 802–809

Hall GCN (1996). Theory-Based Assessment, Treatment and Prevention of Sexual Aggression. New York, Oxford: Oxford University Press

Hall HV (1987). Violence Prediction: Guidelines for the Forensic Practitioner. Springfield: Charles C. Thomas

Hall W, Babor T (2000). Cannabis and public health: assessing the burden. Addiction; 95: 485–490

Hall W, Degenhardt L (2004). Cannabis related disorders. In: Sadock BJ, Sadock VA, eds. Kaplan u. Sadock. Comprehensive Textbook of Psychiatry. 8th ed. Baltimore, London: Lippincott, Williams u. Wilkins; 1211–1220

Haller R, Kemmler G, Kocsis E, Maetzler W, Prunlechner R, Hinterhuber H (2001). Schizophrenie und Gewalttätigkeit. Der Nervenarzt; 72(11): 859–866

Literaturverzeichnis

Haller R (2002). Die Unterbringung psychisch abnormer Rechtsbrecher nach dem Strafrechtsänderungsgesetz 2011. Österreichische Richterzeitung; RZ 2002: 102–107

Haller R (2008). Das psychiatrische Gutachten. Grundriss der Psychiatrie für Juristen, Sozialarbeiter, Soziologen, Justizbeamte, Psychotherapeuten, gutachterlich tätige Ärzte und Psychologen. Wien: Manz

Hammerschlag H, Schwarz O (1998). Das Gesetz zur Bekämpfung von Sexualdelikten und anderen gefährlichen Straftaten. Neue Zeitschrift für Strafrecht; 18: 321–326

Hampel H, Bürger KTF (2003). Demenz. In: Möller H-J, Laux G, Kapfhammer H-P, Hrsg. Psychiatrie und Psychotherapie. 2. Aufl. Berlin, Heidelberg, New York, Barcelona, Hongkong, London, Mailand, Paris, Singapur, Tokyo: Springer; 882–940

Hand I (1998). Pathological gambling: A negative state model and its implications for behavioral treatment. CNS-Spectrums; 3: 58–71

Hansen D, Römhild F (1998). Anti-Gewalt-Training – Eine neue deliktspezifische, ambulante Jugendhilfemaßnahme in Frankfurt/M. DVJJ-Journal; 162: 383–386

Hansis ML (2002). Mehr Richtlinien versus mehr Ermessensentscheidungen in der Begutachtung – in der Krankenversicherung. Der medizinische Sachverständige; 98(2): 57–58

Hanson RK, Bussière MT (1998). Predicting relapse: A meta-analysis of sexual offender recidivism studies. Journal of Consulting and Clinical Psychology; 66: 348–362

Hanson RK, Thornton D (1999). Static 99: Improving actuarial risk assessments for sex offenders. Ottawa: Department of the Solicitor General of Canada

Hanson RK, Thornton D (2000). Improving risk assessments for sex offenders: A comparison of three actuarial scales. Law and Human Behavior; 24(1): 119–136

Hanson RK, Gordon A, Harris AJR, Marques JK, Murphy W, Quinsey VL et al. (2001). First report of the collaborative outcome data project on the effectiveness of the psychological treatment for sex offenders. Sex Abuse; 14: 169–194

Hanson RK, Morton KE, Harris AJ (2003). Sexual offender recidivism risk: what we know and what we need to know. Ann. N. Y. Acad. Sci.; 989: 59–71

Hanson RK (1998). Dynamic predictors of sexual recidivism. Corrections Research. Ottawa: Department of the Solicitor General of Canada, 340 Laurier Ave, West

Hanson RK (2000). The Sex Offender Need Assessment Rating (SONAR): A method for measuring change in risk levels. Ottawa: Department of the Solicitor General of Canada

Hanson K, Harris AJR, Scott T-L, Helmus L (2007b). Assessing the risk of sexual offenders on community supervision: The dynamic supervision project 2007-05. Ottawa, Canada.

Hanson K, Harris AJR, Scott T-L, Helmus L (2007a). Assessing the risk of sexual offenders on community supervision: The dynamic supervision project 2007-05. Ottawa, Canada.

Hanson K, Harris AJR (2000). Where should we intervene? Dynamic predictors of sexual offense recidivism. Criminal Behaviour and Behavior; 27: 6–35

Hare RD, Mc Phearson LM, Forth AE (1988). Male psychopaths and their criminal careers. Journal of Consulting and Clinical Psychology; 56: 710–714

Hare RD (1980). A research scale for the assessment of psychopathy in criminal populations. Person. Ind. Diff.; 1: 111–119

Hare RD (1990). The Hare Psychopathy Checklist-Revised. Niagara Falls, Toronto: Multi-Health Systems Inc.

Hare RD (1991). Manual for the Hare Psychopathy Checklist-Revised. Toronto: Multi-Health-Systems Inc.

Hare RD (1996). Psychopathy: A clinical construct whose time has come. Criminal Justice and Behavior; 23: 25–54

Hare RD (1998). Psychopaths and their nature: Implications for the mental health and the criminal justice system. In: Millon T, Simonsen E, Morten BSW, Davis RD, Hrsg. Psychopathy – Antisocial, criminal, and violent behavior. New York, London: The Guilford Press; 188–212

Hare RD (2003). Manual for the Hare Psychopathy Checklist-Revised. 2nd. ed. Toronto: Multi-Health-Systems Inc.

Hare RD, Neumann CS (2008). Psychopathy as a clinical and empirical construct. Annu Rev Clin Psychol; 4: 217–246

Hare RD, Neumann CS (2009). Psychopathy: assessment and forensic implications. Can J Psychiatry; 54(12): 791–802

Harenski CL, Antonenko O, Shane MS, Kiehl KA (2010a). A functional imaging investigation of moral deliberation and moral intuition. Neuroimage; 49(3): 2707–2716

Harenski CL, Harenski KA, Shane MS, Kiehl KA (2010b). Aberrant neural processing of moral violations in criminal psychopaths. J Abnorm Psychol; 119(4): 863–874

Harris GT, Rice ME, Quinsey VL (1993). Violent recidivism of mentally disordered offenders: the development of a statistical prediction instrument. Criminal Justice and Behavior; 20: 315–335

Harris GT, Rice ME, Quinsey VL, Lalumiére ML, Boer D, Lang C (2003). A multi-site comparison of actuarial risk instruments for sex offenders. Psychological Assessment; 15: 413–425

Harris PM (1996). Prison-based sex offender treatment programs in the post sexual psychopaths era. The Journal of Psychiatry and Law; 1

Hart SD (2001). Assessing and managing violence risk. In: Douglas KS, Webster CD, Hart S, Eaves D, Ogloff JRP, Hrsg. The HCR-20 Violence Risk Companion Guide. 2nd ed. Vancouver, Tampa: Mental Health, Law and Policy Institute Simon Fraser University/department of Mental Health Law and Policy, University of South Florida

Hart SD, Michie C, Cooke DJ (2007). Precision of actuarial risk assessment instruments: evaluating the 'margins of error' of group v. individual predictions of violence. Br J Psychiatry; 49 (Suppl.): S60–S65

Hartmann K (1977). Theoretische und empirische Beiträge zur Verwahrlosungsforschung. Berlin, Heidelberg, New York: Springer

Hartmann K (1979). Verwahrlosung als epochales Phänomen. Dt. Ärztebl.; 8: 505–509

Hartmann P (2004). Kostengesetze. 34. Aufl. München: Beck

Häßler F, Schläfke D (2004). Impulskontrollstörungen und ihre medikamentöse Behandlung bei Sexualstraftätern. Recht und Psychiatrie; 22(4): 213–218

Häßler F, Buchmann J, Bohne S (2002). Möglichkeiten und Grenzen der Behandlung aggressiven Verhaltens bei Menschen mit geistiger Behinderung mit Risperidon. Nervenarzt; 73: 278–282

Häßler F, Göhre C, Müller U, Buchmann J, Schläfke D, Fegert JM (2000). Jugendliche Brandstifter – eine retrospektive Analyse von Gutachtenqualität und Binnendifferenzierung der Deliktgruppe. Recht und Psychiatrie; 18: 125–130

Häßler F, Kinze W, Nedopil N (2011). Praxishandbuch Forensische Psychiatrie des Kindes-Jugend- und Erwachsenenalters. Berlin: Medizinisch Wissenschaftliche Verlagsgesellschaft

Hatters-Friedman S, McCue-Horwitz S, Resnick P (2005). Child murder by mothers: A critical analysis of the current state of knowledge and a research agenda The American Journal of Psychiatry; 162: 1578–1587

Hauser R, Rehberg J, Hrsg. (1992). Schweizerisches Strafgesetzbuch mit einschlägigen weiteren Erlassen, kommentiert. 12. Aufl. Zürich: Orell Füssli

Häuser W (2002a). Gibt es eine Schmerzkrankheit? – Medizinische und psychosoziale Charakteristika von Probanden mit chronischen Schmerzsyndromen in der Sozialgerichtsbarkeit. Der medizinische Sachverständige; 98: 120–126

Häuser W (2002b). Parameter zur Beurteilung der Prognose von Probanden mit chronischen Schmerzsyndromen in der sozialgerichtlichen Begutachtung. Der Medizinische Sachverständige; 98: 157–160

Häuser W (2002c). Vorschläge für eine Schweregradeinteilung des Fibromyalgiesyndroms. Der medizinische Sachverständige; 98 (6): 207–212

Hausotter W (1996a). Begutachtung chronischer Schmerzen. Der medizinische Sachverständige; 92: 125–130

Hausotter W (1996b). Begutachtung des Chronic Fatigue Syndroms. Versicherungsmedizin; 48(2): 57–59

Hausotter W (2001). Moderne Leiden aus kritischer Sicht. Versicherungsmedizin; 53(4): 177–181

Hecker RM, Röhrich J, Neis P, Rittner C (2003). Phänomenologie der Akutwirkung von Partydrogen bei Diskothekenbesuchern. Blutalkohol; 40: 85–89

Hector RI (1998). The use of clozapine in the treatment of aggressive schizophrenia. Canadian Journal of Psychiatry; 43: 466–472

Heer M (2003). Einige Schwerpunkte des neuen Massnahmenrechtes. Schweizer. Z. Strafrecht; 121: 376–422

Heilbronner R, Sweet J, Morgan J, Larrabee G, Millis S (2009). American Academy of Clinical Neuropsychology consensus statement on the neuropsychological assessment of effort, response bias and malingering. The Clinical Neuropsychologist; 23: 1093–1129

Heilbrun K, Yasuhara K, Shah S (2010). Violence risk assessment tools – Overview and critical analysis. In: Otto RK, Douglas KS, Hrsg. Handbook of Violence Risk Assessment New York: Routledge, Taylor and Francis: 1–17

Heinroth JCA (1825). System der psychisch-gerichtlichen Medizin oder theoretisch-praktische Anweisung zur wissenschaftlichen Erkenntnis und gutachtlichen Darstellung der krankhaften persönlichen Zustände, welche vor Gericht in Betracht kommen. Leipzig: CHF Hartmann

Heinz A (1999a). Neurobiological and Anthropological Aspects of Compulsion and Rituals. Pharmacopsychiatry; 32: 223–229

Heinz A (1999b). Serotonerge Dysfunktion als Folge sozialer Isolation, Bedeutung für die Entstehung von Aggression und Alkoholabhängigkeit. Nervenarzt; 70: 780–789

Heinz G (1982). Fehlerquellen forensisch-psychiatrischer Gutachten: Eine Untersuchung anhand von Wiederaufnahmeverfahren. Heidelberg: Kriminalistik Verlag

Heinz W (2010). Das strafrechtliche Sanktionssystem und die Sanktionspraxis in Deutschland 1882 2008. Konstanz: Universität Konstanz www.ki.uni-konstanz.de/kis

Heinze MC (2003). Developing sensitivity to disortion: utility of psychological tests in differentiating malingering and psychopathology in criminal defendants. The Journal of Forensic Psychiatry u. Psychology; 14: 151–177

Heipertz W (2002). Mehr Richtlinien versus mehr Ermessensentscheidungen in der Begutachtung – in der Bundesanstalt für Arbeit. Der medizinische Sachverständige; 98(2): 53–56

Hellman D, Blackman N (1966). Enuresis, firesetting, and cruelty to animals: A triad predictive to adult criminality. Am. J. Psychiatry; 122: 1431–1435

Helmchen H (1998). Die Deklaration von Madrid. Nervenarzt; 69: 454–455

Hemphill JF, Templeman R, Wong S, Hare RD (1998). Psychopathy and crime: recidivism and criminal careers. In: Cooke DJ, Hare RD, Hart S, Forth A, Hrsg. Psychopathy: Theory, Research, and Implications for Society. Band 24. Amsterdam: Kluwer; 375–399

Hennies G (1998). Begutachtungsmängel und ihre Quellen – aus juristischer Sicht. Der medizinische Sachverständige; 94: 37–39

Hennies G (1993). Fehlerquellen bei Begutachtungen – aus der Sicht des Sozialrichters. Der medizinische Sachverständige; 89(5): 158–163

Henningsen P, Rüger U, Schneider W (2001). Die Leitlinie „Ärztliche Begutachtung in der Psychosomatik und Psychotherapeutischen Medizin – Sozialrechtsfragen". Versicherungsmedizin; 53: 138–141

Henseler H (1980). Die Psychodynamik des suizidalen Erlebens und Verhaltens. Nervenarzt; 51: 139–146

Hepp U, Klaghofer R, Burkhard-Kübler R, Buddeberg C (2002). Behandlungsverläufe transsexueller Patienten. Eine katamnestische Untersuchung. Nervenarzt; 73: 283–288

Herbert TB, Dunckel-Schetter C (1992). Negative social reactions to victims: An overview of responses and their determinants. In: Manada L, Filipp SH, Lerner MJ, Hrsg. Life crises and experiences of loss in adulthood. Hillsdale, NJ: Erlbaum; 497–518

Hermanutz M, Litzcke S (2004). Standards für den Umgang mit psychisch Kranken im polizeilichen Alltag. Polizei u. Wissenschaft; 3: 40–48

Herpertz SC, Dietrich TM, Wennig B et al. (2001b). Evidence of abnormal amygdala functioning in borderline personality disorder: A functional MRI study. Biological Psychiatry; 50: 292–298

Herpertz SC, Habermeyer E (2004). „Psychopathy" als Subtyp der antisozialen Persönlichkeit. Persönlichkeitsstörungen; 7: 73–83

Herpertz SC, Werth U, Lukas G, Schuerkens A, Kunert HJ, Freese R et al. (2001a). Emotion in criminal offenders with psychopathy and borderline personality disorder. Archives of General Psychiatry; 58: 737–745

Herpertz SC, Saß H (1997). Impulsivität und Impulskontrolle. Nervenarzt; 68: 171–183

Herpertz SC, Saß H (2003a). Allgemeine Epidemiologie, Verlauf, Prognose. In: Herpertz S, Saß H, Hrsg. Persönlichkeitsstörungen. Stuttgart, New York: Thieme; 177–182

Herpertz SC (2001). Impulsivität und Persönlichkeit. Stuttgart: Kohlhammer

Herpertz SC, Saß H (2003c). Emotional deficiency and psychopathy. Behavioral Sciences u. The Law; 18: 567–580

Herpertz S, Saß H (2003b). Persönlichkeitsstörungen. Stuttgart, New York: Thieme

Herrmann JM (2001). Stellenwert psychischer Störungen in der Begutachtung – Umgang mit psychosomatischen Erkrankungen in der Begutachtung. Der medizinische Sachverständige; 97: 46–53

Hiday VA, Swartz MS, Swanson J, Wagner HR (1997). Patient perceptions of coercion in mental hospital admission. International Journal of Law and Psychiatry; 20: 221–241

Hiday V (1997). Understanding the connection between mental illness and violence. International Journal of Law and Psychiatry; 20: 399–417

Hiday VA (2006). Putting community risk in perspective: a look at correlations, causes and controls. International Journal of Law and Psychiatry; 29(4): 316–331

Hiday VA, Swanson JW, Swartz MS, Borum R, Wagner HR (2001). Victimization: A link between mental illness and violence? International Journal of Law and Psychiatry; 24: 559–572

Hill A, Habermann N, Berner W, Briken P (2006). Psychiatric disorders in single and multiple murderers. Psychopathology

Literaturverzeichnis

Hiller W, Zerssen Dv, Mombour W, Wittchen HU (1986). Inpatient Multidimensional Psychiatric Scale. Weinheim: Beltz

Hinrichs R (1987). Chronische Verbrechensopfer. Stuttgart, New York: Thieme

Hinterhuber H, Meise U (2005). Wi(e)der das Schweigen: Gedanken zu den Euthanasiegesetzen in Belgien und den Niederlanden. Der Nervenarzt; 76(10): 1286–1291

Hippius H (1979). Psychiatrie. In: Franke H, Hippius H, Hrsg. Geriatrie, Psychiatrie. Berlin, Heidelberg, New York: Springer

Hirsch M (1990). Realer Inzest. Berlin, Heidelberg, New York, Tokyo: Springer

Hoche A (1934). Handbuch der gerichtlichen Psychiatrie. 3. Aufl. Berlin: Springer

Hodge RD (2002). Standardized instruments for assessing risk and need in youthful offenders. Criminal Justice and Behavior; 29: 381–396

Hodgins S, Müller-Isberner R (2000). Violence, Crime and Mentally Disordered Offenders: Concepts and Methods for Effective Treatment and Prevention. Chichester: Wiley u. Sons

Hodgins S, Côté G, Toupin J (1996). Major mental disorder and crime: An etiological hypothesis. In: Psychopathy Theory: Research and Implications for Society [Manuskript]: 5–17

Hodgins S, Cote G, Toupin J (1998). Major Mental Disorder and Crime: An Etiological Hypothesis. In: Cooke DJ, Hare RD, Hart S, Forth A, Hrsg. Psychopathy: Theory, Research and Implications for Society. Netherlands: Kluwer Academic Publishers; 231–256

Hodgins S, Hiscoke UL, Freese R (2003). The antecedents of aggressive behavior among men with Schizophrenia: A prospective investigation of patients in community treatment. Behavioral Sciences and the Law; 21: 523–546

Hodgins S, Müller-Isberner R (2004). Preventing crime by people with schizophrenic disorders: the role of psychiatric services. British Journal of Psychiatry; 185: 245–250

Hodgins S (1993). Mental health treatment services in Québec for persons accused or convicted of criminal offences. International Journal of Law and Psychiatry; 16: 179–194

Hodgins S (1995). Assessing mental disorder in the criminal justice system. International Journal of Law and Psychiatry; 18(1): 15–28

Hodgins S (2002). Research Priorities in Forensic Mental Health. International Journal of Forensic Mental Health; 1: 7–23

Hodgins S, Hiscoke UL, Freese R (2003). The antecedents of aggressive behavior among men with Schizophrenia: A prospective investigation of patients in community treatment. Behavioral Sciences and the Law; 21: 523–546

Hodgins S, Müller-Isberner R, Allaire J-F (2006). Attempting to understand the increase in the numbers of forensic beds in Europe: A multi-site study of patients in forensic and general psychiatric services. International Journal of Forensic Mental Health; 5(2): 173–184

Hoff P (2005). Perspektiven der forensischen Psychiatrie. Eine psychiatriehistorische und aktuelle Bestandsaufnahme. Der Nervenarzt; 76(9): 1051–1061

Hoffmann F, Glaeske G, Scharffetter W (2006). Zunehmender Hypnotikaverbrauch auf Privatrezepten in Deutschland. Sucht; 52: 360–366

Hoffmann-Richter U, Dittmann V (1998). Die forensische Psychiatrie im Spiegel der Schweizer Presse. Recht und Psychiatrie; 16: 19–24

Hofinger V, Pilgram A (2008). Verbesserung der Datengrundlagen für die Kriminaljustiz. Forschungsbericht des IRKS, Wien: http://www.irks.at/downloads/verbesserung_datengrundlagen_kriminaljustiz.pdf

Hoge SK, Lidz CW, Eisenberg M, Gardner W, Monahan J, Mulvey E et al. (1997). Perceptions of Coercion in the admission of voluntary and involuntary psychiatric patients. International Journal of Law and Psychiatry; 20: 167–181

Hoge SK, Lidz CW, Eisenberg M, Monahan J, Benett N, Gardner EP et al. (1998). Family, clinician, and patient perception of coercion in mental hospital admission. International Journal of Law and Psychiatry; 21: 131–146

Hollin CR (1999). Treatment programs for offenders. International Journal of Law and Psychiatry; 22: 361–372

Hollin C (2001). Handbook of Offender Assessment and Treament. Chichester, New York, Weinheim, Brisbane, Singapore, Toronto

Hollweg M, Nedopil N (1997). Die pharmakologische Behandlung aggressiv-impulsiven Verhaltens. Psycho; 23: 308–318

Hollweg M (1994). Brandstiftung – eine Störung der Impulskontrolle? Das Gesundheitswesen; 56: 330–334

Holmes J, Thapar A (2004). Genetics and juvenile antisocial behaviour. In: Bailey S, Dolan M, eds. Adolescent Forensic Psychiatry. London: Arnold; 87–95

Holmstrom LL, Burgess AW (1980). Sexual beavior of assailants during reported rapes. Archives of Sexual Behavior; 16: 107–124

Homburger A (1912). Lebensschicksale geisteskranker Strafgefangener. Berlin: Springer

Höpfel F, Ratz E (2011). Wiener Kommentar zum Strafgesetzbuch – StGB, 1. bis 81. Lieferung und Austauschlieferungen 2005–2011. Wien: Manz

Hore B (1990). Alcohol and crime. In: Bluglass R, Bowden P, Hrsg. Principles and Practice of Forensic Psychiatry. Melbourne, New York: Churchill Livingstone; 873–880

Horstkotte H (1994). Einige Überlegungen zur Reform des Maßregelrechts. In: Gebauer M, Jehle JM, Hrsg. Die strafrechtliche Unterbringung in einem psychiatrischen Krankenhaus. Band 13. Wiesbaden: Eigenverlag, Kriminologische Zentralstelle; 187–192

Hovdestad WE, Kristiansen CM (1996). A field study of "false memory syndrome" construct validity and insidence. The Journal of Psychiatry and Law; Spring.

Hoyer G, Kjellin L, Engberg M, Kaltiala-Heino R, Nilstun T, Sigurjonsdottir M et al. (2002). Paternalism and autonomy: A presentation of a Nordic study on the use of coercion in the mental health care system. International Journal of Law and Psychiatry; 25: 93–108

Huchzermeier C, Goth K, Köhler D, Hinrichs G, Aldenhoff J (2003). Psychopathie und Persönlichkeitsstörungen. Monatsschrift für Kriminologie und Strafrechtsreform; 86: 206–215

Hughes CP, Berg L, Danzinger WL, Coben LA, Martin RL (1982). A new clinical Scale for the staging of dementia. British Jounal of Psychiatry; 140: 566–572

Hummel P (1995). Die Abgrenzung der Strafmündigkeit (§ 3 Jugendgerichtsgesetz) von Schuldunfähigkeit und verminderter Schuldfähigkeit (§§ 20 und 21 Strafgesetzbuch) aus jugendpsychiatrischer Sicht. Praxis der Kinderpsychologie und Kinderpsychiatrie; 44,:15–22

Hummer M, Conca A, Vitecek J, Nedopil N, David H, Schanda H et al. (2006). Der Umgang mit Gewalt in der Psychiatrie: Prävention und Management von psychiatrischen Notfällen im stationären Bereich. Zeitschrift für Psychiatrie und Psychotherapie

Huss M, Zeiss R (2004). Clinical assessment of violence from inpatient records: A comparision of individual and aggregate decision making across risk strategies. International Journal of Forensic Mental Health; 3(2): 139–148

Irwin M, Schuckit M, Smith TL (1990). Clinical importance of age at onset in type 1 and type 2 primary alcoholics. Arch Gen Psychiatry; 47

Iseli F, Schlegel H (1987). Der Begriff der Neurose und seine Bedeutung im Unfallversicherungsrecht. SUVA-Med. Mitteilungen; 60: 3–30

Iwanami A, Sugiyama A, Kuroki N, Toda S, Kato N, Nakatani Y et al. (1994). Patients with methamphetamine psychosis admitted to a psychiatric hospital in Japan. Acta Psychiatr. Scand; 89: 428–432

Jacobi F, Wittchen HU, Holting C, Hofler M, Pfister H, Muller N et al. (2004). Prevalence, co-morbidity and correlates of mental disorders in the general population: results from the German Health Interview and Examination Survey (GHS). Psychol Med; 34(4): 597–611

Jacobs S, Reinhold B (2004). Psychische Störungen inhaftierter Jugendlicher und Heranwachsender. Recht und Psychiatrie; 22(3): 142–146

Jaffe JH, Ling W, Rawson RA (2004). Amphetamine (or Amphetamine-like)-related disorders. In: Sadock BJ, Sadock VA, Hrsg. Kaplan u. Sadock. Comprehensive Textbook of Psychiatry. 8 Aufl. Baltimore, London: Lippincott, Williams u. Wilkins; 1188–1200

Jakobs G (1983). Strafrecht, allgemeiner Teil. Berlin, New York: De Gruyter

James D (1998). Multiple personality disorder in the courts: a review of the North American experience. Journal of Forensic Psychiatry; 9: 339–361

Jansen G (2012). Zeuge und Aussagepsychologie. 2. Aufl. Heidelberg. C. F. Müller

Janzarik W (1972). Foschungsrichtungen und Lehrmeinungen in der Psychiatrie: Geschichte, Gegenwart, forensische Bedeutung. In: Göppinger H, Witter H, Hrsg. Handbuch der Forensischen Psychiatrie. Berlin, Heidelberg, New York: Springer; 588–662

Jaspers K (1973). Allgemeine Psychopathologie. Erstauflage 1913. Berlin, Heidelberg, New York: Springer

Jehel L, Paterniti S, Brunet A, Duchet C, Guelfi JD (2003). Prediction of the occurence and intensity of post-traumatic stress disorder in victims 32 mounths after bomb attack. European Psychiatry; 18: 172–176

Jehle J-M, Albrecht H-J, Hohmann-Fricke S, Tetal C (2010). Legalbewährung nach strafrechtlichen Sanktionen 2004 bis 2007. Mönchengladbach: Forum Verlag Godesberg

Jellinek EM (1960). The Disease Concept of Alcoholism. New Haven: Hillhouse

Jessnitzer K, Ulrich J (2001). Der gerichtliche Sachverständige. 11. Aufl. Köln, Berlin, Bonn, München: Carl Heymanns Verlag

Jessnitzer K (1988). Der gerichtliche Sachverständige. Köln, Berlin, Bonn, München: Carl Heymanns Verlag

Jöckel D, Müller-Isberner R (1997). Einweisungsdelikte im psychiatrischen Maßregelvollzug. Nervenarzt; 68: 390–394

Jockusch U, Keller F (2001). Praxis des Maßregelvollzugs nach § 63 StGB. Unterbringungsdauer und strafrechtliche Rückfälligkeit. Monatsschrift für Kriminologie und Strafrechtsreform; 84: 453–465.

Joel E, Fränkel F (1924). Der Cocainismus. Berlin: Springer

Johansson P, Andershed H, Kerr M, Levander S (2002). On the operationalization of psychopathy: further support for a three-faceted personality oriented model. Acta psychiatrica Scandinavica; 106: 81–85

Jones D, Hollin C (2004). Managing problematic anger: The development of a treatment program for personality disordered patients in high security. International Journal of Forensic Mental Health; 3(2): 197–210

Jones R, Kingdon D (2005). Council of Europe recommendation on human rights and psychiatry: a major opportunity for mental health services. European Psychiatry; 20(7): 461–464

Jones RM, Van den Bree M, Ferriter M, Taylor PJ (2010). Childhood risk factors for offending before first psychiatric admission for people with schizophrenia: a case-control study of high security hospital admissions. Behavioral Sciences and the Law; 28(3): 351–365

Jox RJ, Heßler H-J, Borasio GD (2008). Entscheidungen am Lebensende, Vorsorgevollmacht und Patientenverfügung. Der Nervenarzt; 6: 729–739

Julien RM (1997). Drogen und Psychopharmaka. Heidelberg, Berlin, Oxford: Spektrum

Junginger J (1990). Predicting Compliance with command hallucinizations. American Journal of Psychiatry; 147: 245–247

Junginger J (1995). Command hallucinations and prediction of dangerousness. Psychiatric Services; 46: 911–914

Kafka MP, Hennen J (2004). DSM-IV axis I comorbidity study of males with paraphilias and paraphilia related disorders. Sex Abuse; 14: 349–366

Kafry D (1980). Playing with matches: children and fires. In: Canter D, ed. Fires and human behavior. Chichester: Wiley; 47–61

Kanemoto D, Kawasaki J, Mori E (1999). Violence and epilepsy: a close relation between violence and postictal psychosis. Epilepsia; 40: 107–109

Kapfhammer H-P, Rothenhäusler HB (1999). Zur Psychpharmakotherapie von Persönlichkeitsstörungen des Clusters C. In: Saß H, Herpertz S, Hrsg. Psychotherapie von Persönlichkeitsstörungen. Stuttgart, New York: Thieme; 171–180

Kapfhammer H-P (1992). Zur psychosozialen Entwicklung und Problematik im jungen Erwachsenenalter. Habilitationsschrift, München.

Kapfhammer H-P (1995). Psychosoziale Entwicklung im jungen Erwachsenenalter. Berlin, Heidelberg, New York: Springer

Kapfhammer H-P (2003a). Anpassungsstörung, akute und posttraumatische Belastungsreaktion. In: Möller H-J, Laux G, Kapfhammer H-P, Hrsg. Psychiatrie und Psychotherapie. Berlin, Heidelberg, New York, Barcelona, Hongkong, London, Mailand, Paris, Singapur, Tokyo: Springer; 1302–1341

Kapfhammer H-P (2003b). Dissoziative Störungen. In: Möller H-J, Laux G, Kapfhammer H-P, Hrsg. Psychiatrie und Psychotherapie. Berlin, Heidelberg, New York, Barcelona, Hongkong, London, Mailand, Paris, Singapur, Tokyo: Springer; 1342–1371

Kapfhammer H-P (2003c). Somatoforme Störungen. In: Möller H-J, Laux G, Kapfhammer H-P, Hrsg. Psychiatrie und Psychotherapie. Berlin, Heidelberg, New York, Barcelona, Hongkong, London, Mailand, Paris, Singapur, Tokyo: Springer; 1372–1455

Kapfhammer H-P (2011). Somatoforme Störungen. In: Möller H-J, Laux, Kapfhammer H-P, Hrsg. Psychiatrie und Psychotherapie. 4. Aufl. Band 2. Berlin, Heidelberg, New York, Barcelona, Hongkong, London, Mailand, Paris, Singapur, Tokyo: Springer; 733–884

Kaplan HJ, Sadock BJ (2004). Comprehensive Textbook of Psychiatry VIII. Baltimore, London: Williams u. Wilkins

Karstädt HJ (1998). Begutachtungsmängel und ihre Quellen – aus der Sicht des ärztlichen Dienstes der Rentenversicherung. Der medizinische Sachverständige; 94: 49–52

Kauppi A, Kumpulainen K, Karkola K, Vanamo T, Merikanto J (2010). Maternal and paternal filicides: a retrospective review of filicides in Finland. J Am Acad Psychiatry Law, 38(2), 229–238

Kavoussi RJ, Coccaro EF (1998). Divalproex sodium for impulsive aggressive behavior in patients with personality disorders. Journal of Clincal Psychiatry; 59: 676–680

Keller F (2002). Anforderungen an ärztliche Gutachten aus sozialrichterlicher Sicht. Der medizinische Sachverständige; 98(1): 4–9

Literaturverzeichnis

Keller MB (1998). A multicenter double-blind placebo-controlled study of paroxetine and imipramine in adolescents with unipolar major depression. Toronto: 15. Kongress APA

Kellermann B, Meyer G (1989). Glücksspielsucht als Krankheit. Dt. Ärztebl.; 86: 127–129

Kelsoe JR (2004). Mood Disorders: Genetics. In: Sadock BJ, Sadock VA, Hrsg. Kaplan u. Sadock. Comprehensive Textbook of Psychiatry. Baltimore, London: Lippincott, Williams u. Wilkins; 1582–1594

Kendler KS, Bulik CM, Silberg J, Hettema JM, Myers J, Prescott CA (2000). Childhood sexual abuse and adult psychiatric and substance abuse disorders: an epidemiological an co-twin controlled study. Archives of General Psychiatry; 57: 953–959

Kern B-R (2006). Der postmortale Geheimnisschutz. Medizinrecht; 24: 2006–2008.

Kern B-R (2009). Privatrechtliche Grundlagen. In: Kröber H-L, Dölling D, Leygraf N, Saß H, Hrsg. Handbuch der Forensischen Psychiatrie. Band 5. Heidelberg: Steinkopf Verlag: 3–50

Kernberg OF (1978). Borderline-Störungen und pathologischer Narzismus. Frankfurt/M: Suhrkamp

Kernberg OF (1991). Schwere Persönlichkeitsstörungen. Theorie, Diagnose, Behandlungsstrategien. Stuttgart: Klett-Cotta

Kernberg OF (1995). A psychoanalytic model for the classification of personality disorders. In: Ackenheil M, Bondy B, Engel R, Ermann M, Nedopil N, Hrsg. Implications of Psychopharmacology to Psychiatry. Berlin, Heidelberg, New York: Springer; 66–78

Kerner HJ, Weitekamp EGM, Stelly W, Thomas J (1997). Patterns of criminality and alcohol abuse: results of the Tuebingen criminal behavior development study. Criminal Behaviour and Mental Health; 7: 401–420

Kessler J, Calabrese P, Kalbe E, Berger F (2000). Ein neues Screening-Verfahren zur Unterstützung der Demenzdiagnostik. Psycho; 26: 343–347

Kiefer F, Soyka M (2011). Störungen durch Alkohol. In: Möller H-J, Laux G, Kapfhammer H-P, Hrsg. Psychiatrie und Psychotherapie. 4. Aufl. Band 2. Berlin, Heidelberg, New York, Barcelona, Hongkong, London, Mailand, Paris, Singapur, Tokyo: Springer; 134–162

Kiehl TR, Chow EW, Mikulis DJ, George SR, Bassett AS (2009). Neuropathologic features in adults with 22q11.2 deletion syndrome. Cereb Cortex; 19: 153–164

Kiehl KA, Smith AM, Hare RD, Mendrek A, Forster BB, Brink J et al. (2001). Limbic abnormalities in affective processing by criminal psychopaths as revealed by functional magnetic resonance imaging. Biological Psychiatry; 50: 677–684

Kiehl KA, Smith AM, Mendrek A, Forster BB, Hare RD, Liddle PF (2004). Temporal lobe abnormalities in semantic processing by criminal psychopaths as revealed by functional magnetic resonance imaging. Psychiatry Research. Neuroimaging; 130: 27–42

Kienast T, Heinz A, Soyka M (2011). Drogen- und Medikamentenabhängigkeit. In: Möller H-J, Laux G Kapfhammer H-P, Hrsg. Psychiatrie und Psychotherapie. 4. Aufl. Band 2. Berlin, Heidelberg, New York, Barcelona, Hongkong, London, Mailand, Paris, Singapur, Tokyo: Springer; 163–198

Kiesecker R (1999). Arzt und Gewahrsams-/Haftfähigkeit. Medizin und Recht; 51–57

Killias M, Rabasa J (1998). Auswirkungen der Heroin-Verschreibung auf die Delinquenz Drogenabhängiger. Monatsschrift für Kriminologie und Strafrechtsreform; 81: 1–16

Kind H (1993). Suizid oder „Unfall"? Schweizer. Z. Sozialvers. berufl. Vors.; 87: 276–291

Kinsey AC, Pomeroy WB, Martin CE (1948). Sexual behavior in the human male. Philadelphia, London: Saunders

Kinsey AC, Pomeroy WB, Martin CE, Gebhard PH (1953). Sexual behavior in the human female. Philadelphia, London: Saunders

Kinzig J (1996). Die Sicherungsverwahrung auf dem Prüfstand. Vol. 74. Freiburg: edition iuscrim

Kinzig J (1998). Der Hang zu erheblichen Straftaten – und was sich dahinter verbirgt. Neue Zeitschrift für Strafrecht; 18: 14–19

Kinzig J (2010). Die Entwicklung der Gesetzgebung zur Sicherungsverwahrung und die damit verbundenen Auswirkungen auf ihre Klientel. Forensische Psychiatrie, Psychologie, Kriminologie; 4 (1): 48–59

Kisker KP (1991). Verarbeitung und Folgen von Extrembelastungen (Soziale Isolierung, Haft, Terror, Psychoindoktrination). In: Kisker KP, Freyberger HK, Wulff Rose E, Hrsg. Psychiatrie, Psychosomatik, Psychotherapie. Stuttgart, New York: Thieme; 24–29

Kitamura F, Tomoda A, Tsukada K, Tanaka M, Kawakami I, Mishima S et al. (1998). Method for assessment of competency to consent in the mentally ill. International Journal of Law and Psychiatry; 21: 223–244

Kjelsberg E, Rustad A-B, Karnik N (2009). Low internalised restraint predicts criminal recidvism in young female prisoners. Criminal Behaviour and Mental Health; 19(5): 298–307

Kleist K (1934). Gehirnpathologie. Leipzig: Johann Ambrosius Barth

Klüsener B, Rausch H (1993). Praktische Probleme bei der Umsetzung des neuen Betreuungsrechts. Neue Juristische Wochenschrift; 46: 617–624

Klüver H, Bucy PC (1937). "Psychic blindness" and other symptoms following bilateral temporal lobectomy in rhesus monkeys. American Journal of Physiology; 119: 352–353

Knecht G, Schanda H, Berner W, Morawitz I, Haubenstock E (1996). Outpatient treatment of mentally disordered offenders in Austria. International Journal of Law and Psychiatry; 19: 87–91

Knigge F (1932). Über psychische Störungen bei Strafgefangenen. Archiv für Psychiatrie und Nervenkrankheiten; 96: 127–148

Knight RA, Prentky R (1990). Classifying sexual offenders. In: Marshall WI, Laws DR, Barbaree HE, Hrsg. Handbook of Sexual Assault. New York: Plenum Press; 23–55

Knipping A (2004). Fibromyalgie und somatoforme Schmerzstörung im Rentenprozess. Nervenheilkunde; 23: 572–576

Knopp L (2003). Aktive Sterbehilfe – Europäische Entwicklungen und „Selbstbestimmungsrecht" des Patienten aus verfassungsrechtlicher Sicht. Medizinrecht; 21: 379–387

Knorring Lv, Knorring ALv, Smigan L, Lindberg U, Edholm M (1990). Personality traits in subtypes of alcoholics. J. of Studies in Alcoholics

Koch H (1988). Katamnesen bei suchtkranken Straftätern nach bedingter Entlassung aus dem Maßregelvollzug gem. § 64 StGB. Dissertation. Hannover

Koch JLA (1889). Kurzgefaßter Leitfaden der Psychiatrie. 2. Aufl. Ravensburg: Verlag der Dornschen Buchhandlung

Kockott G (1991). Typologie und Therapie von Sexualdelinquenten. In: Beier KM, Hrsg. Sexualität zwischen Medizin und Recht. Stuttgart, Jena: Gustav Fischer

Kockott G (1998). Sexuelles Erleben und Verhalten psychotisch Erkrankter. Psycho; Sonderausgabe II/98: 78–83

Kocsis RN, Cooksey RW (2002). Criminal psychological profiling of serial arson crimes. Int J Offender Ther Comp Criminol; 46(6): 631–656

Köhler KH (1972). Ärztliche Behandlung beim Selbstmordversuch. Dtsch. Med. Wochenschr.; 5: 97

Kohn H (1999). Schutz und Haftung des ärztlichen Gutachters – aus juristischer Sicht. Der medizinische Sachverständige; 95: 63–66

Köhnken G (1986). Verhaltenskorrelate von Täuschung und Wahrheit – neue Perspektiven der Glaubwürdigkeitsdiagnostik. Psychol. Rundschau; 37: 177–194

Köhnken G (1990). Glaubwürdigkeit, Untersuchungen zu einem psychologischen Konstrukt. München: Psychologie Verlagsunion

Köhnken G (1997). Suggestive Prozesse in Zeugenbefragungen: Formen und theoretische Erklärungsansätze. Monatsschrift für Kriminologie und Strafrechtsreform; 80: 290–299

Köhnken G (2005). Glaubwürdigkeit. In: Beck'sches Anwaltshandbuch Strafverteidigung. München: Beck Verlag

Kohut H (1973). Narzißmus. Frankfurt/M: Suhrkamp

Koller M (2010). Freie Willensbildung am Beispiel Demenz. Der Neurologe und Psychiater; 11: 52–55

König C, Fegert JM (2006). Glaubhaftigkeitsbegutachtung unter Berücksichtigung der individuellen Voraussetzungen der Opferzeugen. Nervenheilkunde; 25(9): 738–742

Konrad N, Rasch W (1992). Zur psychiatrischen Beurteilung forensisch relevanter Rauschzustände. Forensia Jahrbuch; 3: 166–177

Konrad N (1996). Anamnese – und Befunderhebung in forensisch-psychiatrischen Gutachten. Der medizinische Sachverständige; 92: 152–157

Konrad N (2002). Suizid in Haft – Europäische Entwicklungen unter besonderer Berücksichtigung der Schweiz. Schweizer Archiv f. Neurologie u. Psychiatrie; 153: 131–136

Konrad N (2003). Die Versorgungssituation psychisch Kranker im Justizvollzug. Recht und Psychiatrie; 21: 5–7

Konrad N (2004a). Begutachtung der Haft-, Vernehmungs-, und Verhandlungsfähigkeit. In: Venzlaff U, Foerster K, Hrsg. Psychiatrische Begutachtung. München, Jena: Urban und Fischer; 363–370

Konrad N (2004b). Psychiatrische Probleme im Justizvollzug. In: Venzlaff U, Foerster K, Hrsg. Psychiatrische Begutachtung. 4. Aufl. München, Jena: Urban und Fischer; 371–384

Konrad N, Daigle MS, Daniel AE, Dear GE, Frottier P, Hayes LM et al. (2007). Preventing suicide in prisons, part I. Recommendations from the International Association for Suicide Prevention Task Force on Suicide in Prisons. Crisis; 28(3): 113–121

Körner HH (1998). Die Zurückstellung der Strafvollstreckung, der Therapieanrechnung und Restrafenaussetzung im Zurückstellungsverfahren nach den §§ 35 ff. BtMG. Neue Zeitschrift für Strafrecht; 18: 227–235

Koskinen O, Sauvola A, Valonen P, Hakko H, Järvelin MR, Räsänen P (2001). Increased risk of violent recidivism among adult males is related to single-parent family during childhood: the Northern Finland 1966 Birth Cohort Study. Journal of Forensic Psychiatry; 12(3): 539–548

Kosson S, Cyterski TD, Steuerwald BL, Neumann CS, Walker-Matthews S (2002). The reliability and validity of the psychopathy checklist: Youth version (PCL: YV) in nonincarcerated adolescent males. Psychological Assessment; 14: 97–109

Kovar KA (1998). Chemistry and pharmacology of hallucinogens, entactogens and stimulants. Pharmacopsychiatry; 31 (Suppl.): S69–S72

Kraepelin E (1880). Die Abschaffung des Strafmaßes. Stuttgart: Ferdinand Enke

Kraepelin E (1909–1915). Psychiatrie. Ein Lehrbuch für Studierende und Ärzte. 8. Aufl. Leipzig: Ambrosius Barth

Krafft-Ebing Rv (1885). Lehrbuch der gerichtlichen Psychopathologie. 1. Aufl., 3. Aufl.1900. Stuttgart: Ferdinand Enke

Krafft-Ebing Rv (1906). Psychopathia sexualis. 12. Aufl., Erstaufl. 1886. München: Reprint: Matthes u. Seitz (1993)

Krakowski M, Czobor P (2004). Gender differences in violent behaviors: Relationship to clinical symptoms and psychosocial factors. American Journal of Psychiatry; 161: 459–465

Krammer A, Stephan A, Baranyi A, Kapfhammer H-P, Rothenhäusler H-B (2007). Auswirkungen von Stalking auf Psychiater, Psychotherapeuten und Psychologen. Häufigkeit von Stalking und dessen emotionale Folgen. Nervenarzt; 78(7): 809–817

Krasney OE (1999). Rechtliche Aspekte der Abhängigkeit. In: Gastpar M, Mann K, Rommelspacher H, Hrsg. Lehrbuch der Suchtkrankungen. Stuttgart, New York: Thieme; 128–136

Kratzer L, Hodgins S (1996). Outcomes of child conduct problems: A cohort study [Manuskript]

Kraus C, Berner W (2000). Die Klassifikation von Sexualstraftätern nach Knight und Prentky. Monatsschrift für Kriminologie und Strafrechtsreform; 83: 395–406

Kraus C, Dammann G, Rothgordt J, Berner W (2004). Persönlichkeitsstörungen und Persönlichkeitsorganisation bei Sexualdelinquenten. Recht und Psychiatrie; 22(2): 95–104

Kraus L, Pfeiffer-Gerschel T, Pabst A (2008). Cannabis und andere illegale Drogen: Prävalenz, Konsummuster und Trends. Ergebnisse des epidemiologischen Suchtsurveys 2006. Sucht; 54 (Suppl. 1): S16–S25

Krause K-H, Krause J, Trott GE (1998). Das hyperkinetische Syndrom des Erwachsenenalters. Nervenarzt; 69: 543–556

Krause K-H, Dresel S, Krause J (2000). Neurobiologie der Aufmerksamkeitsdefizit -/Hyperaktivitätsstörung. Psycho; 26: 199–208

Kreitman N, Sainsbury J, Morrissey J, Towers J, Scivener (1961). The reliability of psychiatric assessment: an analysis. J. Mental Science; 107: 887–908

Kretschmer E (1971). Medizinische Psychologie. 13. Aufl. Stuttgart: Thieme

Kreutzberg K (1999). Die Paradigmen der Psychiatrie und der Maßregelvollzug. Recht und Psychiatrie; 19: 28–35

Kreuzer A, Hürlimann M (1992). Alte Menschen in Kriminalität und Kriminalitätskontrolle – Plädoyer für eine Alterskriminologie. In: Kreuzer A, Hürlimann M, Hrsg. Alte Menschen als Täter und Opfer. Freiburg: Lambertus; 13–85

Kreuzer A, Gebhardt C, Maassen M, Stein-Hilbers M (1981). Drogenabhängigkeit und Kontrolle. Kriminologische Untersuchung über die Phänomenologie des Heroinkonsums und polizeiliche Drogenkontrolle. Vol. 14. BKA Forschungsreihe

Kröber H-L, Faller U, Wolf J (1994). Nutzen und Grenzen standardisierter Schuldfähigkeitsbegutachtung. Eine Überprüfung des forensisch-psychiatrischen Dokumentationssystems. Monatsschrift für Kriminologie und Strafrechtsreform; 77: 339–352

Kröber H-L, Müller-Isberner R, Nedopil N, Saß H (2001). DGPPN – Zertifizierung „Forensische Psychiatrie". Der Nervenarzt; 72(12): 973–974

Kröber H-L (1987). „Spielsucht" und Schuldfähigkeit – zur Notwendigkeit differenzierter Psychopathologie bei straffälligen Spielern. Forensia; 8: 113–124

Kröber H-L (1993). Persönlichkeit, konstellative Faktoren und die Bereitschaft zum „Affektdelikt". In: Saß H, ed. Affektdelikte. Berlin, Heidelberg, New York: Springer

Kröber H-L (1996). Kriterien der verminderten Schuldfähigkeit nach Alkoholkonsum. Neue Zeitschrift für Strafrecht; 16: 569–576

Kröber H-L (1999). Begutachtungsrelevante Akteninformationen gehören in das forensisch-psychiatrische Gutachten. Neue Zeitschrift für Strafrecht; 19: 170–172

Kröber H-L (2000). Aussetzung der Vollstreckung einer Freiheitsstrafe zur Bewährung. Neue Zeitschrift für Strafrecht: 613–614

Literaturverzeichnis

Kröber H-L (2001). Die Beeinflussung der Schuldfähigkeit durch Alkoholkonsum. Sucht; 47: 341–447

Kröber H-L (2004). Psychiatrische Aspekte der Sicherungsverwahrung. Monatszeitschrift für Kriminologie und Strafrechtsreform; 3/4: 261–272

Kröber H-L (2005). Forensische Psychiatrie – Ihre Beziehung zur klinischen Psychiatrie und zur Kriminologie. Nervenarzt; 76: 1376–1381

Kröber H-(1998). Psychiatrische Kriterien zur Beurteilung der Einwilligungsfähigkeit. Rechtsmedizin; 8: 41–46

Kröber H-L (1997). Strafrechtliche Begutachtung von Persönlichkeitsstörungen. Persönlichkeitsstörungen, Theorie und Therapie; 1: 161–171

Kröber H-L (2009). Pathologisches Glücksspielen: Persönlichkeitsmerkmale und forensische Aspekte. Forensische Psychiatrie, Psychologie, Kriminologie; 3: 90–98

Kröber H-L (2011). Das Basisraten. Forensische Psychiatrie, Psychologie, Kriminologie; 5: 121–122

Kröber H-L, Dölling D, Leygraf N, Saß H, Hrsg. (2006). Psychiatrische Kriminalprognose und Kriminaltherapie. Band 3. Heidelberg: Steinkopf Verlag

Kroeger U (1999). Zur Behandlung von Sexualstraftätern in der Dr. Henri van der Hoeven Klinik in den Niederlanden. In: Höfling S, Drewes D, Epple I, Hrsg. Auftrag Prävention – Offensive gegen sexuellen Kindesmissbrauch. Band 5. Politische Studien Sonderausgabe Hanns Seidel Stiftung. München: 336–345

Kröger C, Künzel J, Bühringer G (1998). Repräsentative Befragung von Mitgliedern der Techno-Szene in Bayern. Drogenkonsum, Risikobewusstsein und Freizeitverhalten. In: Bundeszentrale für gesundheitliche Aufklärung, Hrsg. Prävention des Ecstasykonsums: 85–94

Kröner C (2005). Rückfallprognosen in der forensischen Psychiatrie, Vergleich der prädiktiven Validitäten der Prognoseinstrumente ILRV, HCR-20, PCL-R und VRAG. München: Ludwig-Maximilians-Universtät

Kroner DG, Mills JF (2001). The accuracy of five risk appraisal instruments in predicting institutional misconduct and new convictions. Criminal Justice and Behavior; 28: 471–489

Kroner DG, Mills JF, Reddon JR (2005). A coffee can, factor analysis, and prediction of antisocial behavior: the structure of criminal risk. Int J Law Psychiatry; 28(4): 360–374

Kropp PR, Hart SD, Webster CW, Eaves D (1999). Spousal Assault Risk Assessment: Users guide. Toronto: Multi-Health Systems

Krück U (1991). Die Viktimisierung sexuell mißbrauchter Jungen. In: Beier KM, Hrsg. Sexualität zwischen Medizin und Recht. Stuttgart, Jena: Gustav Fischer

Krueger RF, Skodol AE, Livesley WJ, Shrout PE, Huang Y (2007). Synthesizing dimensional and categorical approaches to personality disorders: refinding the research agenda for DSM-V Axis II. International Journal of Methods in Psychiatric Research; 16(1): 65–73

Krümpelmann J (1976). Die Neugestaltung der Vorschriften über die Schuldfähigkeit durch das zweite Strafrechtsreformgesetz vom 4. Juli 1969. Zeitschrift für die gesamte Strafrechtswissenschaft; 88: 6–27

Krümpelmann J (1988). Schuldzurechnung unter Affekt und alkoholisch bedingter Schuldunfähigkeit. ZStW; 99: 191–227

Krupinski M, Schöchling C, Fischer A, Nedopil N (1997). Therapeutic alliance in forensic psychiatric hospitals: an empirical study. Journal of Forensic Psychiatry; 8: 528–545

Krupinski M, Schöchling C, Fischer A, Nedopil N (1998). Annäherung an ambulante Therapie bei Straffälligen. In: Kröber H-L, Dahle K-P, Hrsg. Sexualstraftaten und Gewaltdelinquenz. Kriminalistik, Wissenschaft und Praxis: 169–174

Kryspin-Exner K (1983). Psychopharmakatherapie bei Abhängigkeitsprozessen von Alkohol, Medikamenten und Drogen. In: Langer G, Heimann H, Hrsg. Psychopharmaka, Grundlagen und Therapie. Wien, New York: Springer; 491–514

Kucharski T, Duncan S, Egan S, Falkenbach D (2006). Psychopathy and malingering of psychiatric disorder in criminal defendants. Behavioral Sciences u. the Law; 24: 633–644

Kuehner C, Gass P, Dressing H (2007). Increased risk of mental disorders among lifetime victims of stalking – findings from a community study. European Psychiatry; 22(3): 142–145

Küfner H, Feuerlein W, Huber M (1988). Die stationäre Behandlung von Alkoholabhängigen. Suchtgefahren; 34: 157–272

Küfner H (1999). Prävention. In: Gastpar M, Mann K, Rommelspacher H, Hrsg. Lehrbuch der Suchterkrankungen. Stuttgart, New York: Thieme; 15–27

Kühl J, Schumann KF (1989). Prognosen im Strafrecht – Probleme der Methodologie und Legitimation. Recht und Psychiatrie; 7: 126–148

Kühne HH (1992). Kriminalitätsfurcht im Alter. In: Kreuzer A, Hürlimann M, Hrsg. Alte Menschen als Täter und Opfer. Freiburg: Lambertus; 89–93

Kullgren G, Grann M, Holmberg G (1996). The Swedish forensic concept of severe mental disorder as related do personality disorders. International Journal of Law and Psychiatry; 19: 191–200

Kunert HJ (2002). Neuropsychologische Störungen beim Cannabiskonsum. Psycho; 28(4): 205–208

Kupfer DJ, Regier DA, Kuhl EA (2008). On the road to DSM-V and ICD-11. European Archives of Psychiatry Clinical Neuroscience; 258(5): 2–6

Kwartner PP, Lyons PMJ, Boccaccini MT (2006). Judges' risk communication preferences in risk for future violence cases. International Journal of Forensic Mental Health; 5(2): 185–194

Laakso MP, Gunning-Dixon F, Vaurio O, Repo-Tiihonen E, Soininen H, Tiihonen J (2002). Prefrontal volumes in habitually violent subjects with antisocial personality disorder and type 2 alcoholism. Psychiatry Research Neuroimaging; 114: 95–102

Laakso MP, Vaurio O, Koivisto E, Savolainen L, Eronen M, Aronen HJ et al. (2001). Psychopathy and the posterior hippocampus. Behavioural Brain Research; 118: 187–193

Lammel M (2010). Schuldfähigkeit bei Intelligenzminderung („Schwachsinn"). In: Kröber H-L, Dölling D, Leygraf N, Saß H, Hrsg. Handbuch der Forensischen Psychiatrie. Band 2. Heidelberg: Steinkopf Verlag; 372–442

Lammersmann B (1999). Medizinische Eingriffe an einwilligungsunfähigen Personen: Die Position der Biomedizin-Konvention des Europarates im Spannungsfeld zwischen Forschungsbedarf der Medizin und Selbstbestimmungsrecht des Patienten. Recht und Psychiatrie; 17: 157–163

Lamott F, Pfäfflin F (2001). Bindungsrepräsentationen von Frauen, die getötet haben. Ergebnisse der Untersuchung „Trauma, Beziehung und Tat". Monatsschrift für Kriminologie und Strafrechtsreform; 84: 10–24

Lange E, Kirsch M (1989). Brandstifter mit sexueller Motivation. Zeitschrift für Psychiatrie, Neurologie und Medizinische Psychologie; 41: 361–366

Langelüddeke A, Bresser PH (1976). Gerichtliche Psychiatrie. Berlin, New York: Walter de Gruyter

Langelüddeke A (1950). Gerichtliche Psychiatrie. Berlin: De Gruyter

Literaturverzeichnis

Langelüddeke A (1963). Die Entmannung von Sittlichkeitsverbrechern. Berlin: de Gruyter

Langen D, Jäger A (1964). Die Pubertätskrisen und ihre Weiterentwicklung. Archiv für Psychiatrie und Nervenkrankheiten; 205: 19–36

Langer D, Hartmann U (1997). Psychiatrische Begutachtung nach dem Transsexuellengesetz. Nervenarzt; 68: 862–869

Langer D (1995). Psychiatrische Gedanken zur Verselbständigung des Prozesses der Geschlechtsumwandlung und der Rolle der Begutachtung. Sexuologie; 2: 263–275

Langevin R (2006). Sexual offences and traumatic brain injury. Brain Cogn; 60(2): 206–207

Langevin R, Bain J, Wortzman G, Hucker S, Dickey R, Wright P (1988). Sexual sadism: brain, blood, and behavior. Ann N Y Acad Sci; 528: 163–171

Lapornik R, Zapotoczky HG (1998). Der Stellenwert des Drogenscreenings bei der Gewährung eines „Haftausgangs". Wiener Klinische Wochenschrift.

Larenz (1989). Allgemeiner Teil des Deutschen Bürgerlichen Rechts. München: Verlag Beck

Laub JH, Sampson RJ (2003). Shared beginnings, divergent lives. Delinquent boys to age 70. Cambridge, Ma, London: Harvard University Press.

Laubichler W, Kühberger A, Sedlmeier P (1996). „Pyromanie" und Brandstiftung. Nervenarzt; 67: 774–780

Laucht M (2001). Antisoziales Verhalten im Jugendalter: Entstehungsbedingungen und Verlaufsformen. Zeitschrift für Kinder- und Jugendpsychiatrie und Psychotherapie; 29 (4): 297–311

Laue C (2009). Strukturen der Alterskriminalität. Forensische Psychiatrie, Psychologie, Kriminologie; 3(3): 179–188

Laufkötter R, Langguth B, Johann M, Eichhammer P, Hajak G (2005). ADHS des Erwachsenenalters und Komorbiditäten. psychoneuro; 31(11): 563–568

Laux G (2001). Psychiatrische Störungen und Fahrtauglichkeit. Nervenarzt; 73: 231–238

Laux G (2003). Depressive Episode und rezidivierende depressive Störung. In: Möller H-J, Laux G, Kapfhammer H-P, Hrsg. Psychiatrie und Psychotherapie. Berlin, Heidelberg, New York, Barcelona, Hongkong, London, Mailand, Paris, Singapur, Tokyo: Springer; 1169–1210

Laux G (2011). Depressive Störung. In: Möller H-J, Laux G, Kapfhammer H-P, Hrsg. Psychiatrie und Psychotherapie. 4. Aufl. Band 2. Berlin, Heidelberg, New York, Barcelona, Hongkong, London, Mailand, Paris, Singapur, Tokyo: Springer; 372–460

Laves RG (1975). The prediction of "dangerousness" as a criterion for involuntary civil commitment. Journal of Psychiatry and Law; 3: 291–326

Lawton MP, Brody EM (1969). Assessment of older people: self-maintaining and strumental activities of daily living. The Gerontologist; 9: 179–186

Lay B, Ihle W, Esser G, Schmidt MH (2001). Risikofaktoren für Delinquenz bei Jugendlichen und deren Fortsetzung bis in das Erwachsenenalter. Monatsschrift für Kriminologie und Strafrechtsreform; 84: 119–133

Layde J (2004). Recent trends in forensic psychiatry training. Current Opinion in Psychiatry; 17(5): 411–415

Lee DT (2003). Community-treated and discharged forensic patients: an 11-year follow-up. International Journal of Law and Psychiatry; 26: 289–300

Leese M, Thomas S, Snow L (2006). An ecological study of factors associated with rates of self-inflicted death in prisons in England and Wales. Int J Law Psychiatry; 29(5): 355–360

Leferenz H (1972). Die Kriminalprognose. In: Göppinger H, Witter H, Hrsg. Handbuch der Forensischen Psychiatrie. Berlin, Heidelberg, New York: Springer; 1347–1384

Legemaate J (1998). Die Rechte der Psychiatriepatienten: Zwischen Rechtsverwirklichung und Schutzbedürfnis. Recht und Psychiatrie; 16: 80–84

Lempp R (1983). Gerichtliche Kinder- und Jugendpsychiatrie. Bern, Stuttgart, Wien: Huber

Lempp R (1992). Seelische Verfolgungsschäden bei Kindern in der Ersten und Zweiten Generation. In: Hardtmann S, Hrsg. Spuren der Verfolgten. Gerlingen: Bleicher

Lempp R, Schütze G, Köhnken G, Hrsg. (1999). Forensische Psychiatrie und Psychologie des Kindes- und Jugendalters. Darmstadt: Steinkopf

Lenckner T, Schumann H (1972). Psychiatrische Probleme des Privatrechts. In: Göppinger H, Witter H, Hrsg. Handbuch der Forensischen Psychiatrie. Berlin, Heidelberg, New York: Springer; 287–357

Lenckner T (1972). Strafe, Schuld und Schuldfähigkeit. In: Göppinger H, Witter H, Hrsg. Handbuch der Forensischen Psychiatrie. Berlin, Heidelberg, New York: Springer; 3–286

Leon AC, Friedman RA, Sweeney JA, Brown RP, Mann JJ (1990). Statistical issues in the identification of risk factors for suicidal behavior: the application of survival analysis. Psychiatry Research; 31: 99–108

Leonhard K (1976). Akzentuierte Persönlichkeiten. Stuttgart, New York: Gustav Fischer

Leonhardt M, Foerster K (1996). Forensische Psychiatrie im Nationalsozialismus – Eine kasuistische Annäherung. Recht und Psychiatrie; 14: 163–167

Leonhardt M, Foerster K (2003). Probleme bei der Begutachtung der posttraumatischen Belastungsstörung. Der medizinische Sachverständige; 99: 150–155

Lester D (1975). Firesetting. Corrective and Social Psychiatry and Journal of Applied Behavior. Technology; 21: 22–26

Lesting W (2002). Die Neuregelung der zivilrechtlichen Haftung des gerichtlichen Sachverständigen für ein unrichtiges Gutachten. Recht und Psychiatrie; 20(4): 224–228

Leuner HC (1981). Halluzinogene – Psychische Grenzzustände in Forschung und Psychotherapie. Bern, Stuttgart, Wien: Huber

Levander S, Svalenius H, Jensen J. (1997). Psykiska skador vanliga bland interner. Lakartidningen; 94: 46–50

Levy AJ, Brekke JS (1990). Spouse battering and chemical dependency: Dynamics, treatment and service delivery. In: Potter-Efron RT, Potter-Efron P, Hrsg. Aggression, Family Violence and Chemical Dependency. New York, London: Haworth Press; 81–97

Lewin K (1963). Die Feldtheorie in den Sozialwissenschaften. Bern: Huber

Lewis JL, Simcox AM, Berry TR (2002). Screening for feigned psychiatric symptoms in a forensic sample by using the MMPI-2 and the structhured Inventory of Malingering Symptomatology. Psychological Assessment; 14: 170–176

Lewis A, Webster C (2004). General instruments for risk assessment. Current Opinion in Psychiatry; 17(5): 401–405

Lewis G, Doyle M (2009). Risk formulation: What are we doing and why? International Journal of Forensic Mental Health; 8: 286–292

Lewrenz H (2000). Begutachtungsleitlinien zur Kraftfahrereignung des Gutachtens des Gemeinsamen Beirats für Verkehrsmedizin. 6. Aufl. Vol. M 115: Berichte der Bundesanstalt für Straßenwesen, Mensch und Sicherheit

Literaturverzeichnis

Leygraf A (2004). Nachbetreuung nach Straf- und Maßregelvollzug. In: Egg R, Hrsg. Ambulante Nachsorge nach Straf- und Maßregelvollzug. Band 44. Wiesbaden: Kriminologische Zentralstelle e.V.; 55–64

Leygraf N (1987). Alkoholabhängige Straftäter: Zur Problematik der Unterbringung nach §64 StGB. Fortschr. Neurol. Psychiat.; 55: 231–237

Leygraf N (1988). Psychisch kranke Rechtsbrecher. Berlin, Heidelberg, New York, London: Springer

Leygraf N (2007). Die Maßregeln der Besserung und Sicherung – Anmerkungen aus psychiatrischer Sicht. In: Kröber H–L, Dölling D, Leygraf N, Saß H, Hrsg. Handbuch der Forensischen Psychiatrie. Band 1. Heidelberg: Steinkopf Verlag; 289–297

Leygraf N (2009). Die Begutachtung der Gefährlichkeitsprognose. In: Foerster K, Dreßing H, Hrsg. Psychiatrische Begutachtung: Ein praktisches Handbuch für Ärzte und Juristen. 5. Aufl. München, Jena: Urban und Fischer; 483–499

Lieb K, Dammann G, Berger M, Bauer J (1996). Das chronische Müdigkeitssyndrom („chronic fatigue syndrome", CSF). Nervenarzt; 67: 711–720

Lieberman JD, Krauss DA, Kyger M, Lehoux M (2007). Determining dangerousness in sexually violent predator evaluations: cognitive-experiential self-theory and juror judgments of expert testimony. Behavioral Sciences and the Law; 25(4): 507–526

Lietz J (1992). Alte Menschen im hessischen Maßregelvollzug gemäß §63 StGB – eine empirische Analyse. In: Kreuzer A, Hürlimann M, Hrsg. Alte Menschen als Täter und Opfer. Freiburg: Lambertus; 101–137

Lindberg N, Holi MM, Tani P, Virkkunen M (2005). Looking for pyromania: characteristics of a consecutive sample of Finnish male criminals with histories of recidivist fire-setting between 1973 and 1993. BMC Psychiatry; 5: 47

Lindemann M (2001). Die Behandlung der Unbehandelbaren – Eine Skizze des niederländischen longstay-Pilotprojektes Veldzicht*. Recht und Psychiatrie; 19: 21–27

Linden M, Schippan B, Baumann K, Spielberg R (2004). Die posttraumatische Verbitterungsstörung (PTED). Abgrenzung einer spezifischen Form der Anpassungsstörungen. Nervenarzt; 75: 51–57

Linden M, Weidner C (2005). Arbeitsunfähigkeit bei psychischen Störungen. Nervenarzt; 76: 1421–1431

Lindquist P, Allebeck A (1989). Schizophrenia and assaultive behaviour: the role of alcohol and drug abuse. Acta Psychiatr. Scand.; 82: 191–195

Lindquist P, Allebeck A (1990). Schizophrenia and crime. a longitudinal follow-up of 644 schizophrenics in Stockholm. Brit. J. Psychiatry; 157: 345–350

Linehan MM, Tutek D, Heard H, Armstrong H (1994). Interpersonal outcome of cognitive behavioral treatment of chronically suicidal borderline patients. American Journal of Psychiatry; 151: 1771–1776

Linehan MM (1996). Trainingsmanual zur dialektisch-behavioralen Therapie der Borderline-Persönlichkeitsstörung. München: CIP-Medien

Linnoila M, Virkunnen M, Scheinin M, Nuutila A, Rimon R, Goodwin F (1983). Low cerebrospinal fluid 5-hydroxyindoleacetic acid concentration differentia. Life Sciences; 33: 2609–2614

Littmann E (1992). Psychodiagnostik im Rahmen forensisch-psychiatrisch-psychologischer Begutachtungen von alten Menschen – Probleme und Ergebnisse. In: Kreuzer A, Hürlimann M, Hrsg. Alte Menschen als Täter und Opfer. Lambertus: 118–137

Littmann E (2005). Forensische Neuropsychologie – Aufgaben, Anwendungsfelder und Methoden. In: Steller M, Kröber H-L, Hrsg. Psychologische Begutachtung im Strafverfahren. Darmstadt: Steinkopf; 61–117

Litwack TR (2002). Some questions for the field of violence risk assessment and forensic mental health: Or, "back to basics" revisited. International Journal Of Forensic Mental Health; 1: 171–178

Litzcke SM (2002). Wahrnehmung psychisch Kranker durch Polizeibeamte. In: Helfritsch L, Hrsg. Arbeitsumwelt – Arbeitsumwelt, psychologische Beobachtungen und Interventionen zum Gesundheitsfaktor Arbeit. Bonn: Deutscher Psychologen Verlag; 62–65

Litzcke SM (2004). Kontakthäufigkeit und Kontaktqualität von Polizeibeamten zu psychisch Kranken. Kriminalistik; 6: 398–404

Livesley JW (2001 a). A framework for an integrated approach to treatment. In: Livesley JW, ed. Handbook of Personality Disorders. New York, London: The Guilford Press; 570–600

Livesley JW (2001 b). Handbook of Personality Disorders. New York, London: The Guilford Press

Locher TH (1994). Grundriss des Sozialversicherungsrechtes. Bern: Stämpfli

Loeber R, Farrington D, Stouthamer-Loeber M (2003). The development of male offending: key findings from fourteen years of the Pittsburgh Youth study. In: Thornberry TP, Krohn MD, eds. Taking stock of delinquency. New York: Kluwer Academic/Plenum; 93–136

Lombroso C (1894). Der Verbrecher. In anthropologischer, ärztlicher und juristischer Beziehung (Orginal 1876). Hamburg: Verlagsanstalt u. Druckerei AG

Lorenz K (1984). Das sogenannte Böse. München: dtv Sachbuch

Lösel F, Bender D (1997). Straftäterbehandlung: Konzepte, Ergebnisse, Probleme. In: Steller M, Volbert R, Hrsg. Psychologie im Strafverfahren. Bern, Göttingen, Toronto, Seattle: Huber; 171–204

Lösel F, Bender D (1998). Aggressives und delinquentes Verhalten von Kindern und Jugendlichen: Kenntnisstand und Forschungsperspektiven. In: Kröber H-L, Dahle K-P, Hrsg. Sexualstraftaten und Gewaltdelinquenz. Kriminalistik, Wissenschaft und Praxis. Heidelberg: 12–38

Lösel F, Bender D (2003). Protective factors and resilience. In: Farrington DP, Coid J, ed. Early Prevention of Adult Antisocial Behaviour. Cambridge: Cambridge University Press; 130–204

Lösel F (1998). Evaluation der Straftäterbehandlung: Was wir wissen und noch erforschen müssen. In: Müller-Isberner R, Gonzalez-Cabeza S, Hrsg. Forensische Psychiatrie – Schuldfähigkeit – Kriminaltherapie – Kriminalprognose. Mönchengladbach: Forum-Verlag; 29–50

Lösel F (1995). The efficacy of correctional treatment: A review and synthesis of meta-evaluations. In: McGuire J, ed. What works: Reducing reoffending. Chichester: Wiley u. Sons; S. 79–111

Loue S (1996). Transsexualism in medicolegal limine: an examination and a proposal for change. Psychiatry and Law

Loza W, Villeneuve DB, Loza-Fanous A (2002). Predictive validity of the Violence Risk Appraisal Guide: A tool for assessing violent offender's recidivism. International Journal of Law and Psychiatry; 25: 85–92

Ludolph E, Lehmann R (2001). Die psychische Reaktion in der privaten Unfallversicherung. Versicherungsmedizin; 53(4): 166–169

Luettgen J, Chrapko WE, Reddon JR (1998). Preventing violent re-offending in not criminally responsible patients. International Journal of Law and Psychiatry; 21: 89–98

Lundgren RE, McMakin AH (2009). Risk Communication A Handbook for Communicating Environmental, Safety, and Health Risks. Chichester: John Wiley u. Sons

Literaturverzeichnis

Luthe R, Mielke U, Pülschen D (1998). Grenzen der Begutachtung. Deutsches Ärzteblatt; 95: 165–168

Lymburner JA, Roesch R (1999). The Insanity defense: Five years of research (1993–1997). International Journal of Law and Psychiatry; 22: 213–240

Lynett E, Rogers R (2001). Emotions overriding forensic opinions? The potentially biasing effects of victim statements. The Journal of Psychiatry and Law; 28: 449–457

Lynskey MT, Heath AC, Bucholz KK, Slutske WS, Madden PAF, Nelson EC et al. (2003). Escalation of Drug Use in Early-Onset Cannabis Users vs. Co-twin Controls. JAMA; 289: 427–433

Maatz KR, Wahl B (2001). Die Verminderung der Schuldfähigkeit infolge Alkoholisierung. In: Geiß K, Nehm K, Brander HE, Hrsg. Festschrift aus Anlass des 50-jährigen Bestehens von Bundesgerichtshof, Bundesanwaltschaft und Rechtsanwaltschaft beim Bundesgerichtshof. Köln: Heymanns

Maatz KR (2001). Erinnerung und Erinnerungsstörungen als sog. psychodiagnostische Kriterien der §§ 20, 21 StGB. Neue Zeitschrift für Strafrecht; 21: 1–8

Maatz KR (2005). Der alkoholisierte Affekttäter – Bedeutung für die Schuldfähigkeit. Nervenarzt; 76: 1389–1401

MacCulloch M, Gray N, Watt A (2000). Brittain's Sadistic Murderer Syndrome reconsidered: an associative account of the aetiology of sadistic sexual fantasy. Journal of Forensic Psychiatry; 11: 401–418

Magnan M, Legrain M (1895). Les dégénérés (état mental et syndromes épisodiques). Paris: Rueff

Mahler J, Pokorny D, Pfäfflin F (2000). Wie groß ist die Gefährdung der öffentlichen Sicherheit bei Entweichungen aus dem Maßregelvollzug? Recht und Psychiatrie; 18: 3–11

Maier W, Philipp M (1988). Die empirische Erforschung der Klassifikation psychischer Störungen. Nervenarzt; 59: 449–455

Maier W, Rujescu D (2011). Genetik bei psychischen Erkrankungen. In: Möller H-J, Laux G, Kapfhammer H-P, Hrsg. Psychiatrie und Psychotherapie. 4. Aufl. Band 1. Berlin, Heidelberg, New York, Barcelona, Hongkong, London, Mailand, Paris, Singapur, Tokyo: Springer; 127–167

Maisch H (1974). Die psychologisch-psychiatrische Begutachtung von Zeugenaussagen. Kritische Anmerkungen zur sogenannten Glaubwürdigkeitsbegutachtung. Monatsschrift für Kriminologie und Strafrechtsreform; 57: 267–279

Mann JJ, Waternaux C, Haas GL, Malone KM (1999). Toward a clinical model of suicidal behavior in psychiatric patients. American Journal of Psychiatry; 156: 181–189

Mann R, Thornton D (1998). The evolution of a multi-site sex offender treatment program. In: Marshall WL, Fernandez YM, Hudson SM, Ward T, ed. Sourcebook of treatment programs for sexual offenders. New York: Plenum

Mann AH, Jenkins R, Cutting JC, Cowen PJ (1981). The development and use of a standardized assessment of abnormal personality. Psychol. Med.; 11: 839–847

Markowitsch HJ, Siefer W (2007). Tatort Gehirn. Frankfurt/M: Campus Verlag

Marks MN (1996). Characteristics and causes of infanticide in Britain. International Review of Psychiatry; 8: 99–106

Marleau JD, Millaud F, Auclair N (2003). A comparison of parricide and attempted parricide: a study of 39 psychotic adults. International Journal of Law and Psychiatry; 26: 269–279

Marneros A, Ullrich S, Rössner D (1999). Was unterscheidet psychiatrisch begutachtete von psychiatrisch nicht begutachteten Angeklagten? Recht und Psychiatrie; 17: 117–119

Marneros A (2006). Affekttaten und Impulstaten – Forensische Beurteilung von Affektdelikten. Stuttgart: Schattauer

Marneros A (2011). Akute psychotische Störung, schizoaffektive Störung, wahnhafte Störung. In: Möller H-J, Laux G, Kapfhammer H-P, Hrsg. Psychiatrie und Psychotherapie. 4. Aufl. Band. 2. Berlin, Heidelberg, New York, Barcelona, Hongkong, London, Mailand, Paris, Singapur, Tokyo: Springer: 326–360

Marneros A, Deister A, Rohde A (1991). Affektive, schizoaffektive und schizophrene Psychosen. Eine vergleichende Langzeitstudie. Berlin, Heidelberg, New York: Springer

Marschner R (1997). Rechtliche Aspekte der Behandlungsvereinbarung. Recht und Psychiatrie; 15: 171–174

Marschner R (2000). Verbindlichkeit und notwendiger Inhalt von Vorsorgevollmachten und Patientenverfügungen in der Psychatrie. Recht und Psychiatrie; 18: 161–164

Marshall W L, Pithers WD (1994). A reconsideration of treatment outcome with sex offenders. Criminal Justice and Behavior; 1: 10–27

Marshall W (2005). Grenzen der Phallometrie. Recht und Psychiatrie; 23(1): 11–23

Martinius J (1995). Schmerzensgeldforderungen aufgrund immaterieller Schäden: Die kinder- und jugendpsychiatrische Begutachtung im Zusammenhang mit der geänderten Rechtsprechung. Zeitschrift für Kinder- und Jugendpsychiatrie; 1: 4–8

Martinson R (1974). What works? Questions and answers about prison reform. The Public Interest; 35: 22–54

Marx HH (1987). Medizinische Begutachtung. 5. Aufl. Stuttgart, New York: Thieme

Matussek N, Hippius H (1984). Tabulae psychiatricae et psychopharmacologicae. Basel, Wiesbaden: Aesopus

Matussek P (1971). Die Konzentrationslagerhaft und ihre Folgen. Berlin, Heidelberg, New York: Springer

Mayerhofer CH, Salzmann H (2011). Das österreichische Strafrecht/ StPO/Strafprozessordnung. 6. Auflage, Wien: Verlag Österreich

McDonald AS, Davey GCL (1996). Psychiatric Diosorder and Accidental Injury. Clinical Psychology Review; 16: 105–127

McCarthy L, Page K, Baxter H, Larkin E, Cordess C, Duggan C (2001). Mentally disordered parricide and stranger killers admitted to high-security care. 2: Course after release. Journal of Forensic Psychiatry; 12(3): 501–514

McCord W, McCord J (1964). The psychopath: An essay on the criminal mind. Princeton, New York: Van Nostrand

McDermott B, Sokolov G (2009). Malingering in a correctional setting: The use of the structured interview of reported symptoms in a jail sample Behavioral Sciences and the Law; 27(5): 753–765

McDonald C, Grech A, Toulopoulou T, Schulze K, Chapple B, Sham P et al. (2002). Brain volumes in familial and non-familial schizophrenic probands and their unaffected relatives. Am J Med Genet; 114(6): 616–625

McGuire B, Wraith A (2000). Legal and psychological aspects of stalking: a review. Journal of Forensic Psychiatry; 11: 316–327

McGuire J (2002). Criminal sanctions versus psychological based interventions with offenders: A comparative empirical ananlysis. Psychology, Crime and Law; 8: 183–208

McKenna BG, Simpson AIF, Coverdale JH (2003). Patients' perceptions of coercion on admission to forensic psychiatric hospital: a comparison study. International Journal of Law and Psychiatry; 26: 355–372

McKenna B, Thom K, Simpson AIF (2007). Media coverage of homicide involving mentally disordered offenders: a matched comparison study. International Journal of Forensic Mental Health; 6 (1): 57–63

Literaturverzeichnis

McMurran M, Duggan C (2005). The manualization of treatment programme for personality disorder. Criminal Behaviour and Mental Health; 15: 17–27

McSherry B (1998). Getting away with murder? International Journal of Law and Psychiatry; 21: 163–176

Megargee EI (1966). Undercontrolled and overcontrolled personality types in extreme antisocial personalities. Psychol. Monographs; 80: 1–29

Megargee EI (1984a). Derivation, validation and application of an MMPI-based system for classifiing criminal offenders. Med. Law; 3: 109–118

Megargee EI (1984b). A new classification system for criminal offenders, IV. Criminal Justice and Behavior; 11(3): 349–376

Mehrtens G, Brandenburg S (1990). Sucht – Kausalitätsfragen in der gesetzlichen Unfallversicherung aus juristischer Sicht. Der medizinische Sachverständige; 86: 68–72

Meier BD, Metrikat I (2003). Verbessert, aber nicht umgestaltet: Zu den Auswirkungen der Bundesverfassungsgerichtsentscheidung vom 16. März 1994 (BVerfGE 91, 1) für die Maßregel nach § 64 StGB. Monatsschrift für Kriminologie und Strafrechtsreform; 86: 117–126

Meier C, Borasio GD, Kutzer K, Hrsg. (2005). Patientenverfügung: Ausdruck der Selbstbestimmung – Auftrag zur Fürsorge. Stuttgart: Kohlhammer.

Meiler P (2012). Sexualdelikte. In: Vordermayer H, von Heintschel-Heinegg B, Hrsg. Handbuch für den Staatsanwalt. 4. Aufl. Neuwied, Kriftel: Luchterhand

Mende W, Bürke H (1986). Fehlerquellen bei der nervenärztlichen Begutachtung. Forensia; 7: 143–153

Mende W, Mende M (1986). Forensische Aspekte intrafamiliärer Kommunikationsstörungen-Tötungsdelikte in der Kernfamilie. In: Pohlmeier H, Deutsch E, Schreiber HL, Hrsg. Forensische Psychiatrie heute. Berlin, Heidelberg, New York, Tokyo: Springer; 249–265

Mende W, Schüler-Springorum H (1989). Aktuelle Fragen der forensischen Psychiatrie. In: Kisker KP, Lauter H, Meyer JE, Müller C, Strömgren E, Hrsg. Psychiatrie der Gegenwart. Band 9. Berlin, Heidelberg, New York, London, Paris, Tokyo, Hongkong: Springer; 303–337

Mende W (1960). Brandstiftung im Anfallsintervall. Mschr. Krim.; 43: 177–181.

Mende W (1983). Zur Frage der Quantifizierung in der forensischen Psychiatrie. Mschr. Krim.; 66(6): 328–333

Mende W (1986). Die affektiven Störungen. In: Venzlaff U, Hrsg. Psychiatrische Begutachtung. Stuttgart, New York: Fischer

Mende W (1992). Auswirkungen des neuen Betreuungsgesetzes im Vergleich zur bisherigen Rechtslage. Nervenheilkunde; 11: 269–272

Mendlowicz MV, Rapaport MH, Mecler K, Golshan S, Moraes TM (1998). A case-control study on the socio-demographic characteristics of 53 neonaticidal mothers. International Journal of Law and Psychiatry; 21: 209–219

Menzies RJ, Webster CD (1995). The construction and validation of risk assessments in a six-year follow-up of forensic patients: A tridimensional analysis. Journal of Consulting and Clinical Psychology; 63: 166–778

Mercer CC, Mueser KT, Drake RE (1998). Organisational guidelines for dual disorder programs. Psychiatry Quarterly; 69: 145–168

Merten T (2004). Neuropsychologische Begutachtung und die Untersuchung einer angemessenen Leistungsmotivation. Der medizinische Sachverständige; 100: 154–157

Merten T, Dettenborn H, Hrsg. (2009). Diagnostik der Beschwerdenvalidität. Berlin: Deutscher Psychologen Verlag.

Mester R, Toren P, Gonen N, Becker D, Weizman A (1994). Anticipatory consent for psychiatric treatment: a potential solution for an ethical problem. Journal of Forensic Psychiatry; 5(1): 161–167

Metzger R, Wolfersdorf MG (1988). Suicides among patients treated in a ward specializing in affective disorders. In: Möller H–J, Schmidtke A, Welz R, ed. Current issues of suicidology. Berlin, Heidelberg, New York: Springer

Meyer A (1903). An attempt of analysis of the neurotic constitution. Am. J. Psychol.; 14: 354–367.

Meyer G, Stadler M (1998). Delinquenz im Rahmen pathologischen Glücksspiels. Monatsschrift für Kriminologie und Strafrechtsreform; 81: 155–172

Meyer JE (1981). Der psychiatrische Sachverständige und seine Funktion im Strafprozeß. Mschr. Krim.; 64: 224–228

Meyer-Lindenberg A, Buckholtz JW, Kolachana B, Hariri A, Pezawas L, Blasi G et al. (2006). Neural mechanisms of genetic risk for impulsivity and violence in humans. Proc Natl Acad Sci U S A; 103 (16): 6269–6274

Michel A, Ansseau M, Legros JJ, Pitchot W, Mormont C (2002). The transsexual: what about the future? European Psychiatry; 17 (6): 353–362

Milgram S (1974). Das Milgram-Experiment zur Gehorsamsbereitschaft gegenüber Autoritäten. Reinbek: Rowohlt.

Mill J, Caspi A, Williams BS, Craig I, Taylor A, Polo-Tomas M et al. (2006). Prediction of heterogeneity in intelligence and adult prognosis by genetic polymorphisms in the dopamine system among children with attention-deficit/hyperactivity disorder: evidence from 2 birth cohorts. Archives of General Psychiatry; 63(4): 462–469

Millaud F, Auclair N, Meunier D (1996). Parricide and mental illness. International Journal of Law and Psychiatry; 19: 173–182

Milton AL, Everitt BJ (2010). The psychological and neurochemical mechanisms of drug memory reconsolidation: implications for the treatment of addiction. Eur J Neurosci; 31(12): 2308–2319

Mitterauer B (1987). Zur Rolle genetischer Faktoren beim Selbstmord. Psychiat. Prax.; 13: 231–235

Mittmeyer HJ, Filipp R (1997). Kriterien zur Beurteilung der freien Willensbildung beim Suizid. Versicherungsmedizin; 49: 109–111

Mobbs D, Eckert MA, Mills D, Korenberg J, Bellugi U, Galaburda AM et al. (2007). Frontostriatal dysfunction during response inhibition in Williams syndrome. Biol Psychiatry; 62(3): 256–261

Modestin J, Ammannn R (1996). Mental disorder and criminality: male schizophrenia. Schizophrenia Bulletin; 22: 69–82

Modestin J, Würmle O (1997). Two types classification of male alcoholism confirmed. European Journal of Psychiatry; 12: 335–341

Moen SP (1996). Consequences of the therapist's claim "I'm not a detective". The Journal of Psychiatry and Law; Fall 1995: 477–485

Moeschlin S (1980). Klinik und Therapie der Vergiftungen. 6. Aufl. Stuttgart, New York: Thieme

Moffit TE (1993). Adolescence limited and life-course-persistent antisocial behavior. A developmental taxonomy. Psychological Review; 100: 674–701

Mojtabai R (2004). Acute and transient psychotic disorders and brief psychotic disorders. In: Sadock B J, Sadock VA, eds. Kaplan u. Sadock. Comprehensive Textbook of Psychiatry. Baltimore, London: Lippincott, Williams u. Wilkins; 1512–1522

Mokros A, Alison LJ (2002). Is offender profiling possible? Testing the predicted homology of crime scene actions and background characteristics in a sample of rapists. Legal and Criminological Psychology.

Mokros A, Dombert B, Osterheider M, Zappalà A, Santtila P (2009). Assessment of Pedophilic Sexual Interest with an Attentional Choice Reaction Time Task. Arch Sex Behav; 39(5): 1081–1090

Möller A, Bier-Weiss I, Hell D (1999). Ärgererleben und Belastungsbewältigung in einer Untersuchungsgruppe gewaltdelinquenter Personen. Monatsschrift für Kriminologie und Strafrechtsreform; 82: 223–234

Möller H–J, Deister A (2003). Schizophrenie. In: Möller H-J, Laux G, Kapfhammer H-P, Hrsg. Psychiatrie und Psychotherapie. 2. Aufl. Berlin, Heidelberg, New York, Barcelona, Hongkong, London, Mailand, Paris, Singapur, Tokyo: Springer; 1051–1122

Möller HJ (1993). Psychiatrie. Stuttgart: Kohlhammer

Möller H-J (2008). The forthcoming revision of the diagnostic and classificatory system: perspecives based on the European psychiatric tradition. European Archives of Psychiatry Clinical Neuroscience; 258(5): 7–17

Möller H-J, Schaub A, Riedel M (2011). Schizophrene Psychosen. In Möller HJ, Laux G, Kapfhammer H-P, Hrsg. Psychiatrie und Psychotherapie. 4. Aufl. Band 2. Berlin, Heidelberg, New York, Barcelona, Hongkong, London, Mailand, Paris, Singapur, Tokyo: Springer; 213–324

Möllhoff G, Schmidt G (1998). „Selbstbeschädigungen" – psychiatrische, rechts- und versicherungsmedizinische Gesichtspunkte (I). Versicherungsmedizin; 50: 226–231

Möllhoff G (1985). „Neurosen" als Behinderung – Beurteilung der MdE. Der medizinische Sachverständige; 81: 139–152

Monahan J, Silver E (2003). Judicial decision thresholds for violence risk management. International Journal of Forensic Mental Health; 2: 1–6

Monahan J, Heilbrun K, Silver E, Nabors E, Bone J, Slovic P (2002). Communicating violence risk: Frequency formats, vivid outcomes, and forensic settings. International Journal Of Forensic Mental Health; 1: 121–126

Monahan J, Steadman HJ (1994). Violence and Mental Disorder. Chicago: University of Chicago Press

Monahan J (1981). Predicting violent behavior. An assessment of clinical techniques. Beverly Hills, London: Sage

Monahan J (1996). Mental illness and violent crime. National Institute of Justice, Research preview.

Monahan J, Steadman H, Robbins C, Appelbaum P, Banks S, Grisso T (2005). An actuarial model of violence risk assessment for persons with mental disorders. Psychiatric Services; 56: 510–513

Moor P (1991). Jürgen Bartsch: Opfer und Täter. Reinbek: Rowohlt

Moran P, Mann A (2002). The prevalence and 1-year outcome of Cluster B personality disorders in primary care. The Journal of Forensic Psychiatry; 13: 527–537

Morant N, King J (2003). A multi-perspective evaluation of a specialist outpatient service for people with personality disorders. The Journal of Forensic Psychiatry u. Psychology; 14: 44–66

Morant N, Dolan B, Fainman D, Hilton M (1999). An innovative outreach service for people with severe personality disorders: patient characteristics and clinical activities. Journal of Forensic Psychiatry; 10: 84–97

Morel BA (1857). Traité des dégénerescences physiques, intelluelles et morales de l'espèce humaine et des causes quie produisent ces variétés malidives. Paris, London, New York, Madrid: Baillière

Morris JC, Heyman A, Mohs RC et al. (1989). The Consortium to Establish a Registry for Alzheimer's Disease (CERAD). Part I Clinical and neuropsychological assessment of Alzheimers's disease. Neurology; 39: 1159–1165

Mortensen PB, Agerbo E, Erikson T, Qin P, Westergaard-Nielsen N (2000). Psychiatric illness and risk factors for suicide in Denmark. Lancet; 355(9197): 9–12

Mossman D (1994). Assessing predictions of violence. Being accurate about accuracy. Journal of Cunsulting and Clinical Psychology; 62: 783–792

Moyer KE (1976). The psychobiology of aggression. New York: Harper u. Row

Mueser KT, Bond GR, Drake RE, Resnik SG (1998). Models of community care for severe mental illness: A review of research on case management. Schizophrenia Bulletin; 24: 37–74

Muggler-Bickel J (1988). Schwachsinn und Fahrtauglichkeit. Z. Verkehrssicherh.; 34: 111–115

Mullen PE, Burgess P, Wallace C, Palmer S, Ruschena D (2000b). Community care and criminal offending in schizophrenia. Lancet; 355: 614–617

Mullen PE, Roman-Clarkson S E, Walton V A u. Herbison G P. (1988) Impact of sexual and physical abuse on womens's mental health. Lancet; i: 841–845

Mullen PE (1990). The long-term influence of sexual assault on the mental health of victims. Journal of Forensic Psychiatry; 1: 13–34

Mullen P, Pathé M, Purcell R (2000a). Stalkers and Their Victims. Cambridge, London, New York, Melbourne: Cambridge University Press

Mullen P, Pathe M, Purcell R, Stuart G (1999). Study of Stalkers. American Journal of Psychiatry; 156: 1244–1249

Müller A, Weiler C (1987). Ergebnisse einer Untersuchung über Alkoholiker als Kraftfahrer. Blutalkohol; 24: 109–125

Müller D (2011). Therapiekonzepte im Maßregelvollzug nach §64 StGB. München: Ludwig Maximiliansuniversität.

Müller JL (2005). Vom BayUnterbrG zum BayStrUBG – Rückfallprävention zwischen staatlichem Sicherheitsanspruch, Selbstverständnis psychiatrischer Kliniken und individuellen Freiheitsrechten. In: Müller J, Hajak G, Hrsg. Schriftenreihe Medizinrecht. Heidelberg, Berlin, New York: Springer; S. 21–36

Müller Jl, Stolpmann G (2012). Untersuchung der nicht angeordneten nachträglichen sicherungsverwahrung – Implikationen für die Neuregelung der sicherungsverwahrung. In: Müller JL, Nedopil N, Saimeh N, Habermeyer E, Falkai P, Hrsg. Die Neuregelung der Sicherungsverwahrung. Berlin: Medizinisch-wissenschaftlicher Verlag

Müller JL (2007). Legal, Medical and Social Impediments to better Psychopaths: How Best to Deal with Persons with Psychopathic Disorders? In Felthous A, Saß H, Hrsg. International Handbook on Psychopathic Disorders and the Law. Band 1. Chichester: John Wiley u. Sons; 557–572

Müller JL (2009a). Forensische Psychiatrie im Zeitalter der „neuroscience": Stand und Perspektive neurobiologischer Forschung. Nervenarzt; 80(3): 241–251

Müller JL (2009b). Sadomasochism and hypersexuality in autism linked to amygdalohippocampal lesion? Journal of Sexual Medicine.

Müller JL (2010a). Neurobiologie der Aggressionsgenese. In Müller JL, Hrsg. Neurobiologie forensisch relevanter Störungen. Stuttgart: Kohlhammer; 127–138

Müller JL, Hrsg. (2010b). Neurobiologie forensisch relevanter Störungen. Stuttgart: Kohlhammer

Müller JL, Gänßberger S, Sommer M, Weber T, Döhnel K, Schmidt-Wilke T et al. (2008a). Prefrontal and temporal brain dysfunction through emotion and cognition interaction in criminal psychopaths. Behavioral Sciences and the Law; 26(1): 131–150

Literaturverzeichnis

Müller JL, Gänßberger S, Sommer M, Weber T, Döhnel K, Schmidt-Wilke T et al. (2008 b). Gray matter changes in right superior temporal cortex in criminal psychopaths. Evidence friom Voxel based Morphiometry. Psychiatr. Res. Neuroimaging; 163(3): 213–222

Müller JL, Saimeh N, Habermeyer E, Nedopil N, Schneider F, Falkai P (2011). Stellungnahme der Deutschen Gesellschaft für Psychiatrie, Psychotherapie und Nervenheilkunde (DGPPN) zum Therapieunterbringungsgesetz – ThUG. Forensische Psychiatrie, Psychologie, Kriminologie; 5: 116–118

Müller JL, Schulerer G, Marienhagen J, Putzhammer A, Klein H (2003). „Acquired Psychopathy" und die Neurobiologie von Emotion und Gewalt. Psychiatrische Praxis; 30: 221–225

Müller T (2006). Bestie Mensch. Tarnung. Lüge. Strategie. 3. Aufl. Hamburg: Rowohlt Taschenbuch

Müller WE, Hartmann H (1995). Tranquilizer und Hypnotika – Definition, Einteilung und Chemie. In: Riederer P, Laux G, Pöldinger W, Hrsg. Neuropsychopharmaka. Band 2. Wien: Springer; 1–12

Müller-Isberner R, Gretenkord L (2002). Psychiatrische Kriminaltherapie. Vol. 1. Lengerich: Pabst

Müller-Isberner R, Hodgins S (2000). Evidence-based treatment for mentally disordered offenders. In: Hodgins S, Müller-Isberner R, Hrsg. Violence, Crime and Mentally Disordered Offenders: Concepts and Methods for Effective Treatment and Prevention. Chichester: Wiley u. Sons; 7–38

Müller-Isberner R (1996). Forensic psychiatric aftercare following hospital order treatment. International Journal of Law and Psychiatry; 19: 81–86

Müller-Isberner R (2002). The management of mentally disordered offenders in Germany. In: Blaauw E, Hoeve M, Van Marle H, Sheridan L, Hrsg. Mentally Disordered Offenders – International Perspectives on how to Deal with Criminally Irresponsible Offenders. Elsevier: 107–125

Müller-Isberner R (2004). Behandlung im Maßregelvollzug. In: Venzlaff U, Foerster K, Hrsg. Psychiatrische Begutachtung. München, Jena: Urban und Fischer; 417–435

Müller-Isberner R (2009). Unterbringung im Maßregelvollzug gemäß § 63 StGB. In: Foerster K, Dreßing H, Hrsg. Psychiatrische Begutachtung: Ein praktisches Handbuch für Ärzte und Juristen. 5. Aufl. München, Jena: Urban und Fischer; 413–468

Müller-Isberner R, Eucker S (2009). Therapie im Maßregelvollzug. Berlin: Medizinisch Wissenschaftliche Verlagsgesellschaft

Müller-Isberner R, Eucker S (2012). Therapie psychisch kranker Straftäter. In: Voderholzer U, Hohagen F, Hrsg. Therapie psychischer Erkrankungen – State of the art. 6 Aufl. München, Jena: Urban u. Fischer; 347–358

Müller-Isberner R, Venzlaff U (2009). Schizophrenie, schizoaffektive und wahnhafte Störungen. In: Foerster K, Dreßing H, Hrsg. Psychiatrische Begutachtung: Ein praktisches Handbuch für Ärzte und Juristen. 5. Aufl. München, Jena: Urban und Fischer; 168–184

Müller-Isberner R, Jöckel D (1994). Differenzierte Kriminaltherapie. Krankenhauspsychiatrie; 5

Müller-Isberner R, Webster CD, Gretenkord L (2007). Measuring progress in hospital order treatment: relationship between levels of security and C and R scores of the HCR-20. International Journal of Forensic Mental Health; 6(2): 113–121

Müller-Luckmann E (1997). Zeugenrolle des Kindes und ihre zeitbedingten Wandlungen. Monatsschrift für Kriminologie und Strafrechtsreform; 80: 283–289

Müller-Spahn F (2004). Seelenheilkunde und Neurowissenschaft. Die Psychiatrie; 1: 25–35

Mulvey EP, Lidz CW (1995). Conditional prediction: A model for research on dangerousness to others in a new era. International Journal of Law and Psychiatry; 18(2): 129–143

Mulvey E, Lidz CW (1985). Back to basics: A critical analysis of dangerousness research in a new legal environment. Law and Human Behavior; 9: 209–219

Münch Iv (1998). Gutachten: Der süße Duft. Neue Juristische Wochenschrift; 51: 1761–1762

Munkner R, Haastrup S, Joergensen T, Kramp P (2005). Incipient offending among schizophrenia patients after first contact to the psychiatric hospital system. European Psychiatry; 20(4): 321–326

Murer E, Kind H, Binder HU (1993). Kriterien zur Beurteilung des adäquaten Kausalzusammenhanges bei erlebnisreaktiven (psychogenen) Störungen nach Unfällen. Schweiz. Z. Sozialvers. Berufl. Vers.; 37: 121–234

Murer E, Kind H, Binder HU (1994). Integritätsentschädigung für psychogene Störungen nach Unfällen? Schweizer. Z. Sozialvers. berufl. Vors.; 38: 178–196

Musolff C (2002). Tausend Spuren und ihre Erzählung Hermeneutische Verfahren in der Verbrechensbekämpfung. In: Musolff C, Hoffmann J Hrsg. Täterprofile bei Gewaltverbrechen – Mythos, Theorie und Praxis des Profilings. Berlin, Heidelberg, New York: Springer; 152–180

Mutschler B (2002). Mehr Richtlinien versus mehr Ermessensentscheidungen in der Begutachtung – aus juristischer Sicht. Der medizinische Sachverständige; 98(2): 42–44

Muysers J (2002). Zur Inbetriebnahme einer „langfristigen Behandlungsstation" in der forensischen Abteilung der Rheinischen Kliniken Langenfeld. Recht und Psychiatrie; 20(1): 21–22

Mychack P, Kramer JH, Boone KB, Miller BL (2001). The influence of right frontotemporal dysfunction on social behavior in frontotemporal dementia. Neurology; 56: 11–15

Nature Neuroscience (Editorial) 2008; 11(11): 1231

Nedopil N (1985). Schuld- und Prozeßfähigkeit von Querulanten. Forensia; 5: 185–195

Nedopil N (1986). Kriterien der Kriminalprognose bei psychiatrischen Gutachten. Eine Bestandsaufnahme. Forensia; 7: 167–183

Nedopil N (1987). Quantifizierende Dokumentation im Bereich der forensischen Psychiatrie. In: Kury H, Hrsg. Ausgewählte Fragen und Probleme forensischer Begutachtung. Köln, Berlin, Bonn, München: Heymanns; 279–297.

Nedopil N (1988). Die Begutachtung zum Maßregelvollzug – welche Rolle spielen Prognosekriterien? In: Weig W, Böcker F, Hrsg. Aktuelle Kernfragen in der Psychiatrie. Berlin, Heidelberg, New York: 464–472

Nedopil N (1991). Tätertypen und Tatsituation bei der Beurteilung von Aggressionsdelikten. In: Schütz H, Kaatsch HJ, Thomsen H, Hrsg. Medizinrecht, Psychopathologie, Rechtsmedizin. Berlin, Heidelberg, New York: Springer; 253–259

Nedopil N (1992a). Exkurs: Das neue Betreuungsgesetz und seine Auswirkungen auf die Therapie mit Psychopharmaka. In: Riederer P, Laux G, Pöldinger W, Hrsg. Neuropsychopharmaka. Band 1. Wien: Springer

Nedopil N (1992b). Wann werden Heranwachsende erwachsen? In: Freisleder FJ, Linder M, Hrsg. Aktuelle Entwicklungen der Kinder- und Jugendpsychiatrie. München: MVV Medizin Verlag

Nedopil N (1996). Forensische Psychiatrie. Stuttgart, New York: Thieme

Nedopil N (1997). Die Bedeutung von Persönlichkeitsstörungen für die Prognose künftiger Delinquenz. Monatsschrift für Kriminologie und Strafrechtsreform; 80: 79–92

Nedopil N (1998a). Folgen der Änderung des § 67d II StGB für den Maßregelvollzug und die Begutachtung. Monatsschrift für Kriminologie und Strafrechtsreform; 81: 44–49

Nedopil N (1998b). Rollenverständnis, Rollenkonflikte – oder bedarf es einer Ethik der psychiatrischen Sachverständigentätigkeit. In: Frank C, Mitterauer B, Hrsg. Aktuelle Probleme forensischer Begutachtung. Festschrift für Gerhart Harrer. Wien: Österreichischer Kunst- und Kulturverlag; 113–124

Nedopil N (1999a). Begutachtung zwischen öffentlichem Druck und wissenschaftlicher Erkenntnis. Recht und Psychiatrie; 17: 120–126

Nedopil N (1999b). Ethische Grundsätze und Schwierigkeiten bei der psychiatrischen Begutachtung. Voitsberger Manuskripte: 44–47

Nedopil N (2000a). Therapierelevante Kriminalprognose. In: Marneros A, Rössner D, Haring A, Brieger P, Hrsg. Psychiatrie und Justiz. München: W. Zuckerschwerdt Verlag; 102–110

Nedopil N (2000b). Grenzziehung zwischen Patient und Straftäter. Neue Juristische Wochenschrift; 53: 837–840

Nedopil N (2000c). Offenders with brain damage. In: Hodgins S, Müller-Isberner S, Hrsg. Violence, Crime and Mentally Disordered Offenders: Concepts and Methods for Effective Treatment and Prevention. Chichester: Wiley u. Sons; 38–42

Nedopil N (2001a). Forensische Psychiatrie – Wohin führt der Weg? In: Osterheider M, Hrsg. Forensik 2000. Dortmund: PsychoGen Verlag; 16–27

Nedopil N (2001b). Pädophilie als schwere andere seelische Abartigkeit (Anmerkung). Neue Zeitschrift für Strafrecht; 9: 474–475

Nedopil N (2002a). The boundaries of courtroom expertise. The Journal of Forensic Psychiatry; 13: 494–498

Nedopil N (2002b). Prognostizierte Auswirkungen der Gesetzesänderungen vom 26.1.1998 auf die Forensische Psychiatrie und was daraus geworden ist. Monatsschrift für Kriminologie und Strafrechtsreform; 85: 44–49

Nedopil N (2004a). The boundaries of courtroom expertise: Ethical issues in forensic psychiatry. Directions in Psychiatry; 24: 107–120

Nedopil N (2004b). Forensische Psychiatrie: Schutz oder Risiko für die Allgemeinheit. In: Schöch H, Jehle JM, Hrsg. Angewandte Kriminologie zwischen Freiheit und Sicherheit. Band 109. Mönchengladbach: Forum Verlag Godesberg GmbH; 347–366

Nedopil N (2004c). Prognosen bei Persönlichkeitsstörungen – klinische und forensisch-psychiatrische Aspekte. Persönlichkeitsstörungen; 8: 123–131

Nedopil N (2004d). Unbehandelbare Straftäter: Kehrseite des Behandlungsfortschritts. In: Rehn G, Nanninga R, Thiel A Hrsg. Freiheit und Unfreiheit – Arbeiten mit Straftätern innerhalb und außerhalb des Justizvollzugs. Herbolzheim: Centaurus Verlag; 356–367

Nedopil N (2004e). Zum Rollenverständnis des forensischen Psychiaters zwischen Psychiatrie und Justiz. In: Kammeier H, Michalke R, Hrsg. Streben nach Gerechtigkeit – Festschrift für Günter Tondorf zum 70. Geburtstag. Band 26. Münster: Lit Verlag; 47–60

Nedopil N (2005a). Forensische Psychiatrie – aktuelle Entwicklung und gesellschaftspolitische Relevanz. Die Psychiatrie; (1): 22–32

Nedopil N (2005b). Prognosen in der forensischen Psychiatrie – ein Handbuch für die Praxis. Lengerich: Pabst Science Publisher

Nedopil N (2009). Editorial: The role of forensic psychiatry in mental health systems in Europe. Criminal Behaviour and Mental Health; 19(4): 224–234

Nedopil N (2010a). Forschungsstand, Forschungsbedarf und Forschungsmöglichkeiten in der forensischen Psychiatrie. In: Müller JL, Hrsg. Neurobiologie forensisch relevanter Störungen Stuttgart: Kohlhammer; 59–70

Nedopil N (2010b). Freiraum für den menschlichen Willen. Gedanken zu einem überflüssigen und unlösbaren Disput. In: Dölling D, Götting B, Meier B-D, Verrel T, Hrsg. Verbrechen – Strafe – Resozialisierung. Festschrift für Heinz Schöch zum 70. Geburtstag am 20. August 2010. De Gruyter; 979–991

Nedopil N (2011). Patientenverfügung – Besonderheiten in der Psychiatrie. In: Meier C, Borasio GD, Kutzer K, Hrsg. Patientenverfügung – erste Erfahrungen. Stuttgart: Kohlhammer [im Druck]

Nedopil N (2012a). Behandlung psychisch kranker Straftäter. In: Schneider F, Hrsg. Positionen der Psychiatrie Berlin, Heidelberg, New York: Springer; 57–64

Nedopil N (2012b). Patientenverfügung – Besonderheiten in der Psychiatrie. In: Borasio GD, Heßler H-J, Jox RJ, Meier C, Hrsg. Patientenverfügung, Das neue Gesetz in der Praxis. Stuttgart: Kohlhammer

Nedopil N, Aldenhoff J, Amelung K, Eich FX, Fritze J, Maier W et al. (1999). Einwilligungsfähigkeit bei klinischen Prüfungen – Stellungnahme der Arbeitsgruppe „Ethische und Rechtliche Fragen" der Arbeitsgemeinschaft für Neuropsychopharmakologie und Pharmakopsychiatrie (AGNP). Pharmakopsychiatry; 32: I–IV

Nedopil N, Aldenhoff J, Fritze J (2004). Entwurf eines Gesetzes zur Änderung des Betreuungsgesetzes. Der Nervenarzt; 75: 526–528

Nedopil N, Banzer K (1996). Outpatient treatment of forensic patients in Germany: Current structure and future developments. International Journal of Law and Psychiatry; 19: 75–79

Nedopil N, Banzer K (1996). Outpatient treatment of forensic patients in Germany: Current structure and future developments. International Journal of Law and Psychiatry; 19: 75–79

Nedopil N, Bischof HL, Prochazka E (1989). Psychopathologische Differenzierung von Aggressionstätern als Hilfe bei der Begutachtung. Öff Gesundheitsw; 51: 250–255

Nedopil N, Blümcke I, Bock H, Bogerts B, Born C, Stübner S (2008). Tödliche Lust – sadistischer Fetischismus – Forensisch-psychiatrische Begutachtung von Sexualstraftätern. Der Nervenarzt; 79 (11): 1249–1260

Nedopil N, Dittmann V, Kiesewetter M (2005). Qualitätsanforderungen an psychiatrische Gutachten. Schweizerische Zeitschrift für Strafrecht; 123(2): 127–142

Nedopil N, Graßl P (1988). Das Forensisch-Psychiatrische Dokumentationssystem (FPDS). Forensia; 9: 139–147

Nedopil N, Müller-Isberner JR (1995a). Psychiatrischer Maßregelvollzug gemäß Par. 63 StGB, Rechtsgrundlagen – Derzeitige Situation – Behandlungskonzepte – Perspektiven. Nervenarzt; 66: 793–801

Nedopil N, Müller-Isberner JR (1995b). Struktur- und Organisationsfragen im psychiatrischen Maßregelvollzug. Monatsschrift für Kriminologie und Strafrechtsreform; 78: 236–244

Nedopil N, Müller JL, Müller-Isberner R, Eucker S (2011). Therapie psychisch kranker Straftäter. In: Voderholzer U, Hohagen F, Hrsg. Therapie psychischer Erkrankungen - State of the art. 6 Aufl. München, Jena: Urban u. Fischer; 347–358

Nedopil N, Müller-Isberner R, Eucker S (2012). Therapie psychisch kranker Straftäter. In: Voderholzer U, Hohagen F, Hrsg. Therapie psychischer Erkrankungen - State of the art. 6 Aufl. München, Jena: Urban u. Fischer; 347–358

Literaturverzeichnis

Nedopil N, Ottermann B (1993). Treatment of mentally ill offenders in Germany. Intern. J: Law and Psychiatry; 16: 247–255

Nedopil N, Stadtland C (2005). Methodenprobleme der forensisch-psychiatrischen Prognosebeurteilung. In: Schneider F, Hrsg. Entwicklungen in der Psychiatrie. Heidelberg: Springer; 361–374

Nedopil N, Wittmann S (2011). Von der empirischen Wahrscheinlichkeit zur juristische Entscheidung – Risikomanagement im forensischen Dialog. In: Heer M, Hrsg. Festschrift für Hans Wiprächtiger.

Neuner T, Schmid R, Wolfersdorf M, Spiessl H (2008). Predicting inpatient suicides and suicide attempts by using clinical routine data? Gen Hosp Psychiatry; 30(4): 324–330

New AS, Hazlett EA, Buchsbaum MS, Goodman M, Reynolds D, Mitropoulou V et al. (2002). Blunted prefrontal cortical 18fluorodeoxyglucose positron emission tomography response to metachlorophenylpiperazine in impulsive aggression. Arch Gen Psychiatry; 59(7): 621–629

Nicholls TL, Ogloff JRP, Brink JH, Spidel A (2005). Psychopathy in women: A review of its clinical usefulness for assessing risk for aggression and criminality. Behavioral Sciences u. The Law; 23: 779–802

Nicholls T, Lee Z, Corrado R, Ogloff J (2004). Women inmates' mental health needs: Evidence of the validity of the jail screening assessment tool (JSAT). International Journal of Forensic Mental Health; 3(2): 167–184

Nicholson RA Ekenstam C, Norwood S (1996). Coercion and the outcome of psychiatric hospitalisation. International Journal of Law and Psychiatry; 19: 201–217

Nijman HLI, Dautzenberg M, Merckelbach HLGJ, Jung P, Wessel I, Campo J (1999). Self-mutilating behavior of psychiatric inpatients. European Journal of Psychiatry; 14: 4–10

Nijman H, Cima M, Merckelbach H (2003). Nature and antecedents of psychotic patients crimes. The Journal of Forensic Psychiatry and Psycholoy; 14: 542–553

Nissen G (1975). Affektive Psychosen in der Adoleszenz. Nervenarzt; 46: 302–307

Nissen G (1989). Persönlichkeitsstörungen. In: Eggers C, Lempp R, Nissen G, Hrsg. Kinder- und Jugendpsychiatrie. Berlin, Heidelberg, New York: Springer

Nissen G, Trott G-E (1995). Psychische Störungen im Kindes- und Jugendalter. Heidelberg: Springer

Nitschke J, Schinke D, Ottermann B, Thomas J, Osterheider M (2011). Forensische Psychiatrie und operative Fallanalyse. Nervenarzt; 82(7): 827–833

Niveau G, Materi J (2007). Psychiatric commitment: Over 50 years of case law from the European Court of Human Rights. European Psychiatry; 22(1): 59–67

Nix WA (2001). Anforderungen an die medizinische Begutachtung umweltassoziierter Befindlichkeitsstörungen. Der medizinische Sachverständige; 97: 171–176

Noll T, Endrass J, Rossegger A, Urbaniok F (2006). Die Risikokalkulation für die Begehung von Gewalt- und Sexualstraftaten mit Hilfe des Static-99. Monatsschrift für Kriminologie und Strafrechtsreform; 89(1): 24–33

Nordström A, Kullgren G (2003). Do violent offenders with schizophrenia who attack family members differ from those with other victims? International Journal of Forensic Mental Health; 2: 195–200.

Novaco RW (1997). Remediating anger and aggression with violent offenders. Legal Criminology and Psycholgy; 2: 77–88

Nowak D (1999). Grenzen der Umweltmedizin heute. In: Innere Medizin. Stuttgart, New York: Thieme; 236–237

Nowara S (1995). Externe Prognosegutachten im Maßregelvollzug. Recht und Psychiatrie; 13: 67–72

Nowara S (1996). Gutachtenforum: Divergierende legalprognostische Beurteilungen nach langjähriger Unterbringung im Maßregelvollzug. Recht und Psychiatrie; 14: 23–25

Nowara S (1997). Stationäre Behandlungsmöglichkeiten im Maßregelvollzug und der Einsatz von Lockerungen als therapeutisches Instrument. Monatsschrift für Kriminologie und Strafrechtsreform; 80: 116–123

Nowara S (2001). Sexualstraftäter und Maßregelvollzug. Vol. 32. Wiesbaden: Kriminologische Zentralstelle

Nowara S (2004). Mindeststandards bei Prognosegutachten aus psychologischer Sicht. In: Kammeier H, Michalke R, Hrsg. Streben nach Gerechtigkeit – Festschrift für Günter Tondorf zum 70. Geburtstag. Band 26. Münster: Lit Verlag; 233–252

Nuffield J (1982). Parole decision-making in Canada. Ottawa: Solicitor General

Nuhn-Naber C, Rehder U, Wischka B (2002). Behandlung von Sexualstraftätern mit kognitiv-behavioralen Methoden: Möglichkeiten und Grenzen. Monatsschrift für Kriminologie und Strafrechtsreform; 85: 271–281

Nyberg E, Stieglitz R-D, Frommberger U, Berger M (2003). Psychische Störungen nach schweren Arbeitsunfällen. Versicherungsmedizin; 55: 76–81

Oberlies D (1997). Tötungsdelikte zwischen Männern und Frauen. Monatsschrift für Kriminologie und Strafrechtsreform; 80: 133–147

Oberman M (2003). Mothers who kill: cross cultural patterns in and perspectives on contemporary maternal filicide. International Journal of Law and Psychiatry; 26: 493–514

Odgers CL, Moretti MM (2002). Aggressive and antisocial girls: Research update and challenges. International Journal Of Forensic Mental Health; 1: 103–119

Odgers CL, Moffitt TE, Broadbent JM, Dickson N, Hancox RJ, Harrington H et al. (2008). Female and male antisocial trajectories: From childhood origins to adult outcomes. Development and Psychopathologie; 20: 673–716

Oduncu FS, Eisenmenger W (2002). Euthanasie – Sterbehilfe – Sterbebegleitung. Medizinrecht; 20: 327–337

Oermann A, Blaha-Zitterbart S (2005). Frauen im Maßregelvollzug. In: Bauer P, Kielisch S, Hrsg. Differenzierte Behandlungskonzepte im psychiatrischen Maßregelvollzug. Band 3. Lengerich: Pabst; 26–34

Offenbächer M, Schwarz M, Stuckl G (2001). Weniger Probleme mit Fibromyalgiepatienten. Rezepte gegen den Therapiefrust. MMW-Fortschritte der Medizin; 143: 43–46

Osburg S, Weitze C (1993). Betrachtungen über zehn Jahre Transsexuellengesetz. Recht und Psychiatrie; 11: 94–107

Ost J, Costall A, Bull R (2001). False confessions and false memories: a model for understanding retractors' experiences. Journal of Forensic Psychiatry; 12(3): 549–579

Osterheider M (2002). Longstay-Abteilungen – Vorbedingungen, Möglichkeiten und Begrenzungen. Recht und Psychiatrie; 20(1): 17–20

Ostermann-Myrau M (2001). Das Aufmerksamkeits-Defizit-Syndrom (ADS). Versicherungsmedizin; 53(4): 170–172

Otto RK, Douglas KS, Hrsg. (2010). Handbook of Violence Risk Assessment. New York: Routledge, Taylor and Francis

Overall JE, Gorham DR (1962). BPRS, the brief psychiatric rating scale. Psychol.Rep.; 10: 799–812

Pabis DJ, Stanislav SW (1996). Pharmacotherapy of aggressive behavior. The Annals of Pharmacotherapy; 30: 278–287

Paris J, Brown R, Nowlis D (1987). Long-term follow up of borderline patients in a general hospital. Comprehensive Psychiatry; 28: 530–535

Parsons S, Walker L, Grubin D (2001). Prevalence of mental disorder in female remand prisons. Journal of Forensic Psychiatry; 12: 194–202

Patten SB (2009). Accumulation of major depressive episodes over time in a prospective study indicates that retrospectively assessed lifetime prevalence estimates are too low. BMC Psychiatry; 9: 19

Payk TR, Langenbach M (1986). Elemente psychopathologischer Diagnostik. Stuttgart: Enke

Pedersen L, Rasmussen K, Elsass P (2010a). Risk assessment: The value of Structured Professional Judgements. International Journal of Forensic Mental Health; 9: 74–81

Pedersen L, Rasmussen K, Elsass P, Hougaard H (2010b). The importance of early anti-social behaviour among men with a schizophrenia spectrum disorder in a specialist forensic psychiatry hospital unit in Denmark. Criminal Behaviour and Mental Health; 20 (4): 295–304

Pedrazzini MM, Oberholzer N (1989). Grundriss des Personenrechtes. 3. Aufl. Bern: Stämpfli

Peleikis DE, Mykletun A, Dahl A (2005). Current mental health in women with childhood sexual abuse who had outpatient psychotherapy. European Psychiatry; 20(3): 260–267

Penning R (1994). Drogentodesfälle durch dihydrocodeinhaltige Ersatzmittel, Diskussionsbeiträge. Deutsches Ärzteblatt; 91: 972–974

Perik JCA (2002). Longstay in der Praxis. Recht und Psychiatrie; 20 (1): 23–26

Perkonigg A, Kessler RC, Storz S, Wittchen HU (2000). Traumatic events and post-traumatic stress disorder in the community: Prevalence, risk factors and comorbidity. Acta Psychiatrica Scandinavia; 101: 46–59

Pernanen K (1991). Alcohol in human violence. New York, London: Guilford Press

Petermann F, Nitkowski D (2008). Selbstverletzendes Verhalten – Erscheinungsformen, Risikofaktoren und Verlauf. Der Nervenarzt; 79(9): 1017–1022

Petermann F, Winkel S, Hrsg. (2005). Selbstverletzendes Verhalten. Göttingen: Hogrefe

Peters UH (1977). Wörterbuch der Psychiatrie und medizinischen Psychologie. 2. Aufl. München, Wien, Baltimore: Urban u. Schwarzenberg

Peters UH (1990). Wörterbuch der Psychiatrie und medizinischen Psychologie. 4. Aufl. München, Wien, Baltimore: Urban u. Schwarzenberg

Peters UH (2001). Mobbing – Bedeutung für die private Personenversicherung. Versicherungsmedizin; 53: 73–80

Peters UH (2004). Ohne Psychiater ist Testierunfähigkeit nicht feststellbar. Fortschr Neurol Psychiat; 72: 315–317

Petrilowitsch N (1966). Abnorme Persönlichkeiten. Basel, New York: Karger

Pfaff H (1998). Ergebnisse einer prospektiven Katamnesestudie nach Entziehungstherapie gemäß § 64 StGB bei Alkoholkranken. Nervenarzt; 69: 568–573

Pfäfflin F, Roß T, Sammet N, Weber M (1998). Psychotherapie mit Straftätern. In: Kröber HL, Dahle K-P, Hrsg. Sexualstraftaten und Gewaltdelinquenz. Kriminalistik, Wissenschaft und Praxis. Heidelberg: 153–168

Pfäfflin F (1994). Die Begutachtung der Transsexualität. In: Venzlaff U, Foerster K, Hrsg. Psychiatrische Begutachtung. 2. Aufl. Stuttgart, Jena, New York: Gustav Fischer; 621–640

Pfäfflin F (2001). Rückfallpräventionsprogramme für Sexualstraftäter. Recht und Psychiatrie; 19: 140–151

Pfäfflin F (2004). Begutachtung der Transsexualität. In: Venzlaff U, Foerster K, Hrsg. Psychiatrische Begutachtung. 4. Aufl. München, Jena: Urban und Fischer; 526–538.

Pfeiffer C, Windzio M, Kleinmann M (2004). Die Medien, das Böse und wir. Monatsschrift für Kriminologie und Strafrechtsreform; 87(6): 416–435

Pfeiffer C (2005). Mitteilung. In: Käppner J: Gewalt als Sprache einer Subkultur. Süddeutsche Zeitung; 18.10.2005: 38

Pfister W (2007). Juristische Voraussetzungen der Sicherungsverwahrung. Forensische Psychiatrie, Psychologie, Kriminologie; 1 (2): 111–120

Pfister W (2008). Was ist seit BGHSt 45, 164 geschehen? Ein Überblick über die neuere Rechtsprechung des Bundesgerichtshofs zur Beurteilung der Glaubhaftigkeit von Zeugenaussagen. Forensische Psychiatrie, Psychologie, Kriminologie; 1: 3–11

Pfister W (2009). Drogenkonsum und Strafrecht. Forensische Psychiatrie, Psychologie, Kriminologie; 3(4): 253–263

Pietrini P, Guazzelli M, Basso G, Jaffe K, Grafman J (2000). Neural correlates of imaginal aggressive behavior assessed by positron emission tomography in healthy subjects. Am.J.Psychiatry; 157: 1772–1781

Pillmann F, Ullrich S, Draba S, Sannemüller U, Marneros A (2000). Akute Alkoholwirkung und chronische Alkoholabhängigkeit als Determinanten von Gewaltdelinquenz. Nervenarzt; 71: 715–721

Pinel P (1809). Traité médico-philosophique sur l'aliénation mentale. Paris: Brosson

Pino R, Kockott G, Feuerlein W (1979). Sechsjahreskatamnese an 100 Patienten mit Suizidversuchen durch Tabletteneinnahme. Arch. Psychiat. Nervenkr.; 227: 213–226

Pitt SU, Bale E (1995). Neonaticide, infanticide and filicide: A review of the literature. Bullitin of the American Academy of Psychiatry and Law; 23: 375–386

Pitum SV, Konrad N (2008). Sexualdelinquenz bei Schizophrenie. Forensische Psychiatrie, Psychologie, Kriminologie; 2(4): 249–254

Pivovarova E, Rosenfeld B, Dole T, Green D (2009). Are measures of cognitive effort and motivation useful in differentiating feigned from genuine psychiatric symptoms? International Journal of Forensic Mental Health; 8: 271–278

Plänitz H (1990). Der Wandel des Kausalitätsbegriffes in den Naturwissenschaften und die BEG. Med Sach; 86: 21–24

Platner E (1797). De amentia occulta alia observatio quaedam. Leipzig: Barth

Pochard R, Grassin M, Mauriac F, Hervé C (1998). Prevention and repression of sexual offenders against children: ethical debate and law. European Journal of Psychiatry; 13: 112

Pocket S (2007). The concept of free will: Philosophy, neuroscience and the law. Behavioral Sciences and the Law; 25: 281–293

Pohlmeier H, Hrsg. (1994). Selbstmordverhütung – Anmaßung oder Verpflichtung. 2. Aufl. Bonn: Parerga

Pöldinger W (1982). Erkennung und Beurteilung der Suizidalität. In: Reimer C, Hrsg. Suizid. Berlin, Heidelberg, New York: Springer; 13–23

Pollähne H (1994). Lockerungen im Maßregelvollzug – Eine Untersuchung am Beispiel der Anwendung des Nordrhein-westfälischen Maßregelvollzugsgesetzes im Westfälischen Zentrum für forensische Psychiatrie Lippstadt. Vol. 44. Frankfurt/M: Europäischer Verlag der Wissenschaften

Pollähne H (2005). Gutachten über die „Behandlungsaussichten" im Maßregelvollzug. Recht und Psychiatrie; 23(4): 171–185

Literaturverzeichnis

Pollähne H, Kemper A (2007). Fehleinweisungen in die Entziehungsanstalt (§ 64 StGB). Ergebnisse einer empirischen Untersuchung zum nordrhein-westfälischen Maßregelvollzug – Entlassungsjahrgang 2005. Berlin: Dr. Hopf (= Bremer Forschungen zur Kriminalpolitik Band 10)

Pollock NL (1990). Accounting for predictions of dangerousness. Int. J. Law and Psychiatry; 13: 207–215

Pollock PH (2000). Eye movement desensitization and reprocessing (EMDR) for post-traumatic stress disorder (PTSD) following homicide. Journal of Forensic Psychiatry; 11: 176–184

Pollock P (1998). Feigning auditory halluzinations by offenders. Journal of Forensic Psychiatry; 9: 305–327

Pongratz D (2004). Fibromyalgie – eine Standortbestimmung. Nervenheilkunde; 23: 554–555

Pope Jr. HG, Gruber AJ, Hudson JI, Cohane G, Huestis MA, Yurgelun-Todd D (2003). Early-onset cannabis use and cognitive deficits: what is the nature of the association? Drug and Alcohol Dependence; 69: 303–310.

Popper CW (1988). Disorders usually first evident in infancy, childhood or adolescence. In Talbott J, Hales R, Yudofsky SC, Hrsg. Textbook of Psychiatry. Washington D.C: American Psychiatric Press; S. 649–735

Porporino FJ, Motiuk LL (1995). The prison careers of mentally disordered offenders. International Journal of Law and Psychiatry; 18: 29–44

Porz-Krämer B (1994). Zur Reformbedürftigkeit der strafrechtlichen Unterbringung in einem psychiatrischen Krankenhaus aus legislatorischer Sicht. In: Gebauer M, Jehle J-M, Hrsg. Die strafrechtliche Unterbringung in einem psychiatrischen Krankenhaus. Band 13. Wiesbaden: Eigenverlag, Kriminologische Zentralstelle; 167–173

Pozsar C (2001). Nach der Maßregelbehandlung gemäß § 63 StGB-Praxis der ambulanten und stationären Nachsorge. Recht und Psychiatrie; 19: 82–88

Prentky RA, Burgess AW (2000). Forensic Management of Sexual Offenders. New York: Kluwer

Prentky R (1985). The neurochemistry and neuroendocrinology of sexual aggression. In: Farrington DP, Gunn J, Hrsg. Aggression and Dangerousness. Chichester, New York, Brisbane: Wiley; 7–56

Prentky RA, Lee AFS, Knight RA, Cerce D (1997). Recidivism rates among child molesters and rapists: A methodological analysis. Law and Human Behavior; 21(6): 635–659

Preuss A, Soyka M (1997). Cannabis und Cannabinoide. In: Soyka M, Hrsg. Drogen- und Medikamentenabhängigkeit. Stuttgart: Wissenschaftliche Verlagsgesellschaft

Preuss UW, Zimmermann J, Schmidt CO, Watzke A-B (2006). Entzug von Cannabinoiden: Ein Syndrom von klinischer Relevanz? Psychoneuro; 32: 536–540

Prichard JC (1835). A treatise on insanity and other disorders affecting the mind. London: Sherwood, Gilbert u. Piper

Priebe S, Bauer M (1996). Leitlinien für die Begutachtung psychischer Störungen nach politischer Haft. Der medizinische Sachverständige; 92(1): 20–25

Priebe S, Badesconyi A, Fioritti A, Hansson L, Kilian R, Torres-Gonzales F et al. (2005). Reinstitutionalsation In: Mental Health Care: Comparision Of Data On Service Provision From Six European Countries. British Medical Journal; 330: 123–126

Puhlmann P, Habermeyer E (2010). Die Sachverständigenexpertise im Spannungsfeld zwischen Justiz und Psychiatrie am Beispiel des Hangbegriffes des § 66 StGB (Sicherungsverwahrung). Forensische Psychiatrie, Psychologie, Kriminologie; 4(1): 39–47

Purcell R, Pathe M, Mullen P (2001). A study of women who stalk. American Journal of Psychiatry; 158: 2056–2060

Purcell R, Pathé M, Mullen P (2004). Stalking: Defining and prosecuting a new category of offending. International Journal of Law and Psychiatry; 27: 157–170

Putkonen H, Collander J, Honkasalo ML, Lönnqvist J (2001). Personality disorders and psychoses form distinct subgroups of homicide among female offenders. Journal of Forensic Psychiatry; 12 (2): 300–312

Putkonen H, Collander J, Honkasolo ML, Lönnqvist J (1998). Finnish female homicide offenders 1982–1992. Journal of Forensic Psychiatry; 9: 672–684

Putkonen H, Amon S, Almiron MP, Cederwall JY, Eronen M, Klier C et al. (2009). Filicide in Austria and Finland-a register-based study on all filicide cases in Austria and Finland 1995–2005. BMC Psychiatry; 9: 74

Quinsey VL (1984). Sexual aggression: studies of offenders against women. In: Weisstub DN, ed. Law and Mental Health, International Perspectives. Band 1. New York, Oxford, Beijing, Frankfurt: Pergamon Press; 84–121

Quinsey VL (1990). Sexual violence. In Bluglass R, Bowden P, Hrsg. Principles and Practice of Forensic Psychiatrie. Melbourne, New York: Churchill Livingstone; S. 563–570

Quinsey VL (1995). The prediction and explanation of criminal violence. International Journal of Law and Psychiatry; 18(2): 117–127

Quinsey VL (2000). Institutional violence among the mentally ill. In: Hodgins S, ed. Violence Among the Mentally Ill, Effective Treatment and Management Strategies. Kluwer Academic Publishers; 213–235

Quinsey VL (2003). The etiology of anomalous sexual preferences in men. Annals New York Academy of Sciences; 989: 1–13

Quirk DA (1995). Composite Biofeedback Conditioning and Dangerous Offenders J Neurotherapy; 1: 44–54

Rabe K, Konrad N (2010). Aktuelle Aspekte des Gefängnissuizids. Forensische Psychiatrie, Psychologie, Kriminologie; 4(3): 182–192

Raine A, Brennan P, Mednick S (1994). Violence and biology. Science; 265(5176): 1159

Raine A, Brennan P, Mednick SA (1997). Interaction between birth complications and early maternal rejection in predisposing individuals to adult violence: specifity to serious, early onset violence. American Journal of Psychiatry; 154: 1265–1271

Raine A, Lencz T, Bihrle S, LaCasse L, Coletti P (2000). Recuced prefrontal gray matter volume and reduced autonomic activity in antisocial personality disorder. Archives of General Psychiatry; 57: 119–127

Raine A, Ishikawa S, Arce E, Lencz T, Knuth KH, Bihrle S et al. (2004). Hippocampal structural asymmetry in unsuccessful psychopaths. Biological Psychiatry; 55: 185–191

Raine A, Reynolds C, Venables PH, Mednick SA, Farrington DP (1998). Fearlessness, stimulation-seeking, and large body size at age 3 years as early predispositions to childhood aggression at age 11 years. Arch Gen Psychiatry; 55(8): 745–751

Raine A, Venables PH, Williams M (1995). High autonomic arousal and electrodermal orienting at age 15 years as protective factors against criminal behavior at age 29 years. Am J Psychiatry; 1152 (11): 1595–1600

Raine A, Venables PH, Williams M (1996). Better autonomic conditioning and faster electrodermal half-recovery time at age 15 as possible protective factors against crime at age 29. Developmental Psychology; 32: 624–630

Raitt FE, Zeedyk MS (2003). False memory syndrome: Undermining the credibility of complainants in sexual offences. International Journal of Law and Psychiatry; 26: 453–471

Rasch W (1983). Die Zuordnung der psychiatrisch-psychologischen Diagnosen zu den vier psychologischen Merkmalen des Par. 20 StGB. Psychiatrische Praxis; 10: 170–176

Rasch W (1964). Tötung des Intimpartners. Stuttgart: Enke

Rasch W (1980). Die psychologisch-psychiatrische Beurteilung von Affektdelikten. Njw; 24: 1309–1315

Rasch W (1982). Angst vor der Abartigkeit. NStZ; 2: 177–183

Rasch W (1986). Forensische Psychiatrie. Stuttgart: Kohlhammer

Rasch W (1991). Grundlagen des Maßregelrechts aus psychiatrischer Sicht. Kerbe; 2: 9–12

Rasch W (1999). Forensische Psychiatrie. 2. Aufl. Stuttgart: Kohlhammer

Rasch W (1967). Schuldfähigkeit. In: Ponsold A, Hrsg. Lehrbuch der gerichtlichen Medizin. Stuttgart: Thieme

Rasch W (1984). Zur Praxis des Maßregelvollzugs, Verhalten in der Institution als Basis der Prognosebeurteilung. In: Eisenbach-Stangl I, Stangl W, Hrsg. Grenzen der Behandlung, soziale Kontrolle und Psychiatrie. Westdeutscher Verlag

Rasch W, Volbert R (1985). Ist der Damm gebrochen? Zur Entwicklung der Anwendung der Paragraphen 20 und 21 StGB. Mschr. Krim.; 68: 137–148

Rasmussen K, Levander S (1996). Crime and violence among psychiaric patients in a maximum security psychiatric hospital. Criminal Justice and Behavior; 23: 455–471

Rasmussen K, Storsaeter O, Levander S (1999). Personality disorder, psychopathy, and crime in a Norwegian prison population. International Journal of Law and Psychiatry; 22: 91–97

Rauchfleisch U (1981). Dissozial. Göttingen: Vandenhoeck u. Rupprecht

Rauschelbach HH (1996). Allgemeine Begutachtungsgrundsätze bei der Beurteilung von gesundheitlichen Schäden nach Haft und Gefangenschaft. Der medizinische Sachverständige; 92(1): 8–13

Rauschelbach HH (1998). Begutachtungsmängel und ihre Quellen – aus Gutachtersicht: Rechtsgrundlagen als Fehlerquellen. Der medizinische Sachverständige 94: 40–43

Rautenberg EC (2001). Wegschließen für immer!? Neue Juristische Wochenschrift; 54: 2608–2609

Rechlin T, Weis M (1992). Empirische Befunde bei Brandstiftern. Nervenarzt; 63: 683–690

Rehder U, Nuhn-Naber C, Eitzmann G, Griepenburg HP, Pern R (2004). Behandlungsindikation bei Sexualstraftätern. Mschr. Krim; 87(5): 371–385

Rehder U (1996 a). Klassifikation inhaftierter Sexualdelinquenten. 1. Teil. Monatsschrift für Kriminologie und Strafrechtsreform; 79: 291–304

Rehder U (1996 b). Klassifikation inhaftierter Sexualdelinquenten. 2. Teil. Monatsschrift für Kriminologie und Strafrechtsreform; 79: 373–385

Rehder U (2001). RRS – Rückfallrisiko bei Sexualstraftätern. Lingen: Kriminalpädagogischer Verlag

Rehn G, Nanninga R, Thiel A (2004). Freiheit und Unfreiheit – Arbeiten mit Straftätern innerhalb und außerhalb des Justizvollzugs. Herbolzheim: Centaurus Verlag

Rehn G, Wischka B, Lösel F, Walter MH (2001). Behandlung gefährlicher Straftäter. Lingen: Kriminalpädagogischer Verlag

Reichertz J (2002). „Meine Mutter war eine Holmes" Über Mythenbildung und die tägliche Arbeit der Crime-Profiler. In: Musolff C, Hoffmann J, Hrsg. Täterprofile bei Gewaltverbrechen – Mythos, Theorie und Praxis des Profilings. Berlin, Heidelberg, New York: Springer; 37–69

Reid A (1990). Mental retardation and crime. In: Bluglass R, Bowden P, ed. Principles and Practice of Forensic Psychiatrie. Melbourne, New York: Churchill Livingstone; 393–398

Reisberg B, Borenstein J, Salob SP et al. (1987) Behavioral symptoms in Alzheimers disease: phenomenology and treatment. Journal of Clinical Psychiatry; 48 (Suppl. 5): S9–S15

Reisberg B, Ferris SH, DeLeon M, Crook TH (1982). The Global Deterioration Scale (GDS): An instrument for the assessment of primary degenerative dementia (PDD). American Jounal of Psychiatry; 139: 1136–1139

Reiter J (1997). Zwischen Ärztepflicht und Patientenautonomie – Neuer Richtlinienentwurf der Bundesärztekammer zur Sterbehilfe. Medizin und Recht: 412–414

Remschmidt H (1987). Prognose der Dissozialität heute. In: Martinius J. Jugendpsychiatrie – Aktuelle Themen in Diagnostik und Therapie. München: MMV Medizin Verlag

Remschmidt H (1992). Psychiatrie der Adoleszenz. Stuttgart, New York: Thieme

Remschmidt H, Schmidt M, Klipcera C, Hrsg. (1977). Multiaxiales Klassifikationsschema für psychiatrische Erkrankungen im Kindes- und Jugendalter nach Rutter Shaffer und Sturge. Bern: Huber

Rennie CE, Dolan MC (2010). The significance of protective factors in the assessment of risk. Criminal Behaviour and Mental Health; 20 (1): 8–22

Repo-Tiihonen E, Virkkunen M, Tiihonen J (2001). Mortality of antisocial male criminals. Journal of Forensic Psychiatry; 12(3): 677–683

Resnick P (1969). Child murder by parents: a psychiatric review of filicide. Am. J. Psychiatry; 126: 325–334

Resnick PJ (1970). Murder of the new born. A psychiatric review of neonaticide. American Journal of Psychiatry; 126: 4–21

Ressler RK, Schachtman T (1992). Whoever fights Monsters, My twenty years of tracking serial killers for the FBI. New York: St. Martin's Press

Ressler RK, Burgess AW, Douglas JE, Hartman CR, D'Agostino RB (1986). Sexual killers and their victims. Identifying patterns through crime scene analysis. J. Interpersonal Violence; 1: 288–308

Retz W, Rösler M (2009). The relation of ADHD and violent aggression: What can we learn from epidemiological and genetic studies? International Journal of Law and Psychiatry

Retz W, Rösler M (2010). Association of ADHD with reactive and proactive violent behavior in a forensic population. ADHD; 2: 195–202

Retz-Junginger P, Retz W, Blocher D, Stieglitz R-D, Georg T, Supprian T et al (2003). Reliabilität und Validität der Wender-Utah-Rating-Scale-Kurzform. Nervenarzt; 74: 987–993

Retz-Junginger P, Retz W, Blocher D, Weijers H-G, Trott G-E, Wender PH et al. (2002). Wender Utah Rating Scale (WURS-k). Die deutsche Kurzform zur retrospektiven Erfassung des hyperkinetischen Syndroms bei Erwachsenen. Der Nervenarzt; 73: 830–838.

Reuband KH (1992). The epidemiology of drug use in Germany: Basic data and trends. In: Bühringer G, Platt JJ, ed. Drug Addiction Treatment Research, German and American Perspectives. Malabar: Krieger; 3–16

Revitch E (1965). Sex murder and the potential sex murderer. Dis. nerv. system; 26: 271–277

Rice ME, Harris GT (2003). The size and sign of treatment effects in sex offender therapy. Ann. NY Acad. Sci.; 989: 441–445

Literaturverzeichnis

Rice ME, Harris GT (1997). Cross validation and extension of the Violence Risk Appraisal Guide for child molesters and rapists. Law and Human Behavior; 21: 231–241

Rice ME, Harris GT, Varney GW, Quinsey VL (1987). Violence in Institutions. Toronto, Lewiston, Bern, Göttingen, Stuttgart: Hogrefe u. Huber

Rice ME, Helzel MF, Varney GW, Quinsey VL (1985). Crisis prevention and intervention training for psychiatric hospital staff. American Journal of Community Psychology; 13: 289–304

Rice ME, Harris GT (1995). Violent recidivism: Assessing predictive validity. Journal of Consulting and Clinical Psychology; 63: 733–748

Rice ME, Harris GT, Quinsey VL, Cyr M (1990). Planning treatment programs in secure psychiatric facilities. In: Weisstub DN. ed. Law and Mental Health, International Perspectives. Vol. 5. New York, Oxford, Beijing, Frankfurt: Pergamon Press

Richer M, Crismon ML (1993). Pharmacotherapy of sexual offenders. The Annals of Pharmacotherapy; 27: 316–320

Rief W, Cuntz U, Fichter MM (2001). Diagnostik und Behandlung somatoformer Störungen (funktioneller körperlicher Beschwerden). Versicherungsmedizin; 53: 12–17

Rieger M, Stadtland C, Freisleder FJ, Nedopil N (2009). Psychiatrische Beurteilung des Gewaltrisikos im Jugendalter. Der Nervenarzt; 80(3): 295–304

Rill HG, Gödert HW, Vossel G (2003). Forensische Psychophysiologie („Lügendetektion"). Monatsschrift für Kriminologie und Strafrechtsreform; 86: 165–180

Ringel E (1953). Der Selbstmord, Abschluß einer krankhaften psychischen Entwicklung. Wien: Maudrich

Rink W (1980). Tötungsdelikte schizophrener Geisteskranker. In: Laux G, Reimer F, Hrsg. Klinische Psychiatrie, Tendenzen, Ergebnisse, Probleme und Aufgaben heute. Stuttgart: Hippokrates

Rissing van Saan R (2002). Beeinträchtigung der Schuldfähigkeit bei der Begehung von Straftaten und deren strafrechtliche Folgen. In: Schneider F, Frister H, Hrsg. Alkohol und Schuldfähigkeit. Berlin, Heidelberg, New York: Springer

Ritter G (1990). Rentenneurose – im Zweifel für den Geschädigten. Psycho; 16(6): 407–410

Ritzel G (1978). Unterbringung und Wiedereingliederung psychisch kranker Rechtsbrecher. Göttingen.

Ritzel G (1980). Forensisch-psychiatrische Begutachtung der Affekttat. Münchn. Med. Wochenschr.; 122: 623–627

Robertson G (1997). Research in forensic psychiatry. Journal of Forensic Psychiatry; 8: 501–503

Robins E, Lewis RG (1966). The role of the antisocial family in school completion and delinquency: a three generation study. Sociological Quarterly; 7: 500–525

Robins E (1985a). Suicide. In: Kaplan HI, Sadock BJ, eds. Comprehensive Textbook of Psychiatry. IV. ed. Baltimore, London: Williams and Wilkins; 1311–1315

Robins L (1974). Deviant Children Grown Up. New York: Krieger

Robins LN (1966). Deviant Children Grown up: A Sociological and Psychiatric Study of Sociopathic Personality. Baltimore: Williams and Wilkins

Robins LN (1978). Sturdy childhood predictors of adult antisocial behavior: replications from longitudinal studies. Psychol Med; 8: 611–622

Robins LN (1985b). Epidemiology of antisocial personality disorder. In: Cavenar JO, ed. Psychiatry Band 1. Philadelphia: Lippincott and Co; 519–523

Robinson E, Abrams K (2004). Stalking in the Workplace. Directions in Psychiatry; 24: 89–98

Röchling W (1993). Aufhebung der Entmündigung. Deutsches Ärzteblatt; 90: 1600–1604

Roder V, Brenner HD, Kienzle N, Hodel B (1995). Integriertes Psychologisches Therapieprogramm für schizophrene Patienten (IPT). 3. Aufl. München, Weinheim: Psychologie Verlags-Union

Rogers R, Vitacco M J, Jackson R L, Martin M, Collins M u. Sewell K W. (2002). Faking psychopathy? An examination of response styles with antisocial youth. Journal of Personality Assessment; 78: 31–46

Rogers R, ed. (2008). Clinical Assessment of Malingering and Deception. 3rd ed. New York: The Guilford Press

Rogers R, Payne J (2006). Damages and rewards: Assessment for malingered disorders in compensation cases. Behavioral Sciences u. the Law; 24: 645–658

Rohde-Dachser C (1991). Neurosen und Persönlichkeitsstörungen. In: Kisker KP, Freyberger H, Rose HK, Wulff E, Hrsg. Psychiatrie, Psychosomatik, Psychotherapie. Stuttgart, New York: Thieme; 82–111

Rohdich R, Kirste A (2005). Ein integrierter Behandlungsansatz für schizophrene Patienten mit Suchterkrankung und Persönlichkeitsstörung. In: Bauer P, Kielisch S, Hrsg. Differenzierte Behandlungskonzepte im psychiatrischen Maßregelvollzug. Band 3. Lengerich: Pabst; 35–50

Rommelsbacher H (1997). Neurobiologische Grundlagen der Alkoholabhängigkeit. In: Soyka M, Möller HJ, Hrsg. Alkoholismus als psychische Störung. 7. Aufl. Berlin, Heidelberg, New York: Springer

Rommelspacher H (1999). Amphetamine und Entaktogene. In: Gastpar M, Mann K, Rommelspacher H, Hrsg. Lehrbuch der Suchterkrankungen. Stuttgart, New York: Thieme; 228–236

Rosen A (1954). Detection of suicidal patients: an example of some limitations to the predict. J. Counsel. Psych.; 18: 397–403

Rosen WG, Mohs RC, Davis KL (1984). A new Rating Scale for Alzheimer's Disease. American Journal of Psychiatry; 141: 1356–1364 (Deutsche Fassung: Weyer G, Ihl R, Schambach M (1992). Alzheimer Disease Assessment Scale. Weinheim: Beltz Test GmbH)

Rösler A, Witztum E (1998). Treatment of men with paraphilia with a long-acting analogue of gonadotropin-releasing hormone. New England Journal of Medicine; 338: 323–368

Rösler M, Retz W, Retz-Junginger P, Thome J, Supprian T, Nissen T et al. (2004). Instrumente zur Diagnostik der Aufmerksamkeitsdefizit-Hyperaktivitätsstörung (ADHS) im Erwachsenenalter. Der Nervenarzt; 9: 888–895

Rösler M (1988). Begutachtung der Altersdelinquenz. Psycho; 14: 345–346

Rösler M (1991). Zur kriteriengeleiteten Erfassung von Affektdelikten. Nervenarzt; 62: 49–54

Rösler M (2001). Das hyperkinetische Syndrom im Erwachsenenalter. Psycho; 27: 380–384

Rösler M. (2004). Die hirnorganischen Störungen. In Venzlaff U, Foerster K, Hrsg. Psychiatrische Begutachtung. 4. Aufl. München, Jena: Urban und Fischer: 167–197

Rösler M, Retz W, Retz-Junginger P, Hengesch G, Schneider M, Supprian T et al. (2004). Prevalence of attention-deficit/hyperactivity disorder in male young prison inmates. European Archive of Psychiatry and Clinical Neuroscience; 254: 365–371

Rösler M, Retz W, Yaqoobi K, Burg E, Retz-Junginger P (2009). Eur Arch Psychiatry Clin Neurosci; 259: 98–105

Ross RR, Fabiano EA (1988). Reasoning and Rehabilitation. International Journal of Offender Therapy and Comparative Criminology; 32: 29–36

Literaturverzeichnis

Rubin B (1972). Prediction of dangerousness in mentally ill criminals. Arch. Gen. Psychiatry; 72: 397–407

Rüesch P, Miserez B, Hell D (2003). Gibt es ein Täterprofil des aggressiven Psychiatrie-Patienten? Nervenarzt; 74: 259–265

Rusche S (2003). Ist Freiheit gefährlich? Universität Berlin

Rush B (1812). Medical inquiries and observations upon the diseases of the mind. Philadelphia: Kimber u. Richardson

Rüth U, Pankofer S, Freisleder FJ (2006). Geschlossene Unterbringung im Spannungsfeld von Kinder- und Jugendpsychiatrie und Jugendhilfe. München, Wien, New York: Zuckschwerdt

Rüth U (1994). Das Verhältnis der Verantwortungsreife gemäß § 3 JGG zur Schuldfähigkeit nach §§ 20 und 21 StGB. Das Gesundheitswesen; 56: 325–329

Rüther W (1998). Internationale Erfahrung bei der Behandlung von Sexualstraftätern. Monatsschrift für Kriminologie und Strafrechtsreform; 81: 246–262

Rymaszewska J, Jarosz-Nowak J, Kiejna A, Kallert T, Schützwohl M, Priebe S et al. (2007). Social disability in different mental disorders. European Psychiatry; 22(3): 160–166

Sachverständigenkommission zur Lage der Psychiatrie in der Bundesrepublik Deutschland (1975). Psychiatrie Enquête. BT Drucksache; 7/4200 (Kap. D): 367–375

Sadoff R (2001). Education and training in forensic psychiatry in the United States. Journal of Forensic Psychiatry; 12(2): 263–267

Safren SA, Geshuny BS, Marzol P, Otto MW, Pollack MH (2002). History of childhood abuse in panic disorder, social phobia, and generalized anxiety disorder. Journal of Nervous and Mental Disease; 70: 453–456.

Sahota K, Chesterman P (1998). Sexual offending in the context of mental illness. Journal of Forensic Psychiatry; 9: 267–280

Saks E, Jeste DV (2006). Capacity to consent to or refuse treatment and/or research: Theoretical considerations. Behavioral Sciences u. the Law; 24: 411–429

Saleh FM, Guidry LL (2004). Psychosocial and biological treatment considerations for the paraphilic and nonparaphilic sex offender. Int. J. Offender. Ther. Comp. Criminol.; 48: 7–27

Salekin R, Rogers R, Sewell K (1996). A review and meta-analysis of the Psychopathy Checklist and Psychopathy-Checklist-Revised: Predictive validity of dangerousness. Clinical Psychology: Science and Practice; 3: 203–215

Salger H (1989). Zur forensischen Beurteilung der Affekttat im Hinblick auf eine erheblich verminderte Schuldfähigkeit. In: Jeschek H-H, Vogler T, Hrsg. Festschrift für Herbert Tröndle. Berlin, New York: de Gruyter

Sartorius N (2009). Disability and mental illness are different entities and should be assessed separately. World Psychiatry; 8(2): 86

Saß H (1983). Affektdelikte. Nervenarzt; 54,:557–572

Saß H (1985a). Ein psychopathologisches Referenzsystem für die Beurteilung der Schuldfähigkeit. Forensia; 6: 35–43

Saß H (1985b). Handelt es sich bei der Beurteilung von Affektdelikten um ein psychopathologisches Problem? Fortschr. Neurol. Psychiatr.; 53: 55–62

Saß H (1987a). Die Krise der psychiatrischen Diagnostik. Fortschr. Neurol. Psychiat.; 55: 355–360

Saß H (1987b). Psychopathie, Soziopathie, Dissozialität. Berlin, Heidelberg, New York: Springer

Saß H (1993). Affektdelikte. Berlin, Heidelberg, New York: Springer

Saß H (1998). Persönlichkeit – Dissozialität – Verantwortung. In: Müller-Isberner R, Gonzalez-Cabeza S, Hrsg. Forensische Psychiatrie – Schuldfähigkeit – Kriminaltherapie – Kriminalprognose. Mönchengladbach: Forum-Verlag

Saß H (2000). Zur Reform der Musterweiterbildungsordnung, Schwerpunkt „Forensische Psychiatrie". Nervenarzt; 71: 763–765

Saß H (2002). Person Persönlichkeit Persönlichkeitsstörung. Nervenarzt; 73: 203–204

Saß H (2008a). Psychische Störungen und Schuldfähigkeit. Die Psychiatrie; 3: 182–189

Saß H (2008b). Tötung mit und ohne tiefgreifende Bewusstseinsstörung. Forensische Psychiatrie, Psychologie, Kriminologie; 2: 85–95

Saß H, Herpertz S (1999). Psychotherapie von Persönlichkeitsstörungen. Stuttgart, New York: Thieme

Saß H, Wiegand C (1990). Exzessives Glücksspielen als Krankheit? Nervenarzt; 61: 435–437

Schaffstein F (1979). Die entschuldigte Vatertötung. In: Remschmidt H, Schüler-Springorum H, Hrsg. Jugendpsychiatrie und Recht. Köln, Berlin, Bonn, München: Heymanns; 243–270

Schalast N (2000). Zur Frage der Behandlungsmotivation bei Patienten des Maßregelvollzugs gemäß § 64 StGB. Psychiat Praxis; 27: 270–276

Schalast N, Dessecker A, Von der Haar M (2005). Unterbringung in der Entziehungsanstalt: Entwicklungstendenzen und gesetzlicher Regelungsbedarf. Recht und Psychiatrie; 23(1): 3–10

Schalast N (1994). Unterbringung in der Entziehungsanstalt. Problem der Behandlung alkoholabhängiger Straftäter. Recht und Psychiatrie; 12(1): 2–10

Schalast N, Leygraf N (1999). Die Unterbringung in einer Entziehungsanstalt. Auswirkungen des Beschlusses des BVerf.G. NStZ 1994, 578. Neue Zeitschrift für Strafrecht; 19: 485–490

Schalast N, Leygraf N (2002). Unterbringung und Behandlung im Maßregelvollzug gemäß § 64 StGB. In: Schneider F, Frister H, Hrsg. Alkohol und Schuldfähigkeit. Berlin, Heidelberg, New York: Springer

Schalast N, Kösters C, Demmerling R, Mushoff S (2011). Drei prognostisch und therapeutisch relevante Gruppen alkoholabhängiger Patienten im Maßregelvollzug gemäß § 64 StGB. Psychiat Prax; 38: 31–37

Schanda H, Knecht G (1998). Der Umgang der Psychiatrie mit Gewalttätern. In: Müller-Isberner R, Gonzalez-Cabeza S, Hrsg. Forensische Psychiatrie – Schuldfähigkeit – Kriminaltherapie – Kriminalprognose. Mönchengladbach: Forum-Verlag; 109–122

Schanda H, Taylor P (2001). Aggressives Verhalten psychisch Kranker im stationären Bereich: Häufigkeit, Risikofaktoren, Prävention. Fortschritte der Neurologie und Psychiatrie; 69: 443–452

Schanda H, Knecht G (1997). Strafrechtliche Folgen des Unterbringungsgesetzes. Neuropsychiatrie; 11: 154–160

Schanda H, Stompe T, Ortwein-Swoboda G (2009a). Dangerous or merely 'difficult'? The new population of forensic mental hospitals. European Psychiatry; 24(6): 365–372

Schanda H, Stompe T, Ortwein-Swoboda G (2009b). Psychiatry reforms and increasing criminal behavior of the severely mentally ill: Any link? International Journal of Forensic Mental Health; 8 (2): 105–114

Scharfetter C (1976). Allgemeine Psychopathologie – Eine Einführung. Stuttgart: Thieme

Scharfetter C (2002). Allgemeine Psychopathologie – Eine Einführung. 5. Aufl. Stuttgart: Thieme

Schepank H (1982). Epidemiologie psychogener Erkrankungen. Ein Beitrag zur Grundlagenforschung. Zschr. psychosom. Med.; 28: 104–125

Schepker R (2002). Sozialisationsstörung, Psychiatrische Störung oder Konflikt? Psycho; 28(2): 90–93

Literaturverzeichnis

Schepker R (2010). Juristische Terminologie zur Schuldfähigkeit. In: Häßler F, Kinze W, Nedopil N, Hrsg. Praxishandbuch Forensische Psychiatrie des Kindes-, Jugend- und Erwachsenenalters. Berlin: Medizinisch Wissenschaftliche Verlagsgesellschaft; 89–91

Schepker R (2011). Anwendung von Jugendstrafrecht auf Heranwachsende. In: Häßler F, Kinze W, Nedopil N, Hrsg. Praxishandbuch Forensische Psychiatrie des Kindes-, Jugend- und Erwachsenenalters. Berlin: Medizinisch Wissenschaftliche Verlagsgesellschaft.

Scheurer H (1993). Persönlichkeit und Kriminalität. Regensburg: S. Roderer

Schewe G (1992). Zur Bedeutung des Blutalkoholwertes für die Beurteilung der Schuldfähigkeit. Forensia Jahrbuch; 3: 151–165

Schiedt R (1936). Ein Beitrag zum Problem der Rückfallprognose [Jur. Diss]. München

Schiffer B (2007a). Beurteilung der tiefgreifenden Bewusstseinsstörung. Nervenarzt; 78(3): 294–303

Schiffer B (2007b). Neurobiologie abweichenden Sexualverhaltens. Forensische Psychiatrie, Psychologie, Kriminologie; 1(2): 139–146

Schiffer B, Paul T, Gizewski E, Forsting M, Leygraf N, Schedlowski M et al (2008). Functional brain correlates of heterosexual paedophilia. Neuroimage; 41(1): 80–91

Schiltz K, Witzel JG, Bausch-Hölterhoff J, Bogerts B (2007b). Die Rolle neuropsychiatrischer Erkrankungen bei Gewaltdelinquenz. Forensische Psychiatrie und Psychotherapie; 14(2): 65–82

Schiltz K, Witzel J, Northoff G, Zierhut K, Gubka U, Fellmann H et al (2007a). Brain pathology in pedophilic offenders: Evidence of volume reduction in the right amygdala and related diencephalic structures. Archives of General Psychiatry; 64(6): 737–746

Schindler G (1999). Welchen Beitrag kann die systematische Erfassung forensisch-psychiatrischer Begutachtungen bei der Differenzierung von Straftätern leisten? Ein Vergleich zwischen Brandstiftern und Mördern/Totschlägern. München: Ludwig Maximilians Universität

Schläfke D, Häßler F (2008). Infantizide – Erfahrungen aus gutachterlicher Sicht. In: Häßler F, Schepker R, Schläfke D, Hrsg. Kindstod und Kindstötung. Berlin: Medizinisch Wissenschaftliche Verlagsgesellschaft

Schleuss G (1994). Psychiatrische Manifestationen im Strafvollzug. In: Venzlaff U, Foerster K, Hrsg. Psychiatrische Begutachtung. Stuttgart, Jena, New York: Gustav Fischer; 425–443

Schmidt H, Senn J, Wedig HD, Baltin H, Grill C (2004). Schleudertrauma – neuester Stand: Medizin, Biomechanik, Recht und Case Management. Zürich: Eigenverlag

Schmidt LG (2005). Biologische Marker des Alkoholismus und alkoholassoziierter Organschäden. In: Schneider A, Singer MV, Teyssen S, Hrsg. Alkohol und Alkoholfolgekrankheiten: Grundlagen – Diagnostik – Therapie. 2. Aufl. Heidelberg, Berlin, New York: Springer

Schmidt T, Lanquillon S, Ullmann U (2011). Kontroverse zu Beschwerdenvalidierungsverfahren bei der Begutachtung psychischer Störungen. Forensische Psychiatrie, Psychologie, Kriminologie; 5: 177–183

Schmidt-Degenhard M (1988). Disposition – Vulnerabilität – Verletzlichkeit. Nervenarzt; 59: 573–585

Schmidtke A (2002). Epidemiologie von Suizid und Suizidversuch in Deutschland. Psycho; 28: 578–588

Schmidtke A, Sell R, Wohner J, Löhr C, Tatsek K (2005). Epidemiologie von Suizid und Suizidversuch in Deutschland. Suizidprophylaxe; 32: 87–93

Schmucker M (2004). Kann Therapie Rückfälle verhindern? Herbolzheim: Centaurus

Schneider HJ (1986). Kriminologie. Berlin: De Gruyter

Schneider K (1923). Die psychopathischen Persönlichkeiten. Leipzig: Thieme

Schneider K (1948). Die Beurteilung der Zurechnungsfähigkeit. Stuttgart: Thieme

Schneider K (1958). „Der Psychopath" in heutiger Sicht. Fortschr. Neurol.; 26: 1–6

Schneider K (1980). Klinische Psychopathologie. 12. Aufl. Stuttgart, New York: Thieme

Schneider U (2004). Beendigung der Unterbringung in einem psychiatrischen Krankenhaus bei „Zweckerreichung" – Eine kriminalpolitische Herausforderung. Neue Zeitschrift für Strafrecht; 12: 649–654

Schneider W, Birke K, Klauser T, Dobreff U (2001). Gutachtenprobanden im Sozialgerichtsverfahren und stationäre Psychotherapiepatienten – eine vergleichende Studie. Recht und Psychiatrie; 19: 14–20

Schneider W (1994). Kontrollierter Gebrauch illegaler Drogen als selbstregulierende Schadensbegrenzung. Monatsschrift für Kriminologie und Strafrechtsreform; 77: 178–187

Schneider F, Habel U, Kessler C, Posse S, Grodd W, Muller-Gartner HW (2000). Functional imaging of conditioned aversive emotional responses in antisocial personality disorder. Neuropsychobiology; 42: 192–201

Schneider U, Seifert J (2006). Neurobiologie des Cannabinoidsystems. Psychoneuro; 32(11): 532–535

Schneider U, Seifert J, Karst M, Schlimme J, Cimander K, Müller-Vahl KR (2005). Das endogene Cannabinoidsystem. Therapeutische Implikationen der Cannabinoide bei neurologisch-psychiatrischen Erkrankungen. Der Nervenarzt; 76(9): 1062–1076

Schöch H, Verrel T (2005). Alternativentwurf Sterbebegleitung. Goltdammers's Archiv für Strafrecht; 152: 553–624

Schöch H (1983). Die Beurteilung von Schweregraden schuldmindernder oder schuldausschließender Persönlichkeitsstörungen aus juristischer Sicht. Mschr. Krim.; 66(6): 333–343

Schöch H (1994). Maßregelvollzug. In: Venzlaff U, Foerster K, Hrsg. Psychiatrische Begutachtung. 2. Aufl. Stuttgart, Jena, New York: Gustav Fischer; 445–468

Schöch H (1998a). In: Eisenburg J, Hrsg. Die Freiheit des Menschen, Zur Frage von Verantwortung und Schuld. Regensburg: Pustet

Schöch H (1998b). Das Gesetz zur Bekämpfung von Sexualdelikten und anderen gefährlichen Straftaten vom 26.1.1998. Neue Juristische Wochenschrift; 18: 1257–1262

Schöch H (1998c). Individualprognose und präventive Konsequenzen. In: Rössner D, Jehle JM, Hrsg. Kriminalität, Prävention und Kontrolle. Kriminalistik Verlag; 223–241

Schöch H (1998d). Kriminologische Grenzen der Entlassungsprognose. In: Albrecht HJ, Dünkel F, Kerner HJ, Kürzinger J, Schöch H, Sessar K, Villmow B, Hrsg. Internationale Perspektiven in Kriminologie und Strafrecht. Festschrift für Günther Kaiser zum 70. Geburtstag. Berlin: Duncker und Humblot; 1239–1266

Schöch H (2003). Schweige- und Offenbarungspflicht für Therapeuten im Maßregelvollzug. In: Amelung K, Beulke W, Lilie H, Rosenau H, Rüping H, Wolfslast G, Hrsg. Strafrecht, Biorecht, Rechtsphilosophie. Heidelberg: C. F. Müller Verlag; 437–447

Schöch H (2004). Juristische Aspekte des Maßregelvollzugs. In: Venzlaff U, Foerster K, Hrsg. Psychiatrische Begutachtung. 4. Aufl. München, Jena: Urban und Fischer

Schöch H (2005a). Die Verantwortlichkeit des Klinikpersonals aus strafrechtlicher Sicht. In: Wolfslast G, Schmidt W, Hrsg. Suizid und Suizidversuch, Ethische und rechtliche Herausforderung im klinischen Alltag. München: Beck; 163–180

Schöch H (2005 b). Zum Verhältnis von Psychiatrie und Strafrecht aus juristischer Sicht. Nervenarzt; 76: 1382–1388

Schöch H (1991). Kriminologische und sanktionsrechtliche Aspekte der Alkoholdelinquenz. NStZ; 11: 11–17

Schöch H (1999). Offene Fragen zur Begrenzung lebensverlängernder Maßnahmen. In: Weigend T, Küpper G, Hrsg. Festschrift für Hans Joachim Hirsch zum 70. Geburtstag. Berlin, New York: de Gruyter; 693–712

Schöch H (2005). Probleme der Fahrsicherheit und Fahreignung bei Substitutionspatienten. Blutalkohol; 42: 354–366

Schöch H (2010). Verhandlungsfähigkeit, Vernehmungsfähigkeit, Haftfähigkeit. In: Kröber H-L, Dölling D, Leygraf N, Saß H, Hrsg. Handbuch der Forensischen Psychiatrie. Band 2. Heidelberg: Steinkopf Verlag: 601–622

Schorsch E, Becker N (1977). Angst, Lust, Zerstörung. Sadismus als soziales und kriminelles Handeln. Zur Psychodynamik sexueller Tötungen. Reinbek: Rowohlt

Schorsch E, Pfäfflin F (1994). Die sexuellen Deviationen und sexuell motivierte Straftaten. In: Venzlaff U, Foerster K, Hrsg. Psychiatrische Begutachtung. 2. Aufl. Stuttgart, Jena, New York: Gustav Fischer; 323–368

Schorsch E (1971). Sexualstraftäter. Stuttgart: Enke

Schorsch E (1982). Relapses after therapeutic treatment of prisoners. Int. J. Law and Psychiatry; 5: 219–223

Schorsch E (1983). Psychotherapeutische Aspekte bei der forensischen Begutachtung. Psychiatrische Praxis; 10: 143–146

Schorsch E (1986). Die juristische Bewertung sexueller Tötungen. Beitr. Sexualforsch.; 62: 117–126.

Schrader H, Obelieniene D, Bovin G et.al. (1996). Natural evolution of the late whiplash syndrome outside the medico-legal context. Lancet; 347: 1207–1211

Schramm E (2005). Keine Unterbringung in einer Entziehungsanstalt bei „Spielsucht" – Anmerkungen zu einem BGH-Urteil vom 25.11.04. JZ; 8: 416–420

Schreiber HL (1981). Bedeutung und Auswirkungen der neugefaßten Bestimmungen über die Schuldfähigkeit. Neue Zeitschrift für Strafrecht; 2: 46–51

Schreiber HL (1985). Zur Rolle des psychiatrisch-psychologischen Sachverständigen im Strafverfahren. In: Festschrift für Rudolf Wassermann. Neuwied und Darmstadt: Luchterhand; 1077 ff

Schreiber HL (1999). Der Sachverständige im Verfahren und in der Verhandlung. In: Venzlaff U, Foerster K, Hrsg. Psychiatrische Begutachtung. München, Jena: Urban und Fischer; 55–66

Schreiber HL (2000). Rechtliche Grundlagen der psychiatrischen Begutachtung. In: Venzlaff U, Foerster K, Hrsg. Psychiatrische Begutachtung. München, Jena: Urban und Fischer; 1–54

Schreiber HL, Rosenau H (2009). Rechtliche Grundlagen der psychiatrischen Begutachtung. In: Foerster K, Dreßing H, Hrsg. Psychiatrische Begutachtung: Ein praktisches Handbuch für Ärzte und Juristen. 5. Aufl. München, Jena: Urban und Fischer; 78–152

Schroer J, Trautmann K, Dern H, Baurmann MC, Puschel K (2003). The significance of medico-legal findings for behavioural analysis in unsolved homicide cases. Leg Med; 5 (Suppl. 1): S243–S246

Schubarth M (1999). Zur Rationalität des Inzestverbotes im Lichte der Verhaltensforschung. In: Samson E, Denker F, Frisch P, Frister H, Reiß W, Hrsg. Festschrift für Gerald Grünwald. Baden-Baden: Nomos-Verlagsgesellschaft; 641–656

Schuckit MA (1987). Biology of risk for alcoholism. In: Meltzer HY, ed. Psychopharmacology: The third Generation of Progress. New York: Raven Press; 1527–1532

Schuckit MA (2004). Alcohol-related disorders. In: Sadock BJ, Sadock VA, Hrsg. Kaplan u. Sadock. Comprehensive Textbook of Psychiatry. 8. Aufl. Band 2. Baltimore, London: Lippincott, Williams u. Wilkins; 1168–1188

Schuknecht P (2002). Verminderte Erwerbsfähigkeit – Hinweise zur Praxis der Begutachtung. Der Medizinische Sachverständige; 98: 80

Schüler-Springorum H, Nedopil N (1995). Suizid oder Von der Freiheit zu sterben – Ein medizinisch-juristisches Dilemma. In: Pohlmeier H, Schöch H, Venzlaff U, Hrsg. Suicid zwischen Medizin und Recht. Stuttgart: Fischer

Schüler-Springorum H, Berner W, Cirullies B, Leygraf N, Nowara S, Pfäfflin F et al. (1996). Sexualstraftäter im Maßregelvollzug – Grundfragen ihrer therapeutischen Behandlung und der Sicherheit der Allgemeinheit – Gutachten der unabhängigen Expertenkommission. Monatsschrift für Kriminologie und Strafrechtsreform; 79: 147–201

Schüler-Springorum H (1983 a). Die „zweite Spur" im Kriminalrecht: Zur Struktur und Gestaltung strafrechtlicher Maßregeln. Keio Law Review; Special Issue (4): 125–137

Schüler-Springorum H (1983 b). Diskussionsbemerkung. Monatsschrift für Kriminologie und Strafrechtsreform; 66: 363

Schüler-Springorum H (1988). Rechtswissenschaften. In: Remschmidt H, Schmidt MH, Hrsg. Kinder- und Jugendpsychiatrie in Klinik und Praxis. Grundprobleme, Pathogenese, Diagnostik, Therapie. Band 1. Stuttgart, New York: Thieme; 107–117

Schüler-Springorum H (1998 a). Rechtliche Konsequenzen bei gefährlichen Tätern? Überlegungen zu einer Maßregelreform. Recht und Psychiatrie; 16: 25–32

Schüler-Springorum H (1998 b). Verminderte Einsichtsfähigkeit genügt nicht. In: Schwind H-D, Kube E, Kühne H-H, Holyst B, Miyazawa K, Szabo D, Hrsg. Festschrift für Hans Joachim Schneider. Berlin, New York: Walter de Gruyter; 927–941

Schulte RM (1992). Begutachtung der Verhandlungs- und Haftfähigkeit. MedSach; 88: 109–113

Schulte R-M (1999). Sozialmedizinische Leistungsbeurteilung chronischer Schmerzsyndrome. Der medizinische Sachverständige; 95: 52–56

Schumacher W (1991). Zur Anthropologie der Sucht. Extracta Psychiatrica; 5: 26–31

Schumann V (1987). Psychisch kranke Rechtsbrecher. Stuttgart: Enke

Schumann V (1993). Maßstäbe und Grundsätze für die Personalausstattung von Forensisch-Psychiatrischen Kliniken. Recht und Psychiatrie; 11: 11–17

Schuntermann MF (2003). Die Bedeutung der Internationalen Klassifikation der Funktionsfähigkeit, Behinderung und Gesundheit (ICF) für die Rehabilitation. Der medizinische Sachverständige; 99: 94–97

Schwartz SM, Gramling SE, Kerr KL, Morin C (1998). Evaluation of intellect and deficit specific information on the ability to fake memory deficits. International Journal of Law and Psychiatry; 21: 261–272

Schwill F, Schreiber HL (2004). Das Akteneinsichtsrecht der Aufsichtsbehörde im Maßregelvollzug. Recht und Psychiatrie; 22 (3): 151–159

Scott PD (1973). Parents who kill their children. Medicine, Science and the Law; 13: 197–206

Scott S (2004). Childhood antecedents of juvenile delinquency. In: Bailey S, Dolan M, eds. Adolescent Forensic Psychiatry. London: Arnold; 97–112

Literaturverzeichnis

Sczesny S, Krauel K (1996). Ergebnisse psychologischer Forschung zu Vergewaltigung und ihre Implikationen für Gerichtsverfahren. Monatsschrift für Kriminologie und Strafrechtsreform; 79: 338–355

Seger W (1998). Begutachtungsmängel und ihre Quellen – aus der Sicht eines Medizinischen Dienstes der Krankenversicherung. Der medizinische Sachverständige; 94: 44–48

Seifert D, Leygraf N (1999). Drogenabhängige Straftäter im Maßregelvollzug. Nervenarzt; 70: 450–456

Seifert D, Bolten S, Möller-Mussavi S (2003a). Gescheiterte Wiedereingliederung nach Behandlung im Maßregelvollzug (§ 63 StGB) oder Wie lassen sich Rückfälle verhindern? Monatsschrift für Kriminologie und Strafrechtsreform; 86: 127–137

Seifert D, Leygraf N (1997). Die Entwicklung des psychiatrischen Maßregelvollzugs (§ 63 StGB) in Nordrhein-Westfalen. Psychiatrische Praxis; 24: 237–244

Seifert D, Schiffer B, Leygraf N (2003b). Plädoyer für die forensische Nachsorge – Ergebnisse einer Evaluation forensischer Ambulanzen im Rheinland. Psychiatrische Praxis; 30: 235–241

Seifert D, Schiffer B, Bode G, Schmidt-Quernheim F (2005). Forensische Nachsorge – unverzichtbar, wenn es um die Entlassung eines psychisch kranken Rechtsbrechers geht. Neue Zeitschrift für Strafrecht; 25(3): 125–126

Seifert D (2009). Unterbringung im Maßregelvollzug gemäß § 64 StGB. In: Foerster K, Dreßing H, Hrsg. Psychiatrische Begutachtung: Ein praktisches Handbuch für Ärzte und Juristen. 5. Aufl. München, Jena: Urban und Fischer; 470–482

Selg HU, Mees D, Berg B (1988). Psychologie der Aggressivität. Göttingen: Hogrefe

Seliger M, Kröber H-L (2008). Wurden schizophrene Maßregelpatienten zuvor in der Allgemeinpsychiatrie unzureichend behandelt? Forensische Psychiatrie, Psychologie, Kriminologie; 2: 120–127

Sessar K (1979). Über die verschiedenen Aussichten, Opfer einer gewaltsamen Tötung zu werden. In: Kirchhoff GF, Sessar K, Hrsg. Verbrechensopfer. Ein Reader zur Viktimologie. Bochum: Studienverlag Brockmeyer; 301–320

Sevecke K, Krischer MK, Döpfner M, Lehmkuhl G (2005). Das Psychopathy-Konzept und seine psychometrische Erfassung im Kindes-, Jugend- und Erwachsenenalter. Fortschritte der Neurologie und Psychiatrie; 73: 392–400

Shalev AY, Bonne O, Eth S (1996). Treatment of posttraumatic stress disorder: a review. Psychosomatic Medicine; 58: 165–182

Shapiro F (1998). EMDR: Grundlagen und Praxis, Handbuch zur Behandlung traumatisierter Patienten. Paderborn.

Shaw J (2002). Needs assessment for mentally disordered offenders is different. The Journal of Forensic Psychiatry; 13: 14–17

Sheard MH (1978). The effect of lithium and other ions on aggressive behavior. Mod. Probl. Pharmacopsych.; 13: 53–68

Sherman JJ (1998). Effects of psychotherapeutic treatments for PTSD: a meta analysis of controlled trials. Journal of Traumatic Stress; 11: 413–435

Shoal GD, Giancola PR, Kirillova GP (2003). Salivary cortisol, personality, and aggressive behavior in adolescent boys: a 5-year longitudinal study. J Am Acad Child Adolesc Psychiatry; 42(9): 1101–1107

Short J (2004). Women. Criminal Behaviour and Mental Health; 14: S48–S50

Siegel E, Watson S (1990). Sudden death caused by inhalation of butane and propane. New England Journal of Medicine; 323: 1638

Siever LJ (2008a). Neurobiology of aggression and violence. The American Journal of Psychiatry; 165: 429–442

Siever LJ (2008b). Reviews and Overviews. Neurobiology of aggression and violence. American Journal of Psychiatry; 165: 429–442

Sigusch V (1997). Transsexualismus. Nervenarzt; 68: 870–877

Sjöstedt G, Grann M (2002). Risk assessment: What is being predicted by actuarial prediction instruments? International Journal of Forensic Mental Health; 1: 179–183

Skeem JL, Mulvey EP, Lidz C, Gardner W, Schubert C (2002). Identifying psychiatric patients at risk for repeated involvement in violence: The next step toward intensive community treatment programs. International Journal of Forensic Mental Health; 1: 155–170

Skeem J, Encandela J, Louden J (2003). Perspectives on probation and mandated mental health treatment in specialized and traditional probation departments. Behavioral Sciences u. The Law; 21: 429–458

Skilling TA, Harris GT, Rice ME, Quinsey VL (2002). Identifying persistently antisocial offenders using the Hare Psychopathy Checklist and DSM Antisocial Personality Disorder Criteria. Psychological Assessment; 14: 27–38

Skogan WG, Davis RC, Lurigio A (1991). The impact of victim servic programs. In: Kaiser G, Kury H, Albrecht HJ, Hrsg. Victims and the Criminal Justice System. Freiburg: Max Planck Institut für Ausländisches und Internationales Recht; 98–115

Skondras M, Markanios M, Botsis A, Bistolaki E, Christodoulou G (2004). Platelet monoamine oxidase activity and psychometric correlates in male violent offenders imprisoned for homocide or other violent acts. Eur Arch Psychiatr Clin Neurosci; 254: 380–386

Slovenko R (1997). Evidential value of therapist versus forensic expert testimony. The Journal of Psychiatry and Law; 5–31

Slovenko R (1999). The production of multiple personality. The Journal of Psychiatry and Law; spring: 215–253

Smith AD (2000). Motivation and psychosis in schizophrenic men who sexually assault women. Journal of Forensic Psychiatry; 11: 62–73

Smolka M, Klimitz H, Scheuring B, Fähndrich E (1997). Zwangsmaßnahmen in der Psychiatrie aus Sicht der Patienten. Nervenarzt; 68: 888–895

Somander L (1991). Psykiskt storda fangar. Rapport fra Kriminalvarden; 2

Sommer M, Sodian B, Dohnel K, Schwerdtner J, Meinhardt J, Hajak G (2010). In psychopathic patients emotion attribution modulates activity in outcome-related brain areas. Psychiatry Res; 182(2): 88–95

Soothill K, Ackerley E, Francis B (2004). The criminal careers of arsonists. Med Sci Law; 44(1): 27–40

Soothill K (1990). Arson. In: Bluglass R, Bowden P, Hrsg. Principles and Practice of Forensic Psychiatry. Melbourne, New York: Churchill Livingstone; 779–786

Sosowsky L (1986). Crime and the Mentally Ill. Am J Psychiatry; 143: 276–277

Soyka D (1988). Rentenbegehren und Rentenneurose: Definition Strategie in der Begutachtung. In: Neuroorthopädie. Band 4. Berlin: Springer

Soyka M, Nedopil N (1995). Mögliche Fehlerquellen bei der Begutachtung Transsexueller. Sexuologie; 1: 46–50

Soyka M, Immler B, Sand P (1993). Alkohol- und Drogenmißbrauch als Risikofaktoren für Gewalttaten und Delinquenz Schizophrener. Psychiatrische Praxis; 20: 172–175

Soyka M, Morhart-Klute V, Heinz S (2004a). Delinquenz und Gewalttätigkeit bei Schizophrenen. Nervenheilkunde; 23: 165–170

Soyka M, Morhart-Klute V, Schoech H (2004b). Delinquency and criminal offenses in former schizophrenic in patients 7–12 years following discharge. Eur Arch Psychiatry Clin Neurosci; 254: 289–294

Soyka M (1995). Die Alkoholkrankheit, Diagnostik und Therapie. Weinheim: Chapman u. Hull

Soyka M (1999). Alkoholabhängigkeit. Berlin, Heidelberg, New York: Springer

Soyka M (2000). Substance misuse, psychiatric disorder and violent and disturbed behaviour. The British Journal of Psychiatry; 176: 345–350

Soyka M (2003a). Drogen- und Medikamentenabhängigkeit. In: Möller H-J, Laux G, Kapfhammer H-P, Hrsg. Psychiatrie und Psychotherapie. 2. Aufl. Berlin, Heidelberg, New York, Barcelona, Hongkong, London, Mailand, Paris, Singapur, Tokyo: Springer; 1005–1047

Soyka M (2003b). Störungen durch Alkohol. In: Möller H-J, Laux G, Kapfhammer H-P, Hrsg. Psychiatrie und Psychotherapie. 2. Aufl. Berlin, Heidelberg, New York, Barcelona, Hongkong, London, Mailand, Paris, Singapur, Tokyo: Springer

Spann W (1979). Erkrankungen – Risikofaktoren im Straßenverkehr. Münch. Med. Wochenschr.; 121: 1309–1310

Specht F (1999). Begutachtung bei Beeinträchtigungen der geistigen Fähigkeiten im Kindes-, Jugend- und Erwachsenenalter. In: Venzlaff U, Foerster K, Hrsg. Psychiatrische Begutachtung. 3. Aufl. München, Jena: Urban und Fischer; 212–291

Specht F (1994). Angeborene und früherworbene Beeinträchtigungen der geistigen Entwicklung. In: Venzlaff U, Foerster K, Hrsg. Psychiatrische Begutachtung. 2. Aufl. Stuttgart, Jena, New York: Gustav Fischer; 257–283

Spengler A, Koller M, Dreßing H, Saliz H-J (2005). Zwangseinweisungen – bundesweite Basisdaten und Trends. Der Nervenarzt; 76(3): 363–369

Spiel W (1976). Therapie in der Kinder- und Jugendpsychiatrie. Stuttgart, New York: Thieme

Spinelli M (2001). A systematic investigation of 16 cases of neonaticide. American Journal of Psychiatry; 158: 811–813

Spitz R (1946). Anaclintic depression. Psychoanal. Stud. Child; 2: 313–342

Spitzberg BH (2003). Reclaiming control in stalking cases. J Psychosoc Nurs Ment Health Serv; 41(8): 38–45

Spitzer RL, Williams JB (1985). Structured clinical interview for DSM-III personality disorders (SCID-II). New York State Psychiatr. Inst: Biometrics Res. Dep.

Spitzer R, Endicott LJ, Fleiss L (1967). Instruments and recording forms for evaluating psychiatric status and histor. Comprehens. Psychiat.; 8: 321–343

Sreenivasan S, Kirkish P, Eth S, Mintz J, Hwang S, Gorp Wv et al (1997). Predictors of recidivistic violence in criminally insane and civilly committed psychiatric inpatients. International Journal of Law and Psychiatry; 20: 279–291

Staak M, Schewe G (1971). Die Beurteilung der strafrechtlichen Verantwortlichkeit als medizinisch-juristisches Grenzproblem. Der medizinische Sachverständige; 67: 61–65

Stadtland C, Gündel H, Schütt S, Nedopil N (2003). Kriterien zur Beurteilung der quantitativen Leistungseinschränkung bei der Begutachtung funktioneller körperlicher Störungen. Versicherungsmedizin; 55: 111–117

Stadtland C, Heiden M, Nedopil N (2004). Rechtliche und ethische Aspekte bei der EKT-Behandlung. In: Baghai T, Frey R, Kasper S, Möller HJ, Hrsg. Elektrokonvulsionstherapie. Wien, New York: 170–180

Stadtland C, Hollweg M, Dietl J, Reich U, Nedopil N (2004b). Langzeitverläufe von Sexualstraftätern. Monatsschrift für Kriminologie und Strafrechtsreform; 87(5): 393–400.

Stadtland C, Kleindienst N, Kröner C, Eidt M, Nedopil N (2005). Risk assessment and prediction of violent and sexual recidivism in sex offenders. International Journal of Forensic Mental Health; 4 (1): 89–97

Stadtland C, Nedopil N (2003). Alkohol und Drogen als Risikofaktoren für kriminelle Rückfälle. Fortschritte der Neurologie Psychiatrie; 71: 654–660

Stadtland C, Nedopil N (2004). Vergleichende Anwendung heutiger Prognoseinstrumente zur Vorhersage krimineller Rückfälle bei psychiatrisch begutachteten Probanden. Monatszeitschrift für Kriminologie und Strafrechtsreform; 87: 77–85

Stadtland C, Nedopil N (2005a). Ergebnisse des Münchner Prognoseprojekts. In: Nedopil N, Hrsg. Prognosen in der forensischen Psychiatrie – ein Handbuch für die Praxis. Lengerich: Pabst Science Publisher; 150–163

Stadtland C, Nedopil N (2005b). Psychiatrische Erkrankungen und die Prognose krimineller Rückfälligkeit. Nervenarzt; 76(11): 1402–1411

Stadtland C, Schütt S, Nedopil N, Gündel H (2004c). Klinische Prädiktoren für die Vorhersage einer späteren Berentung bei Probanden mit somatoformen Symptomen: Erste Ergebnisse einer katamnestischen Untersuchung. Medizinischer Sachverständiger; 100: 123–128

Stadtland C, Schütt S, Nedopil N, Gündel H (2004d). Somatoforme Störungen und Frühberentung – eine empirische Evaluation der Begutachtungspraxis und Risikofaktoren. Nervenheilkunde; 23: 567–571

Stadtland C, Groß G, Seitz N, Nedopil N (2007a). Einfluß von Olanzapin auf Zwischenfälle im Maßregelvollzug. Journal für Neurologie Neurochirurgie und Psychiatrie; 8(2): 36–40

Stadtland C, Hollweg M, Kleindienst N, Dietl J, Reich U, Nedopil N (2006). Rückfallprognosen bei Sexualstraftätern – Vergleich der prädiktiven Validität von Prognoseinstrumenten. Der Nervenarzt; 77(5): 587–595

Stadtland C, Seidelmann S, Wandl U (2007b). Schadensminderungs- bzw. Mitwirkungspflichten von Anspruchstellern. Versicherungsmedizin; 59(1): 26–36

Stalenheim EG (2004). Long-term validity of biological markers of psychopathy and criminal recidivism: follow-up 6–8 years after forensic psychiatric investigation. Psychiatr Res; 121: 281–291

Stanton J, Simpson A (2002). Filicide: A review. International Journal of Law and Psychiatry; 25: 1–14

Stärk C (1999). Das Fibromyalgiesyndrom – eine Störung aus dem affektiven Formenkreis. Der medizinische Sachverständige; 95: 134–136

Stärk C (2001). Begutachtung von alkoholauffälligen Kraftfahrern – das Problem der „stabilen Abstinenz". Der medizinische Sachverständige; 97(6): 232–234

Staudinger JV, Baumann W (2003). Kommentar zum BGB. Berlin: Sellier-de Gruyter

Steadman HJ, Mulvey EP, Robbins PC, Appelbaum PS, Grisso T, Roth LH et al. (1998). Violence by people discharged from acute psychiatric inpatient facilities and by others in the same neighborhoods. Archives of General Psychiatry; 33: 393–401

Steadman HJ, Silver E, Monahan J, Appelbaum PS, Robbins PC, Mulvey EP et al. (2000). A classification tree approach to the development of actuarial violence risk assessment tools. Law and Human Behavior; 24: 83–100

Literaturverzeichnis

Steadman HJ, Vanderwyst V, Ribner S (1978). Comparing arrest rates of mental patients and criminal offenders. Am. J. Psychiatry; 135: 1218–1220

Steadman HJ (1973). Follow-up on Baxstrom patients returned to hospitals for the criminal insane. Am. J. Psychiatry; 130: 317–319

Steadman HJ (1983). Predicting dangerousness among the mentally ill – Art, magic and science. Int. J. Law and Psychiatry; 6: 381–390

Steck P, Möhle B, Sautner A, Schmid U (2002). Partnertötung durch Frauen. Monatsschrift für Kriminologie und Strafrechtsreform; 85(5): 341–348

Steele J, Darjee R, Lindsay DGT (2003). Substance dependence and schizophrenia in patients with dangerous, violent and criminal propensities: a comparison of co-morbid and non-co-morbid patients in a high-security setting. The Journal of Forensic Psychiatry and Psycholoy; 14: 569–584

Steigleder E (1968). Mörder und Totschläger. Stuttgart: Enke

Steinböck H, Groß G, Nedopil N, Stübner S, Tiltscher E, Von Vopelius G et al. (2004). Ambulante Betreuung forensischer Patienten – vom Modell zur Institution. Recht u. Psychiatrie; 22(4): 199–207

Steinböck H (1997). Das Problem schwerer Gewalttaten und deren Prognostizierbarkeit. Recht und Psychiatrie; 15: 67–77

Steinböck H (1999a). Tendenzen der Einweisungspraxis von Sexualstraftätern im Maßregelvollzug des Bezirkskrankenhauses Haar. Sexuologie; 6: 106–118

Steinböck H (1999b). Veränderungen der forensisch-psychiatrischen Versorgung in Oberbayern. Recht und Psychiatrie; 19: 16–27

Steinert T, Gebhardt R (1998). Wer ist gefährlich? Probleme oder Validität und Reliabilität bei der Erfassung und Dokumentation von fremdaggressivem Verhalten. Psychiatrische Praxis; 25: 221–226

Steinert T, Hinüber W, Arenz, D, Röttgers HR, Biller N, Gebhardt RP (2001). Ethische Konflikte bei der Zwangsbehandlung schizophrener Patienten. Nervenarzt; 72: 700–708

Steinert T, Vogel W, Beck M, Kehlmann S (1991). Aggressionen psychiatrischer Patienten in der Klinik. Eine 1-Jahres-Studie an vier psychiatrischen Landeskrankenhäusern. Psychiatr. Prax.; 18: 155–161

Steinert T (2002). Gewalttätiges Verhalten von Patienten in Institutionen. Vorhersagen und ihre Grenzen. Psychiatrische Praxis; 29: 61–67

Steinert T, Bergk J (2008). Aggressives und gewalttätiges Verhalten. Der Nervenarzt; 79: 359–368

Steinhausen H-C (1988). Psychische Störungen bei Kindern und Jugendlichen. München, Wien, Baltimore: Urban & Schwarzenberg

Steller M, Köhnken G (1989). Criteria-based statement analysis. Credibility assessment of childrens' statements in sexual abuse cases. In: Raskin CD, ed. Psychological Methods for investigation and evidence. New York, Berlin: Springer; 217–245

Steller M, Volbert R (1997). Glaubwürdigkeitsbegutachtung. In: Steller M, Volbert R, Hrsg. Psychologie im Strafverfahren. Bern, Göttingen, Toronto, Seattle: Huber; 12–39

Steller M (1986). Quantifizierung von Affektmerkmalen. Vortrag beim Interdisziplinären Symposium, Gießen

Steller M (1987). Psychophysiologische Aussagebeurteilung. Göttingen, Toronto, Zürich: Hogrefe

Steller M (1998). Aussagepsychologie vor Gericht – Methodik und Probleme von Glauwürdigkeitsgutachten mit Hinweisen auf die Wormser Mißbrauchsprozesse. Recht und Psychiatrie; 16: 11–18

Steller M (1999). Forensische Aussagepsychologie. In: Egg R, Hrsg. Sexueller Missbrauch von Kindern. Band 27. Kriminologie und Praxis. Schriftenreihe der Kriminologischen Zentralstelle. Wiesbaden: 241–258

Steller M (1997). Kinderschutz durch Forensische Aussagepsychologie. Monatsschrift für Kriminologie und Strafrechtsreform; 80: 274–282

Steller M (2010). Gegenstandsbereiche und Methodik der psychologischen Begutachtung In: Kröber H-L, Dölling D, Leygraf N, Saß H, Hrsg. Handbuch der Forensischen Psychiatrie. Band 2. Heidelberg: Steinkopf Verlag: 185–210

Stengel E (1959). Classification of mental disorders. Vol. 21. Bulletin of the World Health Organization.

Stern J, Murphy M, Bass C (1993). Personality disorders in patients with somatisation disorder. A controlled study. British Jounal of Psychiatry; 163: 785–789

Steury EH, Choinski M (1995). "Normal" crimes and mental disorder: a two-group comparison of deadly and dangerous felonies. International Journal of Law and Psychiatry; 18(2): 183–207

Stevens A, Foerster K (2002). Psychiatrische Begutachtung der Folgen kindlichen Missbrauchs nach dem Opferentschädigungsgesetz. Der Medizinische Sachverständige; 98: 172–177

Stevens A, Foerster K (1999). Schizophrene Psychose, Wehrdienst, Lebensereignisse und die „Kannversorgung". Der medizinische Sachverständige; 95: 145–149

Stieglitz RD, Baumann U (1993). Psychodiagnostik psychischer Störungen. Stuttgart: Enke

Stoffels H, Ernst C (2002). Erinnerung und Pseudoerinnerung. Nervenarzt; 73: 445–451

Stoll M (1997). Ärztliche Gefälligkeitsbescheinigungen. Der medizinische Sachverständige; 93: 159–161

Stompe T, Schanda H, Hrsg. (2010). Der freie Wille und die Schuldfähigkeit. Berlin: Medizinisch wissenschaftliche Verlagsgesellschaft

Stompe T, Schanda H, Hrsg. (2011). Delinquente Jugendliche und forensische Psychiatrie – Epidemiologie, Bedingungsfaktoren, Therapie. Wiener Schriftenreihe für forensische Psychiatrie. Berlin: Medizinische Wissenschaftliche Verlagsgesellschaft

Stone AA (1984). The ethics of forensic psychiatry. A view from the ivory tower. In: Stone AA, ed. Law, Psychiatry, and Morality. Washington, D.C.: American Psychiatric Press; 57–76

Stone MH (1990). The Fate of Borderline Patients: Successful outcome and Psychiatric Practice. New York: The Guilford Press

Stone MH (1998). The personalities of murderers: The importance of psychopathy and sadism. In: Skodol AE, ed. Psychopathology and Violent Crime. Washington, D.C., London: American Psychiatric Press; 29–52

Stoppe G, Lichtenwimmer A (2005). Die Feststellung der Geschäfts- und Testierfähigkeit beim alten Menschen durch den Notar – ein interdisziplinärer Vorschlag. Deutsche Notarzeitung; 105: 806–813

Storr A (1990). Sadomasochism. In: Bluglass R, Bowden P, Hrsg. Principles and Practice of Forensic Psychiatry. Melbourne, New York: Churchill Livingstone

Storr S (2002). Der rechtliche Rahmen für die Entscheidung zum Therapieabbruch. Medizinrecht; 20: 436–441

Strand S, Belfrage H (2005). Gender differences in psychopathy in a Swedish Offender Sample. Behavioral Sciences And The Law; 23: 837–850

Stransky E (1950). Das Initialdelikt. Archiv für Psychiatrie und Nervenkrankheiten; 185: 395–413

Strasburger LH, Gutheil TG, Brodsky A (1997). On wearing two hats: Role conflict in serving both psychotherapist and expert witness. American Journal of Psychiatry; 154: 448–456

Strätling M, Lipp V, May AT, Kutzer K, Glogner P, Schlaudraff U et al (2003). Passive und indirekte Sterbehilfe – Eine praxisorientierte Analyse des Regelungsbedarfs gesetzlicher Rahmenbedingungen in Deutschland. Medizinrecht; 21: 483–490

Strauss MA (1985). Family training in crime and violence. In: Lincoln AJ, Strauss MA, Hrsg. Crime and the Family. Springfield: Thomas

Streeck-Fischer A, Schrader-Mosbach H (2003). Über Folgen von körperlichen und sexuellen Traumatisierungen in der Entwicklung. Der medizinische Sachverständige; 99: 186–192

Streng E (2004). „Komorbidität", Schuld(un)fähigkeit und Maßregelanordnung. Strafverteidiger; 24(11): 614–620

Streng F (1995a). Psychowissenschaftler und Strafjuristen – Verständigungsebenen und Kompetenzkonflikte bei der Schuldfähigkeitsentscheidung. I. Neue Zeitschrift für Strafrecht; 15(1): 12–16

Streng F (1995b). Psychowissenschaftler und Strafjuristen – Verständigungsebenen und Kompetenzkonflikte bei der Schuldfähigkeitsentscheidung. II. Neue Zeitschrift für Strafrecht; 15(4): 161–165

Streng F (2008). Der Einfluss von Alkohol und Drogen auf Tatbestandserfüllung, Schuldfähigkeit und Strafe. In: Strafrechtswissenschaften Theorie und Praxis. Festschrift für Anna Benakis: 594–620

Strnad J, Grosjean S, Schüpbach B, Bahro M (1999). Suizide in der stationären Psychiatrie unter Beihilfe einer Sterbehilfevereinigung. Nervenarzt; 70: 645–649

Strunk P (1989). Formenkreis der endogenen Psychosen. In: Egger Ch, Lempp R, Nissen G. Kinder- und Jugendpsychiatrie. Heidelberg: Springer

Stuart H (2003). Violence and mental illness: an overview. World Psychiatry; 2: 121–124

Stübner S, Nedopil N (2004). Ambulante Sicherungsnachsorge des Bayerischen Staatsministeriums für Arbeit und Sozialordnung, Familien und Frauen. In: Egg R, Hrsg. Ambulante Nachsorge nach Straf- und Maßregelvollzug. Band 44. Wiesbaden: Kriminologische Zentralstelle e.V.; 143–168

Stübner S, Nedopil N (2005). Empirische Daten zu Zwischenfallsanalysen und Lockerungsprognosen. In: Nedopil N, Hrsg. Prognosen in der forensischen Psychiatrie – ein Handbuch für die Praxis. Lengerich: Pabst Science Publisher; 163–185

Stübner S, Groß G, Nedopil N, Steinböck H (2003). Adverse incidents during hospitalisation of mentally ill offenders. Miami Beach, Florida: Paper presented at the 3rd Annual IAFMHS Conference

Stübner S, Schöch H, Weber J, Nedopil N (2006). Folie à deux et suicide à deux in forensischem Kontext. Monatsschrift für Kriminologie und Strafrechtsreform: 89

Studer LH, Clelland SR, Aylwin AS, Reddon JR, Monro A (2000). Rethinking risk assessment for incest offenders. International Journal of Law and Psychiatry; 23: 15–22

Studer LH, Aylwin AS, Reddon JR (2005). Testosterone, sexual offense recidivism, and treatment effect among adult male sex offenders. Sexual Abuse; 17(2): 171–181

Stueve A, Link BG (1997). Violence and psychiatric disorder: Results from an epidemiological study of young adults in Israel. Psychiatric Quarterly; 68: 327–342

Sturidsson K, Haggard-Grann U, Lotterberg M, Dernevik M, Grann M (2004). Clinicians's perceptions of which factors increase or decrease the risk of violence among forensic out-patient. International Journal of Forensic Mental Health; 3: 23–36

Suchenwirth R (2000). Begutachtung der posttraumatischen Belastungsstörung nach Verkehrsunfall-Kasuistik. Der medizinische Sachverständige; 96: 107–110

Sugarman P, Dumughn C, Saad K, Hinder S, Bluglass R (1994). Dangerousness in exhibitionists. Journal of Forensic Psychiatry; 5(2): 287–296

Sundquist K, Johannson L-M, DeMarinis V, Johannson SE, Sundquist J (2005). Posttraumatic Stress Disorder and Psychiatric Co-Morbidity: Symptoms. In: Random Sample A, Of Female Bosnian Refugees. European Psychiatry; 20(2): 158–164

Surgenor LJ (2003). Treatment coercion: Listening carefully to client and clinician experiences. International Journal of Law and Psychiatry; 26: 709–712

Süß HM (1995). Zur Wirksamkeit der Therapie bei Alkoholabhängigen: Ergebnisse einer Meta-Analyse. Psychologische Rundschau; 46: 248–266

Svrakic DM, Cloninge CR (2004). Personality disorders. In: Sadock BJ, Sadock VA, Hrsg. Kaplan u. Sadock. Comprehensive Textbook of Psychiatry. 8 Aufl. Band 2. Baltimore, London: Lippincott, Wiliams u. Wilkins

Swanson JW, Holzer CE, Ganju VK, Jono RT (1990). Violence and psychiatric disorder in the community: Evidence from the Epidemiologic Catchment Area surveys. Hospital and Community Psychiatry; 41: 761–770

Swanson JW, Swartz MS, Borum R, Hiday VA, Wagner HR, Burns BJ (2000). Involuntary out-patient commitment and reduction of violent behaviour in persons with severe mental illness. British Journal of Psychiatry; 176: 324–331

Swanson JW, Swartz MS, Hannon MJ, Elbogen EB, Wagner HR, McCauley BJ et al. (2001). Psychiatric advance directives: A Survey of persons with Schizophrenia, family members, and treatment providers. International Journal of Forensic Mental Health; 2: 73–86

Swanson JW (1994). Mental disorder, substance abuse and community violence: An epidemiological approach. In: Monahan J, Steadman HJ, Hrsg. Violence and Mental Disorder. Chicago: University of Chicago Press; 101–136

Swanson JW (2006). A national study of violent behavior in persons with schizophrenia. Archives of General Psychiatry; 63(5): 490–499

Swartz MS, Swanson JW, Van Dorn RA, Elbogen EB, Shumway M (2006). Patient preferences for psychiatric advance directives. International Journal of Forensic Mental Health; 5(1): 67–81

Tändler P, Schröter F (2003). Besonderheiten der gutachterlichen Beurteilung für die private Unfallversicherung. Der medizinische Sachverständige; 99: 115–121

Tardiff K (1996). Concise guide to Assessment and Management of Violent Patients. 2. Aufl. Washington: American Psychiatric Press

Tarsh MJ, Royston C (1985). A follow-up study of accident neurosis. Brit. J. Psychiatry; 146: 131–133

Tarter RE, Kirisci L, Vanyukov M, Cornelius J, Pajer K, Shoal GD et al. (2002). Predicting adolescent violence: impact of family history, substance use, psychiatric history, and social adjustment. American Journal of Psychiatry; 159: 1541–1547

Täschner KL (2002). Rauschmittel, Drogen – Medikamente – Alkohol. 6. Aufl. Stuttgart, New York: Thieme

Tatarelli R, Mancinelli I, Taggi F Polidori G (1999). Prison suicides in Italy in 1996–1997. European Journal of Psychiatry; 14: 109–110

Taylor PJ, Leese M, Williams D, Butwell M, Daly R, Larkin E (1998). Mental disorder and violence: A special (high-security) hospital study. British Jounal of Psychiatry; 172: 218–226

Literaturverzeichnis

Taylor P, Gunn J (1984a). Violence and psychosis I – risk of violence among psychotic men. British Medical Journal; 288: 1945–1949

Taylor P, Gunn J (1984b). Violence and psychosis II – Effect of psychiatric diagnosis on conviction and sentencing of offenders. British medical Journal; 289: 2–12

Templeman TL, Stinnet RD (1991). Patterns of sexual arousal and history in a "normal" sample of young men. Archives of Sexual Behavior; 20: 137–150

Tengstrom A, Hodgins S, Kullgren G (2001). Men with schizophrenia who behave violently: the usefulness of an early versus late-start offender typology. Schizophr Bull; 27(2): 205–218

Teplin LA, McClelland GM, Abram KM, Weiner DA (2005). Crime victimization in adults with severe mental illness: comparison with the National Crime Victimization Survey. Archives of General Psychiatry; 62(8): 911–921

Teplin L, Abram KM, McClelland GM (1996). Prevalence of psychiatric disorders among incarcerated women: I. pretrial jail detainees. Archives of General Psychiatry; 43: 505–511

Teplin L (1985). The criminality of the mentally ill: A dangerous misconception. Am. J. Psychiatry; 142: 593–599

Teplin L (1994). Psychiatric and substance abuse disorders among male urban jail detainees. American Journal of Public Health; 84 (2): 290–293

Teplin LA, McClelland GM, Abram KM, Weiner DA (2005). Crime victimization in adults with severe mental illness: comparison with the National Crime Victimization Survey. Archives of General Psychiatry; 62(8): 911–921

Thapar A, Holmes J, Poulton K, Harrintgon R (1999). Genetic Basis of Attention Deficit and Hyperactivity. British Journal of Psychiatry; 174: 105–111

Thelen B, Tuchtenhagen F, Gouzoulis-Mayfrank E (1998). Folgewirkungen und Komplikationen des Konsums moderner Jugenddrogen. Psycho; 24: 410–416

Theune W (1999). Auswirkungen des normalpsychologischen (psychogenen) Affektes auf die Schuldfähigkeit sowie den Schuld- und Rechtsfolgenausspruch. Neue Zeitschrift für Strafrecht; 19: 273–280

Theune W (2004a). Die Beurteilung der Schuldfähigkeit in der Rechtsprechung des Bundesgerichtshofes. NStZ-Rechtsprechungs-Report; 9: 161–167

Theune W (2004b). Die Beurteilung der Schuldfähigkeit in der Rechtsprechung des Bundesgerichtshofes – 2. Teil. NStZ-Rechtsprechungs-Report; 9: 198–200

Theune W (1997). Auswirkungen der Drogenabhängigkeit auf die Schuldfähigkeit und die Zumessung von Strafe und Maßregeln. Neue Zeitschrift für Strafrecht; 17: 57–63

Thibaut F, Cordier B, Kuhn JM (1996). Gonadotropin hormone releasing hormone agonist in cases of severe paraphilia: A lifetime treatment? Psychoneuroendocrinology; 21: 411–419

Thibaut F, De La Barra F, Gordon H, Cosyns P, Bradford JM (2010). The World Federation of Societies of Biological Psychiatry (WFSBP) guidelines for the biological treatment of paraphilias. World J Biol Psychiatry; 11(4): 604–655

Thomson L, Davidson M, Brett C, Steele J, Darjee R (2008). Risk assessment in forensic patients with schizophrenia: The predictive validity of actual scales and symptom severity for offending and violence over 8–10 years. International Journal of Forensic Mental Health; 7(2): 173–189

Thornberry T, Jacoby J (1979). The criminally insane: A community follow-up of mentally ill offenders. Chicago: University of Chicago Press

Thorwart J (1999). Juristische und ethische Grenzen der Offenbarung von Geheimnissen: Anmerkungen zur aktuellen Gesetzgebung und zu juristischen sowie beziehungsdynamischen Aspekten der innerinstitutionellen Schweigepflicht. Recht und Psychiatrie; 19: 10–16

Tickle JJ, Heatherton TF, Wittenberg LG (2001). Can personality change? In: Livesley JW, ed. Handbook of Personality Disorders. New York, London: The Guilford Press; 242–258

Tiihonen J (1993). Criminality associated wih mental disorders and intellectual deficiency. Archives of General Psychiatry; 50: 917–918

Toch H (1992). Violent men. Washington, D.C.: American Psychological Association

Tölle R (1966). Katamnestische Untersuchungen zur Biographie abnormer Persönlichkeiten. Berlin, Heidelberg, New York: Springer

Tolmein O (1997). Der Entwurf der Richtlinien zur Sterbehilfe der Bundesärztekammer – Absage an die Rechtsprechung des Bundesgerichtshofes oder Rückzug aus der Auseinandersetzung? Medizin und Recht: 534–539

Toone B, Van der Linden G (1997). Attention deficit hyperactivity disorder or hyperkinetic disorder in adults. British Journal of Psychiatry; 170: 489–491.

Torhorst A, Wächtler C, Möller HJ (1983). Zum Problem der „Ernsthaftigkeit" von Suicidversuchen. Arch. Psychiatr. Nervenkr.; 233: 151–166

Tossmann P (2002). Verbreitung und Verlauf jugendlichen Drogenkonsums. Psycho; 28(4): 197–200

Trechsel St (1989). Schweizerisches Strafgesetzbuch. Kurzkommentar. Zürich: Schulthess

Treiman D (1986). Epilepsy and violence: medical and legal issues. Epilepsia; 27 (Suppl. 2): S77–S102

Tröndle H, Fischer T (2005). Strafgesetzbuch und Nebengesetze. München: Verlag C. H. Beck

Trott G-E, Friese H-J, Wirth S (1997). Kinder als Zeugen von Gewalttaten: Konsequenzen für die Aussagefähigkeit. In: Warnke A, Trott G-E, Remschmidt H, Hrsg. Forensische Kinder- und Jugendpsychiatrie. Bern, Göttingen, Toronto, Seattle: Hans Huber

Tsuang MT, Stone WS, Glatt SJ, Faraone SV (2004). Schizophrenia spectrum: Pathology and treatment. In: Sadock BJ, Sadock VA, Hrsg. Kaplan u. Sadock, Comprehensive Textbook of Psychiatry. Baltimore, London: Lippincott, Williams u. Wilkins; 1502–1512

Tuor P, Schnyder B (1986). Das Schweizerische Zivilgesetzbuch. 10. Aufl. Zürich: Schulthess

Tyrer P (1998). Feedback for the personality disordered. Journal of Forensic Psychiatry; 9: 1–4

Uhlenbruck W (1996). Die Altersvorsorge-Vollmacht als Alternative zum Patiententestament und zur Betreuungsverfügung. Neue Juristische Wochenschrift; 49: 1583–1585

Uhlenbruck W (2001). Brauchen wir in Deutschland ein Gesetz zur aktiven Sterbehilfe? Neue Juristische Wochenschrift; 54(38): 2770–2772

Ullrich S, Draba S, Pillmann F, Sannemüller U, Marneros A (1999). Täterpersönlichkeit und soziobiographischer Hintergrund. Monatsschrift für Kriminologie und Strafrechtsreform; 82: 291–298

Ullrich S, Marneros A (2004). Dimensions of personality disorders in offenders. Criminal Behaviour and Mental Health; 14: 202–213

Ullrich S, Paelecke M, Kahle I, Marneros A (2003). Kategoriale und dimensionale Erfassung von „psychopathy" bei deutschen Straftätern. Nervenarzt; 74: 1002–1008

Ullrich S, Coid J (2011). Protective factors for violence among released prisoners – effects over time and interactions with static risk. J Consult Clin Psychol; 79(3): 381–390

Undeutsch U (1967). Die Beurteilung der Glaubhaftigkeit von Zeugenaussagen. In: Undeutsch U, Hrsg. Handbuch der Psychologie. Band 11. Forensische Psychologie. Göttingen: Hogrefe; 26–181

Undeutsch U (1989). Exploration verheimlichter Sachverhalte auf verhaltenstheoretischer Basis. Profil; 32–85

Undeutsch U (1996). Die Untersuchung mit dem Polygraphen („Lügendetektor") – eine wissenschaftliche Methode zum Nachweis der Unschuld. Zeitschrift für das gesamte Familienrecht; 6: 329–331

Urbaniok F (2004a). Fortres. Zürich: Zytglogge Verlag

Urbaniok F (2004b). Validität von Risikokalkulationen bei Straftätern – Kritik an einer Methodischen Grundannahme und zukünftige Perspektiven. Fortschr Neurol Psychiat; 72: 260–269

Valevski A, Averbuch I, Radwan M, Gur S, Spivak B, Modai I et al. (1999). Homicide by schizophrenic patients in Israel. European Journal of Psychiatry; 14: 89–92

Valois RF, Vincent ML, McKeown RE, Garrison CZ, Kirby SD (1993). Adolescent risk behaviors and the potential for violence: a look at what's coming to campus. J. Am. Coll. Health; 41(4): 141–147

van Elst LT, Woerman FG, Lemieux L et al. (2000). Affective aggression in patients with temporal lobe epilepsy: a quantitative MRI study of the amygdala. Brain; 123: 234–243

Van Heeringen K (2001). Understanding Suicidal Behaviour. Chichester, New York, Weinheim, Brisbane, Singapore, Toronto: Wiley

Vanderlinden J, Van Dyk R, Vandereycken W, Vertommen H (1993). Dissociation and traumatic experiences in the general population in the Netherlands. Hospital and Community Psychiatry; 44: 786–788

Veit R (2010). Echtzeit-fMRT und Therapie. In: Müller JL, Hrsg. Neurobiologie forensisch relevanter Störungen. Stuttgart: Kohlhammer; 429–449

Venzlaff U, Foerster K (1999). Psychiatrische Begutachtung. 3. Aufl. München, Jena: Urban und Fischer

Venzlaff U (1985). Die forensisch psychiatrische Beurteilung affektiver Bewußtseinsstörungen. Wertungs- oder Quantifizierungsproblem. In: Schwind HD, Hrsg. Festschrift für G. Blau. Berlin, New York: De Gruyter

Venzlaff U (1987). Stellung und Funktion des Sachverständigen aus der Perspektive des Psychiaters. In: Kury H, Hrsg. Ausgewählte Fragen und Probleme forensischer Begutachtung. Köln, Berlin, Bonn, München: Heymanns; 75–84

Venzlaff U (1994a). Die schizophrenen Psychosen. In: Venzlaff U, Foerster K, Hrsg. Psychiatrische Begutachtung. Stuttgart, Jena, New York: Gustav Fischer; 167–182

Venzlaff U (1994b). Über zweiphasig ablaufende Affekttaten. In: Saß H, Hrsg. Affektdelikte. Berlin, Heidelberg, New York: Springer; 147–162

Venzlaff U (1994c). Verbesserungsmöglichkeiten für den Maßregelvollzug in rechtlicher, institutioneller und therapeutischer Hinsicht. In: Gebauer M, Jehle JM, Hrsg. Die strafrechtliche Unterbringung in einem psychiatrischen Krankenhaus. Band 13. Wiesbaden: Eigenverlag, Kriminologische Zentralstelle; 193–198

Venzlaff U (1999). Methodische und praktische Probleme der forensisch-psychiatrischen Begutachtung. In: Venzlaff U, Foerster K, Hrsg. Psychiatrische Begutachtung. München, Jena: Urban und Fischer; 67–79

Venzlaff U, Foerster K, Hrsg. (2004). Psychiatrische Begutachtung. 4. Aufl. München, Jena: Urban und Fischer

Verrel T (2001). Strafrechtliche Haftung für falsche Prognosen im Maßregelvollzug? Recht und Psychiatrie; 19(4): 182–187

Verrel T (2003). Mehr Fragen als Antworten – Besprechung einer Entscheidung des XII. Zivilsenats des BGH vom 17.3.2003 über die Erstellung lebenserhaltender Maßnahmen bei einwilligungsunfähigen Patienten. Neue Zeitschrift für Strafrecht; 23: 449–453

Verres K, Nedopil N, Yundina E (2010). Malingering and Supernormality – Only applied if the context requires it? European Association of Psychology and Law. Gothenburg, Sweden.

Virkkunen M, Goldman D, Nielsen DA, Linnoila M (1995). Low brain serotonin turnover rate (low CSF 5–HIAA) and impulsive violence. J Psychiatr Neurosci; 20(4): 271–275

Virkunnen M, Rawlings R, Tokula R, Poland RE, Guidotti A, Nemeroff C et al. (1994). CSF Biochemistries, glucose metabolism, and diurnal activity rhythms in alcoholic, violent offenders, fire setters and healthy volunteers. Archives of General Psychiatry; 51: 20–27

Virkunnen M (1979). Alcoholism and antisocial personality. Acta Psychiatrica Scandinavia; 59: 493–501

Vitale JE, Smith SS, Brinkley CA, Newman JP (2002). The reliability and validity of the psychopathy checklist-revised in a ample of female offenders. Criminal Justice and Behavior; 29: 202–231

Volavka J, Bilder R, Nolan K (2004a). Catecholamines and Aggression. The Role of COMT and MAO Polymorphisms. Ann N Y Acad Sci; 1036: 393–398

Volavka J, Czobor P, Nolan K, Sheitman B, Lindenmayer JP, Citrome L et al. (2004b). Overt aggression and psychotic symptoms in patients with schizophrenia treated with clozapine, olanzapine, risperidone, or haloperidol. J Clin Psychopharmacol; 24(2): 225–228

Volbert R (2004). Beurteilung von Aussagen über Traumata. Erinnerungen und ihre psychologische Bewertung. Bern, Göttingen, Toronto: Huber

Volbert R (1997). Suggestibilität kindlicher Zeugen: In: Steller M, Volbert R, Hrsg. Psychologie im Strafverfahren. Bern, Göttingen, Toronto, Seattle: Huber; 40–62

Volbert R (2008). Glaubhaftigkeitsbegutachtung – mehr als Merkmalsorientierte Inhaltsanalyse. Forensische Psychiatrie, Psychologie, Kriminologie; 1: 12–19

Volckart B, Grünebaum R (2009). Maßregelvollzug. 7. Aufl. Köln: Care Heymanns

Volckart B (1997). Maßregelvollzug. Neuwied, Darmstadt: Luchterhand

Volckart B (1998). Die Aussetzungsprognose nach neuem Recht. Recht und Psychiatrie; 16: 3–11

Volckart B (2000). Glaubhaftigkeitsgutachen BGH Urt. v. 30.7.99 – 1 StR 618/98 §§ 72 ff., 244 Abs. 4 StPO. Recht und Psychiatrie; 18: 30–36

Volckart B (2001). Darf die Aufsichtsbehörde die Krankenakten des Maßkrankenhauses einsehen? Recht und Psychiatrie; 19(4): 175–181

Volckart B (1998). Das Verwertungsverbot für Lügendetektortests. Recht und Psychiatrie; 16: 138–144

Volckart B (1999). Zur Bedeutung des hermeneutischen Verstehens in der Kriminalprognose. Recht u. Psychiatrie; 17: 58–64

Volk P, Hilgarth M, Lange-Joest C, Birmelin G, Boesken S, Scempff W et al. (1985). Vergewaltigungstäter. Versuch einer Typologie nach psychischen und kriminologischen Kriterien. In: Walther G, Haffner HT, Hrsg. Festschrift f. H. Leithoff. Heidelberg: Kriminalistik Verlag

Vollmann J, Kühl KP, Tilmann A, Hartung HD, Helmchen H (2004). Einwilligungsfähigkeit und neuropsychologische Einschränkungen bei dementen Patienten. Der Nervenarzt; 75: 29–35

Literaturverzeichnis

Voth EA, Schwartz RH (1997). Medicinal application of Delty-9-Tetrahydrocannabinol and Marijuana. Annals of Internal Medicine; 126: 791–798

Vreeland RG, Levin BM (1980). Psychological aspects of firesetting. In: Canter D, ed. Fires and human behavior. Chichester: Wiley; 31–46

Wächter A (2000). Psychische Gesundheitsstörungen nach sexuellen Gewalterlebnissen aus versorgungsärztlicher Sicht. Der medizinische Sachverständige; 96: 103–106

Waldmann H (1975). Stadieneinteilung und Typologie jugendlicher Drogenkonsumenten. In: Waldmann H, Zander W, Hrsg. Zur Therapie der Drogenabhängigkeit. Band 14. Göttingen: Vandenhoek und Rupprecht

Walinder J, Lundström B, Thuwe I (1978). Prognostic factors in the assessment of male transsexuals for sex reassigment. The British Journal of Psychiatry; 132: 16–20

Walker N, McCabe S (1973). Crime and Insanity in England. Vol. II. Edinburgh: Edinburgh University Press

Wallace C, Mullen PE, Burgess P, Palmer S, Ruschena D, Browne C (1998). Serious criminal offending and mental disorder: case linkage study. British Journal of Psychiatry; 172: 477–484

Wallace C, Mullen P, Burgess P (2004). Criminal offending in schizophrenia over a 25-year period marked by deinstitutionalization and increasing prevalence of comorbid substance use disorders. American Journal of Psychiatry; 161: 716–727

Walsh E, Buchanan A, Fahy T (2001). Violence and schizophrenia: Examining the evidence. British Jounal of Psychiatry; 180: 490–495

Walter J, Remschmidt H (2004). Die Vorhersage der Delinquenz im Kindes-, Jugend- und Erwachsenenalter. Monatszeitschrift für Kriminologie und Strafrechtsreform; 87(5): 331–352

Walter M, Witze IJ, Wiebking C, Gubka U, Rotte M, Schiltz K et al. (2007). Pedophilia is linked to reduced activation in hypothalamus and lateral prefrontal cortex during visual erotic stimulation. Biol Psychiatry; 62(6): 698–701

Wanke K, Täschner KL (1985). Rauschmittel, Drogen – Medikamente – Alkohol. Stuttgart: Enke

Wanke K (1987). Zur Psychologie der Sucht. In: Kisker KP, Lauter HJ, Meyer JE, Müller C, Strömgren S, Hrsg. Psychiatrie der Gegenwart. Band 3. Berlin, Heidelberg, New York, London: Springer; 19–52

Ward T, Beech AR (2006). An integrated theory of sexual offending. Aggression and Violent Behavior; 11: 44–63

Ward T, Laws RD (2010). Desistance from sex offending: Motivating change, enriching practice. International Journal of Forensic Mental Health; 9(1): 11–23

Ward T, Siegert RJ (2002). Toward a comprehensive theory of child sexual abuse: a theory knitting perspective Psychol Crime Law; 9: 319–351

Warnke K et al. (1997). Forensische Kinder- und Jugendpsychiatrie. Bern: Verlag Hans Huber

Warren JI, Burnette ML, South SC, Cauhan P, Bale R, Friend R et al. (2003). Psychopathy in women: Structural modeling and cormorbidity. International Journal of Law and Psychiatry; 26: 223–242

Warren JI, Chauhan P, Murrie DC (2005). Screening for psychopathy among incarcerated women: Psychometric properties and construct validity of the Hare P-SCAN. International Journal of Forensic Mental Health; 4(2): 175–189

Warren JI, Hurt S, Booker Loper A, Bale R, Friend R, Chauhan P (2002). Psychiatric symptoms, history of victimization, and violent behavior among incarcerated female felons: An American perspective. International Journal of Law and Psychiatry; 25: 129–149

Warren MQ (1971). Classification of offenders as an aid to efficient management and effective control. J. Criminal Law, Criminology and Police Science; 62: 239–258

Watts D, Leese M, Thomas S, Atakan Z, Wykes T (2003). The prediction of violence in acute psychiatric units. International Journal of Forensic Mental Health; 2: 173–180

Weber F (1995). Die Vorhersage von Gefährlichkeit bei Par. 63 StGB Patienten. Recht und Psychiatrie; 13: 128–138

Weber J (1987). Motivationsvielfalt beim Filizid. Monatsschrift für Kriminologie und Strafrechtsreform; 72(2): 169–175

Weber J (1992). Diagnosen und Prädeliktion der Alterstäter in der psychiatrischen Begutachtungsstatistik. In: Kreuzer A, Hürlimann M, Hrsg. Alte Menschen als Täter und Opfer. Freiburg: Lambertus; 148–157

Weber J (1993). Viktimologische Besonderheiten bei Sexualdelikten: Fälle von Chiffriertem Matrizid. Monatschrift für Kriminologie und Strafrechtsreform; 76: 33–43

Weber MM, Antonijevic IA, Bronisch T (1999). Die versorgungsrechtliche Beurteilung einer Posttraumatischen Belastungsstörung. Nervenarzt; 69: 811–814

Weber MM (1985). Prognosegutachten und Legalbewährung. Paderborn: Wilhelm Fink Verlag

Weber J (2001). Dissoziative und verwandte Störungen in der forensisch-psychiatrischen Begutachtung. Psychotherapie; 6: 136–146

Webster CD, Eaves D (1995). The HCR-20 Scheme. The Assessment of Dangerousness and Risk. Vancouver: Simon Fraser University and Forensic Psychiatric Services Commission of British Columbia. Deutsche Übersetzung: Müller-Isberner R, Gonzalez-Cabeza S. Haina: Eigenverlag

Webster CD, Müller-Isberner R, Fransson G (2002). Violence risk assessment: Using structured clinical guides professionally. International Journal Of Forensic Mental Health; 1: 185–193

Webster CD, Douglas KS, Eaves D, Hart S (1997). The HCR-20 Scheme The Assessment of Dangerousness and Risk. 2nd ed. Vancouver: Simon Fraser University and Forensic Psychiatric Services Commission of British Columbia. Deutsche Übersetzung: Müller-Isberner R, Gonzalez-Cabeza S. Haina: Eigenverlag

Webster CD, Martin M-L, Brink JH, Nicholls TL, Middleton C (2004). Short-Term Assessment of Risk and Treatability (Start). Hamilton: Forensic Psychiatric Services Commission

Wedler HC (1984). Der Suizidpatient im Allgemeinkrankenhaus. Stuttgart: Enke

Wegener HW, Steller M (1986). Psychologische Diagnostik vor Gericht. Methodische und ethische Probleme der forensisch-psychologischen Diagnostik. Zeitschr. f. Diff. u. Diagn. Psychologie; 7: 103–126

Wegener H (1981). Einführung in die forensische Psychologie. Darmstadt: Wissensch. Buchgesellschaft

Wegener H (1983). Zur Problematik der Beurteilungen von Schweregraden schuldvermindernder und schuldausschließender Störungen – Bericht über ein Symposium. Mschr.Krim.; 6: 325–327

Wegener N, Koch M (2009). Neurobiology and systems physiology of the endocannabinoid system. Pharmacopsychiatry; 42(1): 79–86

Weiss EL, Longhurst JG, Mazure CM (1999). Childhood sexual abuse as a risk factor for depression in women: Psychosocial and neurobiological correlates. American Journal of Psychiatry; 156: 816–828

Weiß H (1999). Selbstverständnis des medizinischen Sachverständigen in neuen Strukturen – aus Sicht eines Juristen. Der medizinische Sachverständige; 95: 27–29

Weithmann G, Traub H-J (2008). Die psychiatrische Vorgeschichte schizophrener Maßregelpatienten – Rahmenbedingungen der Deliktprävention durch die Allgemeinpsychiatrie. Forensische Psychiatrie, Psychologie, Kriminologie; 2: 112–119

Weizmann-Henelius G, Viemerö V, Eronen M (2004). Psychological risk markers in violent female behavior. International Journal of Forensic Mental Health; 3(2): 185–196

Wender PH (1995). Attention – deficit hyperactivity disorder in adults. New York, Oxford: Oxford University Press

Wender PH (1998). Attention deficit hyperactivity disorder in adults. Psychiatric Clinics of North America; 21: 761–774

Wendt F, Kröber H-L (2010). Alkoholrausch. In: Kröber H-L, Dölling D, Leygraf N, Saß H, Hrsg. Handbuch der Forensischen Psychiatrie. Band 2. Heidelberg: Steinkopf Verlag, 240–257

Wessels C, Winterer G (2008). Nikotin und Gehirnentwicklung. Der Nervenarzt; 79(1): 7–16

Wessely SC, Castle D, Douglas AJ, Taylor P (1994). The criminal careers of incident cases of schizophrenia. Psychological Medicine; 24: 483–502

Wessely S, Buchanan A, Reed J, Cutting J, Everitt BGP, Taylor P (1993). Acting on delusions I. prevalence. British Journal of Psychiatry; 163: 69–76

West D (2000). Paedophilia: plague or panic? Journal of Forensic Psychiatry; 11: 511–531

Wetterling T, Neubauer H, Neubauer W (1996). Testierfähigkeit von Dementen. Psychiatrische Praxis; 23: 213–218

Wetzels P (1996). Opfererleben, psychische Folgen und Hilfeersuchen – Ergebnisse der KFN-Befragung zur Nutzung von Opferhilfe. In: Pfeiffer C, Greve, Hrsg. Forschungsthema Kriminalität. Festschrift für Heinz Barth. Baden-Baden: Nomos

Widder B, Hausotter W, Marx P, Puhlmann HU, Wallesch CW (2002). Empfehlungen zur Schmerzbegutachtung. Der medizinische Sachverständige; 98(1): 27–34

Widder B (2011). Begutachtung von Schmerzen. DNP; 5: 43–51

Widder B, Dertwinkel R, Egle UT, Foerster K, Schiltenwolf M (2007). Leitlinie Begutachtung von Schmerzen. Psychotherapeut; 52: 334–346

Widiger TA (2003). Personality disorder diagnosis. World Psychiatry; 2: 131–135

Wieck HH (1956). Zur Klinik der sog. symptomatischen Psychosen. Dtsch. med. Wschr.; 81: 1345–1348

Wienberg G, Wittmann B, Hollweg T (2005). Ein Konzept für die Nachsorge von Patienten des Maßregelvollzugs nach § 64 StGB in Nordrhein-Westfalen. Recht und Psychiatrie; 23(3): 132–139

Wiesner R (1992). Schwerpunkte des neuen Kinder- und Jugendhilfegesetzes. In: Freisleder FJ, Linder M, Hrsg. Aktuelle Entwicklungen in die Kinder- und Jugendpsychiatrie. München: MMW Medizin Verlag

Wigge P (1996). Arztrechtliche Fragen des Unterbringungsrechts. Medizin und Recht: 291–299.

Wildman RWI (1997). Gambling: An Attempt at an Integration. Edmonton, Alberta: Wynne Resources

Wilkinson AP (1997). Forensic psychiatry: the making – and breaking of expert opinion testimony. The Journal of Psychiatry and Law; 51–112

Wille R, Kröhn W (1990). Der sexuelle Gewalttäter: Persönlichkeitsstruktur und Therapiemöglichkeiten. In: Müller CF, Hrsg. Gewalt an Frauen – Gewalt in der Familie. Heidelberg: Juristischer Verlag; 87–94

Wille R (1967). Tätertypen bei Unzucht mit Kindern. Dtsch. Z. f. Gerichtl. Med; 59: 134–141

Wille R (1990). Zur Therapie von sexuell Devianten. Berlin: Diesbach

Wille R, Beier KM (1989). Castration in Germany. Annals of Sex Research; 2: 103–133

Williams R (2004). A strategic approach to commissioning and delivering forensic child and adolescent mental health services. In: Bailey S, Dolan M, eds. Adolscent Forensic Psychiatry. London: Arnold; 315–335

Wilson S, Forrester A (2002). Too little, too late? The treatment of mentally incapacitated prisoners. The Journal of Forensic Psychiatry; 13: 1–8

Winckler P, Foerster P (1996). Zum Problem der „zumutbaren Willensanspannung" in der sozialmedizinischen Begutachtung. Der medizinische Sachverständige; 92: 120–124

Windgassen K, Leygraf N (1991). Pathologisches Spielen: Entstehungsbedingungen und Behandlung. Dtsch. Ärztebl.; 88: 470–474

Wing JK, Cooper JE, Sartorius N (1974). Measurement and classification of psychiatric symptoms. Cambridge: Cambridge Univ. Press

Winkel FW, Wohlfarth T, Blaauw E (2003). Police-based early detection of persistent Type A trauma symptomatology in crime victims: the validity of rapid, objective risk assessment. International Journal of Law and Psychiatry; 26: 191–205

Winkler KR (1997). Zur Rechtsprechung in Cannabis-Fällen (eine Auswertung aus dem LG-Bezirk Koblenz). Monatsschrift für Kriminologie und Strafrechtsreform; 80: 65–78

Winkler W (2005). Verbrechen und Vergehen gegen das Betäubungsmittelgesetz. Neue Zeitschrift für Strafrecht; 6: 315–319

Winslade WJ (1990). Introduction. International Journal of Law and Psychiatry; 13: 247

Witt PH (2002). Manual for the structured assessment of violent risk in youth. The Journal of Psychiatry u. Law; 30: 599–603

Wittchen HU, Essauch CA, Zerssen Dv, Krieg JC, Zaudig M (1992). Lifetime and six-month prevalence of mental disorders in the Munich follow-up study. Eur. Arch. Psychiatry Clin. Neurosci.; 241: 247–258

Wittchen HU, Saß H, Zaudig M, Koehler K (1989). Diagnostisches und statistisches Manual psychischer Störungen DSM-III-R. Weinheim, Basel: Beltz

Wittchen HU, Wunderlich U, Gruschwitz S, Zaudig M (1997). Strukturiertes klinisches Interview für DSM-IV (SKID-I). Göttingen, Bern, Toronto, Seattle: Hogrefe

Witter H (1960). Affekt und Schuldunfähigkeit. Mschr. Krim.; 43: 20–31

Witter H (1972a). Die Beurteilung Erwachsener im Strafrecht. In: Göppinger H, Witter H, Hrsg. Handbuch der forensischen Psychiatrie. Berlin, Heidelberg, New York: Springer; 966–1090

Witter H (1972b). Forensische Beurteilung des Schwachsinns. In: Göppinger H, Witter H, Hrsg. Handbuch der forensischen Psychiatrie. Berlin, Heidelberg, New York: Springer; 966–1090

Witter H (1990). Unterschiedliche Perspektiven in der allgemeinen und in der forensischen Psychiatrie. Berlin, Heidelberg, New York, London, Paris, Tokyo, Hongkong: Springer

Wolf T, Nedopil N (2005). Rechtliche Grundlagen. In: Nedopil N, Hrsg. Prognosen in der forensischen Psychiatrie – ein Handbuch für die Praxis. Lengerich: Pabst Science Publisher; 19–41

Literaturverzeichnis

Wolf T (2009). Rechtliche Gesichtspunkte zur Rückfallprognose und Vollstreckung bei älteren Straftätern. Forensische Psychiatrie, Psychologie, Kriminologie; 3(3): 230–236

Wolfersdorf M (2000). Der suizidale Patient in Klinik und Praxis. Suizidalität und Suizidprävention. Stuttgart: Wissenschaftliche Verlagsgesellschaft

Wolff N (2005) Community Reintegration Of Prisoners With Mental Illness: A Social Investment Perspective. International Journal Of Law And Psychiatry; 28(1): 43–58

Wolfgang M, Figlio R, Sellin T (1972). Delinquency in a birth cohort. Chicago: University of Chicago Press

Wölk W (2001). Trauma, psychische Krankheit und Kausalität. Der medizinische Sachverständige; 97: 143–147

Wolters JM (1998). Das therapeutische Intensivprogramm gegen Gewalt und Aggression. DVJJ-Journal; 162: 361–370

Wood PHN (1980). International classification of impairments, disabilities and handicaps. Genf: World Health Organization (WHO) (2001). International Classification of Functioning, Disability and Health (ICF). WHO; Genf, deutsch: DIMDI; www.dimdi.de

Wright S. Gournay K, Glorney E, Thornicroft G (2002). Mental illness, substance abuse, demographics and offending: duel diagnosis in the suburbs. The Journal of Forensic Psychiatry; 13: 35–52

Wright IC, Rabe-Hesketh S, Woodruff PW, David AS, Murray RM, Bullmore ET (2000). Meta-analysis of regional brain volumes in schizophrenia. Am J Psychiatry; 157(1): 16–25

Wulf C (1998). Innerbehördliche Offenbarungs- und Schweigepflichten psychotherapeutischer Fachkräfte im Strafvollzug. Recht u. Psychiatrie; 16: 185–192

Würmeling HB (1990). Ethik des Sachverständigen. Forensia-Jahrbuch; 1: 71–73

Yates A (1982). Children eroticised by incest. American Journal of Psychiatry; 139: 482–485

Young S, Chesney S, Sperlinger D, Misch P, Collins P (2009). A qualitative study exploring the life-course experiences of young offenders with symptoms and signs of ADHD who were detained in a residential care setting. Criminal Behaviour and Mental Health; 19(1): 54–63

Yudorfsky SC (1985). Malingering. In: Kaplan HJ, Sadock BJ, Hrsg. Comprehensive Textbook of Psychiatry IV. Baltimore, London: Williams u. Wilkins; 1862–1865

Yundina E, Nedopil N (2010). Indirekte Diagnostik pädosexueller Neigungen. In: Müller JL, Hrsg. Neurobiologie forensisch relevanter Störungen. Stuttgart: Kohlhammer; 453–460

Zenz A (2002). Mehr Richtlinien versus mehr Ermessensentscheidungen in der Begutachtung – in der Pflegeversicherung. Der medizinische Sachverständige; 98(2): 59–60

Zerssen Dv (1973). Diagnose. In: Müller C, Hrsg. Lexikon der Psychiatrie. Berlin, Heidelberg, New York: Springer

Zerssen Dv, Pfister H et al. (1988). The Munich Personality Test (MPT) – a short questionnaire for self-rating and relatives' rating of personality traits. Conceptual and methodological issues. Journal of Personality Disorders; 18: 116–136

Ziegert U (1998). Prolegomena einer juristischen Affekttheorie. Recht und Psychiatrie; 16: 91–96

Zinkler M (2000). Vorsorgevollmacht versus Behandlungsvereinbarung und Patientenverfügung. Recht und Psychiatrie; 18: 165–167

Zobel A, Maier W (2004). Endophänotypen – ein neues Konzept zur biologischen Charakterisierung psychischer Störungen. Nervenarzt; 75: 205–214

Zohar J, Sasson Y, Amital D, Iancu I, Zinger Y (1998). Current diagnostic issues and epidemiological insights in PTSD. CNS-Spectrums; 7 (Suppl. 2): S12–S14

Zschokelt A, Wegner B (1996). Opferschutz und Wahrheitsfindung bei der Vernehmung von Kindern in Verfahren wegen sexuellen Mißbrauchs. Neue Zeitschrift für Strafrecht; 16: 305–309

Zubin J, Spring B (1977). Vulnerability – a new view of schizophrenia. Journal of Abnormal Psychology; 86: 103–126

Zuckerman M, Buchsbaum MS, Murphy DL (1980). Sensation seeking and its biological correlates. Psychological Bulletin; 88: 187–214

Zuckerman M (1996). A psychobiological model for impulsive unsocialized sensation seeking: A comparative approach. Neuropsychobiology; 34: 125–129

Abkürzungsverzeichnis

ABGB	Allgemeines Bürgerliches Gesetzbuch (Österreich)	Bt-Drucks.	Bundestagsdrucksache
DOM	Dimethoxymethylamphetamin (Designerdroge)	BtmG	Betäubungsmittelgesetz
		BU	Berufsunfähigkeit
		BVerfG	Bundesverfassungsgesetz
Abs.	Absatz	BVG	Bundesversorgungsgesetz
AHV	Alters- und Hinterlassenenversicherung (Schweiz)	CCT	Kraniales Computertomogramm
		DET	Diäthyltryptamin
AMDP	Arbeitsgemeinschaft für Methodik und Dokumentation in der Psychiatrie	DHS	Deutsche Hauptstelle gegen Suchtgefahren
		DMT	Dimethyltryptamin
AMPS	Aachener Merkmalsliste zur Erfassung von Persönlichkeitsstörungen	DOPA	3,4-Dihydroxyphenylalanin
		DSM	Diagnostic and Statistical Manual
		EEG	Elektroenzephalogramm
AOK	Allgemeine Ortskrankenkassen	EheG	Ehegesetz
ASVG	Allgemeines Sozialversicherungsgesetz (Österreich)	EMRK	Europäische Menschenrechtskommission
AVB	Allgemeine Versicherungsbedingungen der privaten Versicherungen	EPI	Eysenk-Persönlichkeitsinventar
		ETG	Ethyglucuronid
		EU	Erwerbsunfähigkeit
AZ	Aktenzeichen	EVG	Eidgenössisches Versicherungsgericht (Schweiz)
BaDo	Basisdokumentation		
BAK	Blutalkoholkonzentration	FamFG	Gesetz über das Verfahren in Familiensachen und in den Angelegenheiten der freiwilligen Gerichtsbarkeit
BayObLG	Bayerisches Oberstes Landesgericht		
BBG	Bundesbeamtengesetz		
BDO	Bundesdisziplinarordnung	FamRZ	Zeitschrift für Familienrecht
BEG	Bundesentschädigungsgesetz	FeV	Fahrerlaubnis-Verordnung
BfA	Bundesversicherungsanstalt für Angestellte	FGG	Gesetz über die Freiwillige Gerichtsbarkeit
BGB	Bürgerliches Gesetzbuch	FPDS	Forensisch-Psychiatrisches Dokumentationssystem
BGE	Amtliche Sammlung der Rechtsprechung des Schweizer Bundesgerichts		
		GABA	Gammaaminobuttersäure
		GdB	Grad der Behinderung
BGH	Bundesgerichtshof	GOÄ	Gebührenordnung für Ärzte
BGHR	Amtliche Sammlung der BGH Rechtsprechung	GG	Grundgesetz
		GKV	Gesetzliche Krankenversicherung
BGHSt	Amtliche Sammlung der BGH Rechtsprechung in Strafsachen	GRV	Gesetzliche Rentenversicherung
		GPV	Gesetzliche Pflegeversicherung
BKH	Bezirkskrankenhaus	GUV	Gesetzliche Unfallversicherung
BPRS	Brief Psychiatric Rating Scale	HHG	Häftlingshilfegesetz, Gesetz über Hilfsmaßnahmen für Personen, die aus politischen Gründen außerhalb der Bundesrepublik Deutschland in Gewahrsam genommen wurden
BSeuchG	Bundesseuchengesetz		
BSG	Bundessozialgesetz		
BSGE	Amtliche Sammlung der Rechtsprechung des Bundessozialgerichtshofs		

Abkürzungsverzeichnis

IA	Intelligenzalter	PKS	Polizeiliche Kriminalstatistik
ICD	International Classification of Diseases	PSE	Present State Examination
		PsychKG	Gesetz über Hilfen und Schutzmaßnahmen bei psychisch Kranken
ICF	International Classification of Functioning, Disability and Health		
IMPS	Inpatient Multidimensional Psychiatric Scale	RVO	Reichsversicherungsordnung
		SHG	Sozialhilfegesetz
IQ	Intelligenzquotient	SKID	Strukturiertes Klinisches Interview für DSM-III-R
JGG	Jugendgerichtsgesetz		
JVEG	Justiz-Vergütungs- und -Entschädigungs-Gesetz	SGB	Sozialgesetzbuch
		SMG	Suchtmittelgesetz (Österreich)
KJHG	Kinder- und Jugendhilfegesetz	StGB	Strafgesetzbuch
LKH	Landeskrankenhaus	STP	Serenity-Tranquility-Peace (Designerdroge)
LSD	Lysergsäurediäthylamid		
LVA	Landesversicherungsanstalt	StPO	Strafprozessordnung
MDE	Methylendioxiethylamphetamin	StVG	Straßenverkehrsgesetz
MdE	Minderung der Erwerbsfähigkeit	StVZO	Straßenverkehrszulassungsordnung
MDMA	Methylendioximethamphetamin (Ecstasy, Designerdroge)		
		THC	Tetrahydrocannabinol
MDCL-P	Münchner Diagnose-Checklisten für Persönlichkeitsstörungen	THUG	Therapieunterbringungsgesetz
		TSG	Transsexuellengesetz
MMPI	Minnesota Multiphasic Personality Inventory	UbG	Unterbringungsgesetz (Österreich)
MPTO	Medizinisch-Psychologisch-Technische Obergutachtenstelle	UVG	Unfallversicherungsgesetz (Schweiz)
MPU	Medizinisch-Psychologische Untersuchungsstelle	UW	Unfallversicherungsverordnung (Schweiz)
NJW	Neue juristische Wochenschrift	VersMed	Versicherungsmedizin (Zeitschrift)
NMR	Kernspintomografie (nuclear magnetic resonance)		
		VersR	Versicherungsrecht (Zeitschrift)
NNB	Nicht näher bezeichnet	vMdE	Verfolgungsbedingte MdE
NStZ	Neue Zeitschrift für Strafrecht	WHO	World Health Organization (Weltgesundheitsorganisation)
OEG	Opferentschädigungsgesetz		
OLG	Oberlandesgericht	ZGB	Zivilgesetzbuch (Schweiz)
PCL-R	Psychopathy Checklist – Revised	ZPO	Zivilprozessordnung
PCP	Phenylcyclidin (Angels' dust, Designerdroge)	ZSEG	Gesetz über die Entschädigung von Zeugen und Sachverständigen (alt)
PEF	Psychiatric Evaluation Form		
PET	Positron-Emissionstomografie		

Sachverzeichnis

A

Abartigkeit, schwere andere seelische 24, 28, 39, **41**, 156, 234, 236, 251
Abhängigkeit 50, **140–170**, 175, 184, 218, 235, 240, 254, 302, 322, 334, 386, 401, 404, 412
- körperliche 40, 158, 265
- physische 144
- psychische 144

Abhängigkeitserkrankung 63, 70, 159, 253, 334
Abhängigkeitssyndrom 146
Abhängigkeitstypen 144, 165
Abhängigkeitsverhältnis 101, 469
Ablehnung eines Sachverständigen 34, 399
Abnormität (Österr.) 451
Abstinenz bei Substanzabhängigkeit 150, 153, **159 ff**, 166, 170, 176, 454
Abstinenzregel 206
Abteilung, sozialtherapeutische 49, **53 f**, 278, 296, 362, 369, 390, 404
Abwehrmechanismus 208, **219 ff**
Achsensyndrome 155
Adäquanztheorie 79, 88
ADHD bzw. ADHS, s. Aufmerksamkeitsdefizit-Hyperaktivitäts-Syndrom
ADL-Skalen 134
Adoleszentenkrise 265
Adoleszenz 228, **252 f**, 265, 269, 271 f, 443
Adoption 106, 151
Adrenalin 438
Affekt 20 f, 50, 100, **116 f**, 129, 132, 142, 149 f, 177, 179 f, 190, 223, 239, **279 ff**, 285, 362, 450
Affektarmut 117
Affektauslenkung 197
Affektdelikt 117, 202, 207, **279 ff**, 284 f, 318
Affekte, asthenische 279
Affektinkontinenz 117
Affektivität 116, 179, 227, 229
Affektkriterien 129
Affektlabilität 116, 132, 135, 165, 172
Affektstarre 116
Affektstörung 66, 190, 197
Affekttaten 241, 279, 283
Aggravation 79, **213 ff**
Aggression 135, 137, 166 f, 172, 187, 194, 196, 220, 223, 232, 249, 287 ff, **306 ff**, 311 ff, 315 ff, 320, 322, 333, 341, 374, 397, 431
- Prävention 279, 304, 311

Aggressionsbereitschaft 121, 152, 154, 165, 172, 229, 287
Aggressionsdelikte 63, 117, 153, 167, 172, 187, 198, 207, 209, 272, 287, 302, 306, 309, 317
Aggressionsdurchbruch 121
Aggressionsformen 302, 304 f
Aggressionshandlungen, sexuelle 244
Aggressionstäter 154, 187, 207, 304 ff, 314, 369
- Behandlung 311
- jugendliche 308 ff

Agnosie 118
Agnostische Position 37
Agoraphobie 120, 201, 208
Akathisie 311
Akrophobie 120
Aktendarstellung 418
Akteneinsichtsrecht 388
Aktenstudium 363, 365, **409**, 428
Alkohol 66, 97, 131 f, 138 f, 144, **147 ff**, 165, 170, 172, 174, 202, 242, 259, 265, 272, 281, 302, 306, 310, 321, 323 f, 387, 403, 426, 438, 444, 452
Alkoholabhängigkeit **150 f**, 155, 157, 159, 303, 334, 436
Alkoholentzug 132, 169
Alkoholentzugsdelir 152, 164
Alkoholgewöhnung 148, 159
Alkoholhalluzinose **150**, 158
Alkoholintoxikation **149**, 151, 155
Alkoholismus 22, 150 f, 176, 334, 457
Alkoholkonzentration in Getränken 147
Alkoholmissbrauch 88, 140, 151, **153 ff**, 240, 289, 306, 321, 323 f, 341
Alkoholpsychose 458
Alkoholrausch 40, **148 f**, 156 ff
Alkoholreaktion, abnorme 148 f
Alkoholwirkung 155
Alltagstest 252, 254 f
Alternativbeurteilung 420, 426
Alternativentwurf Sterbehilfe 331
Altersdelinquenz 279, **326 f**
Alterspädophilie 248, 327
Altersstufen im Jugendrecht 99
Alterungsprozess 80, 138
Alzheimer 83, **131 ff**, 140
Ambivalenz 77, **116**, 179 f, 190, 260
Amnesie 118, **165**, 204, 215, 274, 283 f
Amphetamin 115, 146, 160, **167 f**, 170, 172, 302, 306, 455
Amtspflicht 197
Anabolika 294, 307

Anamnese 128, 136, 159, 184, 214, 265, 344, 347, **417 ff**, 425 f
- biografische 254 f, 285, 417
- somatische 417

Androcur 249, 294
Anfallsleiden 152, 256
Angststörung 201, **204 f**, 209, 231, 344, 397
Anhedonie 173, 180
Anhörung des Betroffenen 75, 255
Anhörung des Sachverständigen 31, 46, 346
Anknüpfungstatsachen 408 f
Anlasskrankheit 370
Anlasstat 45, 366, 451, 467
Anpassungsschwierigkeiten 176, 191, 211, 340
Antiandrogene 294 f
Anticraving-Substanzen 153
Antidepressiva 137, 196, 199, 231, 271, 398
Antiepileptika 165, 313
Antigewalttraining 315
Antikonvulsiva 78
Antrieb **116**, 142, 194, 197, 221, 239
Antriebsarmut 116, 170, 305
Antriebshemmung 116
Antriebsmangel 116, 122, 180, 238
Antriebsminderung 132, 163, 179, 194
Antriebssteigerung 116, 166, 169, 196 f
Antriebsstörungen 177, 180, 190, 197
Antriebsverlust 132, 177, 265
Appetitzügler 167
Apraxie 132
Äquivalenztheorie 88
Arbeitsgemeinschaft für forensische Psychiatrie 128
Arbeitsunfähigkeit 19, **83 f**, 127, 141, 159, 176, 191, 198, 210 f, 235, 238, 262, 329, 341, 343, 427, **471 f**
Arbeitsunfall 90, 176, 329
Arzneimittelgesetz 75, 295, 368
Arzt-Patienten-Verhältnis 372
Asperger-Syndrom 268
Ätiologie 112, 124, 126, 131, 137, 193, 296, 338, 341, 382, 433
Atropin 168
Attest 19
Aufenthaltsbestimmung 73, 93, 107 f
Aufenthaltsdauer 372, **375 ff**, 378
Auffassung 118, 120, 132, 280
Aufklärung 19, 26, 72, 75, 365, 399, **411**, 416, 421
Aufklärungspflicht 31

Sachverzeichnis

Auflagen 43, 51, 98, 106, 193, 261, 368
Aufmerksamkeit 61, 66, **118**, 134 f, 194, 196, 287, 291, 311, 321, 433
Aufmerksamkeitsdefizit-Hyperaktivitäts-Syndrom (ADHS, ADHD) **134 ff**, 167, 269
Aufsichtsbehörde 371 f
Ausbildungsdefizite 379
Aussagetüchtigkeit 261, **391 ff**, 428
Aussageverweigerungsrecht 423
Ausschlusskriterien 126, 129
Auswahl des Sachverständigen 31, 425, 462
Autoaggression 220, 323
Automutilation 121

B

Bagatellisierung 187, 300, 399
Bagatelltrauma 79
BAK-Wert **147**, 156, 265, 409
Barbiturat 59, 144, 164
Bartsch, Jürgen 33
Basisrate 187, 349, **351 ff**, 364
Beantwortungsschema, mehrstufiges 28
Bedingung, wesentliche **88 f**, 399
Beeinträchtigung 200
- affektbedingte 280
- affektive 281
- Arbeitsfähigkeit 472
- Bewertung 209
- Beziehungsgestaltung 237
- Einsichtsfähigkeit 39, 60
- entwicklungsbedingte 112
- Handlungsfähigkeit 174
- hirnorganische 148, 155, 215
- intellektuelle 256 f, 263
- kognitive 137, 141
- körperliche 85
- Leistungsfähigkeit 86, 90, 127, 176 f, 191, 210
- organische 283
- psychische 40, 61, 67, 156, 176, 208, 213, 280, 318, 343, 396 f, 474
- psychologische 97
- psychopathologische 323
- psychosoziale 24, 127 f, 140, 237, 341
- Schweregrade 133
- Steuerungsfähigkeit 39, 60, **156**, 172, 174, 209, **235**, 237, 251, 267, 282 f, 320
Beeinträchtigungsschwerescore 208
Befangenheit 31, 408, 410 f
Befragung
- Intelligenzgeminderte 261
- von Opfern 395, 397 f
Befragung des Sachverständigen 424, 463
Befund 28, **115**, 177 f, 214, 365, 398, 404, **408**, 411 f, 416, 419, 421, 425 f, 435, 437 ff
- körperlicher 344, 408, 417
- neurologischer 408, 417
- organischer 238

- psychischer 28, 95, 366
- psychopathologischer 95
Befunderhebung 20, 69, 116, 128, 149, 332, 407, 425
Befundtatsachen 286, 408, 424
Begehrenshaltung 79, 342 f
Begutachtung
- Indikation zur 62
- weitere 31
Begutachtungsleitlinien zur Kraftfahrereignung 97
Behandlung 137, 153, 170 f, 176, 182, 191, 195, 206, 229, 231, 241, 249, 258, 270, 279, 293, 311, 360, 368, 370, 378 ff, 386, 388, 453
- ambulante 182, 371, 380, **389 f**, 466
- antiandrogene 295
- antidepressive 196, 199
- ärztliche 75, 171, 197, 262, 454, 457
- heilerzieherische 106
- hormonelle 254
- neuroleptische 182
- Opfer 396 ff
- pharmakologische 313
- primär ambulante 466
- somatische 256
- stationäre 95, 158 f, 183 f, 187, 196, 209, 334, 341, 343, 369, 465, 468, 471
Behandlungsfehler 36, 427
Behandlungskonzepte 405
Behandlungspflicht 370
Behandlungsprognose 45, 357, 362
Behinderung 28, **72 f**, 81, **83 ff**, 106, 128, 195, 216, **260**, 449, 458
- geistige 28, 70, 77, 256 f, 260 ff, 378, 450, 457, 460
- intellektuelle 377, 450
- körperliche 28, **70 f**
- seelische 28, 70, 72, 108
Beihilfe 62, 331
Belastungserprobung 369, **372 f**, 381, 431
Belastungsfaktoren, psychosoziale 102, 126 f
Belastungsreaktion **202**, 206-207, 224, 282, 285, 402
- posttraumatische 280
Belastungsstörung 201
- akute 201, 281 ff
- posttraumatische 89, **201 ff**, 212, 396
Benzodiazepine 59, 137, 144, **164 ff**, 169 f, 202, 242, 313, 403
Berauschung 143, 149, 155, 157, 449 ff
Berentung 81, 141, 159, 176, 191, 199, 209 f, 212, 214, 238, 262, 343 f
- vorzeitige 82-83
Berufskrankheit 82 f, 90, 199, 428, 472
Berufsunfähigkeit 19, **86**, 90, 262, 342, 459
Beschaffungskriminalität 172, 175, 275, 454
Bescheinigung 19, 62, 84, 457
Beschwerdevalidierungsskalen 215
Besserung, Maßregel der 37, **43**, 45

Betäubungsmittel **171**, 174, 272, 275
Betäubungsmittelabhängigkeit 463
Betäubungsmittelgesetz 42, 49, **59 f**, 172, 174
Betreuer 68, 70 f, 73, 77, 92, 190, 262, 330
Betreuung 70, **72 f**, 92 ff, 138, 140, 158, 175, 187 f, 190, 198, 207, 209, 258 ff, 326, 335 ff, 389, 401, 403, 414, 427, 454 f, 460
Betreuungsgesetz 140
Betreuungsnotwendigkeit 73, 188
Betreuungsrecht 28, 66, **70 ff**, 92, 94, 211, 420
Betreuungsrechtsänderungsgesetz 24, 70
Betrug 154, 197 f, 207, 209, 232, 240
Beurlaubung 56, 369, 371 f, 374
Bevormundung (Schweiz) 469
Bewährung 43, **55 ff**, 104, 106, 261, 278, 372 f
Bewährungsauflagen 355, 390
Bewährungshelfer 58
Bewährungsversagen 58, 64
Beweisanforderung **89 f**, 213
Beweiswürdigung 216, 286, 391, 420, 449, 463
Bewusstsein **115**, 140, 149 f, 204, 395
Bewusstseinsstörung 24, 40, 66, 98, **115**, 122, 132, 139, 142, 149, 274, **280**, 283, 329, 450, 464, 473
- tiefgreifende 24, 28, 39 f, 274, **279 f**, 283 f, 450 f
Bewusstseinstrübung 67, 132, 152, 281
Beziehungswahn, sensitiver 180
Bezirksgericht (Österr.) 457
Bezirksverwaltungsbehörde (Österr.) 455
Bier 147
Biofeedback 442
Blackout 149
Blutalkoholkonzentration (BAK) **147 f**, 153, 155 f, 265, 409
Borderline-Persönlichkeitsstörung 181, 220, **222**, 230, 232, 302, 316, 337, 384, 401
Borderline-Störung 232, 266
Brandlegung 106, 207, **240 f**, 267, **322 ff**, 347
Brandstiftung 57, 239 ff, 259, 267, 271, 279, 316, 322 ff, 328, 352, 377, 466
Bufotenin 168
Bundesdisziplinargesetz 62
Bundesdisziplinarordnung 62
Bundesentschädigungsgesetz 79
Bundesgerichtshof (BGH) 24, 30, 48, 130, 174, 273, 360, 421
Bundessozialgericht 89, 159, 212
Bundessozialgesetz 159
Bundessozialhilfegesetz 106, 109, 262, 267
Bundesverfassung (Schweiz) 465
Bundesverfassungsgericht 37, 44 f, 52, 55 f, 92, 94, 105, 278, 346, 368, 370, 372, 375, 388, 393
Bundesversicherungsanstalt 81

Sachverzeichnis

Bundesversorgungsgesetz 79, 81
Bundesverurteiltenstatistik 38, 42, 49
Bundeszentralregister 187

C

Cannabinoide **162 f**, 265
Cannabinoidrezeptoren 163
Cannabis 60, 146, **162 ff**, 175 f, 454 f
Carbamazepin 137, 183, 196, 231, 241, 271, 313
Charakter 207, **217 ff**, 220 f, 229
Charakterneurose 220
Charakterzüge 22, 218
Chorea Huntington 134
Chromosomenanomalie 257
Clozapin 183, 271, 313
Coca-Blätter 165
Compliance 96, 198, 304, 313, 349, 355 f, 384
Computertomografie 141, 413
Constitutio Criminalis Carolina 21, 279
Coping **120**, 283, 311, 313, 355 f, 373, 379
Cyproteronacetat 294

D

Dämmerzustand **122**, 139
- epileptischer 40

Dämmerzustände, geordnete 115, 132, 139
Debilität 28, 77, 257
Deeskalationstechniken 312
Degenerationslehre 22, 216
Dekulpierung 41, 139, 235, 248, 425
Dekulpierungsrate 280, 328
Deliktfähigkeit 99, **106**, 267
Delinquenzanamnese 347
Delinquenzmuster 20
Delinquenzrisiko 55, 183 ff, 188, 227, 280, 327, 390
Delir 21, **132**, 139, 146, 150, 152, 158, 335
Demenz 69, 77, 83, 90, 120, **131 ff**, 143, 181, 204, 214, 324, 328, 426
- frontotemporale 134

DemTect 133
Denkstörungen 78, 133, 150, 155, 163, 180, 304, 392
- formale 66, 118, 335
- inhaltliche 118
- schizophrene 190, 214

Denkzerfahrenheit 66, 115, **119**
Depersonalisation **116**, 122, 166, 168, 180, 204, 266
Depravation 144, 150, 155, 162, 172 f, 176, 235, 240, 248
Depression 149, 152, 166 f, 169, 181, **193 ff**, 202 f, 205, 208, 214, 231, 238 f, 254, 269, 299, 322, 325, 334 f, 340 f, 397 f, 460
- endogene 193 f
- neurotische 193, 195
- postschizophrene 178
- reaktive 193, 460
- somatisierte 342
- wahnhafte 198

Deprivation 106
Derealisation **116**, 168, 180, 204, 266
Designerdrogen 168 f
Desorientiertheit 20, **115**, 132 f, 149 f, 152, 163
Determinismus-Indeterminismus-Streit 19, 22
Deutsche Rentenversicherung 81, 83
Devianz, sexuelle 244, **299 ff**, 433, 438
Deviation, sexuelle 63, 242, 249, 287
Diagnose 25, 27 f, 60, 66, 75, 80, 87, 89 f, 112, 120, 122, **127 f**, 134 f, 144, 151 f, 157 f, 179 ff, 187 f, 190 f, 254 f, 257, 266, 280, 282, 313, 316, 323, 334, 342, 345, 366, 377, 379, 385, 402, 420, 424 ff, 469, 472
- falsch-positive 276

Diagnosemanual 129, 253
Diagnoseschema 18, 126
Diagnosesysteme 28, 193, 257
- multiaxiale 121

Diagnostik 27, 75, 107, 125 f, 128, 144, 149, 156, 177, 201, 204, 226 f, 231, 236, 254, 257 f, 298, 366, 400, 423, 434
Diebstahl 46, 101, 154, 196, 207, 240, 267, 272, 325, 328
Dienstfähigkeit 62
Dienstpflichten 62, 86
Dienstunfähigkeit 84, 159, 191, 459
- dauerhafte 86, 238

Diskretionsfähigkeit (Österr.) 450
Disposition 47, 50, 52 f, 79, 88 f, 112, 128, 141, 151 f, 158, 164, 239, 242, 254, 282, 305 f, 333, 339, 343, 348
- genetische 113, 218, 243, 445

Dispositionsfähigkeit (Österr.) 450 f
Dissexualität 243
Dissimulation 196 f, 213
Dissozialität 135, 174, 186, 216, 225, 243, 253, 269, 271, 306, 347
Dissoziation 190, **203 f**
Disziplinarrecht 62
Disziplinarverfahren 62, 197, 417
Dokumentation 121, 312, 331, 365, 375, 382, 421, 432
Dokumentationspflicht 312
Dokumentationssystem 121
Dopamin 438
Dopingmittel 167, 169, 307
Dosissteigerung 144 f, 162, 165 f, 168
Double Depression 195
double-bind 318
Down-Syndrom 40, 257
Drogen 60, 115, 138, 143, **148 f**, 265, 272, 274, 291, 306, 311, 321, 334, 352, 355 f, 376, 386, 400, 402 ff, 417, 419, 426, 443 f, 455
Drogenabhängigkeit 143, 173 f

Drogendelinquenz **174 f**, 352
Drogenentwöhnungstherapie 171, 356
Drogenintoxikation 62
Drogenmissbrauch 173 f, 322, 403, 405, 455
Drogensucht 143, 166, 455
DSM-V 127
Dunkelziffer 166, 316, 319
Durchgangssyndrome 40, 132
Dysthymia (Dysthymie) **195**, 205

E

EEG 313, 393, 413, 434, 441
Effektrate 294
Ehe 78, 458, 470
Ehefähigkeit 65
Eherecht **78**, 470
Eifersucht 150, 190, 319, 322
Eifersuchtswahn 66, 68, 119, 150, 158, 181
- alkoholischer 150

Einschlusskriterien 319
Einsichtsfähigkeit 41, 189 f, 198, 209, 237, 251, 260, 274
- verminderte 42

Einsichtsunfähigkeit 41, 93, 158, 234
Einteilung, triadische 125
Einweisung 38, 43 f, 46 f, 52, 54, 105, 108, 158, 171, 176, 183, 275, 315, 336, 362, 369 f, 375, 377 f, 386, 388, 409, 448, 467, 471
- Anstieg 375

Einweisungsgutachten 360, 362
Einweisungsprognose 357, 360
Einwilligung 19, **71 ff**, 198, 330, 458
Einwilligungsfähigkeit 26, **75 ff**, 94, 262, 331
Einwilligungsunfähigkeit 74, 77
Einwilligungsvorbehalt 66 ff, 73 f, 77, 140, 190, 262
Elektroenzephalogramm 134
Elektrokrampftherapie 78, 457
Emotion 100, 103, **116**, 220, 437
Empathie 219, 222, 228 f, 306, 310, 314, 356, 410
Empfangsraum, sozialer 47, 314, 328, 355, 363, 366, 374, 378, 387, 467
Entbindung von der Schweigepflicht 43, 48, 407
Enthemmung 138, 149, 158 f, 165, 172, 243, 265, 281
Entlassung 56, 346, 362, 371, 381, 388, 466
- aus Haftstrafen 37, 278, 293, 299
- aus Maßregelvollzug 43, 55 f, 63, 316, 384
- aus stationärer Behandlung 184, 334
- bedingte 362, 452, 461
- vorzeitige 346

Entlassungshindernisse 381
Entlassungsprognose 55, 357, 360

525

Sachverzeichnis

Entmündigung (Österr., Schweiz) 457, 470
Entschädigung **79 ff**, 87 ff, 212, 214, 338, 342 f, 395 f
- des Sachverständigen 415, 424, 427

Entschädigungspflicht 106
Entschädigungsrecht 84, 202, 212, 238, 343
- soziales 80 f, 85, **88 ff**, 141, 159, 176, 191, 199

Entschädigungsverfahren 208, 215
Entstehung eines Schadens 88 f
Entwicklungspsychologie 102
Entwicklungsrückstand 101
Entwicklungsstörung 256, **267 f**
- tiefgreifende 268
- umschriebene 261, 264, 267

Entwöhnungsbehandlung 46 f, 140, 153, 158, 170 f, 176, 453
Entziehungsanstalt 31, 43, **46 f**, 53 ff, 57, 153, 241, 346, 362, 369, 375, 378, 386 f
Entzug (Substanzen) 162, 164 f
Entzugsbehandlung 152, 176
Entzugsdelir 152
Entzugserscheinungen 144, 147, 151 f, 162, 165 ff, 173 f
Entzugskrämpfe 152, 165
Entzugssymptome 151, 170, 265
Entzugssyndrom 146, 165, 175, 405
Ephedrin 167
Epilepsie 23, 97, 138, 142, 152, 274, 321
Epileptiker 323
Episode
- depressive 66, 95, **193 ff**, 198, 322, 325
- manische 67, **193 f**, 198
- schizophrene 177, 181

Erfahrungswissen 25, 29, 32, 51, 115, 129, 280 f, 419, 424, 449
Erforderlichkeitsgrundsatz 70
Erinnern 118
Erinnerungslücke 118, 149, 157
Erkenntnisfähigkeit 450, 469
Erklären 114, 132
Erkrankung, manisch-depressive 193, 195
Erlebnisreaktion, abnorme 125
Ermittlungen 31, 62, 415, 421
Ermittlungsbehörde 31, 409, 414, 462
Ermittlungsverfahren 31, 47, 187, 375, 422, 463
Erprobung 371 f
Ersatzstoffe 162
Erschöpfung 169, 205, 238, 283, 334
Erwerbsunfähigkeit 81, 85, 159, 188, 191, 262, 471
Erziehung 100, 105, 107, 270, 321, 443
Erziehungsanstalt 23
Erziehungsbeistandschaft 106
Erziehungsberatung 108
Erziehungsheim 108
Erziehungshilfe 106, 237

Erziehungsmaßregeln 105
Ethanol 148
Ethik 20, 25, 278, 388
Ethylglucuronid (ETG) 156
Euphorie 77, 144, 149, 168, 197
Europäischer Gerichtshof für Menschenrechte (EGMR) 58
Evaluation der Therapie 270, 297, 384, 442
Exhibitionismus 207, **245 f**, 259, 352
Exkulpierung 24, 275, 322
Exploration 32, 95, 120, 156 f, 190, 213, 215, 220, 223, 241, 293, 312, 347, 365, 372, 393, 396, 399, 407, 410, 412 ff, 416, 441
- hypothesengeleitete 412

F

Fachkommission (Schweiz) 466 f
Fähigkeiten
- kognitive 19, 131 f, 141, 384, 394, 433, 468
- voluntative 19, 42, 420, 424

Fahnenflucht 207
Fahreignung **97 f**, 142 f, 159 f, 176, 192, 199, 213, 238, 262
Fahrerlaubnis, Entziehung 43
Fahrtauglichkeit 142, 155, 176, 199
Fahrtüchtigkeit 176, 192
Fahrverbot 177
Faktoren, konstellative 234, 237, 251, 281 f
Familienanamnese 67, 189, 197, 274, 323, 412, 417
Fantasien, sadistische 292
Fehlentscheidungen 255, 276, 370, 375
Fehler im Gutachten 407, **425 f**
Fehlerquellen 391, 425
Fehlerquote 350, 352
Fehlhaltung 79, 83, 210, 348
Fehlprognose 350, 352, 363
Fernmeldeverkehr 73
Fetischismus **246**, 254, 292, 438
Fibromyalgie 205, 338 f, 342
Filizid 319 ff
Fixer 161, 171, 412
flash 161
Flash-back 203
Folgeschäden, psychische 79, 88, 159, 212
Forschung 23, 224, 243, 289, 302, 307, 316, 331 f, 346 f, 363, 380, 384, 393, 429 ff, 433 f, **436 ff**, 442, 444, 448
- biologische 39, 434

Forschungsmittel, überlegene 31, 407
Fortbildung 25, 426
Fragerecht 422
Frau-zu-Mann-Transsexualität 252
Freie Willensbestimmung 19, 24, 28, 65, 67 f, 78, 93, 95, 329, 332, 334 f
Freiheitsbeschränkung 73, 92

Freiheitsentziehung 92, 449, 452
- fürsorgerische (Schweiz) 470 f

Freiheitsentzug 45, 58, 74, 89, 106, 352, 371, 400, 465
Freiheitsstrafe 43, 46, 49, 54, 261, 297, 387, 404, 451, 455, 466 f
- lebenslange 56
- zeitlich begrenzte 56, 346

Freiwillige Gerichtsbarkeit 70
Fremdanamnese 136, 365, 408, 411, 423
Fremdgefährdung 159, 471
Fremdkörperschlucken 402
Frustrations-Aggressions-Theorie 302
Führungsaufsicht 43, 55, **57 f**, 293, 363, 371
Funktionsbeeinträchtigung 28, 41, **86 f**, 125, 179, 261, 280, 420, 464, 472
Funktionseinschränkung 27, 30, 60, 95
Fürsorgepflicht 62, 331, 335

G

Gammahydroxybuttersäure (GHB) 169 f
Ganser-Syndrom 134, 204
GdB, s. Grad der Behinderung
Gebrechen 23, 84
Gebrechlichkeit 78, 317, 471
Gedächtnis **118 f**, 149 f, 155, 163, 204, 215, 256 f, 333, 392, 468, 473
Gedächtnislücke 149, 215, 281
Gedächtnisstörungen 66, 118, 132 f, 149, 165, 281, 340
Gefährdungshaftung 78
Gefährlichkeit 49, 52, 55 f, 59, 93, 105, 187, 190, 230, 278, 292, 347, 355, 371, 379, 440, 451 f, 468
Gefährlichkeitsprognose 95
Gegenübertragung 314, 399, 410
Gehilfe 24, 30, 106, 274, 449
Gehilfenrolle 30
Geisteskrankheit 20, 22, 66, 334, 404, 449, 458, 464, 468 ff, 473
Geistesschwäche 21, 24, 468 ff
Geistesstörung 21
- vorübergehende 66

Geistige Behinderung 70, 260, 262, 450, 457
Gelegenheitsursache 88
Genehmigung, vormundschaftsrichterliche 72 f, 78, 93
Genehmigungspflicht 72, 78, 93
Generalfragen 423
Genetisch 40, 112, 114, 136, 151, 164, 178 ff, 194, 218 f, 252 f, 257, 305, 309, 333, 435, 439, **441**, 444 f
Geschäftsfähigkeit 24, 30, 32, **65 ff**, 73, 75, 77, 120, 129, 139 f, 175, 326, 420, 458
Geschäftsunfähigkeit 27 f, 65, **67 ff**, 73, 75, 78, 125, 128, 140, 188, 190, 238, 262, 459
- partielle 66
- relative 66

Geschlechtsidentität 245, **252 f**

526

Sachverzeichnis

Geschlechtsidentitätsstörung 252
Geschlechtsumwandlung 252, 254
Geständnis 408, **414**, 430
Gesten, parasuizidale 330 f, 336, 383
Gestik 117, 393, 407
Gesundheitsbehörde 93, 454
Gesundheitsfürsorge 73, 77, 93, 127, 190
Gewaltdelikte 138, 154, 184, 187, 233, 249, 269, 272, 274, **303 ff**, 328
• Frauen 316 f
• sexuelle 298
Gewalttätigkeit 23, 138, 154, 172, 183 f, 186 f, 189, 194, 232, **302 ff**, 312, 314, 316, 347, 431, 439
Gewohnheitstäter 48
Gewöhnung 144, **158**, 160, 452, 454
Glaubhaftigkeit 37, 129, 276, 391, **393 f**
Glaubwürdigkeit 261, 275 f, **391**
Globalentschädigung 459
Glücksspielen, pathologisches 239 f
Gnostische Position 37
Grad der Behinderung (GdB) **83 ff**, 262
Größenfantasien 292, 402
Grundstörung, schizophrene 177
Gutachten, schriftliches **416 ff**, 457
Gutachtenauftrag 31, **406 f**, 409, 413, 417, 419, 428
Gutachtenerstattung, mündliche 422, **424**, 463

H

Hafterfahrung 158, 387, 443
Haftfähigkeit **61 f**, 328, **404 f**
Haftpflichtversicherung 87
Haftpsychose 181
Haftreaktion 401, 404
Haftunfähigkeit 61 f, 404
Haftung 36, **78**, 87, **375**, 426, 473
Haftungsrecht 78, 212
Halluzination 21, 66, 115, **117 f**, 132, 137, 150, 152, 166 ff, 177, 179 f, 182, 190, 194, 214, 223, 311, 335
Halluzinogene **168 f**, 175
Halluzinosen 169, 335
Hamburg-Wechsler-Intelligenztest 40
Handlungsfähigkeit (Schweiz) 458, **468 f**
Hang **46 f, 50 f**, 158, 369
Hangtäter 50
Hare, Robert 51, 129, 224 ff
Haschisch 162, 164
Hauptverfahren 422
Hauptverhandlung 44, 48, 276, 362, 408 f, **421 ff**, 428
Hebephrenie **266**, 385
Heilbewährung 159, 176, 199
Heimeinweisung 105
Heranwachsende **99 ff**, 237, 260, 265, 267, 271 f, 274 f, 302, 307 ff, 316, 318, 327, 337, 389, 428, 486

Heroin 60, 161, 170, 172
Hilflosigkeit **82 f**, 85, 471
Hilfskräfte 31, 407
Hinterbliebenenversorgung 81 f
Hirnatrophie 150
Hirnerkrankung 125, 132
• degenerative 40
Hirnschädigung 140, 142, 149, 215, 221, 385, 433
• alkoholbedingte 150
• frühkindliche 274
• posttraumatische 141
• traumatische 138
Hirntumor 134
Hirnverletzung 89, 138, 141
Homosexualität 246, 286 f
Hospitalismus 107
HWS-Schleudertrauma 342
Hyperkinese 117
Hypnotika **146**, 164, 302
Hypochondrie 205, 208
Hypothesenbildung 360 ff, 384, 447
Hysterie 23, 204

I

ICD (International Classification of Diseases) 80, 87, 90, 127, 129, **131 f**, 135, 144, 146, 148, 152, 178, 180, 182, 193 f, 196, 198 f, 201 ff, 216, 221 ff, 230, 236, 239, 241, 245, 253, 256, 258, 264, 266, 268, 282 f, 339, 420, 455
ICD-11 127
Ich-Bewusstsein 116
Ich-Störung 66, 116, 177, 335
Idee, überwertige 190
Identifikation mit Aggressor 203, 398
Idiosynkrasie 285
Impotenz 166, 244, 287, 292
Impulshandlung 242, 288, 291
• sexuelle 244
Impulskontrolle 41, 107, 129, 138, 188 f, 220 f, 230 f, 239, 241, 264, 295, 305 f, 323 f
Indeterminismus 19, 22, 37
Infantizid 316, 319
Inhalanzien 170
Institutsambulanz 55
Integration, soziale 172, 176, 255
Intelligenz 28, 40, **119**, 252, **256 ff**, 261, 356, 380, 410, 449 f
Intelligenzminderung 28, 125, **256 ff**, 260, 262, 274, 457
Intelligenzquotient (IQ) 28, 66, **256**, 258, 260, 262
Intelligenzstörung 120
Intelligenztest 40, 256
Intermittierend Explosible Störungen 138
Interpretationsleistung 121
Interview, strukturiertes 121

Intoxikation 62, 125, 132, 139, 146 ff, 151, 155, 157, 234, 237, 251, 302, 304, 313, 321, 383, 392
Intoxikationssyndrom 149
Invalidisierung 199, 202, 207, 341, 344
Invalidität 85, 317, 427, **459**, 471 f
Inzest 64, 250, 259, 261, 286 f, **290**, 319, 352

J

Jugendalter 99, 103, 439, 443
Jugendamt 108, 271
Jugendarrest 106
Jugenddelinquenz 300
Jugendgerichtsgesetz 100 ff, 105, 275, 456
Jugendgerichtshilfe 106, 410
Jugendkriminalität 105, 225, 272, 308
Jugendliche 48, **99 ff**, 151, 154, 164, 227, 247 f, 253, 260, 267 ff, 272 f, 275, 308 ff, 324, 354, 401, 405, 439, 456, 486, 488
• ausländische 273
Jugendpsychiatrie 126, **263 ff**, 269 f, 274, 309
Jugendrichter 101, 274
Jugendschutz 99, 108
Jugendstrafe 305
Jugendstrafrecht 101, 105
Jugendstrafverfahren 104 f, 266, 273
Jugendverfehlungen 102

K

Kannversorgung 82, 90, 191
Kantone (Schweiz) 462 f, 471
Kapitaldelikt 274, 280
Kastration 76, 243, 249, 294
Kastrationsausschuss 294
Kastrationsgesetz 76, 294
Kataton(ie) 122, **177 f**, 180, 266
Kausalität **87 f**, 212 f, 238, 291, 472 f
• konkurrierende 88
Kausalitätslehre 88
Kernfamilie, Tötungen 279
Kernpädophilie 248
Kernspintomografie 134, 141, 409, 413
Kindesmissbrauch, sexueller 248, 289, 432
Kindstötung 33, **319 f**
Klassifikation 87, **124 ff**, 193 f, 219, 420
• multiaxiale 126, 264
Klassifikationssystem **126 f**, 146, 148, 195, 201 f, 239, 247, 256
Klaustrophobie 120, 201
Kleptomanie 21, 239 f
Klinefelter-Syndrom 40, 257
Klüver-Bucy-Syndrom 438
Kokain 60, 146, 160, **165 ff**, 455
Komorbidität 39, 87, **127**, 136, 153, 159, 171, 183 f, 210, 229, 259, 261, 263, 344, 401

Sachverzeichnis

Kompetenz 27, 30, 33, 183, 215, 235, 274, 286, 296, 310, 313, 317, 363, 374, 380, 391, 409, 421
- soziale 41, 80, 127, 136, 177, 179, 189, 259f, 283, 289, 314, 326

Kompetenzbereich 30, 278, 425
Kompetenzgrenzen 406
Konfliktlösung 76, 251, 313, 318
Konfliktreaktion 241
Konflikttaten 207
Kontaktverhalten 121
Konversionsstörung 201, 204, 213, 266
Konzentration 61, **118**, 132, 163, 165, 468
Konzentrationsfähigkeit 86, 142, 473
Konzentrationslager 203, 212
Konzentrationsstörung 165, 168, 325, 338
Konzept, hypothesengeleitetes 348, 354, 362
Körperverletzung 19, 46, 75, 86, 106, 184, 197, 207, 266, 316f, 327, 352, 377, 459, 466f
Korsakow-Syndrom 150, 158
Kostenträger 109, 176
Krankenhaus, psychiatrisches 38, 43, 45, 47ff, 53ff, 57, 63, 92, 315, 336, 371, 387f
Krankenversicherung 176, 472
- gesetzliche 81

Krankhafte seelische Störung 24, **39f**, 274
Krankheit 19ff, 24, **27f**, 39, 59, 61, 65, 70, 72, 77, 83ff, 112, 159, 179, 234f, 320, 333, 355, 404, 456, 468, 470, 472
Krankheitsbegriff 24, **27**, 28, 38, 66, 112, 114, 457
- juristischer **27f**, 95, 420, 426
- medizinischer 27
- strukturell-sozialer 41, **127**, 234f

Krankheitseinheit 27, 112, 128
Krankheitseinsicht 120, 190, 355, 381, 467
Krankheitserleben 120
Krankheitsgefühl 120
Krankheitsgewinn 87, 343
- primärer 88, 200
- sekundärer 88, 200, 210, 214

Krankheitskonzept 125, 127
- biopsychosoziales 194
- individuelles 120, 341f
- medizinisches 125
- mehrdimensionales 112

Krankheitslehre 25, **112ff**, 128, 131
Krankheitsmodell 38, 113, 124, 339
Krankheitsprognose 378
Krankheitsverarbeitung 120
Krankheitsverlauf 67, 96, 183, 210
Krankheitswert 235, 459f
Krankheitswertigkeit 24, 244, 348
Kreisverwaltungsbehörde 108
Kreuztoleranz 144, 162
Kriegsopferversorgung 81
Kriminalitätsbelastung 104, 138, 184, 326
Kriminalitätsfurcht 327
Kriminalprävention 171
Kriminalprognose 50, 261, 280, 291, **347**

Kriminologie 18, 20, 172, 249, 279, 305, 322
Krisenintervention 58, 107, 241, 295, 390, 397, 404f
Kriterienkatalog 103, 128f, 194, 253, 353, 355, 367, 394, 467
Kritikfähigkeit 132, 155, 189
Kurzzeitgedächtnis 118, 133, 135

L

Landesrecht 70, 94
Längsschnittbetrachtung 114
Langzeitgedächtnis **118**, 133, 243
Langzeitprognose 182
Langzeittherapie 153, 171, 454f
Latenzphase 124
Lebensstil, krimineller 154, 290
Lebensversicherung 329
Leberschädigung 150
Legalbewährung 230, 294
Legalprognose 140
Legasthenie 108, 262, 268f, 310
Lehrmeinungen 20, 23f, 124, 128, 177
Leidensdruck 120, 209, 213, 230, 248, 295, 305, 344
Leistungsbeeinträchtigung 87, 89, 97, 159, 176, 210, 468
Libido 150, 162, 246, 294, 327
Libidostörungen 173, 194
Libidoverlust 194
Likörweine 147
Lithium 78, 137, 183, 231, 241, 271, 313
Lockerung 48, 53, 55f, 156, 177, 348, 357, 360f, 366, 369–375, **379**
Lockerungshindernisse 382
Lockerungsprognose 357, 382
Logorrhö 116
Lösungsmittel, organische 170
Luzide Intervalle 69
Lysergsäurediethylamid (LSD) 60, 115, **168f**

M

Magersucht 143
Major Depression 193, 195f
Manie 67, 77, 194, **196ff**, 250, 357, 445
Marburger Richtlinien 102
Marihuana 162
Masochismus 248
Maßnahme
- unterbringungsähnliche 72, 93, 96
- vorbeugende (Österr.) 449, 451
- vorläufige 94

Maßnahmen 464
- freiheitsbeschränkende 74
- freiheitsentziehende 73, 92, 453
- heilpädagogische 106
- vorbeugende (Österr.) 451f
- vormundschaftliche (Schweiz) 469f

Maßnahmen (Schweiz) 465, 468
Maßnahmenrecht (Schweiz) 465
Maßnahmenvollzug (Österr., Schweiz) 448, 453, 461f, 465f
Masochismus 248f
Maßregel **43ff**, 48, 54ff, 63, 213, 278, 346, 375
- Anordnung 53
- Aussetzung 56
- der Besserung 37, 43, 45
- der Sicherung 43, 45
- Reihenfolge 43, 50, 54

Maßregelvollzug 26, 38, 43, 45, 55f, 58, 96, 137, 153, 158, 183, 230, 237, 261, 275, 297, 299, 315f, 328, 346, 360, 362, **368ff**, 384, 388, 421
Maßregelvollzugsgesetz 36, 365, 369, **371f**, 375
Maßregelvollzugspatient 44, 57f, 153, 183, 234, 256, 259, 297, 337, 368, 373, 378f, 384, 431
Matrizid 287, 318f
- chiffrierter 287

MdE, s. Minderung der Erwerbsfähigkeit
Medikamentenintoxikation 40
Medikamentenmissbrauch 334, 419
Mehrfachdiagnosen 379
Menschenwürde 81
Merkfähigkeit **118**, 142, 256
Meskalin 168
Metaanalyse 206, 294, 296, 298f, 301, 325, 333, 354, 380, 389
Methadon 171
Methadonsubstitution 171, 176
Methode, erfahrungswissenschaftliche 364
Mimik 117, 393, 407
Minderbegabung 40, 60, 253f, 256, 261f, 274, 337, 377, 425f
Minderjährige 57, 65, 74, 76, 79, 93, 100, 107f, 266, 273, 276, 456
Minderung der Erwerbsfähigkeit (MdE) **84f**, 176
- verfolgungsbedingte (vMdE) 80

Mindestanforderung 26, 129, 366, 421, 430
- Prognosebegutachtung 359f, 364, 430
- Schuldfähigkeitsbegutachtung 130, **236f**, **251f**

Mini-Mental-State-Examination 134
Missbrauch 23, 176, 205
- chronischer 41, 88, 158f, 162, 165ff, 169f, 175
- sexueller 57, 106, 154, 222, 247f, 254, 258f, 261, 267, 276, 287, **289ff**, 298f, 301, 318, 321f, 324, 327, 385, 395, 397, 399, 432
- Substanzen 50, 97, 136, 138, 143f, 146, 148, **150ff**, 159, 164, **170ff**, 181, 183f, 202f, 220, 230f, 235, 238, 254, 265, 303f, 306, 316, 334, 340, 385, 401, 403, 419, 426, 444, 452

Sachverzeichnis

Mitnahmesuizid 196
Monoaminooxydase A 439
Monomanienlehre 21f, 216, 322
Morbus
- Alzheimer 83, 131, 133, 140
- Parkinson 134
- Pick 134

Morphin 60, **160f**
Motiv 22, 33, 68, 79, 108, 139, 153, 157, 159, 175, 180, 186, 188, 190, 196ff, 206, 212, 214, 233, 237, 239ff, 249, 251, 288f, 291, 319ff, 324f, 329, 338, 394, 412f
- unbewusstes 216

Motivation 42, 100, 103, 171, 176, 184, 187, 198, 206, 210, 239, 251, 289, 300, 312, 314, 320, 324, 326, 366, 373, 380f, 394, 413, 464
Motivationsarbeit 381
Motivationszusammenhänge 100, 318
Motive
- normalpsychologische 198
- unbewusste 207

Motivierung 372
Multiple Persönlichkeitsstörung 204, 223
Münchhausen-Syndrom 213, 216, 321, 337
Muskarin 168
Mutismus 133, 180, 266, 269
- elektiver 269

Muttermörder 319

N

Nachbegutachtung 106, 419
Nachtatverhalten 157, **285f**, 383, 413
Narkosemittel 148
Narzissmus 220
Negativsymptome 180, 191
Neigungen, schädliche 106
Neologismen 119
Neonatizid 316, **319f**
Neurasthenie 205, 339
Neurofeedback 442
Neuroleptika 78, 137, **182f**, 192, 196, 199, 231, 271, **313**, 457
Neurose 70, **200**, 204, **206ff**, 211, 220, 238, 269, 340, 426, 450
- depressive 195

Neurotransmitter 136, 148, 435, 444
Neutralität 406, 409, 416
Nichtigkeit (einer Willenserklärung) 67, 69
non-liquet 420
Noradrenalin 438
Normvorgaben 20
Nosologie 112, 125, 223
Notar 68, 140
Notfall 76, 108, 152, 329, 336
Nötigung, sexuelle 46, 57, 197, 250, 259, **287f**, 467

O

Objektivierung 20, 155f, 173, 197, 238
Offenbarungspflicht 26, 58, **370f**, 404, 408
Öffentlichkeit 26, **33f**, 56, 58, 249, 273, 276, 289, 293, 295, 309, 359, 373, 408, 412
Oligophrenie 77, 120
Oneiroid 115, 266
Operationalisierung 103, 121, 266, 355
Opfer 31, 44f, 49, 51, 64, 76, 78, 81, 138, 182, 186f, 196, 237, 242, 246, 287, 291, 307, 311, 314f, 318, 321f, 325f, 370, 385
- Befragung 395
- Begutachtung 260, **396ff**
- Behandlung 396f
- familiärer Gewalt 281, 290, 316, 318f
- kindliche 247f, 269, 276, 289f
- kindliches 261, 439
- nationalsozialistischer Verfolgung 79
- sexueller Gewalt 249, 267, 288f, 291, 316, 391

Opferempathie 365
Opferentschädigungsgesetz 79, 81, 396, 427
Opferschutz 395
Opiate 60, **161f**, 167, 454
Opioide 146, 160
Opium 160
Ordnungsgeld 31, 406
Orgasmus 167, 249, 293
Orientierung 103, **116**, 132, 134, 140f, 191, 199, 211, 243, 245, 247, 253f
Orientierungsstörung 66, 138, 156
Österreich 402, 448ff, 453, 455f, 459f
Othello-Syndrom 181

P

Päderastie 247
Pädophilie 245, **247f**, 267, 286, 291, 327, 352, 432
Panikattacke 162, 164, 201, 325, 460
Panikreaktion 40, 117
Paranoia 172, **180f**, 325, 450
Paraphilie **244f**, 251, 254, 292, 315
Paraphrenie 180
Parathymie 116
Parkinson 134
Parrizid 318f
Patientenanwaltschaft (Österr.) 457
Patientensachwalterschaft (Österr.) 456
Patientenverfügung 71
Patrizid 79
PCL-R 129, **224ff**, 299, 352f, 355, 445
PCL-SV 228
Penisplethysmografie 293
Perseveration 149, 155ff
Personenbeförderung 98
Personensorge 70

Personenstandsänderung 252, 255
Persönlichkeit 283f, 289
- prämorbide 79, 121, 189, 343

Persönlichkeitsabbau 66
Persönlichkeitsänderung nach Extrembelastung 80, 89, **202f**, 205, 213, 224
Persönlichkeitsentwicklungsstörung 266
Persönlichkeitsinventare 217
Persönlichkeitsmerkmale, überdauernde 419
Persönlichkeitsstörung 39, 41, 50, 70, 102, 120, 125, 127, 136, **216ff**, 265f, 269, 288, 291, 296, 316, 319, 334f, 340, 377, 385, 401f, 405, 426, 431f, 438, 450, 452, 464
- abhängige 214
- anankastische 238
- ängstliche 223
- antisoziale 302–303, 310, 337, 433
- asthenische 238
- Borderline **222**, 302, 337, 384, 401
- dependente 152
- dissoziale 135, 152, **222**, 304, 337
- emotional instabile 222
- histrionische 152, 223, **232ff**
- kombinierte 224
- multiple 204
- narzisstische 181, **221**, 224, 232, 234
- organische 132
- paranoide 177, 181, **221**
- sadistische 292
- schizoide 177, 221, 233
- schizotypische 177, 180f, 219, 221, 224, 233
- selbstunsichere 221
- vermeidende 223
- zwanghafte 223

Persönlichkeitsveränderung 66, 132, 143f, 172ff, 182, 240, 248
Perversion, sexuelle 50, 244
Pflegschaft 140
Phänomenologie 250, 298
Pharmakotherapie 269, 398
Phasenprophylaxe 196, 198
Phencyclidin 146, 302
Phobie 120, 129, **201**, 204, 269, 306, 397
Polygrafie 393, 441
Polyneuropathie 150, 159, 170
Polytoxikomanie 170, 334, 455
Position
- agnostische 37
- gnostische 37

Prädiktoren 183, 292, 300, 307, 353, 439
- dynamische 301, 348
- statische 300f, 348

Prävention 263, 279, 304, 311f, 329, 403, 443
- primäre 207, 311f
- sekundäre 312
- tertiäre 312

Presse 33, 309, 324, 358
Primärpersönlichkeit 68, 88, 121, 128, 132, 141, 144, 155, 173, 197, 212, 420

529

Sachverzeichnis

Probanden, ausländische 182, 238
Prognose 20, 28, 37, **43 ff**, 50 f, 53, 55 f, 82 f, 89, 95, 180, 182, 186, 198, 230, 237, 247, 250, 252, 255, 259, 261, 267, 271, 278, 280, 291, 295, 300, 305, 340, 342 ff, 346 ff, **353 ff**, 372, 378, 420, 426 f, 441 ff, 446, 452
- Siehe auch Behandlungsprognose, Siehe auch Krankheitsprognose, Siehe auch Kriminalprognose, Siehe Legalprognose, Siehe Rückfallprognose

Prognosebegutachtung 44, 130, 246, 359 ff, 362 f, 410, 430, 432
Prognosefehler 351
Prognoseforschung 346, 363, 366, 378
Prognosegutachten 346, **363 f**, 366, 466
Prognoseinstrumente 348 f, 352 ff, 356, 364, 366
Prognosekommission (Schweiz) 466
Prognosekonzept, hypothesengeleitetes 354
Prognosekriterien 355
Prognosemethode **349 f**, 363, 374, 465
- aktuarische 355

Prognosetafel 347
Progredienz 134, 141, 251 f, 365
Promiskuität 244, 290 f, 305
Prostitution 259, 272, 291
Protektive Faktoren 348
Prozesspfleger 261
Prozessunfähigkeit 60, 68, 238
Prozessvollmacht 68
Pseudodemenz 134, 181, 204, 402
Pseudohalluzination 117, 168
Pseudologie 228
Psilocybin 168
Psychiatrie der Verfolgten 203
Psychiatrie-Enquête 24, 431
Psychiker 22, 124
PsychKG 36, 70 f, 76, **92 ff**, 108, 331, 369
Psychoanalyse 19, 220, 296, 302
Psychodynamik 208
Psychogene Reaktion 204, 210, 212, 280
Psychologie 23, 116, 120, 215, 227, 264, 279, 301, 391, 448, 466
Psychomotorik 117
Psychopathologie 18, 28, 62, **114 ff**, 148, 173, 179, 323, 326, 447
Psychopathy 51, 217, 220, **224 ff**, 230, 299, 352, 385, 435 ff
Psychopathy-Checkliste (PCL) 217, 224, **226 ff**
Psychopharmaka 72, 93, 137, 139, 216, 231, 241, 271, 295, 313, 334
Psychose 40, 60 f, 66, 97, **125 f**, 142, 167, 171, 175, 180 f, 186, 189, 197, 217, 220, 223, 235, 253 f, 265, 304, 315, 322 f, 385, 392, 402, 404 f, 464, 473
- affektive 40, 70, 193, 195, 199, 265, 303, 337, 377
- akute 320
- chronische 144, 385
- depressive 198
- endogene 23, 40, 125, 265, 274, 450, 457
- exogene 40, 274, 450, 457
- kokaininduzierte 167
- körperlich begründbare 132
- manisch-depressive 125, 195
- organische 142, 150, 169 f, 303
- paranoide 164
- schizoaffektive 182 f, 190
- schizophrene 70, 164, 169, 177, 179, 182, 188, 191 f, 271, 311

Psychosyndrom 131
- hirnorganisches 60, 88, 132, 134, 137, 139 ff, 150, 158, 170, 214, 235, 264, 281, 302, 328, 392

Psychotherapie 171, 206, 249, 254, 263, 270, 295 f, 301, 334, 371, 395, 398, 429, 433, 454 f, 460
- tiefenpsychologische 270

Pubertät 152, 163, 186, 243, 252, 322, 443
Pyromanie 22, **239 f**, 322 ff

Q

Qualifikation 74, 98, 423
Qualitätssicherung 26, 129, 270, 426, 429, 432
Quantifizierung 29, 42, 130, 155, 173, 234, 464
Querschnittssymptomatik 114, 122
Querulanten 68, 119, 233, 237
Querulantenwahn 181, 450

R

Raptus 117, 121, 181, 267, 274
Rasch, Wilfried 50, 281, 284
Rausch 122, **148**, 155 ff, 449
- abnormer 149
- komplizierter 149
- pathologischer 149

Rauschformen 149
Rauschzustände 66, **149**, 170, 451, 464
Reaktionsbildung 85, 89, 209, 212
Rechtsbrecher
- entwöhnungsbedürftiger (Österr.) 453
- geistig abnormer (Österr.) 449, 451 ff
- psychisch gestörte 356, 361, 367 f, 380, 389
- psychisch kranke 18, 20, 37, 353 f, 357, 368, 372, 379, 381, 387, 389, 429 ff, 445, 448

Rechtsfürsorge (Österr.) 457
Rechtsmedizin 18 f, 157, 338
Rechtsprechung 19 ff, 28, 30, 33, 36, 38 f, 41 f, 47 f, 51 f, 55, 65 ff, 69, 74, 76 ff, 88, 101, 103, 106, 148, 156 ff, 171, 175, 212, 234, 274, 279, 284, 331, 343, 407, 450, 464, 469, 472

Rechtsstaat, sozialer 81
Rechtswissenschaft 18 f
Rededrang 116, 149, 194
Referenzsystem, psychopathologisches 41, 234 f
Regionalisierung 378 f
Rehabilitation 81 f, 86 f, 171, 176, 182, 189, 191, 211, 263, 344, 385, 433, 473
- berufliche 384

Reife 100, 103, 273
- geistige 78
- sittliche 78

Reifebeurteilung **100 ff**, 428
Reifegrad 101 f
Reifekriterien 100, 103
Reifemängel 103
Reifungskrise 267
Reintegration 160, 171, 184, 188, 356, 385, 388
Rekursrecht 457, 471
Reliabilität 103, 128, 136, 226, 285, 440, 442
Remission 69, 181, 193, 199, 210
Rentenbegehren 210
Rentenneurose 79
Rentenversicherung 19, 81, 83, 85, 90, 159, 262, 406
Rentenversicherungsträger 176, 406, 427
Residualsymptomatik 164, 189
Residualsyndrom 122
Residualzustand 66, 191
Residuum, schizophrenes 70, 180
Resozialisierung 43, 47 f, 54, 58, 158, 356, 372, 387, 465
Restrisiko 55
Reststrafe 43, 55 f, 371
Rett-Syndrom 268
Revisionsverfahren 34
Richtlinien 98, 102, 106, 129 f, 141, 430, 460
Risiko 45, 55, 138, 140, 151, 167, 184, 187, 198, 225, 255, 259, 264, 275, 298 f, 301 f, 311, 331 ff, 348, 350, 352, 354
- relatives 185

Risikoabwägung 46, 367
Risikoeinschätzung 95, 252, 356 ff, 360, 362, 374, 381, 390, 396, 433
Risikofaktoren 138, 149, 185, 187, 225, 246, 297, 299, 311, 314, 324, 332, 334, **347 ff**, 354 ff, 360 ff, 379, 403, 443 f
- aktuarische 354
- dynamische 300 f, 348, 353
- statische 300, 348, 353

Risikoformulierung, Formate 359
Risikokommunikation 358
Risikomanagement 183, 295, 298, 348, 354, 357, **359 ff**, 381 ff, 390
Risikopatient 311 f, 348
Risikoprinzip 380
Risikostufen 390
Ritualisierung 244, 292
RNR-Prinzip 379

Sachverzeichnis

Rolle des Sachverständigen 411
Rollenkonflikt 32, 252, 274
Rollenkonfusion 31, 426
Rückfalldelinquenz 299
Rückfallhäufigkeit 294
Rückfallprognose 37, 43, 45, 50 f, 53, 55, 186, 237, 252, 261, 278, 295, 300, 305, 316, 346, 350 f, 354, **360 ff**, 378, 446
Rückfallrate 51, 138, 187 f, 198, 248, 291 f, 294 f, 297 f, 318, 324, **352**, 381
Rückfallrisiko 54, 186, 190, 298 ff, 315, 354, 359 f, 388
Rückfallwahrscheinlichkeit 52 ff, 63, 138, 249, 292, 294, 300 f, 316, 324, 354

S

Sachkenntnis, eigene 31, 408
Sachverständigenbeweis 62
Sachverständigengesetz (Österr.) 448
Sachverständigenliste (Österr.) 449
Sachverständigenvergütung 427 f
Sachverständiger 31 f, 47, 50, 82, 94, 268, 274, 346, 407, 409, 416, 420, 449
Sachwalter (Österr.) 456 f
Sachwalterschaft (Österr.) 457
Sadismus 245, 248, 291, 438
Sadomasochismus 248 f, 438
Schädel-Hirn-Trauma 63, 88, 118, 134, 264, 410
Schadenersatz 468
Schädigung (Sozialrecht) 78 f, 84, 87 ff
Schädigungsfolgen 79, 84
Schaumwein 147
Schizophrenia simplex 178, 180
Schizophrenie 38, 125, 168, **177 ff**, 184, 187 ff, 221, 224, 250, 259, 264, 302 f, 310, 322, 324, 334, 385, 445, 473
• chronische 85
• hebephrene 179, 265
• katatone 180
• latente 180
• paranoide 179
Schlaftrunkenheit 40
Schmerzensgeld 106, 460
Schmerzstörung, somatoforme 212, 344
Schnüffelstoffe 146, 170
Schub (Krankheitsverlauf) 189, 192
Schuld 21, 31, 43, 48, 95, 117, 124, 222, 335, 349, 413, 421, 450
Schuldbegriff, pragmatischer 37
Schuldfähigkeit 24, 30, **37 ff**, 45, 60 ff, 65, 77, 100, 105, 157 f, 174, 187, 189, 235 f, 240, 250 f, 259 f, 273 ff, 280, 282 ff, 387, 413, 421, 427, 440, 442, 452, 462, 464 f
• aufgehobene **37 f**, 46, 322
• verminderte **37 f**, 45 f, 50, 60, 79, 101, 158, 322, 451, 463 f
Schuldfähigkeitsbeurteilung 37 f, 125, 127, 139, 190, 198, 208 f, 234 f, 241, 319
Schuldgefühle 194 ff, 199, 208, 218, 240, 288, 398

Schuldunfähigkeit 24, 27, **37 ff**, 46, 60, 101, 128, 157, 175, 188 f, 449 f
Schuldwahn 119
Schulen, psychiatrische 24, 29, 125
Schulenstreit 124
Schutzbedürftigkeit 469
Schutzbehauptung 284
Schwachsinn 21, 24, 28, **38 ff**, 101, **256 ff**, 267, 274, 450, 464, 469
Schweigepflicht 25, 43, 48, 58, 69, 72, 298, **371 f**, 380, **404**, 407, 409, 411, 414, 416 f
Schweiz 135, 353, 448, 450, 453, 457, 461–471, 473
Schwerbehinderte 81
Schwerbehindertengesetz 84 f, 141, 159, 176, 191, 199, 211, 263, 340, 427
Sedativa 146, 164 f, 167, 172, 302
Seelische Störung, gleichwertige (Österr.) 449 f
Sekt 147
Selbstbeschädigung 214, 337, 402, 404
Selbstbestimmung 19, 65, 72, 75, 154, 250, 371, 396
• sexuelle 46, 59, 105
Selbstbestimmungsrecht 72, 330
Selbstbestrafungstendenz 197, 207
Selbstentwertung 292
Selbstgefährdung 93
Selbstkontrolle 239, 285, 314, 356
Selbstkonzept 116, 218, 283, 285, 314
Selbstmord 309, **325 ff**
Selbstreflexion 275
Selbstschädigung 223
Selbsttötung 121, 197, 329 f, 337
Selbstüberschätzung 77, 159, 163, 167, 194, 198, 383
Selbstverletzung 203, 255, 258, 325, 337, 403
Selbstverstümmelung 121, 473
Serienmörder 248, **291**, 315, 438
Serientäter 49, 291, 446
Serotonin 148, 168, 194, 306, 435, 438, 444
Serotonin-Wiederaufnahmehemmer 231, 241, 295, 313, 398
Setting 96, 106, 144, 163 f, 270, 302, 363, 368, 373, 380 f, 387
Sexualanamnese 293, 410, 412, 417, 425 f
Sexualdelikt 42 f, 49, 63, 101, 187, 246 f, 249 f, 259, 279, **286 ff**, 295, 297, 299 ff, 326 ff, 352, 377, 387 ff, 463
• aggressives 287, 292, 297
Sexualdelinquenz 187, 243, 274, 278 f, 286, 288, 294, 298 f, 321, 391
Sexualität 194, 242, 244 f, 247 f, 250 f, 259, **286 ff**, 292 f, 304, 365
Sexualstraftäter 44, 49, 53, 55, 63–64, 122, 249 f, 278, **287 f**, 293 ff, 353, 357, 360, 368, 374 f, 385, 388, 405, 438 f, 448, 461, 465

Sexualverhalten, abweichendes 122, 242 ff
Sicherung, Maßnahmen der 451
Sicherungsverfahren 60 f
Sicherungsverwahrung 31, 37, **43 ff**, 51 ff, 57 f, 105, 129, 278, 346, 365, 371, 388 f
• nachträgliche 48
Simulation 79, 134, 204, 207, **213 ff**, 338, 423
Sinnestäuschung 168 f
Sodomie 245
Somatiker 23, 124
Somatisierungsstörung 203, 205, 342
Somnambulismus 40
Somnolenz **115**, 132, 149
Sonderanstalten 448
Sorge, elterliche 99, 107
Sorgerecht 101, 106 ff, 250, 321
Sorgfaltspflicht 78, 329, 332
Sozialgericht 82, 87, 459
Sozialhilfe 81, 176
Sozialisationsdefizit 288, 307
Sozialrecht 79, 81 ff, 88 f, 108, 234, 262, 329, 406, 408, 420, 457, 471
Sozialtherapeutische Abteilung 53 f, 278, 296 f, 362, 369, **390**, 404
Sozialverhalten 103, 121, 124, 156, 216, 258, 293, 379, 381
• Störung 135, 266, **268 f**, 311, 313
Soziologie 18, 20
Spaltung 223, 267, 292
Spielarten seelischen Wesens 125
Spielen, pathologisches 239 f
Spieler 240 f
Spielsucht 127, 143, **240**
Spirituosen 147
Stalker 325
Stalking 324 ff
Stehlen, pathologisches **239 ff**
Sterilisation 74, 76, 259, 262, 428
Steuerungsfähigkeit 30, 37, 39, **42**, 100, 125, 158, 172, 174 f, 189 f, 198, 208 f, 234 f, 237, 239, 241, 250 f, 265, 267, 279 f, 304 f, 311, 319, 324, 326, 420, 464
• erheblich verminderte **42**, 60, 139, 156, 235 f, 242, 251 f, 260
Steuerungsunfähigkeit 156, 158, 189, 234, 260
Stigmatisierung 184, 187, 247, 275, 319
Stimulierung, sexuelle 291
Störung
• affektive 66, 177, 193, 195–198, 377
• bipolare affektive 193
• depressive 193, 195, 240
• der Geistestätigkeit 24, 78, 329
  ◦ vorübergehende 66, 458
• der Impulskontrolle 324
• desintegrative 268
• gleichwertige 449, 457
• hirnorganische 132 ff, 141 f, 254, 377
• hyperkinetische 268 f
• krankhafte 24, 207

531

Sachverzeichnis

Störung
- krankhafte seelische 24, 28, 38, 40, 156, 274
- psychosexuelle 243
- psychosomatische 200, 460
- schizoaffektive 178, 181
- schizotype 180, 221, 266
- somatoforme 201, 205, 266, 325
- vorübergehende psychotische 177

Strafhaft 49, 55, 297
Strafmilderung 38, 59, 279, 411
Strafmündigkeit 100
Strafprozessordnung 62, 346, 462 f
Strafrechtsnovellierung 250
Strafrechtsreform 24, 38, 40, 43, 48, 125, 234
Strafreife 101
Strafverfahren 25, 38, 46, 60, 62, 100, 103, 137, 148, 289, 409, 411, 413, 415, 420 ff, 431, 456, 461, 463
Strafvollstreckungskammer 43, 52, 54 f, 57, 371
Strafvollzug 52 ff, 61, 105, 226, 316, 365, 369, 371, 401, 404, 422, 452 f, 461
Strafvollzugsgesetz 54, 369, 371
Strafzumessung 20, 38, 451
Straßenverkehr 85, 97, 154, 160, 200, 239, 331, 451
Straßenverkehrsdelikte 147, 327, 352
Straßenverkehrsgefährdung 197
Straßenverkehrsgesetz 97, 155
Straßenverkehrsrecht 97
Structured Professional Judgement 354
Stufenplan 372
Stundensatz 427 f
Stupor 77, 117, 180, 194
Subspezialisierung 19
Substanzen, psychotrope 131, 143, 146, 176
Substanzmissbrauch, *siehe* Missbrauch von Substanzen
Subsumtion 75
Sucht 47, **143 ff**, 175, 240, 248, 386, 452, 454
Suchterkrankung 377, 470
Süchtige 46, 77, 455
Süchtigkeitskonzept 250
Suchtmittel 59, 168, 173, 454
Suchtmittelgesetz (Österr.) 448, 453
Suchtmittelmissbrauch 50, 238
Suchtpotenzial 144, 161
Suizid 120, 197, 309, **329 ff**, 336, 402, 473
- erweiterter 196, 320, 322, 337

Suizidalität 62 f, 78, 93, 120 f, 149, 152, 156, 166, 176, 195 f, 203, 223, 254, 293, 323 f, **328 ff**, 336, 340 f, 401 f, 404 f
Suizidgefährdung 331, 334, 403
Suizidprävention 329
Suizidrate 332, 334, 402
Suizidrisiko 313, 332 ff, 402, 405
Suizidversuch 95, 120, 229, 305 f, 320 ff, **329 ff**, 402 f, 410, 438, 473
Symptombildung, neurotische 200, 216

Symptomcharakter 45, 237, 250
Symptomenkomplex 112, 114, 122, 203, 338
Synästhesie 117, 163
Syndrom
- amentielles 122
- amnestisches 122, 131, 149
- amotivationales 144, 164
- autistisches 122
- delirantes 122
- demenzielles 134
- depressives 122, 149
- der falschen Erinnerung 395
- dissoziales 122
- dysphorisches 122
- halluzinatorisches 122
- hyperkinetisches 135, 310
- hypochondrisches 122
- katatones 122
- manisches 122
- mutistisches 269
- neurasthenisches 122, 339
- paranoides 122
- phobisches 122
- pseudodemenzielles 134
- pseudoneurasthenisches 206, 339
- psychovegetatives 203
- suizidales 122, 333

Syndromgenese, multifaktorielle 112

T

Täter-Opfer-Ausgleich 105, 314
Täter-Opfer-Beziehung 274, 281, 283, 285, 290, 319, 410, 413
Täterpersönlichkeit 40, 100, 249, 274, 280, 319
Tätertypen 248, 289, 304, 310, 444
- überkontrollierte 305
- unterkontrollierte 305

Tatgeschehen 139, 235, 237, 265, 282, 285, 315, 413
Tätowierung 412
Tatvorfeld 281, 285, 413
Tatzeitdiagnose 420
Tatzeitpersönlichkeit 420, 426
Teilhabe 81, 83, 86, 344
Teilleistungsschwächen 257, 262 f, 310
Teilleistungsstörung 108, 267, 269
Teilstrafe, Vorwegvollzug 47
Temporallappen-Epilepsie 138
Test, psychologischer 305, 366
Testament 65, 68 ff, 198, 469
Testierfähigkeit 24, **65 ff**, 99, 140 f, 326, 420 f, 458, 469
Testierunfähigkeit **67 ff**, 140, 190
Testosteron 306, 438 f
Testpsychologie 134
Testverfahren
- computergestützte 97
- projektive 293
- standardisierte 133

Tetrahydrocannabinol (THC) 162

Theory of Mind 310
Therapie, *Siehe* auch Behandlung, *Siehe* auch Pharmakotherapie, *Siehe* auch Psychotherapie
Therapie, ambulante 58, 298
Therapieevaluation 270, 384, 434, 442
Therapieforschung 26, **206**, 380, 384
Therapiekonzept 171, 186, 296, 368, 379, **382 ff**
Therapiemodell 383
Therapiemotivation **59**, 300, 344, 355, 381, 455
Therapierbarkeit 27, 53, 62, 452
Therapie-Unterbringungsgesetz (ThUG) 37, 44, 58
Tics 117, 269
Toleranzbildung 144
Tollkirsche 168
Totstellreflex 117
Tötungen 154, 207, 279, 292, 317 ff, 322
- sexuell motivierte 250, 291 f, 315

Tötungsdelikte 63, 101, 156, 185, 197, 259, 266, 278, 287, 292, 303, **315 ff**, 377, 463
- sexuell motivierte 287, **291 f**

Transsexualität 252, 254 f
Transsexuellengesetz 76, 250, **252 ff**, 428
Transvestismus 254
Trauerreaktion 79
Traumafolgen 203
Traumatisierung 124 f, **200 ff**, 208, 212, 220, 276, 284 f, 343, 395 ff, 435
Trefferquote 349, 351 f, 356
Triebstörung 250, 450
Trinkmenge 147, 151
Trugwahrnehmung 117, 169
Trunkenheit 20, 50, 62, 88, 458, 468
Trunkenheitsfahrt 154, 160
Trunkenheitszeichen 410
Trunksucht 143, 470

U

Übereinstimmung, *Siehe* Reliabilität
Überempfindlichkeit 166, 269
Übermüdung 148 f, 450
Unfallfolgen 19, 79, 81, 106, 338, 471
Unfallversicherung 199, 471 ff
- gesetzliche 81, 84 f, 87, 90, 141, 159, 191, 212, 238, 262
- private 85, 191, 212

Unfallversicherungsgesetz 472
Unfallversicherungsrecht 84, 473
Unmittelbarkeitsprinzip 421, 463
Unterbringung 38, 43, 45 f, 48 f, 51, 53, 55 ff, 62, 70 f, 73, **92 ff**, 101, 105, 140, 158, 175, 190, 209, 226, 241, 259, 261, 280, 299, 336, 346, 362, 369, 372, 376, 378, 386 f, 404, 411, 415, 421, 436, 440, 449, 451 ff, 456 ff, 471
- einstweilige 47, 63
- geschlossene 75, 159
- geschlossene, Jugendliche 107 f

Sachverzeichnis

- landesrechtliche 93, 369
- Minderjährige 93, 107
- sofortige 93
- sofortige vorläufige 94
- zivilrechtliche 58, 92, 430

Unterbringungsdauer 44, 183, **297**, 378, 387, 443
Unterbringungsgesetz 58, 70 f, 75, **92 ff**, 108, 331, 369 f, 448, 453, 456 f
Untersuchung
- körperliche 254, 412
- neurologische 412
- psychiatrische 69, 254, 412, 431
- psychologische 254, 259, 413
- testpsychologische 141, 274, 425

Untersuchungsführer 62
Untersuchungshaft 47, 105, 404
Untersuchungsstelle, medizinisch-psychologische (MPU) 160
Unzurechnungsfähigkeit, *Siehe* Zurechnungsunfähigkeit
Urteilsfähigkeit 172
- Schweiz 468 ff

Urteilsvermögen 65, 76, 450

V

Verantwortlichkeit 26, 78, 106, 275, 373, 375
- Jugendstrafrecht 100 f
- strafrechtliche 100, 322, 456
- zivilrechtliche 468

Verarmungswahn 119, 198, 334
Verbrechen 22, 38, 396, 433, 465, 467
Verbrechensbekämpfung 23
Verbrechensopfer 397
Verdrängung 120, 207, 223, 284, 341, 397
Vereidigung 423 f
Verfahrensrecht 70, 95, 449, 470
Verfolgung, nationalsozialistische 79, 204
Verfolgungswahn 119, 180, 185, 402
Vergewaltigung 57, 202, 247, 250, 383, 286, **288**, 292, 301, 397, 399, 464, 466 f
Vergewaltigungsopfer 397
Vergleichbarkeit von Diagnosen 126, 226
Verhaltensabweichung, sexuelle 41, **242 ff**, 249 f
Verhaltenstherapie 384, 398, 442
- dialektische 230
- kognitive 296, 384, 398

Verhältnismäßigkeit 93, 469, 471
Verhältnismäßigkeitsgrundsatz 45 f, 92, 411, 413
Verhandlungsfähigkeit 60, 328
Verhandlungsunfähigkeit 60, 404
Verkehrsverstöße 239
Verlaufsbeschreibung 122
Verleugnung 181, 223, 300, 379, 397
Vermögensangelegenheiten 140
Vermögensdelikt 45
Vermögenssorge 73

Verschlimmerung 80, 89, 141, 204, 209, 472
Verschwiegenheitspflicht 48, 69, **370 ff**, 406 f, 418
Versorgungsamt 82
Versorgungsmedizinische Grundsätze 85
Vertrag 140, 458
Vertragsverhältnis 26, 81
Verwahrlosung 154, 271, 318, 470
Verwaltungsbehörde 97
Verwarnung 106
Verweigerung 238, 444
- der Behandlung 59, 93

Verwirrtheit 93, 150, 340
Vetorecht 76, 262
Vigilanz 115, 140, 166 f, 392
Viktimisierung 19, 185, 187, 327, **396 ff**
Vitalstörung 116
Vitaminmangel 150
Vollbeweis 89
Vollmacht 68, 71 f
Vollrausch 157, 451
Vollstreckungsreihenfolge 43, 54, 387
Vollstreckungsverfahren 422
Vorsorgevollmacht 71 f, 330
Vortrag, mündlicher 30, 423, 428
Vorurteile 33, 425
Voyeurismus 245
Vulnerabilität 80, 88, 102, 113, 143, 151, 179, 181, 194, 212, 283 f, 309, 333, 343, 345, 396, 399, 402, 433, 435, 439
Vulnerabilitätskonzept 112

W

Wahn 21, 41, 68, 78, **119**, 137, 140, 179 ff, 185, 189 ff, 193 f, 238, 311, 392
Wahnbildung 150
Wahndynamik 181
Wahnerinnerung 118
Wahnidee 119, 150, 181, 189, 458
Wahninhalte 77, 119, 334
Wahnkranke 77 f, 118, 181, 190
Wahnsinn 458
Wahnstimmung 119, 122
Wahnwahrnehmung 119, 178
Wahrnehmung 115, **117**, 119, 155, 163, 169, 206, 212, 215, 239, 283, 296, 341, 392, 413, 428
Wahrnehmungsstörungen 117, 132, 169, 179, 193, 392
Wahrscheinlichkeit 28 f, 46, 59, 76, 88 f, 104 f, 123, 138, 140, 187, 249, 255, 292, 294, 300 f, 310, 316, **347**, 354, 357, 359, 364, 395, 401, 451, 463, 465, 467, 469
Wahrscheinlichkeitsaussage 45
Wechsler-Intelligenztest für Erwachsene (WIE) 40
Weckamine 167
Wehrlosigkeit 31
Wein 147
Werkstätten für Behinderte 262

Wernicke-Enzephalopathie 150
Wertentscheidung, subjektive 77
Wertungsfähigkeit (Schweiz) 469
Wertungsfehler 426
Wesensänderung **122 ff**, 142, 144, 455
- alkoholisch bedingte 450, 458
- organisch bedingte 70
- organische 248, 274, 324
- posttraumatische 238

Widerspruchsfähigkeit 76
Widmark-Faktor 147
Widmark-Formel 147
Willensanspannung, zumutbare 210
Willensbestimmung, freie 19, 24, 28, **65 ff**, 78, 93, 95, 329, 332, 334 f
Willensbildung, Fähigkeit 66, 68, 74, 78, 139, 198, 330 f, 450, 469
Willenserklärung **65 ff**, 73, 128, 330
Willensfreiheit 19, 21 f, 37, 65, 159
Willensschwäche 50, 334
Wohngruppen 190, 373
Wohnungsauflösung 73

Z

Zertifikat 430
Zeuge 24, 31, 60, 62, 79, 149, 155 f, 261, 269, 276, 286, **391 ff**, 420, 422 f, 427
Zeugenaussage 32, 37, 67, 129, 286, **391 ff**, 423, 426
- kindliche 276

Zeugnis, ärztliches 95, 457, 471
Zeugnisverweigerungsrecht 365, 371, 407 f, 411
Zivilrecht 18, 24, 65 f, 79, 92, 94, 99, 140, 158, 175, 190, 198, 209, 237, 261, 430, 462, 468
Zoophobie 120
Zumutbarkeit 210, 406, 472
Zurechnungsfähigkeit 125, 450, 463, 468
- Herabsetzung 451, 464
- verminderte 24, 78, 235, 450, 464
- zivilrechtliche 79

Zurechnungsunfähigkeit 21, 78, 449 f
Zusammenhangsfragen 87, 170, 211
Zusatzgutachten 417, 459
Zusatztatsachen 32, 408, 424
Zwang 78, 96, 153, 171, 212, 247, 255, 331, 430
Zwangsbehandlung 94, 96, **370**, 388
Zwangsdenken 120
Zwangseinweisung 96
Zwangshandeln 120
Zwangsmaßnahmen 19, 321, 330 f, 405
Zwangsritual 127, 202
Zwangsstörung 85, 201 f, 209
Zwangssyndrom 122, 266
Zwangstrinken 151
Zwangsunterbringung 96
Zweistufigkeit 77, 93
Zweitdiagnose 379
Zwischenverfahren 422
Zyklothymie **193 ff**, 266

Psychiatrie im Kontext der Neurowissenschaften

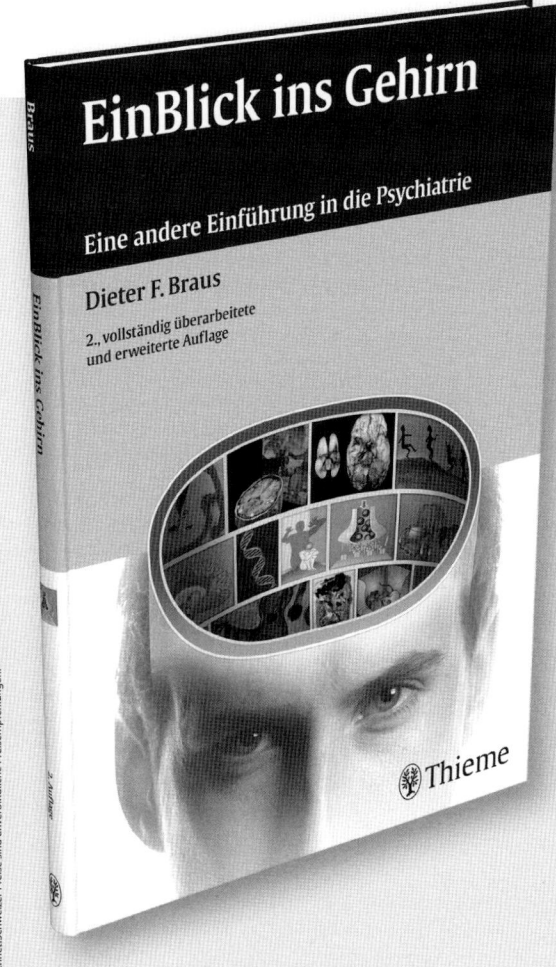

EinBlick ins Gehirn
Neuroscience und Psychiatrie
Braus
2. Auflage 2010. 160 S., 64 Abb.,
ISBN 978 3 13 133352 0
39,95 € [D]
41,10 € [A]/67,90 CHF

Aktueller Überblick aller Modelle zur Hirnfunktion und Plastizität

- Komplexe Zusammenhänge einfach dargestellt
- Neurowissenschaftliche Forschungsergebnisse und ihre Bedeutung für die psychiatrischen Erkrankungen und ihre Behandlung

Neu in der 2. Auflage

- Alle Kapitel vollständig überarbeitet und erweitert
- Grundlagenforschung für die Psychiatrie
- Biologie des Sozialverhaltens

Aus dem Inhalt

- Neuroanatomie: Hirnentwicklung
- Plastizität: Wie arbeitet das menschliche Gehirn
- Aktuelles aus den Neurowissenschaften

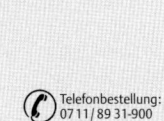

Telefonbestellung:
07 11/89 31-900

Faxbestellung:
07 11/89 31-901

Kundenservice
@thieme.de

www.thieme.de

Thieme

Das Wesentliche
immer griffbereit

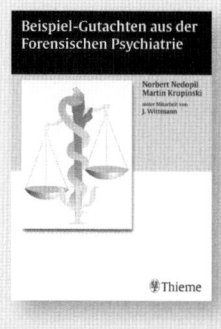

Beispiel-Gutachten aus der Forensischen Psychiatrie
Nedopil/Krupinski
2001. 272 Seiten
ISBN 978 3 13 125151 0
49,95 € [D]
51,40 € [A]/82,90 CHF

22 kommentierte Originalgutachten zu forensisch-psychiatrischen Fragen

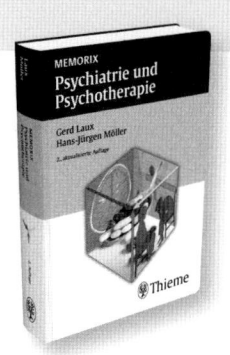

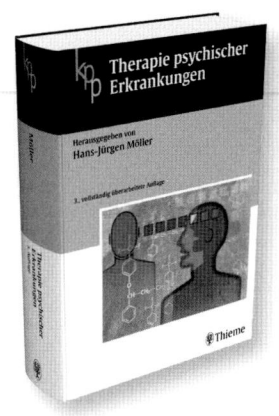

Therapie psychischer Erkrankungen
Möller
2006. 3. Aufl., 1360 S., 159 Abb.
ISBN 978 3 13 117663 9
79,95 € [D]
82,20 € [A]/133,– CHF

Das Therapiebuch
- Praxisgerechte **Gliederung nach Krankheitsbildern**
- Sorgfältige **Abwägung der Therapieoptionen** und ihrer Kombinationen
- **Hilfe** bei der Therapieplanung **auch bei komplexen Fragestellungen**

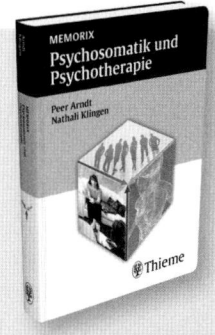

Memorix Psychiatrie und Psychotherapie
Laux/Möller
2. A. 2011. 496 S., 99 Abb.
ISBN 978 3 13 145432 4
39,95 € [D]
41,10 € [A]/55,90 CHF

Psychiatrie von A - Z
- **Psychiatrische Symptome und Krankheitsbilder** sowie therapeutische Sachverhalte in alphabetischer Reihenfolge
- **Schnelle Hilfe** auch **bei komplexen Sachverhalten** durch übersichtliche Tabellen und lehrreiche Zeichnungen

Memorix Psychosomatik und Psychotherapie
Arndt/Klingen
2010. 240 S., 45 Abb.,
ISBN 978 3 13 146581 8
39,95 € [D]
41,10 € [A]/55,90 CHF

Zum schnellen Nachschlagen
- **Psychotherapeutische Grundlagen**, diagnostisches Vorgehen, alle wichtigen Krankheitsbilder und Behandlungsmethoden im Überblick
- **Praxisrelevante Informationen** anschaulich und systematisch strukturiert

Telefonbestellung: 0711/89 31-900
Faxbestellung: 0711/89 31-901
Kundenservice @thieme.de
www.thieme.de

Thieme

Das Standardwerk der Psychotherapie

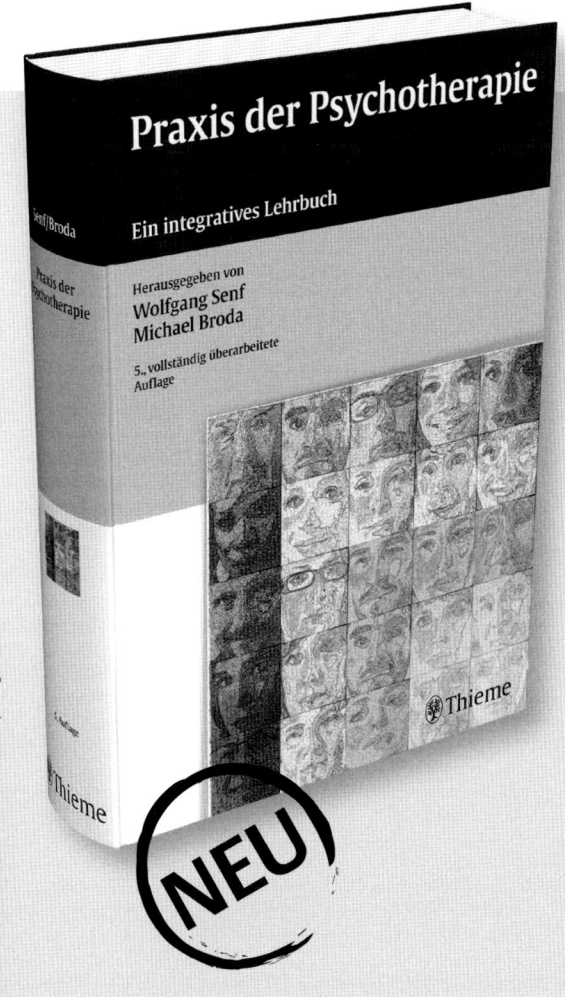

Praxis der Psychotherapie
Senf/Broda
5. A. 2012. 840 S., 92 Abb.
ISBN 978 3 13 106095 2
139,99 € [D]
144,– € [A]/196,– CHF

Grenzen überwinden
- **Darstellung aller wissenschaftlich anerkannten psychotherapeutischen Verfahren** von den **jeweils führenden Fachvertretern:**
  Psychoanalyse
  Verhaltenstherapie
  Systemische Therapie
  Humanistische Therapie
- Detaillierte und systematische Vermittlung des **aktuellen Wissensstandes** zu **diagnostischen Verfahren und Behandlungstechnik**, verbunden mit **vielen praktischen Hinweisen für den Behandlungsalltag**
- Ausführlicher, nosologisch aufgebauter Teil, der die spezifischen Aspekte von Diagnostik, Indikation und Therapie für ein sehr breites Spektrum von Störungen aus Sicht der unterschiedlichen Behandlungsverfahren behandelt

Neu in der 5. Auflage
- Komplett überarbeitet und erweitert
- Aktualisiert auf hohem Niveau mit teilweise neuen Autoren
- Noch mehr integrative Darstellungen von Störungsbildern

Ideal für die Ausbildung und zum Nachschlagen für den erfahrenen Therapeuten!

Jetzt bestellen: Versandkostenfreie Lieferung innerhalb Deutschlands!

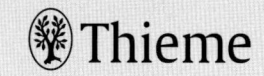

Telefonbestellung: 07 11/89 31-900
Faxbestellung: 07 11/89 31-901
Kundenservice @thieme.de
www.thieme.de

Thieme